▶▶▶ 康复医学系列丛书

疼痛康复

主　编　黄国志

副主编　曲文春　王家双　刘桂芬　陈文华

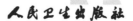人民卫生出版社

图书在版编目（CIP）数据

疼痛康复 / 黄国志主编 . —北京：人民卫生出版社，2018

（康复医学系列丛书）

ISBN 978-7-117-27418-0

I.①疼…　Ⅱ.①黄…　Ⅲ.①疼痛 – 康复医学　Ⅳ.①R441.1

中国版本图书馆 CIP 数据核字（2019）第 001186 号

人卫智网　www.ipmph.com	医学教育、学术、考试、健康，购书智慧智能综合服务平台	
人卫官网　www.pmph.com	人卫官方资讯发布平台	

康复医学系列丛书——疼痛康复

主　　编：黄国志
出版发行：人民卫生出版社（中继线 010-59780011）
地　　址：北京市朝阳区潘家园南里 19 号
邮　　编：100021
E - mail：pmph @ pmph.com
购书热线：010-59787592　010-59787584　010-65264830
印　　刷：北京顶佳世纪印刷有限公司
经　　销：新华书店
开　　本：787 × 1092　1/16　　印张：34
字　　数：849 千字
版　　次：2019 年 5 月第 1 版　2019 年 5 月第 1 版第 1 次印刷
标准书号：ISBN 978-7-117-27418-0
定　　价：249.00 元

打击盗版举报电话：010-59787491　E-mail：WQ @ pmph.com
（凡属印装质量问题请与本社市场营销中心联系退换）

编　者（以姓氏笔画为序）

丁明甫　四川大学华西医院温江院区

于清宏　南方医科大学珠江医院

王于领　中山大学附属第六医院

王月香　中国人民解放军总医院

王俊华　广东省第二中医院

王家双　广州中医药大学金沙洲医院

王楚怀　中山大学附属第一医院

卢振和　广州医科大学附属第二医院

曲文春　美国梅奥医学中心

朱立新　南方医科大学珠江医院

乔晋琳　中国人民解放军总医院第六医学中心

刘金锋　哈尔滨医科大学附属第二医院

刘桂芬　美国杜克大学

许　睿　南方医科大学珠江医院

李建华　浙江大学医学院附属邵逸夫医院

李铁山　青岛大学附属医院

吴　文　南方医科大学珠江医院

余　波　上海杉达学院　上海交通大学附属第一人民医院

张劲军　中山大学附属第一医院

张盘德　佛山市第一人民医院

陈文华　上海交通大学附属第一人民医院

郑宝森　天津市第一中心医院

胡昔权　中山大学附属第三医院

夏令杰　河南省人民医院

黄　琼　广东省工伤康复医院

黄国志　南方医科大学珠江医院

屠伟峰　中国人民解放军南部战区总医院

彭志康　南方医科大学珠江医院

廖　翔　深圳市第六人民医院

薛朝霞　山西医科大学第一医院

编写秘书　路鹏程　南方医科大学珠江医院

主编简介

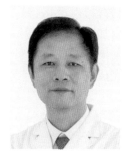

黄国志,教授、主任医师、博士研究生导师。现任南方医科大学康复医学院院长、南方医科大学珠江医院康复医学科主任。担任中国康复医学会常务理事、中国医师协会疼痛医师专业委员会常务委员、中国医师协会康复医师分会常务委员、中国康复医学会科普工作委员会名誉主任委员、中国康复医学会康复医学教育专业委员会候任主任委员、中国康复医学会运动疗法专业委员会副主任委员、中国医促会康复医学分会副主任委员、广东省残疾人康复协会副会长、广东省医师协会康复科医师分会主任委员、广州市海珠区科协副主席等职务。

擅长脊椎疼痛性疾病及神经系统疾病的康复治疗,率先在康复界应用射频热凝、三氧注射等疼痛介入治疗技术开展微创治疗。将智能穿戴设备及 3D 打印技术应用于临床康复研究,运用智能共享理念创新学科发展思路,以 4+ 模式提升康复医学科的整体水平。联合国内外知名大学创建"康复医学国际化创新人才培养高校联盟",应用创新人才培养模式,培养善于跨界资源整合的创新康复人才。曾于 2015 年荣获"南医优秀教师"称号;荣获 2016 年第一届康复医学创新创业大赛一等奖指导老师、2017 年南方医科大学教学成果奖一等奖、"全国首届康复相关专业青年教师课堂教学比赛"伯乐奖、第二届"傅里叶杯"中国康复人创意大赛一等奖指导老师、广东省教育厅第八届"广东省教育教学成果奖"省级二等奖;2018 年荣获第二届"珠江教学名师"称号。

副主编简介

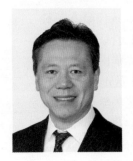

　　曲文春,美国梅奥医学院物理和康复医学副教授、麻醉医学副教授。毕业于上海第二军医大学,并在美国南加州大学获得医学统计学硕士、职能科学哲学博士学位。于美国宾夕法尼亚大学完成博士后训练,并在美国梅奥医学中心完成物理和康复医学住院医师,以及疼痛医学专科训练。

　　持有美国物理和康复医学、疼痛医学和再生医学执照,于美国梅奥医学中心担任物理和康复医学科、疼痛医学科脊柱中心顾问医师。同时,担任梅奥医学中心再生疼痛医学主任、脊柱研究委员会主任、中国发展委员会共同主席,以及人工智能顾问委员会委员。临床工作集中于骨骼肌肉系统和脊柱的康复,肌骨超声和放射影像引导下的介入治疗。科研集中于再生医学在脊柱、关节和软组织退行性病变中的应用。目前担任美国再生医学会主席。

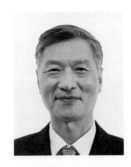

　　王家双,二级教授、广州中医药大学金沙洲医院疼痛科主任医师。广东省委和广州市委干部保健会诊专家。曾被广州日报评为"广州十大名医"之一。"带状疱疹后神经痛临床诊疗中国专家共识"(2016)专家组召集人和首席专家,中华医学会疼痛学分会(第四、五届)副主任委员,暨南大学医学院附属广州红十字会医院终身荣誉教授。广州市政协第九、十届委员。

　　2015年发起并建立广东慢性疼痛多学科(七个学科)交流平台,2017年9月被贵州省和贵阳市政府分别聘为"医疗援黔核心专家""健康大使"。现任广州中医药大学金沙洲医院"王家双神经痛会诊治疗中心"主任。

　　1987年起共获得中华医学会、省政府、市政府科技进步奖等8项/次成果和奖励。主编、主译疼痛医学专著四部。2000年在德国Boblingen医院研修期间获得行医执照,并得到《斯图加特日报》的采访。承担的"十二五"国家科技支撑项目"慢性痛及其相关疾病初步流调和干预示范研究"(编号:2013BAI04B04)课题中的"顽固性疱疹后神经痛临床示范诊疗"正在全国20多家医院疼痛科进行多中心验证。

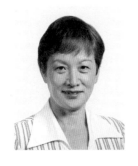

刘桂芬,现任美国杜克大学医学院骨科脊柱康复医学主治医师、脊柱医疗中心康复医学主任、临床助理教授。毕业于西安交通大学医学院。曾任青海大学医学院附属医院烧伤科医师。1988年在美国俄亥俄州立大学医学院病理系获得硕士学位。通过美国执业医师资格考试后进入美国辛辛那提大学医学院完成康复医学住院医师培训和实习,之后在美国从事脊柱和康复医学的临床和教学20年。作为主治医师获得美国康复医学学会和肌电诊断医学学会认证。曾任美国北卡罗来纳州Maria Parham医院康复医学科主任和主治医师、美国北卡罗来纳州立大学医学院运动和康复医学科门诊室主任和主治医师。在介入治疗颈椎/腰椎疼痛、肌电图、烧伤康复、脊髓损伤康复,以及治疗神经损伤性痉挛方面有多年丰富的临床、教学及研究经验。多次受聘在国际和国内学术会议做专题授课和讲座。担任美国华人康复医学学会董事长、美国北卡罗来纳州康复医师协会董事、美国康复医学学会会员、国际脊柱介入治疗学会会员、中国康复医学学会会员。

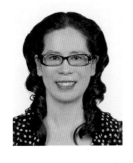

陈文华,教授、主任医师、博士生导师。上海交通大学附属第一人民医院(上海市第一人民医院)康复医学科学科带头人、上海杉达学院国际医学技术学院康复治疗学系主任;中国康复医学会康复治疗专业委员会主任委员、中国康复医学会康复教育专业委员会副主任委员、中国非公立医疗机构协会康复医学专业委员会副主任委员、上海市医学会物理医学与康复学分会主任委员、上海市专科医师规范化培训康复专家组组长。近几年带领科室两度通过康复医学专科国际最高标准认证——CARF国际认证,并率先在全国开展及推广软组织贴扎技术及肉毒毒素注射等技术。

出版说明

2016年10月发布的《"健康中国2030"规划纲要》将"强化早诊断、早治疗、早康复"作为实现全面健康的路径,提出了加强康复医疗机构建设、健全治疗—康复—长期护理服务链等一系列举措。康复需在全面健康中发挥更加重要的作用,但从整体上来说,康复专业人员少、队伍年轻、缺少经验成为了该领域发展的瓶颈。通过出版的途径,有效发挥现有专家资源的优势,加强经验总结、促进学术推广,无疑是进一步提升从业人员的业务水平、解决当前瓶颈问题的重要举措。

正是瞄准于上述目标,同时也是基于目前国内康复医学领域学术著作积淀少,已有的图书在系统性、权威性、实用性等方面需要进一步加强的现实,人民卫生出版社在充分调研的基础上,策划了本套康复医学系列丛书。该套书由国际物理医学与康复医学学会前任主席、中华医学会物理医学与康复学分会前任主任委员励建安教授担任总主编,由国内相关领域的权威专家担任分册主编。全套书包括16个分册,内容涉及颅脑损伤康复、重症康复、糖尿病康复、呼吸康复、心脏康复、脊柱康复、骨与关节康复、脑卒中康复、儿童康复、老年康复、烧伤康复、工伤康复、周围神经疾病康复、脊髓损伤康复、疼痛康复、妇产康复。各分册间注重协调与互补,在科学性、前沿性的前提下,每个分册均突出内容的实用性,在内容的取舍方面强调基础理论的系统与简洁,诊疗实践方面的可操作性。

本套丛书不仅有助于满足康复医师、康复治疗师的需求,对相关专业人员也有重要的指导意义。

康复医学系列丛书编委会

康复医学系列丛书目录

1	脑卒中康复	**主　编**	贾子善	燕铁斌		
		副主编	宋为群	窦祖林	吴　毅	
2	颅脑损伤康复	**主　编**	黄晓琳			
		副主编	张　皓	范建中		
3	脊柱康复	**主　编**	岳寿伟			
		副主编	何成奇	张长杰		
4	脊髓损伤康复	**主　编**	许光旭	殷国勇		
		副主编	蔡卫华	刘元标		
5	呼吸康复	**主　编**	张鸣生			
		副主编	郑则广	郭　琪		
6	心脏康复	**主　编**	胡大一			
		副主编	孟晓萍	王乐民	刘遂心	
7	糖尿病康复	**主　编**	江钟立			
		副主编	孙子林	陈　伟	贺丹军	
8	周围神经疾病康复	**主　编**	王　强	郭铁成		
		副主编	王惠芳	张长杰	杨卫新	
9	骨与关节康复	**主　编**	周谋望	刘宏亮		
		副主编	谢　青	牟　翔	张长杰	
10	妇产康复	**主　编**	孙丽洲	朱　兰		
		副主编	丁依玲	瞿　琳	陈　娟	
11	儿童康复	**主　编**	李晓捷			
		副主编	唐久来	马丙祥		
12	老年康复	**主　编**	郑洁皎	俞卓伟		
		副主编	王玉龙	黄　钢		
13	重症康复	**主　编**	刘宏亮	周谋望		
		副主编	何成奇	范建中	张长杰	
14	疼痛康复	**主　编**	黄国志			
		副主编	曲文春	王家双	刘桂芬	陈文华
15	烧伤康复	**主　编**	吴　军			
		副主编	于家傲	虞乐华	李曾慧平	沈卫民　武晓莉
16	工伤康复	**主　编**	唐　丹	陈　刚		
		副主编	赵玉军	欧阳亚涛	席家宁	刘　骏　刘宏亮

前言

自人类起源之初,疼痛就一直困扰着人类。随着疼痛医学的发展,历史上出现了各类理论假说,其中 1965 年 Wall 和 Melzack 提出的疼痛闸门控制学说最令人瞩目,并以此衍生出了各类疼痛治疗手段,促进疼痛医学大规模发展。但闸门控制学说仅部分阐述了疼痛的生物维度,未涉及疼痛的心理维度。随着对疼痛认识的不断加深,于 1974 年 5 月成立的国际疼痛学会(International Association for the Study Pain, IASP),在 1994 年将疼痛定义为一种不愉快的感觉和情感体验,起源于实际或潜在的组织损伤。并于 2002 年 8 月在 IASP 的世界疼痛大会上达成专家共识:慢性疼痛是一种疾病。随着人们对疼痛认识的深入,疼痛医学在全球范围内得到迅猛发展,疼痛科学成为当今热门学科,众多临床科室广泛参与。

在美国,疼痛医学作为康复医学的重要亚专业方向,每年大量康复住院医师从事疼痛医学,但在国内从事疼痛康复的康复医师却较少。近年随着我国康复医学不断成熟和发展,疼痛康复作为康复亚专业的重要方向,得以蓬勃兴起。目前我国大部分康复医学科中疼痛康复主要以按摩、针灸、理疗、整脊等手段解决疼痛问题为主,对现代先进疼痛诊疗技术开展较少,特别是基层康复机构。本书的出版恰好助力于疼痛康复发展,为广大从事疼痛治疗的医务工作者充实疼痛基础理论和各项疼痛治疗技术。本书尝试从多学科综合性视角出发,联合国内外知名的康复、疼痛、骨科、风湿免疫科等临床专家共同编写。

本书内容翔实、整合中西医学、图片精美、布局合理、指导性强,提供了各种治疗、手术的详细操作路径,讲解深入浅出,方便广大临床疼痛医务工作者迅速获取有用信息。本书共分为十一章,第一章详细介绍了疼痛学说框架、疼痛解剖生理学、定义等基础理论;第二章着眼于当下疼痛研究热点和前沿,了解疼痛最新进展;第三章详细介绍了疼痛患者评估手段及工具,包括病史采集、体格检查、影像学评估、神经电生理评估、量表等手段;第四章重点介绍临床中常见的各类疼痛性疾病,既包括各种疼痛综合征,也包括按部位分类的各种局部疼痛性疾病;第五章至第十一章为疼痛的治疗手段,包括药物治疗、康复治疗、注射治疗、神经阻滞治疗、介入治疗、心理行为疗法、中医学疗法等技术,既包括了疼痛基础治疗手段,也涵盖了最先进、前沿的疼痛治疗技术。

本书在编写过程中得到了人民卫生出版社、总主编、所有编者的大力支持,在此表示衷心的感谢。

由于疼痛疾病的复杂性和本书内容的广泛性，加之时间仓促和水平有限，书中介绍的内容难以全面反映国内外疼痛康复的所有进展，难免有错误和疏忽之处，衷心希望各位同道批评指正，在本书再版时一并修订完善。

黄国志

2019 年 2 月

目录

第一章　疼痛康复学概论

第一节　人类疼痛理论框架的发展

一、早期疼痛学说和理论

（一）模式学说

早期 Nafe 于 1934 年提出所有的皮肤感受特性均是由神经冲动的空间和时间模式决定的，而不是在单独模式的特异性传导通路基础上产生的。基于此观点和亲身研究，Sinclair 和 Weddell 在 20 年后提出了外周模式学说（peripheral pattern theory）。该学说指出：除了支配头发细胞的神经纤维之外，所有的神经纤维末梢均是一样的，而疼痛模式是在非特异性感受器受到强烈刺激的基础上产生的。这一学说忽视了"感受器纤维高度特异性分化"的生理学证据。

（二）中枢总和学说

Livingston 于 1943 年提出了中枢总和学说（central summation theory），来支持强度学说。他认为，由于神经和组织损伤所致的强烈刺激可激活投射至脊髓中间神经元群的神经纤维，从而可在闭合的自兴奋性神经元环路（closed self-exciting neuron loops）内产生异常的折返活动。这种长时间的异常折返活动可强烈刺激脊髓传导细胞，该细胞是投射至负责痛觉的大脑结构。这种异常的中间神经元活动可扩散至脊髓的外侧角细胞和前角细胞，激活交感神经系统和躯体运动系统，分别引起血管收缩、心脏做功增加和骨骼肌痉挛。这些反应转而可产生进一步的异常传入神经冲动，从而导致恶性循环。疼痛所诱发的大脑活动，例如恐惧和焦虑，亦可促进和维持异常中间神经元群的活动。

在 8 年后的 1951 年，Gerard 提出了一个观点相似但假设机制不同的学说。他指出，周围神经损伤可引起对脊髓神经元放电的感觉性控制能力暂时丧失，然后脊髓神经元即开始同步放电。这种同步放电的神经元群"可激活其他的神经元群、可沿脊髓灰质移动、可被不同于和低于激发神经元同步放电所需强度的神经冲动所维持，并可将过度的和异常的神经冲动发放至更高级的中枢"。

（三）疼痛的第四种学说

20 世纪中期，特异性学说占据了优势并被人们广泛地接受。为了将已被证实可影响疼痛的心理因素纳入疼痛理论并将其与特异性学说结合，Hardy、Wolff 和 Goodell 在 1940 年重新提出了曾经被 Strony 提出的疼痛二元性观点，并将其称为"疼痛的第四种学说"。他们认为，疼痛可被分为两种成分：疼痛感觉和疼痛反应。就如同其他感觉（例如温觉和触觉）一样，疼痛感觉是一个具有特殊结构、功能和感知基础的神经生理学过程，此过程是通过"相对简单和原始的"神经感受和传导机制完成的。在另一方面，疼痛反应是一个涉及个体认知功能的复杂生理 - 心理过程，它受既往经历、文化和各种心理因素的影响，这些因素可使反应性痛阈（reaction pain threshold）产生巨大的变异。此观点假设刺激强度和痛觉之间存在着一对一的关系,而且将疼痛反应归属为对以直接按钮方式或警告系统方式获得的感觉的继发性反应。

（四）感觉相互作用学说

Noordenbos 于 1959 年提出了感觉相互作用学说(sensory interaction theory)。此学说起源于 Goldscheider 最初的观点以及随后由 Head 和 Bishop 等提出的观点,即"存在两个涉及疼痛信息和其他感觉信息传导的系统:一个为慢系统,包括无髓纤维和细的有髓纤维;另一个为快系统,包括粗的有髓纤维。"他提出,细的慢传导性躯体传入纤维和细的内脏传入纤维投射至脊髓后角细胞,对细纤维传入信息的总和作用可产生能够被传导至大脑并引起疼痛的神经冲动模式。粗的、快反应纤维可抑制细纤维神经冲动的传导,并阻止其总和过程的发生。选择性破坏粗纤维功能的疾病可使此种抑制作用消失,从而增加发生总和作用和异常疼痛现象的可能。Noordenbos 进一步提出,传导疼痛信号的上行性传导系统之一为存在于脊髓中的短轴多突触系统(short axon multi-synaptic system)。主要内容包括:

1. **特异学说**　vonFrey 所支持的特异学说,他认为粗神经纤维(L)和细神经纤维(S)分别通过独立的、特异性、直接通路向大脑的触觉和疼痛中枢传导触觉和疼痛冲动。

2. **总和学说**　由 Goldscheider 首先提出,他认为细神经纤维会聚于脊髓后角可产生疼痛,同时触觉由粗神经纤维传递。

3. **折返回路概念模型**　Livingston 有关慢性病理性疼痛状态的折返回路概念模型。其中,伤害感受性冲动可引起神经细胞自兴奋链长时间的活动,并强烈兴奋脊髓后角细胞,然后脊髓后角细胞向大脑传导异常类型的神经冲动束,同时亦向参与异常反射的脊髓前角和前外侧角细胞传导冲动,从而引起骨骼肌痉挛和交感神经兴奋性增高。

4. **相互作用学说**　Noordenbos 提出的相互作用学说认为,粗神经纤维抑制(−)中枢传导神经元,而细纤维则兴奋(+)中枢传导神经元,这些神经元投射至连接大脑的多突触系统。

（五）心理和行为学说

既往提出的全部学说均是为了解释机体组织损伤或(和)周围神经损伤、中枢神经系统损伤所致疼痛的机制。自 20 世纪 60 年代末以来,有关无组织损伤或无其他"器质性"病变的慢性疼痛方面的文献逐渐增多。在早期 Engel 和 Walters 有关精神性疼痛(psychogenic pain)的报道之后,Merskey 等和其他的一些研究人员对神经症或精神病患者和无明确病理学改变的患者的疼痛发生率进行了研究,Merskey 和 Spear 的研究表明,神经症(neurotic disorder)患者(尤其是歇斯底里症患者)的疼痛发生率最高,而反应性抑郁症(reactive depression)和其他精神疾病患者的疼痛发生率则较低。

Merskey 和 Spear 以及后来的 Sternbach 所提出的最重要观点之一就是:这些患者所感受到的疼痛和描述其疼痛时所采用的言辞与那些存在明确病理改变的患者相同,对于这些患者来讲,其精神性疼痛与那些由躯体疾病所致的疼痛一样真实。目前,对两类疼痛描述的相似性已被人们广泛认识,并且驳斥了笛卡尔关于肉体和精神两分的观点。

作为疼痛研究浪潮的部分成果,精神病学家和心理学家的研究明显增加了我们对以下方面的了解:学习、个性、文化和认知的作用,心理、情感和动机因素的作用,环境对疼痛和疼痛行为的影响。这些知识促进了用来解释伴有轻微病变或无明确病变患者慢性疼痛行为的其他假说和观点的发展。在这些假说和观点当中,最重要的有:"慢性异常疾病行为(chronic abnormal illness behavior)"观点和"操作性(行为)条件反射[operant(behavioral)conditioning reflex]"观点。其中,"慢性异常疾病行为"观点是由 Pilowsky 首先提出的,随后被其他人所接受;"操作性(行为)条件反射"观点是由 Fordyce 提出的,并已被应用于许多慢性疼痛的治疗。

二、闸门控制理论及其拓展

在 20 世纪 50 年代中所获得的新资料促使 Melzack 和 Wall 在随后的 10 年间对特异性学说和强度学说重新进行了评价。他们得出结论认为:神经系统特异性分化的生理学证据支持特异性学说,但是其在心理学方面的假设,即"感觉是以直接按钮方式通过从皮肤至大脑的固定直接联系来完成的",是其极大的不足。科学证据并不支持在刺激强度和痛觉之间存在着一对一关系的假设,相反却表明,所能感受到的疼痛在量和性质方面取决于许多生理因素和心理因素。同样,强度学说得到了关于中枢总和作用和传入控制证据的强有力支持,但是其不足就是忽视了周围神经系统的特异性。科学证据表明,疼痛并不是由单纯存在于伤害感受性传导通路(传统上认为此传导通路特异性地传导疼痛)中的神经活动引起的,而是几个具有相互作用神经系统活动的结果,各系统均具有各自的特殊功能。由于这些问题的存在,Melzack 和 Wall 在 1965 年发表了他们自己的学说,综合考虑了生理学特异性分化、中枢总和、模式化、传入信息调制的证据和心理因素。

由外周刺激所诱发的神经冲动可被传导至三个系统:脊髓胶质细胞、向大脑投射的脊髓后柱纤维、将信息传递至大脑的脊髓传导(T)细胞。此学说以下列观点为基础:①神经冲动从传入纤维向脊髓(T)细胞传导的过程受脊髓后角的脊髓闸门机制的调制。②脊髓闸门机制受粗纤维(L)和细纤维(S)相对活动量的影响,粗纤维的活动可抑制传导(关闭闸门),而细纤维的活动则可易化传导(开放闸门)。③脊髓闸门机制受大脑下行性神经冲动的影响。④标记为"中枢控制触发装置(central control trigger)"的特异性粗纤维快速传导系统可激活选择性认知过程,后者再通过下行性纤维影响脊髓闸门机制的调制性能。该粗纤维的快速传导系统可传递刺激性质和部位的准确信息,其传导速度相当快,以至于不仅可调节皮层神经元对随后传入冲动的感受性,而且可通过下行性纤维在闸门控制系统部分和其他神经中枢水平影响感觉信息的传入。这种快速传导可使大脑在效应系统被激活之前确认、评价、定位和选择性调制感觉信息的传入。⑤当脊髓传导(T)细胞的传出强度超过某临界水平时,可激活效应系统,即那些负责复杂连续行为以及感受疼痛特征的神经区域。

在 3 年后,Melzack 和 Casey 通过吸纳随后来自生理学和行为学研究的知识扩展了该学说,这些生理学和行为学研究知识更加强调疼痛体验中的动机、情感和认知方面的因素。这些因素与闸门之外的神经系统有关,并且涉及新脊髓丘脑投射系统和旧脊髓丘脑投射系统与脑新皮质功能区的相互作用。他们提出,脑的新脊髓丘脑投射系统负责处理刺激的部位、强度和持续时间方面的感觉辨别信息,而经旧脊髓丘脑束和旁正中上行性系统传导的神经冲动可激活网状结构和边缘结构,网状结构和边缘结构可诱发强烈的动机和厌恶冲动以及不愉快的情感,这些反应均可触发机体产生效应。新皮质高级中枢神经系统的功能活动,例如根据既往经验对传入信息进行评估,可对辨别系统和动机系统发挥调制作用。

为了吸纳自最初提出该学说之后所获得的信息,1982 年 Melzack 和 Wall 重新修改了他们的学说。新学说的模式包括从脊髓胶质细胞至传导细胞的兴奋性和抑制性联系,以及来自脑干系统的下行性抑制控制。虽然 Melzack-Wall-Casey 提出的疼痛模型可能存在缺点,但是它们已被证实位居疼痛学研究和治疗领域最重要的进步之列。除了对疼痛机制进行了综合性阐述之外,该学说已促使研究人员进行了广泛的生理学和心理学研究,并推动了新型疼痛治疗方法的发展。

三、疼痛、神经可塑性与超敏状态

(一) 疼痛的神经可塑性

神经系统的可塑性是指神经系统在结构或功能上发生动态变化以适应不断改变的内外环境的特性,这一特性体现在神经系统的发育过程中、动物的学习和技能训练过程中以及神经系统损伤后的代偿和修复过程中。神经可塑性表现为神经细胞网络会根据输入信息对自身的连接和电生理活性进行调节的过程。正是神经的功能可塑,大脑才能快速对外界刺激产生反应,更适应外界的刺激或者长期储存重要的信息。临床研究发现,组织损伤后,外周神经末梢和中枢神经也可以发生塑性变化,表现为痛阈值降低,对正常本不致痛的刺激却能引发疼痛;或对正常致痛刺激引起异常的疼痛反应,疼痛程度增加,持续时间延长。研究表明,疼痛的神经可塑性包括外周神经敏化和中枢敏化两种成分。

(二) 外周超敏状态

损伤发生后,炎症和修复过程所导致机体周围神经的过度兴奋状态称为外周敏化。大多数患者在损伤修复和炎症消退后,这种状态就会解除。然而,当损伤或疾病的反复刺激导致伤害性感受持续存在时,初级传入神经元的改变也将继续存在。外周敏感化的形成,其机制为各种伤害性刺激(机械刺激、炎症和化学刺激)使传入神经纤维末梢上特异的受体或离子通道的感受阈值降低、数量增加,或通过对电压依赖性阳离子通道的调节使初级传入神经纤维末梢细胞膜的兴奋性增强,致使正常时不能引起疼痛的低强度刺激也能激活伤害性感受器,导致疼痛。其主要表现为以下 3 种形式。

1. 伤害性感受器的激活　依赖性敏感化感受器上特异的受体和离子通道被激活后,自身特性改变,开放阈值降低,使伤害性感受器对后续刺激的敏感性升高。如辣椒素受体(VRI)在受到热的或辣椒素刺激后,通道的开放阈值降低,相同程度的刺激引起受体放电幅度明显增加,与热刺激过敏的变化时相一致。

2. 伤害性感受器的调制　受损伤的组织细胞及浸润到损伤组织的炎性细胞等释放的炎症介质,如前列腺素、缓激肽、组胺、5- 羟色胺(5-hydroxytryptamine, 5-HT)、腺苷三磷酸(ATP)和神经生长因子等,通过细胞内信号转导的级联机制使伤害性感受器的受体、离子通道磷酸化,进一步使伤害性感受器的感受阈值降低,细胞膜的兴奋性增强。

3. 伤害性感受器的改造　初级感觉神经元的递质 - 受体和离子通道的数量或结构的长时间改变,并与神经元的生存有关。炎症情况下,感觉神经末梢上酸敏感性离子通道(acid-sensing ion channels, ASIC)及对河豚毒耐受钠通道(tetrodotoxin resistant sodium channels)的表达上调,增加感觉神经末梢对炎症介质和伤害性刺激的敏感性。

外周敏感化的形成说明传入神经纤维末梢对伤害性刺激并非简单的换能作用,而是在换能过程中发生主动性变化。深入研究外周敏感化发生机制对发现新的疼痛治疗靶点及超前镇痛的临床应用可起到积极的推进作用。

(三) 中枢超敏状态

外周痛觉感受器激活阈值的降低导致外周敏感化,中枢敏感化则很大程度是在外周敏感化的基础上形成的,不断的外周刺激导致传入纤维在脊髓后角持续释放神经递质、细胞因子、P 物质(substance P,SP)等,它们作用于后角神经元,导致后角神经元对外来的传入信号兴奋性增高、感受野拓宽、对伤害或非伤害刺激的反应性增强。

中枢敏感化在疼痛的产生和维持中具有关键作用,主要表现为以下 4 方面:

1. **脊髓后角神经元的敏化** 脊髓敏化早期的快速激活作用主要由 N- 甲基 -D- 天冬氨酸(N-methyl-D-aspartic acid,NMDA)受体介导,而后期长时程敏化主要由 NMDA 受体和神经激肽 1(neurokinin-1,NK-l)受体共同参与。外周神经损伤引起兴奋性氨基酸(excitatory amino acids,EAAs)在脊髓后角释放增多,激活脊髓突触前和突触后的 NMDA 受体,使神经元的兴奋作用放大,导致神经元敏化。同时,外周神经损伤还导致传入神经突触大量释放 P 物质,通过激活和增加神经元细胞膜的 NK-1 受体密度诱导脊髓后角神经元的敏化,联合使用 NK-1 和 NMDA 受体拮抗剂可以协同抑制脊髓后角神经元敏化导致的持续疼痛状态,因此 SP/NK-1 受体机制在脊髓后角神经元敏化的形成和维持中起重要的协同作用。另外,α- 氨基 -3- 羟基 -5- 甲基 -4- 异噁丙酸(α-amino-3-hydroxy-5-methyl-4-isoxazole-propionic acid,AMPA)受体介导的快速激活以及各种代谢型谷氨酸(metabotropic glutamate,mGlu)受体亚型的功能改变等机制在脊髓敏化的形成和维持中也可能具有重要作用,对此目前尚无定论,有待更深入的研究。

2. **脊髓抑制性调制系统功能的抑制** 外周神经损伤后,脊髓神经元内的阿片受体结合力降低,同时 NMDA 受体介导的磷酸化作用可能会改变阿片受体与 G 蛋白的耦合能力,或改变阿片受体依赖的离子通道的活性。γ- 氨基丁酸能抑制系统则可从受体激活产生的超极化抑制转变成为去极化激活状态,同样产生去极化效应,从而使抑制性功能减弱,中枢神经网络的兴奋性提高,表现出中枢敏化现象。

3. **脊髓以上神经元的敏化和下行调制系统活性的改变** 研究表明,脊髓以上的丘脑、大脑皮质躯体感觉区及中脑灰质的神经元参与痛觉过敏。而神经损伤后,下行易化调制系统功能的改变则可能参与脊髓敏化的维持。

4. **胶质细胞的作用** 胶质细胞广泛分布于大脑和脊髓,占中枢神经细胞总数的 70% 以上,与神经细胞共同构成对中枢神经系统(central nerve system,CNS)调控的立体网络,维持 CNS 内稳态,调节神经递质代谢和突触信息传导。传统观念认为神经胶质细胞仅对神经元起支持和营养作用,而不具有细胞之间的信号传递功能。然而有研究表明,神经胶质细胞不仅在神经调制、神经营养和神经免疫方面起着关键作用,而且神经胶质细胞的激活与痛觉过敏的产生和疼痛持续状态有密切关系。神经胶质细胞激活后能产生和释放大量细胞因子、炎性介质和神经活性物质,包括与疼痛相关的活性物质,如氧自由基、一氧化氮、ATP、花生四烯酸、白三烯、前列腺素、EAAs、神经生长因子和肿瘤坏死因子等,还可以促进神经末梢包括初级传入神经释放 P 物质和 EAAs,触发一系列复杂的反应;胶质细胞也释放一系列神经活性因子,包括疼痛相关的活性物质,引起一系列生化和病理反应,参与脊髓疼痛调制过程,从而导致痛觉改变或痛觉过敏。目前,胶质细胞已经成为新型镇痛药物的靶点。

四、疼痛与精神病理学

疼痛心理学的理论是近代才提出的。过去人们对疼痛的认识带有宗教和迷信色彩,认为疼痛是上帝的惩罚、邪恶物质的入侵或者欲望的受挫等。20 世纪 30 年代以后,人们开始对心理因素对躯体疾病的影响产生了兴趣。根据临床观察,精神病患者疼痛的发生率很高,提示心理障碍可能是疼痛的起因之一。

对于疼痛心理学机制的研究经历了一系列过程,从心理物理学方法的建立、以动物试验为基础的研究发展到用心理学手段评估和治疗慢性疼痛。现阶段,尤其是在西方国家,疼痛心理学家的角色非常重要。社会要求心理医生开展相关的教育,通过演讲、授课等形式进行相关知识的宣传和普及,向公众提供从指导性沟通到高度专业化训练等多种模式的宣教项目。

慢性疼痛患者通常都有心理和情绪问题。据统计,在慢性疼痛患者中有高达 67% 的人存在心理异常,其中人格障碍占 31%~59%。疼痛会导致功能残疾和应激反应,这些又会加重疼痛,形成一个恶性循环。不健康的生活方式、缺乏社会支持、抑郁性疾病以及物质滥用史等均可促使急性疼痛转变为慢性疼痛。当慢性疼痛患者存在心理、药物滥用、家庭问题及法律责任等一系列问题时,这些因素之间的相互影响就会使问题愈加复杂化。

（一）抑郁和焦虑

研究发现 40%~60% 的慢性疼痛患者都伴随抑郁症状。疼痛可以引起抑郁,抑郁也可以引起和加重疼痛。孰为因果并不重要,重要的是我们必须意识到,慢性疼痛和抑郁会共存,需要同步治疗。临床研究表明,抗抑郁治疗能够有效缓解甚至治愈慢性疼痛。对骨骼肌疼痛患者的调查发现,10.6% 伴有焦虑情绪。慢性腰痛患者患焦虑症的风险为 30.9%,其他患者仅为 14.3%。焦虑和恐惧都是由于患者对身受的痛苦失去控制感而产生的情绪反应。治疗疼痛的有效措施之一是消除恐惧和提供心理支持,这样不仅有助于减轻疼痛,还会大大减少镇痛药的使用量。增强患者的自我控制感、鼓励其主动参与治疗是非常有效的办法。医务人员应努力创造一个安全舒适的环境,在治疗时尽量避免让患者看到器械准备的过程。语言上也要有所顾忌,尽量用"稍微有点不舒服"取代"疼痛"。在治疗过程中,通过与患者聊天等方式,分散其注意力,减少其恐惧感。

我们应当清楚地认识到,阿片类药物对于焦虑和抑郁是没有益处的,并会迅速导致药物耐受和依赖。只有抗焦虑药和抗抑郁药才是唯一正确的选择。

（二）期望值和信念

患者的期望值不仅会影响疼痛程度,还会影响到治疗效果以及预后,安慰剂效应就是最典型的例子。期望值与信念有关,凡是认为自己的状况很严重并坐以待毙的患者,其疼痛往往比相同受伤程度的积极治疗患者严重得多。医生的诊断和用药也会影响患者的疼痛。医生如果告诉患者"不用休假,可以正常工作",则患者的康复过程会加快。医务人员和患者家属应齐心协力帮助患者认识到自己的社会价值,鼓励患者积极工作,以最大程度地使之忽略疼痛。

（三）躯体形式的疼痛

躯体形式的疾患意为患者表现出符合某种躯体疾病的症状,但是却无法用该病来解释。对于躯体形式的疼痛问题,目前采用的诊断为"与心理因素有关的疼痛症状"。这是根据第 4 版的《精神障碍诊断与统计手册》(DSM-Ⅳ)制定的,用以描述那些以疼痛为主要症状,但心理因素是疼痛形成、发展、维持和加重的首要因素的疾患。虽然这种情况病因不明,但是其造成功能残疾的后果却是极为常见的。有研究表明,与受重伤长期疼痛的患者相比,受轻伤的躯体形式的疼痛患者每日要求服用阿片的概率要高出 5 倍以上。一项调查发现,躯体形式的疼痛患者中阿片成瘾的发生率为 30%,比其他类型疼痛患者高出许多倍。

(四) 自我限制活动

行动上的限制会导致反射性交感神经萎缩。在一项神经血管反射的研究中发现,如果长时间保持肢体在某一姿势不动时,则会引起组织肿胀、皮温下降等变化。长期制动也会造成皮下组织纤维化、肌腱和韧带挛缩。限制活动是阻碍慢性疼痛治疗的一大障碍,同时会导致肌筋膜炎性疼痛。许多纤维肌痛患者都有疼痛相关行为的恶性循环史。肥胖也是慢性疼痛的一个问题。研究发现,在那些不能顺利返回工作岗位或恢复正常功能的患者中,78% 是体重超标的。

(五) 学习和条件化

疼痛是可以学习的。就像接受化疗的癌症患者在用药之前就发生呕吐一样,疼痛患者也会在没有物理刺激的情况下通过学习感到疼痛。疼痛可以完全是精神来源的,有些患者在看到别人痛苦时会产生不同程度的疼痛。实验室研究发现,同一个人在观看高阈值个体疼痛反应和低阈值个体疼痛反应时,前者的痛阈测试要比后者高出 3.48 倍。

疼痛可以发生条件化,并且疼痛行为会因某些事件而被强化。有些患者仅在周围有熟人的时候才表现出疼痛相关的行为,当没人注意的时候这些行为就会减少。疼痛行为被强化后患者会觉得更加疼痛难忍,而消除这些条件则有利于疾病的恢复。

(张劲军　王家双)

第二节　疼痛的定义及其分类

一、疼痛的概念及其相关定义

(一) 疼痛的概念

1994 年国际疼痛学会(International Association for Study of Pain,IASP)给出的定义是:疼痛(pain)是一种不愉快的感觉和情感体验,起源于实际或潜在的组织损伤。疼痛是与实际或潜在的组织损伤相关的主诉,但应包括不愉快的感觉和情感体验两个方面。因而在研究疼痛的发生机制、制定疼痛的治疗方案时,必须同时注意感觉与情感两方面的因素。既要关注感觉系统所涉及的结构与功能变化,也不能忽视情感方面的主观感受。仅有痛觉而无情感反应,或仅有情感反应而无痛觉,都不是真正意义上的疼痛。2001 年的补充则更进一步强调了,即使不能表达(主诉),并不意味着不存在疼痛。提示在临床上,对无表达能力的婴幼儿和特殊患者不应忽视对其疼痛的治疗。显而易见,有关疼痛概念的上述描述并不理想,实际上仍不是一个确切科学的定义。近来 IASP 给出了新定义:疼痛是一种与组织损伤或潜在组织损伤相关的感觉、情感、认知和社会维度的痛苦体验。新的定义除了重申主观感受的重要性,同时综合考虑到感觉、情感、认知和社会四个相关因素。

(二) 伤害性感受

中文的释义为伤害性感受(nociception)或伤害性知觉,在英文中是用来描述有害刺激较为普遍的一个词汇,特别是疼痛的基础研究中常以该词代替 pain。

疼痛的特异之处在于,它不是一种独立的感觉,而是与其他伤害性感受混杂在一起,并往往伴有自主神经活动、运动反应、心理和情绪反应等。严格地说,孤立的疼痛是无法界定的,甚至是不存在的。即使在科学研究上,人们也几乎无法制作一个独立的、单纯的疼痛刺激模型。更确切地说,人们通常诉说的疼痛或痛刺激,实际上是一种以疼痛为主要成分的伤害性刺激或伤害性感受。由此看来,应用 nociception 远比应用 pain 更确切、更科学、更符合实际。

伤害性感受与疼痛(痛觉)是既有区别又有联系的两个概念。一般认为,伤害性感受与疼痛感觉的信息传递和调制在皮层以下经历的神经结构是基本一致的。这些结构包括外周感受器、感觉神经元、脊髓背角、脑干间脑等各级皮层下中枢。它们均可对二者的信息进行传递、加工、处理并做出适当的反应,形成相应的伤害性或疼痛的时程、强度或范围等认知编码,最终送达皮层。有人认为伤害性感受与疼痛最终的区别在于,伤害性感受与反应可以发生在皮层以下各级中枢,而明确的疼痛感知与反应则必须到达大脑尤其是皮层才能建立,有人甚至认为痛觉可能为人类所特有,而伤害性感受则是所有生命体普遍存在的生理功能。

二、疼痛的分类

(一) 神经生理学分类

1. **生理性疼痛**(physiological pain) 生理性疼痛的直接释义为与生理活动相关的疼痛。如青春期、经前期、人工流产术后、性生活后等的乳房胀痛等。也可以广义地指疼痛时间短暂,表现为瞬时性、一过性、去除刺激即可消失的疼痛。它是机体发生的防御反应,不需治疗,可以自动恢复正常的一类疼痛。

2. **病理性疼痛**(pathological pain) 病理性疼痛是指由创伤、感染、肿瘤等各种因素引起组织病理性改变而造成的疼痛,主要包括炎性疼痛、神经病理性疼痛和精神源性疼痛等。

(1) 炎性疼痛(inflammation pain):由于创伤、手术、感染等原因导致组织损伤或潜在损伤而产生疼痛,一般伴有如红、肿、热、胀等炎症表现,在短期内未造成严重损害,未产生自发痛、痛觉过敏等表现。通过抗炎治疗,大多数可修复损伤,恢复正常功能。

(2) 神经病理性疼痛(neuropathic pain):也称为神经源性疼痛(neurogenic pain)。国际疼痛学会关于神经病理性疼痛的定义已经有了三次描述。1994 年定义为:外周或中枢神经系统的原发性损伤、功能障碍或短时间的紊乱所导致的疼痛。2001 年将神经病理性疼痛的定义简化为"损伤或疾病累及到中枢神经系统或躯体感觉系统所导致的疼痛综合征"。2011年给出的最新定义:"神经病理性疼痛是由躯体感觉神经系统的损伤和疾病而直接造成的疼痛"("Pain arising as a direct consequence of a lesion or disease affecting the somatosensory system either at peripheral or central level." NeuPSIG. Pain,2011,152:14-27)。

其原因主要包括物理性的机械损伤、代谢或营养性神经改变、病毒感染、药物或放疗、化疗的神经毒性、缺血性神经损害、神经递质功能障碍等,根据原发性损害或功能障碍累及的部位,可分为周围和中枢两类神经病理性疼痛。

中枢神经病理性疼痛的原发病变多见于脑干、丘脑、皮质的损伤或肿瘤等。但几乎有一半的中枢性疼痛综合征患者都有丘脑的直接损害。疼痛位置可以位于皮肤表面,也可以表现为深部疼痛。疼痛往往不具有某种特定疼痛的性质,常常不只涉及一根外周神经的控制区域,可波及局部解剖结构的许多方面,一般患者可以明确定位疼痛的位置。周围性神经病理性疼痛类型多样,包括治疗后神经痛(带状疱疹后神经痛)、幻肢痛、糖尿病周围神经病变、各种神经卡压综合征、复杂性区域疼痛综合征等。神经病理性疼痛的最显著特点是产生了自发痛、痛觉过敏和触诱发痛等临床表现,抗炎效果差,治疗困难,其发生机制仍在持续探讨之中。

（3）精神源性疼痛（psychological pain）：是指在机体未见器质性病理改变时所表现的一类疼痛，如精神妄想或幻想、癔症、抑郁症等精神性疾患所引起的疼痛。

（二）按时间分类

根据疼痛持续时间可分为急性疼痛（acute pain）和慢性非癌性疼痛（chronic non-cancer pain，CNCP）。急性疼痛的持续时间一般不超过 3 个月。慢性非癌性疼痛是指持续时间至少在 3 个月以上的非癌症引起的疼痛，包括肌肉骨骼源性疼痛（musculoskeletal pain）、神经病理性疼痛（neuropathic pain）、纤维性肌痛（fibromyalgia）、骨性关节炎（osteoarthritis）、风湿性关节炎（rheumatoid arthritis）；不包括头痛、偏头痛、心绞痛、癌痛和特殊疾病引起的疼痛，如多发性硬化（multiple sclerosis）。急性疼痛与慢性非癌性疼痛的临床特征见表 1-2-1。

表 1-2-1　急性疼痛与慢性非癌性疼痛的临床特征

急性疼痛	慢性疼痛
由器官疾病所诱发的预警信号	对机体无益
有明确的病因	无确定的病因
随着原发疾病治愈而消失	通常对多种治疗无明显疗效
属于阿片类药物适应证并且十分有效	阿片类药物疗效不佳
原发病症	继发病症

（三）按机制分类

1. **刺痛**　又称为第一疼痛、锐痛或快痛，其疼痛刺激冲动是经外周神经中的 Aδ 纤维传入中枢的。痛觉主观体验的特点是定位明确，痛觉产生迅速，消失也快，常伴有受刺激的肢体出现保护性反射，一般不产生明显的情绪反应。

2. **灼痛**　又称为第二痛、慢痛或钝痛，其痛觉信号是经外周神经中的 C 纤维传入的。其主观体验的特点是定位不明确，往往难以忍受。痛觉的形成慢，消失也慢。

3. **酸痛**　又称为第三痛，其疼痛信号经外周神经中的 Aδ 纤维和 C 纤维传入。其主观体验的特点是痛觉难以描述，感觉定位差，很难确定疼痛源头。

（四）按部位分类

1. **躯体痛（somatalgia）**　是指伤害性刺激激活皮肤、骨骼肌、骨膜、关节等躯体性器官的疼痛感受器而产生的疼痛。又可分为浅表痛和深部痛。

浅表痛是由于刺激皮肤引起的，其特点是定位明确，反应较快。深部痛是由于刺激肌肉、肌腱、骨膜和关节而引起的，其特点是定位模糊，反应迟钝，近似内脏痛的特征。

2. **内脏痛（visceralgia）**　是指伤害性刺激激活内脏器官感受器而产生的疼痛。其特点是直接对内脏器官的切割、切断和烧灼常不引起明显的内脏痛，但内脏组织缺血、炎症、平滑肌痉挛及牵拉血管、韧带及系膜等使内脏神经末梢受到弥散性刺激时，则可产生剧烈疼痛。

内脏器官感觉特性分为三类：第一类器官，认为没有任何感受特性。这些器官包括肝、肺、肾等实质性器官。虽然它们也具有传入神经分布，但这些神经的功能可能仅限于调节自主活动而不产生感觉。人们日常感受到的上述器官疼痛，多因伤害性刺激累及其表面包膜（胸、腹膜等）所致。第二类器官，通过特定刺激，疼痛是唯一的可以诱发的感觉。这些器官包括心血管、呼吸道、胃、小肠、胆道系统、输尿管和内生殖器等中空性器官。对于这类器官其传入纤维不仅调控脏器的一般生理功能,而且能感受伤害性刺激从而介导反应。第三类器官,不仅可产生非痛感觉,也可通过特定刺激,产生痛觉,如食管、结肠、直肠和膀胱等。如膀胱和直肠分别通过其尿意感和便意感参与生理性调节反射,也可以感受扩张等伤害性刺激所引起的痛觉。由于第三类器官易于施加刺激和便于实验操作,故成为内脏痛研究的常用靶位。内脏痛具有以下几个特点:①感觉模糊,定位不明确;②感觉的产生伴随运动和(或)自主运动反射;③持续性内脏痛可以产生特定部位皮肤及深部组织的牵涉痛或痛觉过敏。

3. 牵涉痛(referred pain)　牵涉痛是内脏病变时的一个非常普遍而重要的现象。当内脏器官损伤或炎症时,患者经常会叙述一些与损伤部位似乎毫无关系的躯体体表部位的疼痛,并且常伴有痛觉过敏产生,严重者甚至会发生水肿,血流的变化,皮肤及皮下组织质地、结构变化等。当内脏器官病变疼痛时,常在临近或远离该脏器的某些特定体表区产生疼痛或痛觉过敏,这一现象即为牵涉痛。发生牵涉痛的体表区,则称为牵涉区(referred area)。内脏痛牵涉区的部位是恒定的,如膀胱病变常牵涉引起肛周及耻骨弓部位的躯体痛,内生殖器官的病变会引起会阴及股部的疼痛等。熟知这些牵涉区位点可以在一定程度上辅助诊断脏器病变的位置。

(张劲军　王家双)

第三节　疼痛的解剖生理学基础

一、伤害感受器

(一) 背根神经节神经元

背根神经节(dorsal root ganglion,DRG)细胞是感觉传入的第一级神经元,胞体发出单个轴突在节内延伸一段长度后分为两支:一支为周围神经轴突,伸向外周组织,接受感觉信息;另一支为中枢轴突,将外周传入送至脊髓背角,完成初级感觉信息的传递。

DRG 细胞依直径的大小分为三类:以大鼠为例,小细胞直径 6~20μm,主要发出无髓鞘的 C 类轴突纤维,中等细胞直径 20~35μm,发出有髓鞘的 Aδ 轴突纤维,大细胞直径大于 35μm,主要发出有髓鞘的 Aβ 轴突纤维。以上三类细胞分别简称为 C、Aδ 和 Aβ 神经元。

在正常生理状态下,将伤害性刺激转换成神经冲动的 C 和 Aδ 初级感觉神经元的外周部分,称为"伤害性感受器"。它们在形态学上是游离神经末梢,广泛分布在皮肤、肌肉、关节和内脏器官,行使警报器的功能,使机体避开损伤性刺激防止组织受损。

"寂静伤害性感受器":在生理状态有相当数量的 C 纤维对常规伤害性刺激不反应。但在组织炎症时,可产生强烈的持续性反应,这类感受器被称之"寂静(silent)伤害性感受器"或"睡眠(sleeping)伤害性感受器"。它们在鼠、猫和猴的皮肤、肌肉、关节和内脏中普遍存在,占 C 类传入总数的 20%~25%。

(二) 传入纤维

对外周神经传入纤维有两种分类标准,Erlanger 和 Gasser 的 Aα、Aβ、Aδ 和 C 纤维分类;Lloyd 和张香桐的 I、II、III 和IV类神经纤维分类。两种分类的对应关系为: I 类(Aα)是肌肉传入神经,直径为 12~20μm; II 类(Aβ)主要是皮肤传入神经,直径为 6~12μm; III 类(Aδ)在肌肉和皮肤神经中均有,直径 2.5μm;Ⅳ类(C)在肌肉和皮肤神经中均有,直径为 0.3~3μm。在正常生理条件下,Ⅲ类(Aδ)和Ⅳ类(C)传入纤维传导外周组织的痛觉信息。

二、伤害性刺激上行传导通路

疼痛传递系统包括三个主要成分:外周感觉神经、脊髓到脑干和丘脑的神经元网络,以及丘脑和大脑皮层的相互联系。

伤害性感受器的传入冲动,在中枢第一站(脊髓背角神经元)初步整合后,由脊髓白质的腹外侧索(ventrolateral funiculus,VLF)、背外侧索(dorsolateral funiculus,DLF)和背柱(dorsal column,DC)传递到丘脑进行加工,伤害性信息最后到大脑皮层产生疼痛。在 VLF、DLF 和 DC 中,至少有下述 8 个传递伤害性信息的神经束。

(一)脊髓丘脑束

脊髓丘脑束(脊丘束,spinothalamic tract,STT)从脊髓背角痛敏投射神经元的轴突,在脊髓同一节段交叉至对侧,终止在丘脑。它又分为传递疼痛的痛感觉成分的"新脊丘束",传入冲动由脊髓到丘脑特异核团[腹后外侧核(ventral posterolateral nucleus,VPL)、腹后内侧核(ventral posteromedial nucleus,VPM)、丘脑腹后核群(posterior nucleus,PO)和传递痛觉情感成分的"旧脊丘束"(脊髓到丘脑髓板内核群)]。脊丘束由背角的非伤害性感受、特异伤害性感受和非特异伤害性感受等三类投射神经元的轴突组成,主要经对侧腹外侧束投射到丘脑腹后外侧核(VPL)、丘脑腹后复合体(ventral posterior complex of the thalamus)、内髓板核群(internal medullary lamina nucleus)和中线下核(submedius)。三类神经元的胞体分别位于脊髓背角的Ⅰ层、Ⅳ~Ⅵ层、Ⅶ~Ⅹ层,但动物种系间的分布差异很大。

(二)脊髓网状束

脊髓伤害性传入在脊髓交叉至对侧,至延髓网状结构转换神经元,传至丘脑非特异核群。脊髓网状束(spinoreticular tract,SRT,脊网束)主要由脊髓背角的Ⅴ、Ⅶ、Ⅷ、Ⅹ和少量Ⅰ层的神经元轴突组成,投射到延髓和脑桥网状结构(延髓中央核、延髓巨细胞核、网状大细胞核、外侧网状核、脑桥核的头端和尾部、旁巨细胞核和蓝斑下核等)。在Ⅶ和Ⅹ层的 SRT 细胞含有脑啡肽。脊网束神经元接受广泛的外周传入会聚,包括皮肤、肌肉、关节、骨膜和内脏传入。

(三)脊髓中脑束

脊髓伤害性神经元传入在脊髓交叉至对侧,至中脑网状结构许多核团转换神经元,传至丘脑特异和非特异核群。脊髓中脑束(脊中脑束,spinomesencephalic tract,SMT)的神经元的分布动物种系差异较大,在大鼠其胞体位于Ⅰ、Ⅴ、Ⅶ、Ⅹ层和背外侧束核,在猫位于Ⅰ、Ⅳ和Ⅴ层,猴的在Ⅰ和Ⅳ~Ⅷ层。SMT 投射到中脑的楔状核、旁鳃核、导水管周围灰质、丘间核、Darkschewitsch 核、上丘深层、顶盖前核的前部和后部、红核、Edinger-Westphal 核和 Cajal 间隙核等。SMT 的细胞包括非伤害性、非特异性伤害和特异性伤害神经元三类。以往也将 SMT 归在 SRT 中。

(四)脊髓颈核束

脊髓伤害性传入至外侧颈核转换神经元,交叉到对侧上升至丘脑特异核群。脊颈束是指背角神经元 - 外侧颈核神经元 - 丘脑(VPL 和 PO)的传导束,少量投射到中脑。脊髓颈核束(spinocervical tract,SCT,脊颈束)神经元主要源于Ⅳ层(60%),其次也位于Ⅲ层(25%)和Ⅴ

层(10%),轴突传导速度为 15~100m/s,在皮肤感觉快速传导中起主要作用。所有脊髓颈核束神经元接受 Aβ 纤维和 Aδ 纤维传入,50%~70% 也接受 C 纤维传入。双侧切断猫的 SCT,导致动物痛觉的严重丧失。

(五) 背柱突触后纤维束

脊髓伤害性神经元轴突经背柱传至延髓薄束和楔束核转换神经元,交叉到对侧后,上传到丘脑特异核团。背柱突触后纤维束(postsynaptic dorsal column,PSDC)是发现较晚的一个传导束,是指在背柱内的突触后纤维,投射到延髓的薄、楔束核,换神经元后投射到丘脑。背柱突触后纤维束的胞体主要集中在Ⅲ和Ⅵ层,也见于Ⅰ、Ⅵ和Ⅶ层。第Ⅲ、Ⅵ层神经元的轴突延伸到第Ⅱ层,因此 C 传入末梢可能与其形成单突触联系。在猫的背柱中背柱突触后纤维束纤维占背柱总传入纤维的 9.3%,大部分背柱突触后纤维束神经元(77%)对轻触、压、伤害性机械和热刺激产生反应,属于非特异性伤害感受单位。仅有 6.7% 属于特异性伤害感受神经元。

(六) 脊髓下丘脑束

脊髓伤害性神经元传入直接投射到同侧下丘脑,并交叉至对侧下丘脑。与边缘系统有密切的联系,在痛觉情感成分的信息加工中起重要作用。近来的研究表明,在鼠和猴的脊髓有大量的背角神经元直接投射到对侧下丘脑,被称为脊髓下丘脑束(spinohypothalamic tract,SHT)。它介导伤害性刺激引起的自主神经、神经内分泌和情绪反应。1949 年张香桐和 Ruch 在损伤松鼠猴的脊髓白质纤维变性的实验中,首先发现脊髓神经元轴突可直接投射到下丘脑。20 世纪 80 年代后期,Giesler 等在实验室用电生理学逆向刺激法,不仅证明了脊髓-下丘脑直接通路的存在,且基本明确了其传递伤害性信息的功能作用,并命名为“脊髓下丘脑束”。SHT 的神经元主要起源于背角Ⅰ层、背角的外侧网状区(Ⅳ、Ⅴ层)和Ⅹ层,胞体分布从颈段到骶段整个脊髓。使用荧光金注射到大鼠下丘脑腹内侧核(VMH),在脊髓有 9000 个神经元被逆行标记。SHT 神经元轴突上行至同侧下丘脑视交叉上核(suprachiasmatic nucleus,SCN),穿过中线,分布在下丘脑的许多部位,包括外侧下丘脑、下丘脑后区和背区、背内侧核、旁室核、室周核、视上交叉核以及内外侧视前区等。90% 的 SHT 神经元对伤害性刺激反应,脊髓骶尾段的 SHT 神经元传递内脏的伤害性信息。基于下丘脑在神经内分泌中的特殊作用,以及是边缘系统的一个重要组成部分,因此,SHT 神经元可能在应激状态的疼痛感受和痛觉的情感成分的信息传递中起重要作用。

(七) 脊髓旁臂杏仁束

是 20 世纪 90 年代才被逐渐了解的一个新传导束。脊髓伤害性传入主要由对侧背外侧束(dorsolateral fasciculus,DLF)终止在旁臂核,换神经元后再投射到杏仁核。神经元主要起源于背角Ⅰ层,少量在Ⅱ层,其轴突经对侧背外侧束(DLF)- 外侧束(LF)投射到中脑旁臂核,突触后二级神经元轴突再上行终止在杏仁核。脊髓旁臂杏仁束(spinoparabrachial tract,SPAT)神经元接受来自皮肤、内脏、肌肉和关节的伤害性传入,参与介导疼痛的情感反应。

(八) 脊髓旁臂下丘脑束

脊髓伤害性传入主要由对侧背外侧束(DLF)终止在旁臂核,换神经元后再投射到下丘脑。脊髓旁臂下丘脑束(spinoparabrachial hypothalamus tract,SPHT)与 SPAT 同源,功能也相似。主要区别是,在旁臂核的突触后二级神经元轴突终止在下丘脑腹内侧核(VMH)。

三、中枢神经系统

整合和处理脊髓背角由初级感觉传入末梢、脊髓中间神经元、脊髓投射神经元和脊髓上结构的下行纤维组成,构成复杂的神经网络,是感觉信息传入的门户和整合的初级中枢。

(一) 脊髓背角

瑞典解剖学家 Rexed(1952)根据神经的形状、大小、走向和密度,按罗马字母 I~X 将猫的脊髓灰质分为 10 层,后来的研究证明这种分类也适用其他动物,因此被广泛接受。与感觉传入有关的主要的 I~VII 层和 X 层。

背根的有髓鞘和无髓鞘纤维进入脊髓时完全分开,有髓鞘大直径传入纤维进入脊髓背角走向中间,在背柱分为上升支和下降支,由此再分支进入背角。小直径有髓鞘 Aδ 和无髓鞘 C 纤维在脊髓背外侧进入背角,也分上下支,跨越 1~2 个脊髓节段,这些纤维的大多数位于脊髓灰质背外侧边缘的利绍尔束(Lissauer tract)。Aδ 纤维和 C 纤维的伤害性感受器细胞的传入轴突纤维由背根经利绍尔束进入背角,Aδ 传入纤维终止在脊髓背角的 I、V、X 层,C 传入纤维终止在背角 II 层的背部(IIo),而有些仅对非伤害性刺激反应的低阈值机械感受器的 C 纤维终止在 II 层的腹部(IIi)。传递非伤害性信息的 Aβ 传入纤维终止在 III~V 层。内脏传入纤维主要投射到脊髓 I、IIo、V 和 X 层,肌肉传入主要在 I 和 V 层的外侧部。

1. I层 是覆盖在脊髓背角表面最薄的一层细胞,通常大约是一个细胞的厚度,在背角的最表面将背柱和背角胶质区分割开来,并且向外侧扩展,呈弧形从腹面卷曲在背角 II 层的腹面,贯穿脊髓全长,腰段和骶段最为明显。神经元主要是边缘细胞,胞体为梭形或锥形,直径 20~60μm,其树突很长而少分支,很少有小棘,以内外走向扩展,与 II 层平行,偶尔进入 II 层。边缘细胞的轴突很细,常源于树突,轴突进入附近白质后分升、降支,部分以脊髓前连合投射到脑干和丘脑,部分进入脊髓的其他区域,形成节间联系。边缘细胞的传入来自利绍尔束和附近白质的轴突细支,以及来自其紧邻的第 II 层细胞的轴突传入,在大鼠 I 层神经元接受的传入中,50% 以上来自外周初级传入,主要是传导高阈值机械感受器冲动的 Aδ 纤维。

2. II层 贯穿脊髓全长,以骶、腰和第 1 颈髓等节段最为发达。由排列紧密的小细胞和纤维末梢组成的网状组织,在显微镜下呈透明状,是背角最明显的一层,类似一对浓密的双眉,也叫罗氏胶质层(substantia gelatinosa, SG)。细胞有多种类型,以位于背部(IIo)的柄细胞和腹部(IIi)的岛细胞两类细胞为主。柄细胞是因其树突上具有短柄状小峰而得名。柄细胞的轴突投射到 I 层,将初级传入信号中继至 I 层神经元,其功能参与兴奋性突触传递。岛细胞轴突重复地在它们的树突附近分支,扩展至整个 II 层,树突呈柱状沿 II 层头尾方向平行走向,树突重复分支,又常常分出细支,末梢是念珠状终末,含有密集的突触小泡,只有单一的树突棘进入突触球结构。岛细胞被认为是抑制性中间神经元。

伤害性刺激传入主要终止在 SG,它与 SG 中间神经元、背角层(III~V)投射神经元的树突和脑干下行纤维形成局部神经网络。SG 有丰富的经典递质、神经肽及其受体,它是伤害性信息传入的第一站,是脊髓中神经结构和化学组成最复杂的区域,因此,SG 层是痛觉调制的关键部位。

在 I~IV 层(特别是 II 层)中,有一种特有的突触球(glomerular)结构,它是由居于中心的初级传入末梢和包围在四周的许多树突和轴突组成,相互构成轴突 - 轴突、轴突 - 树突和树突 - 轴突型的突触。这种突触球在伤害性信息调制中起重要作用。突触球是 SG 中最突出的一个结构,它由无髓鞘纤维中央轴突终末和紧紧包围中央轴突的几个树突与轴突终末,共同形成的一种球状的突触结构,胶质细胞将这种复合体与周围分割开来。这个特化的突触球是背角的一个关键结构,如此复杂的突触联系为感觉信息的加工提供了精细的形态基础。虽然突触球是 SG 中的一个标志性结构,但相对突触总量而言,仍然较少(约 5%),大多数是非突触球结构的轴 - 树突触。

3. **Ⅲ层**　贯穿脊髓全长,腰段最发达,胸段最小,由大量的有髓鞘纤维、投射神经元和类似Ⅱ层中的中间神经元组成,因此过去也将此层归于Ⅱ层(SG)。Ⅲ层细胞较大,形态多样,分布疏松,其树突和轴突分支更为广泛。部分脊颈束神经元和背柱突触后神经元分布在此层,它们的树突呈天线样走向,从背部伸延到Ⅱ层,直接接受初级传入 C 纤维的单突触联系。另一类锥体神经元的树突呈扇形分布,可直接与各种类型的初级传入形成突触,大部分传入纤维介导毛囊感受器和巴氏小体信息,也有小纤维终止在Ⅲ层。Ⅲ层神经元轴突除投射到 SG 层、背角深层和邻近的白质,除了构成脊髓内的联系外,大量的轴突投射到延髓尾端的薄束核、楔束核和外侧颈核。

4. **Ⅳ层**　是背角中相对厚的一层,由大小不同、形态各异的神经元组成。小细胞 8~11μm,大细胞 35~45μm。基于神经元大小不同的非均匀性和特大细胞的存在,很易与Ⅲ层区分。大的天线型神经元,其树突像天线一样延伸到Ⅱ层呈广泛分布,与 SG 细胞的轴突和初级传入形成突触。此外,还有树突纵向分布的中央神经元和树突横向分布的神经元。大量脊颈束和脊丘束神经元胞体位于Ⅳ层,其轴突分别经前连合投射到对侧外侧颈核和丘脑,有些神经元轴突也到达背角的Ⅴ、Ⅵ和Ⅶ层等其他区域。由于Ⅳ层神经元的树突伸到Ⅰ~Ⅲ层,它可直接接受进入背角浅层的初级传入,同时初级传入纤维也直接进入Ⅳ层,与神经元胞体和树突形成轴突 - 胞体突触和轴突 - 树突突触。许多轴突 - 轴突突触和树突 - 树突突触在Ⅳ层形成突触球结构。

5. **Ⅴ层**　在背角是内外走向最狭窄的部分,而在背腹走向很厚,被称为背角"颈"部的区域。除胸段外,Ⅴ层分为外、内两区,外侧区约占 1/3,内含较大的神经元(30~45μm),而内侧区是有许多密集排列的小神经元(8~10μm)。外侧区含有大量的有髓鞘纤维,组织染色的显微切片观察呈网状结构组织,这是Ⅴ层的一个明显标志。Ⅴ层神经元的树突与Ⅳ层神经元的树突相似,更多的呈纵向辐射状,其树突也比Ⅳ层神经元的大。它们属于脊丘束神经元,与初级传入和脑干下行纤维形成突触,这些神经元的轴突经前连合投射到对侧丘脑,另一些神经元轴突经同侧外侧索投射到外侧颈核。

6. **Ⅵ层**　是背角的最底层,只在脊髓的颈、腰膨大部存在,与Ⅴ层相比,细胞较小,8~35μm,排列规则。在显微镜下,Ⅵ层比Ⅴ和Ⅶ层暗,也分内外两区。内侧区是一群排列紧密染色深的小神经元,而外侧区是三角形和星形的较大神经元。树突分布类似Ⅴ层细胞,呈背腹和内外的辐射走向。来自脑的大量下行纤维和初级传入终止在此层。Ⅵ层的大多数神经元可能属于脊髓内的固有系统,也存在大量的投射神经元,其轴突投射到外侧颈核和丘脑。

7. **Ⅶ层**　是脊髓灰质的中心部分,是一个不规则区域,脊髓不同节段形状不同,在颈、腰膨大处延伸到脊髓腹角。Ⅶ层中有大量投射神经元、中间神经元和运动神经元存在,接受来自红核的下行纤维,神经元轴突上行投射至中脑和小脑。

8. **Ⅹ层**　是围绕中央导水管周围的灰质,并包括灰质连合,接受来自皮肤和内脏的会聚性伤害性传入。Ⅷ和Ⅸ层:位于脊髓腹角,是运动神经元集中的区域。

（二）丘脑与大脑皮层是痛觉高级中枢

感觉传入冲动通过几个传导束到达痛觉的高级中枢 - 丘脑，进行整合加工。

1. 内侧丘脑核团 主要包括髓板内核、丘脑中央下核（nucleus submedius，Sm）和腹内侧核（VM）和背内侧核（medial dorsal nucleus，MD）。主要介导伤害性感受和痛感觉的情绪 - 激动成分。

（1）丘脑髓板内核：主要包括丘脑中央外侧核（central lateral，CL）、中央中核（centromedian nucleus，CM）和束旁核（Pf）或称 CM-Pf 复合体以及其他一些结构。

（2）丘脑中央下核（Sm）：也称胶状核（geniculate nucleus，G），位于腹内侧丘脑中线两旁，传入轴突来自脊髓背角的Ⅰ层神经元。Sm 核传出主要投射到同侧腹外侧眶皮层。Sm 核可能主要参与痛觉的情绪 - 激动成分的整合。

（3）腹内侧核（VM）和背内侧核（MD）主要接受源于脊髓背角的Ⅰ层和三叉神经尾端亚核的 STT 神经元传入。VM 和 MD 的传出分别投射到属于前脑边缘系统的岛叶皮层前区和扣带皮层前区。因此，这两个核团可能参与痛觉的情绪情感反应。内侧丘脑核团神经元的轴突广泛投射到大脑皮层，包括与情感有关的额皮层。同时它也接受与边缘系统、下丘脑有密切联系的网状结构的传入。因此，这个与痛情绪反应有关的通路系统也被命名为旁中央系统。

2. 外侧丘脑核团 包括腹后核群（PO）、丘脑网状核（thalamic reticular nucleus，Rt）和未定带（zona incerta，ZI）。主要参与痛觉 - 鉴别方面。

（1）腹后核群（ventral posterior nucleus，VP）：也称腹基复合体（ventrobasal complex，VB），由腹后外侧核（VPL）和腹后内侧核（VPM）组成，主要接受脊丘束（STT）、脊颈束（STT）和突触后背柱通路的伤害性传入。许多 VB 神经元被伤害性热或机械躯体刺激所激活，神经元和感受野有相对的拓扑分布。VB 神经元对刺激强度的编码能力，提示 VB 复合体参与痛觉的感觉 - 鉴别方面。刺激人的 VPL 和 VPM 引起疼痛感觉，一例心绞痛患者的报告指出，刺激 VPL 可诱发心绞痛的发作。VB 神经元传出是投射到大脑皮层感觉区，刺激 SⅠ皮层可逆向激活 VPL 核伤害感受神经元。

（2）丘脑后核群（PO）：位于丘脑外侧部，包括后腹核内侧部（POm）、外侧部（POI）、后腹核间核（POi）、上膝体和内膝体大细胞核，其中 POm 可能与伤害性感受更重要。POm 接受源于脊丘束、脊颈脑束和突触后背柱通路的传入投射，呈双侧性感受野、与躯体和内脏的传入汇聚。PO 神经元传出投射到岛皮层（isular cortex）和 SⅡ区。

（3）丘脑网状核（Rt）：接受丘脑网状核也接受 STT 和脑干网状结构传入。未定带（ZI）接受脑干网状结构、背柱核和三叉神经尾端亚核的输入，其传出投射到丘脑核团和体感皮层。

3. 大脑皮层 作为人类感觉整合的最高级中枢，接受各种感觉传入信息进行加工，最终上升到意识。虽然对大脑皮层在痛觉中的作用的研究方兴未艾，但结果不尽如人意。临床观察表明，刺激患者皮层感觉Ⅰ区很少报告有痛感，切除感觉Ⅰ和Ⅱ区，也未发现疼痛有明显改变，个别患者报告有短时间的疼痛减轻，因此一般认为皮层感觉区在疼痛知觉中作用不大。然而，实验性损伤刺激引起受试者产生疼痛时，在皮层感觉区可记录到长潜伏期的诱发慢波反应，并可被镇痛药抑制。动物体感皮层也可记录到类似的对镇痛药敏感的慢波反应。由于对知觉研究技术上的限制，很难在人体上进行更深入的实验性研究，同时缺乏理想的动物模型，因此，皮层哪些部位接受痛觉传入，如何进行信息整合达到知觉，知之甚少，尚无明确的结论。

近来,随着正电子发射断层扫描(positron emission tomography,PET)、单光子发射计算机断层扫描(single-photon emission computed tomography,SPECT)和功能磁共振成像(functional magnetic resonance imaging,fMRI)的发展及应用,以区域脑血流图变化作为脑区激活的指标,显示脑活动的人体脑成像图,从而直观地观察疼痛发展过程中不同脑区活动的变化,对了解皮层在痛觉知觉中的作用的也日益增多。脑成像的大量研究,对探索实验性瞬时疼痛、持续性疼痛和临床病理性疼痛条件下,大脑高级中枢的活动变化积累了不少有重要价值的资料,加深了对疼痛机制的认识。实验性急性疼痛激活对侧前扣带回皮质(anterior cingulate cortex,ACC)、脑岛、大脑体感区(SⅠ、SⅡ)、前额皮层、丘脑和小脑,提示这些脑区参与急性疼痛的中枢信息加工。与急性疼痛有明显的差异,神经病理性疼痛不仅激活的脑区不同,而且常常呈双侧性,如下肢神经损伤患者的持续性神经病理性疼痛引起双侧的前额叶外侧下部、脑岛、后顶叶、后扣带皮层的区域脑血流图(rCBF)增强。这些结果支持早期的临床观察,皮层体感区在临床病理性痛的感知机制中作用不大。值得注意的是,疼痛刺激引起前扣带回皮层活动增强时,丘脑活动反而下降,提示前扣带回的疼痛信号可能不是由脊髓丘脑束传导,而是脊髓下丘脑束。已知后者的传入纤维终止在介导痛觉情绪成分的边缘系统,病理性疼痛总是伴随强烈的情绪反应,因此前扣带皮层、前额皮层和岛皮层参与病理性痛传入的整合,是不难理解的。脑成像所显示的是功能整合的总体结果,如疼痛引起感觉中枢激活时,小脑的区域脑血流图也有变化,未必表明小脑在痛觉信息传递中起重要作用,而可能是疼痛继发性引起的小脑运动功能的表现。综上所述,脑成像研究表明,不同的皮层区域参与不同性质痛觉信息加工,生理性痛觉信息主要在丘脑的特异核团和皮层体感区加工整合,而与边缘系统有密切联系的皮层区整合病理性痛传入。

四、疼痛的调节机制

(一) 闸门控制性抑制

闸门控制学说的核心是脊髓背角对伤害性信息的节段性调制。背角的胶状质在其中起着关键的闸门作用。当初,假设有五类神经元参与闸门控制:①低阈值的粗纤维传入;②高阈值的细纤维传入;③接受两类纤维兴奋性传入的传递神经元;④由其激活作用系统引出痛感觉和痛反应;⑤两类纤维都有侧支支配的神经胶质细胞,它对传递神经元起突触前抑制作用。这一学说认为粗纤维传入的侧支对神经胶质细胞起兴奋作用,从而加强对传递神经元的抑制性影响(关闭闸门),以致减少痛感觉和痛反应;相反,细纤维传入的侧支对神经胶质细胞起抑制作用,从而解除了对传递神经元的抑制性影响(开放闸门),导致痛感觉和痛反应的加强。此外,脊髓闸门的节段性调节还受大脑中枢的控制。

(二) 内源性阿片类释放系统

内源性阿片肽(endogenous opioid peptide,EOP)是哺乳动物体中天然生成的阿片样活性物质,作为一类重要的神经递质,对神经、感觉、运动、免疫等系统的功能具有重要调节作用,而对疼痛的调节作用最为突出。

EOP 主要含有 5 大类:脑啡肽(enkephalin,ENK)、内啡肽(endorphin,EP)、强啡肽(dynorphin,Dyn)、孤啡肽(nociception,orphanin-FQ,OFQ)和内吗啡肽(endomorphin,EM)。各种 EOP 广泛分布于机体中枢神经系统(central nervous system,CNS)及外周神经系统(peripheral nervous system，PNS)内，在脑部主要分布于孤束核、下丘脑后核、中脑导水管周围灰质(periaqueductal gray，PAG)，在脊髓主要分布于背角浅神经层、背根及三叉神经脊束核。从 CNS 到 PNS，不同的 EOP 成员组成不同的疼痛传导通路，共同参与疼痛调节作用。

1. **脑啡肽(ENK)** 在炎症组织中 ENK 可由记忆性 T 细胞分泌网，通过与 μ 阿片受体(mu opioid receptor，MOR)、δ- 阿片受体(delta-opioid receptor，DOR)相互作用，共同构成内源性痛觉调制系统，发挥镇痛功能。

偏头痛患者间歇期血浆 ENK 浓度明显低于发作期，是由于 ENK 可抑制去甲肾上腺素活性，并能调节单胺类及 P 物质的释放，具有止痛特性。最新研究发现，大鼠延髓背角 ENK 可能通过抑制含钙结合蛋白的伤害性感受神经元来调节面口部伤害性信息的传递。外源注射实验结果表明，ENK 参与了脊髓水平上神经细胞疼痛信息的传递。JoaoBraz 等构建出含有大鼠前脑啡肽 cDNA 的重组疱疹单纯病毒，注入多发性关节炎大鼠体内后观察到感觉神经细胞合成 ENK 水平显著提高，疼痛过敏降低，提示 ENK 能够有效地治疗自身组织性炎症和慢性疼痛失调症。

2. **β- 内啡肽(beta endorphin，β-EP)** β- 内啡肽作为主要的 EOP，在哺乳动物体内发挥着重要的缓解疼痛的作用。外界环境的刺激(压力)和体内释放的活性因子(促肾上腺皮质素释放素、细胞因子和儿茶酚胺)能活化免疫细胞，促使其分泌出 β-EP，β-EP 通过与外周系统中阿片受体的相互作用抑制炎症型疼痛。Stein 等发现大鼠在炎症后期(4~60 天)，受冷水刺激后炎性部位能产生强烈的镇痛作用，β-EP 抗体可以消除冷水刺激引起的镇痛作用。提示应激条件时，β-EP 通过与外周组织中 MOR 和 DOR 结合介导产生对炎性组织的镇痛作用。

3. **强啡肽(Dyn)** 外周神经损伤后脊髓 Dyn 含量明显升高，一部分 Dyn 通过与 NMDA 受体复合物直接或间接的相互作用，提高脊索神经敏感性，另一部分 Dyn 则发挥着调节异常性神经疼痛的作用。对强啡肽原基因敲除小鼠模型的研究发现，神经病理性疼痛早期阶段 Dyn 不发挥任何作用，而在异常神经损伤疼痛阶段，Dyn 的作用则表现得极为明显。有研究结果表明，慢性疼痛患者脑脊液中 Dyn 浓度显著高于正常人，提示慢性疼痛患者 Dyn 浓度增高与机体调节疼痛机制存在着相关性。早期炎症细胞因子白细胞介素 -1β(IL-1β)与 Dyn 协调作用，在机体遭受慢性异常性疼痛阶段发挥着高效的调节作用。另外，EM 与 Dyn 在穴位电刺激下还可产生协同镇痛作用。由此可见，Dyn 在调节机体的异常疼痛方面作用十分明显。

4. **内吗啡肽(EM)** EM 对 MOR 具有高亲和力的选择性，是一类有效的抗疼痛 EOP，分布在传递疼痛和高密度表达 MOR 的神经传导通路上，具有显著的调节疼痛作用。大鼠坐骨神经慢性缩窄性损伤(chronic constriction injury，CCI)模型中，杏仁核、下丘脑、PAG 和纹状体内 EM-1、EM-2 含量发生了不同程度的变化。鞘内注射 EM-1 和 EM-2 可以剂量相关性地减轻神经病理性疼痛和炎性疼痛，侧脑室注射 EM-1 可明显提高大鼠的基础痛阈，且显著缓解 CCI 导致的神经病理性疼痛。成年大鼠脊髓胶状质内 EM 通过激活突触前膜上的 MOR，抑制兴奋性和抑制性的突触传递。研究表明，EM-1 对突触传递的抑制作用强于 EM-2，EM-1 可能是脊髓水平更强效的内源性镇痛剂。

5. **孤啡肽(OFQ)** OFQ 作为一种新的阿片肽与以往发现的阿片肽在疼痛调控过程中的作用大不相同。在脑内 OFQ 表现为抗阿片作用，能剂量依赖地对抗吗啡和电针镇痛。在脊髓内 OFQ 不减轻吗啡产生的镇痛，在不同的条件下产生抗伤害或痛觉过敏作用。OFQ

参与吗啡和电针耐受的形成,而且在慢性吗啡耐受的形成中可能起主要作用。

EOP 及其阿片受体在神经系统内分布广泛而不均匀。受体密度较高的部位如脊髓胶质区、丘脑内侧、脑室及 PAG 等均与疼痛刺激的传入、痛觉的整合及感受有关。研究表明,在背角胶质区存在大量 ENK 能和 Dyn 能中间元及阿片受体,并与伤害性传入 C 纤维的分布高峰重叠。初级伤害性感受传入纤维大部分终止于脊髓后角的二级投射神经元,脑干下行的 5-羟色胺能和去甲肾上腺素能神经元激活局部的脑啡肽能中间神经元,抑制脊髓后角的二级投射神经元。传递不同信息的初级传入神经末梢终止于脊髓后角的不同板层,其中伤害性感受神经元位于后角表层,包括边缘层(也称Ⅰ板层)和胶状质(Ⅱ板层)。皮肤或深部组织以及内脏的伤害性刺激(noxious stimulation)可激活伤害性感受器(nociceptor),使其产生神经冲动,进而导致后角表层内初级感觉神经末梢释放谷氨酸、P 物质等伤害性神经递质,使后角投射神经元去极化(激活),经由脊髓丘脑束、脊髓网状束、脊髓中脑束、颈丘脑束、脊髓下丘脑束 5 条主要上行传导通路把伤害性信息从脊髓传递至脑组织相关核群内,最终经过大脑处理后产生痛觉。EOP 参与了上述刺激的疼痛调节,其作用的发挥涉及 MOR、DOR、KOR 和 ORL1 受体的激活。由于阿片受体均属 G 蛋白耦联受体(G protein-coupled receptor,GPCR),这些受体由背根神经节合成后,主要被运送到位于背角的初级传入神经纤维突触前末梢,同时少数则被运送到突触后间隙。当阿片受体与激动剂结合后激活 Gi/Go 蛋白,其通过突触后抑制和突触前抑制两种抑制作用调节伤害性感受的传递,前者主要是增加细胞膜的钾电导,使细胞膜超极化,而降低伤害性感受器的动作电位时程;后者通过抑制腺苷酸环化酶的活性和钙通道开放,抑制感觉神经末梢释放谷氨酸、P 物质和其他传递伤害性信息的神经递质,从而提高痛阈,阻断投射神经元将不良刺激向中枢神经传递。EOP 引起的初级传入神经末梢神经递质释放的减少是由于其直接通过增加钾电导间接抑制了神经末梢钙的内流所致。

(三) 下行神经抑制系统

下行性抑制系统是指从高级中枢发出经脑干等结构对由脊髓上行的伤害性刺激信号产生抑制作用的系统。大脑是机体疼痛调节的高级中枢器官,其中海马和 PAG 是脑内重要的疼痛调节核团,疼痛刺激可引起海马的阿片受体、NK-1 受体、细胞因子等多种疼痛相关物质的变化。目前研究最多、了解较清楚的是脑干对脊髓背角神经元的下行抑制系统。这一系统主要由 PAG、延髓头端腹内侧核群(中缝大核及邻近的网状神经核)和一部分延髓和脑桥背外侧网状神经核(蓝斑核群和 KF 核)的神经元组成。

1. 中脑导水管周围灰质 PAG 是内源性痛觉调制系统中起核心作用的重要结构。它在痛觉调制中的重要性不仅在于电刺激或微量注射吗啡时 PAG 本身可以引起强大的镇痛效应,更重要的是由激活更高级中枢所产生的镇痛效应也大都被证明是通过 PAG 实现的。吗啡、针刺镇痛,以及刺激间脑、前脑和边缘系统中的一些核团所产生的镇痛效应,都可被 PAG 内微量注射阿片受体拮抗剂纳洛酮所部分阻断,说明它们的镇痛作用至少部分是通过 PAG 实现的,并与内源性阿片肽的参与有关。电刺激 PAG 或 PAG 内注射吗啡的镇痛效应,是激活了脊髓背外侧索(dorsolateral funiculi,DLF)介导的下行抑制系统的结果。在切断 DLF 后,刺激 PAG 或注入微量吗啡引起的镇痛消失。

由于 PAG 的细胞和神经化学结构都是异质性的,有许多不同性质的神经元参与,其内含有多种经典神经递质和神经肽,如阿片肽、5-HT、SP、γ-氨基丁酸(γ-aminobutyric acid,GABA)和神经降压素(neurotensin,NT)等。在这些递质和神经肽之间存在广泛的共存现象。

因此,很难确切地描述 PAG 的功能回路。PAG 在发动下行抑制时输出神经元必然是兴奋性的,但阿片肽突触却是抑制性的,因此有理由设想,阿片肽的镇痛作用是通过抑制了一个抑制性的中间神经元使 PAG 输出神经元兴奋的。这个抑制性的中间神经元很可能是 GABA 神经元。微量注射 GABA 受体激动剂可拮抗全身应用吗啡或 PAG 内微量注射吗啡所引起的镇痛作用。而脑室或 PAG 内微量注射 GABA 受体阻断剂则可产生镇痛作用。至于 PAG 传出神经元的性质,许多资料表明 PAG 主要是通过神经降压素和 5-HT 纤维投射激活其下一级痛觉调制中枢的。

2. 延髓头端腹内侧结构　起源于 PAG 的脑干下行冲动大多抑制经其他核团的中继到达脊髓,其中证据最为确凿的就是延髓头端腹内侧结构(rostral ventromedial medulla,RVM)。电刺激或微量注射兴奋性氨基酸(excitatory amino acid,EEA)于 PAG,可使 RVM 神经元产生以兴奋为主的反应。损毁或局麻 RVM 可阻断电刺激或微量注射 EAA 于 PAG 所诱发的下行抑制作用表明 RVM 是 PAG 下行抑制作用的重要驿站。

RVM 包括中缝大核(nucleus raphe magnus,NRM)、外侧网状巨细胞旁核(lateral paragigantocellular nucleus)和网状巨细胞核部 α 部(nucleus gigantocellularis pars alpha)三个核团。RVM 神经元的自发放电频率高低不一,这种差异似乎与神经元的功能有一定的关系,被伤害性刺激兴奋的神经元一般自发放电频率较低,而被伤害性刺激抑制的神经元自发放电频率较高。自发放电的形式有单个的、簇状的和周期性的。RVM 神经元的外周感受野较大,几乎遍及全身体表,通常以同侧后肢、尾部和躯干背部施加的刺激最为敏感。大鼠 RVM 神经元的类型以对伤害和非伤害性刺激都起反应的神经元为多见,对伤害性刺激的反应有兴奋和抑制两种类型,以前者为多。

3. 蓝斑、蓝斑下核和外侧网状核　源于 PAG 的下行抑制作用,除主要经由 RVM 的 5-HT 递质系统介导外,还可经脑桥背外侧被盖的蓝斑、蓝斑下核和延髓尾端外侧网状核的去甲肾上腺素(norepinephrine,NE)神经系统作用于脊髓。伤害性刺激可明显提高蓝斑 / 蓝斑下核(LC/SC)神经元的放电频率。电刺激或微量注射 EAA 于 LC/SC,可产生明显的镇痛作用。该作用可被双侧或同侧切断脊髓腹外侧索(VLF)明显减弱,但切断双侧 DLF 对 LC/SC 的镇痛作用影响不大,表明 LC/SC 对甩尾反射和脊髓背角神经元的抑制效应主要是经双侧(以同侧为主)VLF 传导的。鞘内给予或脊髓微电泳 NE 和 α_2 受体激动剂可明显延长正常大鼠的热板反应及炎症大鼠的缩爪反应潜伏期,而给予 α_2 受体阻断剂可部分阻断 LC/SC 的镇痛作用,表明 LC/SC 的镇痛作用至少部分是经由脊髓 α_2 受体介导实现的。尽管 LC/SC 内的神经元几乎都是 NE 神经元,但其中大多数同时也是 GABA 和 5-HT 免疫阳性反应神经元。因此,刺激 LC/SC 所产生的镇痛作用可能是 NE 和非 NE 神经系统共同作用的结果。外侧网状核(lateral reticular nucleus,LRN)是脑干对伤害性信息产生紧张性下行抑制的另一重要核团。电刺激猫的 LRN 可明显抑制脊髓背角伤害感受性神经元,LRN 内微量注射 EAA 可明显抑制大鼠甩尾反射和家兔的张颌反射。电生理学研究表明,电刺激大鼠 PAG 可兴奋 LRN 中大多数网 - 脊神经元,这些可被电刺激 PAG 激活的神经元同时可被外周伤害性刺激所激活。损毁 LRN 可明显减弱电刺激 PAG 对脊髓背角伤害感受性神经元的抑制,提示 LRN 在 PAG 镇痛中起重要的接替作用。LRN 内含有大量的 NE 神经元,自 LRN 向脊髓的纤维投射也主要是 NE 纤维。鞘内给予 α_2 受体阻断剂可明显减弱 LRN 的镇痛作用,提示 LRN 的镇痛作用可能也主要是通过脊髓 α_2 受体介导的。5-HT 系统也参与 LRN 介导的镇痛作用。

第四节 疼痛的分子生物学基础

一、疼痛相关神经递质

(一) 5-羟色胺

5-羟色胺(5-hydroxytryptamine,5-HT)神经元在中枢神经系统内集中分布在脑干中缝核群,其传出纤维分上行和下行两部分,其下行部分是脑干痛觉下行调制系统的重要组成部分。

5-HT下行纤维分别经DLF和VLF下行到达脊髓,提示它可能既是下行抑制也是下行易化系统的重要神经递质。在脊髓背角主要分布有三型5-HT受体亚型,即5-HT1、5-HT2和5-HT3受体。大多数行为和电生理学实验表明,5-HT3型受体的激活主要产生抗伤害作用,提示5-HT3型受体在痛觉下行抑制中具有重要意义。5-HT2型受体在脊髓的分布较少,研究显示其可能也主要涉及5-HT的抗伤害效应;关于5-HT1型受体,从目前的研究结果来看,矛盾较多。有些研究报道,5-HT1型受体的激活主要产生痛觉易化效应;另一些研究认为,激活5-HT1型受体可产生抗伤害效应;还有些研究发现,激活5-HT1A和5-HT1B型受体可产生截然相反的效应。这些矛盾的存在提示5-HT下行系统在脊髓水平对痛觉信息的调制可能还存在较为复杂的机制。

(二) 去甲肾上腺素

脊髓背角Ⅰ、Ⅱ和Ⅴ层的去甲肾上腺素(norepinephrine,NE)纤维末梢主要来自脑桥背外侧被盖区的LC/SC和延髓尾端的外侧网状核(LRN)。用6-羟多巴(6-hydroxydopamine,6-OHDA)损毁脊髓背角的NE神经末梢,可明显降低脊髓内NE的浓度,并产生痛觉过敏。鞘内注射NE能产生明显的镇痛作用,该作用可被酚妥拉明所阻断;鞘内注射酚妥拉明和育亨宾还可阻断脑刺激镇痛和侧脑室注射吗啡引起的镇痛作用,提示NE的镇痛作用主要由肾上腺素 α_2 受体介导的。鉴于损毁蓝斑后,可乐定(α_2 受体激动剂)的镇痛作用明显增强而不是减弱,提示 α_2 受体在脊髓主要是通过突触后机制作用的。

此外,由于5-HT的镇痛作用也可以被鞘内注射酚妥拉明和育亨宾部分阻断;鞘内给予6-OHDA也可以部分取消5-HT的镇痛作用,提示5-HT介导的镇痛作用有赖于NE系统的完整。

(三) 多巴胺

多巴胺(dopamine,DA)是去甲肾上腺素的前体物质,与人的情欲、感觉、上瘾行为有关,主要分为D1类和D2类受体。侧脑室注射小剂量D1受体特异性的拮抗剂SCH23390或大剂量D2受体特异性拮抗剂多潘立酮(domperidone)或舒必利(sulpiride),均可产生镇痛效应。电刺激黑质神经元可提高动物在热板实验或甩尾实验中的潜伏期,并可抑制脊髓背角神经元的伤害性反应;背外侧纹状体内微量注射D2受体激动剂可对抗甲醛溶液痛反应,而其拮抗剂却可增强甲醛溶液痛反应;给予DA重提取的抑制剂增加伏隔核内DA的释放,也发现有镇痛效应,并可被D1和D2受体的拮抗剂所阻断;在头侧岛叶皮层增加DA的含量发现可持续抑制脊髓伤害性神经元的反应以及C-fos的表达,且这种抑制作用主要通过D1受体介导。中缝大核内注射D2受体激动剂PPHTHc1也可产生镇痛作用;小剂量D1受体特异性的激动剂 SKF38393 对基础痛阈无影响,而在大剂量(20~200nmol)则先产生镇痛效应,然后出现持续性痛敏。鞘内微量注射阿扑吗啡或 D2 受体激动剂 LYI71555 均产生镇痛效应,此效应可被 D2 受体特异性拮抗剂舒必利所阻断,而 D1 受体特异性激动剂 SKF38393 基础痛阈无显著影响,提示在不同的中枢部位,不同 DA 受体亚型介导的痛觉调制作用是不同的。

(四)γ- 氨基丁酸

γ- 氨基丁酸(γ-aminobutyric acid,GABA)在脑内的含量约比单胺类递质高出 1000 倍以上。脑内有 20%~40% 的突触以 GABA 为递质。在 PAG 内大约有 40% 左右的神经终末是 GABA 阳性终末。自 NRM 逆向追踪,发现 PAG 内的阳性胞体至少有 50% 是 GABA 免疫阳性神经元。自脊髓逆向追踪,NRM 内的阳性胞体也有 50% 左右是 GABA 神经元。PAG 或 DR 内微量注射 GABAA 受体激动剂蝇蕈醇可导致痛觉过敏和阻断局部应用吗啡产生的镇痛作用;NRM 内微量注射 GABAA 受体阻断剂荷包牡丹碱则产生镇痛作用,而 NRM 内微量注射 GABAB 受体激动剂巴氯芬,依剂量的不同,可抑制或易化大鼠甩尾反射。提示 GABA 是痛觉下行调制系统的重要神经递质。

(五)乙酰胆碱

与 5-HT 和 NE 相比,乙酰胆碱(acetylcholine,ACh)在痛觉下行调制中的作用一直被人们所忽视。事实上,早在 1958 年,Chen 等已报道拟胆碱药的镇痛作用,并证明这种镇痛作用的部位在中枢而不是外周。徐维等应用大鼠皮层 S I 区埋藏电极方法,刺激可使其甩尾阈升高,同侧脑室注入阿托品可翻转此作用,认为 ACh 参与皮层下行调节疼痛的作用。NRM 除接受来自 PAG 的 NT 和背缝核(DR)的 5-HT 纤维投射外,也接受来自脑桥被盖的 ACh 神经纤维。NRM 内微量注射烟碱能明显抑制大鼠甩尾反射和热板反射,该作用可被美卡拉明(N 受体阻断剂)和哌仑西平(M 受体阻断剂)所阻断,但不被纳洛酮阻断,提示其作用可能与内阿片肽无关。

(六)阿片肽

与痛觉调制关系最为密切的有内啡肽(END)、脑啡肽(ENK)、强啡肽(Dyn)、内吗啡肽(EM)和孤啡肽(OFQ)。脑啡肽和强啡肽神经元胞体和末梢分布在下丘脑、杏仁核、PAG、RVM 和脊髓背角;β- 内啡肽神经元胞体主要存在于弓状核和孤束核,其纤维终止于 PAG、LC 和脊髓;内吗啡肽神经元胞体也存在于 PAG、NRM 和脊髓;孤啡肽神经元在脑内的分布与脑啡肽和强啡肽神经元分布相平行,但极少共存,其纤维主要见于脊髓背角和侧角。

阿片受体主要有 μ、κ、δ 和 ORL1 四型受体。在脑干下行调制系统中,PAG、DR、NRM、LC 和脊髓内都分布有上述四种类型的受体。阿片类药物微量注射到 PAG、RVM 和脊髓背角均可通过激活 μ、κ 和 δ 受体产生极强的镇痛作用,其中内啡肽和内吗啡肽主要激活 μ 受体,而脑啡肽和强啡肽则主要激活 δ 和 κ 受体。

孤啡肽(OFQ)与 μ、κ 和 δ 受体的亲和力极低,在生理浓度下很难与它们结合,它主要通过激活 ORL1 受体实现其对痛觉调制的作用。外源性给予 OFQ 对痛觉调制的作用依给药部位的不同表现为痛觉易化和镇痛双重作用。脑内给予 OFQ 使痛阈降低,而脊髓内给药则升高痛阈,提示其作用机制不同。

(七)胆囊收缩素

在 PAG 和 RVM 内分布有大量的胆囊收缩素(cholecystokinin,CCK)免疫阳性终末,并与脑啡肽免疫阳性终末有广泛的共存。在脊髓背角 I、II 层存在大量的 CCK 受体,多数分布在初级传入纤维的突触前,与 μ 受体的分布非常相似。RVM 内微量注射 CCKB 受体激动剂可阻断系统或 PAG 内给予吗啡所引起的镇痛作用,而 CCKB 拮抗剂则可增强其镇痛作用,提示内源性 CCK 可能是吗啡镇痛的生理性拮抗剂。

二、外周及中枢敏化的分子生物学机制

外周敏化是指初级传入神经元的兴奋性持续异常升高,使痛信号产生增多;而中枢敏化指痛觉传导通路上各级中枢内突触传递效率的长时程增强,对痛信号有放大作用。

外周敏化可引起中枢敏化,中枢敏化一旦形成可不依赖于外周伤害性传入而持续存在,如仅数秒的强烈电刺激引起持续数周的痛觉过敏。

(一) 外周敏化

1. 伤害性感受器及痛觉传入纤维 躯干和四肢的初级感觉神经元(primary afferent neuron)位于背根神经节(dorsal root ganglion,DRG)。初级感觉神经元的胞体发出单个轴突在神经节内延伸一段后分为外周突和中枢突两支。前者伸向外周组织,接受感觉信息;后者投射到脊髓背角,与背角神经元形成第一级突触。根据细胞直径的大小,一般将 DRG 神经元分为大、中、小三类,大直径细胞发出有髓鞘的 Aβ 纤维,中等直径细胞发出细髓鞘的 Aδ 纤维,小直径细胞形成无髓鞘的 C 纤维。Aβ 纤维主要为皮肤传入神经,兴奋的阈值很低,传递非伤害性的轻触觉和轻压觉。兴奋时潜伏期短,发放少。Aδ 和 C 纤维在支配肌肉和皮肤的神经中均有分布,传导痛觉和温度觉。Aδ 纤维和 C 纤维的发放频率与伤害性刺激的强度相关。单一传入纤维的低频发放并不引起痛觉,只有同时激活许多 Aδ 和 C 纤维才能产生疼痛。

痛觉的感受器(nociceptor)是游离的神经末梢。当伤害性刺激作用于皮肤时,先后出现两种不同性质的痛觉:快痛(fast pain)和慢痛(slow pain)。快痛是在伤害性刺激作用后立即出现的、定位明确的、短暂的刺痛。慢痛是在伤害性刺激作用后 0.5~1s 才被感觉到的、定位不清的、持续时间较长的疼痛,其性质多变,一般表现为"烧灼痛",而且痛感强烈,往往伴有较强的痛反应。根据其对伤害性刺激的反应,将伤害性感受器分为三类:①机械型伤害性感受器(mechanical nociceptor),对高阈值的机械刺激起反应,其传入纤维是有髓鞘的 Aδ 类纤维;②温度型伤害性感受器(thermal nociceptor),对高温(>45℃)或低温(<5℃)刺激起反应,其传入纤维也是 Aδ 类纤维;③多觉型伤害性感受器(polymodal nociceptor),对高阈值的机械刺激、温度刺激(冷和热)和化学刺激均发生反应,其传入纤维是无髓鞘的 C 类纤维。现已明确,快痛是由 Aδ 类纤维传导的,而慢痛是由 C 类纤维传导的。但值得注意的是,并非所有的 Aδ 纤维和 C 纤维仅传导伤害性刺激,它们也传导触 - 压觉和温度觉等感觉信息。与其他类型的躯体感觉感受器相比,伤害性感受器的一个重要特点是,几乎不发生适应现象。相反,重复刺激可以使伤害性感受器的敏感性增加。近年来的研究还表明,在一般生理状态下,有相当数量的 C 纤维对常规的伤害性刺激不起反应,但在组织炎症时可产生强烈的持续性反应,这类感受器被称为"静息伤害性感受器",它们在皮肤、肌肉、关节和内脏中普遍存在,占 C 类传入纤维总数的 20%~25%。在关节痛的动物模型上,人们发现:在正常情况下许多对弯曲关节不产生反应的传入纤维,在关节炎症时产生不断发展的持续激烈放电,而且出现正常状态下不存在的感受野。

伤害性感受器兴奋的机制尚未完全清楚。伤害性刺激作用时,首先引起受损组织释放

内源性致痛物质,如 K^+、H^+、组胺、乙酰胆碱(ACh)、5-羟色胺(5-HT)、ATP、缓激肽、前列腺素、P 物质等,作用于伤害性感受器使之去极化,达到阈电位水平在传入纤维上产生动作电位。致痛物质激活伤害性感受器是一个换能过程,现已发现,伤害性感受器细胞膜上含有多种受体,能将伤害性刺激的机械、温度和化学能转变为感受器电位。辣椒素(capsaicin)受体是其中的一种,该受体是一种非选择性的离子通道,激活时允许 Na^+ 和 Ca^{2+} 内流,导致感受器细胞膜去极化。辣椒素受体不但介导辣椒素的致痛作用,而且也被伤害性热刺激所激活,提示辣椒素受体可能是伤害性热刺激的换能器。

2. **致痛因子** 作用于疼痛感受器并能引起疼痛的化学物质称为致痛因子。人体内的致痛因子有两大类,一类为受损伤组织细胞释放的内源性致痛因子,另一类为从体外进入体内引起疼痛反应的外源性致痛因子。内源性致痛因子根据其来源分为 6 大类:①组织损伤产物:缓激肽(BK)、前列腺素(PG)、5-羟色胺(5-HT)、组胺、乙酰胆碱(ACh)、ATP、H^+、K^+ 等;②感觉神经末梢释放物:P 物质(SP)、降钙素基因相关肽(calcitonin gene related peptide,CGRP)、兴奋性氨基酸、一氧化氮(NO)、甘丙肽(galanin,GALN)、胆囊收缩素(CCK)、生长抑素(somatostatin,SOM)等;③交感神经释放物:神经肽 Y(neuropeptide Y,NPY)、去甲肾上腺素(NE)、花生四烯酸代谢物等;④神经生长因子(nerve growth factor,NGF);⑤血管因子:NO、激肽类、胺类等;⑥免疫细胞产物:白细胞介素(IL-1、IL-8)、肿瘤坏死因子-α(TNF-α)、阿片肽和激肽类等。

总之,外周局部致痛因子引发疼痛的作用机制可归纳为:①伤害性刺激使细胞损伤,导致 K^+ 的释放和 BK、PGs 的合成,K^+ 和 BK 直接兴奋伤害性感受器的末梢,PGs 增加末梢对 K^+ 和 BK 的敏感性;②伤害性冲动传入冲动不仅传至中枢,而且也从传入纤维分叉处传向另一末梢分支,在外周末梢引起 SP 等化学物质释放,除直接引起血管舒张和组织水肿、增加 BK 的积累外,还刺激肥大细胞释放 HA、刺激血小板释放 5-HT,共同刺激感受器活动;③HA 和 5-HT 在胞外水平的升高,继发地激活邻近的伤害性感受器,从而造成伤害性刺激停止后的持续性疼痛和痛觉过敏的发展;④许多化学物质引起伤害性感受器活动增强和持续发放,使 SP 释放而导致血管舒张和组织水肿,从而有利于炎症恢复。因此,伤害性感受器不仅传递组织损伤的信息,而且在局部组织防御和修复过程中也起一定的作用。

3. **伤害性感受器的敏感化** 组织损伤或炎症引起多种致敏因子(sensitizing agent)的释放。致敏因子包括上述的致痛物质,也包括某些不直接引起疼痛的物质。它们的作用是引起痛觉感受器兴奋性升高。

外周敏感化的分子机制尚不完全清楚。有研究指出,多条细胞内信号通路,如蛋白激酶 A(protein kinase A,PKA)、蛋白激酶 C(PKC)参与了致敏过程。这些信号通路的激活最终导致感觉神经末梢上的某些受体和离子通道的磷酸化,使膜的兴奋阈值下降,兴奋性升高。例如,感觉神经元特异性钠通道(SNS,亦称 Nav1.8)和辣椒素受体通道的磷酸化在外周感受器敏感化中起重要作用。

4. **神经损伤引起感觉传入神经元的异位放电** 1974 年 Wall 和 Gutnick 首次报道,切断坐骨神经形成神经瘤后,在下腰部背根(感觉神经)可记录到大量的自发放电。机械刺激或化学刺激神经瘤引起背根纤维放电或放电频率升高。因此认为,记录到的放电产生于神经瘤。在正常生理情况下,神经冲动或放电产生于外周感受器相连的神经末梢,而此时却产生于神经瘤,因此称为异位放电(ectopic discharge)。后来的研究表明,异位放电也发生于背根神经节神经元胞体及沿轴突的脱髓鞘病灶部位。近年来的研究证实,神经损伤不仅可使被损伤的感觉神经产生异位放电,还会使未被损伤的神经产生异位放电,而且异位放电主要产生于 A 类纤维。早期曾有人报道,切断被损伤神经与脊髓的联系可减轻或消除病理性疼痛。因此认为被损伤的感觉神经产生的异位放电是引起病理性疼痛的原因。但是,最近的研究不支持这一观点,因为切除 L_5 背根神经不能缓解损伤 L_5 脊神经引起的异常痛行为反应。目前认为,未损伤的传入神经产生的异位冲动可能在病理性疼痛中起关键作用。

在正常情况下,传入神经元很少产生自发放电。神经损伤后,感觉神经元如何具备了产生自发放电的能力? 一般认为异位放电的原因在于感觉神经元上电压门控钠通道(voltage-gated sodium channels,VGSCs)功能和数量的改变。目前已克隆出至少 10 种 VGSC 的亚型,命名位 Nav1.1~Nav1.9 和 Na_x(NaG)。目前由于缺乏不同亚型的特异性拮抗剂,它们各自的功能尚不清楚。根据是否能被低浓度(纳摩尔浓度,nmol/L)的河豚毒(TTX)阻断,把 VGSCs 分为 TTX 敏感(TTX-sensitive,TTX-S)钠通道和 TTX 不敏感(TTX-resistant,TTX-R)钠通道两类。一般认为,TTX-S 钠通道主要参与动作电位在有髓和无髓纤维上的传导,而 TTX-R 钠通道主要与动作电位的产生有关。但无论是阻断动作电位的传导还是抑制动作电位的产生都可抑制病理性疼痛。因此临床上采用钠通道阻滞剂,如利多卡因、美西律、苯妥英、卡马西平、三环类抗抑郁药治疗疼痛。

5. 交感神经与感觉神经元之间的耦联 在脊神经结扎、部分坐骨神经损伤、坐骨神经压迫性损伤和坐骨神经全结扎的神经瘤等多种疼痛模型上,化学损毁或切除交感神经可明显减轻疼痛;临床上,有时经椎旁交感神经节局麻药阻滞、局部静脉内注射去甲肾上腺素耗竭药物胍乙啶、溴苄铵、利血平等可以显著减轻患者痛苦,尤其是对于交感维持性疼痛的患者。这些研究提示,神经损伤引起的交感传出和感觉传入之间存在密切的功能联系。这种交感神经依赖型的疼痛主要包括反射交感性营养不良(reflex sympathetic dystrophy,RSD)和灼性神经痛(causalgia)。前者又称 I 型复杂性区域疼痛综合征(complex regional pain syndrome I,CRPS I),后者称 II 型复杂性区域疼痛综合征(CRPS II)。

在正常情况下,交感传出纤维与感觉神经元之间几乎没有直接的功能联系。但是在神经损伤后,交感神经可通过以下两种途径影响感觉神经元的活动:①直接耦联,神经损伤引起交感神经节后纤维发出分支(也称出芽,sprouting),支配神经瘤和背根神经节神经元。此时刺激交感神经可直接引起感觉神经元的兴奋。目前认为交感神经节后纤维通过释放去甲肾上腺素,作用于感觉神经元上的 α_2 受体而发挥作用。血液中的肾上腺素和去甲肾上腺素也可引起感觉神经元的兴奋;②间接耦联,如前所述,细胞外液中的致痛物质引起伤害性感受器兴奋。神经损伤后伤害性感觉末梢所处微环境(细胞外液)会发生显著变化。这是由于神经损伤导致某些血管失去了交感神经节后纤维的支配,继之又出现交感神经节后纤维的重新支配。当交感神经兴奋时,这些重新获得神经支配的血管引起更强烈的收缩,导致局部缺氧和致痛物质和前面提到的致敏因子较长时间地保留在伤害性感受器的周围,引起疼痛和伤害性感受器的敏感化。

(二)中枢敏化机制

组织、神经损伤或强烈刺激初级传入 C 纤维可引起脊髓神经元兴奋性的持续升高,这一现象被称之为中枢敏感化(central sensitization)。有关中枢敏感化的研究主要集中在脊髓背角。目前研究认为中枢敏感化的可能机制如下。

1. 脊髓背角突触传递的可塑性变化 大量研究证实,在中枢神经系统突触传递的效能不是固定不变的。在突触前神经元兴奋,通过神经递质释放,引起突触后电位的变化,从而完成电信号的传递的过程中,突触本身的功能和形态都可能发生改变。这种变化既可以是突触传递的效能的增强;也可以是突触传递的效能的减弱;既可以是短时程的(数秒到数分钟);也可以是长时程的(数小时到数周)。突触传递效能的各种变化统称为突触可塑性。突触传递的短时程变化和长时程变化都与疼痛有关。

(1) 突触传递效率的短暂增强——"紧发条"现象(wind-up):1965年,Mendel和Wall以兴奋C纤维的强度重复电刺激(1Hz)外周神经,在猫脊髓背角神经元细胞外记录到背角神经元发放随刺激次数的增加而逐渐增多,如同逐渐上紧发条一样,因此而得名"紧发条"现象。这是背角神经元敏感性增强和突触传递效率短时程增强的结果。"紧发条"现象产生机制尚不完全清楚。研究表明,兴奋Aβ纤维在脊髓背角神经元引起持续仅数毫秒的快速兴奋性突触后电位(EPSP),而兴奋C纤维诱发的EPSP可持续长达20s。进一步分析发现,这一缓慢的突触电位包含两种成分,即NMDA成分和神经肽成分。在外周C纤维受到低频刺激时,EPSP会形成时间总和,即前一刺激引发的EPSP尚未消失,下一刺激又已到来,使突触后神经元处于持续的去极化状态,导致动作电位发放的进行性增多。这可以解释为什么刺激C纤维可引起"紧发条"现象,而刺激A纤维则无此作用。"紧发条"现象可被NMDA受体拮抗剂和神经肽受体(NK-1)拮抗剂所抑制,而非NMDA受体拮抗剂无明显作用。

(2) 脊髓背角突触传递效率的长时程增强:1973年Bliss和Lomo首次在海马发现了长时程增强(long-term potentiation,LTP)现象。他们在海马齿状回记录由电刺激穿缘通路(perforant path)引起的突触场电位,发现强直电刺激穿缘通路使该场电位持续性增大达数小时。临床上早就观察到,海马在学习记忆中起重要作用(海马损伤引起严重的记忆障碍),因此海马LTP被认为是学习记忆的神经基础。

近年来的研究指出,不同类型的LTP现象也存在于在脊髓背角。1995年Liu首次报道,刺激坐骨神经C纤维可在脊髓背角的浅层记录到稳定的C纤维诱发场电位,强直电刺激或急性损伤坐骨神经可引起C纤维突触LTP,一直持续到试验结束(5~10h)。众所周知,C纤维的主要功能是传导痛觉信息,而LTP是记忆的基础,因此认为C纤维突触LTP是一种"痛记忆"。

2. 神经损伤引起的脊髓背角的结构和功能变化

(1) Aβ纤维出芽:现已明确,机械性痛超敏是由低阈值的Aβ传入纤维介导的。如前所述,在生理条件下Aβ纤维只传导非伤害性感觉。目前仍不完全清楚神经损伤后兴奋Aβ纤维如何引起疼痛。正常非损伤状态下,低阈值的有髓鞘Aβ传入神经纤维终止于脊髓背角Ⅲ~Ⅴ层。而无髓鞘的C纤维则主要终止于背角浅层(Ⅰ~Ⅱ层)。曾有研究报道,外周神经损伤后,损伤及部分未损伤的Aβ纤维的中枢端出现明显的经由背角Ⅲ板层至背角Ⅰ、Ⅱ板层的出芽,即Aβ纤维进入正常由C纤维占据的区域,与Ⅰ~Ⅱ板层的神经元形成新的突触联系。认为这一结构变化使Aβ纤维能够兴奋脊髓背角的伤害性感受神经元,引起机械性痛超敏。然而,最近的一些研究表明,神经损伤后只有极少量甚至没有Aβ纤维向脊髓背角Ⅱ板层出芽。尽管形态学的结果并不一致,但电生理结果却显示,神经损伤后大部分板层神经元对刺激Aβ传入纤维起反应,表明Aβ传入纤维和Ⅱ板层神经元的确建立了新的功能性突触联系。

然而,神经损伤如何导致了新的功能性突触联系还知之甚少。研究显示,NMDA受体在外周神经损伤引起痛超敏中发挥重要作用,而酪氨酸蛋白激酶(protein tyrosine kinase,PTKs),特别是Src家族成员,可上调NMDA受体的功能。在慢性炎症时,PTKs可以磷酸化

NMDA 受体亚单位的酪氨酸,使 NMDA 受体构象发生改变,促进阳离子的通过,使其参与痛觉的传递。有研究指出,神经损伤后,PTKs 被激活,通过上调 NMDA 受体功能介导了 Aβ 纤维诱发突触传递。因此,PTKs 抑制剂可能治疗痛超敏。

总之,痛超敏的产生可能主要与初级传入 Aβ 纤维与脊髓背角痛感受神经元之间功能性突触的建立和前述的神经损伤导致 Aβ 纤维合成和释放 SP 有关。而 Aβ 纤维的出芽在痛超敏中的作用则有待于证实。

(2) 脊髓背角伤害性神经元去抑制:神经损伤导致下行抑制系统的功能减弱。在正常情况下,脊髓背角的突触传递和神经元兴奋性受到下行抑制系统的紧张性抑制。这些下行抑制性纤维主要来于中脑导水管周围灰质、蓝斑等核团,对伤害性信息的传入有显著的抑制作用。研究表明,在神经损伤后 2 周,下行抑制系统的抑制效应仅为正常动物的 50%。下行抑制纤维释放的重要神经递质是内源性阿片肽。神经损伤后脑内和脊髓内 β- 内啡肽的含量显著下降。不仅如此,神经损伤后,脊髓背角神经元对外源性阿片类药物吗啡的反应也明显减弱。有证据表明,在正常动物鞘内注射 3~20μg 吗啡可剂量依赖性地延长动物对热刺激撤足反应的潜伏期。而在神经损伤后,吗啡的剂量需提高约 6 倍才能获得相同的效果,说明神经损伤后,动物出现了明显的吗啡耐受。在神经损伤前使用 NMDA 受体拮抗剂 MK-801 可防止吗啡耐受的形成。

神经损伤引起脊髓背角 γ- 氨基丁酸能中间抑制神经元的减少。在脊髓背角存在大量的 γ- 氨基丁酸(GABA)能和甘氨酸能抑制性中间神经元,它们释放 GABA 或甘氨酸,通过突触前和突触后机制抑制痛感受神经元的活动。鞘内注射 GABA 或甘氨酸受体拮抗剂引起痛超敏。有研究表明,神经损伤导致抑制性中间神经元数量的显著减少。进一步分析表明,这是由于抑制性中间神经元的凋亡所致。用 MK-801 抑制 NMDA 受体的活动可防止抑制性中间神经元凋亡。最近又有研究指出,在慢性缩窄性损伤(CCI)模型热痛敏的出现并不伴有脊髓背角抑制性中间神经元的减少。因此,抑制性中间神经元的减少可能是病理性疼痛的机制之一,但不是产生病理性疼痛的必要条件。

神经损伤引起脊髓强啡肽水平增高。近年来,大量研究证实强啡肽(dynorphin)的产生与异常疼痛、痛觉超敏和痛觉过敏相伴随。在无损伤的大鼠和小鼠鞘内内注射强啡肽引起长时间的机械性痛超敏。脊髓损伤后出现的对正常的非伤害性机械和伤害性温度刺激的敏感性增加可以被鞘内注射强啡肽抗血清所逆转。强啡肽诱导的痛觉超敏能被 NMDA 受体拮抗剂 MK-801 阻断,而不能被纳洛酮所改变。目前总体研究说明,脊髓强啡肽水平的升高是在神经病理性疼痛的维持阶段,而不是在其发生阶段起重要作用。

三、阿片类受体

阿片受体广泛分布,在神经系统的分布不均匀且作用影响也不相同。阿片受体体内至少存在 8 种亚型。在中枢神经系统内至少存在 4 种亚型:μ、κ、δ、σ。阿片受体广泛分布,在神经系统的分布不均匀。在脑内、丘脑内侧、脑室及导水管周围灰质阿片受体密度高,这些结构与痛觉的整合及感受有关。边缘系统及蓝斑核阿片受体的密度最高,这些结构涉及情绪及精神活动。与缩瞳相关的中脑盖前核,与咳嗽反射、呼吸中枢和交感神经中枢有关的延髓的孤束核,与胃肠活动(恶心、呕吐反射)有关的脑干极后区、迷走神经背核等结构均有阿片受体分布。在脊髓胶质区、三叉神经脊束尾端核的胶质区也有阿片受体分布,这些结构是痛觉冲动传入中枢的重要转换站,影响着痛觉冲动的传入。肠肌本身也有阿片受体存在。

吗啡类药物对不同型的阿片受体,亲和力和内在活性均不完全相同。阿片类药物可以使神经末梢释放乙酰胆碱、去甲肾上腺、多巴胺及 P 物质等神经递质减少。阿片类作用于受体后,引起膜电位超极化,使神经递质释放减少,从而阻断神经冲动的传递而产生镇痛等各种效应。

阿片受体 μ、δ、κ、σ 四种,每一种受体都有不同亚型。镇痛药能作用于阿片受体,然后作用于内源性镇痛物质。一般,吗啡是 μ、κ、δ 三种受体的激动剂,对三种受体亚型的作用强度依次减弱。

1993 年,Yasuda、Meng 等报道成功克隆了 κ 受体。近来研究表明 κ 受体有多个亚型。除了经典的 κ1 外,还存在 κ2 和 κ3 亚型。人脑和胎盘组织中有分布。κ 受体参与镇痛,且与神经内分泌及免疫调节有关。此外,κ 受体也调控喷他佐辛样脊髓镇痛、镇静和瞳孔缩小。κ 阿片受体由 380 个氨基酸组成,同样属于 G 蛋白耦联受体家族。

作用机制:内阿片肽能神经元→释放内阿片肽(脑啡肽)→激动阿片受体→通过 G 蛋白耦联机制→抑制 AC→Ca 内流↓、K 外流↑→前膜递质(P 物质等)释放↓→突触后膜超极化→阻止痛觉冲动的传导、传递→镇痛。外源性阿片类也可作用于阿片受体从而发挥镇痛作用。

第五节　慢性疼痛的生物 - 心理 - 社会模式

不论东、西方传统医学,在早期就认识到心理对健康和疾病有能动作用,心理因素、社会因素和生物因素都影响人体健康和疾病的发生,在健康和疾病问题上应将人视为一个整体。长期以来,疼痛被视为一种组织损伤的警告信号。而这种传统疼痛模式有许多重要的局限。在过去的 20 年里,一种新的关于疼痛的生物心理社会机制的观点出现了。这种观点强调疼痛是一种动态过程,疼痛不仅受个体的生理、心理和社会因素的影响,而且还能通过造成个体生理、心理和社会的改变,从而影响个体未来对疼痛的反应。

一、慢性疼痛 ICF 框架

关于《国际功能、残疾和健康分类》(International Classification of Functioning, Disability and Health, ICF),是由世界卫生组织在 2001 年 5 月 22 日第 54 届世界卫生大会上正式命名并在国际上使用的分类标准。该分类系统提供了能统一和标准地反映所有与人体健康有关的功能和失能的状态分类,作为一个重要的健康指标,广泛应用于卫生保健、预防、人口调查、保险、社会安全、劳动、教育、经济、社会政策、一般法律的制定等方面。ICF 为从生物、心理和社会角度认识损伤所造成的影响提供了一种理论模式。它为从身体健康状态、个体活动和个体的社会功能上探索提供了理论框架。

ICF 由两大部分组成,第一部分是功能和残疾,包括身体功能(以字母 "b" 表示)和身体结构(以字母 "s" 表示)、活动和参与(以字母 "d" 表示);第二部分是背景性因素,主要指环境因素(以字母 "e" 表示)。ICF 运用了一种字母数字编码系统,因而可以对广泛的有关健康的信息进行编码(如诊断、功能和残疾状态等),为临床提供一种统一、标准的语言和框架来描述患者的健康状况以及与健康有关的状况;同时,运用这种标准化的通用语言可以使全世界不同学科和领域能够相互进行交流。

具体而言,ICF 可以应用于:①统计工具:用于数据采集和编码(人口研究、残疾人管理系统等);②研究工具:测量健康状态的结果,生活质量或环境因素;③临床工具:用于评定,如职业评定、康复效果评定;④制定社会政策工具:用于制定社会、保障计划、保险赔偿系统及制定与实施政策;⑤教育工具:用于教学需求评估、课程设计等方面。

ICF 将功能和残疾分类作为一种作用和变化的过程,提供多角度的方法。个体的功能状态是健康状况与情景性因素相互作用和彼此复杂的联系,干预一个项目就可能产生一个或多个项目的改变。这种相互作用通常是双向的。

二、政府、国际组织重视

世界各国政府都非常重视慢性疼痛对于人类和社会的影响。部分发达国家政府非常关注慢性疼痛,例如 1999 年美国第 106 次国会批准 21 世纪第一个 10 年为"疼痛控制与研究的十年"(Decade of Pain Control and Research);2004 年美国政府又批准每年的 9 月为"疼痛月"(Pain Month);2004 年加拿大国会批准每年举办"国家疼痛宣传周"(National Pain Awareness Week)。

2004 年世界卫生组织(WHO)和国际疼痛学会(IASP)联合行动开展"全球征服疼痛日"(Global Day Against Pain)活动,并把每年 10 月第 3 个周日定为"世界疼痛日",同时号召成员国启动疼痛年活动。

2004—2005 年:"全球解除疼痛权利年"(Global Year of the Right to Pain Relief)。

2005—2006 年:"全球征服儿童疼痛年"(Global Year Against Pain in Children)。

2006—2007 年:"全球征服老人疼痛年"(Global Year Against Pain in Elderly People)。

2007—2008 年:"全球征服妇女疼痛年"(Global Year Against Pain in women)。

2008—2009 年:"全球征服癌痛年"(Global Year Against Cancer Pain)。

2009—2010 年:"全球征服骨骼肌痛年"(Global Year Against Musculoskeletal Pain)。

2010—2011 年:"全球征服急性痛年"(Global Year Against Acute Pain)。

2011—2012 年:"全球征服头痛年"(Global Year Against Headache)。

2012—2013 年:"全球征服内脏痛年"(Global Year Against Visceral Pain)。

2013—2014 年:"全球征服口面痛年"(Global Year Against Orofacial Pain)。

2014—2015 年:"全球征服神经痛年"(Global Year Against Neuropathic Pain)。

2015—2016 年:"全球征服关节痛年"(Global Year Against Joint Pain)。

2016—2017 年:"全球征服手术后痛年"(Global Year Against Pain After Surgery)。

2017—2018 年:"全球卓越疼痛教育年"(Global Year for Excellence in Pain Education)。

中华医学会疼痛学分会(Chinese Association for Study of Pain,CASP)于 2004 年 10 月 11 日在北京人民大会堂举行新闻发布会,确定"免除疼痛是患者的基本权利"为 2004 年主题。同时响应 IASP 的号召,每年以"世界疼痛日"开始设立"中国镇痛周"。

三、社会和学会参与

由于慢性疼痛不仅是医疗和患者的身体健康问题,同时也是家庭和社会问题。如果单纯由医护人员和患者参与无法根本解决问题。现代医学模式强调从纯粹的生物医学模式转到生物 - 心理 - 社会医学模式，这是一个很大的跨越，因为一种疾病的发生，以及一种疾病最后得到治愈，不仅与机体本身有关系，还与患者的心理状态以及所处的家庭、社会环境有关。但是慢性疼痛还没有引起社会足够的关注和支持，需要我们继续努力。

四、慢性疼痛的科普、多学科交流

多学科（multidisciplinary，MDT）交流国内医学科普工作相对薄弱，慢性疼痛的科普更加落后。加上许多临床医师不能提供关于慢性疼痛的足够的专业知识，不具备医学知识的普通群众也无法系统认识、了解慢性疼痛的复杂性和难治性，由此产生对于疼痛的误解，导致患者不会及时就医或即使就医结果也不理想。

慢性疼痛科普首先要告诉临床医师和社会大众慢性疼痛对我们身心健康有多系统、多方面的影响：

1. **循环系统** 心率加快，心脏氧消耗量增加，常常加剧心脏负担；
2. **消化系统** 食欲下降、消化能力降低，恶心、呕吐和体重减轻；
3. **呼吸系统** 呼吸频率加快，肺通气量增加或降低；
4. **神经系统** 处于应激状态，早期兴奋，后期抑制；
5. **内分泌系统** 儿茶酚胺类和其他促进代谢物质分泌增加，身体消耗明显；
6. **心理变化** 绝大部分患者在出现疼痛后即引起焦虑、激惹、沮丧情绪，主诉因疼痛难以睡眠，长期疼痛出现抑郁和愤怒等。担心自己无法控制疼痛，害怕失去生活能力和工作环境，害怕失去自己的尊严。对生活能力和工作能力的丧失无奈，将治疗无效的挫折感转嫁给他人，如失望、怀疑，抱怨不公平，怨医生技术不佳，怨护士和家属照顾不周等。随疼痛周期的延长或加剧，患者会自暴自弃，甚至出现自杀倾向。
7. **社会和家庭关系** 许多患者因疼痛导致工作能力降低。患者及其家庭不仅在经济上受到损失，而且其家人在情感、情绪、行为方面产生变化，导致家庭成员沮丧和痛苦。经济的无助、疼痛的折磨、情感的煎熬会导致某些患者丧失勇气，做出极端行为。所以慢性疼痛使人们的生活质量、工作效率和社会生存质量受到严重影响，部分人甚至丧失工作能力。

由于慢性疼痛涉及临床许多学科，单纯个别科室不能完整覆盖，目前在许多方面是疼痛科在孤军作战。因此多学科医师协作抗痛是未来模式。作为尝试，2015 年起，中华医学会疼痛学分会原副主任委员王家双教授在工作室建立了国内第一个多学科专家参与的"广东慢性疼痛多学科交流平台及专家协作组"，包括中山大学附属第一医院、第二医院、第三医院，广东省人民医院，南方医科大学珠江医院，广东省中医院，广州军区陆军总医院，广州市第一医院和广州市红十字会医院等 15 家三甲医院的疼痛科、神经内科、康复科、骨科、麻醉科、老年科和中医科七个学科近 30 位专家参与。3 年多来组织了 10 多次慢性疼痛主题交流和病例讨论，由于内容新颖，多学科专家兴趣盎然，纷纷在百忙中抽时间参与讲课或交流临床经验，逐渐成为国内少有的慢性疼痛病多学科专业交流和科普平台。

五、医护人员的有限作用

医护人员是"生物 - 心理 - 社会医学模式"的执行者和主力军。由于慢性疼痛不仅是医疗和患者的身体健康问题,而且也是家庭和社会问题。但是许多心理、躯体、社会因素的之间的相互作用,可能影响患者和慢性疼痛疾病的发展,临床医生面临着广泛的临床评估和管理的各种问题,在诊治慢性疼痛疾病的过程中医护人员也面临许多困难,由于国内患者的期望值普遍高于国外,加上经济、健康知识的普及和患者对医院的态度、医师的专业水平等因素参差不齐,特别是目前医护人员负担过载,很难为每一个患者制定合理的诊疗方案,结果导致患者、社会和医院、医师各方均不满意。如何进一步加强医生与患者之间的沟通和问题反馈,及时发现患者的社会、心理问题,及时调整治疗药物和方法并详细记录在医疗文书中,以达到最佳治疗效果和资料积累,这是目前国内所有医院面临的主要改革任务之一。怎样才能彻底改变传统的诊疗观念,逐步落实"生物-心理-社会医学模式"的具体步骤和细节,不仅仅是医院、医师的态度,也考验政府主管部门的智慧和能力。

(张劲军　王家双)

参 考 文 献

[1] 高崇荣,王家双.神经性疼痛诊疗学[M].郑州:郑州大学出版社,2006.

[2] 宋文阁,王春亭,傅志俭,等.实用临床疼痛学[M].郑州:河南科学技术出版社,2008.

[3] 邓小明,姚尚龙,于布为.现代麻醉学[M].4版.北京:人民卫生出版社,2014.

[4] Benzon HT,Raja SN,Liu SS,等.疼痛医学精要[M].3版.于生元,王家双,程志祥,译.北京:北京大学医学出版社,2017.

[5] 王群,吕岩.疼痛特异性学说与闸门控制学说:争论还在持续[J].中国疼痛医学杂志,2014,20(9):609-613.

[6] Tsuda M,Masuda T,Tozaki-Saitoh H,et al. Microglial regulation of neuropathic pain. Journal of pharmacological sciences [J]. J Pharmacol Sci,2013,121(2):89-94.

[7] Nickel FT,Seifert F,Lanz S,et al. Mechanisms of neuropathic pain [J]. Eur Neuropsychopharmacol,2012,22(2):81-91.

[8] 刘钰,何永恒.疼痛机制的分子生物学研究进展[J].中华中医药学刊,2017,35(2):373-377.

[9] 张立生,刘小立.现代疼痛学[M].石家庄:河北科技出版社,1999.

[10] Wall PD,Melzack R.疼痛学[M].3版.赵宝昌,崔秀云,主译.沈阳:辽宁教育出版社,2000.

[11] 韩济生,樊碧发.疼痛学[M].北京:北京大学医学出版社,2012.

[12] 高崇荣,樊碧发,卢振和.神经病理性疼痛学[M].北京:人民卫生出版社,2013.

第二章

疼痛康复新进展

疼痛是一种感觉上的不适和情绪上的不愉快的体验,反映了身体组织的实际损伤或潜在的损伤。但是在疼痛疾病的发生发展过程中,特异性症状和体征的病理变化却难以阐明其内在机制,给疼痛疾病的诊疗带来了困难。但随着电子显微镜、现代影像学技术和分子生物学的不断发展,人们对于疼痛的认识不断加深。外周伤害感受器将伤害性刺激传导为动作电位,传递至脊髓,再投射到大脑高级中枢的过程中,不断受到各种机制的交替激活和调控,影响疼痛的发生发展。与此同时,疼痛信号在各系统传导、传递、调制和感知的过程中,逐步激活机体的神经免疫反应,参与炎症反应的发生发展,影响外周敏化和中枢敏化的过程。本章将从多个角度出发,探讨疼痛康复领域中研究进展,探讨疼痛疾病的发生发展的新机制。伴随着互联网技术、虚拟现实技术等信息技术的不断发展,对慢性疼痛的管理和治疗方面均显示出了独特内涵,实现疼痛治疗的延续性。

第一节　脊髓、脑内疼痛调节机制

一、疼痛的脊髓调节机制

作为痛觉信号从外周传递到大脑的初始门户,脊髓参与调节疼痛感知、传递等多方面。组织损伤导致炎症介质释放,伤害感受器将伤害性刺激转化为动作电位的过程,称为传导(transduction)。疼痛信号经过背根神经节、脊髓神经元和脑干神经元传递(transmission)后,大脑初级和次级躯干感觉和边缘皮质协调激活,感知(perception)疼痛,形成疼痛主观感受。脊髓作为疼痛信息传递和整合的初级中枢,汇聚着来自外周神经传入信号、脑干和大脑皮质的下行投射信号,以及脊髓后角中间神经元,共同组成复杂的神经网络。当外周神经损伤或炎症反应时,各类机制交替激活共同调节脊髓兴奋性,使脊髓后角神经元对传入信息的反应增高,进而导致传递至大脑的信号增强。

(一)脊髓后角的疼痛信号传导

伤害性刺激(机械、温度或化学等有害刺激)一般激活直径较细的有鞘 Aδ 或无鞘的 C 纤维的神经末梢,通过其中枢端投射至脊髓后角。一般 Aδ 纤维大部分止于脊髓后角的较浅的板层Ⅰ和较深的板层Ⅴ,C 纤维止于板层Ⅰ和Ⅱ外侧,而低阈值的 Aβ 纤维则止于板层Ⅱ内侧、板层Ⅲ和Ⅳ。脊髓后角通过不同类型的神经细胞与初级传入神经广泛联系,通过特定突触类型感知不同的刺激信息。第一类神经元命名为特异性伤害神经元(nociceptive-specific,NS),一般位于脊髓的后角浅层(Ⅰ层和Ⅱ层外侧),且仅与 Aδ 或 C 纤维突触连接。当外周神经系统出现疼痛刺激时,即可激活此类细胞的动作电位。第二类神经元命名为广动力范围神经元(wide dynamic range,WDR),主要集中于脊髓后角的深层(主要分布于Ⅴ层,少量分布于Ⅰ层),可感知所有类型感觉神经纤维的信号,可同时被非伤害性刺激和伤害性刺激所激活。当重复给予刺激达到某一临界次数时,WDR 神经元感知疼痛强度增加,这即是"上扬效应"(wind-up),神经突触可塑性的表现。但是在疼痛性疾病状态下,脊髓后角的板层Ⅲ~Ⅳ中的 Aβ 传入神经末梢通过发芽与板层Ⅰ和Ⅱ的二级神经元建立突触连接,导致浅层板层中疼痛信号的增加。

另一方面,低阈值的 Aβ 纤维伴随传入信息可抑制 WDR 细胞对伤害性刺激的反应,这也就是疼痛闸门控制学说。

(二)脊髓中各类神经递质调节机制

脊髓作为重要的神经中转部位,各类传入的感觉信号和疼痛信号在此进行聚合和调制。脊髓神经元在感知外周刺激时,受到外周信号输入、中间神经元和下行调控系统等机制的调控,导致外周刺激与疼痛感受并不是简单的线性关系。而投射神经元反应可能因脊髓中各类神经递质相互作用而发生极大变化,特别是在病理状态下。

1. 兴奋性神经递质 谷氨酸作为一种兴奋性氨基酸,是神经系统中主要的兴奋性神经递质,影响着疼痛信号的感知和传导。大量的传入神经与脊髓后角突触连接处的神经递质正是谷氨酸,通过激活突触后脊神经元上的受体,进而发挥兴奋效应。其受体由 α- 氨基 -3-羟基 -5- 甲基 -4- 异噁丙酸(AMPA)受体、红藻氨酸受体、N- 甲基 -D- 天冬氨酸(NMDA)受体和 G 蛋白相关代谢性(mGluR)受体组成。其中 AMPA 受体作为初级谷氨酸受体,是离子型跨膜分子在中枢系统中调节快速突触传导中的重要受体。红藻氨酸受体存在于突触前膜和后膜中,既调节兴奋性突触后膜的神经传递,又通过突触前膜抑制 γ- 氨基丁酸能神经元。AMPA 和红藻氨酸受体调控钠 - 钾离子通道,从而调控大部分的快速突触传入信号。

当机体遭受急性和持续性有害刺激时,传入感觉纤维释放谷氨酸,激活快速 AMPA 受体,脊髓后角神经元建立对伤害性和牵伸刺激的初始基线反应。如果当 C 纤维受到持续、高频率刺激时,NMDA 受体激活导致脊髓后角神经元产生放大且持续性反应,这种现象叫做"上扬效应"(wind-up)。但如果仅是急性或低频率的有害刺激或牵伸刺激传入脊髓,则不可激活 NMDA 受体。因为在生理状态下,NMAD 受体的离子通道被神经组织中的生理浓度的镁离子所阻断。这种独特的 Mg^{2+} 通道栓子需要持续细胞膜去极化移除,进而激活和开放 NMDA 受体通道。其他离子型受体的开放导致细胞膜的去极化,例如 AMPA 受体的开放。在这一进展中,因 Mg^{2+} 栓子移除出现电压依赖型 Na^+ 和 Ca^{2+} 内流和 K^+ 外流。

NMDA 受体依赖于 Ca^{2+} 内流触发一系列信号级联,激活各类蛋白激酶,其中包括丝裂原蛋白激酶(mitogen activated protein kinases,MAPK)和蛋白激酶 C(protein kinase C,PKC)。这些蛋白激酶的激活导致 NMDA 受体的磷酸化、通道开放时间延长和细胞膜去极化等效应。这些独特的现象发生于快速高强度刺激 C 纤维、外周神经损伤和炎症反应时,均可导致脊髓后角神经元高反应和过活跃,这种现象叫做中枢敏化(central sensitization)。因此,通过药物干预 NMDA 受体的信号传递作为一种止痛策略值得探索。

2. 抑制性神经递质 γ- 氨基丁酸(γ-aminobutyric acid,GABA)是一种抑制性神经递质,存在于脊髓板层Ⅰ、Ⅱ、Ⅲ的局部神经元通路,主要通过 GABAA 和 GABAB 受体产生作用。其中,GABAA 受体选择性开放 Cl^- 内流通道,导致神经元细胞的超极化。这样通过阻碍动作电位的传导造成神经传递的抑制性效应。与离子型 GABAA 受体不同的是,GABAB 是代谢型跨膜受体,其通过 G 蛋白耦联机制开放 K^+ 通道,阻止细胞膜的去极化和动作电位的传导。与此同时,GABAB 受体通过降低腺苷酸环化酶的活力和降低细胞 Ca^{2+} 传导发挥抑制效应。甘氨酸是脊髓水平的另一种主要抑制性神经递质,其受体大量分布于脊髓后角的浅层,调节疼痛信号。

脊髓后角中的 GABA 能和甘氨酸能中间神经元常通过突触前调节抑制过度疼痛反应。但在神经损伤后，该机制可能出现障碍。在慢性疼痛的动物模型中，GABA 能中间神经元数量由于细胞凋亡活跃导致下降。而这种脊髓抑制性机制的下降导致痛觉过敏的产生。

3. 神经肽类 在疼痛状态下，传入感觉神经纤维向脊髓后角的二级神经元突触中分泌大量的神经肽，调节疼痛感受。P 物质（substance P，SP）和降钙素基因相关肽（calcitonin gene-related peptide，CGRP）作为兴奋性神经肽类，常与炎症疼痛和神经病理性疼痛相关。这些神经肽类由 Aδ 或 C 纤维突触后膜分泌，并作用于脊髓后角中其相应的受体（P 物质活化 NK-1 受体、CGRP 活化 CGRP 受体）。其他与疼痛相关的受体还包括：缩胆囊素、神经肽类 Y、缓激肽、脑啡肽和强啡肽等。

在外周疼痛刺激下，本不参与疼痛感知的 Aβ 纤维对有害刺激变的敏感，开始表达大量兴奋性神经肽类，例如 P 物质、CGRP、脑源性神经营养因子和神经生长因子等。这些大直径的有髓鞘纤维在炎症反应或神经病理性损伤下快速传导疼痛信号，导致到脊髓后角的外周疼痛信号大量输入和疼痛感知被放大。其中，神经生长因子是 Aβ 纤维转变的关键因素。

（三）脊髓之上中枢系统的下行通路调控机制

除了脊髓局部中间神经元的调控之外，伤害性感受的脊髓之上中枢系统的下行调控机制已得到证实，可通过抑制或易化脊髓后角的初级传入神经元参与疼痛调控。脊髓疼痛调节的下行抑制通道在行为学实验中首先发现，通过电刺激中脑导水管周围灰质（periaqueductal grey，PAG）产生镇痛效应，其依赖于内源性阿片样物质激活脊髓后角神经元的突触前和突触后末端的阿片类受体。通过行为学、电生理和形态学等研究发现，镇痛效应的发生从 PAG 经延髓头端腹内侧区（rostral ventromedial medulla，RVM）传导至脊髓。脑干的 RVM 的下行易化通道主要在于神经损伤所致疼痛的维持，而不是起始阶段。在神经损伤的动物模型中，向 RVM 注射利多卡因可逆转其已建立的行为敏化，但不能阻止痛觉过敏的发生。在一项电生理研究中，向正常动物的 RVM 注射利多卡因后，可降低脊髓后角对疼痛刺激的神经反应。RVM 通过释放 5-HT 激活脊髓后角的 5-HT 受体，进而发挥疼痛易化或抑制效应。而主要的肾上腺素能抑制通路起源于蓝斑核/蓝斑下核（locuscoeruleus/subcoeruleus，LC/SC），经腹内侧索到达脊髓后角，激活突触后肾上腺素 α₂ 受体。

二、疼痛的大脑调节机制

疼痛是一种复杂的感觉和情绪体验，在很大程度上受到疼痛经历和疼痛预期的影响。在非侵入性的人类脑成像技术得到发展之前，我们只能通过尸检研究、侵入性的脑活动检测、颅脑手术过程中的疼痛刺激实验或疼痛的动物模型来了解大脑在疼痛处理过程中的作用。而神经影像学技术的发展，则为我们研究主观疼痛体验和脑活动之间的关系提供了有效途径，让我们更好地理解与急性和慢性疼痛相关的脑活动变化；通过这些技术，我们还能直接观察到认知行为（如注意力、预感、恐惧等）对疼痛的影响，为疼痛心理调节的神经机制提供理论基础。常用于疼痛脑机制研究的神经影像学技术包括功能磁共振成像（functional magnetic resonance imaging，fMRI）、正电子发射断层扫描（positron emission tomography，PET）、脑电图（electroencephalography，EEG）和脑磁图（magnetoencephalography，MEG）。神经影像学的多元模式分析技术（multivariate pattern analyses，MVPA）则可通过解码脑活动的时空特性,寻找疼痛相关的生物标记物,为疼痛的临床管理提供更为精准的诊疗方法。

　　早期以健康受试者为研究对象的神经功能影像学研究发现了在疼痛处理过程中最常激活的脑区,这些脑区相互链接,构成"疼痛矩阵"(pain matrix)。"疼痛矩阵"分为两条疼痛通路——内侧旁路和外侧旁路。外侧旁路主要负责疼痛躯体感觉的调控(包括疼痛的定位和持续时间),由初级躯体感觉皮质(primary somatosensory cortex,SⅠ)、次级躯体感觉皮质(Secondary somatosensory cortex,SⅡ)、顶岛盖和后脑岛组成。内侧旁路主要负责疼痛的情绪调控(如疼痛所引起的不愉快程度),由丘脑内侧核、前脑岛、前扣带回皮质(anterior cingulate cortex,ACC)和前额叶皮质(prefrontal cortex,PFC)组成。

　　疼痛不仅仅是单纯的痛觉表现,而是由多个维度的体验组成,包括心理生物学、注意力和疼痛预感等因素。目前疼痛的心理调控神经网络得到广泛关注。情绪状态是疼痛体验的重要因素,负面情绪可引起疼痛所诱发的 ACC 和脑岛皮质(insula cortex,IC)活动增强。在没有真实的躯体痛刺激的情况下,单纯的疼痛预期或预感则可引起疼痛相关脑区的激活,如SⅠ、ACC 和 IC 以及导水管周围灰质、PFC 和腹侧纹状体。对疼痛的预期和预感在安慰剂镇痛效应中同样有着重要作用。与疼痛预期相关的安慰剂效应可引起 PFC 的激活以及 ACC、IC、丘脑以及脊髓对伤害性刺激的反应强度减弱,并且这些脑活动的改变与疼痛的缓解相关。由此可推测,安慰剂效应对疼痛的影响可能是通过抑制上行性疼痛通路或直接增强前脑对"疼痛矩阵"中边缘系统相关脑区的执行控制来实现。注意力被认为是对疼痛体验影响较大的认知因素。研究发现,当受试者在经历疼痛的同时参与一些需要注意力的任务,疼痛相关脑区的活动则会减弱,其中包括SⅡ、PAG 或中脑、丘脑和脑岛;甚至连磁共振扫描所产生的噪声也能分散受试者对疼痛的注意力,以至于减轻疼痛的不愉快感,并使疼痛处理的脑活动减弱。注意力任务的复杂程度对主观的疼痛评定也有影响,且与疼痛所引起的 PFC、小脑等区域的脑活动相关。

　　近年来,注意力和疼痛之间的相互关系日益受到重视。在以往对注意力和疼痛相互关系的研究中,人们通常采用外在的任务来调控受试者的注意力。然而,近年的研究认为神经系统的信息交流(包括疼痛和注意力)是通过整体的脑网络实现的,其本身就是动态变化的,它的功能可随着时域的不同而发生改变;并且,无论实验任务的注意力需求和感觉输入是否发生改变,注意力的状态也在持续的波动中。因此,有研究者认为疼痛本身就是一种动态变化的体验,其处理过程由"疼痛连接体"(pain connectome)进行编码,它是整合了疼痛的认知、情感和感觉运动因素的脑功能网络。"疼痛连接体"的概念是目前疼痛脑机制研究中的重要进展,但却与传统的"疼痛矩阵"概念有所不同。在"疼痛连接体"中,急性和慢性疼痛有着不同的动态变化特征,对疼痛的临床诊疗有着重要意义。

　　通过 fMRI 研究,研究者们发现了三个与疼痛注意力相关的重要的动态脑网络系统。这些脑网络是"疼痛连接体"中的重要组成部分,在疼痛体验的动态变化中起到关键作用。第一个是"突出网络"(salience network),由前脑岛(anterior insula,aINS)、中扣带回皮质(mid-cingulate cortex,MCC)、颞顶连接点(temporoparietal junction,TPJ)和背外侧前额叶皮质(dorsolateral prefrontal cortex,dlPFC)组成。"突出网络"相关区域的脑活动(尤其是右侧大脑半球)与受试者本身对外在刺激的注意程度相关。第二个是"默认网络"(default mode network,DMN),它的功能与"突出网络"相反。"默认网络"由后扣带回皮质(posterior cingulate cortex,PCC)/楔前叶、内侧前额叶皮质(medial prefrontal cortex,mPFC)、外侧顶叶和内侧颞叶组成,该网络只在受试者试图不想任何事情或把注意力放在与当前感官世界不相关的事情上时出现激活。当注意力持续集中在疼痛上时,"默认网络"会出现去激活;而当注意力离开疼痛时,"默认网络"则仍然维持激活状态。第三个是疼痛下行调节系统(即镇痛系统),它与疼痛注意力的分散有关。这个系统已在动物研究中得到广泛认可,它的中心区域是富含内源性阿片肽的PAG。在通过外在任务调控注意力的疼痛相关研究中,PAG被认为与疼痛的注意力调控相关。而在内在注意力的疼痛相关研究中,当注意力离开疼痛时,PAG与"默认网络"之间的功能性连接较注意力集中在疼痛时增强,提示镇痛系统和"默认网络"之间的动态连接是疼痛注意力动态变化的神经基础。"疼痛连接体"中的这些重要脑网络会随着临床症状的变化而发生功能重组,如重复的急性疼痛刺激、慢性疼痛的缓解以及亚急性疼痛向慢性疼痛的转变。我们应该对疼痛的心理干预效应(如认知行为疗法)进行评估,评估内容包括疼痛的反刍、疼痛的内在注意力和脑网络重构。已有研究发现,规律、积极的疼痛注意力控制训练可调节疼痛体验(反映在疼痛的内在注意力下降),而认知行为疗法则可减轻继发性的痛觉过敏。

综上所述,神经影像学技术让我们能更为准确地识别出疼痛的脑机制特征,但我们仍应与疼痛的病理生理研究相结合,客观辩证地分析这些研究成果,并应用于临床诊断与治疗,否则,疼痛的脑机制也只是一种基于数据分析的机械假设,也就失去了其临床意义。

第二节 疼痛的神经免疫反应研究

神经免疫反应是指免疫细胞、细胞因子与胶质细胞、神经元之间通过整合、释放炎性介质,对神经递质及其受体产生相互影响,进而产生一个综合性的反应网络。近些年,越来越多的研究表明,神经免疫反应在疼痛的发生发展中起着关键的作用。免疫细胞以及免疫因子除了在炎症反应的发生和控制过程中起作用,同时也参与了外周伤害性感受器的敏化和中枢敏化过程。镇痛和免疫之间存在密不可分的内在关系,这为我们提供了对疼痛治疗的新思考。免疫系统通过免疫细胞以及细胞因子等来对外周伤害性感受器产生影响从而导致痛觉敏化的形成。敏化在神经元上表现为自发性放电增强、激活阈值下降和对伤害性刺激反应的增强。

一、外周机制的神经免疫反应

伤害性刺激引起外周组织释放和生成多种化学和细胞因子,这些物质统称为致痛物质,这些致痛物质除能直接兴奋伤害性感受器外,还能通过改变局部生化微环境,间接地提高伤害性感受器的兴奋性,降低其兴奋阈值,使伤害性感受器敏感化。这些致痛物质包括:①组织损伤产物,如缓激肽(bradykinin,BK)、前列腺素(prostaglandin,PG)、5-羟色胺(5-HT)、组胺(histamine)、乙酰胆碱(acetylcholine,ACh)、腺苷三磷酸(ATP)、H^+ 和 K^+ 等;②感觉神经末梢释放的谷氨酸、P物质、降钙素基因相关肽、甘丙肽、胆囊收缩素、生长抑素和一氧化氮等;③交感神经释放的神经肽 Y、去甲肾上腺素和花生四烯酸代谢物等;④免疫细胞产物如 IL-1β、IL-6、肿瘤坏死因子(tumor necrosis factor,TNF)等;⑤神经营养因子(nerve growth factor,NGF);⑥血管因子,如一氧化氮(NO)、激肽类和胺类等。该类介质直接激活伤害性感受器,或发挥敏化作用,使其激活阈值下降、对伤害性刺激的反应性增强,使疼痛更容易发生。

　　伤害性刺激可引起外周敏感化的形成,其机制为各种伤害性刺激(机械刺激、炎症和化学刺激)使传入神经纤维末梢上特异的受体或离子通道的感受阈值降低、数量增加,或通过对电压依赖性阳离子通道的调节使初级传入神经纤维末梢细胞膜的兴奋性增强,致使正常时不能引起疼痛的低强度刺激也能激活伤害性感受器,导致疼痛的发生。其主要表现为以下 3 种形式。

　　1. **伤害性感受器的激活依赖性敏感化**　感受器上特异的受体和离子通道被激活后,自身特性发生改变,开放阈值降低,使伤害性感受器对后续刺激的敏感性升高。如辣椒素受体(VR1)在受到热的或辣椒素刺激后,通道的开放阈值降低,相同程度的刺激引起受体放电幅度增加,与热刺激过敏的变化时相一致。

　　2. **伤害性感受器的调制**　受损的组织细胞及浸润到损伤组织的炎性细胞等释放的炎症介质,如 PG、BK、组胺、5-HT、ATP 和 NGF 等,通过细胞内信号转导的级联机制使伤害性感受器的受体、离子通道磷酸化,进一步使伤害性感受器的感受阈值降低,细胞膜的兴奋性增强。

　　3. **伤害性感受器的改造**　初级感觉神经元的递质、受体和离子通道的数量或结构的长时间改变,并与神经元的生存有关。炎症情况下,感觉神经末梢上酸敏感性离子通道(ASIC)、VR1 及对河豚毒耐受钠通道的表达上调,增加感觉神经末梢对炎症介质和伤害性刺激的敏感性。

　　总之,在损伤局部会有大量的炎症介质、神经肽和细胞因子等聚集,受损或未受损的神经纤维及其末梢就浸润在这样一个所谓的"炎症汤(inflammatory soup)"内,通过激活相应的受体和受体后信号转导途径,引起伤害性感受器的激活及敏化。深入研究外周敏感化发生机制对发现新的疼痛治疗靶点及超前镇痛的临床应用可起到积极的推进作用。

二、中枢机制的神经免疫反应

　　外周痛觉感受器的激活阈值的降低导致外周敏感化,中枢敏感化则很大程度是在外周敏感化的基础上形成的,不断的外周刺激导致传入纤维在脊髓后角持续释放神经递质、细胞因子、P 物质等,作用于后角神经元,导致后角神经元对外来的传入信号兴奋性增高、感受野拓宽、对伤害或非伤害刺激的反应增强。随着时间的变更,对于疼痛中枢机制的认识经历了多种学说,有以下几种机制。

　　1. **内源性痛觉调制系统**　有研究发现,脑内存在内源性阿片肽亮氨酸脑啡肽和甲硫氨酸脑啡肽作为阿片受体的内源性配体。随后又相继发现了其他阿片肽,归纳起来有脑啡肽、内啡肽和强啡肽三大类。在此基础上提出的内源性痛觉调制系统包括脑内具有镇痛作用的结构和相关的化学物质所形成神经网络,但研究最多、了解较为清楚的是下行抑制系统。在该系统中处于关键地位的是中脑导水管周围灰质(PAG),有实验证明,凡激活高级中枢所产生的镇痛效应,大都通过 PAG 得以实现。当然,内源性痛觉调制系统不是单一的,脑内有许多结构,包括脑干的中缝背核、蓝斑,下丘脑的室旁核、视上核和弓状核,边缘系统的海马、隔区和杏仁等,都具有镇痛作用。在中枢神经系统中,除阿片肽以外,还有 5- 羟色胺(5-HT)、乙酰胆碱(ACh)和加压素等都是内源性痛觉调制的基础。

　　2. **可塑性改变 / 中枢敏感化 - 痛觉调制的分子机制**　分子生物学的发展对疼痛医学产

生了极大的推动作用,寻找疼痛靶分子取得一定程度的成功,但尚未充分发挥其优势和效能,如能选择阻断一些受体和离子通道,有可能发挥较好的镇痛作用。目前有研究表明,神经元可塑性变化/中枢敏感化在疼痛的产生和维持中具有关键作用。

3. 脊髓后角神经元的敏化 脊髓敏化早期的快速激活作用主要由 N- 甲基 -D- 天冬氨酸(NMDA)受体介导,而后期长时程敏化主要由 NMDA 受体和神经激肽 1(NK-1)受体共同参与。外周神经损伤引起兴奋性氨基酸(EAAs)在脊髓后角释放增多,激活脊髓突触后和突触前的 NMDA 受体,使神经元的兴奋作用放大,导致神经元敏化。同时,外周神经损伤还导致传入神经突触大量释放 P 物质,通过激活和增加神经元细胞膜的 NK-1 受体密度诱导脊髓后角神经元的敏化,联合使用 NK-1 和 NMDA 受体拮抗剂可以协同抑制脊髓后角神经元敏化导致的持续疼痛状态,因此 SP/NK-1 受体机制在脊髓后角神经元敏化的形成和维持中起重要的协同作用。

4. 脊髓抑制性调制系统功能的抑制 外周神经损伤后,脊髓神经元内的阿片受体结合力降低,同时 NMDA 受体介导的磷酸化作用可能会改变阿片受体与 G 蛋白的耦合能力,或改变阿片受体依赖的离子通道的活性。γ- 氨基丁酸能抑制系统则可从受体激活产生的超极化抑制转变成为去极化激活现象,同样产生去极化效应,从而使抑制性功能减弱,中枢神经网络的兴奋性提高,表现出中枢敏化现象。

5. 胶质细胞的作用 星形胶质细胞和小胶质细胞均参与痛敏。小胶质细胞上分布有 P2 嘌呤受体,包括 P2X4、P2X7 和 P2Y12,因此外周损伤部位释放的 ATP 可作为小胶质细胞激活的信号分子,引起小胶质细胞的活化。活化的小胶质细胞可释放 IL-1β、IL-6 和 TNF-α 等细胞因子,参与痛敏的形成。此外,小胶质细胞上还表达有趋化因子(fractalkine)CX3CL1 受体,外周神经损伤后,该受体表达发生上调。用 CX3CL1 受体的中和抗体阻断该受体作用,可发挥明显镇痛作用。小胶质细胞的激活与 MAPK 家族信号转导有关。P38 是 MAPK 家族成员之一,在疼痛模型大鼠脊髓小胶质细胞中其表达及活性明显增高。向神经病理性疼痛模型大鼠鞘内注射 P38 抑制剂,结果疼痛得到缓解。与小胶质细胞相比,星形胶质细胞的激活较晚,但维持时间较长,可持续几个月。

第三节 细胞自噬机制

近年来自噬作为疼痛病理学进展的重要参与者正在被广泛地研究,并可能成为一个新的治疗靶标。了解自噬在疼痛加工机制中的作用可能成为疼痛治疗的新方向。但迄今只有少数研究调查了自噬在疼痛加工中的作用,主要集中于自噬在神经性疼痛中的作用研究。

一、自噬

自噬是细胞内的一种自食(self-eating)的现象,凋亡是自杀(self-killing)的现象,二者共用相同的刺激因素和调节蛋白,但是诱发阈值和门槛不同,如何转换和协调目前还不清楚。自噬是指膜(目前来源还有争议,大部分表现为双层膜,有时多层或单层)包裹部分胞质和细胞内需降解的细胞器、蛋白质等形成自噬体(autophagosome),并与内涵体(endosome)形成所谓的自噬内涵体(amphisomes),最后与溶酶体融合形成自噬溶酶体(autophagolysosome),

降解其所包裹的内容物,以实现细胞稳态和细胞器的更新。

目前普遍认为自噬是一种防御和应激调控机制。细胞可以通过自噬和溶酶体,消除、降解和消化受损、变性、衰老和失去功能的细胞、细胞器和变性蛋白质与核酸等生物大分子。为细胞的重建、再生和修复提供必需的原料,实现细胞的再循环和再利用。它既是体内的垃圾处理厂,也是废品回收站;它既可以抵御病原体的入侵,又可保卫细胞免受细胞内毒物的损伤。因此一般来说,凋亡是程序化细胞死亡,自噬是程序化细胞存活。但是过多或过少的自噬却危害细胞。某些情况下,自噬可引起细胞死亡,因此早期一些文献也称自噬为Ⅱ型程序性细胞死亡,但现在已经名不副实。

二、自噬与神经病理性疼痛

目前最常用的研究神经性疼痛的大鼠模型有三种:部分脊神经结扎(spinal nerve ligation model,SNL)、坐骨神经分支选择性损伤(spared nerve injury,SNI)和慢性缩窄性损伤(chronic constriction injury,CCI)。研究者最先在神经性疼痛 SNL 模型中(此模型模拟的是灼性神经痛,方法为紧扎小鼠 L_5 和 L_6 脊神经背根神经节的传入支,结扎后发现机械痛敏和热痛敏增强)发现自噬的减少,这个现象随后也被多个实验多个模型中所证实。但不同神经性疼痛的小鼠模型中,脊髓自噬调节不同。

有研究者认为自噬可能是参与调节小胶质细胞的功能,在神经病理性疼痛中发挥作用。这些免疫细胞表达多种炎症细胞因子如 IL-1、TNF-α 和 IL-6,这些细胞因子不仅与痛觉过敏和其他异常性疼痛有关,还与神经病理性疼痛有着密切的联系。研究人员还发现,自噬可通过控制促炎性细胞因子分泌水平,例如 IL-1β,从而调节炎症小体依赖性反应。当自噬被炎症信号激活,将会抑制 IL-1β 的分泌水平。因此这种自噬的调节作用有可能是一个新的治疗靶点。

自噬的上调可以减少神经性疼痛的发展。研究发现,SNL 之前或之后在 L_5 背根神经节注射自噬诱导剂雷帕霉素可剂量依赖性地减轻神经性疼痛,还有研究报道在 CCI 模型中加入自噬诱导剂雷帕霉素可诱导持久的镇痛和抗炎作用,促进神经再生,并防止神经性疼痛迁延成慢性疼痛。免疫组化和超微结构评价显示雷帕霉素能够增加施万细胞的自噬流,加速髓鞘的压实,并减少炎症和免疫反应。相反,当给药自噬抑制剂 3-甲基腺嘌呤,神经性疼痛被显著地增加和延长。研究进一步发现 SNL 后不仅脊髓小胶质细胞中的自噬受到抑制,而且在同侧脊髓中发现 mRNA 和 IL-1β 蛋白水平的升高。而加入自噬诱导剂雷帕霉素后不仅显著增加了脊髓小胶质细胞中自噬水平,而且发现减少了同侧脊髓的 IL-1β 蛋白水平。结果表明,雷帕霉素可以通过激活自噬和抑制 IL-1β 产生来改善神经性疼痛;研究者发现雷帕霉素可增强施万细胞的自噬流,减少氧化强化剂和促炎蛋白,而防止神经性疼痛。

最近有学者发现,microRNA 的激活(miRNAs,基因表达与细胞存活的有效调节剂)和自噬的激活在神经性疼痛中具有密切的联系。在周围神经损伤后,通过抑制自噬的激活,miRNAs-195 可增加神经炎症反应和神经性疼痛,同时研究也发现使用 miRNAs-195 抑制剂治疗可激活自噬,并抑制神经炎症性反应。

三、自噬与纤维肌痛综合征

纤维肌痛综合征(fibromyalgia syndrome,FS)是一种非关节性风湿病,其特征在于广泛的肌肉骨骼疼痛、疲劳和抑郁。在一项关于分析暴露于间歇性冷应激（ICS）后小鼠的潜在线粒体功能障碍和自噬的研究当中，通过透射电镜观察，相对于空白对照组的小鼠，ICS 模型的小鼠的肌肉组织在结构上有较明显的改变和损伤，组织中的线粒体表现出不规则的形态及排列分布，线粒体外膜的部分可发生溶解，线粒体内部结构出现损坏和降解。此外，改变的线粒体由双层膜包围，出现较明显的自噬体，为自噬激活的金标准。同时，在针对 ICS 中的自噬的激活的明确证据不仅表现在形态学水平上，同时也表现在分子水平。雄性与雌性的 ICS 模型的小鼠相对于空白对照组的小鼠，可检测到 MAP1LC3B 和 Beclin1 转录物的显著增加，且 map1lc3b 蛋白保持着稳定的表达水平。其分布呈斑点聚集，是典型的自噬体形成的标志。P62 蛋白在其中也维持着较稳定的表达水平。研究者也认为，自噬的失调和线粒体功能障碍可以代表纤维肌痛综合征的病理生理学的关键方面，且线粒体的功能障碍的原因可能是在完整的线粒体中，代谢和自噬的失调迫使肌细胞不能通过柠檬酸循环去获得能量。

第四节　安慰效应与反安慰效应

在临床实践反馈的不断积累中，人们发现心理干预或疾病预期对疼痛的发生进展、治疗转归及存在某些生理感受的强大调节，并根据其调节产生的结果不同衍生出两个相互对立的概念，即安慰剂效应与反安慰剂效应。随着安慰剂效应为医学研究广泛接受，反安慰剂效应也受到越来越多的关注。

一、疼痛的安慰效应

安慰剂属于一种外观与药物相似，但无任何药物有效成分的"模拟药物"，服用后一般不会引起身体变化，也不会导致相应生理反应的出现。安慰剂最初是在临床实验中被作为对照组的处理措施，可以排除实验中由于患者的心理因素或者医生的主观因素造成的误差，特别在治疗疼痛等受主观影响较强的疾病或症状。但安慰剂的运用是否会间接导致机体产生一定的生理或心理反应，目前结论并不明确。有研究认为安慰剂的治疗更属于一种"活跃性"治疗，而非"惰性"治疗。在治疗疼痛的过程中，安慰剂的疗效与若干因素都有联系，这包括环境因素、心理因素、认知因素、情感因素和个体对健康需求的行为因素等，因此考虑安慰剂治疗疼痛的机制绝不能从单一的角度去衡量。

（一）安慰剂的建立机制

目前大多数研究都认为，安慰剂镇痛的机制：一是传统的心理暗示作用，认为患者的心理暗示可以影响安慰剂的效果，这种暗示的安慰剂效应能被纳洛酮阻断，进一步说明安慰剂效应主要由内源性阿片肽介导；另一种即条件反射理论，认为安慰剂能促进脑内啡肽的释放，从而产生镇痛效果。

暗示可以分为语言暗示和非语言暗示，通过给患者提供积极的导语产生相应的预期效果，进而减轻症状，这在很多研究中都已经得到证实。其中言语暗示在临床研究中具有特殊的作用，例如在告知患者使用镇痛药比不告知患者，镇痛疗效更为显著。安慰剂效应与患者的期望值有关，正是患者确信会好起来的信念促使实际的好转。在生理变化方面积极的言语暗示可以激活内源性阿片肽系统产生效果。另一方面暗示的机制可能涉及奖励机制系统的激活,安慰剂本身具有奖励的属性,而预期的临床效益本身就是一种奖励。

预期和暗示还具有一些特殊的属性:第一,个体预期及自我暗示的强度决定了安慰剂的镇痛程度,不同级别的预期能够诱导出不同级别的安慰剂反应,对预期值越高,所产生的安慰剂效应也就越强;第二,预期难以单独产生效果,它们会被其他因素所调节,例如欲望、自我效能、反馈强度等;第三,既然存在积极的预期也存在消极的预期,Benedetti 等研究认为在安慰剂效应中,积极的预期可以减轻疼痛,提高镇痛效果,而消极的预期则会加重疼痛。

条件化是建立安慰剂效应的另一种重要方法,是指患者多次使用镇痛药物疗效明显的情况下,对患者使用相同外观的安慰剂,患者仍会产生镇痛效果,从而减少镇痛药物的使用,防止某些药物(如吗啡)戒断反应的发生。通过将条件刺激(如药品的颜色和形状)与无条件刺激(药品的有效药理作用)进行多次联合之后,使得条件刺激单独出现就能诱发与有效药物接近甚至相同的效果,即产生相应的安慰剂效应。

心理社会因素同样会对安慰剂效能产生一定的影响,例如信任也是大脑的一种自我暗示,具有欺骗和自我欺骗的效果。有研究推测,患者对治疗者的信任可产生一定积极治疗效果;而应激、恐惧和焦虑等负性情绪或记忆可诱发疼痛或引起疼痛加剧,产生消极的效果。

综上所述,预期和条件化是形成安慰剂的两种重要形式,预期被认为是有意识的认知加工过程,而条件化则被认为是无意识的过程。但临床试验中,安慰剂效应的引发并不是条件化或预期的单独作用,而是二者乃至更多因素的协同作用。

(二) 安慰剂的神经生理学机制

安慰剂镇痛的神经生理学基础涉及内源性阿片肽和内源性胆囊收缩素相互平衡的结果。其中安慰剂的预期反应可能通过以下几条通路引起内源性阿片肽的释放。一是当伤害性感受器受到刺激时,安慰剂可以间接加强大脑中阿片肽的释放;二是安慰剂本身可以直接诱发阿片肽的释放;三是阿片肽镇痛可能也是为某一器官面对威胁时做准备。

阿片肽的释放量和疼痛评分值呈负相关,即当阿片肽释放越多时,受试者疼痛视觉模拟评分法(VAS)评分值越低。通过检测区域性脑血流(regional cerebral blood flow,rCBF)发现,阿片类药物和安慰剂所产生的镇痛效应具有相似的脑区活动,主要体现在前扣带回喙部和脑干活动水平。

尽管阿片类药物和安慰剂都有相同的作用效果,但 Petrovic 等指出阿片类镇痛药物和安慰剂镇痛的机制并非完全相同的,阿片镇痛是通过调控下行疼痛抑制通路来实现的,而安慰剂镇痛则是基于新皮层自上而下的机制。

阿片系统的激活降低了疼痛和控制系统,这构成了安慰剂的镇痛基础,但这并不是唯一的生理基础。有学者发现,安慰剂效果与患者大脑基底节多巴胺释放相关,提示安慰剂可能存在多巴胺相关机制;相关研究发现催产素同样参与了安慰剂的镇痛过程,考虑到催产素能够提高人与人之间的共情和信任,而这些恰恰是构成良好治疗的重要因素,能够加强安慰剂效应;2014 年一项研究还证明安慰剂效应可以通过环氧合酶-前列腺素通路发挥调节作用。其余可能涉及的安慰剂作用的神经递质还包括大麻素、抗利尿激素等。

患者预期某种药物或者治疗起作用时,这种想法会引起大脑中与疼痛相关区域的激活并释放阿片肽或者多巴胺神经递质产生镇痛效应,但是整个过程到底涉及神经系统的哪些区域,各种研究给出的答案并不完全统一。人群之间大脑的结构存在着差异性,这种差异性导致个体使用安慰剂后产生镇痛效应的不同。

(三) 安慰剂的功能性神经影像学证据

神经影像学研究表明,安慰剂镇痛时被试者疼痛评分的减低往往伴随着大脑疼痛加工区域活动水平的降低,包括丘脑、岛叶、前扣带回以及躯体感觉皮层。间接证明安慰剂效应并不仅仅是主观上疼痛体验的改变,而具备客观的神经生理基础。丘脑作为疼痛信号上行传导通路的中转站,其在安慰剂镇痛的过程中活动水平的降低,暗示疼痛信号被抑制。

相关研究认为,前额叶被视为预期调节疼痛体验的触发区域,利用经颅磁共振对前额叶进行暂时性抑制能够导致安慰剂镇痛效果的削减乃至完全丧失,足可见前额叶的镇痛作用不可或缺。安慰剂的镇痛还涉及大脑中多个区域的组织。包括背外侧前额叶皮层、前扣带回皮质、杏仁核、下丘脑等。

(四) 安慰剂的临床应用及局限性

临床研究中,安慰剂主要对慢性骨骼肌疼痛及急性偏头痛具有一定的镇痛效果,使用安慰剂来增加现有疼痛的治疗方案,着实存在一定的疗效,进而改善患者的健康状况。利用一种无害的物质可使疼痛患者受益,因此安慰剂被认为是一种合理的治疗方式。但其并没有在临床中普及使用,更多地只限于科学研究中,使用安慰剂治疗疼痛目前也存在一定争议,它涉及使用欺骗手段来治疗患者;并且安慰剂干预机制是很短暂的,缺乏长效的镇痛效果。

总之,未来的研究应该立足于更加全方位的视角,力图使得我们对于安慰剂的研究与临床实践和镇痛效果结合得更加紧密,为镇痛提供更加可靠的理论依据与临床指导。

二、疼痛的反安慰效应

在疼痛治疗与临床干预中,患者因怀疑药物的疗效、治疗的有效性、被使用安慰剂、对医生的不信任、外界不良暗示、本身的悲观心理等所引起的一种非特异性的生理反应,与安慰剂效应成相反效果称为反安慰剂效应。在众多原因之中,消极预期在反安慰剂效应中至为重要的作用,使得反安慰剂效应也被称为是"消极预期效应。反安慰剂效应(nocebo effect)是指患者对临床治疗效果的消极预期及负面情绪所导致的临床症状无好转(或)进一步恶化的一种现象。

(一) 临床表现

1. 药物相关性的不良反应 患者在接受治疗药物治疗后出现与药物作用无关的症状,如疼痛、瘙痒、焦虑等症状。亦可能出现药物已知说明里的不良反应及副作用出现。

2. 疗效下降或症状加重 治疗后患者表示疼痛仅稍缓解或无明显缓解,研究表明言语提示或医生的不确定性表现使得患者对治疗的效果产生怀疑,在一定程度上影响药物或治疗本身能达到的预期治疗效果。这个是由于接受药物的患者对于药物的效力抱有消极的预期,从而产生了反安慰剂效应。与安慰剂效应相比,反安慰剂效应获得的关注要少得多,因此我们对它依旧知之甚少。

(二) 反安慰剂效应的机制

在疼痛的治疗中,安慰剂效应被大家广泛接受和研究,而在反安慰剂效应的原因机制研究以及临床试验仍较少。源于医学伦理学等方面的考虑,使得反安慰剂临床试验难以开展。但已经有部分研究发现在疼痛、帕金森病、焦虑、肠胃疾病、抑郁、瘙痒等疾病上反安慰剂效应对其产生负向影响。目前反安慰剂效应在疼痛产生及治疗方面的研究有部分进展。

1. 心因性机制

（1）条件反射：有研究者将能影响人们情绪的图片、影像等资料分为三级信号，即代表低、中、高等强度刺激的条件提示，将之与疼痛刺激交叉结合，以观察受试者的痛觉感受，研究发现在低痛觉刺激时给予展示高强度刺激信号，受试者的疼痛感受较无条件信号提示时明显提高，即产生反安慰剂效应。而在另一种试验中，研究者将条件刺激信号在受试者面前快速闪现，以不引起意识反应为目的，并给予较播出条件信号更低强度的疼痛刺激，同样能诱发出反安慰剂效应的表现。Jensen 等由此得出结论，条件信息对疼痛的感受有明显影响。

（2）心理预期与暗示：心理预期是患者对治疗效果所持有的某种自我预判与期待，可能被既往治疗经验、外部信息（治疗无效、安慰剂药物、医患关系）等影响造成心理预期的变化。比如既往曾接受过的药物或物理治疗，当时感觉无效后，再进行一次治疗将对此次治疗效果预期为无效。或曾经接受的治疗引发过不适症状，再次治疗时将容易再次出现不适。反安慰剂效应除了容易出现在针对治疗和药物的有效性怀疑的情况下，医患关系也在一定程度上产生影响。当治疗者对医生产生不信任感，或对其治疗方案持怀疑态度，将容易出现治疗效果如其预料的无效或病情加重的现象。

在临床上，暗示是可以引发反安慰剂效应，影响心理预期的重要因素之一。它可以分为语言暗示和非语言暗示。当临床实验时，患者接收到消极的指导信息，如可能发生的不良反应、副作用、医生的治疗信心、可能被使用安慰剂治疗等，则可能产生消极的预期，从而引发症状的加重。当疾病进展时，不良症状的口头暗示将可能引导患者去体验所了解的不良症状，有时可能出现疼痛或症状严重到有效药物也治疗无效的现象。期望塑造我们体验世界的方式。心理预期和暗示症状加重会导致反安慰剂效应出现，而暗示联合条件反射则会导致更显著的反安慰剂效应。

2. 生理机制——胆囊收缩素

一直以来，人们将更多的关注放在了安慰剂的机制研究中，主流倾向于认为安慰剂和反安慰剂就好像同一个硬币的正反两面，一个表现为积极的结果，另一个为消极的结果，而其生理机制基本相同，都是通过调节内源性阿片肽介导。然而，实验表明真正在疼痛背景下介导反安慰剂效应的是胆囊收缩素（CCK）。

CCK 不仅可以在消化系统中发挥调节作用，在脑内同样存在广泛受体，起着调节认知等重要功能。既往研究提示，疼痛背景下的反安慰剂效应，其实质是对疼痛的预期性焦虑使疼痛阈值降低。而该疼痛过敏可以被 CCK 受体拮抗剂及苯二氮䓬类药物拮抗。作为传统抗焦虑药物，苯二氮䓬类药物可以阻断下丘脑-垂体-肾上腺皮质轴（hypothalamic-pituitary-adrenocortical，HPA）从而发挥抗焦虑作用。同时，苯二氮䓬可以抑制反安慰剂效应，这就说明对疼痛的预期性焦虑是疼痛过敏的上游调控条件。当使用丙谷胺（CCK 阻滞剂）时，传统焦虑调控 HPA 轴并没有受到抑制，但是同样反安慰剂效应得到抑制，这就说明，对疼痛的焦虑可以产生疼痛过敏，消除焦虑可以抑制疼痛过敏的产生，而最终反安慰剂效应由胆囊收缩素直接介导。

3. 反安慰剂的颅脑相关定位

在颅脑功能区域定位方面，反安慰剂效应过程，fMRI 定位的研究表明，颅脑内侧痛觉系统（包括双侧 ACC、岛叶、右侧眶额皮层以及右侧前额叶）优先激活，该条通路为情感认知通路，这也一定程度上证实，焦虑在反安慰剂效应中发挥着重要作用。

但是颅脑的情感认知通路并非具有特异性。海马作为边缘系统的重要组成部分，与情绪加工和记忆编码紧密相关。海马同样参与了焦虑对疼痛的调节，当焦虑增加时，海马会放大疼痛信号以适应可能出现的最坏的结果。这与反安慰剂中特异的激活和焦虑在消极预期中的参与是相符的,同时为反安慰剂效应所特有。

另一个值得注意的脑区是岛叶。岛叶主要与痛的情绪成分有关,并参与伤害性刺激引起的内脏反应以及疼痛相关的学习和记忆,属于内侧痛觉系统。反安慰剂条件下受到伤害性刺激会导致岛叶的去激活状态。

在结构区域功能方向,反安慰剂与安慰剂在脑活动上存在一定程度的交叉,但具体的激活模式可能有所不同。另外,海马在反安慰剂中的激活具有特异性,表明两种预期调节疼痛的潜在机制并非完全重叠的。

(三)反安慰剂效应的临床启示

1. 积极预期 疾患本身,容易给患者营造焦虑氛围,同时,患者自身的治疗经历使得他们成为反安慰剂效应的易感人群。对自身健康明显焦虑的患者往往更多的关注与疾病相关的消极方面,容易接受消极暗示,从而容易产生反安慰剂效应,阻碍患者疾病的康复。而积极预期可以减小反安慰剂效应,甚至引发安慰剂效应,从而促进患者疾病的康复。因此,患者在面对治疗时若能最大程度的树立对疾病康复的积极预期,可以最大程度地减小反安慰剂带来的危害。所以,要注意关注患者康复过程中对治疗的焦虑情绪,合理纾解,以避免对治疗造成负面影响。

2. 控制负面情绪 如前所述,焦虑状态引起痛觉敏感是造成反安慰剂效应的主要机制。而抑郁状态同样是导致反安慰剂效应的高风险因素。所以在临床治疗过程中,需要合理评估患者的情绪及精神状态,如本身合并抑郁,需重视精神类原发疾病的诊治和处理。

3. 避免患者接触偏差性治疗信息 随着互联网内容建设的发展,通过网络搜索专业知识以求解答,成为群体求知主流趋势。但是,由于医学的专业性限制,偏差性解读将会给患者带来较大的精神压力及消极影响。同样,由于互联网知识内容的监管基本接近于无,所以不可避免地会充斥着虚假信息,严重影响医患间沟通及信任。所以,医务工作者应该发挥更为主动的作用,在治疗过程中给予积极正面的指引和帮助。从而使患者在专科治疗中最大程度获益。

第五节 干细胞在疼痛治疗中的应用

年龄相关性骨骼肌肉紊乱在全球的发病率日益增高,其中最常见的是慢性退行性和炎症性脊柱关节疾病,包括骨关节炎(osteoarthritis,OA)以及由于椎间盘退行性变(degenerative disk disease)引起的腰痛(low back pain,LBP),是造成中老年人活动能力受限的主要原因之一。随着人口老龄化,以及人类预期寿命的增加,年龄相关性骨骼肌肉紊乱的医疗负担也不可避免地随之增长。而目前的治疗还是以控制症状为主,并没有一种办法可以从根本上逆转退行性改变。因此,除了调整个人生活方式尽量减少和改善症状外,急需一种新的药物或者治疗方法来有效地治疗这一类疾病。近年来,随着细胞和生物工程技术的发展,很多研究者将干细胞技术用于治疗退行性骨关节及椎间盘病变中,并取得了一定的疗效。干细胞技术在组织工程及再生医学方面应用具有广阔的前景,对软骨局灶性损害及退行性椎间盘病变修复的应用也越来越受关注。本章节通过综合干细胞治疗骨关节炎以及退行性椎间盘病变的相关研究进展,来探讨干细胞与生物材料相结合用于治疗软骨及退行性椎间盘的前景。

一、治疗慢性疼痛常用的干细胞类型及移植途径

(一) 常用干细胞的类型

干细胞(stem cell)是一种未充分分化的细胞,具有再生各种组织器官的潜在功能。干细胞存在于所有多细胞组织中,能通过有丝分裂与分化来分裂成多种特化细胞,而且可以利用自我复制生成更多干细胞。目前认为,可应用于疼痛医学方面的干细胞有胚胎干细胞(embryonic stem cell,ESCs)、间充质干细胞(mesenchymal stem cells,MSCs)、诱导多能干细胞(induced pluripotent stem cells,iPSCs)这 3 大类。业内普遍认为,再生医学是否能够取得可预见的、令人满意的效果,干细胞类型的筛选是至关重要的。

1. **胚胎干细胞** 胚胎干细胞(ESCs)是一类具有多功能性的干细胞。当卵细胞受精后,受精卵首先经历桑葚胚阶段和囊胚阶段。而囊胚中的细胞又分为两个大类:滋养层(trophoblast,TE)和内细胞群(inner cell mass,ICM)。滋养层的细胞会分化形成胚胎外组织(如胎盘等),内细胞群的细胞则分化形成胚胎的其余结构。分离内细胞群中的细胞并进行体外培养,即可取得胚胎干细胞。胚胎干细胞在体外培养具有无限增殖、自我更新和多向分化的特性,拥有分化为三个胚层细胞的潜能,能分化形成除了胎盘之外的所有胚胎结构,这就是胚胎干细胞多功能性的具体体现。目前认为,在再生医学、组织工程、药物实验等领域胚胎干细胞都拥有广阔的应用前景,而且对发育生物学的基础研究也会有很大的帮助。但是,由于道德、宗教及法律上的问题(比如目前分离胚胎干细胞的方法会无可避免地杀死胚胎),有关胚胎干细胞的研究在各国都受到了一定的限制。

2. **间充质干细胞** 间充质干细胞(MSCs)来自于中胚层的组织和器官的多能干细胞,能诱导分化为多种不同类型细胞。在体外特定诱导环境下,MSCs 已经能成功诱导分化为成骨细胞、脂肪细胞、软骨细胞、神经元细胞、内皮细胞和心肌细胞。在体内,能诱导分化为成骨细胞。可以从骨髓、脐带、胎盘、脂肪组织、牙髓以及胎儿肝脏和肺中分离获得。其中最具代表性的是骨髓间充质干细胞(bone mesenchymal stem cells,BMSCs)、脂肪间充质干细胞(adipose-tissue derived mesenchymal stem cells,ADMSCs)和脐带干细胞(umbilicalcord stem cells,UCSCs)。

(1) 骨髓间充质干细胞:来源于于中胚层发育的器官和组织、成人骨髓、脂肪组织、脐带血及羊膜液等,具有很强的自我增殖、多向分化潜能和免疫耐受性等特点,在特定条件下具有向髓核样软骨细胞分化的潜能,并且能表达Ⅱ型胶原蛋白、蛋白多糖等与髓核细胞所分泌的细胞外基质相似的成分。自从 2003 年 Sakai 等第一次将 BMSCs 用于椎间盘退变性疾病研究中,BMSCs 在椎间盘组织工程领域受到很多学者的广泛研究应用。BMSCs 由于其取材方便,便于得到足够数量的细胞,以及其本身干细胞多分化功能及较低的免疫原性等特点,使其成为在 IDD 中诱导髓核细胞的常用细胞。

(2) 脂肪间充质干细胞:ADMSCs 与 BMSCs 都属于中胚层的成体干细胞,具有较为相似的生物学特性,利用特定的诱导方式可将 ADMSCs 向中胚层组织分化,形成不同的细胞类型,同时还可分泌不同的细胞因子和生长因子。两种干细胞在生长动力学、细胞老化、基因转染和细胞的黏附特性等方面没有明显的差异。ADMSCs 相对于 BMSCs 的一个优

势在于容易分离和采集,可随时在皮下脂肪组织中提取、分离,然后用酶消化,通过离心过滤,将含有干细胞的血管基质部分与未贴壁的细胞分离,容易获得大量有分化能力的细胞。

（3）脐带干细胞:UCSCs存在于新生儿脐带组织中的一种多功能干细胞,它能分化成多种组织细胞。已有研究显示UCSCs可以诱导分化为软骨细胞系、脂肪细胞系以及成骨细胞系。在慢性疼痛治疗中的作用也越来越受到关注。但由于脐带干细胞自体来源可能性小,而目前MSCs同种异体移植的安全性还有待证实。只有进一步研究证实同种异体UCSCs的移植免疫安全性,才能应用于临床退行性疾病治疗中。

3. 诱导多能干细胞（iPSCs） iPSCs与ESCs表型相似,潜在的分化方向也相同,研究已经证实了iPSCs能够诱导分化为软骨细胞样细胞。iPSCs来源于体细胞,通过诱导异位重组转录因子（OCT3/4、SOX1/2/3、c/N/L-MYC、KLF2/4、NANOG和LIN28）的表达而生成。其中MYC和KLF已经被证实是致癌基因。尽管有研究认为,利用小分子替代转录因子来抑制TGF-β的信号表达,但是基于对肿瘤诱导倾向的顾虑,限制了iPSCs和ESCs的临床应用。

（二）干细胞

根据干细胞制备过程不同将临床应用干细胞分五大类,见图2-5-1。

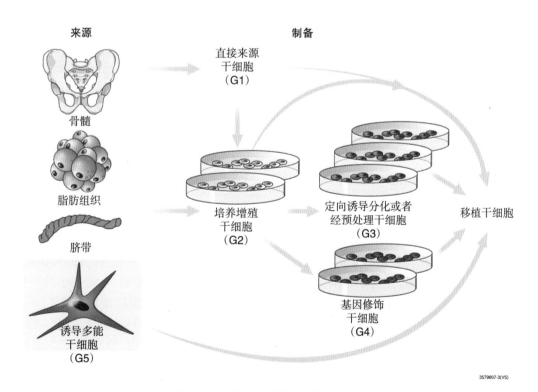

图2-5-1 临床应用干细胞分类

1. 第一代干细胞（G1） 根据美国食品药品管理局（Food and Drug Administration, FDA）规定,来源于人类细胞、组织或者人类细胞或组织来源的干细胞,无需经过体外培养,直接使用。目前最常用的是通过离心制备的骨髓穿刺液（bone marrow aspirate concentrate, BMAC）。

2. 第二代干细胞(G2) 通过体外培养增殖分化的 MSC,经过国际细胞治疗学会间充质及组织干细胞委员会关于细胞治疗的标准,在培养液具有黏附能力并表达不同细胞类型表面标记物的干细胞。通过体外培养之后,可以产生数量较大的干细胞用于临床研究和治疗。

3. 第三代干细胞(G3) 包括定向诱导分化或者经预处理以增强其在体内的治疗潜力的干细胞。通过低氧、生长因子、细胞因子或条件培养基等预处理,增加干细胞的增殖分化以及血管、神经生成能力。如将 BMSCs 通过特定细胞因子刺激后诱导分化为心肌原始细胞,用于治疗心肌疾病。

4. 第四代干细胞(G4) 由病毒或非病毒基因传递的基因修饰的 MSC。MSCs 移植到活体后存活时间短、增殖能力差,而基因修饰后的 G4 干细胞能增强干细胞生存和分化能力。

5. 第五代干细胞(G5) 来自体细胞的 iPSCs,功能上与胚胎干细胞类似。

(三) 干细胞移植途径

干细胞可通过直接移植于病变区域、鞘内或脑室内注射、静脉注射和药物动员等方式用于慢性顽固性疼痛治疗。直接移植于病变部位是慢性疼痛治疗中较为常用的移植途径,如退行性椎间盘病变造成的腰痛,将治疗用的干细胞(如间充质干细胞)直接移植于损伤节段的椎间盘,可改善局部微环境,参与髓核细胞的生成。局部移植干细胞可以避免干细胞的全身效应,提高损伤局部干细胞的数量。静脉注射干细胞也是慢性疼痛治疗的重要途径。干细胞能够通过血脑屏障。而且由于移植的干细胞具有归巢特性,外周静脉注射的干细胞能够迁移到神经病变的脑和脊髓等部位。研究表明,无论 MSCs 通过小鼠脑内注射还是尾静脉注射,均能归巢至损伤部位发挥神经修复作用。在慢性缩窄性损伤(chronic constriction injury,CCI)动物试验中,动物尾静脉注射神经干细胞能迅速归巢至神经损伤部位,并产生明确的镇痛效应。

二、干细胞治疗椎间盘退行性变

腰痛(low back pain)是常见病,根据最近一项关于全球疾病负担调查报告显示的公共卫生报道,全球腰痛患者大约有 632 000 000 人,已成为致残疾病之首。尽管腰痛的确切病因并不是很清楚,但相关研究认为其主要病因是椎间盘退行性疾病(degenerative disk disease,DDD)。DDD 是由于椎间盘内的细胞活性下降和细胞数量减少,蛋白多糖和 II 型胶原蛋白的丢失以及髓核脱水造成的椎间盘退变。近年来,随着干细胞技术以及生物工程学技术的发展,研究人员正试图利用细胞工程技术来治疗 DDD。目前的亚临床实验发现,MSCs 可以诱导分化为软骨细胞,继而产生蛋白多糖和 II 型胶原蛋白,修复 DDD。动物实验已经证实,将 MSCs 移植到退行性的椎间盘后,该椎间盘在磁共振成像(magnetic resonance imaging)影像上表现为 T_2 信号增强,椎间盘高度增加,退化的级别开始下降,这给从根本上治疗 DDD 带来了希望。最近一项关于干细胞治疗椎间盘退行性变的动物实验的 meta 分析,共有 22 个研究项目纳入统计,其中 9 项是随机对照试验。其结果显示,干细胞治疗组椎间盘高度指数升高、MRI T_2 信号强度增强、II 型胶原蛋白 mRNA 表达增加、组织学水平的椎间盘退变级别下降。该分析认为,干细胞移植对于四足动物的 DVD,能有效缓解或阻止椎间盘的退变过程。应该注意的是,载体的选择很重要,合适的载体除了可以给细胞提供一个有效的增殖分化环境外,还可以防止细胞渗漏到椎管。

（一）椎间盘的结构功能及退变特点

椎间盘属于免疫豁免、完全封闭、无血管的组织结构，由中央的髓核（nucleus pulposus，NP）、外周的纤维环（annulus fibrosus，AF）以及上下软骨终板（cartilaginous end plates，CEP）3部分组成。其中，髓核被包裹在胶原纤维环内。成人的髓核主要由软骨细胞组成，进而合成蛋白多糖及Ⅱ型胶原纤维，而纤维环主要含成纤维细胞合成的Ⅰ型胶原蛋白。

髓核软骨细胞合成的Ⅱ型胶原纤维和蛋白聚糖是细胞外基质的主要成分，其主要作用是保持正常椎间盘的含水量，保证细胞正常代谢及均匀分布椎间盘应力，从而维持椎间盘一定的形态和静水压，有效对抗自身重量和肌肉运动产生的应力。因此髓核是行使椎间盘功能的关键部位。

由于椎间盘完全封闭的结构特性，营养物质及代谢产物主要通过软骨终板通路的渗透作用进出椎间盘，此过程还受到血管因素、软骨终板、基质内转运、细胞因素和机械因素的综合影响。一旦渗透功能降低，会导致其营养物质和代谢产物的转运障碍，加之局部炎症因子以及特定基因表达异常等，促使椎间盘细胞生物活性降低，细胞外基质（蛋白聚糖、胶原蛋白等）降解增加，从而引起基质代谢失衡，细胞凋亡加快、间盘水分减少、高度降低，最终导致椎间盘生物力学发生改变。

对于DDD，目前的治疗措施主要包括物理治疗、药物治疗、硬膜外注射治疗、髓核摘除术、脊柱节段融合以及人工椎间盘置换术等。借助以上的治疗手段，患者的疼痛症状可以在短期内有所缓解，但经过长期随访发现，其疼痛症状再次出现的几率很高。另外，以上任何一种办法都不能中止或者逆转受累椎间盘的退变进程。过去的几十年里，再生细胞治疗越来越受关注。相关的动物实验和临床前期试验都证实了干细胞治疗DDD的安全性和有效性，以下笔者通过总结既往相关亚临床和临床研究，就干细胞用于治疗DDD的疗效、利弊问题进行阐述。

（二）用于DDD的细胞来源

目前，用干细胞治疗DDD的研究正处于亚临床实验向临床试验的过渡阶段，如何选择合适的干细胞来源成为这个进程中的关键因素。合适的细胞来源主要有以下特征：细胞丰富、容易获取、有能力分化为软骨细胞、能够在低氧及低血糖的环境下繁殖且尽量少甚至没有免疫反应，同时不会诱导肿瘤细胞的生长。由于髓核细胞和软骨细胞无论在表型上还是在分子标记物上都很相似，而现有的将干细胞诱导分化为软骨细胞的技术和条件也已经较为成熟，因此，能够分化为软骨细胞的干细胞就是潜在的选择细胞。常用于DDD治疗的干细胞主要有间充质干细胞（MSCs），目前临床治疗以骨髓间充质干细胞和脂肪间充质干细胞为主，另外，还有髓核细胞（NP细胞）。NP细胞主要以软骨细胞样细胞为主，作为天然的NP细胞，在体外培养增殖后，依然保持合成细胞外基质成分的活力。狗的模型试验证实，将在体外培养增殖后的NP细胞经自体重新移植入椎间盘后，不仅能存活、增殖，并且能有效合成蛋白多糖和Ⅱ型胶原蛋白。但是，由于退行性的椎间盘（IVD）中髓核细胞的表型发生变化，变化后的NP细胞或产生细胞外基质的能力下降，或者出现衰老征象，因此，NP细胞应用受到限制。（表2-5-1）

（三）干细胞分化为软骨细胞样细胞

诱导MSCs向软骨细胞样细胞分化有多种方法。体外试验显示，在特定的培养基中，如低氧以及富含多种诱导刺激因子如TGF-β_1、TGF-β_3、胰岛素样生长因子-1、胰岛素样生长因子-2、生长分化因子-5和骨形态蛋白等，MSCs通过与NP细胞直接接触后，诱导分化为NP

表 2-5-1　用于 DDD 的干细胞来源的优缺点

细胞类型	来源	优点	缺点
ESCs	早期胚胎	多能干细胞,自我更新、增殖、分化能力强	伦理学障碍
iPSCs	来源于体细胞,通过编码转录因子产生	多能干细胞,自我更新、增殖、分化能力强	肿瘤产生倾向
MSCs	骨髓	细胞分离和增殖技术成熟,基础研究体现了它的有效性,最近的临床试验也证实其对患者的疗效	抽取骨髓是有创过程
	脂肪	丰富、容易获取、免疫原性低,相关研究证明了它对 DDD 的改善作用	诱导分化为软骨样细胞的能力还需进一步证实
	髓核(NP)	在原位就可以分化增殖,无需移植过程	尚没有与 BM-MSCs 之间疗效对照研究,数量少、活性低,蛋白多糖和Ⅱ型胶原蛋白的合成能力低
	脐带	多能干细胞,无伦理障碍	对于 DDD 患者,不可能自体取得

细胞。在用于椎间盘退行性变的双极颗粒中,将 MSCs 和 NP 细胞共同培养,从而使 MSCs 诱导分化为软骨细胞样细胞。也有研究通过诱导刺激因子 TGF-β₁、TGF-β₃ 和地塞米松,成功地将 MSCs 向软骨细胞样细胞方向分化。

在体外,基因治疗已经用于加强 MSCs 向软骨细胞样细胞分化的过程。如编码软骨细胞分化过程中转录抑制因子 Sox-9 的基因 Sox-9,用于加强 ADMSCs 向软骨细胞样细胞的分化。细胞凋亡抑制剂:原型致癌基因 Bcl-2,也用来加快 MSCs 向软骨细胞样细胞分化的过程。病毒性和非病毒性的载体同时用于基因运输,因此,需要特别注意避免异位感染发生。

(四) MSC 移植技术以及细胞载体

将 MSCs 移植到 IVD 还需要考虑其他两方面的重要问题:移植技术和细胞载体。由于 IVD 是完全封闭、无血管系统的组织结构,因此直接注射是唯一的移植途径。该技术已经先后成功用于动物实验和临床研究。细胞转运技术本身并不困难,但运载过程中的细胞泄漏现象是实际操作中需要担忧及考虑的问题,因为泄漏到椎管的细胞会形成骨赘,继而造成椎管狭窄。而 IVD 注射最常用的入路是椎间盘的后外侧入路,意味着横穿椎管的侧面。因此,必须避免 MSCs 通过进针途径或者经纤维环的缝隙中漏到椎管内。为了解决这项潜在的风险,研究人员力图找到合适的细胞载体,能促使细胞在短时间在凝结,避免注射过程中的溢出。细胞载体的另一重要功能是,它能为 MSCs 提供三维的生活环境,更有利于细胞增殖。多项体外研究发现,一些支架大体能满足这些条件,如去端胶原肽凝胶、水凝胶、透明质酸凝胶等。也有研究报道了生物活性载体,如微球蛋白支架和富含持续诱导细胞因子的生物基质等。另外,也有采用纤维蛋白胶来防止泄漏。总之,研发出安全有效的细胞载体也是细胞疗法能否成功治疗 DDD 关键因素。

（五）干细胞疗法在亚临床 DDD 模型中的疗效

多项动物实验通过采用不同的评价指标与安慰剂组相比较,均证实了干细胞移植治疗 DDD 的疗效。从解剖学角度评价,MSCs 组的椎间盘高度和椎间盘高度指数(椎间盘高度 / 椎体高度)明显增加。从组织学角度评价,MSCs 组的退变级别(NP 细胞越少、含水量越少代表退变级别越高)明显下降;同时,MRI 显示,T_2 信号增强(代表椎间盘含水量增加)。从分子水平评价,MSCs 组的Ⅱ型胶原蛋白信使 RNA 增加。尽管这些研究间数据存在不同程度的差异,但统计合并数据显示:MSCs 移植能减慢、中止甚至逆转 IVD 的退变过程。

研究认为,IVD 的退变与促炎性细胞因子(如 IL-1β、IL-6、IL-8 和 TNF-α)大量释放有关。而干细胞之所以能有效治疗 IVD 与其能调整炎症反应有关。MSCs 通过分泌保护因子如细胞因子和趋化因子起到抗炎及免疫调节功能。而促炎性细胞因子能激活 MSCs 分泌抗炎性细胞因子,一方面调动附近的巨噬细胞,另一方面抑制促炎性细胞因子的下游效应,从而改善 DDD。DDD 的另一重要病理改变是纤维化,MSCs 通过分泌细胞因子和金属蛋白酶基质能抑制甚至逆转纤维化。最近一项研究还认为,MSCs 的作用机制可能与提供髓核机械支持有关,因为 MSCs 可以维持胶原网状组织与蛋白多糖间的相互作用。

DDD 的典型临床症状是疼痛及与之相关的功能活动、生产力以及生活质量的改变。因此,临床研究应着重于疼痛评分、伤残程度、生活质量评价等方面的比较。笔者团队最近有一项关于干细胞治疗 DDD 安全性及有效性临床试验的系统性评价,共筛选出了 6 项已经完成的以及 5 项正在进行中的临床试验,结果显示所有完成的和正在进行的试验均没有明显的并发症发生;在所有完成的临床试验中(随访时间 12~24 个月),治疗组的疼痛明显减轻、功能明显改善、MRI 显示治疗后椎间盘的含水量明显增加。

（六）干细胞治疗 DDD 的潜在风险

干细胞治疗椎间盘退行性改变主要有以下几种潜在风险:①细胞泄漏引起椎管内骨赘形成;②椎间盘感染或椎间盘炎;③干细胞的多能性诱导肿瘤发生。

为了减少细胞泄漏的发生,细胞载体得以应运而生。细胞载体一方面为 MSCs 提供更有利于细胞增殖的三维骨架结构;另一方面,载体一旦注射后病变部位后,即改变 MSCs 的物理特性,防止细胞回漏到椎管。

为防止感染发生,细胞治疗必须采用无菌技术。据研究报道在常规椎间盘造影检查术,椎间盘炎的发生率在 0%~4.9%/ 患者或者 0%~1.3%/ 注射的椎间盘数。而干细胞移植由于涉及的椎间盘面积更大,可能感染发生几率会更高。临床操作时,建议采用大一号的穿刺针,一方面适应注射液体的黏度,另一方面,可以容纳较大的容量。由于细胞增殖是一个较长的过程,所以细胞培养过程中的交叉感染也是一个很现实的问题。因此,严格管理细胞培养以及在合适的环境中进行手术操作对于控制感染至关重要。另外,虽然预防性使用抗生素是否可以减少干细胞治疗过程中的感染问题还尚无定论,但目前还是建议手术前常规使用抗生素。

在一些动物模型中发现,ESs 和 iPSCs 可能导致肿瘤产生。尽管 MSCs 是否会导致肿瘤的发生目前还存在争议,但是这种潜在的可能性值得我们认真评价,以避免灾难性结果发生在患者身上。需要注意的是,因为目前还没有办法做到免疫监测,如果 MSCs 需要较长的增殖期,染色体稳定性势必会降低,肿瘤的发生几率就可能增加。研究发现使用患者的血清或者血小板裂解液来缩短细胞培养时间,可以降低染色体不稳定的风险。

(七) 结论

目前的体内和体外研究均表明干细胞通过增殖分化为软骨细胞后,能有效修复退行性的椎间盘;增殖分化后的软骨样细胞能合成蛋白多糖和Ⅱ型胶原蛋白。它们同时还能调整椎间盘的内环境。由于来自于骨髓或者脂肪的 MSCs 安全、免疫耐受,是目前治疗 DDD 的最佳干细胞。细胞载体能够对 MSCs 增殖活性和诱导分化有促进作用,并且能防止细胞泄漏至椎管中。干细胞用于临床治疗 DDD 是有可行性的,但需要更多的临床实验来评估其安全性和有效性。

三、干细胞治疗骨关节炎

骨关节炎(osteoarthritis)是最常见的肌肉骨骼退行性疾病,常常导致严重的身体功能受限以及疼痛。据估计我国患者数高于 8000 万。无论是 OA 导致的还是外伤引起的关节损伤,都会引起关节软骨退行性变、骨赘形成、疼痛、关节积液以及关节功能受限,目前临床上并没有很好的治疗方法从根本上解决这个问题。因此,寻找有效治疗骨关节炎的方法已经迫在眉睫。

(一) 骨关节炎的病因及退变特点

骨关节炎的病因可能与患者自身易感性(如遗传因素、高龄、肥胖、性激素、骨密度、过度运动、吸烟等)和机械因素(如创伤、关节形态异常、长期从事反复使用某些关节的职业或剧烈的文体活动)等有关。OA 的病理改变是多因素综合作用的结果,年龄相关性磨损和软骨细胞对生长因子刺激的反应性下降,改变了关节软骨生物力学性能,软骨细胞出现线粒体功能紊乱、氧化应激以及关节内炎症反应等,最终导致软骨细胞数量减少、细胞外基质蛋白合成下降。另外,即使关节软骨内还存在原始细胞,但由于细胞数量少及血液循环差,导致组织的自我修复能力降低。

因此,研究人员希望能找到新的治疗方法,有效减缓甚至逆转骨关节炎的进展。干细胞治疗已经广泛用于修复损伤的心肌、脊髓、大脑、肝脏、视网膜以及皮肤,再生医学技术或许是骨关节患者另一个可供选择的治疗方案。

(二) 用于 OA 的细胞来源

1. 骨髓间充质干细胞　自 Noble 等在 1995 年首次成功地将 MSCs 诱导分化为软骨细胞以来,大量研究已证实 MSCs 在特定诱导条件下可分化为软骨细胞。骨髓间充质干细胞是目前常用的 MSCs,BMSCs 具有强大的自我更新、增殖能力、多向分化潜能及低免疫原性,在特定的环境中,细胞因子可促使定向分化为其他细胞,如软骨细胞、脂肪细胞、肌细胞、心肌细胞和骨髓基质细胞,可替代病态软骨细胞,从而促进受损组织的修复。

2. 脂肪间充质干细胞　ADMSCs 是从脂肪基质血管中提取的具有干细胞特性的幼稚间充质干细胞,与 BMSCs 相比,ADMSCs 容易分离、数量极多,因而成为治疗 OA 的常用干细胞。并且,ADMSCs 从自体中获取方便,有利于自体干细胞移植的开展。另外,在人类血小板溶解液中培养增殖的 ADMSCs,不存在动物源性传染病细胞,并且能增殖分化为多种不同类型的间充质干细胞,包括成骨细胞系、软骨细胞系以及脂肪细胞系,因此非常具有临床应用潜力。除了具有多项增殖分化能力以外,ADMSCs 通过归巢、分泌以及抗炎症反应功能,促进组织再生。OA 的一项病理机制是,关节炎症反应导致细胞外基质的丢失,从而加速软骨细胞的死亡和凋亡。而 ADMSCs 的抗炎症反应不仅能缓解 OA 患者的疼痛症状,而且不存在软骨退变和受损的风险。

（三）MSCs诱导分化为软骨细胞所需的机械刺激因素和化学刺激因子

关节的自然承载力包括一系列的物理刺激,如渗透压、静水压、电动现象、压力及张力等。同样,在关节和软骨发育发展过程中,生理水平的循环压力对维持软骨结构和功能以及传递组织间的营养物质都是必需的。因此,在体外的以软骨细胞为基础的软骨组织工程中,有研究人员运用生理性动能形成装置或滑动接触承载装置来模拟生理水平循环压,结果发现其能改善软骨的机械性能以及生物化学含量。

除了机械压刺激以外,研究者还注意到将一系列化学因素如生长因子[TGF-β$_3$/TGF-β$_1$、胰岛素样生长因子(IGF)、纤维细胞成长因子]、皮质类固醇和白细胞介素(interleukins,IL)等用于软骨细胞为基础的软骨组织工程中,这些诱导刺激因子能调整MSCs的增殖分化,促进细胞外基质的合成。研究还发现,TGF-β家族以及骨形态蛋白也是软骨细胞的重要诱导因子。有趣的是,机械诱导因素和生长因子的联合应用还能放大彼此的效应。

因此,将物理和化学刺激结合使用,能调整组织结构、改变细胞外基质的数量及类型,从而改善软骨组织的性能。

（四）MSCs载体或生物支架

细胞载体或生物支架直接影响细胞与细胞之间或者细胞与细胞外基质之间的相互作用,从而调整MSCs对外界刺激物的反应,发挥其分化的潜能。用于软骨组织修复工程的理想生物支架,一方面为细胞提供三维的空间结构,有利于细胞的生存和增殖分化;另一方面为细胞提供与体外培养一致的生物机械环境,有利于细胞外基质的合成。因此,制作生物支架需要考虑其生物材料的最优化选择、3D结构、多孔性以及生物相容性。水凝胶能保持较高的含水量、模拟软骨细胞的生存环境以及合成均匀分布的同质性软骨细胞,因而成为软骨组织修复工程的常用生物支架。其他一些类似的常用生物材料有I或II型胶原蛋白、纤维蛋白、透明质酸、硫酸软骨素、乙二醇聚乙烯、海藻酸和琼脂糖。

生物支架不仅是提供生长因子或基因的媒介,还能加速化学因子与MSCs之间相互作用。通常随着新软骨组织的合成,细胞所需营养物质的扩散由于组织密集而相对受限。而生物支架表面静止不动的生长因子,使得细胞能有效地吸收营养。研究发现,生物支架表面静止不动的生长因子(如TGF-β$_1$)相比较于通过外在传递的生长因子能合成更多的黏多糖(glycosaminoglycan,GAG)和II型胶原蛋白。在生物支架中注入无病毒的IGF-1DNA能延长生长因子的高表达。另外,还可以通过改变生长因子注入生物支架的方式来调整其释放的动力,比如浸泡或者冻干。

通过调整水凝胶的组成成分,可以改变MSCs的分化方向。比如,PEG水凝胶经过细胞黏合剂(精氨酸-甘氨酸-天冬氨酸配体)调整后可以增加细胞活力,加强软骨基因的表达和细胞外基质的合成。另外,尽管健康的软骨中并没有I型胶原蛋白,携带I型胶原蛋白的生物支架有利于保持软骨细胞的表型,加强MSCs增殖分化,促进软骨修复。而含硫酸软骨素的生物支架有利于II型胶原蛋白的合成。因此,研究团队通过调整生物支架的分子基质来把控软骨细胞的合成。

（五）MSCs在亚临床OA模型的安全性及疗效

最近一项关于ADMSCs用于兔子OA模型的安全性亚临床研究发现,正常健康组兔子和OA组的兔子经ADMSCs关节腔注射后均没有发生明显的副作用,仅仅在组织学水平上发现有ADMSCs渗透到膝关节,但不会因此出现关节软骨或其他滑膜内结构的破坏。既往的动物模型研究也报道过类似情况。这项研究结果为 ADMSCs 治疗 OA 的临床试验提供了安全性依据。

其他一些亚临床实验也证实 MSCs 能促进组织再生、重建关节表面平整、改善软骨退变。MSCs 治疗 OA 的机制有以下可能:MSCs 能分泌合成多种生物活性分子和细胞因子,激活细胞和血管再生途径,对软骨起到营养作用;MSCs 具有免疫抑制和抗炎作用;MSCs 具有归巢作用,在体内微环境作用下主动迁移至软骨缺血或受损部位进行修复重建有关。但详细阐述 MSCs 治疗 OA 的机制还需要更严谨的研究来进一步分析关于分解代谢和炎症环境方面的变化。

既往已经有临床研究着重于评估膝关节腔内注射 BMSCs 治疗膝关节骨性关节炎(KOA)的安全性及有效性,经治疗后患者疼痛减轻、关节功能改善,且无明显不良反应发生。Koh 等的一项病例分析中,共收集 30 位患者,关节腔内注射平均 4×10^6MSCs,随访 2 年,结果发现患者疼痛明显减轻、关节功能明显改善。Koh 另一项病例分析中,35 位患者在接受 ADMSCs 治疗后采用膝关节镜观察软骨修复情况,发现损伤的关节软骨明显改善、患者对治疗结果表示非常满意。Koh 的最近一项前瞻性队列研究中,也观察到类似的结果,共有 20 位患者经关节腔内注射 ADMSCs 后,MRI 结果以及 MOCART 评分均明显改善,患者满意度高。

在最近发表的一篇文章,将内侧半月板部分切除术后的患者随机分为 3 组,A 组和 B 组分别注射捐献者同种异体 BMSCs 50×10^6 和 150×10^6,对照组采用透明质酸钠治疗,并随访了参与临床一期试验的患者 2 年。发现术后 12 个月,干细胞治疗组患者半个月板体积明显增加,但随访至术后 24 个月后,三组间半月板体积差异无统计学意义;术后 24 个月,干细胞治疗组的 VAS 评分较对照组明显下降。该临床试验再次证实了 MSCs 的安全性及对疼痛的缓解作用。但临床上是否确实能对关节起到重建作用,尚不明确。还需要进一步规范临床研究,做到剂量最佳化、评价结果标准化,评估整个关节的内环境、追踪干细胞增殖轨迹以及重复注射灵活性等各方面,进而探索权衡 MSCs 治疗 OA 的安全性及疗效。

(六) MSCs 治疗 OA 的潜在风险

干细胞治疗 OA 主要是以下几种相关的潜在风险:①非目标组织群集;②干细胞的多能性诱导肿瘤发生;③缺少统一规范的细胞分离过程,细胞污染可能,以及在细胞增殖分化过程中可能出现意料之外的生物并发症。

(七) 结论

目前治疗 OA 的临床方法都不能重建关节软骨的完整性。而干细胞具有多项分化能力,以及抗炎和重建营养的功能,是治疗 OA 的新方向,值得进一步的临床试验研究。

(李浪平　曲文春)

第六节　电子信息技术在疼痛中的应用

虽然神经生理学和药理学已取得显著进展,但持续性疼痛仍是一项主要的公共卫生挑战。当前统计表明,疼痛的发病率已超过心脏病、癌症和糖尿病的总和,造成了巨大的卫生负担。但持续性疼痛的高发病率归因于一系列的非医疗因素,造成了疼痛管理的疗效 - 成本不一致。随着信息技术的不断发展进步,各类电子信息技术手段帮助疼痛患者实现"沉浸式"治疗体验,让患者就近可以接受专业、有效的疼痛治疗,可极大降低疼痛费用成本,是目前逐步兴起的一种治疗方式。

一、信息化疼痛管理项目辅助疼痛治疗

在疼痛的早期和慢性过程中,曾有人提出通过自我管理支持系统促使患者积极主动参与自身疼痛和健康管理,进而减少疼痛症状及再发。自我管理支持系统是一个涵盖面很广的概念,包括提升患者的疼痛知识、技能和处理自身健康状况的信心等。慢性疼痛的自我管理支持项目,已显示出明显的临床疗效和行为结果,减少医疗支出。然而传统的自我管理支持项目采取医疗工作者"面对面"方式进行,但由于疼痛本身的活动受限、交通地域限制和费用限制等因素严重阻碍了大量疼痛患者的参与。基于信息技术的干预手段可能成为一种潜在或替代方式克服这些时间、灵活性和地域障碍,开展临床疼痛管理支持,帮助医疗工作者满足大量疼痛人群的需求和降低持续治疗的成本。这些干预手段包括疼痛科普网站、临床决策辅助评估工具、疼痛风险评估工具、基于网络的社会心理治疗和多学科的自我管理支持项目等。目前已有的众多证据显示,慢性疼痛的网络干预可应用包括疼痛信息、决策管理支持和社会支持等方面,以提升患者对疼痛的认识和感知,进而改善患者临床和日常行为,产生着积极影响。随着公众对网络健康资源需求的不断增加和传统的临床干预方法费用不断增长,为了满足逐渐增加的老年化人群的需求,基于网络干预的疼痛管理将会越来越流行。

现已有充足证据表明,认知行为疗法(cognitive behavioral therapy,CBT)可有效改善慢性疼痛症状,帮助患者克服疼痛、抑郁和功能障碍。由于地域、高费用等限制性因素导致患者长时间等待,以及难以得到专业有效的治疗,而这些障碍正是互联网的优势所在。基于网络的 CBT 是有组织的自我管理式治疗项目,一般每周一次,持续 6~20 周,要求患者每周提交自身项目开展或结果评估的总结报告,提升项目的可持续性。在周汇报中,Brattberg 等人的认知行为疗法中包括治疗师管理的网络留言板,鼓励患者讨论和参加各自每周项目开展情况。其他获得医疗工作者支持的补充方式,包括电话、电子邮件、同步电子留言板等方式。所有这些方式都可提升医疗工作者的效率,及时回馈患者的每周汇报情况,提醒、管理和技术辅助患者完成项目内容。Bender 等人系统回顾了 11 项网络式 CBT 在慢性疾病中的疗效的研究,发现其对慢性疼痛和头痛均表现出现显著积极效果。Morley 等人发现基于网络的 CBT 与"面对面"式 CBT 在疼痛治疗中疗效无明显差异。信息化的治疗方式除了基于网络的 CBT 外,还包括提供合适疼痛教育信息,支持患者进行自我管理,并促使其进行目标设定、自我监督和反馈行为或症状相关信息等。伴随着互联网的高度交互性,信息化介入手段可提供音频和视频材料传递慢性疼痛的健康指导和教育,极大地拓展了传统纸质版媒介的范畴,实时提供专业支持。在 Geraghty 等人的研究中,通过应用信息化介入手段帮助腰痛患者进行自我管理中取得比较好的疗效。他们应用共享资源帮助患者进行自我调整,包括进阶目标设定、自我监督、鼓励增加身体活动和运动时间,并实时反馈。

但目前对于疼痛的信息化干预手段还仅限于心理行为疗法、健康教育和自我监督管理等手段。其次,对于这些干预手段,虽目前已有一些证据显示是有效的,但是其证据强度仍较低,大部分的研究主要以随访、对照研究为主,缺乏大中心、随机对照性研究的支持,这也

是日后研究的重点之处。

二、虚拟现实技术在疼痛中的应用

众多研究证实,虚拟现实(virtual reality,VR)可以减轻疼痛,这种效果被称为"VR镇痛"。有学者推测,假设VR镇痛是通过注意力、情绪对疼痛基质信号通路的调制、记忆和其他感官(例如触觉,听觉和视觉),从而产生镇痛。一个整体的活动减少疼痛矩阵可能伴随着增加在前扣带皮层和大脑的前额区域的活动。

另一方面,其他认知任务已被证明,在经典的疼痛电路衰减脑活动期间实验性疼痛刺激。有学者测量8名右利手志愿者的fMRI和主观疼痛评分(平均年龄9~30岁),从而提出了VR疼痛衰减分心理论,以减少疼痛知觉。一项研究检查实验性疼痛和VR健康参与者,这种模式有许多优点,因为研究人员正在试图孤立和(或)解构关键参数参与虚拟现实的临床疗效。这些研究让调查人员看到VR的影响,同时控制混杂因素作为临床病理学,暴露于疼痛或辅助药物,医院环境,以及其他患者和疾病特征。因此,这种类型的研究使调查人员控制和操纵的独特特性的影响有助于VR分心或调制。一般来说,虚拟现实已经证明是有效的,可增加疼痛宽度和疼痛阈值,并减少疼痛强度、情感痛苦和心情不愉快。有研究结果表明,虚拟现实技术分散注意力明显优于标准治疗以减少生理唤醒和疼痛评分,同时也证明VR减少症状困扰和感知花费的时间接受化疗,称为时间的流逝-压缩效应。

(一) 不完全脊髓损伤的神经病理性疼痛康复

在ASIA分级为C和D的患者中,除了运动功能影响步行之外,神经病理性疼痛的影响已占到了40%~60%。脊髓损伤的神经痛的长期预后是不好的,而且经过一段时间后疼痛将持续很久甚至加重。Mosele和Soler等人通过"虚拟步行"幻想研究在脊髓损伤的受试者中证实,当受试者在镜子里看到自己的上半身在一个大屏幕之上,而脚在大屏幕上像放电影样行走,他们报道以此产生了镇痛效果。已被证实,在一些神经障碍中,与中枢性疼痛相关的躯体感觉系统异常情况,可以被运动图像和相关任务执行结合视觉幻象逆转或调停。Michael Villiger的研究中,不完全性脊髓损伤的患者应用增强虚拟现实技术在运动训练的当时和12~16周后,有2/3的患者表示中枢性疼痛的临床症状得到改善。从而证实,增强虚拟现实训练在改善运动功能和减少疼痛方面都能短期获益,这些影响可能是由于可定制的培训剂量和强度,通过同步行动观察而自上而下的皮质的激活过程,运动图像和执行,或两者的结合。

(二) 慢性疼痛

Christian S等人提出一个系统实现提供多通道输入的严肃游戏康复,包括我们自己的全身动作捕捉系统、低成本动作捕捉系统和生物信号采集设备游戏引擎,已经建立了一个工作流程,能使严肃游戏在医疗环境中进行多通道数据采集。最后,一个严肃游戏已经应用于颈部及腰痛的慢性患者中。这项工作的重点是在多通道输入和如何使用它在游戏中支持慢性疼痛患者的康复。初步结果表明,Playmancer游戏技术稳定,可用在治疗疼痛的患者。患者积极地游戏和享受培训Playmancer游戏,在游戏康复治疗4周后,临床观察到有一个积极的趋势就是减少了疼痛强度评分和致残率,增加了步行距离。

慢性疼痛,包括慢性非特异性腰痛(chronic nonspecific low back pain,CNSLBP),通常与身体知觉障碍有关,但这些通常是在静态条件下的评估。有学者使用一个"虚拟镜像"规模的视觉运动反馈评估 CNSLBP 军事人员主动运动时身体知觉,结果表示身体感知之间的重要关系,包括运动和疼痛。因此,为主动运动的身体感知评估提供了新的途径,能更好地了解和管理身体知觉障碍和异常运动模式的疼痛患者。

（三）颈部疼痛

以色列海法大学的一项研究指出,应用传统和虚拟现实技术的评估方法都证实了颈部疼痛与颈椎活动度减少有关,VR 技术不仅提供了颈椎活动度的评价方法,还可用在改善颈椎活动度的治疗上。同时指出,虚拟现实评估方法比常规评估法的灵敏度更高,可用于检测有真实症状的个体。一项开发虚拟现实系统的研究演示证明,与传统评估相比,虚拟现实技术评估系统的重复性都更好,最后的结果也证实,开发 VR 环境是评估颈部疼痛人群颈椎关节活动度的客观可靠的方法。

VR 技术分散注意力已被证实有明显的镇痛效果,同样被证实可显著减少在岛叶、丘脑和次级躯体感觉皮质与疼痛相关的大脑活动。应用虚拟现实技术可能在通过分散疼痛注意力而克服运动治疗的恐惧方面发挥作用。更敏感的虚拟现实技术测量法被推荐检测患有颈部疼痛的有症状的个体,而常规的评估方法,被发现是更具体的,可以推荐检测无症状的个体。这表明虚拟现实的方法可能有更高的临床意义,因为它可以识别真实的颈部疼痛病例,更能客观量化他们的限度而比识别无症状者更具有临床意义。

（四）复杂性区域疼痛综合征

慢性疼痛如幻肢疼痛和复杂性区域疼痛综合征的治疗是很困难的,因为它们会对抗传统的药物治疗并对神经产生侵入阻滞。功能成像技术的最新进展表明,慢性疼痛是中枢神经系统中神经重塑的结果。Ramachandran 等人介绍了一种应用虚拟镜盒治疗幻肢疼痛的方法叫镜像视觉反馈治疗,并公布其治疗效果显著。虚拟镜像视觉反馈治疗法是一种先进的镜像视觉反馈疗法（mirror visual feedback,MVF）,包含特定的面向目标的运动控制任务,能使受试者感觉到投入和回报,从而鼓励他们重复运动训练,所以 VRMVF 将有潜力成为治疗 CRPS 的一种非侵入性选择性镇痛模式的治疗方法。研究证实,应用 VRMVF 治疗后,手指的疼痛和手臂的疼痛持续下降,根据其治疗效果具有明显前景。

（五）治疗慢性疼痛相关的疼痛恐惧和回避行为（虚拟现实逐步暴露疗法）

Keefe 等人的研究指出,VR 可以单独使用或与其他治疗组合应用于急性和持续性疼痛的患者。Kinect 使用最广泛的全身追踪器和将身体状态信息集成到各种仿真的场景。Kinect 系统使用图像、音频和深度传感器进行运动检测,面部表情识别和语音识别。Kinect 的互动技术允许用户使用自己的身体与模拟交互控制。Kinect 技术的一个重要进展是,不同于以往的是在手势或基于运动控制的尝试,患者不需要佩戴配件就能进行用户运动跟踪。所以,Kinect 系统代表了恐惧治疗的一个特定的运动训练方法。

三、以信息化为基础的慢性疼痛管理模式

我国疼痛管理还仅仅停留在麻醉管理和癌症患者的止痛方面,在各方面仍存在较多的问题。疼痛管理专业的组成人员职责和作用模糊不清,未充分认识到疼痛评估的重要性,评估标准和理念没有普及,评估过程不准确、不及时,医护人员疼痛知识匮乏,医患沟通不足等使疼痛缺乏规范化管理。对疼痛患者实施全面的规范化疼痛管理是现代医学发展的必然趋势,因此卫生行政部门、医疗机构应将疼痛管理纳入医院质量控制标准,并建立相关的监测

标准和评价制度,使疼痛管理标准在整个医院,甚至整个地区推广应用;强调多学科干预和团队协作,提倡"医护一体化"的疼痛管理模式,健全疑难重症疼痛患者的会诊制度;护士在疼痛管理中的独特和关键作用正日益凸现出来,要加快实现疼痛管理主体执行者从医师向护士的过渡;重视疼痛综合评估,加强疼痛评估的常规性;加强医护人员疼痛知识和技能的系统性、全面性教育;加强医患沟通,重视对患者的疼痛宣教,使患者掌握疼痛的正确评估方法,增强其对疼痛的自控能力,提高主动控制疼痛的意识。

积极探索及推动区域医院与社区卫生服务共同管理慢性疼痛疾病的模式,充分应用信息化技术,建立以个人健康为核心、管理信息为纽带的网络模式,并充分应用到社区慢性疼痛性疾病健康管理工作中,增强患者与社区医务人员的互动,实现疾病的早期检测和预防,降低慢性病患者的治疗成本;收集和完善社区慢性疼痛性疾病相关信息,建立电子健康档案,实现信息化管理;规范社区慢性疼痛性疾病的诊疗条件,同时上级医院为转诊患者提供优先、优质服务,并将诊疗信息反馈给社区卫生服务机构,实现预防 - 干预 - 康复的全程"无缝隙"关怀的良性循环。充分利用信息化平台,实施工作数量和质量的动态监测和评估,引导卫生服务工作模式和运行机制的转变,提高工作人员的积极性和主观能动性,使得医疗资源的利用最优化,效益产出最大化。

(黄国志　赵一瑾)

参 考 文 献

[1] Thomson JA, Itskovitz-Eldor J, Shapiro SS, et al. Embryonic stem cell lines derived from human blastocysts [J]. Science, 1998, 282:1145-1147.

[2] Baldwing A. Morality and human embryo research. Introduction to the Talking Point on morality and human embryo research [J]. EMBO Reports, 2009, 10(4):299-300.

[3] Moroni L, Fornasari PM. Human mesenchymal stem cells: A bank perspective on the isolation, characterization and potential of alternative sources for the regeneration of musculoskeletal tissues [J]. J Cell Physiol, 2013, 228:680-687.

[4] Sensebe L, Krampera M, Schrezenmeier H, et al. Mesenchymal stem cells for clinical application [J]. Vox Sang, 2010, 98:93-107.

[5] Chan SC, Gantenbein-Ritter B, Leung VY, et al. Cryopreserved intervertebral disc with injected bone marrow Y derived stromal cells: A feasibility study using organ culture [J]. Spine J, 2010, 10:486-496.

[6] Abbah SA, Lam CX, Ramruttun KA, et al. Autogenous bone marrow stromal cell sheets-loaded mPCL/TCP scaffolds induced osteogenesis in a porcine model of spinal interbody fusion [J]. Tissue Eng Part A, 2011, 17:809-817.

[7] Gantenbein-Ritter B, Benneker LM, Alini M, et al. Differential response of human bone marrow stromal cells to either TGF-beta(1) or rhGDF-5 [J]. Eur Spine J, 2011, 20:962-971.

[8] See EY, Toh SL, Goh JC. Effects of radial compression on a novel simulated intervertebral disc-like assembly using bone marrow Y derived mesenchymal stem cell cell-sheets for annulus fibrosus regeneration [J]. Spine, 2011, 36:1744-1751.

[9] Zhang Y, Drapeau S, Howard SA, et al. Transplan- tation of goat bone marrow stromal cells to the

degenerating intervertebral disc in a goat disc injury model [J]. Spine,2011,36:372-377.

[10] See EY,Toh SL,Goh JC. Simulated intervertebral disc-like assembly using bone marrowYderived mesenchymal stem cell sheets and silk scaffolds for annulus fibrosus regeneration [J]. J Tissue Eng Regen Med,2012,6:528-535.

[11] Tamura K,Harada Y,Nagashima N,et al. Auto-transplanting of bone marrowYderived mononuclear cells for complete cases of canine paraplegia and loss of pain perception,secondary to intervertebral disc herniation [J]. Exp Clin Transplant,2012,10:263-272.

[12] Liu Q,Jin L,Shen FH,et al. Fullerol nanoparticles suppress inflammatory response and adipogenesis of vertebral bone marrow stromal cells——A potential novel treatment for intervertebral disc degeneration[J]. Spine J,2013,13:1571-1580.

[13] Morigele M,Shao Z,Zhang Z,et al. TGF-beta1 induces a nucleus pulposus-like phenotype in Notch 1 knockdown rabbit bone marrow mesenchymal stem cells [J]. Cell Biol Int,2013,37:820-825.

[14] Ghosh P,Moore R,Vernon-Roberts B,et al. Immuneselected STRO-3+ mesenchymal precursor cells and restoration of the extracellular matrix of degenerate intervertebral discs [J]. J Neurosurg Spine,2012,16:479-488.

[15] Chen J,Lee EJ,Jing L,et al. Differentiation of mouse induced pluripotent stem cells(iPSCs)into nucleus pulposus-like cells in vitro [J]. PLoS One,2013,8:e75548.

[16] Takahashi K,Tanabe K,Ohnuki M,et al. Induction of pluripotent stem cells from adult human fibroblasts by defined factors [J]. Cell,2007,131:861-872.

[17] Takahashi K,Yamanaka S. Induction of pluripotent stem cells from mouse embryonic and adult fibroblast cultures by defined factors [J]. Cell,2006,126:663-676.

[18] Okita K,Ichisaka T,Yamanaka S. Generation of germline-competent induced pluripotent stem cells [J]. Nature,2007,448:313-317.

[19] Yu J,Vodyanik MA,Smuga-Otto K,et al. Induced pluripotent stem cell lines derived from human somatic cells [J]. Science,2007,318:1917-1920.

[20] Nakagawa M,Koyanagi M,Tanabe K,et al. Generation of induced pluripotent stem cells without Myc from mouse and human fibroblasts [J]. Nat Biotechnol,2008,26:101-106.

[21] Ichida JK,Blanchard J,Lam K,et al. A small-molecule inhibitor of TGF-beta signaling replaces sox2 in reprogramming by inducing nanog [J]. Cell Stem Cell,2009,5:491-503.

[22] Knoepfler PS. Deconstructing stem cell tumorigenicity:A roadmap to safe regenerative medicine [J]. Stem Cells,2009,27:1050-1056.

[23] Gutierrez-Aranda I,Ramos-Mejia V,Bueno C,et al. Human induced pluripotent stem cells develop teratoma more efficiently and faster than human embryonic stem cells regardless the site of injection [J]. Stem Cells,2010,28:1568-1570.

[24] Siniscalco D,Giordano C,Galderisi U,et al. Intra-brain micro injection of human mesenchymal stem cells decreases allodynia in neuropathic mice [J]. Cell Mol Life Sci,2010,67(4):655-669.

[25] Sakai D,Grad S. Advancing the cellular and molecular therapy for intervertebral disc disease [J]. Adv Drug Deliv Rev,2015,84:159-171.

[26] Chou D,Samartzis D,Bellabarba C,et al. Degenerative magnetic resonance imaging changes in patients with chronic low back pain:a systematic review [J]. Spine,2011,36(S21):S43-S53.

[27] Takatalo J, Karppinen J, Niinimaki J, et al. Does lumbar disc degeneration on magnetic resonance imaging associate with low back symptom severity in young Finnish adults [J]? Spine, 2011, 36(25): 2180-2189.

[28] Samartzis D, Karppinen J, Mok F, et al. A population-based study of juvenile disc degeneration and its association with overweight and obesity, low back pain, and diminished functional status [J]. J Bone Joint Surg, 2011, 93(7): 662-670.

[29] de Schepper EI, Damen J, van Meurs JB, et al. The association between lumbar disc degeneration and low back pain: the influence of age, gender, and individual radiographic features [J]. Spine, 2010, 35(5): 531- 536.

[30] Freemont AJ. The cellular pathobiology of the degenerate intervertebral disc and discogenic back pain [J]. Rheumatology, 2009, 48: 5-10.

[31] Gou S, Oxentenko SC, Eldrige JS, et al. Stem Cell Therapy for Intervertebral Disk Regeneration [J]. Am J Phys Med Rehabil, 2014, 93(11): S122-S131.

[32] Zhen Wang, Carman M. Perez-Terzic, et al. Efficacy of intervertebral disc regeneration with stem cells —— A systematic review and meta-analysis of animal controlled trials [J]. Gene, 2015, 564: 1-8.

[33] Lewis G. Nucleus pulposus replacement and re- generation/repair technologies: Present status and future prospects [J]. J Biomed Mater Res B Appl Biomater, 2012, 100: 1702-1720.

[34] Karppinen J, Shen FH, Luk KD, et al. Management of degenerative disk disease and chronic low back pain [J]. Orthop Clin North Am, 2011, 42: 513-528.

[35] Kim DH, Kim SH, Heo SJ, et al. Enhanced differentiation of mesenchymal stem cells into NP-like cells via 3D co-culturing with mechanical stimulation [J]. J Biosci Bioeng, 2009, 108: 63-67.

[36] Richardson SM, Hughes N, Hunt JA, et al. Human mesenchymal stem cell differentiation to NP-like cells in chitosan-glycerophosphate hydrogels [J]. Biomaterials, 2008, 29: 85-93.

[37] Hohaus C, Ganey TM, Minkus Y, et al. Cell transplantation in lumbar spine disc degeneration disease [J]. Eur Spine J, 2008, 17(suppl 4): 492-503.

[38] Blanco JF, Graciani IF, Sanchez-Guijo FM, et al. Isolation and characterization of mesenchymal stromal cells from human degenerated nucleus pulposus: Comparison with bone marrow mesenchymal stromal cells from the same subjects [J]. Spine(Phila Pa 1976), 2010, 35: 2259-2265.

[39] Le Maitre CL, Freemont AJ, Hoyland JA. Accelerated cellular senescence in degenerate intervertebral discs: A possible role in the pathogenesis of intervertebral disc degeneration [J]. Arthritis Res Ther, 2007, 9: R45.

[40] Stoyanov JV, Gantenbein-Ritter B, Bertolo A, et al. Role of hypoxia and growth and differentiation factor-5 on differentiation of human mesenchymal stem cells towards intervertebral nucleus pulposus-like cells [J]. Eur Cell Mater, 2011, 21: 533-547.

[41] Fang Z, Yang Q, Luo W, et al. Differentiation of GFP-Bcl-2-engineered mesenchymal stem cells towards a nucleus pulposus-like phenotype under hypoxia in vitro [J]. Biochem Biophys Res Commun, 2013, 432: 444-450.

[42] Vadala G, Studer RK, Sowa G, et al. Coculture of bone marrow mesenchymal stem cells and nucleus pulposus cells modulate gene expression profile without cell fusion [J]. Spine, 2008, 33: 870-876.

[43] McCanless JD, Cole JA, Slack SM, et al. Modeling nucleus pulposus regeneration in vitro: Mesenchymal stem cells, alginate beads, hypoxia, bone morphogenetic protein-2, and synthetic peptide B2A [J]. Spine,

2011,36:2275-2285.

[44] Allon AA, Aurouer N, Yoo BB, et al. Structured coculture of stem cells and disc cells prevent disc degeneration in a rat model [J]. Spine J,2010,10:1089-1097.

[45] Yang H, Wu J, Liu J, et al. Transplanted mesenchymal stem cells with pure fibrinous gelatin-transforming growth factor-beta1 decrease rabbit intervertebral disc degeneration [J]. Spine J,2010,10:802-810.

[46] Liang CZ, Li H, Tao YQ, et al. Dual release of dexamethasone and TGF-beta3 from polymeric microspheres for stem cell matrix accumulation in a rat disc degeneration model [J]. Acta Biomater,2013,9:9423-9433.

[47] Yang Z, Huang CY, Candiotti KA, et al. Sox-9 facilitates differentiation of adipose tissue-derived stem cells into a chondrocyte-like phenotype in vitro [J]. J Orthop Res,2011,29:1291-1297.

[48] Crevensten G, Walsh AJ, Ananthakrishnan D, et al. Intervertebral disc cell therapy for regeneration: Mesenchymal stem cell implantation in rat inter-vertebral discs [J]. Ann Biomed Eng,2004,32:430-434.

[49] Zhao X, Huang S, Yan N, et al. Alginate scaffold in the repair of lumbar intervertebral degenerative disc by biological method [J]. Journal of Clinical Rehabilitative Tissue Engineering Research,2008,12:73-76.

[50] Liang CZ, Li H, Tao YQ, et al. Dual release of dexamethasone and TGF-beta3 from polymeric microspheres for stem cell matrix accumulation in a rat disc degeneration model [J]. Acta Biomater,2013,9:9423-9433.

[51] Chik TK, Ma XY, Choy TH, et al. Photochemically crosslinked collagen annulus plug: A potential solution solving the leakage problem of cell-based therapies for disc degeneration [J]. Acta Biomater,2013,9:8128-8139.

[52] Wu J, Yang JH, Yang ZH, et al. Bone marrow mesenchymal stem cells combined with injectable fibrinous gel transforming growth factor-beta 1 transplantation for treatment of intervertebral disc degeneration [J]. J Clin Rehabil Tissue Eng Res,2011,15:478-482.

[53] Bendtsen M, Bunger CE, Zou X, et al. Autologous stem cell therapy maintains vertebral blood flow and contrast diffusion through the endplate in experimental intervertebral disc degeneration [J]. Spine (Phila Pa 1976),2011,36:E373-379.

[54] Mazzini L, Ferrero I, Luparello V, et al. Mesenchymal stem cell transplantation in amyotrophic lateral sclerosis: A phase I clinical trial [J]. Exp Neurol,2010,223:229-237.

[55] Leung V, Aladin D, Lv F, et al. Mesenchymal stem cells mediate disk regeneration by suppression of fibrosis in nucleus pulposus [J]. Global Spine J,2012,2:1.

[56] Orth P, Cucchiarini M, Kohn D, et al. Alterations of the subchondral bone in osteochondral repair--translational data and clinical evidence [J]. Eur Cell Mater,2013,25:299-316. discussion 314-296.

[57] Orth P, Rey-Rico A, Venkatesan JK, et al. Current perspectives in stem cell research for knee cartilage repair [J]. Stem Cells Cloning,2014,7:1-17.

[58] Grenier S, Bhargava MM, Torzilli PA. An in vitro model for the pathological degradation of articular cartilage in osteoarthritis [J]. J Biomech,2014,47:645-652.

[59] Li Y, Wei X, Zhou J, et al. The age-related changes in cartilage and osteoarthritis [J]. Biomed Res Int,2013:916530.

[60] Frisbie DD, McCarthy HE, Archer CW, et al. Evaluation of articular cartilage progenitor cells for the repair of articular defects in an equine model [J]. J Bone Joint Surg Am,2015,97:484-493.

[61] Dudakovic A, Camilleri E, Riester SM, et al. High-resolution molecular validation of self-renewal and spontaneous differentiation in clinical-grade adipose-tissue derived human mesenchymal stem cells [J]. J Cell Biochem, 2014, 115: 1816-1828.

[62] Dudakovic A, Camilleri ET, Lewallen EA, et al. Histone deacetylase inhibition destabilizes the multi-potent state of uncommitted adipose-derived mesenchymal stromal cells [J]. J Cell Physiol, 2015, 230: 52-62.

[63] Crespo-Diaz R, Behfar A, Butler GW, et al. Platelet lysate consisting of a natural repair proteome supports human mesenchymal stem cell proliferation and chromosomal stability [J]. Cell Transplant, 2011, 20: 797-811.

[64] Minteer D, Marra KG, Rubin JP. Adipose-derived mesenchymal stem cells: biology and potential applications [J]. Adv Biochem Eng Biotechnol, 2013, 129: 59-71.

[65] Dave M, Mehta K, Luther J, et al. Mesenchymal stem cell therapy for inflammatory bowel disease: A systematic review and meta-analysis [J]. Inflamm Bowel Dis, 2015, 21: 2696-2707.

[66] Carceller MC, Guillén MI, Ferrándiz ML, et al. Paracrine in vivo inhibitory effects of adipose tissue-derived mesenchymal stromal cells in the early stages of the acute inflammatory response [J]. Cytotherapy, 2015, 17: 1230-1239.

[67] Loeser RF, Collins JA, Diekman BO. Aging and the pathogenesis of osteoarthritis [J]. Nat Rev Rheumatol, 2016, 12: 412-420.

[68] Guilak F, Hung CT. Physical regulation of cartilage metabolism [M] // Mow VC, Hayes WC. Basic Orthopaedic Biomechanics. 3rd ed. Philadelphia: Lippincott-Raven, 2005: 179-207.

[69] Chen X, Macica CM, Nasiri A, et al. Reg-ulation of articular chondrocyte proliferation and differentiation by Indian hedgehog and parathyroid hormone-related protein in mice [J]. Arthritis Rheum, 2008, 58: 3788-3797.

[70] Bian L, Fong JV, Lima EG, et al. Dynamic mechanical loading enhances functional properties of tissue-engineered cartilage using mature canine chondrocytes [J]. Tissue Eng Part A, 2010, 16: 1781-1790.

[71] Bian L, Stoker AM, Marberry KM, et al. Effects of dexamethasone on the functional properties of cartilage explants during long-term culture [J]. Am J Sports Med, 2010, 38: 78-85.

[72] Mauck RL, Byers BA, Yuan X, et al. Regulation of cartilaginous ECM gene transcription by chondrocytes and MSCs in 3D culture in response to dynamic loading [J]. Biomech Model Mechanobiol, 2007, 6: 113-125.

[73] Deponti D, Di Giancamillo A, Gervaso F, et al. Collagen scaffold for cartilage tissue engineering: The benefit of fibrin glue and the proper culture time in an infant cartilage model [J]. Tissue Eng Part A, 2014, 20: 1113-1126.

[74] Zhu M, Feng Q, Sun Y, et al. Effect of cartilaginous matrix components on the chondrogenesis and hypertrophy of mesenchymal stem cells in hyaluronic acid hydrogels [J]. J Biomed Mater Res Part B Appl Biomater, 2017, 105 (8): 2292-2300.

[75] Chou CH, Cheng WTK, Lin CC, et al. TGF-beta1 immobilized tri-co-polymer for articular cartilage tissue engineering [J]. J Biomed Mater Res Part B Appl Biomater, 2006, 77: 338- 348.

[76] Capito RM, Spector M. Collagen scaffolds for nonviral IGF-1 gene delivery in articular cartilage tissue engineering [J]. Gene Ther, 2007, 14: 721-732.

[77] Jang KM, Lee JH, Park CM, et al. Xeno-transplantation of human mesenchymal stem cells for repair of

osteochondral defects in rabbits using osteochondral biphasic composite constructs [J]. Knee Surg Sports Traumatol Arthrosc, 2014, 22:1434-1444.

[78] Saulnier N, Viguier E, Perrier-Groult E, et al. Intra-articular administration of xenogeneic neonatal mesenchymal stromal cells early after meniscal injury down-regulates met allo-proteinase gene expression in synovium and prevents cartilage degradation in a rabbit model of osteoarthritis [J]. Osteoarthritis Cartilage, 2015, 23:122-133.

[79] Shen W, Chen J, Zhu T, et al. Osteoarthritis prevention through meniscal regeneration induced by intra-articular injection of meniscus stem cells [J]. Stem Cells Dev, 2013, 22:2071-2082.

[80] Singh A, Goel SC, Gupta KK, et al. The role of stem cells in osteoarthritis:An experimental study in rabbits [J]. Bone Joint Res, 2014, 3:32-37.

[81] Horie M, Driscoll MD, Sampson HW, et al. Implantation of allogenic synovial stem cells promotes meniscal regeneration in a rabbit meniscal defect model [J]. J Bone Joint Surg Am, 2012, 94:701-712.

[82] Ruiz-Ibán MA, Díaz-Heredia J, Garćia- Gómez I, et al. The effect of the addition of adipose-derived mesenchymal stem cells to a meniscal repair in the avascular zone:An experimental study in rabbits [J]. Arthroscopy, 2011, 27:1688-1689.

[83] Jo CH, Lee YG, Shin WH, et al. Intra-articular injection of mesenchymal stem cells for the treatment of osteoarthritis of the knee:A proof-of-concept clinical trial [J]. Stem Cells, 2014, 32:1254-1266.

[84] Koh YG, Choi YJ. Infrapatellar fat pad-derived mesenchymal stem cell therapy for knee osteoarthritis [J]. Knee, 2012, 19:902-907.

[85] Koh YG, Jo SB, Kwon OR, et al. Mesenchymal stem cell injections improve symptoms of knee osteoarthritis [J]. Arthroscopy, 2013, 29:748-755.

[86] Koh YG, Choi YJ, Kwon SK, et al. Clinical results and second-look arthroscopic findings after treatment with adipose-derived stem cells for knee osteoarthritis [J]. Knee Surg Sports Traumatol Arthrosc, 2015, 23(5):1308-1316.

[87] Koh YG, Choi YJ, Kwon OR, et al. Second-Look arthroscopic evaluation of cartilage lesions after mesenchymal stem cell implantation in osteoarthritic knees [J]. Am J Sports Med, 2014, 42(7):1628-1637.

[88] Kim YS, Choi YJ, Lee SW, et al. Assessment of clinical and MRI outcomes after mesenchymal stem cell implantation in patients with knee osteoarthritis:A prospective study [J]. Osteoarthritis Cartilage, 2016, 24(2):237-245.

[89] Vangsness CT Jr, Farr J 2nd, Boyd J, et al. Adult human mesenchymal stem cells delivered via intra-articular injection to the knee following partial medial meniscectomy:A randomized, double-blind, controlled study [J]. J Bone Joint Surg Am, 2014, 96:90-98.

[90] Scott M. Riester Janet M, Denbeigh, et al. Safety Studies for Use of Adipose Tissue-Derived Mesenchymal Stromal/Stem Cells in a Rabbit Model for Osteoarthritis to Support a Phase I Clinical Trial [J]. Stem Cell Translational Medicine, 2016, 5:1-1.

第三章	# 疼痛的检查与评估

疼痛是一种复杂且涉及全身多系统的疾病,除了身体组织实际或潜在损伤外,更是患者的一种主观的、多重的感觉与情感体验,涉及生物 - 心理 - 社会等多层次。然而疼痛治疗的有效性依赖于疼痛疾病的准确诊断。深入了解疼痛疾病的发生发展过程和对患者造成的功能影响,对于确定疼痛发生的潜在机制和有效治疗方案必不可少。疼痛的检查和评估是一个动态过程,贯穿于疼痛治疗方案的始末。本章从疼痛的病史、体格检查、影像学检查、评估等多维度,建立一套全面且有效的疼痛诊疗评估系统。

第一节　病史及体格检查

随着 CT、MRI 等影像学技术的不断发展,为疼痛的准确诊断提供了可能,但导致临床医生的依赖性,逐步降低病史采集和体格检查的重要性。尽管这些高新技术对疼痛患者的评估极其重要,但由于疼痛作为一种主观感受的这一特殊属性,疼痛衡量在很大程度上仍依赖于患者与医生之间的细致可靠交流。

一、耐心仔细的病史采集

在疼痛的临床诊断中,病史采集占有重要地位。从病史中可以了解疾病的病变部位、范围、性质及原因。故采集的病史凡与诊断有关者必须详尽可靠,凡无关者切忌杂乱烦琐。要突出疼痛的特点,有重点地采集与疼痛的发生、发展等有密切联系的病史。一般来说,患者是凭主观感觉叙述症状的,加之缺乏医学知识,常有不确切的情况,由他们提供的病史不一定完全符合医生诊断的需要,因而医生在收集、分析资料的过程中,切忌"先入为主"地对病情资料任意取舍,牵强附会地推理解释,即在"既定诊断概念"下去寻找支持这一概念的依据,从而失去诊断思维的客观性。应当在聆听患者叙述过程中不断思考、鉴别和判断,并有针对性地提出问题,力求病史资料的完整和客观。

在临床工作中,我们总结出疼痛疾病的病史采集的基本要素,使医生能根据患者的描述明确各种疼痛的综合性特征,以免遗漏,便于鉴别诊断。其一般包括:患者一般资料、主诉、发病方式、患病时间及持续时间、发病的诱因、疼痛的主要特点、既往诊疗史、个人史及家族史等要素。国外的同行也采用了同样的方式,以一种公式化的方式开展疼痛病史采集,主要包括:发作形式、部位、慢性病程、发展速度(持续时间和频率)、特点和严重性、相关因素等。比较国内外病史采集的内容,疼痛的主要方面均涉及。但是国外的病史采集时,注重疼痛的心理、社会属性,同时涵盖有药物滥用、吸毒、酒精滥用史,较国内更为全面且深入。

二、系统化疼痛调查模板

（一）疼痛的诱发因素及发病缓急

疼痛的起病或发作都有其各自的特点。详细询问其起病情况及患病时间，对病因的探索具有重要鉴别作用。

1. 问诊 问诊应详细了解与本次发病有关的病因（如感染、外伤、中毒、内分泌代谢紊乱）、诱因（如气候环境变化、药物治疗的减停或变换、情绪激动）（表 3-1-1）。在疼痛临床中常可见到一些疼痛发生时均有直接的明显的原因，如搬重物时拉伤腰部肌肉或急性腰椎间盘突出而引起腰部剧痛、活动障碍。而有些神经性疼痛发生时没有明显的原因，但可追问到一些诱因，如糖尿病性周围神经炎，在精神受刺激、情绪抑制的条件下可诱发、加重其疼痛症状。

2. 疼痛发作急缓 急骤常见于中枢神经系统炎症、外伤、中毒和心脏疾病，患者常能说出发病的日期和时间；疼痛起病缓慢或由轻到重的多为肿瘤、周围神经炎症变性等，患者常不能确切地忆及发病经过。

表 3-1-1 **疼痛问诊要素**

PQRST

Provoking：疼痛诱发因素

Quality of pain：疼痛性质

Region and radiation：疼痛及放射区域

Severity or associated symptoms：严重程度或伴随症状

Temporal factors/timing：持续时间

SOCRATES

Site（部位）：疼痛的部位在哪里？

Onset（诱因）：疼痛什么时候开始？怎么开始？突然出现或是逐渐出现？是外伤、疾病还是其他可能的因素导致的？

Character（性质）：疼痛的性质是什么？尖锐痛？刺痛？灼烧痛？酸痛？

Radiation（放射部位）：是否为放射性疼痛？放射部位在哪里？导致放射性疼痛的原因是什么？

Associations（伴随因素）：有无其他伴随症状，例如麻木、感觉异常或是沉重感？

Time course（时间进程）：疼痛一天内变化情况如何？

Exacerbating/relieving（加重/缓解因素）：疼痛的加重或缓解因素

Severity（严重性）：疼痛的强度

（二）疼痛的性质

疼痛是患者的一种主观感觉，对它的描述受患者文化素养、疼痛经历和语言习惯等多方面的影响。医生应耐心细致地询问，但不应诱导，尽可能用医学词汇来理解患者的真实感受，通过疼痛的性质来间接反映病变的性质。如放射痛多反映神经干或神经根受压,烧灼痛多反映神经炎等神经病变,酸痛多反映肌肉组织的功能性疼痛,游走性疼痛常为风湿痛的特点等。

1. 疼痛部位及放射部位　了解清楚疼痛的具体部位对做出诊断具有指导意义。多数疼痛疾病,疼痛反映的是支配该区的神经病变或该神经走行路径上的病变。因此,不仅要分清疼痛的部位是在头面、颈肩、胸、腹、腰、背、臀,还是在四肢等大体位置外,还要弄清楚其具体位置。同为头痛,一般头部偏侧性、阵发性剧痛应考虑枕大神经炎。同样,在大腿部,坐骨神经痛的范围在后侧,股外侧皮神经痛的范围在外侧,而闭孔神经病变引起的疼痛在内侧。除此之外,还应考虑到疼痛区域同一脊髓节段支配的内脏病变所引起的牵涉痛。

2. 疼痛的伴随症状　疼痛除了疼痛患者共有的一些症状外,每一种疾病都因各自的病因不同而有各自的伴随症状,了解清楚其伴随症状有助于疾病的诊断和鉴别诊断。例如老年患者主诉颈肩部疼痛,伴有上肢的麻痛及颈部活动障碍,而不伴有肩关节活动受限,则考虑神经根型颈椎病的可能性较大,基本上可排除肩周炎。

3. 疼痛发作频率与持续时间　疼痛的发作频率和持续时间是疼痛诊断的重要线索之一。在各类头痛的疾病中,正是疼痛发作模式的不一致才能准确进行诊断。一般来说偏头痛为搏动样疼痛,可以持续数小时或长达一天之久;而丛集样头痛则主要表现为周期性发作,每天发作一次或多次,每次持续时间则较短,约 30min。

4. 疼痛的加重或缓解因素　疼痛常因运动、体位、天气、温度等因素出现加重或缓解。如腰椎间盘突出症患者,常因弯腰时出现椎间孔变窄,神经根压迫紧张,进而导致神经根性疼痛加重。但对于腰椎管狭窄的患者而言,腰椎前屈时椎管容量变大而疼痛减轻,而后伸则导致椎管容量变小疼痛加重。同时天气气温同样会影响疼痛程度的变化,一般天气寒冷时,肌筋膜炎患者则会出现疼痛和不适感明显加重。

三、疼痛的体格检查

但在疼痛的体格检查中,很少有某一项体格检查就可以明确患者的诊断。相反,体格检查必须根据患者的病史资料有的放矢,不应耗费大量的时间。体格检查是病史采集的延续,提供了客观的证据,高效系统地支持了病史线索,确保不忽略任何重要的发现。在进行体格检查时要确保患者的全力配合,疼痛患者的有效配合,使其最终从体检中获益。患者所有诊断都依赖于临床症状、体格检查、影像学证据等多方面资料确诊,例如腰椎 MRI 发现 L_5/S_1 椎间盘突出仅能判断"腰椎间盘突出",但如果患者没有症状或体征,则不能诊断"腰椎间盘突出症"。

（一）精神状态检查

在对患者进行病史收集时,可对患者精神状态进行简单评估,一般包括认知功能评估、情绪和情感状态、判断和自知力等方面。在进行疼痛治疗时,一般都要求患者具备完整的判断力和自知力,例如在进行阿片类药物或脊髓神经电刺激治疗时,一般要求患者进行专业详细的精神状态检查。

（二）生命体征

一般在疼痛状态时,患者的各项生命体征,例如血压、呼吸、心率等均会有所增高。若患者存在严重增高时,需要相关药物对症处理,但需要辨别生命体征变化是否确定为疼痛所致。

（三）视诊

一般体格检查由视诊开始，详细观察患者体表或姿势变化情况，进而获取疼痛部位及疼痛性质，一般主要包括以下几方面：

1. 保护性姿势或异常步态 患者一般由于疼痛导致姿势异常，减少对病变部位的受压或激惹。而异常步态一般由两方面因素导致，一方面可能由于疼痛保护性步态避免使疼痛的肢体或邻近关节负重；另一方面可能由于神经源性或骨骼肌肉源性障碍所致的步态异常。

2. 皮肤颜色或色素变化 皮肤颜色变化一般暗示着交感神经功能障碍、炎症反应等症状。

3. 出汗情况异常或不对称出汗情况一般预示着交感神经功能障碍。

4. 毛发和指甲变化预示着神经病理性损伤或是交感神经功能障碍。

5. 水肿预示着炎症或交感神经功能障碍。

6. 肌肉萎缩预示着废用性萎缩或是其所支配神经损伤所致。

（四）触诊和骨骼肌肉检查

患者对触诊的反应取决于患者对触压的耐受性，一般具有个体差异性。因此，触诊一般在患者可承受范围内，系统、全身进行开展，一般双侧对照，由浅表逐渐深入。

1. **皮温变化** 局部皮温变化一般表明炎症反应或是由于交感神经功能障碍改变局部血液灌注。

2. **肌肉压痛点** 肌肉检查过程中，常常可发现压痛点和明显的扳机点。一般以能重现患者疼痛模式和疼痛性质的压痛点具有特殊意义。

3. **关节检查** 一般包括关节活动度检查（主动或被动）、挤压或牵伸检查是否诱发疼痛和其他特殊体格检查。

（五）神经系统检查

进行神经系统检查可让我们明确病变所侵犯的神经，进而判断疼痛的起源之处。通过检查区域的运动、反射和感觉等功能障碍，并伴随支配区域疼痛表现，可帮助我们判断是否为神经根或外周神经损伤（表 3-1-2）。例如肌无力近端重于远端一般提示肌病可能性较大；若近端肌无力轻于远端一般提示多发神经病变。单神经支配的肌无力提示周围神经损伤或神经根性病变。

表 3-1-2 常见神经支配区域

上肢常见神经支配区域		
C_5	运动	屈肘（腋神经）
	反射	肱二头肌（肌皮神经）
	感觉	上臂上面和外侧，三角肌附近（腋神经）
	疼痛	上臂上面和外侧，但不会低于肘部
C_6	运动	肘关节旋后（桡神经）
		肘关节旋前（正中神经）
	反射	肱桡肌（桡神经）
	感觉	前臂外侧（肌皮神经）
	疼痛	前臂外侧，可能到达大拇指

续表

C_7	运动	伸肘(桡神经)	
	反射	肱三头肌(桡神经)	
	感觉	肱三头肌、前臂中间区域和中指	
	疼痛	肱三头肌深部疼痛、前臂前后部和中指	
C_8	运动		
	反射		
	感觉	前臂内侧(前臂外侧皮神经)	
	疼痛	前臂内侧一直到内侧两个手指	
T_1	运动	手指外展(尺神经)	
	反射		
	感觉	上肢内侧(前臂内侧皮神经)	
	疼痛	腋窝、肩部深部疼痛,并伴有上肢内侧放射性疼痛	

下肢常见神经支配区域

L_2	运动	屈髋(股神经)	
	反射		
	感觉	大腿中间上面(股神经和股外侧皮神经)	
	疼痛	大腿区域	
L_3	运动	伸膝(股神经)和髋内收(闭孔神经)	
	反射	髋内收(闭孔神经)	
	感觉	大腿上面,仅在髌骨以上	
	疼痛	大腿区域	
L_4	运动	足内翻(腓神经和胫神经)	
	反射	膝阵挛(股神经)	
	感觉	下肢内侧	
	疼痛	自膝关节一直至踝内侧	
L_5	运动	大踇趾背伸(腓深神经)	
	反射		
	感觉	特别时足背部(腓神经)	
	疼痛	大腿后侧到下肢外侧、足背部,特别是大踇趾	
S_1	运动	足外翻(腓神经)	
	反射	踝阵挛	
	感觉	踝外侧后部	
	疼痛	大腿和小腿后侧一直到足外侧	

一般来说,颈椎椎间盘突出可导致脊髓受压,表现出上神经元损伤症状;或是神经根受压,导致下神经元损伤症状。一般 C_5/C_6 椎间盘突出最为常见,进而导致 C_6 神经根受压,也可导致 C_7 上神经元症状。而腰椎椎间盘突出仅能导致下神经元神经损伤症状。反射活

跃或亢进一般预示着高节段脊髓或是颅内病变。一般 L_5 或 S_1 是最常见的腰椎间盘突出部位。

（黄国志）

第二节　疼痛的影像学评估

疼痛的影像学评估包括传统解剖结构成像及现今功能、分子显像等，临床医师所获信息也从二维、三维图像发展到多维功能成像。疼痛康复实践中，医学影像学检查极为重要，常规影像读片技能的培养应得到足够重视。由于疼痛影像学诊断与鉴别诊断较为繁杂，本节重点涉及脊柱等重要结构的 X 线、CT、MRI、造影检查及某些疼痛的功能影像学检查。另外，因技术进步与成本的下降，诸如肌肉骨骼超声等具有便携、无创、适合动态观察等优良特点，其在帮助康复科、疼痛科等非影像诊断学科进行专科诊疗方面也有长足发展，具体可参见本书第七章相应治疗技术内容。

一、X 线检查

（一）基本知识

X 线肉眼不可见，具极强穿透性能。人体各部位组织因射线的穿透性差异，形成四级自然对比：①高密度，即骨性、钙化结构；②中等密度，即肌肉、皮肤等结构；③次低密度，如脂肪等结构；④低密度，如空气等结构。这些自然对比是 X 线检查了解解剖结构病变的重要基础。X 线的穿透力和 X 线剂量也可控制，以适应不同部位诊断的需要，还可通过各类造影剂等造成人为对比差异再行诊疗等方法，见后续章节。

目前常规 X 线（普通平片）已基本脱离胶片显影，从传统 X 线设备过渡到计算机摄影（computed radiography，CR）设备及数字化摄影（digital radiography，DR）设备。CR 及 DR 摄片时 X 线照射人体后并不直接作用于胶片，而是通过各类探测器转换成数字化信号再于计算机显示屏上以灰度形式还原各组织密度。CR 多与传统 X 线设备兼容，可将 X 线通过影像板等中间介质转化为数字化信号，而 DR 不能兼容传统 X 线设备，可直接分析射线信息，转换的中间环节更少。一般而言，胶片的空间分辨率常高于 CR、DR（胶片的空间分辨率由感光分子颗粒大小决定，普通胶片即有近 4k~6k 的分辨率，以往数字化摄影受像素限制，并不一定具有比胶片更好的分辨率），但因 DR 在显示、传输、存储和再处理方面更为方便，噪声、辐射小，较 CR 分辨率高，技术发展也更为迅速，逐渐成为目前主流 X 线检查技术。

由于 X 线下骨与软组织具备良好的自然对比，检查直观简易、费用低廉，是诊断骨关节退行性病变、骨折等疾患的首选方法。

（二）基本方法

1. 颈椎 X 线

（1）影像解剖要点：重点关注颈椎生理曲度、正侧及斜位片的颈椎序列判别、椎体、椎间隙、椎间孔、钩突（钩椎关节）、上下关节突等结构。若寰、枢椎在颈椎常规正位片中显像不清，可加拍张口位片。

1) 颈椎正位片：见图 3-2-1。

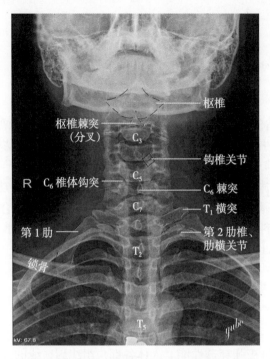

图 3-2-1　颈椎正位片结构注释

2) 颈椎侧位片：见图 3-2-2。

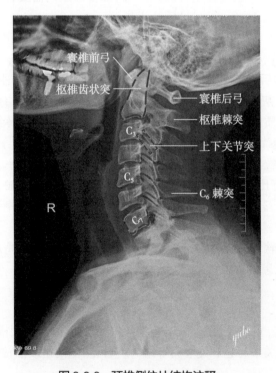

图 3-2-2　颈椎侧位片结构注释

3）颈椎斜位片：见图 3-2-3。

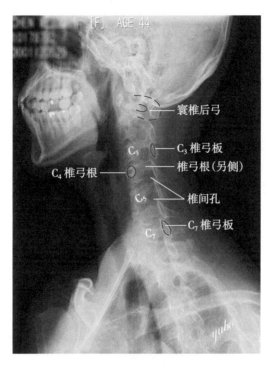

图 3-2-3　颈椎斜位片结构注释

4）寰枢椎张口位片（图 3-2-4）：寰枢关节齿状突侧块间隙（lateralatlanto-densinterval，LADI）可通过张口位片观察到，反映了寰椎相对齿状突侧向移位的情况。正常人群枢椎齿状突到左右侧块的间隙基本对称（左右 LADI 差值平均 0.99mm ± 1.05mm，一般应小于 3mm），若齿状突与两侧块间距明显不对称，应考虑半脱位的风险。

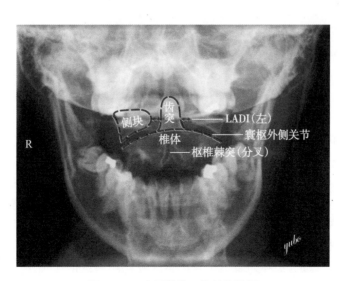

图 3-2-4　寰枢椎张口位结构注释

5）颈椎过伸过屈位片（动力位片）：患者在颈椎过屈、过伸位时分别摄片，以检查其结构动态变化。具体方法及测量意义，详见后述，见图3-2-9。

（2）常见病变解读

1）颈椎退行性病变：可常规了解颈椎生理曲度变直或反弓、椎体骨赘形成及关节突关节、钩椎关节、韧带等结构的退变，见图3-2-5、图3-2-6。

2）寰枢椎（半）脱位：患者颈项不适伴头晕症状时，常过多地被解读为"颈性眩晕"，此时建议结合有无外伤史问诊，并拍摄寰枢椎张口位片以策治疗安全，必要时补充颈椎过伸过屈位片或CT及三维重建、MRI等检查。

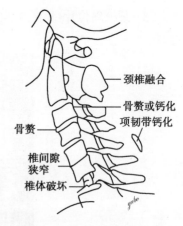

图3-2-5　常见病变区示意图

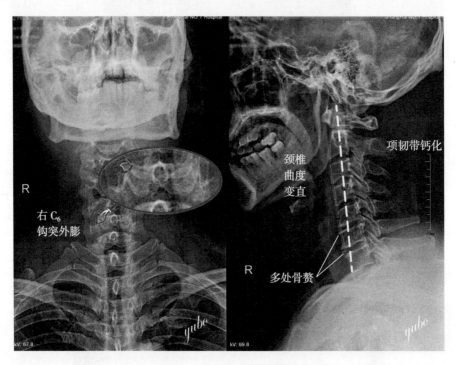

图3-2-6　颈椎退行性病变

除前述LADI外，针对寰枢关节的X线测量尚包括：①寰齿前间隙（anterioratlanto-densinterval，AADI），指颈椎侧位片枢椎齿状突前缘与寰椎前弓后缘的距离。成人大于3mm、儿童大于4mm或5mm时示寰枢椎可能存在向前脱位或半脱位。②寰齿后间隙（posterioratlanto-densinterval，PADI）或称寰枢椎管储备间隙（spaceavailableforthespinalcord，SAC），为枢椎齿状突后缘与寰椎后弓前缘的距离。SAC在14mm以下时脊髓受压产生症状，15~17mm者有脊髓受压可能，18mm以上者不受压。或可将寰椎矢状位片的寰椎椎管的内径分成三等份，齿状突和脊髓各占1/3，剩余1/3为脊髓安全的储备间隙。③寰枢椎不稳定指数（instability index，Ⅱ），实际为寰枢椎管储备间隙在动力位拍片时变化率，颈椎过屈侧位测量SAC距离为最小径min，颈椎过伸侧位片测量距离为最大径max，Ⅱ=（max−min）/

max×100%，大于30%有脊髓压迫症状，大于40%时有手术指征。测试方法见图3-2-7~图3-2-9。

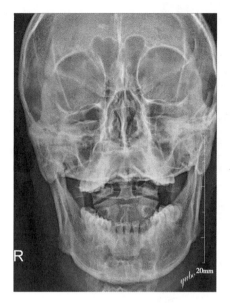

图3-2-7 寰枢椎半脱位张口位片

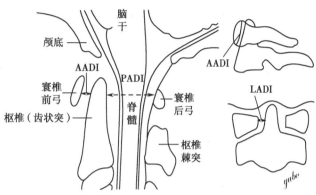

图3-2-8 寰枢椎脱位测量示意图

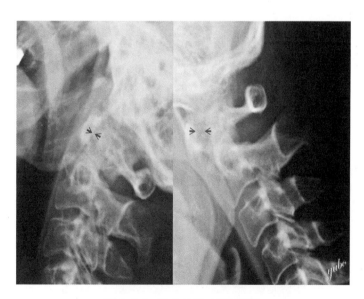

图3-2-9 动力位片 AADI 变化

患者屈曲位时 AADI 较后伸位增加

2. 胸椎 X 线

（1）影像解剖要点：重点关注胸椎序列数判别、椎体及胸椎小关节（关节突关节、肋椎关节和肋横关节）等。

1）胸椎正位片：见图 3-2-10。

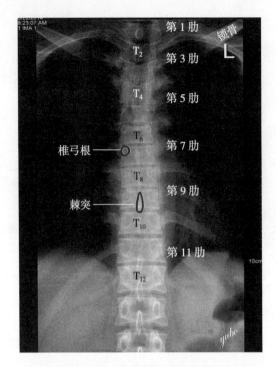

图 3-2-10　胸椎正位片结构注释

2）胸椎侧位片：见图 3-2-11。

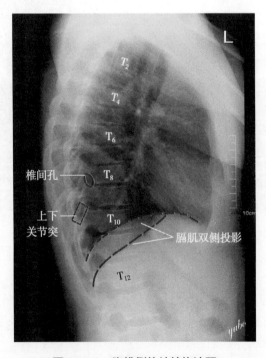

图 3-2-11　胸椎侧位片结构注释

（2）常见病变解读：X 线为脊柱侧凸常见的检查测量方法之一，侧凸畸形程度的 X 线测量方法包括 Cobb 法、Ferguson 法及 Moe 法等，多拍摄脊柱全长片。Cobb 法：取立位正位 X 线片，确定侧凸上、下终椎（向侧凸凹侧倾斜度最大者为终椎）。在上终椎椎体上缘及下终椎椎体下缘各划一平线，对此两横线各做一垂直线，这两条垂线的交角即为 Cobb 角，如图 3-2-12 所示。

3. 腰椎 X 线

（1）影像解剖要点：重点关注腰椎序列数、腰椎椎体特征、上下关节突、椎弓根、椎间隙、椎间孔及生理曲度等。腰椎斜位片有较典型的"猎狗征"，即"苏格兰（Scotty）狗征"。

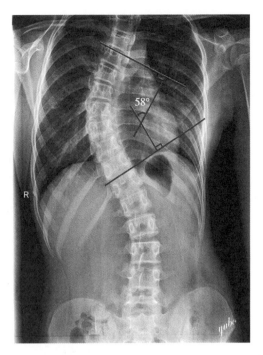

图 3-2-12　脊柱侧凸 Cobb 角

1）腰椎正位片：如图 3-2-13 所示。
2）腰椎侧位片：如图 3-2-14 所示。

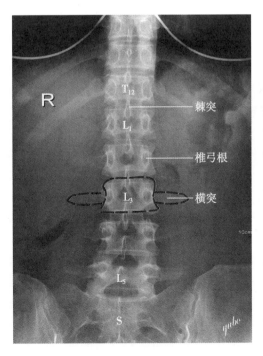

图 3-2-13　腰椎正位片结构注释

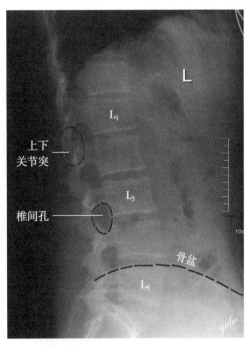

图 3-2-14　腰椎侧位片结构注释

3）腰椎斜位片：如图 3-2-15 所示。

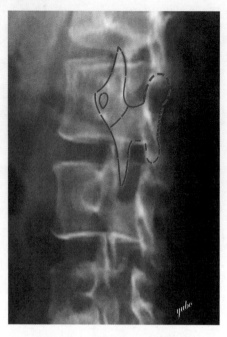

图 3-2-15　腰椎斜位片结构注释

注：正常椎弓附件斜位片"猎狗征"影像（主要为前半身）："狗嘴"代表同侧
横突；"狗耳"代表上关节突；"狗眼"代表椎弓根；"狗前足"代表下关节突。
后半身"狗尾"为对侧上关节突，"狗后足"代表对侧下关节突

（2）常见病变解读：腰椎滑脱是临床常见病变，或伴有外伤史，受累平面常为 L_4、L_5 椎体，以前滑脱为主，多伴椎间隙狭窄、椎体骨赘形成。一般采用侧位片了解滑脱的程度。Meyerding 分级将下位椎体上缘分为四等份，据上位椎体相对下位椎体向前滑移的程度分为 I～IV 度：I 度指椎体向前滑动不超过椎体中部矢状径的 1/4 者；II 度指超过 1/4，但不超过 2/4 者；III 度指超过 2/4，但不超过 3/4 者；IV 度指超过椎体矢状径的 3/4 者。斜位片显示峡部病变：在椎弓崩裂时，峡部可出现带状裂隙，称为"狗颈断裂征""项链（圈）征"，此时为腰椎真性滑脱，如图 3-2-16 所示。动力性拍片（腰部过伸、过屈位拍片）判断是否腰椎不稳：椎体向前或向后位移 >3mm 或椎体终板角度变化 >15°。

单纯腰椎 X 线平片不能直接反映是否存在椎间盘突出，但有时可见椎间隙变窄、椎体边缘增生等退行性改变，可间接提示相应病变，部分患者可伴代偿性骨盆侧倾、脊柱侧凸等。

4. 其他常见病变

（1）股骨头坏死（髋关节平片）：股骨头坏死有时误诊为脊柱源性疾患，其诊断与鉴别诊断多结合影像学检查，X 线片征象及表现特点主要为：初期股骨头内有多个或大面积水滴征改变，水滴征改变区内的骨小梁消失；股骨头坏死 I 期见新月征（股骨头软骨下骨小梁与软骨分离，新月状断裂透亮区征象）、断裂征（股骨头软骨下断裂，一处或多处裂缝样透亮带状改变，这是股骨头早期塌陷的征象），后期多见硬化征（在股骨头内任何部位，呈一处或多处片状或带状硬化性高密度骨质改变），如图 3-2-17 所示。

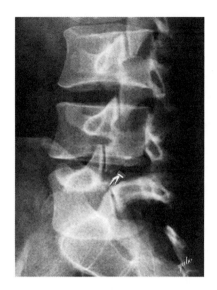

图 3-2-16　狗颈断裂征

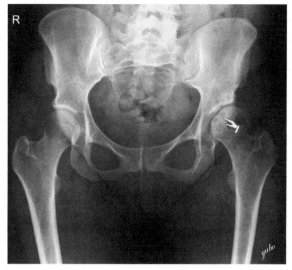

图 3-2-17　股骨头坏死(左侧)

(2)膝关节骨性关节炎:膝关节骨性关节炎为常见的骨关节退变,累及胫股、髌股关节,X 线片表现为关节间隙变窄、骨赘、关节软骨端硬化等。若胫股关节内侧软骨损伤,X 线显示关节间隙内窄外宽,常伴膝关节内翻畸形,外侧软骨损伤时与之相反。也可见双侧软骨受损,X 线显示为膝关节间隙全范围变窄,膝部整体肥大,如图 3-2-18 所示。

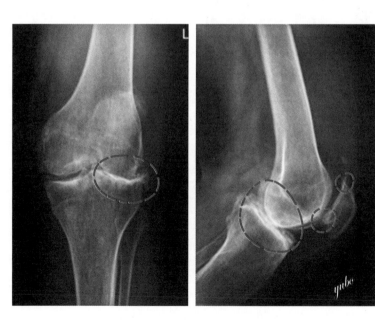

图 3-2-18　膝关节 OA 正侧位片

膝关节轴位片尚可了解髌股间隙、髌骨外侧脱位等情况。骨关节炎晚期患者可伴膝关节失稳及半脱位,此时正位片表现为股骨髁间窝与胫骨嵴中点距离增大、轴位片表现为股骨髁间最凹点与髌骨关节面最凸点距离增大(>3mm)。

（3）骨质疏松：骨质疏松的 X 线表现主要是骨密度减低（图像变黑），长骨中可见骨松质中骨小梁变细、减少、间隙增宽，骨皮质则出现分层和变薄现象。如图 3-2-19 所示手部较严重的骨质疏松。

脊柱骨质疏松时，椎体内结构可呈纵形条纹，周围骨皮质变薄，严重者椎体内结构消失。疏松的骨骼易发生骨折，椎体可压缩呈楔状。

（4）骨折：X 线检查对骨折的诊断和治疗具有重要价值。在外力的作用下骨皮质和（或）骨小梁发生断裂，会产生一个或数个断面，这些断面在 X 线上的投影表现为线状的低密度影，称为骨折线。X 线可明确有无骨折或脱位、治疗后复查及观察是否是病理骨折等。

脊柱一般可分为三柱（Denis 提出，Ferguson 等人有演进）：前柱指前纵韧带、椎体前 2/3 及纤维环的前半部分；中柱指椎体后 1/3，纤维环的后半部分、后纵韧带（也有人提出应包括椎弓根、关节突）；后柱包括椎板、黄韧带、棘上和棘间韧带、棘突等脊柱附件。中柱和后柱包裹脊髓和马尾神经，该区的损伤可以累及神经系统，特别是中柱损伤后碎骨片和髓核组织突入椎管前部，损伤脊髓。脊柱三柱中有两柱及以上骨折为不稳定骨折，累及脊柱三柱的骨折脱位，常有明显的神经障碍症状（图 3-2-20）。

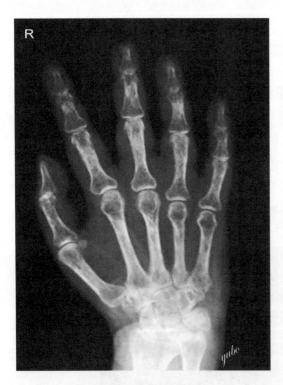

图 3-2-19　手部骨质疏松

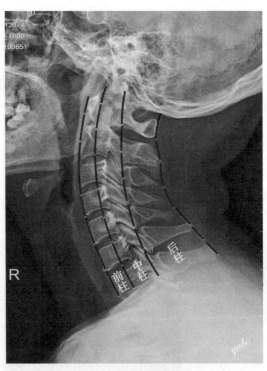

图 3-2-20　三柱示意图

（三）注意事项

1. 要明确 X 线前后位、后前位的显像差别，通常是 X 线先摄入的结构轮廓更易显示。

2. X 线不易分辨微小的钙化、碎骨片及坏骨性质等。

3. X 线不易分辨软组织病变细节。

4. 不少骨关节疾病缺少典型的 X 线征象，应同时结合临床体征、实验室检查等其他诊查方法。

5. 对复杂解剖结构、平面重叠明显的结构如脊柱、骨盆及与其他骨结构重叠等区域的疾患进行诊断时应仔细辨别,若无法明确诊断,可借助 CT 检查及三维重建等。

(余　波)

二、CT 检查及三维重建

(一) 基本知识

CT 即计算机断层扫描(computed tomography),是利用多层 X 线对人体横断面(又称轴面、轴位断层面)进行扫描,并收集、处理层面上各点 X 线吸收系数,重建为灰度图像。与 X 线检查一样,CT 虽也是辨识组织密度导致的 X 线穿透性差异,但 CT 的高密度分辨能力与断面成像等优点弥补了常规 X 线检查的明显不足(若将常规 X 线扫描理解成将人体检查区域前后压成一张薄纸,CT 扫描则是将人体检查区域从横断面切成多个薄片),以 64 排螺旋 CT 为例,其探测器排数达到 64 排,旋转一周的时间可缩短至 0.3s 左右,扫描最薄的层面可达亚毫米级,能快速、不间断地完成容积扫描,辐射剂量减少,并在更短时间提供更多解剖细节。

CT 检查通过 CT 值还可将既往仅能靠肉眼比较的密度差别进行量化比较,保证了组织密度差别观察的精确性和统一性。CT 值以水为 0Hu(Hounsfield unit,亨氏单位),骨性结构为 +1000Hu,空气为 –1000Hu,故可区分人体数千个密度等级差别(通过由白至黑不同的灰度显示),但人的肉眼一般只能分辨出 16 个灰阶(灰度等级),若某张 CT 图像同时涵盖了 2000 个不同灰度区域(即假设有 2000 个不同密度特性的组织显示在同一张 CT 片里),肉眼只能在组织间 CT 值的差别大于 2000/16=125Hu 时才能看出区别,若组织之间信号差异小于 125Hu 时可能无法分辨出来。

为此,常利用“窗宽”(window width)、“窗位”(window level)等所谓“窗口”技术在同一幅图像中突出显示感兴趣组织、区域的细微差别。窗宽是指显示图像时所选用的 CT 值范围,窗位是显示 CT 值在此范围的平均值,通常欲观察某组织结构及发生的病变,应以该组织的 CT 值为窗位。举例而言,若 CT 窗宽取值为 160Hu(–80~+80Hu),窗位 0Hu 时,则可分辨的最小 CT 值为 160/16=10Hu(即只要两种组织 CT 值的信号差异在 10Hu 以上者肉眼就可辨识),且 >+80Hu 的组织全显示为白,<–80Hu 的组织全显示为黑(即不太关注骨性结构、肺部等不感兴趣的过高、过低密度组织)。CT 扫描不用造影剂时多称为 CT 平扫,用造影剂进行人为差异对比时多称为 CT 增强,后者可提高某些病变的发现率,且部分能做定性诊断。表 3-2-1 示不同组织 CT 值大概范围(Hu)。

普通 X 线成像受体位、重叠解剖结构的明显影响,而采用螺旋 CT 及三维成建技术可改善相应限制:多层面重建(multiplanar reconstruction,MPR)技术(图 3-2-21)从冠状位、矢状位或任意角度观察骨关节(本质上是二维重建);表面阴影显示法(surface shadow display,

表 3-2-1　不同组织 CT 值范围(注:数值另受扫描条件的影响)

结构名	水	骨	钙化	椎间盘	内脏结构	肌肉	灰质	白质	慢性血肿	炎症包块	脂肪	空气
CT 值	0	150~1000	80~300	50~110	30~70	35~55	28~60	25~38	20~84	0~20	–120~–20	–1000

SSD）利用所有表面体素集合而成立体图形，重建出的三维图像只显示器官外表面形态轮廓，而不能显示内部结构，较适用于显示 CT 值与其他结构相差较大时的立体图像；容积再现（volume rendering，VR）（图 3-2-22）利用全部体素 CT 值，对表面与深部结构赋予不同颜色和透明度，图像清晰、逼真，可三维形式任意旋转检查部位。

（二）基本方法

CT 以轴位断层扫描为主，可想象为患者仰卧位，检查者从其脚底往头端看所获横断面图像。即一般情况下，CT 图像上侧为患者前部（A）、下侧为患者后部（P）、左侧为患者右部（R）、右侧为患者左部（L）。

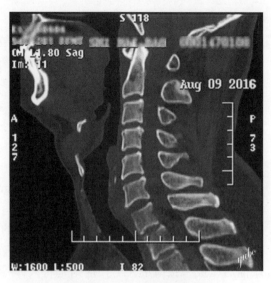

图 3-2-21　CT 三维重建 MPR

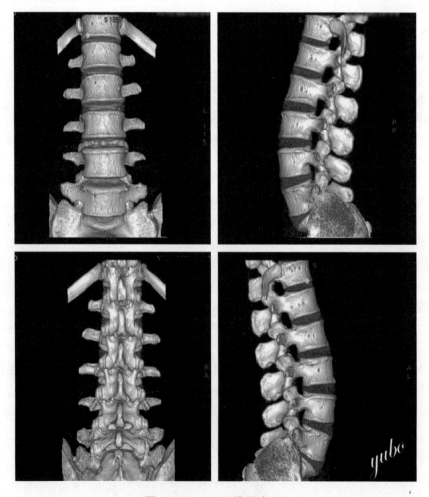

图 3-2-22　CT 三维重建 VR

读片时建议首先找到图像序列中的 CT 定位线（图 3-2-23），了解扫描位置及射线方向，要明确图像是椎间盘轴位断层层面，还是椎体等轴位断层层面。如图 3-2-23 所示，Im:5 等图像为 L_1~L_2 椎间盘层面，Im:13、Im:14 等图像为 L_2~L_3 椎间盘层面，Im:21、Im:22 等图像为 L_3~L_4 椎间盘层面，Im:28、Im:29 等图像为 L_4~L_5 椎间盘层面，Im:35、Im:36 等图像为 L_4~L_5 椎间盘层面（注此处数字标识顺序变反）。

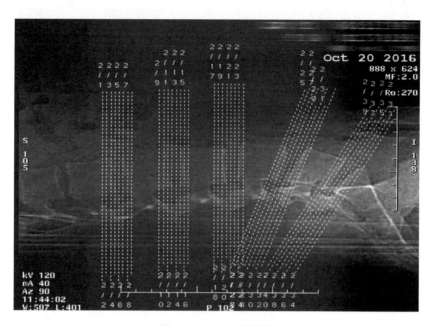

图 3-2-23　CT 定位线

1. 颈椎 CT

（1）影像解剖要点：重点关注颈椎椎体、椎间盘、横突及横突孔、钩突、上下关节突等结构，见图 3-2-24。

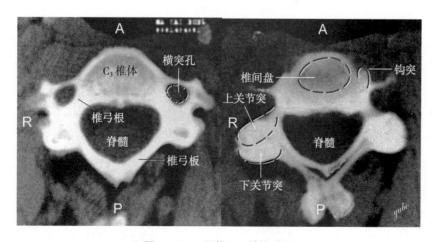

图 3-2-24　颈椎 CT 结构注释

（2）常见病变解读：颈椎 CT 可诊断颈椎椎间盘突出、颈椎退行性病变等情况。颈椎结构较复杂，必要时应结合 MRI 明晰细节。

2. 胸椎 CT

（1）影像解剖要点：重点关注胸椎椎体、小关节及椎间盘等，见图 3-2-25。

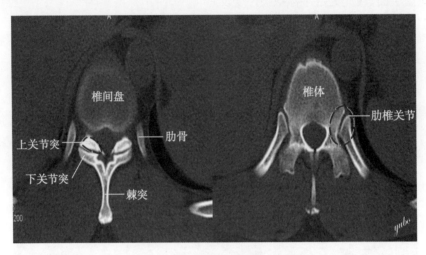

图 3-2-25　胸椎 CT 结构注释

（2）常见病变解读：胸椎椎间盘突出较少，以胸椎小关节紊乱、退变等更为常见。CT 扫描对关节突肥大、关节面硬化及骨赘样增生和间隙改变有良好诊断价值，也可检查关节囊与韧带钙化、评估椎体旋转及部分软组织病变等。若基层医院或经济条件差暂不行 MRI 检查者，可选择 CT 辅助诊断。

3. 腰椎 CT

（1）影像解剖要点：腰椎 CT 检查临床上极为常用，相对于颈椎等复杂结构，腰椎及相邻组织辨识更为简单，结合检查的经济性、便利性，CT 诊断价值较好。重点关注腰椎椎间盘、椎体、上下关节突关节及椎弓等结构，见图 3-2-26、图 3-2-27。

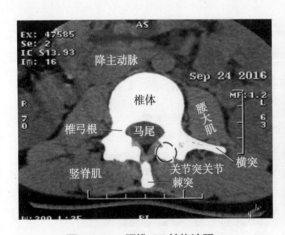

图 3-2-26　腰椎 CT 结构注释一

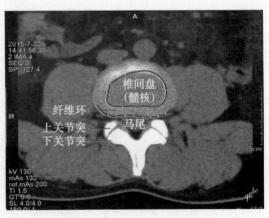

图 3-2-27　腰椎 CT 结构注释二

（2）常见病变解读：腰椎椎间盘的膨出、突出与脱出，并出现相应的临床症状可统称为腰椎间盘突出症，是临床极常见的疾病：①膨出指纤维环没有破裂，纤维环整体膨隆或呈环状均匀超出椎间隙范围，一般无局限性突出、移位及压迫相邻组织，见图3-2-28、图3-2-29；②突出指纤维环破裂，椎间盘组织局限性移位超过椎间隙，移位椎间盘组织尚与原椎间盘组织相连，其基底连续部直径大于超出椎间隙移位的椎间盘部分，可刺激、压迫周围组织，未进入椎管内，见图3-2-30；③脱出指髓核完全脱离纤维环，纤维环和后纵韧带破裂，游离到椎管，移位椎间盘组织直径大于基地连续部，并移向于椎间隙之外。有时影像诊断中，也常见"膨出伴突出"之类的结论。

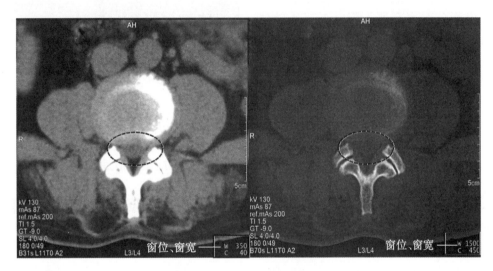

图 3-2-28　L$_3$~L$_4$ 椎间盘膨出

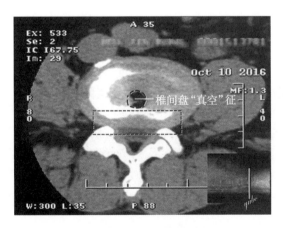

图 3-2-29　L$_4$~L$_5$ 椎间盘膨出

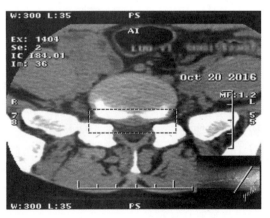

图 3-2-30　L$_5$~S$_1$ 椎间盘突出

　　按椎间盘边缘局限性超出椎体骨性边缘的范围、位置，可分为四型，即中央型、旁中央型、椎间孔型与极外侧型。如图3-2-31所示：①中央型，即突出位置在黄色区域（后纵韧带后缘），常伴左或右偏，偶有脊髓压迫症状；②旁中央型，即红色区域突出，此区后纵韧带较薄，最为常见。因解剖结构毗邻关系，更容易压迫下一序列的神经根，而非同节段神经根（如

L$_4$~L$_5$ 椎间盘突出常压迫 L$_5$ 神经根);③椎间孔型,为蓝色椎间孔区域,较少见,此区多有背根神经节(dorsal root ganglion,DRG)等结构,如 L$_4$~L$_5$ DRG 绝大部分为椎间孔型,突出压迫可致明显的神经病理性疼痛;④极外侧型,青色区,突出较罕见,可压迫同节段神经根。

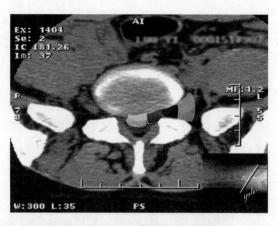

图 3-2-31　腰突四型位置示意图

（三）注意事项

1. 虽然 CT 检查的密度分辨率明显提高,但空间分辨率有所下降。行普通轴位CT 成像时,对病变整体的空间分辨率仍显不够,需要阅片时在脑中想象其大小、形态,一些部位的 CT 检查不如 X 线片一目了然,现今由于螺旋 CT 及三维重建技术的快速发展,一定程度上克服了此种不足。

2. CT 检查对扫描操作者的要求较高,要选择好合适的窗宽、窗位,否则较易漏诊。

3. CT 检查对骨化、钙化及死骨显示优于 X 线平片及 MRI,但常不能早期发现骨挫伤、软骨损伤、韧带撕裂、关节腔积液及肌肉等软组织损伤,此时应早期借助 MRI、肌骨超声检查等手段明确病变的性质、范围及程度。

4. 影像学诊断腰痛有时特异性不高,如有文献分析 32% 影像学诊断为椎间盘变性、小关节增生等体征的受试者并无腰痛等症状。建议应综合评定(包括体格检查、姿势评估)等,也有采取椎间盘造影协助诊断者,请参见后续章节。

（余　波）

三、MRI 检查及三维重建

（一）基本知识

MRI 即磁共振成像(magnetic resonance imaging),也称为核磁共振(nuclear MRI,NMRI),为突出这一检查技术不产生电离辐射的优点,同时与使用放射性元素的核医学相区别,目前以 "磁共振成像(MRI)""磁共振(MR)"等称谓更为常用。人体约 2/3 由水组成,核磁共振成像的 "核"指的是氢原子核(其仅含质子),MRI 成像原理是通过磁场下(场强大小以 Tesla 为单位,1T=10 000Gauss,大型医院常用 MRI 设备包括 1.5~2T 的高场,甚或 3T 以上超高场设备),人体各组织氢质子受激而发生磁共振现象,在施加或停止射频脉冲后,因各组织成像参数不同而产生不同 MRI 信号,通过对信号的接收、空间编码和图像重建等处理后以灰度形式显像。

MRI 成像参数包括纵向弛豫时间(T$_1$)、横向弛豫时间(T$_2$)、质子密度(proton density,Pd)、化学位移(不同化学环境中氢质子产生共振时吸收电磁波的频率不同)、血液速度等。例如,水或组织液的 MR 特性是长 T$_1$(纵向弛豫时间长)、长 T$_2$(横向弛豫时间长),脂肪是短 T$_1$、较短 T$_2$。

为显示各种组织 T$_1$、T$_2$ 或 Pd 的差别,常通过调整重复时间(repetition time,TR)及回波时间(echo time,TE)等形成以下常见序列(得到不同的 MRI 图像):T$_1$ 加权(T$_1$ weighted image，T_1WI），即短 TR（<500ms）、短 TE（<25ms），显示图像的信号差别主要由各组织 T_1 特性不同而形成；T_2 加权（T_2WI），即长 TR（>2000ms）、长 TE（>75ms），显示图像的信号差别主要由 T_2 不同而形成；氢质子加权（PdWI），即长 TR（>2000ms）、短 TE（<25ms），图像信号的差别主要由组织含氢质子的密度差异形成；一般而言，T_1WI 观察解剖结构较好，T_2WI 显示组织病变较好。

长 T_1 特性的组织在 T_1WI 中显示为低信号（偏黑色），长 T_2 特性的组织在 T_2WI 中显示为高信号（偏白色），故类似组织液等在 T_1WI 中为低信号（黑），在 T_2WI 中显示为高信号（白），而脂肪在 T_1WI、T_2WI 均为高信号或中等信号（白或灰）。表 3-2-2 示不同组织的信号强度。

表 3-2-2 不同组织的信号强度

序列	脑脊液等液体	骨皮质	骨髓质	正常椎间盘髓核	神经、脊髓、透明软骨	肌肉	肌腱、韧带、纤维软骨（包括纤维环）、瘢痕、空气	脂肪
T_1WI	低（黑）	低（黑）	高（白）	中等（灰）	中等（灰）	中等（灰）	低（黑）	高（白）
T_2WI	高（白）	低（黑）	中等（灰）	中等或高（灰或白）	中等（灰）	低或中等（黑或灰）	低（黑）	中等或高（灰或白）

MRI 无电离辐射，可多参数、多层面任意断层成像，其软组织分辨率高于 CT，在各种软组织（包括肌肉、脂肪、软骨、周围神经及血管等）成像诊断中有较强的优势。还可通过各种补充序列对组织 MR 信号进行再处理，如水抑制［最常用的为液体衰减反转恢复（fluid attenuated inversion recovery，FLAIR）序列］、脂肪抑制序列等。FLAIR 在脑、脊髓的 T_2WI 中可抑制脑脊液的高信号，使邻近脑脊液、具有高信号（长 T_2）的其他病变得以显示清楚，即采取特定的方法，让不用关注的自由水变为低信号，对病变的显示更为敏感。

MRI 扫描前，注射 Gd-DTPA（二乙烯五胺乙酸钆、钆喷酸葡胺）等顺磁性造影剂，改变人体局部组织磁环境，人为造成组织间对比显像差异，称为 MRI 增强，多用于证实或排除肿瘤、炎症和血管等病变。MRI 还可利用流动增强效应，使流动的血管显示高信号，这样的扫描序列不用注射造影剂就可产生血管造影图像，即磁共振血管造影（MR angiography，MRA）。诸如弥散张量成像（diffusion tensor imaging，DTI）等常结合功能磁共振成像（fMRI）非侵入性地研究脑白质纤维束走向、解剖和功能性图像，请参见后续章节。

MRI 由于其独特优点且成像的整体视野大，在软组织或复杂骨性结构的三维重建中也可尝试采用 MRI 者（如妇科骨盆的 MRI 三维重建），但因 MRI 原始图像上骨组织的氢质子含量少，骨性组织的信号与周围组织对比度没有 CT 显著，针对某些骨关节的重建常须借助 Mimics 等影像处理软件的后期调整、优化，包括分割松质骨与密质骨界限后对进行一定的体素拓展等。

（二）基本方法

脊柱各部位 MRI 扫描时，应了解图像扫描序列及层面。轴位断层读片时，仍建议首先参照图 3-2-23CT 图像序列中定位线方法，明确所扫层面。

1. 颈椎 MRI

（1）影像解剖要点：重点关注矢状位（图 3-2-32）的颈椎序列判别、椎间盘、椎体、棘突、脊髓及其他软组织等。骨性结构显示轮廓为填充其间的骨髓成像，骨皮质为低信号。轴位断层面的扫描关注点可参考颈椎 CT。

（2）常见病变解读：MRI 可较好地了解脊髓段椎间盘变性、突出等情况，有助于诊断脊髓、神经根等水肿、受压情况及其他软组织病变，见图 3-2-33、图 3-2-34。

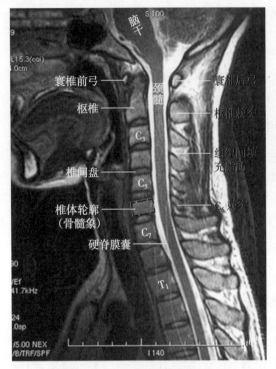

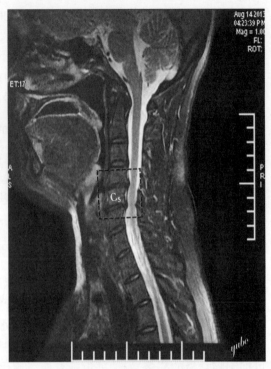

图 3-2-32　正中矢状位结构注释

图 3-2-33　颈椎间盘突出矢状位

2. 胸椎 MRI

（1）影像解剖要点：可参见胸椎 X 线、CT 检查等章节。

（2）常见病变解读：MRI 检查是早期诊断胸椎化脓性脊柱炎的重要方法，对炎性病变（图 3-2-35）尤其是骨髓水肿极为敏感，可在明显的骨破坏之前发现骨髓及椎间盘感染性等病变。

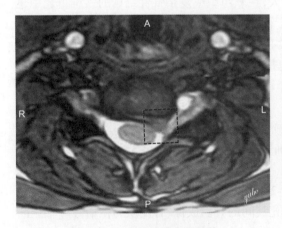

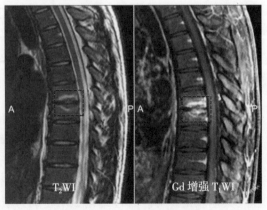

图 3-2-34　颈椎间盘突出轴位

图 3-2-35　胸椎炎性病变

3. 腰椎 MRI

（1）影像解剖要点：重点关注椎间盘、关节突、椎体及棘突、脊髓、黄韧带及其他软组织等。注意，旁正中矢状位有左右之分。

1）正中矢状位，见图 3-2-36。

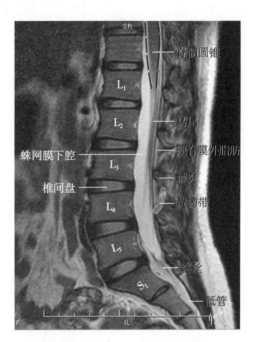

图 3-2-36 正中矢状位结构注释

2）旁正中矢状位，见图 3-2-37。

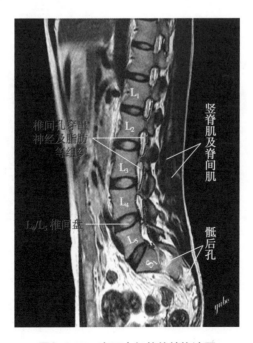

图 3-2-37 旁正中矢状位结构注释

3）轴位，见图 3-2-38。

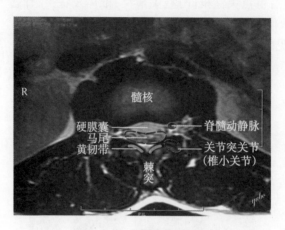

图 3-2-38 轴位结构注释

4）冠状位，见图 3-2-39。

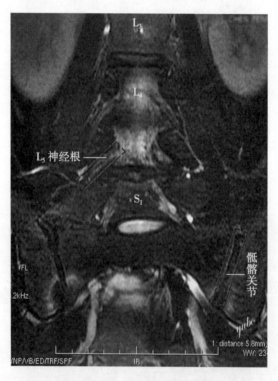

图 3-2-39 冠状位结构注释

（2）常见病变解读：腰椎许莫氏结节（Schmorl's node，SN）指椎体的软骨板破裂，椎间盘髓核经裂隙突入腰椎椎体内，造成椎体内出现半圆形缺损阴影。SN 为常见的退行性病变，如不合并突出，临床可无神经根受压体征，但某些终板病变亚型中 SN 本身即可导致疼痛。图 3-2-40 示 T_1WI、T_2WI 及脂肪抑制短 TI 反转恢复（STIR）序列 SN。

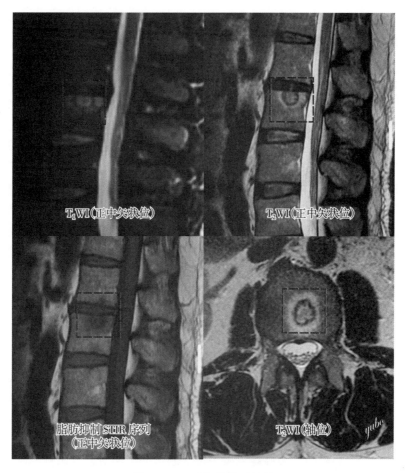

图 3-2-40　腰椎许莫氏结节

（三）注意事项

1. 体内铁磁性金属植入物,包括体内金属弹片、人工关节、动脉瘤手术的金属夹及心脏起搏器等为 MRI 检查禁忌。

2. 应用于骨化、钙化病灶检查有一定限制(后者多需 CT 证实),当然无骨性伪影有时也是 MRI 检查优点。

3. 运动伪影常影响 MRI 成像。如在有涡流的动脉瘤腔内形成混杂信号与血栓不能鉴别(此时须 CT 造影),应用于胃肠道检查有一定限制,对呼吸系统检查也不及 CT。

4. MRI 成像时间较长,目前新的硬、软件技术应用后已相对改善。

（余　波）

四、造影检查

（一）基本知识

广义的造影检查包括采用造影剂导入人体人为造成组织间差异后,再进行 X 线、CT、MRI 及超声等各类检查。本节主要介绍椎间盘造影术(discography,DG)。DG 又称髓核造影术,即在 X 线、CT 扫描等引导下,将一定剂量的造影剂注入椎间盘髓核腔内,通过观察髓核和纤维环的形态大小,有无诱发疼痛,判断椎间盘的病理特点。近年来 DG 受到一些争议,如存在部分假阳性的问题,且为有创操作,不过就椎间盘源性疼痛而言,仍不失为重要的诊查方法之一。

椎间盘源性疼痛由椎间盘自身结构病变所引起,属于非神经根性疼痛。临床上由于患者的主诉、症状与查体体征不相符合,无法用神经分布来解释,传统影像学检查方面,退行性变的椎间盘在磁共振 T_2WI 中呈低信号改变,这种信号改变在中老年较为常见,并没有特异性,且低信号椎间盘在造影时并不一定诱发疼痛。相反,有些纤维环呈放射状破裂时在造影时易诱发疼痛,而 MRI 信号却显示正常。

DG 诱发疼痛复制产生的机制,主要有三种假说:假说一是认为注入造影剂后引起椎间盘内压力升高,刺激纤维环或者椎体中板内的神经末梢引起疼痛;另一种假说认为注射引起化学刺激产生疼痛;还有假说认为椎间盘源性疼痛是炎症介质和炎症因子使椎间盘神经末梢处于致敏状态,在身体活动等轻微机械压力下不时引起腰痛,当进行椎间盘造影手术注射造影剂时椎间盘内压力骤然升高时,引起剧烈的疼痛并可复制出原有疼痛。纤维环内层、髓核都可能是腰痛的起源部位。

(二)基本方法

通常采用神经刺激针(100mm 或 150mm)等较细的穿刺针,操作时对于神经、血管、椎间盘的损伤相对比较小。针刺的途径分为俯卧位的硬脊膜旁途径、经硬膜途径和侧卧位的椎旁途径。椎间盘造影主要在 X 线及 CT 扫描下操作。

注射造影剂后,正常的椎间盘纤维环完整、弹性好,并能维持一定的容量和内压。一般正常腰椎间盘内能接受大约为 0.5~1.0ml 液体(最多为 4ml),也有认为其容纳量为 1.5~2.5ml,一旦超过 3ml 即可考虑椎间盘病变。

根据国际疼痛学会椎间盘源性疼痛及 Walsh 制定的椎间盘造影阳性标准:①造影显示椎间盘结构上有退变;②诱发痛与平时的疼痛类似或一致;③椎间盘至少有一阴性对照。根据向椎间盘内注入造影剂时患者的反应,也可分为三类:①一致性疼痛,即与平时性质、程度、部位完全一致的腰痛;②非一致性疼痛,即诱发的腰痛与患者平时腰痛在性质、程度、部位有一定差异;③无痛,即注入造影剂未诱发任何腰痛。其中①为阳性,②、③为阴性。

还可根据注入造影剂的剂量和影像学分布来判断纤维环破裂程度(如 Dallas 椎间盘造影评价系统将纤维环破裂程度分为 4 级:造影剂无外渗,完全局限于髓核内为 0 级;纤维环破裂后造影剂延伸达纤维环 1/3 未超过 2/3 时为 1 级;达 2/3 未超外缘为 2 级;超过外缘为 3 级)。

(三)注意事项

注入造影剂时应根据注射时遇到的阻力、剂量及影像学显示结果等综合判断间盘的病变情况。在影像学定位扫描下,针尖位置较好时,若注射造影剂阻力很大,不应暴力注射,以免造成医源性间盘破裂。注射造影剂后,根据是否诱发出与平时性质、程度相同的疼痛表现,可鉴别是否有椎间盘源性腰痛。

(余　波)

五、功能性影像学检查

(一)基本知识

功能性影像学检查在解剖组织形态基础上进一步反映出相应生物学特性,如功能、血流信号、组织代谢变化等,从而更好地为疾病诊断提供客观依据。

躯体形式疼痛障碍、慢性疼痛综合征等可能存在共通的脑区结构、功能及生化代谢等改变,故脑部功能性影像学检查尤为常用。此类检查常包括单光子发射计算机断层扫描(single-photon emission computed tomography,SPECT)、正电子发射断层扫描(positron emission tomography,PET)、磁共振波谱分析(magnetic resonance spectroscopy,MRS)及功能磁共振成像(fMRI)等,以 PET、fMRI 为主要代表。

PET 是一种基于放射性核素显像的功能成像技术,所采用正电子核素是构成人体基本元素的超短半衰期同位素或与之性质极为相似的核素——C、N、O、F 等,运载正电子核素的示踪药物是生命的基本物质如葡萄糖、水、氨基酸等,反映了某些特定代谢物或药物在人体内的动态变化,可从分子水平上反映人体病理生理改变。PET 多用于描记活动皮层的部位,如各类疼痛感导致局部皮层活动,即局部脑血流量增加,核素积聚在新陈代谢较活跃的区域,在放射衰变时产生伽马射线,通过探测器捕捉即显示脑区功能成像。PET 敏感性、特异性较高,功能分辨率高,但费用昂贵,空间分辨率较低,常须借助 CT 或 MRI 图像叠加了解病变位置,即 PET/CT、PET/MRI。

广义的 fMRI 包括弥散加权、灌注加权、MRS 及血氧合水平依赖成像(blood oxygen level dependent fMRI,BOLD-fMRI)等,狭义上特指后者,是以脱氧血红蛋白的磁敏感效应为基础而成像。血红蛋白对磁场影响不同:脱氧血红蛋白属顺磁物质,引起加权信号减低,而氧合血红蛋白是抗磁性物质,可增加信号强度,当氧合 / 脱氧血红蛋白的比例增加时,或脱氧血红蛋白含量减少,其 T_2 缩短效应减弱,在加权像上表现为信号增强,故而神经元活动区的加权像信号高于非活动区。BOLD-fMRI 无创,不采用示踪剂,无电离辐射性,无需暴露于放射活性物质环境,空间分辨率及时间分辨率高,可将功能成像与解剖细节结合呈现。

(二)基本方法

fMRI 反映与疼痛刺激相关的复杂脑网络(不一定有疼痛特异性),通常称为"疼痛矩阵"(pain matrix),包括第一、第二体感区(S1 和 S2)、前扣带回、岛叶、前额叶皮质及丘脑等。图3-2-41 示热痛刺激时 BOLD 活动增强区域。

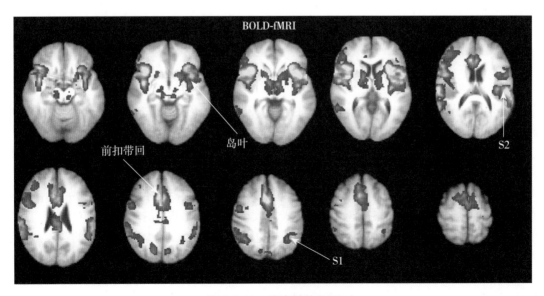

图 3-2-41　疼痛刺激 fMRI

静息态 Rs-fMRI（resting-state fMRI）主要用于反映中枢神经系统基础状态下的自发功能活动、脑功能基线信息。疼痛的功能影像学诊断中，Rs-fMRI 让受试者处于安静闭眼、相对放松休息状态时进行扫描，以消除任务态 fMRI 检查时受试者执行任务情况的差异对结果的影响。由于慢性疼痛患者症状常持续存在，用 Rs-fMRI 观察其有无自发脑活动异常可能更为合理。

与实验性疼痛相比，慢性疼痛过程难以与血氧合水平依赖（BOLD）成像等 fMRI 方法找到关联，其疼痛模式也较难随意开关控制，目前有采取基于灌注的脉冲动脉自旋标记 fMRI（pulsed arterial spin labeling fMRI，pASL fMRI），将区域性脑血流量化以更好地替代测量神经元活动。

（三）注意事项

1. 与常规 MRI 检查一样，带有心脏起搏器或其他铁磁性金属植入物的患者不宜做 fMRI。

2. fMRI 可结合主成分分析（principal component analysis，PCA）、独立成分分析（independent component analysis，ICA）等数理统计方法对结果进行更进一步处理及解释。

（余　波）

第三节　感觉定量评估及诱发电位

疼痛评估是疼痛管理的基础，良好的疼痛控制离不开准确的疼痛评估。选择合适的评估量表有利于准确、全面地评估疼痛病情，为适时调整治疗方案、提高治疗效果提供较为客观的依据。临床上慢性疼痛患者越来越多，但对疼痛一直缺乏较特异的指标。过去，临床医生和科研人员依靠临床神经查体和传统的神经传导速度等来评估、研究感觉神经的功能。然而，临床神经查体难以对感觉神经的功能定量化，神经传导速度只能用于评估粗大有髓神经纤维的功能。因此，需要有不同的检查工具来定量化的评估感觉神经，尤其是细小有髓和无髓神经纤维的功能。

一、感觉定量评估

（一）基本知识

定量感觉检查（quantitative sensory testing，QST）是对感觉进行定量判断的一种心理物理学技术，可以对感觉障碍的程度进行定量评价。自从 1976 年 Fruhstrofer 发表第一篇关于 QST 的文章以来，QST 已被广泛地应用于临床、科研中。感觉神经受损临床上很常见，QST 在判断感觉神经是否受损、受损的严重程度、长期治疗随访观察等方面发挥了较大的作用。

QST 包括温度觉、振动觉、触压觉、最小电流阈值法（CPT）等定量感觉分析，主要用于检查周围感觉神经的功能。皮肤神经纤维按直径大小分为直径最小的无髓鞘的 C 纤维、直径中等大小的薄髓鞘的 Aδ 纤维和直径稍大的有髓鞘的 Aβ 纤维，其中以 C 纤维的数量最多。外界振动刺激主要由有髓鞘的 Aα 和 Aβ 共同传导，冷觉由小的有髓鞘的 Aδ 纤维传导，热觉由无髓鞘的 C 纤维传导，热痛觉由小的有髓鞘和无髓鞘的伤害感受器传导，各种温度觉刺激均要激活脊髓丘脑束。通过定量温度觉、振动觉检查可区分出感觉神经纤维损伤类型。

(二) 基本方法

感觉阈值是最常用的参数,因为定量感觉检查是一种心理物理检查技术,所以感觉阈值对不同的检查方法敏感性不一样,在分析结果时必须注意。除了方法学,受检部位、刺激器的压力、与皮肤的接触面积以及检查者也是影响因素。

神经传导速度是客观、重复性好的一种检查周围神经的方法,QST 也有它的优势:①小的神经纤维受损用常规的电生理检查不能检测到。而定量温度觉检查是唯一能检查小神经纤维的方法。②神经传导速度揭示的是神经生理性质的一面,而 QST 揭示的是神经功能的另一面。如遗传性运动感觉神经病患者的神经传导速度可能显著性减慢,但神经功能可能完全正常。③神经传导速度仅反映周围神经有无异常,而 QST 可反映整个感觉传导通路。④QST 无痛苦,且很容易操作,用于长期随访感觉神经功能易被患者接受。

QST 常用的方法有极限法、水平法和强迫法等。极限法最常用,刺激强度逐渐递增或递减,直至有一个渐强的刺激被感觉到或是一个渐减的刺激消失时,受检者按反应键终止刺激。这种方法能迅速完成检查,但存在人为的反应时间差,导致阈值的测量上产生误差。水平法,刺激强度是预先设定的,测试的是什么强度水平下的刺激会被感觉到,虽避免了反应时间差,但由于需要时间较长,出现被检者的注意力下降而产生误差。强迫法,采用双刺激法,它的刺激成对出现,在一次刺激中,一个有强度刺激,一个为空刺激,刺激结束后强迫受检者指出哪个为有强度刺激。后两种方法不存在反应时间的问题。

由于 QST 检查存在主观性的一面,为了考虑实验的稳定性,可通过检验重复性和计算变异系数获得的稳定值来比较不同时间点测得的值。在正常人的 QST 研究发现,稳定正常值的存在,揭示了 QST 的合理性。大样本的研究揭示了性别、年龄、身高等对温度觉的影响,且感觉阈值随年龄而增加,但在性别及身体两侧无差别。QST 在临床上应用非常广泛,主要用于疼痛的评估、代谢性神经病、中毒性神经病、获得性疾病、自主神经病、职业病、药物的疗效判定等方面。

2003 年美国神经病学委员会评估了 QST 的临床应用有效性和安全性,他们从 Medline 上搜索了 350 篇关于 QST 的文章,这些文章使用了计算机操作阈值系统、人工操作阈值系统和电流阈值装置系统。作者比较了相同系统和不同系统正常值的使用情况和重复性,采用标准化的证据设计分级标准对文章进行归类分析。他们认为由于所用的系统存在差异,各系统间的正常值不能互相使用。重复性研究也是非常重要的问题。虽缺乏强有力的 I 类研究支持 QST 在某些疾病应用上的实用性,但大量的 II 类和 III 类研究显示 QST 可能在鉴别糖尿病性神经病、肾病和某些脱髓鞘神经病的小纤维或大纤维受损上的应用价值。他们强调 QST 在临床和科研中判断感觉有无受损时是有发展潜力的检查手段,但是需注意不应当把 QST 结果作为唯一的诊断神经病的标准,而且在解决某些法医学问题方面,QST 目前还不是有用的检查手段,因此美国神经病学委员会建议在使用不同 QST 评价神经功能时,需要设计更为完善的研究方案。

(三) 注意事项

定量感觉检查能及时发现神经损伤和区分出神经损伤的类型,但它作为一种将主观感觉转变为相对定量的感觉阈值检查方法。因此受很多因素的影响,分析结果时要考虑以下三方面因素:

1. 环境及 QST 仪器 环境温度和周围的嘈杂程度直接影响检查结果,检查时要求恒温 24℃,周围环境安静。

2. 检查者　检查者耐心细致的讲解、示范,使患者充分理解、解除顾虑,尽可能放松配合完成检查,是获得可靠结果的前提。刺激器压力适中、与皮肤充分接触,尽量控制人为的实验误差。有经验的检查者应懂得质量控制,在检测过程中密切注意患者对各种刺激的反应,如热觉或冷觉连续刺激三次,各个值之间变化范围超过1℃,连续三次冷痛或热痛刺激各测量值之间变化超过3℃,提示患者注意力未集中,这样的结果不可靠,需改时间重做。

3. 被检查者　被检查者的合作程度直接影响结果,有意识障碍和智能障碍不能配合检查的不适宜作此项检查。

二、神经传导速度检测

(一) 基本知识

1850年德国的Helmhotz首先用机械的方法记录到肌肉反应,使研究运动纤维的传导开始成为可能。1909年Piper最初使用肌肉动作电位一词。到20世纪后半叶,经过一系列的动物实验,才为神经传导速度在临床应用打下基础。Eichler首先在人身上用皮肤电极记录到在胫后神经上的神经电位,Dawson和Scott利用重叠曝光照相方法以后,又用电子平均技术发展了这种技术,使之能在临床上应用。Dawson还使用了环状电极测定出纯感觉神经电位。现在由于电子技术的飞速发展,测定神经传导速度,不论属于运动神经传导,还是感觉神经传导都很简便易行。这样,这种可以常规使用的技术为临床提供了一个客观而又可定位的周围神经病诊断方法。对于运动纤维,是测定在电刺激神经时所获得的肌肉动作电位,而对于感觉纤维,是测定电刺激神经末梢或神经干时所获得的神经诱发电位。在不同的神经上,由于解剖各异,测定技术有所不同,但它们的原则都是相同的。

神经传导速度是研究神经在传递冲动过程中的生物电活动。利用一定强度和形态(矩形)的脉冲电刺激神经干,在该神经支配的肌肉上,用同心针电极或皮肤电极记录所诱发的动作电位(M波),然后根据刺激点与记录电极之间的距离,发生肌收缩反应与脉冲刺激后间隔的潜伏时间来推算在该段距离内运动神经的传导速度。这是一个比较客观的定量检查神经功能的方法。神经冲动按一定方向传导,感觉神经将兴奋冲动传向中枢,即向心传导;而运动神经纤维则将兴奋传向远端肌肉,即离心传导。

(二) 基本方法

在临床上进行神经传导速度测定时,测量好刺激点到记录点的距离和潜伏期十分关键,如果测定有误差就会计算出错误的结果。现在的技术完全可以使测定错误减少到最小限度,如采用多次重复以确定潜伏期以及固定放大倍数等方式。由于感觉动作电位很小而病理状态下更小,所以有时不免要在不同的放大倍数下测定,但必须注意到在这样高倍放大的情况下感觉动作电位起始的细微改变就会显示出来,但潜伏期比低倍放大时缩短。测定距离时,误差常常发生在测定有角度变化的地方,如尺神经的肘上点和Erb点等。但只要按照实验室正常值的测定方法,肢体的放置关节的角度保持一致就可以避免。如果在用皮肤电极的情况下连续多次测定,结果最好超过10m/s的变化才判断为有改变。如果是用针极变化只要超过20%即可判断有改变。如果能严格地遵循规范重复进行就更可靠,重复性越好也就越有把握测出轻微的变化来。

1. 电极

(1) 刺激电极:刺激指(或趾)时可用环状电极,该电极采用两片宽4~6mm的金属片组成,外覆以绒布衬垫,包绕于手指或足趾,称环状电极。阴极置于近端指节(或趾节),无关电极置于末端指节(或趾节)。

(2) 记录电极:可用表面电极或针电极,使用表面电极时,电极间距以 2cm 为宜;针电极由两根金属针极组成,其中一根针插入邻近神经的部位,另一电极插入远离神经部位,针极记录的神经电位幅度较高,波形可呈双相、三相、四相。

2. 检查方法

(1) 顺流法:将指环状电极套在示指上作刺激电极,并在神经干一点或两点上记录神经的激发电位。用此法测得的感觉神经的电位比较小。一般不易测得。常需用叠加法才能得到。

(2) 反流法:电极安放同顺流法,但以神经干上的两对电极作为刺激电极,而以示指或小指上的环状电极作为记录电极。用此法测得的感觉神经的电位较高,一般容易得到。

3. 分析指标 感觉神经系将冲动从末梢感受器传入中枢,测定感觉神经传导速度时刺激与记录的位置和运动神经传导速度的测定不同,检查时电流刺激神经远端部。在神经近端进行记录。有研究者认为感觉神经传导速度(SCV)的改变对周围神经病变,比运动神经传导速度(MCV)更为敏感,特别是在中毒性、代谢性神经病变者。

(三) 注意事项

1. 体温可明显影响感觉传导速度 在 29~38℃每上升 1℃,感觉传导速度可以升 2.4m/s,正中神经和尺神经的末端潜伏期也会缩短 0.3ms。在低温情况下,肌肉动作电位和神经动作电位波幅均增大。这与钠离子通道关闭或减慢有关。因此,传导速度测定必须在温暖的实验室中进行,室温保持在 21~25℃。有一种体温控制器可以测定肢体的温度,再用红外线暖灯来维持。这样可以保持肢体温度在 34℃以上。如果被检查者体温不足 34℃,可以在测出的传导速度数上每下降一度增加 5%,以纠正温度的影响。

2. 不同神经和不同节段的差异作为一个原则 运动及感觉传导速度一样,下肢比上肢慢 7~10m/s。这种减慢不能用体温差别来解释,而可能是由于长纤维比短纤维传导要慢些导致。远端比近端传导也慢,这与神经纤维长短所致是一致的。另一方面,神经在末端时相应地逐渐变细,而且体温逐渐下降,用 F 波测定出来的近端神经传导速度就明显快于末端段。

3. 年龄的影响 在胎儿期,神经传导速度由于髓鞘增厚而迅速加快。到了足月婴儿时,其速度已达成人的一半。3~5 岁时即完全发育到成人水平。在一个系列研究中发现,发育不全的婴儿传导速减慢,故婴儿的营养对于髓鞘的发育是很重要的。在儿童和少年时期上肢传导速度稍有增加,而下肢由于年龄和身高的增加略有减慢。30~40 岁以后,神经传导速度随年龄的增长而减慢,60 岁以上传导速度下降约 10m/s。同时有相关研究显示,神经传导与年龄相关,一般在 60 岁时传导速度下降 10%。年龄也会影响波幅的大小。年龄超过 40 岁以后波幅逐渐减小,而且变得较为离散。F 波的潜伏期和 SEP 潜伏期亦如此。其他如血压计的捆绑压迫引起的缺血,也会引起受压神经传导速度的减慢,波幅下降以及波形离散。

近半个世纪以来神经传导速度测定研究证明了它在了解病变程度、病变范围、鉴别脱髓鞘和轴索受损等方面都是十分重要的。NCV 用于各种原因周围神经病的诊断和鉴别诊断。通过 NCV 测定,可确定有无周围神经病变并发现亚临床神经损害,是运动神经受累为主还是感觉神经为主,是单神经病变还是多发性周围神经病,病变部位和程度如何,受损神经是脱髓鞘还是轴索损害;结合常规肌电图(EMG)可以鉴别前角细胞、神经根、周围神经及肌源性损害等,对疾病诊断以及判定预后有重要价值。

三、诱发电位

(一) 基本知识

诱发电位是神经系统在不同部位接受刺激后诱发出的一种特殊电活动。利用闪光刺激人眼的视网膜,可以在视觉皮质(枕叶)引出一个诱发电位称为视觉诱发电位(VEP);短声刺激可引出脑干听觉诱发电位(BAEP)及听觉皮质的诱发电位;躯体的电方波刺激,可在顶叶皮质引出躯体感觉诱发电位(SEP)。神经系统诱发电位可用于临床诊断及医学研究。

诱发电位的临床意义是:①当临床病史及神经系统检查都不能确定是否有异常时,诱发电位检查能够证实各类型的感觉通路有无功能异常;②当怀疑中枢神经系统某一部位的症状或体征由脱髓鞘疾病所致时,诱发电位能显示出感觉系统中临床上未知的功能缺失的另一病变的存在;③能协助明确某一疾病的解剖分布;④可客观地监测整个病程的变化。为了便于临床应用可将诱发电位的各个成分命名。在视觉诱发电位和体感诱发电位中,一般将诱发电位按极性(即波形的位相是向上的还是向下的)命名,即向上的波为阴性波,标记为 N(negative),向下的波为阳性,标记为 P(positive);其次将阴性波或阳性波按这个波在健康人群中的平均潜伏期来标记,例如 P100 波,意为波峰向下,发生在刺激后 100ms 时。听觉诱发电位的脑干成分,则用罗巴数字标记为 I~Ⅶ7 个成分。

1940 年起电生理学家即发现诱发电位,20 世纪 60 年代才逐步将它应用于临床,因为诱发电位的记录成功有赖于电子计算机的应用。通常情况下诱发电位的波幅很低,常被淹没在各种各样的噪声干扰中,这些噪声包括自发脑电、肌电、眼球运动,以及来自外界的干扰信号。当脑电的活动为 30~60mV 时,视觉诱发电位的波幅为 1~20mV,脑干听觉诱发电位的波幅仅为 0.25mV 左右,而躯体感觉诱发电位的波幅在 1mV 左右。因此应用常规的脑电记录技术难以检出诱发电位。电子平均技术能消除那些不规律出现的信号。例如应用电子平均技术后,在某一瞬时某个位相向上的噪声信号就会与另外一个位相向下的信号相互抵消;而在刺激之后于某一个固定时间内规律出现、波形一致的诱发电位可经过多次叠加,由平均器提取出来。因此电子平均的过程即是一个去伪存真的过程,叠加的次数越多,诱发电位的信号也就越清晰,也就是说信号与噪声的波幅比与叠加次数的平方根成正比。

在健康人中,诱发电位的潜伏期(即施以刺激到出现诱发电位两过程间所需要的时间)及其波幅(诱发电位波峰与波峰之间的电压数)、波形较为恒定,因此临床上可用诱发电位检查视觉、听觉及体感神经通路的功能状态。潜伏期的长短代表神经冲动在神经通路上传导的快慢,正常的传导速度靠神经纤维髓鞘的完整以及足够的快传导纤维数目来维持;诱发电位的波幅代表能参与兴奋的神经纤维的兴奋的总和,间接地反映了参与兴奋的神经元或神经纤维的数目。病理情况下,无论是神经纤维传导速度的减慢还是神经元数目的减少都会使诱发电位产生异常。

体感诱发电位(somatosensory evoked potential,SEP)是常见的感觉诱发电位之一,是当感觉器官、感觉神经或感觉传导途径上任何一点受刺激时,中枢神经系统引导出的电位。它在一定程度上反映了特异性躯体感觉传入通路、脑干网状结构及大脑皮层的功能状态。目前,SEP 主要用脉冲电流诱发技术对刺激的性质、强度、持续时间、频率等参量加以控制,可使记录和分析方法标准化,并可对记录结果作定性和定量分析,故 SEP 已由传统的定性研究转入精确的定量研究。

（二）基本方法

躯体感觉诱发电位是指刺激躯体神经时在中枢记录的神经电位,通常是指从头顶记录到的头皮 SEP,也包括从脊髓记录到的 SSEP。

一般采用表面电极刺激,刺激部位在上肢通常为腕部的尺神经或正中神经,下肢为踝部的胫神经或腓总神经。刺激强度一般用感觉阈以上,运动阈以下。刺激脉冲波宽 0.1~1ms,频率 0.5~1Hz,观察 100ms 以上的慢成分则用 1 次 /1~3s。在头皮的相应点 C3'、C4' 和 Cz' 记录。记录必须平均 1000 以上,以保证必要的信噪比。重复两次检查的峰潜伏期差不得大于 0.5ms,波幅差不得大于 20%。

刺激正中神经后通过置于 Erb 点的电极所记录的双向波是由臂丛大的有鞘运动和感觉纤维产生的。大多数的负向波是感觉纤维产生的。因为在前根撕裂后所致的单肢瘫的患者,这些波仍是很明显的。在刺激腓神经后从腰下部记录的电位是在马尾和神经根刚入脊髓的部分产生的。如果从背部较高阶段逐级记录,可依次记录到冲动的排放,因为冲动是沿脊髓后柱上行。越向上电位就变得越分散,因为冲动在轴索内传导速度有轻度差异。所以在胸部中段以上很难记录到电位。波形间期是根据所记录到的 Erb 点和马尾电位来测量的。这将减少周围神经传导速度变化的影响。

刺激上肢后可从颈部记录到两个波,大约在刺激后 11ms 和 13ms 后,刺激下肢则不可能记录到这些波。除非受检者非常放松,或用比常规所用的多得多的叠加数才能记录到这些波。在 1ms 时所记录到的负向波（N）在颈上部进行记录时波幅最大。而 13ms（N13/P13）所记录到的电位在颈部和头部其波幅大致相等,但这两个位置所记录的电位极性是相反的。N 是冲动在颈髓后柱的上排放所产生的,可能是在后角的灰质节段产生的。关于 N13/P13 波来源有一些争论。但是大多数关于人类临床病理相互关系的研究提示它产生于后柱的神经核。

刺激上肢后,从置于被刺激肢体对侧感觉皮层的头皮表面的电极可记录一个峰值为 18ms 到 20ms 的负一正向偏斜。而刺激下肢后,则出现一个负向峰在 27ms 或其潜伏期更长些。我们认为 N19 产生在主要的感觉皮层。这大概是根据双极发生器理论和观察到的电位范围（分布、极性的颠倒等）。但是从人类的临床病理研究资料提示 N19 产生于丘脑。有关在局限性皮层损害时 N19 消失的报道应除外丘脑腹后侧核退行性变性,这种变性发生在皮层损害后 6~12 周内。P22 产生在顶叶感觉皮层这一点是公认的。损毁性皮层损害时 P22 消失。同时还有一点是令人感兴趣的,即有很多癫痫和肌阵挛的患者可以记录到一个异常大的 P22 波。

（三）注意事项

因为绝对潜伏期（从刺激点到峰）受肢体温度和周围神经病的影响,SEP 双侧潜伏期差是非常稳定和敏感的测量指标。波幅用处不大,因为它的变异性太大,除非它们与正常值有明显差异或当双侧肢体 SEP 波幅有明显差异时才有意义。在对 SEP 的结果进行解释时,必须考虑的因素应包括年龄和身材。使用列线图以校正患者身高和 SEP 结果之间的关系。

（李建华 边仁秀）

第四节 常见的疼痛评估量表

疼痛是患者的一种主观的、多重的感觉与情感体验,它包括了生理、感觉、行为、认知、情感及社会文化等多方面的体验,这些复杂的因素促进或妨碍了患者对疼痛的表达,严重影响了临床上对疼痛的诊断以及治疗的有效性。临床上,评估方法可分为单维度(unidimensional scales)和多维度(multidimensional scales)两类。

一、单维度疼痛评估量表

单维度疼痛评估量表,在临床实践中是一种快速有效的评估方式,疼痛强度测量量表为评价和监测患者临床症状提供了一种简单、实用且有效的方式。将疼痛量化是非常重要的,它可以使患者在心理上增加积极效应,也可为疼痛治疗的有效性提供依据。疼痛强度的评价量表是目前临床使用最多的一类单维度疼痛评估量表,患者可以根据自己的疼痛感受按照不同的方法要求进行评定。这些方法设计简单且较为实用,各评价结果具有较高的相关性。

(一) 视觉模拟评分法

视觉模拟评分法(visual analogue scale,VAS)也称直观类比标度法,一般设计为一条100mm的直线量尺(0 为无痛,100 为剧痛),使用时由患者将疼痛感受标记在直线上,线左端至患者所画竖线之间的距离即为该患者主观上的疼痛强度。临床评定以:"0~2"分为"优","3~5"分为"良","6~8"分为"可",>"8"分为"差"。目前已经发展出许多改良版本,比如在量尺上增加可以自由滑动的游标或将量尺设置成竖直形式以便于卧床患者应用。

VAS 作为一种简单有效的测量方法,能够较为准确地掌握疼痛的程度,利于动态评估控制疼痛的效果,适用于临床科学研究;但在评估过程中需要一定的抽象思维,在画线时需要必要的感觉、运动及知觉方面的能力,因此不适用于对感知能力较差的老年人或认知能力较差的人。

(二) 数字分级评分法

数字分级评分法(number rating scale,NRS),此量表要求患者用 0~10 共 11 个点的数字来量化自己的疼痛程度(数字从低到高表示从无痛到最痛,0 分表示不痛,10 分表示剧痛);在临床上,减少两点及以上被认为是有意义的疼痛减轻。这种方法较 VAS 更加简便,容易被患者理解,且具有较高信度与效度,易于记录,在临床工作中应用最为广泛,适用于文化程度相对较高的患者或儿童(6 岁以上)疼痛的评估;但由于其不连续性,并不适用于临床科研。

(三) 语言分级评分法

语言分级评分法(verbal rating scale,VRS),由数个按照等级排列的描述疼痛的词语组成,这些描述词以疼痛最轻到最强的顺序排序,用于评估疼痛强度;研究表明,对于老年人,特别是患有轻、中度认知障碍,言语量表相较于数字量表会更易于接受。

临床上常见的是 5 点口述分级评定法(the 5-point verbal rating scales,VRS-5);将疼痛分为:①轻微的疼痛;②引起不适感的疼痛;③具有窘迫感的疼痛;④严重的疼痛;⑤剧烈的疼痛。此外,另外尚有 VRS-4(简便易理解但不精确)、VRS-6 等语言评分方法。

(四) 长海痛尺

长海痛尺是第二军医大学附属第一医院制定出的新评估工具。它将数字分级评分法（NRS）和 5 点口述分级评分法（VRS-5）有机结合起来，在 VAS-5 的基础上，对疼痛标尺做出具体解释：0 分属无痛；1~2 分属轻度疼痛；3~4 分属中度疼痛；5~6 分属重度疼痛；7~8 分属剧烈疼痛；9~10 分属无法忍受的疼痛，分值下有相应的临床症状描述。

长海痛尺已被证实了临床中多个方面应用的有效性与可靠性，如骨科术后、癌痛评估等方面；它解决了单用 NRS 评估时的困难和随意性过大的缺陷以及单用 VRS-5 评估时精度不够的问题，并且在评估过程中，医疗人员对患者的宣教及评估操作也更为简单容易。

(五) 面部表情评分法

面部表情量表包括一系列进行性痛苦的面部表情，患者选择其中一种面部表情来代表其疼痛强度。常见的有 Wong-Backer 面部表情疼痛量表（Wong-Backer faces pain rating scale）、面部表情疼痛量表（faces pain scale，FPS）。

其中面部表情疼痛量表为 6 个水平排列的面部表情，相比较下 Wong-Backer 面部表情疼痛量表更接近正常人的表情，便于患者选择，不需任何附加设备，适用于小儿以及不同认知水平的老年人，此外，还有一种具有 11 个表情的面部表情评分法，目前在临床上已经证实了在成人骨科术后以及老年人疼痛评估的有效性及实用性。

二、多维度疼痛评估量表

多维度评估量表（multidimensional scales）是指采用生理和行为等多个指标进行主客观两方面的综合评估，包括对患者多个维度的观察，如情绪、精神、日常活动、人际关系、睡眠质量等，使用较为复杂耗时，且对患者的认知，言语等方面的功能具有较高的要求；但其特别适用于慢性疼痛的评估，因为慢性疼痛通常对人的身体、情感、社会关系等多方面产生影响。

(一) McGill 疼痛问卷

McGill 疼痛问卷（McGill pain questionnaire，MPQ）是最常使用的评估疼痛的多维测量工具，既评估疼痛的情感及感觉，又全面评估疼痛的部位、强度、时间特性等。MPQ 采用的是调查表形式，表内附有 78 个用来描述各种疼痛的形容词汇，以强度递增的方式排列，分别为感觉类、情感类、评价类和非特异性类 4 类。除了疼痛描述语外，还包括评估疼痛空间分布的身体线图以及现存疼痛强度（present pain intensity，PPI）的测量。

MPQ 具有实用性、有效性以及其他疼痛强度量表一样的一致性与可靠性，能够较为全面地收集相关信息；但由于表格复杂耗时久，要求患者有较高的阅读能力和智力水平，并不适用于文化程度低或认知损害者。由于 MPQ 量表太长，在此基础上又发展出简化 McGill 疼痛问卷（the short-form MPQ，SF-MPQ），其包含 15 个描述语及测定疼痛强度的 PPI 和 VAS，20 个类别，每个类别分为 2~5 个级别。量表易于管理，具有较强的实用性和可靠性。

(二) 简明疼痛量表

简明疼痛量表（brief pain inventory，BPI）与简版 BPI-SF 旨在评估：①疼痛程度（"感觉"维度）；②疼痛对日常功能的影响（"反应性"维度），使用 NRS 来描述各个项目的疼痛程度。

BPI-SF 包括前后身体图、疼痛严重程度（使用 NRS 来表达"最差""最小""平均"和"现在"的疼痛强度）、疼痛干扰影响和活动的 7 个项目（对于一般活动、工作、心情、步行、享受、与他人的关系和睡眠，使用 0~10 的 NRS，0 表示"无干扰"，10 表示"完全干扰"的生活）以及对于止痛药的疼痛反应。BPI 与 BPI-SF 之间的关键差异,在于回忆时间(前者关注 1 周内回忆,而后者关注 24h 内回忆)。相比之下,BPI-SF 由于其相对简洁在临床和研究中被广泛应用。

(三) Abbey 疼痛量表

Abbey 疼痛量表(Abbey pain scale)是由 Abbey 等人提出,共有 6 个条目,包括声音、面部表情、身体姿势、行为、生理指标和身体的改变,每项评分在 0~3 分,总分在 0~18 分;0~2 分表示无痛,大于 3 分表示轻度疼痛,8~13 分表示中度疼痛,大于 14 分表示重度疼痛。可用于测量老年痴呆、言语障碍的老年患者,但无法区分急、慢性疼痛间的差别。

除此之外,临床上还有诸如人体表面积评分法、口述疼痛程度分级评分法(VDS)、主诉疼痛程度分级法(VRS)、颜色模拟评估法(CAS)等单维度评估量表;以及 McMillan 疼痛量表、疼痛行为评估(BAP)、米林行为医学诊断表(MBMD)等多维度评估量表。临床上评估工具虽多,但是目前没有一种方法或评价工具可以当"金标准"来广泛应用,因此,在临床实践中,应根据量表应用的环境和患者的情况,选择最适合患者的量表,才是正确评估疼痛的前提。

三、特殊人群疼痛评估方式

(一) 儿童的疼痛评估

儿童和青少年的疼痛,被认为是人类最复杂的紧张性刺激之一,它能影响儿童今后与疼痛相关的行为和观点。一项统计学研究显示,在接受调查的 9~13 周岁的儿童中,有 96% 在过去的 1 个月中曾经历某种形式的急性疼痛,包括头痛(78%)、复发性疼痛(57%)和慢性持续性疼痛(6%)。疼痛评估是疼痛控制的第一步,及时准确的疼痛评估能为临床治疗决策提供依据,是疼痛治疗必不可少的。在过去一段时间里,儿童和青少年群体的疼痛评估和测量已有重要的进步和改善。关于这些评估方法的信度和效度也有相应的研究给予关注和验证,使医务人员对儿童及青少年的疼痛评估有了更深的理解,并且更有效率地用于临床实践中。疼痛是一种主观的、私密的感受,儿童因受各种因素的影响很难准确地描述自己现存的疼痛,仅可用以下三种策略之一来间接评估:①小孩告知他们自己的经历(自我报告);②小孩对疼痛的反应方式(行为学评估);③小孩的身体对疼痛做出的反应(生理学评估)。

但对于不同年龄阶段的儿童,其疼痛的认知能力、行为反应和感情表达方法均有不同。此外,新生儿、语前儿童以及有明显言语障碍的小孩难以描述自己的经历,所以必须用到行为学和生理学评估方法,甚至对于语后儿童,自我报告也常常难以进行。

评估与测量:疼痛的评估通常包含几个方面,如疼痛的强度(severity)、部位(area)、性质(nature)和深度(depth),合称疼痛的 SAND。一个较完整的疼痛评估需要包括综合性的、以疼痛为中心的病史采集和物理检查。"QUESTT"是疼痛评估与测量常用的整体性指南,它包括:

(1) 询问患者(question the patient)。

(2) 使用疼痛评估量表(use a pain rating scale)。

(3) 评估行为和生理学征象(evaluate behavior and physiological signs)。

(4) 确保家庭的参与(secure the family's involvement)。

(5) 考虑疼痛的起因(take cause of pain into account)。

（6）采取有效的行动和测试（take action and assess effectiveness）。

当采集病史时，小孩及其家长和（或）看护人都必须询问。因为比起家长的感觉和偏差，大于 5 岁的小孩也许可以更准确地描述他们的疼痛经历；而在家长的描述中，也许可以反映小孩的个人需求。评估需要涵括的范围很广，并且需要符合不同时期询问的目的。

正确评估患儿疼痛是控制疼痛的基础。由于认知水平的限制，患儿对疼痛的感知具有多变性和复杂性的特点，并且不同年龄儿童对疼痛的理解及表达也不尽相同，使用各种评估工具时必须根据患儿的年龄、认知程度以及交流能力进行选择，才能保证评估结果的科学性。可以将疼痛及其影响概念化为发生的四个层面：①因残障或疾病引起的疼痛；②随着症状进展的疼痛；③活动受限导致无法正常地发挥功能；④个体社会性中，社会角色的受限。这种社会性缺陷是疼痛和活动受限的结果。针对这些不同的层面，一些敏感且有效的量表可用于测量儿童疼痛的各个方面。

（二）学龄及青少年儿童的疼痛评估

儿童综合性疼痛问卷（the children's comprehensive pain questionnaire，CCPQ）和 Varni-Thompson 儿科疼痛问卷（the Varni-Thompson pediatric pain questionnaire，VTPPQ）是两个针对学龄和青少年儿童以及他们的家长的标准化访谈量表，对于儿童慢性疼痛可提供综合性且具实践性的评估资料。这些访谈通过开放式问题、清单列表和定量的疼痛评级，分别评估儿童和家长关于疼痛问题的经历。

在小儿慢性疼痛和精神疾病中有记载的并发疾病，尤其是内在的问题，如抑郁和焦虑，临床医生有义务对这些障碍进行筛查。儿童抑郁量表（the children's depression inventory，CDI）是一种广泛使用的自我报告问卷，用于评估 7~17 岁的抑郁症儿童，是当前国际上针对儿童青少年使用最多的自评量表。CDI 的突出优点是所使用抑郁量表工具中所需阅读水平最低（只需要一年级阅读水平），题目内容比较贴近日常生活。贝克抑郁量表第 2 版（the Beck depression inventory-Ⅱ）可以用于青少年，因为在 CDI 中某些项目可能不太适合年长的青少年。评估焦虑症状是很重要的，因为在儿童群体中，疼痛障碍与焦虑敏感性、持续性的恐惧焦虑倾向以及回避行为的疼痛反应有关。常用的有儿童焦虑相关疾病自我报告（the self-report for child anxiety related disorders，SCARED）和斯宾塞儿童焦虑量表（the Spence children's anxiety scale，SCAS）。

（三）老年人的疼痛评估

人体患病率的上升与年龄增长密切相关，而疼痛就是其中一种常见症状。据报道，50% 的社区居住的老年人，以及多达 80% 养老院的老人，都存在超出恢复预期时间，且无可识别物理原因的持久性疼痛。

无法减轻的持续性疼痛会对生活造成许多的不良后果，包括心理压力增大、社会孤立感、睡眠质量受损、身体残疾、摔倒风险增加以及丧失独立性。因此，疼痛的优化管理非常重要。当制订管理计划时，考虑年长患者的能力是至关重要的。认知障碍是生命晚期中常见的也是必须考虑的，特别是认知能力与患者的疼痛报告的可靠程度有极大相关性。

在老年人疼痛评估中，有许多评估工具已经得到了广泛使用，其中很多已经得到了很好的验证。单个维度的疼痛量表（如，仅评估疼痛强度）在临床忙碌时是可行的。例如，口头疼痛描述（没有、轻度、中度或严重）和数值等级量表（0~5 或 0~10）、疼痛测量计以及面部表情疼痛量表。这些都已验证可用于老年人，包括轻度至中度认知障碍患者。而多维度疼痛量表，例如简明疼痛量表（the brief pain inventory）和老年疼痛测量（geriatric pain measure）在老年疼痛人群中都适用。McGill 疼痛问卷（McGill pain questionnaire，MPQ）是另一个有用的疼痛量表，它提供了 78 个疼痛描述词，使用者可以通过里面的文字总结出一个敏感的、有效的且有评价性的整体疼痛评分。此外，还有简化 McGill 疼痛问卷（the short-form MPQ，SF-MPQ），它与完整版 McGill 疼痛问卷有良好相关性，并且在临床中更具操作性。

四、心理行为学评估

（一）关键心理和行为因素

1. 情绪

（1）恐惧、焦虑：急性疼痛患者中出现的焦虑和恐惧通常与较长的住院时间、较大的急性疼痛和增加使用止痛药有关。恐惧疼痛，特别是与活动有关的疼痛，例如腰痛，可能导致个体疼痛的不断循环，使个体变得越来越虚弱，并且疼痛变为慢性。疼痛相关的恐惧可能比疼痛本身更难康复。

常用评估问题：

1）因为你的痛苦，你避免什么活动？

2）如果你这样做，你担心会发生什么（活动）？

3）如果你这样做（某个活动），你会变得焦虑或担心的痛苦是什么？

（2）抑郁：值得注意的是，40%~50% 的慢性疼痛患者患有抑郁症。但是仍然不清楚抑郁症是否导致慢性疼痛或者慢性疼痛导致抑郁症。慢性疼痛背景下抑郁症的症状与疼痛的增加程度，疼痛行为与每日活动水平降低、日常生活功能下降等因素有关。抑郁症已被认为是急性损伤后慢性疼痛逐渐诱发的危险因素之一。较高水平的抑郁症状预示手术、医疗和心理治疗疼痛的结果更差。慢性疼痛和慢性抑郁症都是自杀的危险因素。这些因素的共同存在极大地增加了疼痛患者的危险因素。抑郁症的评估应该集中在对以前愉快的活动（例如，性活动、爱好和与家人的时间）的兴趣浓度和记忆的变化以及关于死亡的想法，此外，还有患病后的心情和睡眠质量，食欲以及生活水平。

常用评估问题：①兴趣。你经历过对你喜欢的活动或者兴趣产生变化吗？②浓度/记忆。你注意到你的记忆或集中有什么变化吗？你能在报纸或电视上关注新闻故事吗？③希望与死亡。你有想死的时刻吗？如果有，你当时在想什么？你有多频繁产生这些想法？你有没有实施这些想法？你感觉安全吗？（注：定期的死亡想法，有计划或意图杀死自己是立即确诊评估抑郁症的信号）

（3）愤怒：大多数患有慢性疼痛的患者在日常生活中确认他们有过愤怒感。愤怒、慢性疼痛患者的疼痛强度增加与其家属相处的不愉快和情绪困扰有关，同时与功能残疾和抑郁症高度相关。慢性疼痛患者倾向于抑制他们的愤怒，这导致他们的疼痛感不断增加，厌恶疼痛的忍受并出现明显的疼痛行为。

常用评估问题：①你要尝试控制你的脾气的频率有多高？②你最近与他人争论过吗？频率高吗？③你是否经常感到沮丧或者生活缺乏进步？

2. 灾难化 疼痛灾难化是参与调节对疼痛行为反应的显著的心理因素。它被定义为一个信念体系、一种应对策略及在体验和感受疼痛时的一种评估过程。慢性疼痛患者对待疼痛的灾难化倾向可能会加重疼痛及引起病程的迁延，对个体及其家人的生活质量及经济负担造成严重影响。慢性疼痛患者的疼痛灾难化认知心理干预是疼痛康复的重要治疗方向之一。灾难化认知是疼痛最重要的预测因素之一,占疼痛患者总数的 7%~31%。灾难化认知的疼痛患者有更高的功能障碍问题、更高的医疗保险使用率和更长的住院时间以及更多的疼痛药物应用史。同时,灾难化认知的疼痛患者可能会增加滥用其疼痛药物的风险,灾难性的理论与疼痛相关的恐惧,导致回避、废用综合征、功能障碍和抑郁症。

目前灾难化认知的疼痛患者似乎可以通过激活其积极情绪起到应对疼痛的作用。评估灾难化疼痛的患者主要评估患者是否对身体感觉高度警觉,对控制疼痛感到无助、对疼痛不能控制而产生恐惧和疼痛情况会变得更糟以及疼痛永远不会消失的悲观情绪。

常用评估问题:①你是否觉得你不能忍受痛苦? 这种想法影响你吗? ②你是否感到痛苦? 这种情绪频繁出现吗? ③你是否担心疼痛永远不会消失? ④你已经有多久觉得你没有办法减轻你的疼痛了?

3. 自我陈述 自我陈述是个人激发自己去应对痛苦的现实表达。一些研究发现,使用应对自我陈述与较低的疼痛、较少的痛苦和较高的功能相关。使用这些陈述是培训疼痛管理的认知行为疗法(CBT)的一个重要组成部分,这些想法可以增加 CBT 治疗的治疗效果。评估衡量这种应对问题的能力重点是评估患者是否把痛苦作为一个挑战,并且自我可以处理并坚信未来将会改善。

常用评估问题:①有时候你能够把痛苦当成一个挑战吗? ②你是否认为这种痛苦是你可以处理的东西? ③你认为未来疼痛是否会越来越轻?

(二) 精神状态

患者需要在学习管理他们的疼痛中发挥积极主导的作用。患者的心态可能处于五个阶段之一:愿意改变(有设想,不打算改变);沉思(打算在可预见的未来发生变化);准备(打算在不久的将来改变);行动(公开改变改变);维护(努力稳定行为的变化)。临床医生可以帮助患者从一个阶段过渡到另一个阶段,帮助他们尽快康复。

1. 一般问题 慢性疼痛与多个功能领域的广泛损伤有关,从日常生活的基本活动功能降低到社会心理功能和工作相关活动的中断。身体功能障碍导致个体衰弱的循环,其中个体变得越来越失调,疼痛加重,情感紧张和不良适应的慢性疼痛都极大地增加了患者功能障碍的风险。除了评估已经解决的具体疼痛问题以外,评估疼痛相关的功能障碍应集中于确定疼痛状况如何影响患者生活的多个维度。

常用评估问题:①请描述一个典型的一天。②你的日常生活的哪些方面被你的疼痛妨碍了? ③由于你的痛苦,你不再做什么活动了?

2. 睡眠干扰 睡眠障碍是一种高度流行的、经常被忽略的慢性疼痛并发症,睡眠问题与增加的功能障碍、疼痛严重程度和心理社会障碍有关。通常睡眠障碍是疼痛和情绪障碍的后果,同时睡眠障碍本身也会加重疼痛和消极情绪。推荐积极治疗睡眠障碍,通常包括睡眠障碍中心评估,使用镇静三环抗抑郁药和(或)由行为睡眠医学专家转介治疗失眠。评估与慢性疼痛相关的睡眠障碍应考虑许多因素,包括精神障碍、内在睡眠障碍、药物使用和认知行为因素等。

常用评估问题:①告诉我你的睡眠时间有多长? 你需要多长时间入睡? ②你在半夜或清晨会中途醒来吗? 再次入睡需要多长时间? ③白天,你是否经常感到困倦,必须靠其他外部因素来让你保持清醒或避免在不适当的时候入睡? ④你在晚上存在忧虑或者侵略性问题的打扰吗?

五、功能障碍的评估

功能障碍的评估（functional assessment）是指对个体功能障碍的原因、部位、性质、程度、预后进行客观的定性和（或）定量的描述与分析，并依此制定相应的康复目标和治疗方案的全过程。主要对身体功能、家庭状况、社会环境等材料进行收集，掌握患者障碍的内容；同时对患者身体功能及残存能力进行量化，并分析患者障碍程度与正常标准的差别，为确诊疼痛病因及诱发因素制订康复治疗方案提供依据和客观指标。

功能障碍评估也是疼痛康复评估的重要特征之一，从多方面进行个体功能障碍的评估可以更好地确诊患者疼痛的主要病因以及诱发因素，降低患者疼痛的复发率，对疼痛病症的预防和康复提供针对性、科学性、计划性的客观依据，为疼痛康复效果提供重要保证。

（一）生活质量功能障碍评估

患有持续性疼痛的患者其身体整体功能由于疼痛而逐渐退化，所以功能障碍的患者应该始终伴随疼痛的评估来评估患者的生活功能以及自我生活期望值，以此来体现患者身体健康相关的生活质量（HRQOL）。而慢性疼痛对生活质量功能的影响评估可以细分为以下内容：

1. 身体能力 疼痛患者的身体能力通常由临床医生和物理治疗师的协同评估，并且该信息通常用于计划康复治疗计划。临床医生可以询问功能活动（例如坐、站、走、弯、躺、特定的家务、工作或娱乐活动）的限制来评估患者的身体功能。

2. 工作能力 对疼痛患者的职业能力进行全面评估，确定患者是否正在工作，如果是，工作需要什么活动；如果患者不工作，应确定这是否是由于与健康相关的问题，该人失业多久以及患者是否正在接受工伤残疾福利；如果患者退休，应该询问疼痛对常规家庭活动能力的影响。

3. 日常生活活动 采用自我报告功能评估方法，以进行一系列功能活动的能力的评估（例如走楼梯、维持坐姿、提举重物和性生活功能），以及评估在进行这些活动之后经历的疼痛的严重性。此外，多种完善的心理功能障碍评估也应用于一般疾病的特异性 HRQOL 评估方法中，以评估生活质量和功能障碍对生活质量的影响。

（二）躯体功能障碍评估

躯体功能评定包括对身体关节、肌肉、平衡、感觉、反射以及步态的功能评估，以用来反映疼痛患者是否由于疼痛导致身体躯体功能出现功能性改变，同时可通过躯体功能性障碍的评估发现可导致疼痛的诱因，通过治疗促进躯干功能恢复。

1. 一般检查 患者应适当减少衣服、饰品的穿戴，以便在检查期间适当地观察身体疼痛相关的任何区域，并且考虑携带家属以便更好地了解患者的基本情况。除此之外，在每次评估期间记录患者的体温、血压、脉搏、身高和体重、疼痛部位、疼痛程度以及疼痛感。检查患者的全身是否有任何皮肤损伤，例如手术瘢痕，色素沉着过度、溃疡和针痕。此外，寻找骨性不对称或肌肉萎缩、肌束震颤、皮肤变色和水肿的区域。

2. 关节及肌肉检查 始终检查患者的两侧关节，以发现患者关节的不对称性，记录所有关节的活动运动，注意任何明显的局限性、运动障碍或不对称；记录主动测试期间出现异常的相关关节或关节的被动范围程度以及关节活动受限程度和关节不对称程度；触摸每个关节以评估疼痛和压痛的特定区域；评估疼痛患者关节稳定性以识别潜在的韧带损伤问题。

使用徒手肌力检查（MMT）在患者无任何痛苦下评估患者身体肌力情况或用肌电图评估患者是否存在周围神经损伤或神经根损伤引起的肌力异常。

3. **感觉检查** 检查疼痛患者的光感、触感、针刺感、振动感和关节本体位置觉来确认疼痛患者是否出现感觉异常等问题。

4. **神经生物学检查** 评估脑神经Ⅱ~Ⅻ，尤其是头痛、颈部和面部疼痛的位置。检查肌肉拉伸反射：深肌腱反射、Colons 肌肉反射等。检查 Babinski 反射、Hoffman 反射，两者都可能发生于上运动神经元综合征中。评估患者的步态、平衡以及小脑功能异常导致的问题，测试指鼻试验、Romberg 共济失调试验。

5. **特殊检查** 精神状况引起的疼痛癔症，通常这类患者没有特定局限性疼痛部位，疼痛为非原性分布的压痛，非解剖性运动或感觉障碍，过度言语化的疼痛或手势（过度反应），通过检查测试时产生疼痛，只在一个特定的运动下产生疼痛，不一致的疼痛报告，同样的运动在不同位置进行疼痛报告不一致的状况。

（三）精神心理功能障碍评估

疼痛的病因非常多，疼痛的感觉不等同于伤害感受和组织损伤，这些问题只是引起疼痛的诸多因素之一。影响疼痛的感觉包括生理、心理和社会因素。它们之间相互影响并通过复杂和尚不完全清楚的方式产生疼痛和疼痛相关后遗症。综合患者的功能障碍应注意慢性疼痛患者的心情以及患者面对疼痛时通常的解决方案，评估患者功能障碍的领域和社会环境，考虑家庭、工作以及社会压力等因素，增加与患者的交流，以赢取信任并且从治疗过程中评估患者的心理功能障碍程度。

（四）语言功能障碍评定

对于脑部损害、周围神经损伤导致疼痛的患者也需进行言语 - 语言功能障碍的评定，了解患者是否存在言语 - 语言功能障碍，判断障碍的性质、类型、程度和可能的原因，以及是否影响患者后期疼痛康复的恢复以及康复过程中医患交流等主要问题。此外，还需判断患者是否需要进行言语治疗，为选择正确的治疗方法、评价治疗提供依据，预测患者言语 - 语言功能障碍恢复的可能性。

意识障碍、严重痴呆、情绪不稳定等无法合作者不宜进行言语 - 语言功能评定。评定环境应安静，最好采取"一对一"形式评定，避免干扰。陪伴人员在旁时不可暗示、提示患者。评定前准备好评定用具，如录音机、图片等。评定要在融洽的气氛中进行，评定时注意观察患者的情况、是否合作、疲劳状况等。评定过程中不要随意纠正患者的错误，注意记录患者各种反应（如替代语、手势、肢体语言、书写表达等）。

（黄国志）

参 考 文 献

［1］Yarnitsky D，Sprecher E，Tamir A，et al.Variance of sensory threshold measurements：discrimination of feigners from trust worthy performers［J］.Neurol Sci，1994，125：186-189.

［2］Meierp M，Berdec B，Dicanzio J，et al.Quantitative assessment of cutaneous thermal and vibration sensation and thermal pain detection thresholds inhealthy children and adolescents［J］. Muscle Nerve，2001，24（10）：1339-1345.

[3] Hamalg A,Hansen S,Ballantyne JP. Comparison of two methods for measuring thermal thresholds [J]. Neurol NeurosurgPsychiatry,1991,54(2):187-188.

[4] Levy D,Abraham R,Reid G. Comparison of two methods for measuring thermal thresholds in diabetic neuropathy [J]. Neurol Neurosurg Psychiatry,1989,52(9):1072-1077.

[5] Shym E,Frohmane M,Arezzo JC. Quantitative sensory testing:report of the Therapeutics and Technology Assessment Subcommittee of the American Academy of Neurology. Neurology,2003,60(6):898-904.

[6] Simo M,Szirm NⅡ,Aranyi Z. Superior sensitivity of motor sensory evoked potentials in the diagnosis of cervical spondylotic myelopathy [J]. Eur J Neurol,2004,11(9):621-626.

[7] Tzvetanov P,Roussefr T,Atanassova P,et al. Prognostic value of median and tibial somatosensory evoked potentials in acute stroke [J]. Neurosei Lett,2005,380(1-2):99.

[8] Jiang JY,Tatf Z,Zhangh Y,et al.Clinical analysis of somatosensory evoked potential at intraoperative real time monitoring method in cervical spondylotic myelopathy and its significance in the judgment of prognosis [J]. Chinese Journal of Clinical Rehabilitation,2004,35:8099-8101.

[9] 胡晓晴,唐娜. 体感诱发电位的基本原理[J]. 国外医学·物理医学与康复学分册,2005,25(2):53-55.

[10] Kanamori H. Shaking without quaking [J]. Science,1998,279(5359):2063.

[11] 于潇,刘义,柴跃廷,等. 互联网药品可信交易环境中主体资质审核备案模式[J]. 清华大学学报(自然科学版),2012,52(11):1518-1532.

第四章

临床中常见的疼痛性疾病

第一节　疼痛性疾病总论

一、伤害反应性疼痛

伤害反应性疼痛指在生理状态下,伤害性刺激(常见的刺激包括温度刺激如冷或热、机械刺激和化学刺激)直接兴奋伤害性感受器,使伤害性感受器激活或敏化引起的疼痛。这种类型的疼痛符合疼痛传输的标准,即传到脊髓、丘脑,直至大脑皮质。伤害反应性疼痛的信息传递结构包括外周感受器、感觉神经元、脊髓背角、脑干、间脑等各级皮层下中枢,能对信息进行传递、加工、处理并作出适当反应。

(一)伤害反应性疼痛概述

伤害性感受(nociception)又称伤害性知觉,是用来描述有害性刺激较为普遍的一个词汇,是指中枢神经系统对伤害性传入信息的反应和加工,发生在中枢神经系统(central nerve system,CNS)的各个水平,提供组织损伤的信息,即通过潜在的或确切存在的组织损伤激活神经通路的生理过程。临床上,伤害性感受的程度是通过组织损伤的明确证据来推断的。

伤害性感受器按三个标准分为:①无髓的(C 纤维)和细的有髓的(Aδ 纤维)初始神经纤维;②引起反应的刺激形式;③反应的特征。一旦组织受到损伤,一个级联过程增强对原来刺激引起的疼痛,称之为痛觉过敏(hyperalgesia)。伤害感受器反应性的相应增加,称之为致敏作用(sensitization)。很多伤害感受器对多种刺激形式均有反应,包括机械、冷、热和化学刺激,因此,将其称为多觉型伤害感受器,如 C 型多觉伤害感受器和 Aδ 型多觉伤害感受器。现已证明在背根神经节神经元中,直径在 20~35μm 的中等大小的 Aδ 神经元可接受或传导快痛,而直径在 6~20μm 的小型 C 神经元则接受或传导慢痛。

外周伤害性感受器是指在背根神经节和三叉神经节中,将伤害性刺激转换成神经冲动的初级感觉神经元的外周部分。它们在形态学上是无特化的游离神经末梢,广泛分布在皮肤、肌肉、关节和内脏器官,可将伤害性刺激转换为电化学冲动,然后这些冲动传至脊髓和中枢神经系统。关节炎性疼痛、急慢性术后疼痛都属于此类。

外周伤害性刺激作用于皮肤、肌肉、关节和内脏等感受器,其传入信息经有髓 Aδ 纤维和无髓 C 纤维传递至脊髓,激活背角的伤害感受性神经元,并进行初步的整合。这些神经元发出轴突,大部分跨过中央管前联合进入对侧白质的前外侧索,然后上行投射到丘脑的不同部位。在丘脑,伤害性感受信息被进一步加工处理,然后上行投射到大脑的不同部位以产生痛觉。痛觉包括三个主要成分:①伤害性刺激的部位、强度和时间感觉鉴别成分;②产生不愉快的痛感知的情绪成分;③与预测、注意和暗示现象有关的认知与评价成分。

在正常生理状态下,伤害性刺激主要由外周神经中细的有髓鞘的 Aδ 纤维和无髓鞘 C 类初级传入纤维传导。伤害性刺激兴奋 Aδ 纤维和 C 纤维时,潜伏期长,呈高频长时程放电,发放的数量与刺激强度成正比。重复刺激使感受器敏感性增强,并引起 C 伤害性感受器产生持久的发放。伤害性刺激使受损的组织释放致痛的化学物质,通过直接或间接的作用,激活不同的受体引起伤害性感受器去极化,产生传入冲动。

痛觉不是简单地与躯体的某一部分变化有关,也不能认为是由神经系统某个单一的传导束、神经元和神经递质或调质进行传递,它是一个复杂的感觉系统。疼痛相对于伤害性感受是一种意识体验,是发生在躯体某部分的厌恶和不愿忍受的感觉,是一种与伤害及痛苦相关联的不愉快的感觉,往往伴有自主神经活动、运动反应、心理和情绪反应,没有或极难产生适应。1994 年国际疼痛学会将疼痛定义为:"一种与组织损伤或潜在的组织损伤相关的不愉快的主观感觉和情感体验"。痛觉包含至少三个维度,即:感觉维度、情绪维度和认知维度。

正常生理状态下,伤害性感受器的激活是痛觉产生的基础。伤害性感受器的传入冲动,经脊髓背角初步整合传递到脑,在脑的高级中枢加工后,最终产生痛觉。在病理状态下,痛觉是由神经损伤激活中枢系统引起中枢性痛和去传入痛过敏,是脊髓背角神经元可塑性变化的结果。

(二) 伤害反应性疼痛分类及疼痛涉及的生理过程

疼痛包含许多复杂的因素,按病理生理可分为伤害反应性疼痛、炎性疼痛、病理性疼痛和心因性疼痛等。伤害反应性疼痛按受累部位可分躯体痛和内脏痛或分为浅表痛和深部痛,可通过疼痛的性质及伴随的临床特征加以区别。

伤害反应性疼痛涉及 4 个生理过程:①转导;②传递;③调制;④感知。转导发生在初级传入神经元的外周终端,以不同形式的能量转化为电活动(动作电位)。传递是由刺激引发的电活动在神经系统中传导的过程。调节为疼痛传递通路的神经活性可能被改变的过程。调制主要部位为脊髓后角。多种神经递质系统参与这个水平的痛觉调制。感知是疼痛信号通路的最后阶段,伤害反应性疼痛传导通路的神经元活动通过此阶段产生疼痛的主观感觉。

(三) 疼痛持续化与慢性化的机制

1. 疼痛持续化与慢性化的外周机制　外周组织损伤或潜在损伤导致局部致痛物质释放量增加,这不仅会引起炎症反应,还可直接作用于伤害性感受器,使神经末梢离子通道的密度、开放特性、兴奋模式、传导频度等都发生改变。不刺激也放电,且异位放电,使其兴奋性增强,神经冲动增加,传入信号不断增多以及神经元相互非突触影响作用的增强,可以使背根神经元持续超兴奋,促使整个脊髓背角神经元处于高兴奋状态。这个过程可经脊髓背角的中间 γ- 氨基丁酸(GABA)能神经元介导使得初级传入神经纤维去极化,引起背根神经逆行轴索反射,使去极化冲动逆向传至受损局部及其累及的感受器。从而进一步恶化局部伤害性刺激反应,使神经放电与冲动进一步增强,加剧了疼痛持续化与慢化的病理过程。同时,当组织损伤时,不仅可引起受损局部交感神经的活化,还可引起交感神经在脊神经背根以出芽纤维包绕背根神经元的胞体,使受损感觉神经元的兴奋性增强。使得交感神经递质肾上腺素或去甲肾上腺素正常情况下注入皮下不引起疼痛,但在受损组织却可以致痛。所以认识这些机制有助于我们更好、更及时地处理疼痛。如及时处理或干预局部致痛物质的释放可以减轻或去除疼痛。

2. 疼痛持续化与慢性化的中枢机制　目前对中枢参与疼痛持续化与慢性化的认识,比较明确的主要集中在脊髓背角和脑干。脊髓背角神经元按其对刺激的反应分为特异性伤害感受型神经元、非特异性伤害感受型神经元和非伤害感受型神经元。在伤害性信息持续传入脊髓背角时,脊髓背角神经元被广泛激活,降低痛阈,加剧疼痛。脊髓背角抑制性中间神经元主要是指位于背角Ⅰ~Ⅲ层的 GABA 能神经元,它以突触前抑制的方式,减少伤害性信息的内传,从而减轻疼痛。但在外周损伤的条件下,该类神经元可出现跨突触的兴奋性改变,甚至发生凋亡或死亡,结果活性降低,抑制痛觉内传的功能减弱。组织损伤和炎症时,脊髓背角胶质细胞被激活,释放大量的炎性因子,如 IL-1β、IL-6、TNF-α 等,这些化学物质可反过来作用于伤害性神经元,使其兴奋性进一步增强,作用于突触前初级纤维的终末,亦可增强递质如 P 物质(SP)和兴奋性氨基酸(excitatory amino acids,EAAs)的释放,从而恶化中枢敏化过程。

脑干内源性痛觉下行调制系统功能减弱可异化背角神经元的敏化状态。传递痛觉的脊髓丘系、三叉丘系的纤维终止于丘脑的不同核团,并存在种属差异。这些部位神经元的轴突广泛投射大脑皮层。因此,丘脑的器质性或功能性紊乱对疼痛的慢化和持续化产生影响。

(四) 伤害反应性疼痛信号传导

1. 躯体痛

(1) 躯体痛:躯体感觉是指物理刺激激活了神经基质所致触觉、压觉和痛觉等知觉的生理过程,开始于初级传入纤维的激活。躯体痛(somatalgia)是指伤害性刺激激活皮肤、骨骼肌、骨膜、关节等躯体性器官的痛感受器而产生的疼痛。是由感觉纤维传导的疼痛,又可进一步分为深部躯体痛和浅表躯体痛。浅表躯体痛是由于激活了皮肤和体表组织的伤害性受体产生的疼痛,其特点是锐痛、定位确切、反应较快。如一些手术切口、伤口和烫伤。深部躯体痛是由于刺激了韧带、肌腱、骨骼、血管、筋膜和肌肉,是一种定位不太精确的钝痛,反应迟钝,扭伤和骨折后更容易出现深部痛,近似内脏痛的特征。总体来说,与内脏痛相比,躯体痛疼痛的特点为定位明确,被描述为"剧痛、刺痛、咬痛或搏动痛"。

(2) 躯体痛传导的神经化学机制:脊髓的侧索和后索为疼痛传导通路,虽然其组成神经元的解剖和生理存在差异,但是躯体感觉神经的化学传导是类似的。在三个解剖部位即感觉传入终端、局部通路终端和下行(或上行)调节通路终端,都含有三类神经递质,包括兴奋性神经递质、抑制性神经递质和神经肽。谷氨酸和天冬氨酸是在躯体感觉系统主要的兴奋性神经递质。谷氨酸和天冬氨酸是在躯体感觉神经元突触发现的主要兴奋性氨基酸。从初级神经元末梢到脊神经再到丘脑等的兴奋信号传递依赖于谷氨酸和天冬氨酸的受体;甘氨酸和 γ- 氨基丁酸(GABA)是躯体感觉系统主要的抑制性神经递质;P 物质和神经激肽 A 在躯体感觉系统中为兴奋性神经肽类,受体包括神经激肽 1 和 2,均引起可能由磷酸肌醇介导的细胞内钙离子水平升高。P 物质和神经激肽 A 可能存在于脊髓背角和丘脑的中间神经元,在初级传入纤维尤为丰富。P 物质和神经激肽 A 活化神经激肽 1 和 2 受体是敏化的关键步骤,增强皮肤损伤后的痛觉过敏。脑啡肽和生长抑素是躯体感觉系统关键的抑制性神经肽。

2. 内脏痛

(1) 内脏痛的临床特征:内脏痛(visceralgia)是指伤害性刺激激活内脏器官痛感受器而产生的疼痛。内脏痛由交感神经纤维传导,对牵拉、缺血和炎症刺激敏感,而对切割不敏感。内脏痛可呈间断性或持续性,可以伴有恶心、呕吐,常被描述为钝痛、绞痛或压榨痛。内脏痛具有 5 个重要的临床特征:

1) 内脏痛并不是由所有内脏器官诱发,如肝肾大多数实性内脏器官以及肺实质对疼痛不敏感。

2) 内脏痛并不总是与内脏损伤有关(如切割肠胃不会引起任何疼痛,但牵拉膀胱会引起疼痛)。

3) 内脏痛弥散并定位差,这是因为中枢神经系统内脏伤害性感受器的组织结构,尤其是缺乏单独的内脏感觉通路且内脏传入神经纤维所占比例小。

4）内脏痛会牵涉到其他部位。

5）内脏痛伴有运动和自主神经反射,如在肾绞痛时出现的恶心、呕吐和腰痛。心血管系统、呼吸系统、消化系统以及泌尿生殖系统中离散的伤害性感受器介导内脏痛。尽管其神经通路不如躯体痛的通路那样明确,但内脏通路与躯体通路具有一些共同点,其传入神经元的胞体均位于背根神经节。躯体痛和内脏痛刺激在脑干内不同结构反应的空间分布虽然类似,但内脏痛比躯体刺激表现出有较强的防伤害反应和较强的情绪反应。

(2) 内脏感觉信息传入有关的神经分布、传入的路径及其特点:支配内脏组织器官的外周神经其节后纤维大多数都由两套神经组成,即交感神经和副交感神经。支配内脏器官的交感神经节前纤维较短,而节后纤维较长。交感神经一条节前纤维常与多个节后神经元形成突触联系,节后纤维分布极为广泛,几乎支配全身所有的内脏器官。它不但直接支配效应器细胞,而且直接支配效应器官壁内神经节细胞。副交感神经节前纤维较长,而节后纤维较短。一条副交感神经节前纤维常与神经节内一个神经元形成突触联系。

支配内脏器官的传入神经纤维的轴突和传出轴突走行在一起。除了终止于脑干的走行于迷走神经的传入纤维外,所有的内脏传入纤维都包含在终止于脊髓的脊神经中。脊髓是疼痛信号处理的初级中枢。伤害性刺激的信号由细纤维传入脊髓背角。背角神经元一方面发出纤维上行投射到高位中枢,另一方面通过局部环路的中间神经元影响高位中枢的下行神经纤维的活动。脊髓背角有两类神经元,一种是伤害特异性的,即对伤害性刺激产生反应。这类神经元在背角浅层最多,其感受野分散。另一种是广动力型的神经元,对诱发 Aδ、Aβ和 C 类纤维兴奋不同强度的刺激呈分级式反应,分布于脊髓背角各层,感受野较大,因而是脊髓敏感化和可塑性的基础。脊髓和脊神经都是脑-肠轴传导内脏复杂感觉信息传入的载体,脊神经传入纤维对鉴别疼痛的程度起关键作用,迷走神经传入纤维对于化学伤害性感受非常重要,也负责内脏痛和不适感觉的感受程度,主要参与伤害性刺激引起的强烈的情感和自主反应。

传递胸腔和腹腔的内脏伤害性传入信息一部分沿交感传出神经纤维走行,另一部分随迷走神经至结状神经节,然后分别到达脊髓和脑。尽管支配内脏的神经轴突的数量和躯体神经相比相对很少,内脏的传入纤维仅占所有脊神经传入纤维的 5%~8%。此种稀疏的脊神经传入性输入可通过脊髓内有较多的树状分支和传入末梢广泛的分布来弥补。来自躯体的信息的输入一般仅局限于一个或几个脊髓节段,而内脏信息的传入到脊髓的路径比较分散,即一个脏器的传入神经纤维可经几个节段的脊神经进入脊髓,然后分布于进入段附近口尾侧的几个节段,还偶尔散布到脊髓对侧。而一条脊神经又可包含几个脏器的传入纤维。因此,内脏痛往往是弥散的,定位不确定。但是,对内脏刺激产生反应的背角神经元的数量估计占全部神经元的 56%~75%,提示这些神经元会产生功能性汇聚。在慢性病理性疼痛时,交感神经兴奋可释放去甲肾上腺素、P 物质和前列腺素等,使传入神经敏感化(内脏传入神经元的胞体均位于背根神经节);也可向背根神经节"出芽"形成侧支支配感觉神经元,成为痛觉过敏甚至于痛觉超敏的结构基础。

(3) 参与内脏痛的主要神经递质或调质:内脏传入神经外周端终末的化学环境十分复杂,特别是组织受到伤害的情况下更涉及多个来源。内脏有机械性、化学性和温度性感受器。在空腔器官和肠系膜附属组织的黏膜、浆膜和肌肉层存在感受性神经末梢,其中包括内脏伤害感受性神经元。人们把 P 物质和降钙素基因相关肽(CGRP)作为背根神经节伤害感受性神经元的标志。与支配皮肤和肌肉的躯体感觉神经元相比,有更多的内脏感觉神经元含有 P 物质和(或)CGRP,特别是在与疼痛相关的炎症过程中。近年来,神经生长因子(NGF)高亲和力受体 TrkA、异凝聚素 B4(IB4)、辣椒素受体瞬时感受器电位香草酸受体 1(TRPA1)等,也有可能作为伤害感受神经元的标志物。

正常生理状态下,背根神经节中有 20% 左右的初级感觉神经元呈 SP 免疫阳性,并且主要为 C 类神经元及少数 Aδ 神经元。外周组织受到强烈的伤害性刺性激使伤害性感受器兴奋,不但引起含 SP 的正常外周神经末梢释放 SP,也促使许多"睡眠"的含 SP 的"沉默伤害性感受器"被激活,而且合成新的 SP。SP 可影响胃组织上皮细胞的活动,引起贴近内脏神经表达 NK-1 受体的肥大细胞脱颗粒,进而引起其他调质的释放。

在胃肠道内,机械和化学刺激可引起 5- 羟色胺(5-HT)从肠上皮层内分泌细胞释放,释放的 5-HT 反过来激活肠神经丛的内源性神经元及外源性初级传入神经纤维。胃肠道是体内最大的 5-HT 库,主要分布在肠内分泌细胞,胃肠炎症常伴有肠内分泌细胞数量的增加和 5-HT 的基础释放。

组胺(HA)由损伤部位的肥大细胞合成和释放。组胺的作用主要由 H1 介导。HA 受体的激活增加钙离子的通透性,导致胞内钙的释放,在信号转导过程中与缓激肽(BK)的信号转导发生相互作用。组胺通过初级感觉神经元的轴突分支产生的"轴突反射",触发神经源性炎症。组胺可引起内脏结节状细胞去极化。

在缺血和炎症等病理条件下,细胞外 pH 下降,引起伤害性感受器神经元产生失活速率较慢的长时程去极化,促使痛觉过敏的产生。H^+ 门控阳离子通道 ASIC 的 mRNA 主要分布在伤害性感受器神经元。

神经生长因子(NGF)是一种典型的靶向诱导因子,有多种细胞分泌,NGF 受体 TrkA 表达在外周伤害性感受器上,促进背根神经节神经元外周轴突长芽,使外周感受也扩大,加大了初级传入与背角神经元相互作用的突触强度,同时也是由于 NGF 能促进 SP、缓激肽、5-HT 等因子的释放,维持对感受器的刺激。

此外,在靠近交感神经末梢附近的肥大细胞、上皮细胞及胃肠道的内源性嗜铬细胞释放的去甲肾上腺素(NE)、ATP、纤维蛋白溶酶等;受损组织释放的一些物质如前列腺素、谷氨酸、缓激肽、白细胞介素(IL)、肿瘤坏死因子(TNF-α)和阿片受体等都参与内脏痛的调控。

(五)伤害反应性疼痛的调制与整合

感受器、背根神经节细胞、脊髓、脑干、间脑和边缘系统、基底神经节都参与疼痛的调制。从组织受到伤害性刺激到疼痛在皮层的产生,在神经系统经历了一系列复杂的电学和化学变化。伤害性刺激在外周感受器换能,转变为电信号,经脊髓、脑干、丘脑传递,最后到达大脑皮层产生痛觉。

各种伤害性刺激激活伤害性感受器使之去极化,产生兴奋性冲动并传导至各级中枢,从而引起伤害性疼痛。背根神经节(DRG)细胞是痛觉传递的第一级神经元,几乎存在所有的离子通道以及与疼痛相关物质的受体,不仅具有痛觉的传递功能,并能对外周伤害性末梢的兴奋性加以控制。脊髓是疼痛信号处理的初级中枢,而胶质区是痛觉初级调制的中枢关键部位。伤害性感觉初级传入神经元由背根神经节经背角外侧束进入脊髓背角,Aδ 纤维终止于第 I、V、X 板层,C 传入纤维主要终止于胶质区(第Ⅱ板层),并与胶质区的中间神经元、投射神经元和脑干下行纤维形成局部神经网络。超微结构研究证明,胶质区神经元与 C 传入纤维、投射纤维以及其他中间神经元存在明确的突触联系。免疫细胞化学研究表明,胶质区含有丰富的经典递质、神经肽和受体。这些突触联系、递质和受体的存在,成为脊髓胶质区对痛觉调制的形态和物质基础。1965 年,Melzack 和 Wall 共同提出了解释脊髓痛觉传递和调制机制的"闸门控制学说",其学说的核心就是脊髓的节段性调制,胶质区作为脊髓闸门可调制外周传入冲动向脊髓背角神经元的传递。后来 Melzack 等先后于 1968 年和 20 世纪 80 年代初对闸门学说进行完善,认为胶质区神经元于 C 传入纤维、A 传入纤维、投射神经元以及胶质区神经元形成多种突触联系。不仅可通过突触前抑制、前馈抑制,也可通过直接对投射神经元的突触后抑制产生节段性调制。脑干通过下行抑制系统和下行易化系统参与痛觉的调制。丘脑是最主要的痛觉整合中枢,通过其外侧核群神经元定量反映外界刺激,并将这些外界刺激编码向大脑皮层传递,司痛觉分辨。其内侧核群神经元的轴突广泛投射大脑皮层,同时接受与边缘系统、下丘脑有密切联系的网状结构的传入,可能主要行使痛觉情绪反应功能。边缘系统的海马区、杏仁核、扣带回对机体的痛阈也产生显著的影响。大脑皮层是痛觉整合、感知的最高级中枢,但是我们对大脑皮层对不同痛觉整合和感知机制认识还不十分充分,有待于进一步研究。

(屠伟峰 徐 岩 王家双)

二、神经病理性疼痛

(一) 周围性神经病理性疼痛

国际疼痛学会(IASP)于 1994 年将神经病理性疼痛定义为"外周或中枢神经系统原发性损伤或功能障碍或短暂性紊乱所导致的疼痛"。2011 年 1 月 IASP 官方学术期刊 *Pain* 在首期发表了由 21 家单位署名的"NeuPSIG 神经病理性疼痛评价纲要"一文,并明确确定了神经病理性疼痛的新定义,翻译为:"由躯体感觉神经系统的损伤或疾病而直接造成的疼痛"。

周围性神经病理性疼痛的病因有病毒感染、缺血、外伤刺激、代谢或营养性疾病等。常见的带状疱疹后神经痛、糖尿病、外周神经痛、三叉神经痛、坐骨神经痛等,都属于神经病理性疼痛。在这些神经病中,进行性疼痛和触诱发痛成为最严重的持续症状。临床也称为痛性周围神经病或周围神经损伤后疼痛。

1. 病因及分类 周围神经病理性疼痛有很多不同的分类方法。临床上经常将周围神经病理性疼痛按照其损伤病因和受损神经数目进行分类。

(1) 按周围神经损伤的病因分类

1) 物理性因素:①嵌压性神经损伤:某些特定的解剖部位易使神经受压,如面神经在茎乳突孔受压,可出现面神经痉挛;胸部入口及颈腋管压迫前臂的正中神经,可出现旋前肌综合征,压迫腕部的正中神经可出现腕管综合征;压迫肘部的尺神经、桡神经沟的桡神经、前臂的桡神经、前臂后侧的骨间神经,可出现相应的神经症状如桡管综合征;从骨盆发出的坐骨神经,受骨性或肌性压迫可出现梨状肌综合征;闭孔处的闭孔神经、腓神经绕过腓骨颈等,均可因受压而出现相应的神经症状。②周围神经撕裂所致的神经损伤。③火器所致的周围神经损伤。④烧伤与电休克所致的周围神经损伤。⑤放射线所致的周围神经损伤。

2) 化学性因素:①药物:异烟肼、链霉素、巴比妥等。②化学物质。重金属:砷、汞、铅等;有机磷等;有机物:一氧化碳、酰基酰胺等。③代谢性神经病。内分泌性神经病:糖尿病所致多发性神经病、单神经病、肌萎缩等;甲状腺功能亢进、甲状腺功能低下性神经病等;器质性胰岛素增高性神经病。营养性:维生素 B_{12} 缺乏、叶酸缺乏;酒精性神经病;脚气病;灼足综合征等。④血液性神经病:如白血病性神经病、真性红细胞增多症性神经病等。⑤尿毒症性神经病。⑥卟啉症性神经病等。

3)生物性因素:①缺血性因素。非创伤性肢体或神经的营养动脉炎症、痉挛或栓塞等所致的神经损伤,如血栓闭塞性脉管炎、动脉硬化闭塞症、深静脉血栓形成、结节性多动脉炎、巨细胞性动脉炎所致的单神经病、某些糖尿病性周围血管病所致的神经病等。②炎症性因素。感染:感染性周围神经疾病指的是在某些疾病的急性或慢性过程中引起的神经系统损害表现在周围神经的症状。③感染后神经病:水痘、传染性肝炎、单核细胞增多症等。④结缔组织病性多发性神经病:结节性动脉炎、系统性硬皮病等。⑤肿瘤所致神经病:外伤性神经瘤、髓鞘性神经瘤等;血管瘤、神经纤维瘤等;此外,某些恶性肿瘤如骨髓瘤致神经病疼痛等。

4)遗传因素:如淀粉样变性神经病、腓骨肌萎缩症、遗传性肥厚性间质神经病、肌萎缩性共济失调症等。

5)免疫性周围神经病:急、慢性炎性脱髓鞘性多神经根神经病、多灶性运动神经病、POEMS 综合征等。

6)医源性损伤:如骨折及关节脱位复位、手术、麻醉或各种治疗操作时损伤神经均可导致周围神经系统发生病变。

(2)按受损神经数目及单相或多相分类

1)多发性神经病:通常全身对称性起病,感觉、运动、自主神经同时受累。感觉症状和感觉丧失多见于肢体远端,大多数病例足部症状较手部症状明显,可有"手套"和"袜套"样感觉障碍。常伴有不同程度肌肉萎缩、肌力减退,并可有出汗异常、皮肤、指(趾)甲营养障碍等。

2)多发性神经根病:不同于多发性神经病,多为不对称性,病变分布差异较大,如一侧肢体累及近端,而另一侧肢体可能累及远端。疼痛症状呈根性分布是其共同特征。

3)单神经病:只有一根周围神经受累导致肌肉无力和感觉丧失。

4)多发性单神经病:两根以上周围神经干受损,常是不对称性的。感觉、运动、反射以及自主神经功能障碍的区域取决于受累神经的分布范围。

2. 临床表现　周围神经干包含运动神经纤维、感觉神经纤维和自主神经纤维,故神经干损伤后会出现相应运动、感觉、反射、自主神经和营养障碍等多个方面的症状和体征。

(1)运动障碍:周围神经病变通常出现瘫痪,且瘫痪的程度常和周围神经病变的程度成正比。多发性周围神经病者常表现为对称无力或瘫痪。当轴索损害较轻时,可能仅有足腿部受累,随着病变发展,可逐渐累及手和前臂,在严重病例,最后也可累及躯干和头颅的肌肉。肌萎缩是运动神经元或运动轴索损害的一个显著特征,其程度与受累的运动神经纤维成正比。如果肌肉在病变后 1 年左右再次获得神经支配,则其运动功能和肌肉容积可能会恢复。

(2)感觉障碍:这里所指的感觉包括触觉、痛觉、温觉、振动觉、深部位置觉及两点辨别觉等。周围神经损伤后,其感觉纤维支配的皮肤区域内感觉理应消失,但皮肤的感觉神经分布呈现相互重叠,故开始时形成感觉减退区,称为中间区。由于皮肤感觉神经分布重叠和上下神经代偿,所以在逐渐恢复后,仅剩其中较小的区域,形成局限性感觉完全消失,称为自主区(绝对区)。

（3）疼痛：疼痛是周围神经病的重要症状之一。临床上根据其功能和结构的改变，将周围神经分为神经痛和神经病两大类。神经痛是指受累的感觉神经分布区发生疼痛，而神经的传导功能正常，神经结构无明显变化，如三叉神经痛。神经病是泛指多种原因引起的周围神经变性，神经传导功能障碍，可无或有疼痛，如炎症、中毒、外伤、代谢障碍等所致。在周围神经损伤的不同阶段和时期，患者可出现自发性疼痛、痛觉过敏、痛觉超敏和感觉异常等不同的症状。

（4）自主神经功能障碍：周围神经具有交感性自主神经纤维，主要包括四个方面的功能：①血管舒缩功能；②出汗功能；③竖毛肌运动；④营养性功能。神经损伤后，其支配区的皮肤早期由于血管扩张而温度升高、潮红；约2周后，因血管收缩而温度减低、苍白，汗腺停止分泌，皮肤干燥。

（5）反射消失：周围神经完全离断后，经其传导的所有反射均消失。但是在神经部分损伤时反射活动也会消失，所以反射活动消失不能作为神经损伤严重程度的评估指标。

3. 诊断　根据不同神经损伤特有的症状、体征，结合外伤及有关病史、解剖关系和特殊检查，一般可以判明受损神经。此外，通过临床检查进行神经功能评定，可进一步判明神经损伤程度，必要时还可进行电生理学诊断检查。

（1）病史：对于急性外伤，通过分析受伤的机制、伤口的部位、性质等因素，常可以帮助了解神经损伤的发生和性质。如切割伤后随即发生肢体某一部位瘫痪，常提示神经断裂；摩托车交通事故，头颈、肩部着地，出现一侧肢体的完全性或不完全性瘫痪，提示臂丛的牵拉性损伤。

（2）临床表现：周围神经损伤后会出现相应主动运动障碍、感觉功能障碍、自主神经功能障碍及反射消失等临床表现。

（3）周围神经功能的评定

1）运动神经功能的检查与评定：运动神经不完全性损伤多表现为肌力减退，完全性损伤则表现为肌力消失，以后可出现肌肉萎缩，且逐渐加重。故运动神经功能检查包括肌力、肌张力、肌容积检查等。

2）感觉神经功能的检查与评定：常用的感觉神经功能检查包括深部痛觉和浅表痛觉、触觉、两点辨别觉等，还有温度觉、实体感觉等，在感觉恢复过程中，常出现感觉过敏现象，多见痛觉过敏，轻触皮肤即有痛感，甚至有烧灼样异常感觉表现。

3）自主神经功能的检查与评定：检查自主神经功能的一个常用方法是汗腺功能检查，最简便的是用手指触摸皮肤，局部有湿润感或干燥光滑感来区别有汗或无汗。也可用放大镜观察有无细小的汗点来识别。此外还可用一些化学试剂去识别。

4）特殊检查：①Tinel征（神经叩击试验）：周围神经损伤后，近侧断端可出现再生，再生的神经纤维，开始呈枝芽状，无髓鞘，对外界的叩击和解压可诱发其分布区疼痛、放射痛和过电感等过敏现象，这称为Tinel征阳性。触痛的前移只能反映有神经纤维向远侧生长，但并不一定说明功能可以相应恢复。②诱发试验：慢性神经嵌压症时，运动肢体关节模拟神经嵌压的损伤机制，使神经受嵌压或嵌压加重，诱发该神经支配周围区域的疼痛或麻木等异常，称为诱发试验。对配合诊断很有帮助。③深反射检查：周围神经损伤后，主要是受损神经相应神经节段的深反射减弱或消失，因其属于下位运动神经损伤，不出现病理反射。

（4）电生理诊断学：电生理诊断学检查在诊断和处理周围神经损伤中有重要的作用，对明确诊断、评价神经损伤后预后和周围神经嵌压症的分期等有积极意义。

1）强度 - 时间曲线是电刺激技术中经大量临床实践证明最满意的检测技术。正常神经肌肉有一恒定的兴奋阈，这个兴奋阈与测定时所用的电刺激强度和刺激时间有密切关系，时限短暂的电刺激需要高强度才能兴奋神经肌肉，而持续时限长的电刺激则只要很低强度或阈刺激即可兴奋。若神经肌肉发生病变，上述关系就会发生改变。强度 - 时间曲线就是通过肌肉收缩反应所需的最小刺激强度和最短时间相互关系的变化来反映神经肌肉病变。

2）肌电图：肌电图是临床神经电生理的重要检测手段之一，它是利用肌电图仪记录神经、肌肉生物电活动的一项检查。肌电图是目前公认的神经系统疾病定位诊断的延伸，是判断肌肉、神经 - 肌肉接头、周围神经、脊髓前角以及中枢神经某些部位的功能状态的客观检测手段，对神经、肌肉疾病和周围神经损伤的诊断、观察疗效与预后判断有一定价值。

4. 治疗 周围神经损伤痛的治疗包括内科保守治疗和外科手术治疗，本节主要介绍药物治疗及目前常用的一些微创治疗方法。

（1）药物治疗：周围神经损伤的治疗方法和手段多种多样，药物治疗是其中最为基础和重要的治疗方法之一。由于神经损伤后的病理变化较为复杂，单靠一种单一作用模式的药物去逆转这些过程以缓解疼痛几乎是不可能的，通常需要选用多种具有不同作用模式和作用机制的药物进行联合治疗。目前，常用于治疗周围神经损伤的药物包括抗癫痫药、抗抑郁药、麻醉性镇痛药、非甾体抗炎药、NMDA 受体阻滞剂、离子通道阻滞剂、免疫抑制剂、局部麻醉药和抗心律失常药等，其中抗癫痫药和抗抑郁药这些以前的辅助性镇痛药现在已经成为治疗周围神经损伤的一线药物。

1）抗癫痫药：抗癫痫药的镇痛机制未明，在神经损伤的试验模型中，从神经轴不同水平记录下一些自发的异常电活动，说明其作用可能与抑制外周神经元的异常放电有关。此外，人们还提出了其他多种机制，包括加强 γ- 氨基丁酸（GABA）抑制作用、稳定神经细胞膜、改变 NMDA 受体位点、改变动作电位等。目前常用于治疗周围神经损伤的抗癫痫药有卡马西平、苯妥英钠、丙戊酸钠、拉莫三嗪、加巴喷丁和普瑞巴林等。

2）抗抑郁药：是治疗慢性疼痛最常用的药物。在周围神经损伤后疼痛的治疗中，抗抑郁药可能是通过一种或几种机制发挥临床镇痛作用：①直接镇痛作用：这些药物可通过作用于从中脑下行到脊髓背角的去甲肾上腺素能、5- 羟色胺能神经生理系统来调节疼痛知觉。②合并精神障碍的改善：抑郁症可加重痛觉、影响应对技能及引起其他并发症。抗抑郁药可通过以下两种机制减轻疼痛：通过治疗引起疼痛征候群的隐匿的抑郁症；通过治疗明显的抑郁症使患者疼痛耐受性提高。③减轻疼痛相关症状：包括改善食欲和睡眠状况，因为食欲不振和睡眠障碍会加重病变和劳动力丧失。④加强阿片类药物的镇痛作用：这可能是以上三种机制共同作用的结果。目前常用于治疗周围神经损伤后疼痛的抗抑郁药主要有：①三环类抗抑郁药：常用的有丙米嗪、阿米替林、氯米帕明、多塞平等。②去甲肾上腺素再摄取抑制药：常用的有地昔帕明、马普替林、去甲替林。③5-HT 再摄取抑制药：三环类抗抑郁药虽疗效确切，但仍有部分患者无效，毒副作用较多，患者对药物的耐受性差，过量易引起中毒甚至死亡。5-HT 再摄取抑制药对 5-HT 再摄取的抑制作用选择性更强，对其他递质和受体作用甚微。临床常用的包括氟西汀（百优解）、帕罗西汀（塞洛特）、舍曲林、氟伏沙明、文拉法辛、齐美定等。④其他抗抑郁药：曲唑酮主要选择性阻断 5-HT 再摄取，而抑制去甲肾上腺素再摄取的作用较弱，曲唑酮具有镇静作用，适于夜间给药。

3）非甾体抗炎药：临床常用的非甾体抗炎药主要有：阿司匹林、对乙酰氨基酚、布洛芬、美洛昔康、塞来昔布、双氯芬酸。

4) 麻醉性镇痛药：又称为阿片类镇痛药，其镇痛效果存在剂量依赖关系而没有明显的"天花板效应。周围神经损伤患者通常呈持续性疼痛，所以在治疗上推荐使用阿片类控释剂型(如盐酸羟考酮控释片、硫酸吗啡缓释片、芬太尼透皮贴剂)或半衰期较长的阿片类制剂(如美沙酮、左吗喃)，应按时给药而不是按需给药，这有助于提高治疗的依从性并显著减少戒断症状的出现。同时，这样的用药方法有助于减轻药物的蓄积作用，并有可能减少药物的滥用。

5) NMDA受体拮抗剂：NMDA受体很复杂，与外周和中枢性疼痛通路有关，通过作用于谷氨酸位点而发挥作用。NMDA受体与神经损伤后神经元兴奋性改变的发生和维持有关，而神经元兴奋性的改变又与痛觉过敏、痛觉超敏和疼痛的维持相关。目前发现并已用于临床的NMDA受体拮抗剂有氯胺酮、美金刚、金刚烷胺、右美沙芬等。

6) 钠离子通道阻滞剂：钠离子通道和钙离子通道是一些中枢神经系统紊乱的主要治疗目标，它们在疼痛信号传递的过程中起着重要作用。神经受损后，脊髓感觉神经和三叉神经元过度兴奋，能产生自发性动作电位或异常的高频活动从而导致疼痛。目前常用的钠离子通道阻滞剂有：利多卡因、美西律。

7) 影响γ-氨基丁酸(GABA)受体的药物：巴氯芬是GABAB受体的激动剂，在脊髓水平上作用于突触前膜阻滞兴奋性神经递质的释放，抑制脊髓内单突触和多突触传递，起到缓解骨骼肌痉挛状态、降低肌张力、改善肌力等作用。

8) 牛痘疫苗接种家兔炎症皮肤提取物片(神经妥乐平)：是将牛痘免疫病毒疫苗接种到家兔的皮肤组织，从其炎性组织中提炼而成的一种非蛋白小分子生物活性物质。其药理作用包括神经修复和营养、镇痛、调节免疫以及改善冷感和麻木等症状。

9) 维生素：是一类维持机体正常代谢和功能所必需的低分子有机化合物，大多数维生素是某些酶的辅酶组成部分。临床上主要用于补充疗法，以预防和治疗维生素缺乏症，在周围神经损伤疼痛治疗中可起辅助(或协同)其他主线药物作用。

10) 糖皮质激素：是一把双刃剑。虽然多年来在临床使用上存在不同的观点，但是不能否认糖皮质激素类一直是许多早期神经损伤疼痛治疗中的常用药物之一。糖皮质激素在疼痛治疗上的应用主要利用其抗炎和免疫抑制作用，临床上常用有地塞米松、泼尼松、曲安奈德、复方倍他米松。

(2) 神经阻滞疗法

1) 椎旁神经阻滞：颈、胸、腰段脊神经根，椎旁神经阻滞是一种简便、实用而有效的治疗方法，目前已广泛用于周围神经损伤痛的治疗，取得了令人满意的临床效果。在治疗前，应掌握好适应证及禁忌证，并注意防止并发症的发生。

2) 选择性神经根阻滞：是一种经皮穿刺的微创治疗，根据注射的部位可选择在X线、CT或者超声引导下进行，操作创伤小且不需要用镇静药，常作为诊断和暂时性镇痛的手段。

3) 交感神经阻滞：周围神经损伤后，可发生一系列涉及交感神经系统的异常变化，其中疼痛和感觉异常是最突出的特征，在损伤发生后，特别是在损伤的早期合理选用相应的交感神经或交感神经节阻滞，不仅可以及时缓解疼痛，还能明显减低由于神经损伤所产生的神经系统应激反应，对于神经损伤本身的治疗和预后都具有特别的临床意义。

4) 椎管内注药：硬膜外腔和蛛网膜下腔注药是当前疼痛科医生熟悉的镇痛方法，被广泛用于术后镇痛和晚期癌痛的治疗。注药模式可根据具体病情采用经硬膜外腔单次注药法、硬膜外患者自控镇痛法、蛛网膜下腔置管镇痛法等，临床上往往都能够取得较好的治疗效果，现在已有椎管内埋藏的药物抽注治疗系统可供患者较长时期的维持治疗。

（3）物理治疗：电疗、光疗、超声波疗法、水疗、磁疗、冷热疗、运动疗等物理治疗均可用于治疗周围神经损伤疼痛。目前较为常用的是经皮电刺激技术，该技术实际上是刺激末梢神经，其优点在于无副作用和并发症、简单可重复应用、起效迅速。

（4）射频治疗：放射频率治疗技术是通过穿刺针精确输出的超高频无线电波穿过细胞使其凝固，局部组织被加热毁损或被切割。因此，又称为射频热凝或射频毁损。神经被热凝毁损后可达到长期阻断或改变神经传导而解除疼痛的目的。一般用于对保守治疗效果欠佳、不能手术或不愿手术治疗且暂时性神经阻滞治疗有效的神经损伤慢性疼痛的患者。

（5）脊髓电刺激技术：脊髓刺激是通过在脊髓上形成一个电场，通过某种机制阻断痛觉的传导，从而产生镇痛作用的一种方法。一旦确定患者适合脊髓刺激治疗后，脊髓刺激器的安放一般分成两个阶段：①第一阶段：试验测试阶段。②第二阶段：永久性刺激器的置入。

（6）心理治疗：大多数周围神经损伤痛的患者都存在一定的心理问题，心理治疗可为患者提供心理支持和帮助，改变患者不正确的认知活动、情绪障碍和异常行为，帮助患者树立战胜疾病的信心。在临床治疗的过程中，我们可根据患者的病情分别采用不同治疗方法，如支持疗法、行为疗法、暗示疗法和催眠疗法等。

（7）中医中药：对一些难治性周围神经损伤痛的患者，应采用中西医结合的方法进行辨证施治。

（8）外科手术：神经切除术、神经根切除术、背根区域毁损、脊髓切除术和丘脑切除术均可以暂时性消除疼痛。破坏技术原理是设想永久性神经阻滞，但有时手术后会诱发更严重的疼痛或产生其他类型的特殊疼痛，因此我们在选用神经破坏性手术时应充分考虑其利弊及可能发生的并发症。必要时需在暂时性神经阻滞证实有效、患者亦能耐受麻木等并发症的情况下再施行。

（9）多柔比星神经节介入治疗术：多柔比星介入治疗带状疱疹后神经痛为我国疼痛科医生治疗周围性神经病理性疼痛提出一项最新的原创技术。该技术特点是：在CT精准引导下，将1%利多卡因0.5ml、0.5%多柔比星0.5ml和复方倍他米松（得宝松）0.5ml缓慢注射到相邻3个背根神经节附近。

实验证明注射的多柔比星通过血神经屏障进入神经节细胞内，选择性作用于发出传导疼痛的无髓鞘小细胞，使其传导痛觉功能的神经胞体在3~7天内出现凋亡，从而阻断痛觉的传导以达到治疗周围性神经病理性疼痛的作用。

用该项技术治疗三叉神经痛与治疗带状疱疹后神经痛机制相同，治疗方法是将0.5%多柔比星0.5ml注射到卵圆孔内，而不需要将药物注射到硬脑膜或麦氏囊内的半月神经节内，这样可以有效避免误伤眼神经发出的角膜感觉神经而出现角膜炎；避免误伤半月神经节发出本体感觉神经功能的大细胞而出现面部麻木或感觉减退；避免误伤下颌神经内的运动神经纤维出现患侧咬肌无力或肌肉萎缩等并发症。用该技术还可以治疗手术后疼痛、外伤后疼痛、癌性疼痛、糖尿病性疼痛和不明原因的外周神经病理性疼痛等。

多柔比星神经节介入治疗周围性神经病理性疼痛经过临床验证，只要规范应用本技术，无论是安全性、复发率、并发症和治疗风险均明显优于传统治疗方法。

（二）中枢性神经病理性疼痛

中枢性神经病理性疼痛是指中枢神经系统病变或功能失调所引起的疼痛，其原发病变在脊髓或脑内，常见的致病原因有出血、梗死、血管畸形、肿瘤、外伤、感染、多发性硬化、神经元变性、脊髓空洞症等，此外癫痫和帕金森病患者的疼痛也可归为中枢性疼痛。丘脑痛是最典型和最常见的中枢性疼痛。国际疼痛学会(IASP)明确指出,必须由中枢神经系统病变所致的疼痛,才能称为中枢性神经病理性疼痛,而各种周围神经疾病所致疼痛,即使有明显的中枢机制参与也不是中枢性疼痛。

疼痛是一种症状,也可是一种单独的疾病,即疼痛综合征。神经源性疼痛特别是中枢神经源性疼痛是最为顽固的疼痛类型,约占疼痛总人数的1%。药物治疗、介入治疗、脊髓刺激、鞘内输注及脑深部刺激,常常收效甚微,或根本无效。典型的例子是丘脑出血或梗死导致的丘脑痛和脑干梗死引起的球性痛。

1. 流行病学　多种疾病可以导致中枢性疼痛,其发病率的报道有很大的差别,至今尚无准确的流行病学资料,绝大多数数字来自于估算。大约30%的脊髓损伤者和23%的多发性硬化患者会出现继发疼痛,是最为常见的原因。大约1.5%的脑卒中后患者出现中枢性疼痛,但由于脑卒中患者人数众多,脑卒中后的中枢性疼痛十分常见。建立在上述3种疾病的流行病学估算,中枢性疼痛的发病率为54/100 000,国内约有60万程度不同的中枢性疼痛患者。

2. 发病机制　从疼痛发生的机制上分析,中枢性神经病理性疼痛的共同特点是病灶在神经系统的某个水平干扰了痛信息的正常传递,故又称为传入阻滞性疼痛。病灶完全或部分地影响了脊髓丘脑通路的痛信号传递,导致中枢传入阻滞性疼痛;病灶干扰了痛信号在外周神经系统的传递,则导致周围神经传入阻滞性疼痛。值得指出的是,有些病例很难明确中枢或外周神经的原因,事实上它们常常是多种原因的混合体,在一个具体患者身上兼具多种疼痛的特点。

研究证明,各种中枢性疼痛可能存在着共同的发病机制,总的来说,机制包括以下几点:①病变通常累及脊髓丘脑束,产生痛温觉异常导致疼痛,同时丘脑皮层病变也可诱发中枢性疼痛;②中枢性疼痛的病变并非局限于脊髓后角 - 内侧丘系通路,从后角到大脑皮层神经轴的任何部位损伤均可以导致疼痛发生;③尽管各种中枢神经系统病变均可导致疼痛,但是其发生率存在显著差异;④目前公认的丘脑腹后外侧核、网状结构和内侧丘系病变与中枢性疼痛关系密切;⑤中枢性疼痛患者的疼痛体验以及感觉过敏可能是神经元的兴奋性增加、抑制减少所致;⑥中枢性疼痛的细胞水平机制并不清楚,推测与兴奋性氨基酸,尤其是NMDA受体有关。

3. 临床表现

(1) 疼痛出现的时间:中枢性疼痛继发于中枢神经系统的病变或功能障碍之后,可即刻出现疼痛,也可延迟数月或数年后出现疼痛,大多数是在数月内发生中枢性疼痛。

(2) 疼痛的部位:中枢性疼痛多发生在躯体感觉减退、感觉缺失或感觉异常的部位,范围大者可以累及全身、半身、整个肢体或头面部,范围小者可以只是局部。少数患者没有感觉障碍区域也会出现中枢性疼痛,而且疼痛的部位可能也不是固定不变的。

(3) 疼痛的性质:中枢性疼痛可以是任何性质、任何形式的,强度可高可低,各种内在或外界的刺激,如触物、寒冷、情绪波动等常常可以诱发或加重疼痛。烧灼样痛是最常见的疼痛类型,其他各种性质的疼痛如刀割样痛、针刺样痛、撕裂样痛、压榨样痛、紧缩样痛、放射痛、牵拉痛、隐痛、跳痛、蜇痛等,可以单独存在,也可多种形式合并存在。

(4) 疼痛的持续时间:中枢性疼痛是一种慢性顽固性疼痛,大多数疼痛持续存在,始终存在疼痛背景,一般没有无痛间隔,在此基础上疼痛可以阵发性加剧。往往迁延不愈,随着病程的延长,疼痛进行性加重。但是,有些中枢性疼痛也可以间歇性出现,例如多发性硬化的间歇性疼痛和部分癫痫患者的疼痛都表现为反复出现的发作性疼痛,存在明显的无痛间隔。

(5) 疼痛的伴随症状:中枢性疼痛可伴有中枢神经系统病变的其他表现,如头痛、偏瘫、截瘫、单瘫、失语、共济失调、脑神经损害症状、躯体的感觉障碍、大小便功能障碍等,此外,疼痛部位的感觉异常和感觉过敏也是中枢性疼痛的常见症状,多表现为轻微的触摸、冷热等正常刺激即可以引起剧烈的疼痛反应。

4. 诊断

(1) 病史:患者存在中枢神经系统的病变或功能障碍,疼痛继发于病变之后,可即刻出现,也可延迟数月或数年发病,疼痛多慢性、进行性加重。

(2) 症状:疼痛表现为各种性质和各种形式,强度可高可低,范围可大可小,持续时间可长可短,各种外界或内在的刺激常可诱发或加重疼痛。

(3) 体征:可存在感觉异常、感觉过敏等现象,多伴有中枢神经系统的阳性体征。

(4) 辅助检查:CT、MRI、数字减影血管造影(DSA)、PET等神经影像学检查多有阳性发现,如出血、梗死、肿瘤、外伤、脊髓空洞等。

5. 治疗原则 中枢性疼痛一旦发生,常常迁延难治,甚至伴随患者终生。临床上中枢性疼痛的治疗比较困难,目前也没有通用的有效治疗方法,多种治疗方法的联合应用有时能够取得较好的止痛效果。

(1) 药物治疗:药物治疗往往只能暂时减轻疼痛而无法消除疼痛,临床上常用的药物主要有以下几类,多数情况下需要不同种类的药物联合使用。

1) 抗抑郁药:不仅可以改善中枢性疼痛患者的抑郁症状,本身也具有一定的镇痛作用,是在中枢性疼痛的治疗中应用较多的一类药物。常用的抗抑郁药有阿米替林、多塞平(多虑平)、帕罗西汀、氟伏沙明、氟西汀等。

2) 抗癫痫药:常用的抗癫痫药有卡马西平、苯妥英钠、丙戊酸钠、氯硝西泮(氯硝安定)等,这些药物可以通过不同的途径抑制病变神经元的异常放电,从而减轻中枢性疼痛。

3) 抗心律失常药:抗心律失常药是各种离子通道拮抗剂,如利多卡因、美西律等,可以作用于中枢和周围神经系统的离子通道,降低神经元的病理活动。

4) 镇痛药:对中枢性疼痛的镇痛效果较差,应用大剂量的麻醉镇痛剂往往也难以满意地控制疼痛,所以镇痛药并不是中枢性疼痛的首选治疗药物。常用的镇痛剂包括罗通定、曲马多、芬太尼、哌替啶和吗啡等。

5) 其他:可以用于治疗中枢性疼痛的药物还有纳洛酮、肾上腺素能药物和胆碱能药物等,一般只作为辅助药物应用。

(2) 手术治疗:由于各种药物对中枢性疼痛的治疗效果有限,外科手术是有效治疗中枢性疼痛的主要手段,但不同术式远期疗效的稳定性也有争议,其中脊髓后根入髓区毁损术、中脑及扣带回前部毁损术、脑深部电刺激和运动皮层电刺激术等术式对中枢性疼痛的疗效比较确切和持久,在临床上得到了较为广泛的认可和应用。

(3) 其他治疗:神经阻滞、康复治疗、针刺治疗、心理治疗等治疗方法对中枢性疼痛也有一定辅助治疗价值。

总之,有关中枢性疼痛的很多方面目前仍处于研究和探索阶段,其中首先需要完善的是诊断标准,另外,还需要进一步研究其发病的解剖学基础和细胞、分子水平的发病机制以寻求有效的治疗方法,减轻患者的痛苦。

(贺永进 张景卫 郑宝森)

第二节　临床常见局部疼痛各论

一、头痛

（一）概论

头部是人体最重要的部位之一，位于头颅上半部即眉以上至枕下部为止区域内，参与人体的所有活动。头痛是由于颅内外痛觉敏感组织受到病理刺激引起的主观疼痛感觉，为临床上常见的症状，也是临床医生最常遇到的主诉之一。每个人头痛的感受区别较大，它可以是疲劳、紧张的一种表现，也可能为某些疾病的早期信号或突发症状。引起头痛的原因较多，可因头部组织结构的炎症、牵涉、脑膜刺激、血管牵张及牵引、肿瘤直接压迫、代谢异常、变态反应、内分泌、自主神经功能失调与精神因素等病因引起。

头痛的病理机制主要包含：①脑动脉扩张或收缩；②头颅外肌肉和相关组织的收缩；③头颅内外组织的炎症；④头颅内外组织的牵拉；⑤传导痛觉的脑和颈部神经受损和炎症；⑥面部各器官疼痛扩散到头部；⑦精神类疾病引起。

头痛可发生于任何年龄，每个人在一生中都有可能会出现不同程度的头痛，但是往往有一部分人出现头痛的几率特别高。除原发性头痛，很多疾病都可以引起继发性头痛，尤其在康复科门诊和住院的患者，如高血压、脑卒中、颅内感染、颅脑外伤、颈椎病以及失眠患者等。

（二）头痛的诊断

头痛是一种症状，它的发作形式随着时间推移可有改变，它的诊断主要依据当前或一年内患者的头痛表现。病史是诊断头痛的主要依据，许多时候在患者描述典型头痛先兆症状及表现后，诊断便可基本明确。对原因未明确的头痛，除了要了解头痛的起病方式、头痛部位、病程、持续时间、演变等病史资料外，根据"头痛的国际分类"第 2 版（ICHD-2）的诊断标准，还需着重询问头痛的性质、伴随症状与缓解因素，特有的检查和化验以及特有的诊断性治疗来明确诊断。

头痛的诊断第一步是区别原发性和继发性头痛。原发性头痛的诊断主要根据临床症状，并不是每次头痛发作都能做出评价和诊断，应尽量要求患者描述典型的、未经治疗的头痛发作，但是在计算头痛发作频率时，需要计算那些不够典型的发作。

头痛在临床中极为常见，绝大多数头痛是原发性头痛。有研究表明，如果对神经系统检查正常的各种头痛患者进行 CT、MRI 或腰椎穿刺检查，发现潜在引起头痛的可治疗疾病的可能性只有 2.4%。诊断原发性头痛须除外任何可能的继发性头痛。

有时原发性头痛患者在患某一种可以引起头痛的疾病后，使原有的头痛症状恶化，也可能是又患了新的继发性头痛。如果存在下述情况，则更倾向于继发性头痛的可能：①发作时间上两者关系密切；②头痛恶化非常明显，或与原有原发性头痛的性质不同；③有充分证据表明该疾病可造成头痛恶化；④该疾病治愈或缓解后患者的头痛随之缓解。这是确认因果关系的重要环节。

国际头痛协会（International Headache Society，IHS）于 2004 年提出了 ICHD-2，将头痛分成以下三部分：①原发性头痛；②继发性头痛；③脑神经痛、中枢和原发性颜面痛以及其他头痛。三部分头痛共分 14 种类型。原发性头痛一般为独立的疾病，而继发性头痛一般只是某种疾病的一种症状。概述如下：

原发性头痛主要包括：①偏头痛；②紧张型头痛；③丛集性头痛和其他三叉自主神经性头痛；④其他原发性头痛。

继发性头痛主要包括：①头和(或)颈部外伤所致的头痛；②头或颈部血管疾患所致的头痛；③非血管性颅内疾患所致的头痛；④物质或其戒断所致的头痛；⑤感染所致的头痛；⑥内环境稳态失衡所致的头痛；⑦头颅、颈部、眼、耳、鼻、鼻旁窦、牙齿、口腔或其他头面部结构疾患所致的头痛或面痛；⑧精神疾患所致的头痛。

脑神经中枢性和原发性面痛以及其他头痛主要包括：①脑神经痛和中枢性疾患所致的面痛；②其他类头痛、脑神经痛、中枢性或原发性面痛。

临床中头痛的类型较多，常见的原发性头痛有偏头痛、紧张型头痛、丛集性头痛，下面将详细介绍各个类型：

1. 偏头痛 偏头痛是一组反复发作的搏动性头痛、自主神经功能障碍以及其他神经系统症状的不同组合疾病，呈一侧或双侧疼痛，常伴有恶心和呕吐，少数典型病例发作前有视觉、感觉和运动障碍等先兆，可有家族史，在安静环境下休息或睡眠后头痛可以得到缓解。近年来的流行病学资料显示：偏头痛的全球患病率约为10%，终身患病率约为14%。偏头痛的发作可与多种因素有关，包括各种理化因素、精神因素以及体内激素水平变化等。

(1) 偏头痛类型：根据ICHD-2的意见，常见的偏头痛类型为：

1) 不伴先兆的偏头痛(普通型偏头痛)：普通型偏头痛是最常见的偏头痛类型。在头痛发作前或发作过程中不伴有很明显的神经系统局灶损害的表现，但在头痛前期与头痛发作过程中，可以有一些情感障碍、胃肠道症状和自主神经功能紊乱表现。头痛本身往往较典型的偏头痛时间为长，历时可达数日。体力活动可使头痛加剧。发作开始时仅为轻到中度钝痛或不适感，数分钟到数小时后达到严重的搏动性痛或跳痛。约2/3的患者为单侧头痛，也可为双侧头痛，有时疼痛放射至上颈部及肩部，常有家族史。头痛一般持续4~72h，睡眠后常见缓解，发作间有明确的正常间歇期。部分女性患者偏头痛发作多和月经有关，通常为经期前2~3天之间发病，若90%的发作均与月经周期密切相关，称月经期偏头痛。上述发作至少出现5次，除外颅内外各种器质性疾病后方可作出诊断。

2) 伴有先兆的偏头痛(典型偏头痛)：典型偏头痛发作：由前驱期、先兆期、头痛期和恢复期四部分组成，但许多偏头痛发作并不经历全部四期过程。

前驱期：在偏头痛发作前数小时或数天，一些患者会表现出某些前驱症状，包括精神认知症状、神经症状以及非特异性躯体不适症状等。疲乏、注意力不集中和颈部僵硬是最常见的前驱症状。

先兆期：偏头痛先兆多在头痛前出现，头痛常在先兆症状开始后的60min内发生，先兆也可以在头痛的同时发生，甚至极少数在头痛之后出现。先兆多表现为完全可逆的局灶性神经症状，视觉症状最为常见，如畏光、眼前闪光、火花或复杂视幻觉，继而出现视野缺损、暗点、偏盲或短暂失明。常为双眼症状。另外还可出现偏身麻木、轻偏瘫、语言障碍等的缺损或刺激症状。先兆大多持续5~20min，不同先兆可以接连出现。

头痛期：典型的头痛多位于一侧，逐渐加重至中重度，常在先兆开始消退时出现。疼痛多始于一侧眶上、眶后部或额颞区，逐渐加重而扩展至半侧头部，甚至整个头颅及颈部。头痛为搏动性，呈跳痛或钻凿样，程度渐加重，发展成为持续性剧痛，常伴有恶心、呕吐、畏光、畏声。有的患者面部潮红、大量出汗、结膜充血；有的患者面色苍白、焦虑、乏力、易激惹、精神萎靡、出现厌食症状。一次发作持续 1~3 日,通常睡觉后头痛可有明显缓解。

恢复期:发作后,患者感觉疲乏,注意力下降,可有情绪低落、焦虑等表现,也有患者欣快、神清气爽,部分患者仍会残留头皮触痛症状,有些觉得肌肉无力、疼痛、食欲下降或饥饿感,发作间歇期一切正常。

3)偏头痛持续状态:偏头痛发作持续时间在 72h 以上(期间可能有短于 4h 的缓解期);部分患者偏头痛在一段时间内(数周或数月)头痛发作频率显著增加,每周可发生 3~4 次,使头皮处于持续的触痛状态,严重者每天均有发作或不间断。一般为单侧搏动样剧痛,导致患者卧床不起、抱头拒食,这种情况即称为偏头痛持续状态。

(2)偏头痛的诊断:偏头痛的诊断主要依据家族史、典型的临床特征以及通过辅助检查如头颅 CT、MRI、MRA 等排除了其他疾病,并要重视继发性头痛的各种警兆。典型的偏头痛诊断不难,按照国际头痛委员会推荐,下列标准可以借鉴。

1)无先兆偏头痛:①符合下述②~④项,发作至少 5 次。②每次头痛发作(指未经治疗或治疗无效)持续 4~72h。③头痛具有至少 2 项以下特征:a. 单侧性;b. 搏动性;c. 中或重度疼痛;d. 常规体力活动(如步行或上楼)会加重头痛,或头痛导致患者回避常规体力活动。④发作期间有至少 1 项以下表现:a.恶心和(或)呕吐;b.畏光和畏声。⑤不能归因于其他疾病。

2)先兆偏头痛:①至少有符合 1)中标准②~④的 2 次发作。②先兆至少有下列的一种表现,没有运动无力症状:a. 完全可逆的视觉症状,包括阳性症状(如闪烁的光、点、线)及(或)阴性症状(如视觉丧失)。b. 完全可逆的感觉症状,包括阳性症状(如针刺感)及(或)阴性症状(麻木感)。c. 完全可逆的语言功能障碍。③至少满足下列两项:a. 同向视觉症状及(或)单侧感觉症状。b. 至少一个先兆症状逐渐发展的过程≥5min 和(或)不同先兆症状接连发生,过程≥5min。c. 每个症状持续 5~60min。④在先兆症状同时或在先兆发生后 60min 内出现头痛,头痛符合 1)无先兆偏头痛诊断标准中的②~④项。⑤不能归因于其他疾病。

2. 紧张型头痛　紧张型头痛又称肌肉收缩性头痛,是头痛中最常见的一种,多见于青壮年,发病年龄高峰在 25~30 岁,以后随年龄增长而稍有减少,女性多见。大多与精神因素和职业有关。疼痛部位常位于双侧,额部、枕项部、颞部多见,也常为整个头顶部。疼痛感觉多为压迫感、紧束感、胀痛、钝痛、酸痛等,往往为持续性,常使患者坐卧不安,可因很多因素减轻或阵阵加重,但无搏动感、恶心、呕吐,不会同时伴有畏光和畏声。日常活动常不导致疼痛加重,应激和精神刺激可使头痛加剧。

(1)紧张型头痛类型:ICHD-2 根据发作频率和是否有颅骨膜压痛将紧张型头痛分为四种类型:①少发复发性紧张型头痛;②频发复发性紧张型头痛;③慢性紧张型头痛;④可能的紧张型头痛。

(2)紧张型头痛的诊断:根据头痛的病史及临床表现,并排除脑部及颈部疾病即可诊断。参照 ICHD-2,诊断如下:

1)少发复发性紧张型头痛(IETTH)诊断标准:①符合下述第②~④项的发作至少 10 次,每月平均发作时间 <1 天,每年发作时间 <12 天。②每次头痛发作持续 30min~7 天。③头痛具有至少 2 项以下特征:a. 双侧性;b. 压迫感、紧束感(非搏动性);c. 轻或中度疼痛;d. 常规体力活动不会加重头痛。④以下 2 项均符合:a. 无恶心或呕吐;b. 不会同时兼有畏光和畏声。⑤不是由其他疾病所致。

2)频发复发性紧张型头痛(FETTH)诊断标准:①符合下述第 2~4 项的发作至少 10 次,每月平均发作时间≥1 天,<15 天,持续至少 3 个月,每年发作时间≥12 天,<180 天。②、③、

④、⑤同上。

3）慢性紧张型头痛（CTTH）诊断标准：①符合下述第②~④项的发作,每月平均发作时间≥15天,持续超过3个月,每年发作时间≥180天。②每次头痛发作持续数小时,或长期持续。③头痛具有至少2项以下特征：a.双侧性；b.压迫感、紧束感（非搏动性）；c.轻或中度疼痛；d.常规体力活动不会加重头痛。④以下2项均符合：a.畏光、畏声和轻度恶心三者中最多只有一项；b.既无中度或重度恶心,也无呕吐。⑤不是由其他疾病所致。

3. 丛集性头痛 丛集性头痛是原发性神经血管性头痛之一。其特点为短暂、剧烈爆炸样头痛发作,位于一侧眼眶、球后和额颞部,伴同侧眼球结膜充血、流泪、鼻塞和（或）Horner综合征。丛集期持续数周至数月,好发于男性,发病年龄多在20~40岁,男性患病率是女性的4~7倍,无家族遗传史。临床特点为某段时期内频繁出现短暂发作性极剧烈的难以忍受的单侧头痛。

丛集性头痛的类型：ICHD-2将丛集性头痛诊断分为三种类型：

（1）丛集性头痛：①符合下述第②~④项的发作至少5次。②重度或极重度单侧眼眶、眶上区和（或）颞部疼痛,若不治疗,症状可持续15~180min。③头痛至少伴有1项以下特征：a.同侧结膜充血和（或）流泪；b.同侧鼻充血和（或）流涕；c.同侧眼睑水肿；d.同侧额部和面部流汗；e.同侧瞳孔缩小和（或）上睑下垂；f.不安感或激惹。④发作频率隔天1次至每天8次。⑤不是由其他疾病所致。

（2）复杂性丛集性头痛：①发作符合丛集性头痛诊断标准的第①~⑤项。②至少有2个发作时期持续7~365天,之间的缓解期≥1个月。

（3）慢性丛集性头痛：①发作符合丛集性头痛诊断标准的第①~⑤项。②反复发作持续1年以上,其间没有缓解期,或缓解期<1个月。

（三）头痛的治疗

头痛的治疗手段主要包括药物治疗、康复治疗和心理治疗等。目的是解除急性头痛发作症状以外还需要尽量防止或减少头痛的反复发作。应养成规律的生活方式,保持规律的睡眠、饮食,并辅以适当的锻炼,避免各种诱发因素。更应积极预防和治疗各种原发病。在治疗上,也可针对头痛发生的机制进行选择,如：①纠正低血压；②收缩扩张的血管；③松弛收缩的肌肉；④封闭神经。

1. 偏头痛的治疗

（1）药物治疗

1）预防性用药：①首选用药有：β肾上腺能受体阻滞剂：普萘洛尔；抑制去甲肾上腺素及5-羟色胺再摄取药物：阿米替林；抗惊厥药物：托吡酯。②次选用药有：β肾上腺能受体阻滞剂：阿替洛尔；抗惊厥药：加巴喷丁；钙通道阻断剂：氟桂利嗪。

注意事项：以下患者应预防性用药：①中至重度偏头痛每月发作2次以上,每次持续2天以上者,或发作不频繁,但是严重影响日常生活者；②治疗性用药无效,或有禁忌证,或有严重不良反应者；③治疗用药使用过度者；④特殊类型的发作；⑤1周超过2次的频发发作,或发作程度逐渐加重,或可能导致治疗性用药过度使用者；⑥患者希望尽可能减少发作者。

预防性用药的原则：小量开始,缓慢逐渐增加至有效剂量,注意观察药效和不良反应；若早期药效不佳,不要轻易放弃,至少应足量尝试2~3个月；若用药早期有轻微不良反应,应鼓励患者坚持用药；应教育患者对疗效的合理预期,即彻底预防可能不现实；注意患者的伴发疾病与用药的禁忌证；获得满意疗效后,通常需要维持治疗6~12个月,然后逐渐减量；临床上根据患者的伴发疾病与实际药效来选择用药;首选单药治疗,必要时也需要联合用药。

2) 发作期治疗:①轻度偏头痛:可选用地西泮、阿司匹林、对乙酰氨基酚以及其他非固醇类抗炎药如布洛芬、吲哚美辛和萘普生等治疗,这类药使用越早疗效越好。②中度偏头痛:可应用非固醇类抗炎药的复方制剂或强效的抗偏头痛药物如麦角胺等,必要时使用镇吐药。③严重偏头痛:麦角碱类药物;曲普坦类药物。

评估药物治疗的有效性:至少达到以下 4 项目标之中的 3 项:①药物对大多数时候的发作有效;②头痛在 2h 之内;③患者在 2h 之内能恢复正常生活功能;④药物能使患者对日常活动的安排自如感到满意。若达不到至少 3 项目标,即应考虑换药。

(2) 传统康复治疗

1) 针刺治疗:主穴:合谷、太阳、风池、率谷、阿是穴等。操作方法:按每个穴位的常规操作方法得气留针 30min,每日一次,7 天为 1 个疗程。

2) 推拿治疗:操作方法:a. 头面部操作:患者取坐位或俯卧位。一指禅推印堂沿发际至头维、太阳往返 5~6 遍。再用拇指分推印堂经鱼腰、太阳至耳前,反复分推 3~5 遍。然后以指揉印堂、攒竹、鱼腰、阳白、太阳、百会、四神聪,每穴 1min,从前额部向颈部以指尖反复叩击 1~2min。从前额发际处拿至风池,反复操作 3min 左右。从前额发际至后颈发际施以梳法,反复操作 1min。b. 颈肩部操作:从风池至大椎两侧施以拿法,反复操作 3min 左右。一指禅推颈部两侧膀胱经、督脉,往返治疗 3min 左右。拿风池、肩井各 1min。

(3) 健康教育

1) 注意保持良好的睡眠和休息规律;

2) 注意自我保护和预防头部外伤。

(4) 心理治疗:在心理治疗过程中,建立良好的医患关系,赢取患者充分的信任和积极配合,并解除患者焦虑、紧张等情绪,耐心倾听患者的倾诉,通过语言交流,缓解其心理压力,解除思想包袱,增强其战胜头痛的信心,必要时可使用抗焦虑、镇定等心理药物。

2. 紧张型头痛的治疗

(1) 药物治疗方案

1) 预防性用药:三环类抗抑郁药,首选阿米替林;其他三环类药物,如去甲替林;去甲肾上腺素再摄取抑制剂,如米氮平。

注意事项:对于慢性紧张型头痛、频发复发性紧张型头痛、伴有颅骨膜压痛或存在药物过度使用的患者,应考虑预防性用药,预防性用药应每 6~12 个月尝试减少用量至停药。

预防性用药的原则:起始剂量小;缓慢加量(通常 1 周加 1 次剂量)至最小有效剂量,起效后维持 2~4 周;判定药物是否有效,应足量治疗至少 4~8 周;应同时治疗精神障碍等伴发疾病。

2) 发作期治疗:可选择对乙酰氨基酚、阿司匹林、双氯芬酸、酮洛芬或布洛芬。

(2) 传统康复治疗

1) 针刺治疗:主穴:百会、神庭、头维(双侧)、太阳(双侧)、太冲(双侧)。操作方法:按每个穴位的常规操作方法得气留针 30min,每日一次,7 天为 1 个疗程。

2) 推拿治疗:操作方法:①患者仰卧位,术者以示指或食中指交叠点揉印堂、睛明、攒竹、太阳各 1min;双手拇指指腹呈八字状,自两侧睛明沿眉弓分推至两侧瞳子髎 15 遍,自印堂向上至发际推 15 遍;②患者仰卧位,术者以示指或拇指点揉头维、率谷、百会、四神聪各 1min;用五指沿头部五经采用拿法 10 遍;用啄法作用于头顶部 15 次;③患者坐位,术者以一指禅作用于督脉及膀胱经,各经自上而下各 3~5 遍;施法于颈肩部 5min;拿揉风池、风府、阿是穴及条索状肌筋结节各 30s;最后提拿双侧肩井 3~5 次。上述治疗每日 1 次,7 次为 1 个疗程。

(3) 行为治疗:目前被单独或与药物治疗联合用于复发性紧张型头痛的控制,放松训练、肌电生物反馈训练、紧张控制治疗是研究最广泛的行为干预措施。

3. 丛集性头痛的治疗

(1) 药物治疗方案

1) 预防性用药:①对于每天发作不超过 2 次、发作时期不超过 2 个月、舒马普坦见效快的轻型复发性丛集性头痛的患者,首选维拉帕米。②对于每天发作超过 2 次、发作时期超过 2 个月、每天需要注射 2 次舒马普坦的重型复发性丛集性头痛的患者,在开始使用维拉帕米或锂盐之时,可联合使用皮质激素以迅速见效。③对于慢性丛集性头痛的患者,与复发性丛集性头痛的患者类似,每天发作次数少的患者可首选维拉帕米或锂盐,而每次发作次数多的患者应联合使用皮质激素。④若所有药物治疗的疗效均欠佳,可考虑用皮质激素和麻醉剂行头痛侧的枕神经封闭治疗。若仍无效,可考虑枕神经刺激术。

2) 发作期治疗:①使用面罩吸氧,吸入浓度为 100% 的纯氧,流量至少 7ml/min,最大可至 15ml/min,持续吸氧 15~20min。②皮下注射舒马普坦 6mg,24h 最大剂量 12mg,给药间隔至少 1h。

(2) 传统康复治疗

1) 针刺治疗:主穴:头临泣、颔厌、攒竹透鱼腰、阳白、率谷、会宗、合谷。操作方法:按每个穴位的常规操作方法得气留针 30min,每日 1 次,7 天为 1 个疗程。

2) 针刀疗法:常选枕骨上下项线间中内 1/3 处及中处 1/3 处有压痛条索或硬结放射痛处行针刀疗法,每周 1 次,3 次为 1 个疗程。

(王俊华 魏正林)

二、口面部疼痛

(一) 概论

人体很多部位和器官都可以出现疼痛不适,口面部疼痛在临床上也比较常见。口面部疼痛来自许多独特的靶组织,如脑膜、角膜、牙髓、口腔 / 鼻腔黏膜和颞下颌关节,具有独特的生理特性和痛觉系统。口面部疼痛包括很多方面,如牙源性疾病、颌面部炎症、颞下颌关节紊乱综合征等,但在康复科治疗的多数口面部疼痛与神经系统疾病相关。本节将介绍口面部疼痛以下常见类型:①三叉神经痛;②膝状神经节痛;③蝶腭节神经痛;④鼻睫神经痛。

(二) 口面部疼痛的常见类型

1. 三叉神经痛 三叉神经痛是一种反复发作性的阵发性、短暂、剧烈疼痛而不伴三叉神经功能破坏的症状。本病多在 40 岁后起病,女性较多。三叉神经痛分为原发性和继发性,原发性三叉神经痛的病因尚未明确,主要考虑为三叉神经在脑桥被异形扭曲的血管压迫三叉神经后根,局部产生脱髓鞘变化而导致疼痛发作。继发性三叉神经痛多有明确的病因,如颅底或桥小脑角的肿瘤、转移瘤等侵犯三叉神经的感觉根或髓内感觉核而引起的疼痛,多伴有邻近结构的损害和三叉神经本身的功能丧失。

(1) 临床表现:三叉神经痛为骤然发生的闪电、刀割、火烧样剧烈疼痛,但限于三叉神经感觉支配区内。发作时患者常紧按疼痛部位或用力擦面部减轻疼痛,可导致局部皮肤粗糙、眉毛脱落。疼痛大多数较表浅,每次持续数秒或数分钟。间歇期无任何疼痛,一段时间后突然再次发作,频率每日数次至每分钟多次。发作呈周期性,持续数周、数月或更长,可自行缓解。病程初期发作较少,间歇期较长,随着病程进展,间歇期逐渐缩短。一般夜间发作较轻或不发作,但也有因疼痛而彻夜不眠,甚至睡后痛醒者。发作期间面部的机械刺激,如洗脸、说话、刷牙等刺激可诱发疼痛。有的患者发作时不断做咀嚼动作,严重者可伴有同侧面部肌肉的反射性抽搐,所以又称"痛性抽搐"。疼痛经常从一侧的上颌支或下颌支开始,随病程进展可影响其他分支,但眼支起病者极少见。患者面部三叉神经支配区域特别敏感,稍加碰触即可引起疼痛发作,如上下唇、鼻翼外侧、舌侧缘等,这些区域称之为扳机点或触发点。此外,在三叉神经的皮下分支穿出骨孔处,常有压痛点。三叉神经疼痛的部位局限与分支区域内,常见于Ⅱ、Ⅲ支,见图 4-2-1。

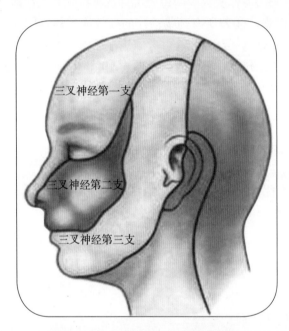

图 4-2-1 三叉神经各支面部分布图

(2) 诊断要点:典型的三叉神经痛,根据疼痛发作部位、性质、扳机点或触发点的存在,神经系统检查无阳性体征,发作时患者的表情,如患者突然表现木呆、不言语或突然用手掌捂住面部,再结合起病年龄和对支配患区的三叉神经分支进行局麻药封闭,则可在药物作用有效时间内停止疼痛等特点,可作出诊断。但临床上应与其他疾病相鉴别。早期易误认为牙痛,少数患者多次拔牙而不能使疼痛缓解。脑桥小脑角肿瘤、脑蛛网膜炎、鼻旁窦炎、偏头痛、下颌关节炎、舌咽神经痛等也应与三叉神经痛相鉴别。继发性三叉神经痛发病年龄常较年轻,有神经系统阳性体征,结合辅助检查可明确诊断。对部分患者,需要排除糖尿病性神经病变的可能。

(3) 鉴别诊断:原发性三叉神经痛应与继发性三叉神经痛相鉴别,后者疼痛持久,且伴有三叉神经麻痹,患侧面部感觉减退;眼支受损可有角膜反射迟钝或者消失,第三支受损可有咀嚼肌萎缩,张口下颌歪向病灶侧,或合并其他脑神经麻痹,一般药物治疗效果不理想。

2. 膝状神经节痛 膝状神经节痛又称面神经痛,多由病毒感染使面神经的膝状神经节及其感觉神经受累所引起。发病病毒为水痘 - 带状疱疹病毒,一般在小儿初次感染为水痘,移至迁延性感染,然后因某种原因再活化后发生带状疱疹。

(1)临床表现:本病发病前 10 天有前驱症状,即轻度感冒样症状。发病后数日至 1 周为止有低热、淋巴结肿大、有时有脑膜炎。相继在病侧外耳道、耳廓乃至鼓膜或舌前部出现带状疱疹和剧烈疼痛,疼痛严重时可波及半侧面部以及鼻咽部,病者也常伴有患侧舌前 2/3 味觉过敏或减退、听力改变或眩晕症状,偶有患侧外耳及面部感觉过敏、耳下压痛等。此外,少数病例的表现可仅为一侧的耳部剧痛,面无带状疱疹、面瘫以及味觉或听力改变等症状,即耳痛型。此种疼痛可与典型神经痛相似,但疼痛多呈深在的灼痛性质,发作时间持续较长,数十分钟或数小时,而且在严重时可由外耳道向同侧面部、舌外缘、咽部以至颈部放射。检查时常无阳性所见,偶尔外耳道或鼓膜有疼痛触发点,轻触可诱发疼痛。

(2)诊断要点:本病诊断可根据一侧外耳部疼痛合并有带状疱疹、周围性面瘫,以及味觉或听力改变等特征。水痘 - 带状疱疹病毒抗体检查,脑脊液检查可协助诊断。血清 CF 抗体在发病 1~2 周呈阳性,脑脊液中 CF 抗体 1 周后上升。

(3)鉴别诊断

1)喉上神经痛:疼痛系始于一侧的喉部,然后放射至外耳,而且常由吞咽动作所引起。另外,在喉上神经穿过甲状舌骨膜处有压痛,于该区实施局麻止痛等,可资鉴别。

2)舌咽神经痛:疼痛位于舌根,因波及耳深部,通常由吞咽动作诱发,而且在发作期常伴流涎症状。但耳型舌咽神经痛与膝状神经痛二者极为相似,只有在开颅手术时分别电刺激舌咽神经和膝状神经根以复制疼痛发作,方能对两病作出最后鉴别。

3)耳颞神经痛:疼痛部位系以外耳道前及颞部为主,而且多于进食时出现,发作期常伴有同侧面部充血及多汗。此外,在外耳道与下颌关节之间常有压痛,如于该区实施局麻,则能使疼痛缓解。

3. 蝶腭神经节痛 蝶腭神经节痛又称 Sluder 神经痛,是一种少见的非典型面部神经痛。病因主要是有蝶腭神经节或节根,因某种病变而遭直接损害或反射性刺激所致。本病的发生多伴发于慢性鼻旁窦炎,尤其是与蝶窦或筛窦炎有关。慢性扁桃体炎、龋齿等邻近器官感染灶可能对发病有一定影响。

(1)临床表现:临床上表现为一侧下半面部发作性深疼痛。处于鼻根、眼及上颌部,甚至涉及同侧软腭、顶枕部、颈肩部,但很少累及臂部,远远超过三叉神经的分布范围。疼痛发作的起止多较急,常于夜间但亦可在其他任何时间出现,一般无明显诱因,与咀嚼、吞咽或触压痛区等动作无关,疼痛的程度常较剧烈,多呈酸痛、灼痛或钻痛性质。情绪激动、强烈光线或巨响等外界刺激均可使疼痛加剧,每次发作可持续数十分钟,数小时甚至更长。部分病例常于月经期或感冒后发作。间歇期长短不一,轻者可长达数月或数年,重者则很短,发作后完全正常。疼痛时常伴鼻塞、流涕、喷嚏、眼结膜充血、流泪、面部潮红等自主神经症状,严重时有眩晕、恶心等,无神经损害体征。个别患者在发作期可表现患侧霍纳征、颞动脉搏动增强或同侧面部肿胀及感觉过敏等。

(2)诊断要点:①一侧下面部疼痛,其疼痛范围往往超出三叉神经的分布范围;②疼痛为发作性,持续时间较长;③发作时伴有鼻塞、流泪、流涕等自主神经症状;④如以 4% 可卡因涂于患侧中鼻甲黏膜或性蝶腭神经阻滞,可使疼痛缓解。

（3）鉴别诊断

1）舌咽神经痛：舌咽神经痛主要位于一侧的舌根、扁桃体、咽后部及腭部，呈短暂发作性、程度剧烈的疼痛，常因吞咽动作说话、大笑而被诱发，疼痛位于后舌根背外侧面及扁桃体处，有时伴有心动过缓及眩晕，同侧下颌角有压痛点，不难鉴别。

2）三叉神经痛：蝶腭神经首发症状，常位于鼻根、眼眶、面颊部、以后向耳、乳突及颈、肩、上臂放射；三叉神经痛有典型的"扳机点"，疼痛局限于三叉神经各支范围且很少到达颈，肩和（或）上臂。

3）单纯蝶窦炎所致头痛：蝶腭神经痛多有邻近的蝶、筛窦炎症，或鼻内结构畸形，如鼻中隔弯曲，或颧骨骨质增生突起等。单纯蝶窦炎致头痛，常位于头顶、前额及枕部，单纯筛窦炎所致头痛位于眼眶、头顶、额眉间，并且眼内眦部与鼻眼间常有压痛，通常症状不向耳、乳突肩颈上臂放射。

4. 鼻睫神经痛 鼻睫神经痛又称 Chanlin 综合征，鼻睫神经由三叉神经分出，主要由感觉神经纤维组成。其发病原因是：感染、外伤、鼻甲或鼻中隔扭曲和肥厚等因素使位于眼眶和鼻腔内的鼻睫神经受累而引起。

（1）临床表现：本病的临床特点有：疼痛发作急骤，呈刀割样、烧灼样剧痛，常由一侧的鼻翼开始，迅即闪电式放射至眼内角、眼球、前额内侧部，甚至可累及同侧的颞部甚至枕部。每次发作可持续数秒至数分钟。可伴有流涕、流泪、眼结膜充血、面部充血等自主神经症状。间歇期如常。查体可发现患侧眼内角压痛，鼻外侧皮肤感觉过敏。少数患者可在同侧的鼻部或前额部皮肤有带状疱疹，另外，有时可发现患侧角膜炎、虹膜睫状体炎。鼻内镜或 CT 检查示：鼻中隔高位偏曲、中鼻甲肥大、筛泡肥大、钩突肥大等病变引起嗅裂狭窄。可卡因试验阳性即于嗅沟、中鼻甲的筛前神经分布区域行表面麻醉后头痛等症状立即消失或明显缓解。

（2）诊断要点：①发作性的一侧眼鼻部剧痛；②发作期间同侧流涕，触摸患侧鼻孔侧面使疼痛加剧；③伴有同侧流泪、眼结膜充血以致继发角膜炎；④若以 4% 可卡因涂抹上鼻甲前上方的神经出口处黏膜，则可立即止痛。

（3）鉴别诊断

1）蝶腭神经节痛：若以可卡因涂抹于中鼻甲后部可止痛，则为蝶腭神经节痛；涂抹上鼻甲前上方的神经出口处黏膜可立即止痛，则为鼻睫神经痛。

2）周期性偏头痛性神经痛：如果患者疼痛为一侧发作性眼颞部跳痛，有丛集性发作规律，组胺试验可诱发，应用麦角胺类血管收缩剂及压迫颈动脉或颞浅动脉可止痛则为周期性偏头痛性神经痛。

3）三叉神经痛：两者疼痛部位与性质相似，三叉神经痛不伴有流泪、流涕等自主神经症状。

（三）口面部疼痛的治疗

1. 三叉神经痛的治疗 原发性三叉神经痛目前尚未有绝对有效的治疗方法，治疗原则以止痛为目的，药物治疗为主，无效时可用神经阻滞疗法或手术治疗。继发性三叉神经痛者应针对病因治疗。

（1）药物治疗：是基本治疗，适用于初患、年迈或合并有严重内脏疾病，不宜手术及不能耐受者。

1）卡马西平：首选药物，首剂 100mg，每日 2 次，以后每天增加 100mg，直到疼痛停止（最大量不应超过 1000mg/d);以后逐渐减少,确定最低有效量作为维持剂量服用。有效率可达70%~80%,若出现眩晕、步态不稳、白细胞减少等不良反应需停药,孕妇忌用。

2)苯妥英钠:开始剂量 0.1g,每日 3 次,如无效可加大剂量,每日增加 0.1g(最大量不超过 0.6g/d)。如产生中毒症状(如头晕、步态不稳、眼球震颤)应立即减量至中毒反应消失为止。如仍有效,即以此为维持。疼痛消失后,逐渐减量。

3)加巴喷丁:开始剂量为 0.1g,每日 3 次,可逐渐加大剂量,最大量 0.9g/d。单独使用或与其他药物合用,效果较好。常见不良反应有头晕、嗜睡、可逐渐耐受。

4)氯硝西泮:初始剂量为 1mg/d,逐渐增加到 4~8mg/d。注意有嗜睡以及步态不稳等副作用,尤其老年患者偶见短暂性精神异常,停药后可以缓解。

5)其他:卡马西平和苯妥英钠无效者可选择巴氯芬 5~10mg,每日 3 次;或阿米替林25~50mg,每日 2 次,以提高疗效。

(2)针刺疗法:按循经穴与神经分布的解剖位置相结合的原则,选择临近神经干的穴位,以患者有强烈针感为宜。

(3)神经阻滞疗法:适于药物治疗无效或有明显副作用、拒绝手术治疗或不适于手术治疗者。方法是取无水酒精或其他化学药物如甘油、维生素 B$_{12}$ 等直接注入三叉神经分支或半月神经节内,使之发生凝固性坏死,阻断神经传导,可使局部感觉丧失而获止痛效果。阻滞疗法简易安全,但疗效不持久。

(4)半月神经节射频热凝治疗:适用于长期用药无效或无法耐受者。射频通过机体时电磁波能转为热能,产生热效应和热电凝。可选择性破坏三叉神经痛觉纤维,基本不损害触觉纤维达到止痛作用。

(5)手术治疗:适用于药物和神经阻滞治疗无效者。对血管压迫所致三叉神经痛效果较好。手术治疗可能失败、易复发、可伴有并发症。主要手术治疗方法有:①微血管减压术;②颅外三叉神经周围支切断术;③颅内三叉神经周围支切断术;④三叉神经感觉根部分切断术;⑤三叉神经脊髓束切断术。

2. 膝状神经节痛的治疗

(1)药物治疗

1)抗病毒药物:阿昔洛韦片一次 2 片,一日 5 次,共 7 日;或泛昔洛韦片一次 0.25g,一日 3 次,共 7 日。

2)激素:甲泼尼龙 80mg+0.9% 氯化钠注射液 100ml,静滴,一日 1 次,3 日后改为醋酸泼尼松片 30mg,口服,一日 1 次,每周递减 5mg,直至停药。

3)维生素:维生素 B$_1$ 注射液 100mg+ 维生素 B$_{12}$ 注射液 500μg,肌内注射,一日 1 次,共7 日。

(2)针刺治疗:主穴:足三里、阴陵泉、内庭、合谷;循经取穴:眼部以阳白及其左右各旁开0.5 寸,口部以地仓至颊车每 0.5 寸 1 针;配穴:翳风、下关、太阳、颧髎、四白。所有穴位均采用常规操作,每日 1 次,7 日为 1 个疗程。

(3)中药外敷治疗:全蝎 25g、蜈蚣 10 条、露蜂房 50g、当归 50g、川芎 30g、桃仁 30g,上药共研细末装瓶。另备正红花油适量。治疗方法:取备用药粉用正红花油调配成糊状敷于病灶上及耳周疼痛区,隔日 1 次,5 次为 1 个疗程。

(4)高压氧治疗:采用多人空气加压舱 0.25MPa。加减压时间均为 20min。稳压时间60min,中间休息 10min。7 次为 1 个疗程。

（5）物理治疗：超短波治疗：最大输出功率 30W，将直径为 4cm 的 2 个圆形电极分别置于患侧眼角和嘴角，耳后疼痛者将嘴角的电极移至耳后，电极与皮肤间隙 1cm，微热量，每次治疗 10min，7 天为 1 个疗程，疗程间隔 7 天，连续 2 个疗程。同时配合微波治疗，将圆形发射器的中心对着乳突及耳前区之间，间距 10cm，无热量至微热量，1 次 / 天，每次 10~20min，7 次 1 个疗程。

3. 蝶腭神经痛的治疗　　首先应祛除所有可能导致蝶腭神经痛激惹的病因，如控制鼻窦、牙根感染等。对于明确病因的患者，药物治疗方法同三叉神经痛，也可加服阿米替林和静脉滴注利多卡因药物治疗。如果药物治疗无效时可采取下列治疗方案：

（1）星状神经节封闭或蝶腭神经节阻滞，有侧入、经鼻和底腭大孔三种通路。

（2）蝶腭神经节损毁治疗：包括药物损毁、CT 引导及电生理刺激下行蝶腭神经节射频热灌术或 DSA 引导下采用蝶腭神经射频热凝术。

（3）氢氖激光通过鼻腔外侧壁照射蝶腭神经节。

4. 鼻睫神经痛的治疗

（1）病因治疗：针对与鼻睫神经痛有关的邻近组织病变进行处理，如鼻甲肥大、鼻中隔弯曲及鼻窦炎等。

（2）药物治疗

1）镇痛药：①加巴喷丁。用法：第 1 日一次 0.1g，每日 3 次；第 2 日一次 0.2g，每日 3 次；第 3 日一次 0.3g，每日 3 次；第 4 日一次 0.4g，每日 3 次；用药过程中达到止痛剂量就停止加量。②普瑞巴林。用法：每次 75mg，每日 2 次，可根据疗效及耐受性增加至每次 150mg，每日 2 次。③卡马西平。用法：每次 0.1g，每日 2 次，后逐渐加量至每次 0.2g，每日 3~4 次。④苯妥英钠。用法：每次 0.1~0.2g，每日 2~3 次，日剂量不宜超过 0.6g。⑤非甾体抗炎药：塞来昔布胶囊。用法：每次 0.1g，每日 1~2 次。布洛芬缓释胶囊。用法：每次 1 粒，每日 2 次。一般用药不超过 10 天。

2）神经营养代谢药：维生素 B_1、B_6、B_{12}。用法：一次 1 片，每日 2~3 次。甲钴胺片。用法：一次 0.5mg，每日 3 次。

3）血管扩张药：消旋山莨菪碱片。用法：每次 10mg，每日 3 次。

（3）局部封闭治疗：4% 可卡因涂抹上鼻甲前部黏膜可短暂止痛。重症患者可试行鼻睫神经封闭术，穿刺点为眼内眦上 1cm 处，用球后注射针头刺入皮肤后沿眶内壁呈水平方向轻轻向深处滑行（切忌用力过大过猛，以防穿透筛板），约进入 2cm 即达筛前孔，再进入 1cm 至筛后孔，总深度约 3cm（且不宜超过 3.5cm，以防损伤视神经及动脉），每次注射 1%~2% 普鲁卡因 3~4cm（内加地塞米松 3mg），每周 1~2 次。

（4）局部理疗：电疗、磁疗、超声波、激光治疗照射半月神经节，或普鲁卡因局部离子导入等。

（5）手术治疗：根据术前 CT 结果，采用不同术式，但鼻内镜鼻腔手术比较常用。传统的手术治疗主要为中鼻甲切除术、筛前神经切断术，均为破坏性手术，多不提倡。相对于传统手术，鼻内镜鼻腔手术主要优点是最大限度保护鼻腔鼻窦生理功能和尽可能小的创伤，通过对鼻腔异常结构进行重建，矫正偏曲的鼻中隔，成形异常的中鼻甲，使嗅裂间距增宽，使鼻睫神经痛治愈。

（王俊华）

三、颈肩部疼痛

颈肩部疼痛是疼痛康复最为常见的骨骼肌肉疾患之一,指的是引发颈肩部疼痛的颈椎、神经和软组织疾患的统称,多发生在中老年人,35~60岁为高发年龄。近年来随着人们工作强度的增加和互联网生活模式的转变,患者数迅速增加,呈年轻化趋势,且病种范围逐渐扩大,严重影响人们的身体健康和生活质量。

(一)颈椎病

颈椎病(cervical spondylosis,CS)是指颈椎间盘和椎体及其附属结构的退行性改变刺激或压迫颈神经根、脊髓、椎动脉、交感神经而产生一系列症状和体征的综合征。多见于中老年人,长期伏案工作者多见,脑力劳动者发病率更高。C_5/C_6受累最为严重,C_6/C_7和C_4/C_5次之。

1. 病因 颈椎退行性改变是颈椎病发病的主要原因,其中椎间盘的退变尤为重要,是颈椎各结构退变最为关键的因素。国内许多学者认为颈椎间盘退变是其发病的根本原因,但颈椎间盘退行性病变仅是其发病的直接原因(或称二级原因),引起颈椎退变还有很多一级原因。

(1)长期伏案或低头工作使得颈部及肩背部的肌肉筋膜长期处于一种被动的负荷状态,极易造成被牵拉的筋膜及肌肉缺血,产生代谢产物,后者进一步引起一系列并发症。

(2)异常力学因素是颈椎间盘退变的始动因素之一。颈椎生物力学改变,引起椎间盘的生化结构和超微结构发生变化,最终导致腰椎间盘细胞分解代谢增加、合成代谢减少,并介导椎间盘组织中血管及神经的长入过程,引起椎间盘退化产生。

(3)生物力学、炎症因子及营养通路等因素共同作用于椎间盘退变过程,各个因素之间相互联系、相互影响,共同导致颈痛的产生。

2. 分型及临床表现

(1)神经根型颈椎病该型最常见,约占40%。

1)症状、体征:颈后部和肩背部及上肢出现疼痛、麻木,轻者仅为隐痛、麻木及酸胀不适,重者为阵发性剧烈疼痛,沿神经根分布向前臂和手指放射,伴有触电样麻刺感,受凉、咳嗽及用力时加重;常有上肢肌力下降,手指欠灵活等症状。查体可见颈肌紧张,活动受限,棘突、椎旁、冈上窝及肩胛区有压痛,臂丛牵拉试验、压颈试验可阳性。

2)神经根检查:神经根节段性支配的特点,判断受累神经根。①C_3/C_4椎间隙以上:颈项痛和枕部感觉障碍。②C_4/C_5椎间隙:刺激C_5神经根时,疼痛麻木沿颈部至肩到上臂外侧,传到下臂前桡侧至手腕。③C_5/C_6椎间隙:刺激C_6神经根,沿上路线疼痛麻木传至拇指,肱二头肌腱反射减弱。④C_6/C_7椎间隙:刺激C_7神经根,沿上路线疼痛麻木传到示指和中指,有感觉功能障碍。C_6~C_7棘突、肩胛内和中部区域有压痛点,肱三头肌触反射降低,肌力减退。⑤C_7/T_1椎间隙:刺激C_8神经根时,疼痛麻木沿颈至肩内到上臂内侧和前臂尺侧传到环指和小指。肩胛内下角区第7棘突有压痛,环指和小指感觉功能障碍,尺侧示指感觉降低,手握力减弱,骨间肌萎缩。

3)辅助检查:①X线侧位片:颈椎生理曲线变直、消失或呈反曲改变。②X线正位和双斜位片:椎间隙变窄,椎体前后缘骨赘增生,钩椎关节和关节突关节的骨赘向椎间孔突出,钩椎和关节突上下关节重叠。③CT或MRI显示颈椎退行性改变、椎间盘突出、神经根受压等征象,其中 CT 在发现骨质增生和钙化时优于 MRI,而 MRI 更易于发现椎间盘变性、神经根及脊髓变性水肿等征象。

(2) 脊髓型颈椎病占 10%~15%。

1) 症状、体征:主要表现为肢体运动障碍。病初仅表现为单侧或双侧下肢无力,步态不稳,行走踩棉花感;渐至行动不便,严重时不能行走,大小便失禁;可有单侧或双侧上肢无力,不能提重物,手部精细活动欠灵活。感觉障碍多与病变水平不符,出现痛觉、温度感觉与触觉的分离性感觉障碍。查体可见下肢肌力减弱,肌张力增高,膝腱反射、跟腱反射亢进,踝阵挛、髌阵挛阳性,Babinski 征阳性,屈颈试验阳性。

2) 辅助检查:①X 线平片:侧位片椎间狭窄,椎体前后缘唇样增生突出,后纵韧带钙化,测量椎体和椎管中矢径比值 <0.75,发育性椎管狭窄。②MRI:颈椎间盘变性突出,脊髓受压变形,椎管狭窄。③CT 和 MRI 脊髓造影:不仅直接显示压迫性颈椎病变部位与邻近组织的关系,并可灵敏地反映病变性质和受累程度,如脊髓水肿、出血等,能明显提高诊断准确率。④其他:肌电图检查、脑脊液动力学测定、蛋白质化验检查等。

(3) 椎动脉型颈椎病占 10%~15%。因颈椎间盘退变及上位颈椎错位、横突孔骨性非连续管道扭转而引起椎动脉扭曲,或因椎体后外缘、钩突的骨质增生而导致椎动脉受压,或因椎动脉交感神经丛受刺激而导致动脉终末支痉挛,使脑干、小脑、大脑枕叶等椎动脉供血区缺血。

1) 症状、体征:眩晕是此型颈椎病的主要症状。表现为头晕、头痛、视物旋转或模糊、恶心、呕吐、耳鸣等,常于头转动时发生,多突发性起病,有反复发作倾向。少部分患者在头部旋转或屈伸时猝倒。查体阳性体征较少,颈部可能有弥散性压痛或者小关节外侧缘深压痛,部分患者转头或颈侧屈时可出现眼球水平震颤。

2) 辅助检查:①X 线平片:颈椎退行性病变。②MRI:椎动脉狭窄、闭塞或畸形,颈椎横突孔变小。③其他:超声多普勒检查可显示椎动脉管腔狭窄的程度和血流速度;数字减影血管造影可见椎动脉迂曲、变细或受压;脑血流图和脑电图可能有脑缺血表现。

(4) 交感型颈椎病占 10%~15%。

1) 症状、体征:出现交感神经兴奋或抑制症状:头痛,多在枕部,为持续性隐痛,也可为偏头痛,常伴有头晕;视力模糊、眼窝胀痛、流泪;耳鸣;心动过速或过缓,心前区疼痛;周围血管扩张或收缩,四肢潮热或怕冷,偶伴有恶心、呕吐。

2) 辅助检查:X 线、CT、MRI 等检查结果与神经根型颈椎病相似。行颈硬膜外普鲁卡因或星状神经节封闭,症状可立即缓解或消失。

上述各型可单独存在,也可同时存在。同时具有两种或两种以上类型的症状、体征者,称为混合型颈椎病,以其中一种类型的症状为主要临床表现者居多。

3. 诊断与鉴别诊断 临床症状和体征是诊断颈椎病的重要依据。X 线等检查与临床症状不一致时,应以临床症状、体征的检查作为该型颈椎病诊断的主要依据。

(1) 疼痛及麻木:是神经根型颈椎病的主要表现,可见颈肩背及上肢的疼痛和麻木,也可出现胸痛、头痛、枕部疼痛与麻木。

(2) 眩晕:是椎动脉型颈椎病的典型表现,常于头部转动时发生,当改变方向时头晕减轻或消失;起病突然,伴有头痛、恶心、呕吐、耳鸣等,严重时可出现晕厥,并有反复发作倾向。椎动脉造影明确椎动脉挤压、扭曲病变部位。

(3) 运动障碍:神经根型、椎动脉型及交感神经型均可出现颈部活动受限;脊髓型颈椎病主要表现为肢体运动障碍,MRI显示脊髓受压变形。

(4)肌力改变:神经根型颈椎病出现上肢肌肉萎缩,手握力减弱,肱二头肌、肱三头肌腱反射减弱。脊髓型颈椎病表现为下肢肌力减弱为主,部分伴有上肢肌力减弱,肌张力增高,膝腱反射、跟腱反射亢进,Babinski征阳性。

(5)鉴别诊断

1)伴有上肢疼痛的疾病,需与神经根型颈椎病相鉴别。①胸廓出口综合征:上肢麻痛伴有肿胀,锁骨上窝前斜角肌附着点区压痛,并放射到手。Adson试验阳性。肌电图检查可有尺神经传导速度减慢。X线检查可发现C_7横突过长或颈肋。②颈背肌筋膜炎:无根性放射痛症状,无上肢感觉障碍,痛点封闭或口服去风湿药物有效。③肌萎缩性脊髓侧索硬化症:先出现两手肌萎缩,后不能屈肘抬肩,无感觉障碍,神经传导速度正常,可有舌肌萎缩,发音不清。

2)凡有脊髓受刺激或损害者,均需与脊髓型颈椎病相鉴别。①颈椎骨折脱位、寰枢椎半脱位、颈椎先天性畸形、结核等,X线平片即可鉴别。②脊髓肿瘤:脊髓进行性受压,症状进行性加重,感觉、运动障碍同时出现,尿潴留、卧床不起。X线平片见椎间孔扩大,椎体或附件破坏。脊髓造影呈倒杯状阴影,脑脊液蛋白增高。③肌萎缩性脊髓侧索硬化症:症状先上肢后下肢,由手到肘、肩。手骨间肌萎缩、无力或不能持物,下肢有肌痉挛和病理反射,重者说话不清,脊髓造影通畅。④脊髓空洞症好发于青年人,痛温觉与触觉分离,尤以温度觉减退突出,脊髓造影通畅。

4.治疗方案 一般情况下,疼痛轻微的患者给予适当休息,进行针对性的理疗,指导进行功能锻炼,症状可缓解或自愈。如果患者疼痛明显或治疗后加重,急性期采用消炎镇痛药物、物理因子治疗消除炎症刺激作用,后采用颈椎牵引、生物力学调整及主动运动训练重建颈椎生物力学平衡的综合治疗策略。若存在明显器质性结构改变,可行微创手术治疗。

(1)颈椎牵引:牵引疗法是治疗颈椎病的有效方法,其具体机制主要为:增大椎间隙和椎间孔;使突出的颈椎间盘回纳;使扭曲于横突孔间的椎动脉得以伸展从而达到抑制或减轻疼痛。方式主要分为:器械牵引和手法牵引,器械牵引包括电动机械牵引、枕颌吊带牵引、气囊牵引,其中最新的非手术脊柱减压系统可有效减轻颈部疼痛、增加椎间盘高度。

(2)物理因子治疗:包括超短波疗法、低频调制中频电疗法、紫外线疗法、超声波疗法等,可以缓解肌痉挛,减轻疼痛、粘连,消除神经根水肿,扩张血管,促进神经、肌肉功能的恢复。

(3)整脊:包括传统徒手整脊和现代器械整脊,其中器械整脊更具针对性及高效性,可快速减轻疼痛,疗效较为持久,已成为临床康复医生常用的治疗手段。

(4)冲击波治疗技术:冲击波作用于肌肉组织,能促进血管生长及增殖相关因子的表达,促进新生血管形成,改善缺血状态,从而缓解疼痛。冲击波是一种非侵入疗法,只针对病变部位起作用,不损伤周围正常组织,具有物理机械作用、组织粘连松解作用以及剂量累积效应,是一种安全、有效、无创的疗法。

(5)主动功能训练:加强训练肌力弱的肌肉,肌力得到增强后,颈痛可明显改善;应用筋膜释放技术、肌肉松弛技术及肌肉牵拉技术等缓解对侧肌肉紧张,使双侧肌肉保持动态平衡。如悬吊运动疗法是主动训练治疗颈痛的方法,可有效放松肌肉、缓解疼痛。同时采用瑜伽疗法PRYT、平衡同步化技术等,进行姿势纠正训练、动作训练及整合性动态运动训练等全身性训练,并应用肌肉本体感受促进疗法等技术,促进本体感觉,加强感觉冲动的传导,可有效改善疼痛不适症状,增强机体自我保护机制。

(6) 药物治疗:疼痛明显者可口服布洛芬缓释胶囊、醋氯芬酸等;头晕明显者给予尼莫地平、氟桂利嗪等以提高椎基底动脉血流量;营养神经药可采用维生素 B_1、维生素 B_{12} 肌注或口服。也可采用中药起到活血化瘀、舒筋通络、减轻神经根水肿和止痛的作用。

（二）肩周炎

肩周炎又称肩关节周围炎,俗称五十肩、冻结肩、肩凝症,是引起肩关节疼痛及运动功能障碍的一组疾病的统称,并非单一疾病。主要病理表现为肩关节囊及其周围韧带、肌腱和滑囊的慢性损伤性炎症。我国肩周炎发病率为 5%~8.79%,且呈不断上升的趋势。起病缓慢,病程较长,多见于中老年人,女性多于男性(约 3∶1),常被认为是中老年人的"专利"。然而随着工作方式和生活环境的改变,肩周炎发病日趋年轻化,年轻伏案工作人员患病率逐年增高。尽管年龄较轻,关节组织退化不严重,如若得不到有效的治疗,肩关节疼痛和活动障碍会导致患者的工作能力和生活质量受到影响。

1. 病因 病因尚不完全清楚,根据本病的发病年龄,一般认为致病原因与老年组织退变和劳损有关,包括直接因素和继发因素两个方面。

(1) 直接因素:分急性扭伤和慢性劳损。多由肩部遭受扭伤未及时治疗和早期活动,造成关节粘连、活动障碍、疼痛加剧;或在日常生活和劳动中,肩部长期劳累。肩关节囊和关节周围组织产生慢性炎症反应,形成慢性损伤性病变。

(2) 继发因素

1) 冈上肌群(冈上肌、冈下肌、小圆肌和肩胛下肌)各肌起于肩胛骨的不同部位,远端共同形成马蹄状的腱袖附着于肱骨解剖颈。腱袖下部和肩关节囊紧密联接,冈上肌群支配肩关节各方向运动,容易出现劳损,肌腱发生退行性变化,如冈上肌腱炎等。

2) 肱二头肌长头腱起于盂上结节和关节盂后唇,向下越过肱骨头进入结节间沟,沟的前缘为横韧带以防止肱二头肌腱向外滑脱。慢性劳损或肩部陈旧性外伤,使肌腱在大小结节间沟粗糙的骨面摩擦,很容易发生肱二头肌长头腱与沟管粘连,引起腱鞘炎,导致肩部疼痛、肿胀;长期亦会关节囊周围粘连,以致肩关节活动受限。

3) 当上臂外展时,肩峰下滑囊位于肩峰下并将肱骨大结节、三角肌、肩峰囊隔开,滑囊分泌滑液,使肱骨大结节不致在肩峰下发生摩擦。当滑囊内壁发生炎症时,即引起摩擦和疼痛,使肩关节周围组织痉挛、炎性变,致关节活动受限。

2. 临床表现 主要特征是肩部疼痛和肩关节活动障碍。起病多隐匿,大多无外伤,少数有轻微肩部或上肢外伤。

(1) 疼痛及活动受限:常发于左肩,少数患者两侧前后或几乎同时发病。肩部疼痛一般位于肩前外侧,可牵涉到颈部、肩胛部、三角肌部、上臂和前臂。痛点常位于肱骨小结节骨突部,可在局部压出"最痛点"。肩部疼痛逐渐加剧,夜间尤甚;由于肩痛、肌痉挛、关节囊及其他肩部软组织挛缩、粘连而导致肩关节活动受限,主要为外展、外旋和内旋受限,影响患者穿衣、梳头等日常生活活动。

(2) 病情演变特点:病理过程分为凝结期、冻结期和解冻期三期。①凝结期:初期形态上无任何变化,在某一位置下,肌纤维及肱二头肌腱伸展时有不适及束缚感,肩前外侧疼痛,可扩展至三角肌止点,逐渐发生粘连。疼痛尚可忍受时,盂肱关节活动不受限,但多已有内外旋受限,举臂至头顶困难。②冻结期:疼痛是本期最突出的症状,疼痛持续,夜间加重,不能入眠。疼痛又诱发持续性肌肉痉挛,盂肱关节活动受限达高峰。疼痛除局限于肩部外,也可扩大到枕部、腕部或手指,有的放射至后背、三角肌、肱三头肌、肱二头肌以及前臂伸面。

③解冻期:病变后期约经 7~12 个月后炎症逐渐消退,疼痛消失,肩关节活动功能逐渐恢复。疼痛逐渐减轻,肩部粘连缓慢地进行性地松解,活动度越来越高。几乎所有患者都出现肩肱节律性障碍。病程愈长,活动障碍愈明显,出现肩部肌肉广泛萎缩,尤其以三角肌明显,肩峰突出。日久,肩部功能活动几乎完全丧失,但疼痛则明显减轻。

(3)其他临床表现:患者可因严重而持续的疼痛造成情绪波动,严重者可产生焦虑、忧郁等症状;如果病程迁延较长可表现出悲观、失望等情绪。某些患者还会出现血管运动障碍,特别是疼痛严重、肌痉挛明显者,由于血管痉挛,手轻度苍白、水肿,腕及手指关节僵硬,有的出现反射性营养障碍表现。

3. 诊断与鉴别诊断 肩周炎的特点是肩关节周围疼痛,肩关节各个方向主动和被动活动降低。

(1)肩痛:早期疼痛比较轻微,肩部疼痛逐渐加剧,夜间尤甚,患者不能取患侧卧位,影响睡眠。喙突、大小结节、结节间沟、肩峰下滑囊、三角肌中点等有程度不同的压痛感,有的部位还可以触及硬性结节或硬的条索。需要注意的是,疼痛与活动受限并不一定一致,有的疼痛严重而几乎无运动障碍,有的全无活动却几无疼痛。

(2)肩关节活动受限:开始感觉提物无力,随后因肌粘连挛缩而活动受限,逐渐加重,以外展、外旋、后伸障碍显著,严重时不能梳头、摸颈后和背部,穿衣困难。搭肩试验、肌肉抗阻试验显示阳性。若因其他部位伤病引起上肢长期不能活动所诱发的肩周炎,则先表现为活动受限,然后逐渐发生疼痛。注意检查盂肱关节活动时,需固定肩胛骨,防止肩胸间活动。

(3)日常生活活动能力下降:因疼痛及肩关节活动受限导致日常生活活动(ADL)和工作受到极大影响,严重时无法完成梳头、穿衣、洗脸等日常活动,不能够举臂取物。

(4)辅助检查:X 线检查结果显示患者的肱骨头出现上移情况,部分患者除骨量减少外无明显异常。

(5)鉴别诊断

1)颈椎病:神经根型颈椎病可因 C_5 神经根受到刺激出现肩部疼痛。二者主要鉴别点是颈椎病时单根神经损害少,往往有前臂及手的根性痛,且神经定位体征明确,此外,头颈部体征多于肩周炎。

2)肩部肿瘤:肩部肿瘤虽较其他疾病少见,但后果严重。因此,凡疼痛进行性加重,不能用固定患肢的方法缓解疼痛,并出现轴向叩击痛者,均应拍摄 X 线检查,以除外骨病。

4. 治疗方案 肩周炎康复并无单一有效的治疗手段,临床多采用综合康复疗法,现代和传统康复相结合的方法。

(1)运动疗法:关节松动术是临床治疗肩周炎的常用方法,可有效缓解疼痛、促进关节液流动、松解粘连和增加本体反馈。主动运动可改善肩关节活动度,包括指导患者进行肩外展、屈曲、后伸、绕环、耸肩、旋肩、扩胸、展翅、体后拉手和爬墙等练习,循序渐进。也可借助器械完成一些徒手难以做到的动作并且增加运动治疗的趣味性,如体操棒、吊环和 Thera-Band 渐进式弹性阻力训练带。

(2)口服药物疗法:主要在症状较重或刺激感较强疗法实施前后服用。早期或疼痛较重可服用消炎镇痛药或舒筋活血药,也可外用止痛剂等,重症肩周炎可采用泼尼松、苯丙氨酯口服联合关节松动技术治疗。

(3)选择性神经阻滞:一般在患者急性期或疼痛剧烈时选用神经阻滞法。采用泼尼松龙或地塞米松、维生素 B_{12}、利多卡因加注射用水作为"镇痛复合液"进行肩胛上神经阻滞和腋神经阻滞,有效率可达 100%。

（4）物理因子疗法:主要包括高频电疗法、中频电疗法、电磁波谱治疗仪激光和超声波等,其中高频和中频最为常用。在痛点处采用激光、射频仪热凝等疗法,可也取得显著疗效。

（5）小针刀:小针刀从治疗部位刺入病变处进行切割、剥离有害组织,以达到止痛祛病的目的,其适应证主要是软组织损伤性病变和骨关节病变。该疗法一般在患者粘连严重时选用,用于对已形成的粘连挛缩或钙化等变性软组织进行切割松解,疏通气血、减轻和解除压迫,同时起到了针灸的效果。

（三）颈肩部肌筋膜疼痛综合征

颈肩部肌筋膜疼痛综合征(neck-shoulder myofascial pain syndrome)好发于长期伏案、低头工作、野外作业的人群,由于劳损、受寒等多种原因而引起颈肩部组织损伤、炎症、瘢痕,使颈肩部出现广泛性疼痛的一组症候群。常发生于 30~65 岁人群,尤其集中于 40~50 岁(占70%),男性明显多于女性。该综合征是肌肉、肌筋膜等结缔组织因炎症(无菌性炎症)而引发的疼痛,并伴肌痉挛、运动功能障碍、自主功能神经系统紊乱等。

1. 病因　包括环境气候、精神心理、显性损伤因素、非显性损伤及组织结构变化等多种因素。

（1）环境气候:多见于户外运动、野外工作的人群,尤其遇有天气寒冷、潮湿、气温突变,特别是出汗后未及时保暖。

（2）精神心理:来自工作、家庭、经济、社会多方面因素造成长期的精神压力和心理负担,可使交感神经异常活动出现的症状而忧虑重重,逐渐产生心理或精神症状,增加了治疗的复杂性。

（3）显性损伤因素:主要指肌肉的应力性损伤,如超负荷负重、压伤、挫伤、使用各种运动器具等,使肌肉突然强力过度收缩,造成肌肉和肌筋膜损伤。

（4）非显性损伤:主要指长期从事低头伏案工作人群,如作家、会计、教师、医生等职业,致颈肩部肌肉重度疲劳,造成肌肉、筋膜痉挛、持续牵拉而损伤、肌肉韧带附着点水肿、炎症。

（5）组织结构变化:①人体内存在的某种慢性细菌感染病灶,如患有龋齿、中耳炎、鼻窦炎、慢性胆囊炎等疾病,和细菌毒素作用有一定关系。②组织的病理退变,未明确诊断的潜在脊椎病变所造成的颈、肩、臂、背部神经营养性障碍。③无菌性炎症、局部的肿胀、硬结、纤维束条、粘连带等均可引发疼痛。④任何使脊柱的稳定性发生改变的因素,都可造成脊柱周围组织的损伤,损伤后形成的水肿、瘢痕刺激了颈、胸椎部位的神经末梢而引起颈肩部的疼痛。

（6）人体自身难以避免的因素:①颈部活动的反应和功能的需要,是处于高度体位平衡及肌肉紧张调节的特殊部位,颈部的筋膜层次多,深浅重叠,在频繁的活动中相互摩擦及日久的牵扯性损伤。②肩背部软组织的劳损之所以多发,与这些部位的肌肉持续紧张不易缓解、易受寒冷、潮湿、外伤的侵袭有关。

2. 临床表现

（1）疼痛部位:颈肩部会出现波及范围比较广的酸痛感和麻木感,且疼痛范围会波及患者的头部和上肢,疼痛具有持续性。活动性激痛点通常位于颈部、肩部的姿势肌上,还有咀嚼肌、上斜方肌、斜角肌、胸锁乳突肌和肩胛提肌。

（2）疼痛性质:患者通常主诉在皮下组织肌肉及关节有部位不明的区域性酸痛,很少有尖锐的清楚定位的表皮型疼痛,有时候仅感觉异常或麻木,而不是疼痛。

（3）加重及缓解因素：患者处于受凉、劳累、潮湿状态下疼痛症状会有所加重，一旦受凉情况得以改善，遇热后患者的疼痛症状就会有所缓解。

（4）其他临床表现：①运动功能障碍：其他肌肉的痉挛、受侵犯肌的无力及耐力降低、相关肌肉间协调性丧失，手部无力合并前臂肌肉协调功能的丧失，会使手部的抓握功能异常（属于运动功能的放射性抑制）。②自主神经功能障碍：异常的出汗、持续流泪、持续卡他性鼻炎、过度流涎及竖毛活动。③其他：可伴有不平衡、眩晕、耳鸣等本体感受性障碍，或由慢性疼痛导致的抑郁。

3. 诊断与鉴别诊断　患者主要表现为颈部肌肉出现紧张情况，颈椎棘间、棘旁及颈肩部肌肉也会存在弥散性的压痛。激痛点存在特有现象及功能障碍。

（1）疼痛症状：疼痛的反复发作与肌肉某种程度的机械性滥用有关，可以是急性的、持续性的、反复性的肌肉过度负荷。尤其是，让肌肉保持在缩短的位置上，或在缩短状态下收缩，会大大加快潜伏性激痛点转化为活动性激痛点，从而使患者感到疼痛。

（2）体征

1）激痛点检查：有点状压痛、紧绷肌带、引传性压痛、症状性疼痛再现、局部抽搐反应5个特征。

2）动作受限：任何明显增加肌张力的动作，尤其是快速的手法，不论是收缩还是牵拉，都能引起疼痛。

3）肌无力：引起无力的肌筋膜激痛点可能位于同一块肌肉和（或）功能相关的肌肉，同时存在重量知觉异常、深部肌腱反射减弱。

4）皮肤划纹征：含有活动性激痛点的肌肉表面皮肤出现划纹现象，最常发生在后颈部、肩膀及躯干。

（3）辅助检查：实验室检查和X线检查结果多无异常情况。

1）针极肌电图：自发性低伏特运动终板"杂讯"活动及高伏特尖峰活动，具有高度特征性，但并非特有。

2）超声影像：超声对颈肩部肌筋膜疼痛综合征的诊断具有较高的敏感度、特异度和准确度。通过超声波检视局部抽搐反应，是临床上检测激痛点比较客观的方法之一。

3）表面肌电图：受侵犯肌肉肌电图振幅显著增加、中位频率显著减少，两者都是初期疲劳的特征。延缓的放松表现为持续性低幅度肌电活动。

4）红外热成像技术：可用红外线辐射计或液晶胶片记录加上电脑分析，可以展现出颈肩部肌筋膜激痛点所特有的表皮性反射现象。

（4）鉴别诊断

1）颈型颈椎病：主要鉴别点在X线平片有骨质增生；

2）肩周炎：有肩关节活动受限，且疼痛与压痛点限于肩关节周围；

3）项韧带炎：与颈肩肌筋膜炎相似，但疼痛及压痛仅限于颈椎棘突部，低头时疼痛加重。

4. 治疗方案

（1）药物治疗：常用药物包括肌松药（如替扎尼定、环苯扎林）、苯二氮䓬类药物（如氯硝西泮、阿普唑仑）、非甾体抗炎药（如阿司匹林、对乙酰氨基酚）、抗抑郁药（如阿米替林、去甲替林）以及外用镇痛药物等。

（2）物理因子疗法：经皮神经电刺激（transcutaneous electrical nerve stimulation, TENS）

对于该综合征具有显著的治疗效果。近年来,体外冲击波治疗逐渐被广泛应用,临床试验显示体外冲击波对于该综合征的疼痛缓解及活动度恢复效果与注射和经皮电刺激没有显著差异。此外,激光治疗可显著缓解疼痛。

(3) 毒素类药物注射:肉毒毒素具有镇痛和肌肉松弛的作用,有显著疗效;此外,神经毒素可能通过缓解肌张力,阻断皮肤和深层组织的外周感觉神经纤维的信号传入,抑制神经病变性疼痛。

(4) 节段性神经肌肉疗法(segmentalneuromyotherapy,SNMT):SNMT 可使受累脊髓节段脱敏和消除外周敏感致痛源,即减轻或消除中枢敏化,从而显著缓解患者疼痛。利多卡因椎旁阻滞可立即使脊髓节段性敏感脱敏,同时通过针刺和浸润棘上韧带或棘间韧带、注射前阻滞使需要针刺浸润的疼痛敏感区麻痹、针刺和浸润扳机点及肌紧张带,以及注射后受累节段的物理治疗,达到疼痛长期缓解的效果。

(王楚怀　张珊珊)

四、肘部疼痛

肘部疼痛是临床中常见的症状,病因复杂。肘部疼痛的患者,多无明显外伤史,为慢性劳损引起,多在肌腱起止点的部位。当前臂屈伸或旋转时,使肌腱附着点的肌腱、筋膜反复受到牵拉刺激,造成微细撕裂、瘢痕或粘连形成,引起慢性损害。主要的病理表现为:局部充血、水肿、可有渗出、粘连,周围有淋巴细胞浸润,从而刺激局部神经感受器,表现为疼痛与压痛。也有部分是由于局部细小血管神经束从肌肉、肌腱深层发出后,在穿过肌筋膜、腱膜和深筋膜的过程中产生慢性肌腱筋膜炎,引起分布于该处的神经束绞窄导致疼痛。了解肘部慢性损伤常见的痛点及产生的原因对临床治疗肘部疼痛有很大帮助。

(一) 网球肘

网球肘,又称肱骨外上髁炎,以网球运动员发病率高而得名。其正确的医学名为前臂伸肌损伤,主要表现为肘关节外上髁局限性疼痛,并影响伸腕和前臂旋转功能为特征的慢性劳损性疾病。在 30~65 岁的人群中发病率为 1.3%,集中于 44~54 岁,男女无差异。治疗后易复发,部分发展成为顽固性网球肘。

1. **病因**　网球肘的确切病因目前尚不完全清楚,一般认为,网球肘的发生与肘关节反复用力、肌腱过度牵拉损伤有关,也有人认为是由于桡侧腕短伸肌肌腱与腕长伸肌肌腱和肱骨外上髁之间反复挤压摩擦所致。大多数学者认为,桡侧腕短伸肌起点的微撕裂是本病的病因。

(1) 解剖生理因素:上肢骨骼较小,关节囊薄且松弛,关节腔较大,韧带少且力量弱,故在运动中易损伤;而伸肌相对于屈肌,较弱且活动度较小,反复挤压、摩擦、离心性运动收缩时更易受损。超过肌肉收缩限度的最大刺激及刺激间隔时间过短均可引起肌肉强直性收缩而损伤,而网球运动是剧烈的运动,超负荷的练习和比赛使无氧代谢比例大增,此又引起了一系列代谢反应,导致肌肉结构性损伤及神经调节改变而发生肌肉痉挛疼痛和进一步损伤。

(2) 力学因素:网球运动是一项由下而上弧线运动,网球运动员每次击球时需手握重约340~425g 球拍,用爆发力拍打重量约为 56.7~58.5g 的球,产生 120~200km/h 甚至更高的球速,可见每一轮回运动手腕和前臂都受到相当大的冲击力。此外,由于臂、腕、指共同协调完成使球产生力量、速度、旋转、方向和落点,前臂肌尤其是伸肌易受损伤。

（3）技术动作因素：肘关节损伤与网球的基本技术错误有密切的关系：一是直臂击球，二是发力时腕肘部的翻转太剧烈、太夸张，三是超负荷练习，四是击球时判断不准确，大力击球时的漏球和击空球。不规范的技术动作是网球肘的直接原因。

2. 临床表现

（1）疼痛部位：肘外侧部疼痛是网球肘的主要临床表现。病情较轻时仅为酸胀微痛，且只在用力伸腕和前臂旋转运动时出现。病情发展时疼痛加重，呈持续性，并向前臂外侧、手放射。

（2）疼痛性质：多为隐隐的酸痛感，持拍击球时可产生强烈疼痛感，伴或不伴局部浅感觉减退。

（3）加重及缓解因素：疼痛夜间加重，击球、握拳、拧东西、持重物等肘关节活动时加剧，休息时缓解。

（4）其他临床症状：可伴手指麻木，甚至握物无力、持物不牢等。

3. 诊断与鉴别诊断 网球肘是前臂腕伸肌过度使用而造成的疾病，根据典型的病史症状和体征，不难诊断。

（1）症状：患者一般有肘外侧疼痛伴上肢过度、反复活动史，用力握拳及前臂作旋前伸肘动作（如绞毛巾、扫地等）时可加重，外观无异常。

（2）体征：肱骨外上髁处约 $2mm^2$ 痛觉敏感区，局部有明显压痛，肘关节活动正常。患侧手肌力减弱。伸肌腱牵拉试验（Mill 征）阳性，即肘伸直、握拳、屈腕、前臂旋前，可引发肘外侧部疼痛。

（3）辅助检查：X 线检查一般无异常表现；病程长者可见骨膜反应，在肱骨外上髁附近有钙化沉积。超声成像可作为明确网球肘诊断的重要辅助检查，在鉴别肌腱撕裂、肌肉损伤、肌腱神经的脱位等有重要意义。

（4）鉴别诊断

1）神经根型颈椎病：上肢外侧疼痛为放射性痛，手及前臂有感觉障碍区，无局限性压痛，可与本病相鉴别。

2）肱骨内上髁炎：肘部内侧有明显的疼痛和触痛，伴有肘部活动受限；前臂旋后、腕关节背伸时，伸直肘关节可引起局部疼痛加剧。但本病是肱骨外上髁处疼痛和压痛，且是前臂旋后、腕关节掌屈时引起疼痛加剧，两者可鉴别。

3）类风湿关节炎：多发生于青壮年，主要表现为关节肿胀和疼痛，常发生在远端关节，呈对称性，可有类风湿性皮下结节，类风湿因子阳性，而网球肘类风湿因子阴性。

4. 治疗方案 虽然网球肘是一种自限性疾病，但疼痛明显时治疗仍很有必要。轻者采用手法治疗、理疗，较重者用针灸或局部封闭治疗，个别顽固性疼痛需手术治疗。

（1）休息及改变活动模式：适当的休息对于急性期（严重红、肿、痛）特别重要，然而改变活动模式则更为重要。找出受伤原因后做出相应改变，可以减缓病情。在工作中经常做短暂休息，并进行上肢肌肉牵拉练习，可使网球肘的疼痛得到明显的缓解。

（2）注射治疗：糖皮质激素注射对治疗网球肘是一项比较成功的技术，但其远期的止痛效果并不明确，不建议长期使用。肉毒毒素注射、自体血液制品注射近年来也逐渐运用于网球肘的治疗，近期疗效与激素注射的疗效相当，且中、远期的疗效较激素佳。

（3）体外冲击波疗法：体外冲击波是治疗网球肘的一种有效方法，尤其是对简单肌腱变性及钙化肌腱变性的网球肘，且中、远期的疗效良好。体外冲击波治疗网球肘的非侵入性特点,安全有效,具有广阔的应用前景。

(4)激光疗法:激光治疗是近年来治疗网球肘的一种新型疗法。激光治疗后患者疼痛明显缓解,握力、功能提升。有研究表明,体外冲击波联合激光疗法治疗网球肘较单一使用治疗效果更佳。

(5)针灸、电针疗法:针灸治疗网球肘痊愈率可达70.2%,电针治疗顽固性网球肘亦有一定疗效。研究发现,电针联合体外冲击波治疗顽固性网球肘的效果明显优于单一治疗,且近期、远期疗效较好。

(6)手术治疗:手术治疗主要应用于非手术治疗症状无改善或反复发作的顽固性网球肘的治疗。选用伸肌腱起点剥离松解术或卡压神经血管束切除术。研究显示将伸肌总腱与外上髁分离并切除近端变性的软组织治疗顽固性网球肘,有94.6%的患者疗效良好。

(二)肱骨内上髁炎

肱骨内上髁炎(internal humeral epicondylitis)是肘部疼痛常见疾病之一,指前臂屈肌总腱肌腱的起始部位疼痛和压痛的慢性劳损性疾病。高尔夫球、垒球等运动时肘关节存在明显的外展应力,而肘内侧有拉张应力,加之腕屈肌的突然收缩而致前臂屈肌止点劳损,故又称高尔夫球肘。凡能使前臂外旋和屈腕运动的工种都易发生此病,表现为屈腕或前臂旋前应力时疼痛。发病机制与肱骨外上髁炎类似,但远不及后者常见。普通人群发病率为0.3%,在高尔夫球、棒球运动员中增加到13.5%~27.3%;值得注意的是随着体育产业化和全面健身运动的开展,其发病率有明显的上升趋势。病程长,治疗过程易反复,部分患者改变工作性质后治愈。

1. **病因** 肱骨内上髁炎的病因尚不完全确定,一般认为是前臂屈肌总腱反复紧张牵拉造成的肌腱退行性改变和炎症性病灶。与职业、家务劳动、运动创伤、年龄和体质等因素有关。

(1)肌腱退行性变:前臂屈肌反复牵拉的累积性损伤,内上髁屈肌旋前肌起点处胶原纤维退变和血管成纤维细胞增生,肌腱碎裂和撕裂。

(2)炎症性病灶:前臂屈肌群附着点的无菌性炎症:屈肌腱撕裂后,血管肉芽组织聚集和腱性坏死,同时伴有继发性的炎症反应。

2. **临床表现** 主要表现为肘内侧疼痛和肘关节功能障碍,起病缓慢,无急性损伤史。

(1)疼痛部位:肱骨内上髁局限性疼痛和压痛,呈持续性。前臂旋后、腕关节背伸时,伸直肘关节可引起局部疼痛加剧。在患肘肱骨内上髁处多能触及痛性条索状或圆盘状结节,此即为肌筋膜触发点,压迫肌筋膜触发点可引起肘内侧疼痛和其他部位的牵涉痛。

(2)疼痛性质:多为隐隐的酸痛感,用力时可产生强烈疼痛感。

(3)加重及缓解因素:劳累、拎重物可诱发疼痛,休息可缓解。

(4)其他临床症状:肘部活动受限,局部肿胀多不明显。

3. **诊断与鉴别诊断** 肱骨内上髁炎的诊断主要通过病史和体征确定,绝大多数患者有典型的病史和体征,诊断比较容易。

(1)症状:主要表现为肘部劳损或创伤的病史,肘部内侧有明显的疼痛和触痛。神经根型颈椎病可表现为上肢外侧疼痛,容易和本病相混淆。神经根型颈椎病的上肢外侧疼痛为放射性痛,手及前臂有感觉障碍区,无局限性压痛,可与本病相鉴别。肱骨外上髁炎也有肘部疼痛、活动受限,但其主要表现为外上髁处疼痛和压痛,是前臂旋后、腕关节掌屈时,伸直肘关节可引起局部疼痛加剧。

（2）体征:肱骨内上髁处压痛,前臂外旋、腕关节背伸、肘关节伸直时可引起局部疼痛加剧。抗前臂旋前试验阳性,抗腕部掌屈试验阳性。

（3）辅助检查:X线检查一般无异常变化。影像学检查(如MRI、超声等)不仅可以发现肱骨内上髁炎患者屈肌总腱的病变,辅助临床进行临床诊断和鉴别诊断,还能评估病变的位置、范围及严重程度,对临床症状不典型者及是否需要手术治疗提供可靠依据。

（4）鉴别诊断:肱骨内上髁炎有时还需与肘关节干燥性骨软骨炎、肘关节尺侧滑囊炎、肘关节内侧副韧带损伤、尺骨粗隆撕脱性骨折、肘内侧骨骺分离、肘关节痛风和类风湿关节炎相鉴别。

4. 治疗方案　对于肱骨内上髁炎的康复治疗目标是使屈腕肌、前臂旋前肌达到比受伤前更强的力量。治疗方法与肱骨外上髁炎的基本相同,分为保守治疗和手术治疗,以保守治疗为主。

（1）休息和支具制动:将患肢固定制动,即将患肢固定于腕屈曲位,使前臂屈肌松弛并充分休息,可使肱骨内上髁炎的疼痛得到明显地缓解。

（2）药物治疗:口服非甾体抗炎药或泼尼松龙局部注射。局部注射要求注射点在内上髁前方或前臂屈肌的近端压痛点,应注意防止损伤异位的尺神经。

（3）手法治疗:手法按摩,肌肉侧展训练。

（4）物理因子治疗:超声波、电刺激等。

（5）功能训练:研究显示常规治疗结合肌肉能量技术(MET)治疗肱骨内上髁炎疗效佳,且长期疗效较好。

（6）针灸:发现并消除肌筋膜触发点是浮针疗法的技术核心和治疗特色。针灸是治疗肱骨内上髁炎的有效方法之一。

（7）手术治疗:经非手术治疗无效者,可采取手术治疗,手术要点与肱骨外上髁炎的手术要点相同,但剥离与松解的是内上髁附着的屈肌总腱。

（三）肘关节炎

肘关节炎是一种常发生于中老年的退行性病变,与劳损有关。往往是年轻时受风寒,或是劳动强度过大所致,多在40~50岁发病,女性多于男性。肘关节炎是肘关节软骨退化磨损导致的:关节软骨退化,软骨下骨质增生、硬化,最后关节面大部分消失,关节间隙狭窄。临床表现为肘关节疼痛和活动受限。

1. 病因

（1）劳损性:多是频繁使用肘关节导致软骨磨损退化造成。

（2）损伤性:肘关节骨折、脱位,特别是关节面损伤后,关节软骨损伤后复位不佳;或粗暴手术加重其损伤;或骨折畸形愈合,关节负重不均,均可致肘关节炎。

（3）长时间待在阴冷潮湿的地方,或在寒冷季节没有适度加减衣物,导致寒气侵入人体,关节处出现疼痛。

2. 临床表现　缓慢起病,病程持续时间长。

（1）疼痛部位:非对称性关节痛,多为单侧,偶有双侧。发病初期肘部酸痛无力,不定位弥散性疼痛,后可延展至颈部和臂部。

（2）疼痛性质:多为酸痛,部分搏动性疼痛、夜间剧烈性疼痛。

（3）加重及缓解因素:夜间、寒冷、季节变换等加重疼痛;休息和热疗后疼痛减轻。

（4）其他临床表现:肘关节不能屈曲或者活动受限,手臂无法向前提举或向后弯曲,无法梳头、摸背、穿鞋等,日常生活能力下降,体力劳动受影响。

3. 诊断与鉴别诊断 根据病史及临床表现,一般能做出诊断。

(1) 症状、体征:非对称性关节痛、关节酸痛,关节液渗出,肘关节不能屈曲或者行动受限。夜间、寒冷、季节变换等加重疼痛,休息和热疗后疼痛减轻。

(2) 辅助检查:主要是 X 线检查。

(3) 鉴别诊断

1) 增生性骨关节炎:发病年龄多在 40 岁以上,无全身疾病。关节局部无红肿现象,受损关节以负重的膝、脊柱等较常见,无游走现象,肌肉萎缩和关节畸形边缘呈唇样增生或骨疣形成,血沉正常,RF 阴性。

2) 风湿性关节炎:本病尤易与类风湿关节炎起病时相混淆,下列各点可资鉴别:起病一般急骤,有咽痛、发热和白细胞增高;以四肢大关节受累多见,为游走性关节肿痛,关节症状消失后无永久性损害;常同时发生心脏炎;血清抗链球菌溶血素"O"、抗链球菌激酶及抗透明质酸酶均为阳性,而 RF 阴性;水杨酸制剂疗效常迅速而显著。

3) 结核性关节炎:类风湿关节炎限于单关节或少数关节时应与本病鉴别。本病可伴有其他部位结核病变,如脊椎结核常有椎旁脓肿,两个以上关节同时发病者较少见。X 线检查早期不易区别,若有骨质局限性破坏或有椎旁脓肿阴影,有助诊断。关节腔渗液作结核菌培养常阳性。抗结核治疗有效。

4. 治疗方案

(1) 保守治疗:对轻型患者,可作主动肘关节功能锻炼,加强肘部保暖。

(2) 手术治疗:适用于重型创伤性肘关节炎者。手术方法包括肘关节松解、肘关节成形或肘关节融合严重者需关节置换。

(3) 替代医疗:所谓替代医疗指的是在西医之外,并且其功效可以代替或补充西医作用的疗法,如针灸、蜂疗等。

(王楚怀 张珊珊)

五、手腕部疼痛

(一) 腕管综合征

腕管综合征(carpal tunnel syndrome,CTS),是由于腕管内容积减少或压力增高,使正中神经在管内受卡压,导致其支配的手指及手掌范围区域发生的一系列运动障碍症状。又称鼠标手,是一种常见的慢性手部功能失常的疾病,好发于 40 岁以上人群,女性多于男性。可以由一些腕部损伤的外伤引起,也可由任何原因造成腕管容积变小或内容物增加而使正中神经受压;以桡侧 3~4 个手指麻木、疼痛,夜间或清晨较明显,疼痛有时放射到肘部,有时以拇指外展、对掌无力、动作不灵活为主要表现。双侧可同时受累,优势手更易受累且程度较重。

1. 病因 包括遗传、职业、性别、年龄等多种因素。

(1) 遗传因素:先天性腕管狭窄者发生 CTS 的风险较高。

(2) 职业因素:除去外伤因素多出现在长期从事高强度、高频率手腕部活动的职业者,如画家、音乐家、挤奶工、流水线工人等人群。

(3) 性别年龄因素:女性发病率比男性高 2~3 倍,其原因可能是女性的腕管较为狭小;另外,妊娠妇女易患 CTS,可能与雌激素水平升高有关。无外伤的患者主要集中在年龄约 50 岁的女性。

(4) 其他系统性疾病:糖尿病患者对 CTS 的发展起到了促进作用,周围神经、血管损伤及胰岛素抵抗增加 CTS 的发病率。高血压患者的末梢血运较差从而也加剧了 CTS 的发展。

(5) 占位性病变:良性占位性病变也可诱发 CTS,如痛风、脂肪瘤、血管瘤等。

2. 临床表现

(1) 疼痛部位:特征性症状为拇指、示指、中指疼痛与麻木,开始为间歇性,渐呈持续性、进展性,疼痛可放射至肘部、颈肩部甚至上背部。在腕横韧带近侧缘处,用手指叩击正中神经部位,手部的正中神经支配区出现放射性疼痛或感觉异常。

(2) 疼痛性质:多为酸痛不适,偶有手指和手掌针刺痛,通常伴有局部浅感觉减退。

(3) 加重及缓解因素:常在夜间或清晨及劳累时加重,甩手、局部按摩或上肢悬垂于床边时症状缓解。

(4) 其他临床症状:严重者表现为鱼际肌萎缩,不能做抓、握、搓、捻等动作,桡侧三指皮肤发干、发凉、色泽改变,甚至溃疡形成等。

3. 诊断与鉴别诊断

(1) 症状:包括拇指活动受限、桡侧三指半疼痛麻木、患侧肌力减弱及上肢麻木等。

(2) 体征:腕叩诊试验(Tinel 征)阳性,屈腕试验(Phalen 试验)阳性,前臂正中神经加压试验阳性。此外,振动觉检查、止血带试验、茚三酮出汗试验等均可协助诊断。

(3) 辅助检查

1) X 线检查:常规 X 线检查可对腕管的外伤骨折提供诊断依据;腕管造影技术对本病的诊断阳性率达 100%,但属有创检查。

2) 神经肌电图检查:是目前最常用的检测方法,对于 CTS 的诊断、鉴别诊断、手术适应证的确定,以及治疗效果的评价均有重要价值。神经肌电图检查能为早期诊断腕管综合征提供依据和最佳治疗时间。CTS 患者正中神经 SCV 异常率高于运动肌潜伏期异常率,正中神经和尺神经指 4 桡侧 - 腕 SCV 差值异常率为 100%。

3) MRI 和超声检查:对于中、晚期腕管综合征患者,MRI 和超声可以对 CTS 的严重程度做出诊断;还可以明确腕部正中神经卡压的部位、原因、变性程度,在术前提供了较多形态学方面的信息,对确定手术方案起着重要作用,因此超声和 MRI 对于 CTS 是有价值的检查方法。但对于 CTS 的诊断,超声和 MRI 检查不能代替神经肌电图检查。

(4) 鉴别诊断

1) 颈椎病与颈椎间盘突出症:由于神经根受压引起的麻木区不局限于手指,前臂也有感觉减退区。运动、腱反射也出现某一神经根受压的变化,但屈腕试验与腕叩诊试验(Tinel 征)为阴性。

2) 多发性神经炎:常是双侧发病,不限于正中神经,尺、桡神经也受累,呈手套样感觉障碍。

3) 颈肋:有手部发麻或疼痛,但不限于正中神经区,患手尺侧较多;患者往往伴有血管症状,如手指发冷、发绀,桡动脉搏动较另一侧减弱;X 线检查示有颈肋等可鉴别。

4) 脊髓肿瘤:压迫第 6、7 颈神经根时,其症状为进行性加重,且腕关节以上至颈、肩等处也有症状。

4. 治疗方案 康复治疗的目的是对受卡压的正中神经实施有效方法,以解除其压迫;

包括保守治疗和手术治疗。对于无肌无力、肌萎缩或去神经支配的轻中度患者可采取保守治疗,若保守治疗 2~7 周症状仍不能缓解应更换治疗方法或直接采用手术治疗;重度患者需行开放手术或内镜下松解正中神经去除卡压因素。急性期患者可行必要的急诊手术减压。

(1) 药物治疗:药物是治疗轻中度 CTS 的有效方法之一,口服甲钴胺联合地巴唑、维生素 B_1、维生素 B_6,治疗轻中度 CTS 有很好的长短期疗效。在选择手术治疗前应考虑采用口服或局部注射类固醇治疗,且类固醇疗效优于非类固醇消炎药和利尿剂。

(2) 支具固定:轻中度 CTS 可首选腕夹板固定,价格低廉、并发症少。一般认为将腕关节固定于中立位效果最佳,此时腕管内压力最低。观察 1~2 周,如果症状缓解,可解除固定。支具佩戴时间一般不超过 2 周,否则可影响手功能。

(3) 物理因子治疗:超声波治疗是直接将高频率声波作用于发炎部位,以达到治疗效果。声波可以提高手部深部组织温度,扩张手部血管,使氧运输到损伤组织,加速受损组织的愈合。此外,低剂量激光疗法、热疗、静磁场疗法等亦有安全、可行的方法。

(4) 封闭治疗:封闭疗法可促进腕部肿胀的消散和吸收,加速血液循环,改善营养状况,防止软组织粘连、纤维化和骨化;消除或减轻腕部的炎症及疼痛,防止痉挛;同时消除原发病灶的疼痛刺激,可防止其病理反应的发生。一般选用甲泼尼龙、曲安奈德等。

(5) 针灸治疗:对于类固醇不耐受、有禁忌证或不愿手术治疗的轻中度 CTS,针刺治疗也是有效方法之一。针灸治疗可改善局部供血,从而有效降低腕管内压,解除正中神经压迫,减轻神经水肿,改善其营养,促进功能恢复。

(6) 手术治疗:适用于保守治疗无效或复发者;症状重,尤其是电生理检查明显异常者、鱼际肌有萎缩者、正中神经分布区有明显感觉减退者,可选用手术治疗。包括腕管切开松解减压术和内镜松解减压术。

(7) 功能锻炼:轻中度患者疼痛减轻后,应进行神经肌腱滑行练习,加强练习各指的伸屈活动,练习腕伸屈及前臂旋转活动,防止废用性肌萎缩及粘连。术后及早开始功能锻炼。

(8) 其他:手法治疗、传统拔罐疗法、内服及外用中药治疗在缓解症状方面也有一定疗效。

(二) 狭窄性腱鞘炎

狭窄性腱鞘炎是临床常见病、多发病,发生于手指、手腕等部位,以桡骨茎突及屈指肌腱腱鞘炎为多见。可发生于任何年龄,以 38 岁以上的中老年人多见,好发于女性,尤其是家庭妇女和手工操作者,一般认为与肌腱、纤维鞘管的反复损伤有关。患者早期症状轻时大多未予重视,不能及时就诊治疗,待病情加重、局部活动受限才到医院就诊。

1. **病因** 手与腕部经常活动易引起腱鞘的慢性劳损或骤然增加的劳损导致发病。

(1) 解剖生理因素:肌腱和腱鞘的解剖结构,腱鞘和指骨形成了弹性极小的"骨 - 纤维性隧道",这个"骨 - 纤维性隧道"像套管一样套在肌腱上,正常肌肉活动时,肌腱可以在套管内自由滑动,而且目前有研究认为病变局部的骨性突起加大了肌腱与骨的摩擦,容易造成局部腱鞘、骨膜充血水肿,形成局部狭窄。

(2) 重复性活动:长期反复的活动,引起肌腱与腱鞘过度摩擦,使腱鞘局部充血、水肿、增厚,从而造成腱鞘局部狭窄,卡压肌腱。狭窄性腱鞘炎常发生于桡骨茎突、屈指肌腱、桡侧伸腕肌腱等处。以长期用手及腕部工作者为多,如家庭劳动妇女、纺织女工、香烟厂和药厂的包装工人等。

2. 临床表现

(1) 疼痛部位:疼痛多发生在手指、手腕等部位,以桡骨茎突部的拇长展肌及拇短伸肌的总腱鞘、第1掌骨头部的拇长屈肌腱鞘,以及其他各指掌骨头部的屈肌腱鞘处较为多见。指屈肌腱腱鞘炎好发于拇、中、环三指,表现为局部疼痛和压痛,可扪及硬结(硬结可随手指屈伸而活动),手指可出现弹响,严重者患指屈曲不敢活动,或是伸直位不能屈曲。桡骨茎突狭窄性腱鞘炎表现在桡骨茎突处疼痛、局部压痛和局限性肿胀,有时可扪及痛性结节。

(2) 疼痛性质:多为局部酸痛,多数不能明确指出疼痛的部位。

(3) 加重或缓解因素:握拳尺偏腕关节时疼痛加剧,拇指与腕关节活动时疼痛加重。

3. 诊断与鉴别诊断

(1) 症状、体征:患者屈指不便,尤以早晨最为明显,但活动几下即有好转。局部有压痛和硬结,严重时可产生弹响,患指屈而难伸或伸而不能屈;桡骨茎突处有疼痛、压痛和局部性肿胀,有时可触及硬块。疼痛位于掌指关节掌侧时,可在远侧掌横纹处扪及痛性结节,活动时随屈肌腱上下移动,并可发生弹响。

(2) 病情分度:按狭窄性腱鞘炎的病情严重程度将其分为三度:Ⅰ度:患指仅表现为晨僵,局部疼痛及触痛,无弹响及交锁;Ⅱ度:局部除疼痛外,尚可扪及腱鞘的肿胀与结节,可独立完成伸屈功能;Ⅲ度:Ⅱ度症状进一步加重,局部结节增大,出现频繁的交锁与弹响,患指需借以外力完成伸屈动作。

(3) 辅助检查:X线检查通常无异常发现。高频超声是狭窄性腱鞘炎的首选影像学检查方法。手指屈肌腱狭窄性腱鞘炎应用超声诊断和导引下治疗简便、诊断符合率高,可减少手术盲目性及术后并发症。

(4) 鉴别诊断:需与急性腱鞘感染、慢性非特异性肌腱滑膜炎、骨骼炎、骨结核、结核性滑囊炎、骨膜炎、风湿性关节炎等疾病相鉴别。

4. 治疗方案 早期症状较轻者,建议采用无创治疗方案,如外敷药物、理疗、局部封闭、中药熏洗、针灸、推拿;症状加重或者无创治疗效果不佳者,局部活动受限伸直不能伸直或者屈曲时,可选择有创治疗,如小切口手术疗法或者传统手术疗法。

(1) 局部外敷药物:狭窄性腱鞘炎是一种无菌性炎症。初期临床多使用外用抗炎药物治疗(如双氯芬酸钠乳胶剂),外用药皮肤穿透性好,容易到达病变部位,且保持有效的治疗浓度,能发挥消炎止痛作用。

(2) 理疗:狭窄性腱鞘炎多因过度活动引起的局部腱鞘充血、水肿。单纯采用热水浸泡治疗早期轻度狭窄性腱鞘炎例,治愈率为91.7%,湿热可促进局部组织血液循环,降低痛觉神经的兴奋性,改善血液循环,减轻局部炎性水肿及组织缺氧,加速致痛物质的运出,同时湿热能使肌肉肌腱和韧带松弛,可解除因肌肉痉挛而引起的疼痛。此外,超声波疗法、间动电流疗法、红外偏振光疗法、超短波疗法,均可有明显效果。

(3) 局部封闭:用类固醇药物鞘内注射治疗狭窄性腱鞘炎,是时下公认的一种有效的治疗方法。目前临床多用曲安奈德配合利多卡因来治疗。此外,在超声引导定位下用曲安奈德行封闭治疗腱鞘炎,有效率100%,与传统封闭治疗相比,更加准确安全,且疗程明显缩短。

(4) 中药熏洗:中药熏洗疗法利用活血化瘀、通络止痛的药物,通过加水煮沸后熏洗患处可使局部组织温度增高,毛细血管扩张,加快血液循环,增加局部血流量,加速清除代谢的淤积产物,温通静脉,加快血液回流,从而起到抗炎、消肿的作用,同时中药的有效成分直接作用于患部,能祛风除湿温经散寒通经止痛,促使局部炎症和淤血吸收、肿胀消退、疼痛缓解。

（5）针灸推拿：利用针灸推拿方法，可活血化瘀、舒经活络、解除粘连，促进血液循环，使筋柔和舒展，滑利关节，且效果明显，是一种很好的治疗方法。

（6）小针刀：针刀疗法可运用于腱鞘炎的治疗，连续顺切法优于间断顺切法，挑割法疗效要优于扎切法，弯刀法优于直切法。主要是通过切开腱纤维鞘 A1 环，解除对肌腱的束缚；治疗扳机指只需切开此纤维鞘即可，操作中勿伤及肌腱、神经等结构。小针刀疗法治疗狭窄性腱鞘炎在治愈率及治疗次数方面明显优于封闭疗法。

（7）小切口手术疗法：小切口手术疗法具有切口小、治疗周期短、恢复快等优点，但这种疗法也正是因切口较小、暴露不充分，可能出现腱鞘松解不充分或者损伤肌腱及肌腱两侧的指神经和指动脉的情况。

（8）传统手术疗法：传统手术切除狭窄腱鞘是公认的疗效最确切、最好、最终的一种治疗方法。其手术治疗是在直视下进行，切口较大，只要术中显露并保护好指血管神经束，完整切除增厚狭窄腱鞘即可，轻易不会复发。

（三）手腕关节炎

手腕关节炎就是发生于手腕部位的各种关节炎症，包括风湿性、类风湿性、外伤性、骨性关节炎及化脓性关节炎等。手腕关节炎根据症状和病程可分为急性和慢性两类。急性手腕关节炎起病急，患者关节红、肿、痛、热，并有功能障碍及全身发热等症状；慢性手腕关节炎则主要表现为关节肿、痛、畸形及不同程度的功能障碍。关节炎的早期病变仅侵害关节滑膜，晚期则关节软骨及骨质均可能发生变化甚至破坏。

1. 病因　包括创伤、感染、退行性变等多种因素。

（1）损伤性：又称外伤性关节炎或创伤性关节炎，是由连续性的损伤引起。其性质可为物理性的或细菌性的，是一种可以预防的继发性关节炎。关节内骨折整复不良，腕关节内软骨破裂经久不治；关节炎愈合后关节面缺损不平等均可引起腕关节的损伤性关节炎。

（2）类风湿性：以累及手腕关节为主的多系统性炎症性的自身免疫性疾病，是对称性、周围性多个关节慢性炎性病变。受累关节疼痛、肿胀、畸形、功能下降。

（3）退行性变：腕关节软骨慢性、退行性改变，伴软骨下骨硬化和滑膜炎症。

2. 临床表现

（1）疼痛部位：一般起病缓慢，有时因轻伤才感有疼痛。疼痛常发生于受累腕关节，最早症状为腕关节疼痛、肿胀和活动不便，早晨起床时或久坐后起立时最为明显，经片刻活动后即消失，但活动过多时又觉不适；久则关节畸形或强直。

（2）疼痛性质：多为酸痛，偶有胀痛、钝痛，病情严重时表现为剧烈的针刺样疼痛。如果伴有神经本身发生损伤，则疼痛性质可表现为刀割样、烧灼痛、抽搐性疼痛，伴或不伴局部浅感觉减退。

（3）加重或缓解因素：天气变化、受凉或劳累等疼痛加重，休息后症状减轻。但随着病情的发展，休息时疼痛也较明显，影响睡眠。

（4）临床分期：根据 X 线片可将腕关节炎分为三期，Ⅰ期：腕关节炎仅局限于舟骨和桡骨茎突之间；Ⅱ期：腕关节炎位于桡骨与舟骨之间；Ⅲ期：关节炎波及腕中关节。

（5）其他临床症状：依病因不同伴有原发病的症状和体征。

3. 诊断与鉴别诊断　根据病因、临床症状及发病经过，结合影像学结果，一般不难判断。

（1）症状、体征：腕关节局限性疼痛，①损伤性腕关节炎：通常局部无肿胀，可能有轻度压痛,活动时可能有粗糙的摩擦音;肌肉无痉挛、萎缩。②风湿性腕关节炎通常会有晨僵,腕关节红肿、变形,严重的可能会出现活动不便,造成行走不能。③骨性腕关节炎可见腕关节滑膜渗出增加,造成关节肿胀、积液,早期为间歇性,逐渐演变为持续性,滑膜增生。出现关节活动受限,甚至出现关节畸形改变。④类风湿性腕关节炎多发生于青壮年,女性多见;起病缓慢,病程可长达数年至数十年,主要表现为晨僵、关节肿胀,常发生在远端关节,如指间关节、掌指关节、腕关节等。最初可仅累及一两个小关节,呈游走性,逐渐发展为多发性和对称性,可有类风湿性皮下结节。

虽然损伤性腕关节炎的病理和症状与骨性腕关节炎(增生性关节炎)基本相似,但其发病年龄(一般多为青壮年)、发生部位及发生机制均与骨关节炎有显著差别。

(2) 辅助检查

1) X线检查:①损伤性腕关节炎:腕关节边缘尖锐或有骨质增生,关节间隙变窄(有积液时关节间隙增宽),软骨下骨质硬化;晚期腕关节面不整齐,骨端变形,关节内有游离体。②骨性腕关节炎:腕关节间隙变窄、骨赘形成、软骨下硬化、软骨退化、偏侧畸形。③类风湿性腕关节炎:早期可见腕关节软组织肿胀,随着时间推移逐渐出现骨质疏松、关节间隙变窄和关节面边缘侵蚀,晚期发生关节强直或畸形。由于腕关节结构复杂,X线平片不能直接显示滑膜炎、血管翳等软组织的病理变化,通常难以准确判断关节炎的程度和范围。

2) 腕关节 CT:可较准确地判断腕关节损伤的程度。

3) 腕关节 MRI:显示骨质破坏,表现为正常骨组织信号影的丧失,边界清楚,为血管翳组织代替;部分有关节积液,关节间隙增宽。

4) 实验室检查:红细胞沉降率、类风湿因子检查等。

5) 其他:腕关节镜可诊断腕关节炎分期。

(3) 鉴别诊断

1) 痛风:多发生于中老年患者,最易累及踇趾关节,依次为踝、跟、膝、腕、指、肘等关节,实验室检查血尿酸增高,秋水仙碱治疗迅速显效,具有特征性诊断价值,而骨关节炎无此改变,可以鉴别。

2) 系统性红斑狼疮:该病若以手指关节肿胀为首发症状则易误诊为类风湿关节炎。该病相继出现面部蝶形红斑、脱发等症状,尿蛋白、血清抗核抗体、抗双链 DNA 抗体阳性,为诊断系统性红斑狼疮提供了依据。

4. 治疗方案 无论何种原因引起的腕关节炎,均应及早诊治,以免导致永久性腕关节功能障碍甚至致残。对于早中期患者,一般采取药物治疗配合其他方法综合治疗。腕关节畸形时可采用手术治疗。康复目标是增强肌力,改善腕关节的稳定性与活动范围,恢复腕关节功能,提高生活质量。

(1) 药物治疗

1) 镇痛药:局部疼痛明显时可采用镇痛药治疗,如阿司匹林、布洛芬、吲哚美辛等。

2) 关节腔内注射疗法:选择的药物有糖皮质激素、玻璃质酸酶等。糖皮质激素关节腔内注射对急性疼痛发作,尤其是有证据表明存在急性腕关节炎症和关节积液时有明显的治疗效果,但不适合长期使用。

3) 其他:包括氨基葡萄糖、硫酸软骨素、透明质酸、转化生长因子(TGF)-β_1 等。补充氨基葡萄糖能缓解腕关节炎疼痛症状,减轻关节间隙的进一步变窄或增加关节间隙。

(2) 运动疗法:包括关节活动范围训练、肌力训练、关节松动术等。增强关节活动范围训练一般是采用主动运动和被动运动相结合的方法。肌力训练是做手部体操,增强指力,预防和矫治手指变形,提高手功能。

(3) 理疗:可采用干扰电疗法、超短波、磁疗、红外线治疗、蜡疗等。

(4) 推拿:根据腕关节功能障碍程度的不同,予以适当强度的按摩手法。开始时手法应轻柔,使肌肉放松。然后,逐渐增加力量及幅度,解除关节挛缩和僵硬。对身体虚弱及腕关节强直者,更应循序渐进。

(5) 康复医学工程:根据不同病情,选用支具。使用支具可以缓解腕关节疼痛、消除肿胀、防止腕关节不稳定,避免关节畸形的发生或矫正已畸形的腕关节。

(6) 手术治疗:当腕关节炎波及头状骨(Ⅲ期),头状骨的关节面已损伤,可采用腕关节融合术。对Ⅱ期腕关节炎可采用近排腕骨切除术或腕关节部分融合术。

(黄国志　张珊珊)

六、胸部、胸椎及呼吸系统疼痛

胸部、胸椎及呼吸系统疼痛也可统称为胸背部疼痛。临床工作中,胸背部疼痛并不少见。除胸腔脏器病变所致疼痛如心脏血管病变致心绞痛、反流性食管炎、胃炎致胸骨后烧灼痛,肺炎或胸膜炎致胸前区片状疼痛外;胸壁和胸椎骨与软骨及肌肉韧带的损伤亦可引起疼痛;带状疱疹性肋间神经痛也是胸部疼痛的一大类别。胸腔脏器病变所致疼痛不属于本章节讨论的内容,而是需要鉴别诊断的内容。

(一) 肋间神经痛

肋间神经痛(peripheral intercostal neuralgias)是指胸神经根或肋间神经受到不同原因的损伤而发生的一种沿肋间呈条带状分布区疼痛的综合征。

1. 病因　包括创伤、感染、肿瘤、退行性变等多种因素。

(1) 病毒或细菌感染:上呼吸道感染可合并或继发肋间神经炎致肋间神经痛;另外原来潜伏在胸背根神经节内的水痘 - 带状疱疹病毒在人体抵抗力降低时重新复制繁殖,沿肋间神经走行引发带状疱疹及继发性肋间神经损伤和疼痛;胸脊髓炎后遗症期也可继发肋间神经痛。

(2) 胸肋部软组织慢性损伤:寒冷、潮湿、急性牵拉损伤、慢性劳损等,使胸肋部肌肉韧带痉挛或形成条索,刺激或者卡压肋间神经。

(3) 胸脊柱及周围附着组织病变:脊柱先天性变异如脊柱侧凸,退行性病变以及附着于胸椎横突、肋骨小头的肌肉退变钙化痉挛等,刺激肋间神经。

(4) 肋骨骨折或胸肺部手术后:多见于多根肋骨骨折,易损伤神经而引起顽固性肋间神经痛;胸肺部手术或者乳腺手术后可能发生延迟性肋间神经痛,属于慢性术后疼痛(chronic post-surgery pain,CPSP)。据报道 CPSP 发病率可达 3%~80%,其中 13% 为中重度疼痛。

(5) 肿瘤、转移瘤侵犯或者放疗损伤:肺部、胸壁及胸椎的转移瘤波及肋间神经;肺癌、乳腺癌晚期放疗可损伤肋间神经。

(6) 全身性疾病:如贫血、糖尿病、中毒、脊髓空洞症可以并发肋间神经痛。

2. 临床表现　符合神经疼痛的临床表现,沿神经走行分布的自发痛、异常痛。其临床特征主要有三个。

(1) 疼痛部位:自胸背部开始沿着受侵肋间神经至前胸、肋弓下或者上腹部,呈半环形条带样分布的一过性的剧烈的放射性疼痛。

(2) 疼痛性质:多为针刺样疼痛。如果肋间神经本身发生损伤,则疼痛性质可表现为刀割样、烧灼痛、扭转抽搐性疼痛,同时伴或不伴有局部浅感觉减退。

(3) 加重及缓解因素:变动体位、深呼吸、咳嗽、寒冷等加重疼痛;平卧静止体位或者热疗能缓解。因此患者常常表现为小心翼翼,不敢大声说笑。

(4) 其他临床表现:依病因不同伴有原发病的症状和体征。

3. 诊断及鉴别诊断 肋间神经痛多为继发性病变,因此进行肋间神经痛病因的诊断有助于治疗和判断预后。

(1) 症状:沿肋间神经走行分布的条带状阵发性或持续性放射痛,变动体位、深呼吸加重;带状疱疹性神经痛除具有肋间神经痛的表现外,还同时存在脊柱区的轴性神经痛症状。神经痛出现前期具有上呼吸道感染病史、创伤肋骨骨折、胸肺部手术史等。

(2) 体征

1) 胸椎棘突、棘突旁、胸椎旁、肋骨间或肋缘有压痛;有时在胸椎旁可触及肌纤维索条。

2) 胸椎转移瘤或者胸椎终板炎及椎间盘炎时胸椎叩击痛多为阳性。

3) 带状疱疹性肋间神经痛在受损神经支配区皮肤上可见红斑、簇集样丘疹及水疱,疱疹在脊柱部位较受侵肋间神经下移 1~2 个节段。

4) 受累神经分布区常有浅感觉减退或者痛觉过敏。

(3) 辅助检查

1) 实验室检查:多数实验室检查无异常,但根据原发病不同可能具有相应异常的实验室检查指标。疼痛剧烈者白细胞增高;带状疱疹患者免疫球蛋白及淋巴细胞亚群异常;脊柱转移瘤患者肿瘤系列异常。

2) X 线检查:必要的检查方法之一。胸片、脊柱正侧位可以明确是否有骨质损伤。

3) 红外热成像检查:是一种近年来受到广泛重视的功能影像检查手段,是唯一可以进行慢性疼痛客观检查的辅助检查项目。通过对比组织的热辐射反映组织代谢强度,将其与结构影像结合可以明确病变的部位和性质。在带状疱疹早期疼痛皮疹未出现时即急性期,应用红外热成像检查显示脊柱区及周围神经分布区均明显高温表现;而肌筋膜炎或者退行性脊柱病变所致肋间神经痛则表现为椎旁冷热不均区,周围冷区;有助于早期诊断。见图 4-2-2~ 图 4-2-4。

4) 胸椎磁共振:明确胸椎间盘病变、胸椎转移瘤、黄韧带肥厚以及脊椎关节退行性变,需结合临床及其他检查才能确诊疼痛与退变的关系。

4. 治疗方案

(1) 口服药物治疗:离子抑制剂加巴喷丁、普瑞巴林;原发疾病的治疗用药如抗病毒制剂如阿昔洛韦、伐昔洛韦;肌肉松弛剂如盐酸乙哌立松、替扎尼定、马来酸氟吡汀等。

(2) 选择性神经阻滞:肋间神经阻滞、椎旁神经阻滞。神经阻滞药物以局部麻醉剂、B 族维生素、皮质激素为主,也可以应用低浓度三氧。薛朝霞研究组报道带状疱疹急性期应用干扰素行椎旁神经阻滞可以有效缓解疼痛、缩短病程并极大降低疱疹后遗神经痛的发病率。

(3) 肌筋膜松解术:对于肌筋膜粘连痉挛引起的肋间神经痛可应用小针刀、银质针、射频等技术以及肌筋膜触痛点失活技术进行卡压神经松解,起到很好的效果。顽固性肋间神经痛可行脉冲射频调理术或肋间神经皮支射频毁损术。

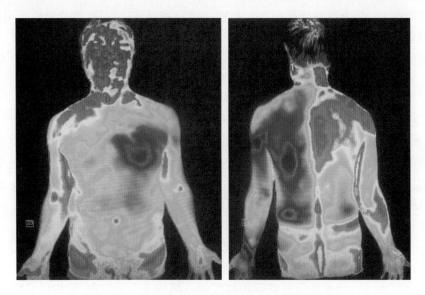

图 4-2-2 带状疱疹性肋间神经痛急性期红外热图

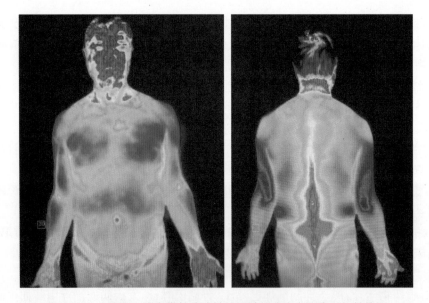

图 4-2-3 上图同一患者带状疱疹性肋间神经痛患者治愈后红外热图

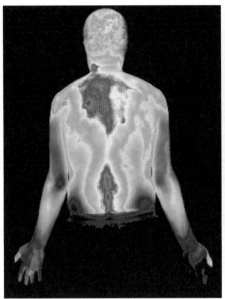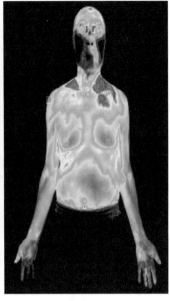

图 4-2-4　肌筋膜炎肩背部疼痛患者红外热图

（二）胸椎相关性疼痛

属于脊柱相关性疼痛的一部分。脊柱相关性疼痛病因复杂,临床表现多样,患者常常主诉前胸后背多处疼痛,需要仔细问诊和检查,尤其与胸部内脏病变进行鉴别。

1. **病因**　以劳损和退行性病变为主。

（1）胸椎骨质增生及退行性变:年龄增长、慢性劳损、急性损伤后遗症、先天性脊柱侧凸等,导致胸椎间盘退行性变椎间隙变窄,胸椎椎体及小关节增生,黄韧带肥厚,椎旁肌肉韧带受累发生无菌性炎症。

（2）胸背部肌肉韧带劳损:痉挛、粘连或者挛缩。

（3）骨质疏松症:胸背部困痛不适,重度可发生椎体压缩骨折。

（4）骨关节炎或骨关节病:强直性脊柱炎（ankylosing spondylitis,AS）、椎间盘炎、椎板炎。

（5）感染:细菌感染、脊柱结核、椎旁组织感染。病毒感染引起的肋间神经痛及带状疱疹后神经痛见前述。

（6）肿瘤:包括良恶性与转移瘤。①良性:如椎体血管瘤多无临床症状,脊髓良性肿瘤有脊神经鞘瘤、脊膜瘤;②恶性:星形细胞瘤、室管膜瘤;③转移瘤:包括椎体转移,椎管内转移。

（7）脊髓病变:脱髓鞘病变、脊髓空洞症。

2. **临床表现**　根据受累结构不同,对神经的刺激或者损伤不同,出现相应临床表现。

（1）疼痛部位:胸背部两肩胛之间,部分患者间断性沿神经后根向侧、前胸部或者上腹部放射;AS 则表现为腰背、骶髂、臀部及双髋部的疼痛不适,可伴有脊柱僵硬;胸椎压缩性骨折疼痛部位在脊柱中轴并向一侧或双侧肋间放射。

（2）昼夜疼痛变化:椎管外的软组织痉挛、粘连、挛缩引起的疼痛多为静息痛,后半夜疼痛加重致使患者从睡眠中苏醒,醒后活动身体疼痛可以减轻而再次入睡;而转移瘤引起的胸背痛是持续痛、静息痛,夜间重,活动身体疼痛不减轻;椎管内硬膜囊外和神经根鞘膜外脂肪结缔组织的炎症反应引起的胸背痛平卧减轻,坐位站立位及活动加重,每天晨起疼痛最轻,下午最重;而 AS 则一般晨起症状重,活动及保暖后减轻。

(3) 疼痛性质:钝痛或者灼痛及胸部重压感,病情严重时表现为剧烈的针刺样疼痛或烧灼痛,体位变动、咳嗽可加重根性神经痛的症状。由于胸部躯体神经与胸交感神经链邻近的结构特点,交感神经往往同时受累,因此常合并某些内脏症状如心前区疼痛、胃部不适、腹痛等,需要注意鉴别。见图 4-2-5。

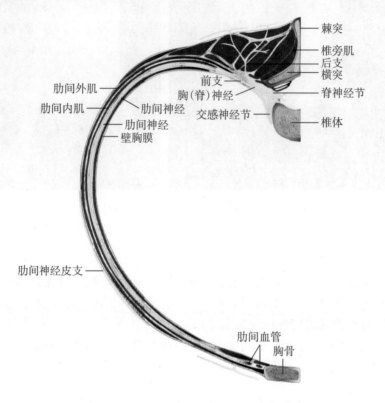

图 4-2-5　胸部躯体神经与交感神经节的毗邻关系

(4) 病程演变特点:①肌肉韧带软组织损伤引起的相关疼痛可以突然发作,但持续时间短,缓解期长,早期具有自限性;长期反复的软组织损伤则疼痛发作频繁,有固定痛点,某一姿势容易诱发。②椎管内病变及肿瘤呈现发作性胸腹部疼痛,渐进性加重,后期合并感觉及运动障碍。③胸椎椎体转移瘤早期表现为夜间胸背部不适,定位不明确的胸肋部阵发性疼痛,进行性加重。胸椎压缩骨折表现为突然出现的剧烈的胸背部疼痛及放射性肋间神经痛,平卧缓解,翻身、起坐等扭动躯体痛加重;随时间推移症状可以逐步缓解。

3. 诊断与鉴别诊断　根据临床特征,结合体格检查与辅助检查,多数容易确诊。但对于表现为心前区疼痛的患者,与心脏病进行鉴别非常重要。

(1) 体征:①脊柱形态:注意脊柱后突畸形,多数有胸椎压缩骨折;脊椎侧凸与退行性变有关。②胸背部压痛:多位于椎间隙、椎旁、横突尖、肩胛内上角、肩胛冈上及冈下。经重按压后疼痛减轻者,多数为肌肉筋膜劳损性病变。③胸椎叩击痛:叩击痛阳性提示胸椎椎体病变或者椎间盘炎及终板炎,往往与压痛同时存在,需要进一步检查。心前区疼痛合并胸背痛与心脏病鉴别的要点为心脏疾患查体无胸椎叩击痛及椎旁压痛。④感觉运动平面检查:椎管内及髓内肿瘤有感觉运动受损,生理反射减退,病理性阳性。注意检查受损节段。

（2）辅助检查

1）X线检查：有较大诊断价值。胸椎正侧位片可见胸椎间隙变窄，软骨板硬化，椎体边缘骨赘形成。如发现椎体高度丧失，前低后高，楔形变则为椎体压缩骨折。

2）胸椎CT：区别良恶性椎体骨折，辨别椎体及附属结构的异常。

3）胸椎MRI：区别椎间盘病变、椎管内肿瘤、椎体转移瘤。

4）红外热成像：区别退行性病变与炎性病变，椎体转移瘤时表现为脊柱旁另一条与脊柱凹陷相平行的热条带改变。

（3）治疗方案：关键是进行病因治疗。

1）一般治疗：急性发作期卧床休息，口服镇痛药物或使用透皮镇痛贴。

2）物理治疗：怀疑肿瘤者严禁进行物理治疗。

3）神经阻滞疗法及痛点注射：推荐使用椎旁神经阻滞，对胸背部压痛点进行注射治疗效果很好。

4）小针刀疗法：对于软组织挛缩引起的顽固性胸背痛可进行小针刀松解。

5）胸背根神经节毁损：胸椎转移瘤引起的胸背部及肋间神经疼痛，影像引导下经皮射频背根神经节毁损或者吡柔比星毁损，效果显著。

（三）肋软骨炎

肋软骨炎（costal cartilage inflammation）是一种非特异性病变，又称为 Tietze 综合征（Tietze syndrome）。属于特发性非化脓性痛性软骨肿大，病程数周至数年不等。

1. 病因 尚不明确，一般认为与劳损、牵拉扭伤或者上呼吸道病毒感染有关。气候变化和疲劳为其诱发加重因素。

2. 临床表现

（1）好发年龄：年轻女性多见，男女比例约 1∶7~1∶9。

（2）好发部位：上几对肋骨与胸骨连接处的软骨，第2、3肋软多发，可占全部病例的75%。

（3）病程：起病有急有缓，持续数日到数周，部分在数年内反复发作。

（4）疼痛性质：持续性或间断性上胸肋部隐痛或者束勒感，疼痛有轻有重，按压、深呼吸或平卧位时疼痛加重，可向肩臂放射。

3. 诊断与鉴别诊断 具有前述的临床特征，体格检查在肋骨与软骨交界处梭形肿大伴压痛即可诊断。注意与胸壁结核相鉴别。X线检查在鉴别诊断方面有意义。

4. 治疗方案

（1）药物：非甾体抗炎药口服或者透皮贴剂。

（2）物理治疗：热敷、频谱治疗仪、电脑中频导热、深部炎症治疗系统等。

（3）注射治疗或者小针刀松解。

（四）肋胸骨痛

常与肋软骨炎相混淆。肋胸骨痛是胸大肌附着处的纤维织炎，与寒冷、外伤、病毒感染有关。

1. 临床特征 局限于第2~5肋软骨与胸骨的接合部，自发性、阵发性切割样或者撕裂样疼痛，向肋间部放射。胸骨外缘压痛，胸肋关节可有肿胀。

2. 诊断与鉴别诊断 根据临床特征不难诊断。主要容易与肋软骨炎相混淆。鉴别点在于疼痛部位，肋软骨炎在肋骨与肋骨软骨交界处，较胸肋骨痛的位置偏外。

3. 治疗方案 同肋软骨炎。注意注射治疗时的位置。

（五）胸肋椎关节紊乱

包括肋横关节与肋椎关节，均是平面关节，关节囊较为松弛。

1. 病因 胸椎过分扭转或者外力作用，关节活动不协调，关节囊滑膜嵌入到关节间隙而发病。一般有长期强迫体位及负重史。

2. 临床特征 突然起病，一般表现为伴随吸气加重的刀割样剧痛，沿肋间向前胸壁放射，因疼痛不敢正常呼吸。轻者胸背部酸胀不适、隐痛，也可表现为肋间痛、心前区疼痛。

体格检查：胸椎旁小片明确压痛区，位于肋椎关节部位，牵拉同侧上肢激发或加重疼痛。有时在疼痛部位可触及硬结，为肌肉痉挛所致。

上胸部胸肋椎关节紊乱所引起的心前区疼痛，不容易与冠心病鉴别，必要时请相关科室会诊。

3. 治疗方案 以手法治疗效果显著，也可以进行神经阻滞。

（1）手法复位：按揉患处，双手置于患者腋下，突然向上提拔使小关节复位。也可使患者俯卧，用双手掌旋转按压错位处。

（2）神经阻滞：同肋间神经痛治疗。

（六）肌筋膜疼痛综合征

肌筋膜疼痛综合征又称肌筋膜炎、肌纤维织炎等。是颈肩胸背部肌肉、筋膜、肌腱、韧带的无菌性炎症反应，与受凉、慢性劳损、外伤或者睡眠姿势不当有关，脊柱关节退行性变时易发生此征。当组织发生无菌性炎症后，使得肌肉长期痉挛、缺血，无菌性炎症加重，疼痛加重，形成恶性循环。

1. 临床表现 胸背部酸胀困痛或刺痛、僵硬，严重者烧灼痛或有异常感觉如蚁行感。具有静息痛、夜间痛、体位痛的特征。体格检查在相应肌肉肌腹部可找到触痛点，肌腱附着处有压痛点，胸椎无叩击痛，无感觉及运动障碍。

2. 诊断与鉴别诊断 根据临床表现及辅助检查，压痛点重按压及敲击后疼痛减轻，容易诊断。

因具有静息痛特征，需要与癌性相关疼痛鉴别。

3. 治疗方案 轻度者理疗、按摩配合运动疗法即可缓解；中重度者根据情况选用痛点注射、肌筋膜触痛点失活、小针刀松解、银质针松解等。临床经验证实，以上介入治疗配合神经阻滞效果明显提高。

七、腹部、盆腔疼痛

"腹部、盆腔疼痛"并非独立性疾病的专称，而是多种相关疾病的主诉症状。其除可因腹盆腔脏器疾病及全身性疾病等因素引起外，也可由腹盆腔软组织及神经损伤等引起，比如腹壁肌肉劳损、肿瘤侵犯神经等。腹盆腔疼痛病因复杂，在临床上常被分为急性、慢性疼痛，在治疗原则上也不同。本章节主要介绍腹部、盆腔慢性疼痛。

（一）腹壁疼痛

1. 腹壁肌肉劳损

（1）病因及发病机制：本病多发生于腹壁肌肉运动量较大的人群，当人体从事剧烈活动时，腹肌的强烈收缩一旦超出了自身组织的弹力负荷，常常导致部分肌组织的损伤，发生无菌性炎症。其损伤部位，多在承受应力较大的肌束或肌附着点处，或是局部结构较薄弱的肌组织。

（2）临床表现：腹痛位置均固定，绝大多数腹痛呈间歇性隐痛、胀痛。腹痛多于腹部用力时或天气变冷时出现或加重。

（3）诊断及鉴别诊断：腹壁肌肉劳损可根据临床特征、发病情况，结合体格检查多数容易确诊。一些腹壁疼痛患者在腹肌查体时可触及小结节，伴有疼痛及压痛，并放射至周围。另可借助红外热成像技术进行诊断。但注意与胃炎、阑尾炎、肠炎、胰腺炎、腹壁囊肿等疾病相鉴别。

（4）治疗

1）痛点注射或激痛点失活：目前经常采用的治疗方法主要是痛点局部注射，但注意穿刺针深度。

2）物理疗法：包括光、热、电、声、磁疗法等。均可根据实际情况适当选择应用。

3）其他疗法：银质针、射频、中医疗法、针灸疗法、外敷药物等均可有效缓解患者疼痛。

2. 腹部手术后慢性疼痛

（1）病因及发病机制：急性损伤后的慢性疼痛其机制尚未完全阐明，据研究认为，发展为慢性疼痛的患者在康复过程中，可出现神经的重交联和神经刺激敏感性改变即外周和中枢性疼痛觉敏化。急性期完善镇痛或预先镇痛，可降低术后慢性疼痛的发生率。腹部术后慢性疼痛常见的有阑尾切除术后、疝气切除术后及肠切除术后慢性疼痛等，术后慢性疼痛的发生率与手术大小关系不大。

（2）临床表现：表现为与手术部位相关的阵发性刺痛或隐痛。

（3）诊断及鉴别诊断：结合手术病史、临床表现特点及相关辅助检查，腹部术后疼痛诊断较容易。

（4）治疗

1）药物治疗：包括加巴喷丁、非甾体抗炎药等。

2）神经阻滞：包括周围神经阻滞或椎旁神经阻滞等。

3）物理治疗：可选择偏振光、红外线治疗等。

3. 脊源性腹痛 许多腹痛在临床上往往无明显腹部脏器病变表现，在诊治过程中常常反复求治，但疗效不佳，患者十分痛苦。当患者有无法用腹腔脏器病变解释的腹痛时，应该考虑到脊源性腹痛的可能。这一部分腹痛是由脊柱前方、脊柱及脊柱后方解剖结构异常引起，由此引起的腹痛称为脊源性腹痛。胸脊源性疾病详见上一节胸椎相关性疼痛，本节介绍腰源性腹痛。

（1）病因及发病机制：腹部神经分布有脊神经和内脏感觉神经，脊神经分布于腹壁及腹膜的壁层，来自 $T_6 \sim L_1$ 脊髓节段，内脏感觉神经分布于腹腔内器官及脏腹膜，内脏神经与脊神经之间有感应性联系。任何能够刺激或者压迫腹腔内脏感觉神经的病变，均可产生不同程度的腹痛。腹痛的产生有时与腰部软组织劳损性病变相伴的自主神经紊乱有关。

腹壁组织（腹内外斜肌、腹横肌起自腰背筋膜及其起点 L_1 横突）多起源于腰部软组织，所以腰部软组织病变常可牵及腹壁组织引起腹痛。L_3 椎体是腰椎生理性前凸的顶部，躯体活动的枢纽。在第3腰椎横突的尖部有许多与躯干活动密切关系的肌肉和筋膜附着。正常情况下，腰椎两侧横突附着的肌肉和筋膜在相互拮抗或协同的作用下，维持着人体重心的相对稳定。若有一侧腰背肌筋膜或肌肉紧张收缩，在肌力牵引的作用与反作用下，使同侧或对侧止于横突尖部的肌筋膜撕裂而受损伤，可压迫在此经过的 $L_1 \sim L_3$ 脊神经后外侧支及血管束,除引起后支支配区疼痛外,还可反射至同一脊髓节段支配的内脏器官出现腹痛等相应临床症状。另外,牵涉痛并非仅限于单向的腹腔脏器病变引发腰痛,也可见于腰部疾患引起腹部疼痛。

(2) 临床表现:脊源性腹痛多在腹痛同时伴有腰痛症状,或在腹痛发生前有腰部外伤史,或在腹痛阵发性加重前有一侧腰肌紧张感。部分患者有恶心、呕吐、腹胀、便秘等表现,少数患者出现腹部体征,如压痛、反跳痛。据临床观察,本病多发于中青年妇女。而其中又以不良工作体位,如站立、弯腰、负重等职业妇女较多见,紧张的精神因素对促发某些病程有一定影响。

(3) 诊断及鉴别诊断:脊源性腹痛可表现为持续性隐痛或剧痛,也可以是阵发性疼痛或持续性疼痛阵发性加重,偶见恶心、呕吐及腹胀等症状,严重时疼痛向会阴部放射。由于患者腹痛症状常常掩盖腰痛症状,易被误诊为急性阑尾炎、胃溃疡、胃肠道痉挛、胃肠功能紊乱、盆腔炎等。所以当查不到明确的腹痛原因时,要详细检查腰背部,询问发病前有没有腰部扭伤史、腰痛既往史,同时也可借助 B 超、血常规、尿常规等生理生化方面的辅助检查。

(4) 治疗:对于脊柱前方、脊柱及脊柱后方结构因感染、肿瘤、损伤引起的脊源性腹痛,主要是病因治疗。对于非特异性脊源性腹痛,首选神经阻滞治疗。

1) 神经阻滞治疗:可采用连续硬膜外阻滞、脊神经后支阻滞、肋间神经阻滞、椎间孔阻滞、腰 3 横突阻滞。

2) 病变部位注射疗法。

3) 物理治疗:腰部及相应腹部疼痛位置进行超短波、偏振光、红外线、冲击波治疗等。

4) 针刀治疗:在病变部位采取针刀手法治疗,可以有效地松解粘连,放松紧张及痉挛的软组织而达到治疗的目的。

5) 腰背肌锻炼。

(二) 腹盆腔癌性疼痛

恶性肿瘤在其发展过程中出现的疼痛称为癌痛。据统计,中期癌症患者 50% 伴有疼痛,晚期癌症患者有疼痛者可高达 70% 以上。对中、晚期癌症患者给予良好的止痛治疗,有利于其他抗癌治疗,延长患者的寿命,提高患者的生活质量。

1. **病因及发病机制** 腹盆腔部常见的肿瘤包括胃癌、肝癌、胰腺癌、结肠癌、直肠癌及妇科恶性肿瘤等。肿瘤所致的疼痛包括抗癌治疗所致的疼痛、肿瘤本身有关的疼痛及心理因素所致的疼痛。其机制是由外围伤害性感受器和机械性感受器被化学刺激(肾上腺素、缓激肽等)或机械刺激(肿瘤压迫和浸润)所激活和致敏,从而产生疼痛。其中,伤害感受性疼痛可分为躯体痛、内脏痛,而去传入神经痛属于神经病理性疼痛。

2. **临床表现** 癌痛的表现存在相当大的个体差异,与癌症的种类、发病部位、发展程度、对重要脏器的影响、全身状态、患者心理因素及经济条件等有关。

(1) 疼痛的性质:癌性躯体痛表现为针刺样痛、跳痛、刀割样痛;癌性内脏痛表现为胀痛、绞痛和挤压痛,可放射到远处的体表即牵涉痛;癌性神经痛可表现为阵发性钳夹样、烧灼样或触电样疼痛。

(2) 疼痛部位:根据肿瘤的类型,其疼痛部位不同。如癌性肝痛主要为右季肋下持续性钝痛或右上腹部突发性刺痛。癌性肠痛的部位通常在脐周或上腹部,而癌性盆腔痛的部位常位于脐周或下腹部。

(3) 疼痛特点:以慢性疼痛为主要形式,常表现为多种类型综合性疼痛,常有爆发性疼痛,夜间较重。

（4）伴随症状:常伴有自主神经功能紊乱、受累系统症状、某部位感觉或运动功能丧失及心理异常等。如果瘤体出血或坏死、局部肠管有绞窄或坏死、盆腔继发感染、出血或梗阻时疼痛可突然加剧,为神经阻滞及毁损的禁忌证,需外科手术治疗。

3. **诊断及鉴别诊断** 癌性疼痛除详细的病史资料,全面的体检,常规化验及 X 线检查外,还需要根据疼痛的特点,结合一些特殊检查如 B 超、内镜、CT、发射型计算机断层成像（ECT）、MRI 等的结果,有些病例甚至需要反复多次检查,才能作出正确、及时的诊断。应与非肿瘤性的原发性疼痛相鉴别,需要根据病史及影像学检查来确定。

4. **治疗** 癌性疼痛的治疗不应该是单纯止痛治疗,而应该是综合治疗,包括病因治疗,疼痛治疗和心理治疗等。

（1）肿瘤的病因治疗:主要包括手术治疗、放射治疗、化学治疗、抗癌止痛治疗等。

（2）药物治疗:对疼痛的性质及原因进行估计后,即开始使用止痛药进行药物治疗,在抗癌治疗时也可同时使用止痛药。癌痛的药物治疗方法目前首选 WHO 推荐的"癌痛三阶梯治疗方案"。癌症患者常伴有恐惧、焦虑及抑郁,在使用有效止痛药的同时,可适当加用精神药物,如抗癫痫药和抗抑郁药等。

（3）神经阻滞及毁损疗法:神经阻滞疗法可用于镇痛及诊断性治疗。包括硬膜外腔阻滞、蛛网膜下隙阻滞、腹腔神经丛阻滞、上腹下神经丛阻滞等。如腹腔神经丛阻滞及神经毁损术治疗胰腺癌疼痛或腹腔广泛转移的癌痛。盆腔脏器癌症晚期所致的下腹部及骨盆内疼痛可行上腹下神经丛阻滞及毁损。诊断性阻滞有效后可行神经毁损术,包括射频热凝、药物毁损、神经破坏及切断术等。应用局域性神经毁损可使患者疼痛评分降低,从而减少阿片类药物的用量,提高患者生活质量。

（4）患者自控镇痛（PCA）疗法:PCA 疗法分为硬膜外型（PCEA）、静脉型（PCIA）、皮下型（PCSA）等,以硬膜外型和静脉型为最常用。

（5）脊髓电刺激疗法、中枢靶控输注系统（吗啡泵）置入术。

（6）其他疗法:如心理疗法、物理疗法、中医中药、生物免疫治疗等均有一定的止痛效果。

（7）临终关怀。

（三）慢性盆腔疼痛综合征

慢性盆腔疼痛综合征是一类临床常见又令专科医生棘手的慢性疼痛综合征。由于病因复杂,治疗困难,给患者的身心健康和生活质量造成严重影响。欧洲泌尿外科学会将慢性盆腔疼痛定义为男性或女性骨盆结构和盆腔脏器的慢性或持续性疼痛,且持续或反复发作至少 6 个月。

1. **病因** 慢性盆腔疼痛综合征涉及泌尿、生殖、神经、肠道、精神和心理等多系统和多学科。该病的病因十分复杂,子宫内膜异位症、盆腔粘连、盆腔炎性疾病、间质性膀胱炎、盆底肌肉损伤、带状疱疹、脊髓肿瘤、神经卡压、人格障碍、会阴部疼痛及抑郁症等都是引起慢性盆腔痛的常见病因。但是,有时很难确定病因,即使做了腹腔镜检查或开腹探查也找不到明确的器质性病变。

2. **临床表现**

（1）疼痛的部位:腹痛主要表现为反复出现的下腹部疼痛、下腹会阴痛、腰骶部酸痛、坠胀不适,在劳累、久立或性生活后疼痛加重。有时可以引起牵涉痛,即疼痛不仅可以在原发部位感受到,而且在远离原发部位的区域也可以感受到。

(2) 疼痛性质:绝大多数呈间歇性隐痛、胀痛,少数患者有灼痛、夜间痛。

(3) 伴随症状:少数患者伴有同侧腹胀、腹泻及下坠感。部分患者伴有痛经、月经不调、原发或继发不孕,其他还有白带增多、性交痛、胃肠道障碍、乏力、劳动受影响或不耐久劳,甚至出现焦虑、抑郁等精神症状,严重时可导致生殖、泌尿等系统功能障碍。

3. **诊断及鉴别诊断** 慢性盆腔痛病因复杂,需尽可能排除相关的器质性病变。通过全面详细询问患者病史,要求患者明确疼痛区域、疼痛程度以及疼痛性质,再结合相关的辅助检查进行排除性诊断。磁共振成像(MRI)具有良好的组织分辨力,可用于直观检测和鉴别盆底组织的器质性损伤;或使用腹腔镜、膀胱镜、结肠镜等排除器质性病变。表面肌电检查对盆底肌肉功能的检测有重要的指导意义。影像尿动力学和排粪造影同样可以反映盆底组织的异常损伤。盆腔检查与局部神经阻滞相结合可区分是真性的脏器疼痛还是周围的肌肉痛。

4. **治疗** 对慢性盆腔疼痛综合征的治疗是否成功或有效,并不是非要疼痛完全缓解才算,只要疼痛无加重或逐渐减轻;或病理改变无加重或逐渐减轻;或虽然疼痛依旧,但精神状况或工作和生活能力,以及夫妻关系和性生活调节能力改善;或能够长期免于手术;或即使是能坚持服药和积极配合治疗都是成功的标准。

(1) 手术治疗:对明确的脏器疾病引起的盆腔疼痛,可行相关手术治疗。

(2) 药物治疗:非周期疼痛可根据病因选用非甾体抗炎药、阿片类药物、抗癫痫药、骨骼肌松弛性镇痛药、三环类抗抑郁药等,周期性疼痛可加用避孕药、促性腺激素释放激素激动剂(GnRHa)。

(3) 神经阻滞治疗:根据疼痛神经支配区域可选择髂腹股沟神经及髂腹下神经阻滞、生殖股神经及阴部神经阻滞、奇神经节阻滞、骶神经阻滞、上腹下神经丛阻滞或毁损。对肌源性盆底疼痛可采取对触痛点的药物注射、干针刺法及按压牵拉等。

(4) 物理疗法:包括经皮神经电刺激(TENS)、中医针灸疗法、按摩、正骨疗法,指压疗法和瑜伽等。

(5) 心理治疗:对有心理障碍的患者应进行心理治疗,可从简单的方法开始,如从教育和消除疑虑入手,逐步进行特殊的心理治疗技术,如放松疗法、认知疗法、支持疗法、催眠术等。

(薛朝霞 郭耀耀)

八、腰背部疼痛

腰背部疼痛是康复医学领域最常见的慢性疼痛,主要表现为腰背部疼痛不适及功能不同程度受限,已成为世界范围内一个突出的健康问题。腰背部的骨骼肌肉功能失调对工作的影响程度是其他身体部位的 3 倍。腰背部肌肉功能障碍是工作能力下降的主要原因,也是退休后疾病的常见原因。

(一) 腰痛

腰痛(low back pain,LBP)作为一种渐进性疾病,与生物、病理、文化等多种因素有关,涉及感觉、情感、认知等多个维度。随着互联网时代长期伏案及现代生活工作方式的改变,LBP 患病率迅速增高,约为 35.6%,伏案脑力劳动者更高;且呈现明显年轻化趋势,而人口老龄化进一步加剧这一问题,严重影响人们生活质量和工作能力,给国家和社会造成巨大的经济负担。

1. 病因 LBP 的病因尚不明确,其产生主要受职业因素、肌肉失衡与不良姿势、腰椎稳定肌中枢控制障碍、大脑皮层功能障碍、心理社会因素及个人因素(年龄、肥胖、吸烟等)等影响。

(1) 职业因素:在职业活动中,重复操作、静态负荷、不良姿势、体力负荷等都可引起肌肉或骨骼损伤,诱发腰背部疼痛。慢性肌肉骨骼损伤是影响工人工作能力减退的重要危险因素,以 LBP 所占比例最大。LBP 几乎可发生于各个行业,严重影响劳动者的工作效率和健康。一般认为,内在的腰椎退行性变和外在的损伤共同导致腰椎排序与结构改变、内外生物力学平衡失调、生物力学、炎症因子、营养通路等因素共同作用,使腰椎间盘退化进一步加重,突出刺激或压迫脊神经根导致腰腿痛及运动功能障碍等临床症状产生。

(2) 肌肉失衡与不良姿势:肌肉失衡是 LBP 的重要病因。腰背部肌肉长度或力量不均衡导致动作模式发生改变,肌肉适应性变化异常,进而引起组织损伤,导致 LBP。疼痛进一步改变肌肉对动作的控制,造成动作模式破坏和姿势异常改变,从而产生错误的姿势和动作模式。不良姿势导致肌肉慢性损伤、耐力下降,造成疼痛。

(3) 腰椎稳定肌及中枢控制障碍:腰椎稳定肌及其中枢控制障碍是造成腰椎失稳的终极原因,而腰椎失稳是 LBP 的重要病因。长期疼痛刺激下腰椎核心肌损伤和萎缩,导致预期姿势调节滞后、多裂肌激活延迟,cLBP 中枢预激活能力减弱或消失,深层多裂肌功能减退直接影响脊柱的稳定性,从而导致 cLBP 的发生或使原有的腰痛症状加重。而大脑对多裂肌与腹横肌收缩活动的协调控制障碍,加大腰椎失稳,进一步引起多裂肌功能障碍。

(4) 大脑皮层结构与功能改变:越来越多的证据表明 LBP 的发生发展和预后与中枢神经机制密切相关,尤其是大脑皮层结构和功能的改变很可能是病因学中最重要的因素。神经成像研究表明,持续的疼痛可引起广泛的脑血流动力学改变,诱导疼痛中枢的显著激活(涉及初级感觉皮层、前额叶、岛叶、辅助运动区、扣带回和小脑等脑区),干扰人的认知能力及大脑重要网络的形成。慢性疼痛的长期持续存在导致 LBP 患者疼痛模式环路受损,默认网络功能重组,认知和情感脑区显著激活。

(5) 心理社会因素:心理社会因素与 LBP 之间存在双向联系和反馈循环:不利的心理社会因素可诱发和促进肌肉骨骼疼痛,而疼痛对人体的心理和社会状态产生消极影响,进一步引起身体功能丧失。患者长期处在焦虑抑郁的紧张情绪中,通过神经介质的介导加重局部缺血,引起肌肉广泛痉挛及炎症因子堆积,从而进一步加重疼痛。

(6) 其他:一般认为,LBP 的高发年龄集中在 35~50 岁,女性明显高于男性,可能与解剖结构及生理特点有关。肥胖与 LBP 的存在亦有一定相关性。此外,吸烟者中 LBP 发生率均高于不吸烟者,可能是吸烟致神经病变或营养因子缺乏导致感觉障碍。

2. 临床表现 多发生在 20~40 岁的青壮年,男性多于女性,常有腰部扭伤史。反复发生的腰、腿痛为本病的基本症状。

(1) 疼痛部位:位于腰部、臀部,多为单侧,可为双侧,少数双侧交替发作;通常伴有下肢疼痛,由臀部沿坐骨神经走行向远端放射,小腿外侧、足背疼痛和(或)麻木。受累神经根支配区的感觉、运动和反射的改变,有助于判断突出所在的部位。

(2) 疼痛性质:一般为酸痛、胀痛、钝痛或隐痛,部分有触痛,伴或不伴下肢放射性疼痛。

(3) 加重及缓解因素:咳嗽或用力大、小便可使疼痛加剧,卧床休息后多可缓解。

(4) 其他临床表现:腰部僵直、生理前凸消失、脊椎侧凸,腰部活动多为不对称性的受限,L_4、L_5 及 S_1 棘突旁可有压痛。若存在巨大腰椎间盘突出或破裂,可引起马尾压迫综合征,表现为大小便功能异常、间歇性跛行及鞍区感觉障碍等。

3. 诊断和鉴别诊断

(1) 腰痛整体康复诊疗模式:对于 LBP 的康复诊断,必须着眼于全面整体观念,重视人体骨骼肌肉整体结构异常及各种不良力学因素的影响,确定疼痛与病因之间的关系。可从肌筋膜动力链、肌肉失衡、区域相互依赖等角度对疼痛及功能障碍进行评估诊断,准确找出疼痛的病因。

1) 肌筋膜动力链:首先,应评估肌筋膜动力链是否完整及有无异常。在完成某一功能性运动时,如果运动链肌群中的某块肌肉肌力不足,导致其无法与其他肌肉协同工作,从而使整个功能性运动无法按照正常模式完成。肌肉负荷逐渐增加,直到动作无法完成,造成肌肉筋膜过度负荷,引起疼痛、姿势异常等。从整体链条的相关筋膜、肌肉评估诊断腰背部疼痛发生的原理和部位,找出疼痛与肌肉、筋膜的关系,有助于准确诊断疼痛的病因。

2) 肌力与姿势分析:其次,评估肌肉力量有无减弱、长度有无变化,并对不良姿势进行分析。肌肉长度变短或张力增高,都可能使关节失去肌肉支持而发生损伤,导致慢性腰背痛。肌肉长度变短后,肌内动作控制不良,机体出现代偿动作。肌肉失衡后,身体姿势偏离正常状态,出现各种异常姿势。姿势分析可以为肌肉功能不良提供一些线索。通常强弱肌肉呈十字交叉排列,如胸背肌力不平衡,形成头部前倾、肩部上提与前伸、翼状肩等一系列姿势变化。如果患者是在进行某一种活动时出现疼痛或姿势动作不够准确,多数是重复过度的肌肉工作导致肌肉损伤。应对这种活动进行分析,确定是哪些肌肉受累。

3) 区域相互依赖(regional Interdependence,RI):再次,应评估疼痛部位与远处问题的关系。区域相互依赖是指与人体明显不相关的另一个解剖区域的损伤引起疼痛或相关症状。腰背部疼痛常常由远处问题发展而来。几乎所有肌肉骨骼疼痛都与足部直接或间接相关。应评估足踝生物力学及足部功能,并评估足部功能对身体远处部位的影响。足部半脱位或肌肉功能不良可引起神经病变,使局部肌肉力量减弱、张力增高,动作模式不正确,进而导致腰背痛、膝部疼痛,甚至颈痛、肩痛。远处的问题可能没有明显症状,但神经系统已出现功能紊乱,肌肉协同功能失调。对远处部位进行治疗,疼痛得到缓解,相关肌肉功能得到改善,则可以判断是远处的问题导致腰部功能障碍。

4) 触发点:肌筋膜疼痛触发点是一种非常常见的疼痛症状,一个触发点疼痛区域通常存在多个活化的触发点。潜在触发点通常受一些病理条件(如慢性反复的微小劳损、不良姿势、软组织撕裂或营养物质缺乏等)的作用后活化,表现为自发性疼痛或活动时疼痛。如果肌肉的疼痛触发点并未得到有效治疗,可能引起局部软组织动态失衡和静态力学失衡,同组肌肉过度使用性损伤而导致触发点区域大面积疼痛,并经触发点通路传导引起远处牵涉痛。研究表明,至少 40% 的骨骼肌疼痛为肌筋膜疼痛触发点活化所致。腰臀肌筋膜触发点疼痛,可位于竖脊肌、腰方肌、髂腰肌、多裂肌、臀大肌、臀中肌、梨状肌等,常伴有下肢牵涉痛,可同时并发多处肌触发点疼痛。

5) 动作激发:如果患者是在进行某一种活动时出现疼痛或姿势动作不够准确,多数是重复过度的肌肉工作导致肌肉损伤。应对相关肌肉韧带的肌力和张力进行评估,确定是哪些肌肉受累。同时,可应用选择性功能动作评估(selective functional movement assessment,SFMA)测量与动作模式异常有关的腰痛和功能不良,通过动作激发各种症状和活动受限,找出损伤和疼痛的根源。许多与结构失衡有关的健康问题,只有在患者负重时才出现,应在负重的情况下检查相关肌肉的功能。如果肌肉和关节在负重时出现功能丧失,那么维持正确姿势所需的伸肌易化功能也会丧失。

6）辅助检查：X 线图像可视化骨骼畸形，可以根据腰椎生理曲度变直或侧凸畸形、关节骨质增生、椎管狭窄、椎弓峡部裂等情况判断腰痛患者可能存在的症状，并排除发育缺陷。X 线平片对腰痛有其诊断价值，但只是单一的影像，对骨骼及肌肉病变的诊断有局限性。CT 和 MRI 是高效而无创的检查诊断方法，MRI 可准确评价肌肉、韧带、椎间盘等软组织的病理情况。脱水是椎间盘退变的早期生理改变，表现为低信号，在中老年人最为常见。一旦年轻患者有明确的外伤史，疼痛是剧烈而持续的，加上腰椎 MRI 可见单个椎间盘信号强度发生改变，可基本判断为椎间盘源性腰痛。

超声检查是诊断骨关节和软组织病变的有效方法，在软组织肿胀、肌腱或韧带损伤等方面的应用价值甚至优于 MRI，有助于发现或排除各种炎症性病变、退行性病变，判断关节有无粘连、肌腱有无撕裂等。表面肌电图（surfaceelectromyography,sEMG）是一种无创功能测评方法，可测定静止状态或各种运动状态的肌肉活动变化，评价神经肌肉功能水平、肌肉疲劳程度及肌肉协调性等，对 LBP 患者肌肉形态功能进行评估及预后判断。

因此，诊断 LBP 主要有五个方面：①创伤史，常常由职业活动或体育活动引起；②局部、慢性的疼痛；③确定疼痛与病因的关系；④分析肌肉失衡与不良姿势，确定哪些肌肉、关节受累；⑤结合影像学等检查结果。

（2）鉴别诊断

1）强直性脊柱炎：发病初常为腰、臀和髋部疼痛及活运受限，晨僵是本病常见的早期症状之一，晨起时觉腰部僵硬，活动后缓解。数年之后，随着病情进展，整个脊柱发生自下向上的强直，活动受限。X 线检查示脊柱椎体可呈竹节样改变；双侧骶髂关节间隙初期假性增宽、关节边缘呈锯齿状，以后关节面渐趋模糊、关节腔逐渐变窄，直至双侧骶髂关节完全融合。多数患者组织相容性抗原 B27（HLA-B27）呈阳性。

2）腰椎管狭窄症：有间歇性跛行，在无椎间盘突出时，仅大腿痛，无知觉改变，直腿抬高试验阴性，X 线平片、脊髓造影、CT、MRI 检查有助诊断。

3）急性腰扭伤（腰骶部或骶髂关节韧带急性扭伤）：早期不易鉴别，常无坐骨神经痛，检查腰骶肌紧张或骨盆挤压分离试验阳性，应严密观察。

4）梨状肌综合征：此病患者有真性坐骨神经痛，肛检时，病侧可触到紧张的梨状肌，压痛明显，压痛点在尾骨的中点与大粗隆连线的中点，梨状肌紧张试验阳性，压痛点深部封闭可解除症状。

5）马尾部肿瘤：与中央型椎间盘突出相比，发病缓慢，但继续恶化，脊柱无侧凸，腰椎活动无受限，脑脊液检查蛋白增高，脊髓造影可见倒杯状阴影，CT、MRI 检查有助诊断。

4. 治疗方案 治疗 LBP，不只是阻断病变部位的疼痛感受，这样只能暂时缓解症状，应针对主要病因进行纠正。纠正不良姿势及运动模式，重建肌肉平衡，消除触发点，强化本体感觉是治疗 LBP 的关键。治疗原则是消除或减轻疼痛，增强肌肉力量，强化本体感觉，促进正常运动模式建立、平衡控制能力形成。

（1）调整关节紊乱，恢复正常生物力学结构——手法矫正、器械整脊等：应用各种手法进行对关节半脱位或关节紊乱进行矫正治疗，能有效地缓解疼痛症状。手法治疗的关键是通过手法调整关节紊乱，恢复正常生物力学结构，促进正常姿势和运动模式的建立。脉冲器械整脊治疗技术的原理是调整脊椎关节排列，还原其正常结构与序列，解除脊神经等重要组织受刺激或压迫，显著缓解腰痛症状。机械脉冲所产生的振动与共振冲击作用于治疗部位，还可以调节神经肌肉兴奋性,增强本体感觉,增强脊椎自我保护机制。目前临床应用较多的是脉冲枪矫正仪,可以实时反馈调整,智能评估诊断后再针对性地进行调整治疗,融合诊断、评估、治疗于一体,效率高、疗效持久、复发率低。值得注意的是,一般是先对脊柱周围肌肉进行放松,再进行整脊治疗。

(2)消除肌肉不平衡——增强肌肉力量、牵伸肌肉长度:纠正不良姿势、重建肌肉平衡,是矫正LBP疼痛和功能障碍的关键。增强肌肉力量或牵伸肌肉长度技术是行之有效的方法。收缩、放松和牵伸技术,可以使肌肉得到最大的牵伸;这比快速牵伸更有效,因为快速牵伸肌肉时屈肌肌梭被激活,反射性地使肌肉痉挛。应注意的是,不仅要增强患侧肌肉肌力,还需应用筋膜释放技术、肌肉松弛技术及肌肉牵拉技术等缓解对侧肌肉紧张,最终使左右两侧肌肉保持动态平衡。

悬吊运动疗法(sling exercise therapy,SET)是一种主动训练及治疗肌肉骨骼疼痛的方法。通过多点多轴悬吊装置使身体保持一定姿势,再逐渐增加开链或闭链运动的负荷进行肌肉耐力测定和肌力训练,起到放松肌肉、增加关节活动范围、稳定肌肉、增强感觉运动协调性的作用。深部肌肉刺激技术是将深部、快速、短时间的垂直物理振动刺激施加在深层肌肉,可有效放松肌肉、缓解疼痛。尤其对重复过度活动引起的LBP镇痛效果明显。

(3)足踝生物力学调整——矫形鞋垫、贴布与矫形器的应用:几乎所有骨骼肌肉疾患应进行足踝生物力学调整。足部治疗包括矫形鞋垫与贴布、矫形器、手法治疗及鞋的改型等。通常首选矫形鞋垫。ICB矫形鞋垫是根据足踝部解剖结构特点制定的、以恢复人体正常生物力学为目的的矫正辅助器具。矫形鞋垫可使扁平足患者姆趾跖屈的力量恢复,压力中心曲线整体外移,为足部提供正确的生物力线,纠正异常步态。如果是足外翻引起的LBP,可采用肌内效贴布按"8"字贴法支持足弓。这也是一种试验性治疗,可以进一步确定是否因足外翻导致患者出现症状,有助于确定矫形器矫正治疗是否有效。如果因长期外翻导致足部严重塌陷,应安装矫形器;这样不仅可以起到支撑足部的作用,还可以矫正足部畸形。

(4)消除触发点(trigger points):对肌筋膜疼痛触发点进行疏通与软组织激活,可松解肌肉挛缩、消除肌肉疲劳,使机体或各关节恢复生物力学平衡状态,起到缓解疼痛症状、防止疼痛复发的作用。肌筋膜疼痛触发点清除技术在欧美国家临床康复和组织疼痛领域已得到广泛性应用,并取得了显著性的临床疗效。各种针刺法、射频热凝疗法、冷喷雾牵张疗法及消除持续因子可消除疼痛触发点,有效治疗LBP。

(5)加强功能训练,强化本体感觉:对于骨骼和软组织功能障碍,可采用身体各部分相互作用的技术,如瑜伽疗法(phoenix rising yoga therapy,PRYT)、平衡同步化技术等,进行姿势纠正训练、动作训练及整合性动态运动训练等全身性训练。同时,应用肌肉本体感受促进疗法等技术,促进本体感觉,加强感觉冲动的传导,可有效改善疼痛不适症状,增强机体自我保护机制。通过功能训练与本体感觉的整合练习,可有效提高整体肌肉的肌力和耐力,维持身体的平衡。

(6)提高中枢躯干协调控制能力:姿势控制是机体运动控制的基础,是机体保持重心稳定、维持身体平衡和维系肢体空间定位的基本身体能力。躯干核心肌群(多裂肌和腹横肌)的形态功能易受身体活动水平影响,与慢性非特异性LBP的发生互为因果关系。应用局部稳定训练LBP患者能再学习精确的躯干深层肌肉多裂肌和腹横肌共激活方式,提高中枢对腰部深层多裂肌的协调控制能力,对LBP患者有效完成日常生活工作动作、预防损伤具有重要意义。

(7)理疗:可采用超短波疗法、干扰电、磁疗、超声波疗法,也可选用微波、红外线、低周波、偏振光、激光等治疗。

(8)手术治疗:经规范非手术治疗无效、治疗后症状明显加重或有其他椎管狭窄征象保守治疗无效者,可考虑进行手术治疗。

(二)急性腰扭伤

急性腰扭伤是腰部肌肉、韧带、关节囊、筋膜等的急性损伤,可为部分撕裂或完全断裂,为青壮年体力劳动者的常见损伤。因为急性腰扭伤的命名仅从诱因及病程出发,而对其损伤的部位程度则无明确界定,故临床中包含的疾病甚多,包括腰肌扭伤、棘上棘间韧带损伤、腰部椎间关节紊乱、腰部椎间关节滑膜嵌顿、关节突关节综合征、第三腰椎横突综合征、臀上皮神经损伤、椎间盘源性腰痛等各种外力致腰部软组织损伤或小关节力学结构的改变,使损伤局部出现出血水肿炎性渗出,引起腰部的严重疼痛。

1. 病因 腰部肌肉、筋膜、韧带等软组织因外力作用突然受到过度牵拉而引起的损伤,常为肌肉猛烈收缩(如搬抬重物)致肌肉起点或止点处产生撕裂伤,偶可产生筋膜破裂和肌疝。可分为椎管外病因和椎管内病因两大类,包括起止于脊柱骨突维持脊柱稳定的腰部肌肉痉挛、腰椎小关节发生旋转、关节滑膜嵌顿和被纤维环包绕的髓核自裂隙刺激纤维环周边的感觉神经末梢等。

2. 临床表现

(1)疼痛部位:扭伤时腰部立即出现剧痛,部分患者诉说受伤时腰部有响声或突然断裂感。主要表现为局限性疼痛或剧烈腰骶部疼痛,压痛点固定,如髂嵴后缘、棘突或棘间深处、棘旁深处、第3腰椎横突等。患者常两手扶腰,行动困难,严重者不能翻身;部分疼痛可牵涉到下肢。

(2)疼痛性质:以剧烈、持续、局限为特点。

(3)加重或缓解因素:咳嗽、喷嚏、深呼吸、大声说话、腹部用力等均会加重疼重;活动时加重,休息后也不能消除。

(4)其他临床症状:腰部僵硬,腰前凸消失,可有脊椎侧凸和骶棘肌痉挛。腰椎各方向活动均有明显限制。

3. 诊断与鉴别诊断

(1)症状:有明显的腰部扭伤史,多见于青壮年。腰部单侧或双侧疼痛剧烈,不能翻身坐立行走,常保持一定姿势,以减少疼痛。

(2)体征:腰肌和臀肌痉挛,或可触及条索状硬块,损伤部位有明显压痛点,脊柱生理弧度改变。急性腰扭伤一般无下肢痛,部分患者有牵涉性下肢痛,直腿抬高试验时腰部疼痛,但直腿抬高加强试验阴性。鉴别困难时,可做压痛点局部封闭,腿痛消失或减轻,则为牵涉痛。

(3)辅助检查:X线检查示腰椎变直,或出现保护性侧凸,可排除脊柱骨折、脱位等。

(4)鉴别诊断

1)腰椎间盘突出症:除有腰痛外,尚有明显的沿坐骨神经走行的放射痛,检查患肢直腿抬高试验阳性,CT检查可确诊。

2)腰椎骨折、脱位:有高处坠落或暴力外伤史,可并有脊髓损伤,腰部畸形,X线照片可明确诊断。

4. 治疗方案

(1)卧床休息:卧硬板床休息,可减轻肌肉痉挛和疼痛。严重者,可在腰部两旁置沙袋固定。

（2）药物治疗：可选择甲基醋酸泼尼松龙或醋酸氢化可的松、普鲁卡因局部痛点封闭，对腰肌、筋膜及韧带损伤效果较好；每周一次，一般一次即有明显好转。也可选用镇痛药和肌肉松弛剂等，如非甾体抗炎药口服；以及中药口服或外敷。

（3）理疗：急性症状缓解而有残余疼痛时，可用电疗、磁疗等。

（4）推拿：旋转推拿法对椎间小关节滑膜嵌顿有效。

（5）医疗体操：急性疼痛减轻后应逐渐锻炼腰部肌力。

（三）骨质疏松症

骨质疏松症（osteoporosis，OP）是一种以骨量减少、骨微结构退化为特征，致使骨脆性增加、易发生骨折的一种全身性骨病。随着人类寿命延长和老龄化社会的到来，OP已成为全球健康问题，中国也不例外。流行病学调查显示，50岁以上妇女脊柱骨折的患病率为15%，相当于每7位50岁以上妇女中就有1位发生过脊柱骨折。OP骨折导致病残率和死亡率增加。尽早预防可以避免骨质疏松性骨折，即使发生过骨折，当采取治疗后也可以有效降低再次骨折的风险。因此，提高对骨质疏松症的认识，尤其是做到早期诊断、及时预测骨折风险并采取规范的防治措施十分重要。

1. 病因　OP是一种多因素共同作用的结果，目前认为激素的调控、营养状态、物理因素、免疫功能、遗传基因等与骨质疏松的发生有关联。

（1）激素的调控：与OP有关的激素超过8种，如雌激素、甲状旁腺激素（PTH）、降钙素（CT）、活性维生素D、甲状腺素、雄激素、皮质类固醇激素、生长激素及细胞因子等。其中前4种激素及细胞因子更为重要。

（2）营养状态：营养因素包括钙、磷、蛋白质及微量元素如氟、镁、锌等。OP的病理机制主要是血钙水平下降，使PTH分泌增多，作用于环磷酸腺苷使其升高造成破骨细胞活性增强、骨吸收加速、骨钙溶出、骨吸收超过骨形成，发生骨质疏松。而血钙的降低是由于钙吸收的下降，钙吸收低下是由于低钙饮食、低维生素D或低活性维生素D、日照不足、长期卧床、高磷饮食的摄入等造成的。低磷可刺激破骨细胞，促进骨吸收，使成骨细胞合成胶原速率下降，限制骨矿化的速度，易引起佝偻病、软骨症等；高磷可使细胞外液的P浓度升高，使细胞内钙浓度降低、Ca/P比率下降，尤其是钙离子浓度下降，使PTH分泌亢进、骨吸收增加造成骨营养不良，诱发OP。

（3）其他相关因素：包括物理因素、免疫功能及遗传基因等。物理因素包括是否经常运动。日光照射情况、重力负荷等因素，与骨质疏松的发生有关。运动可以减少中老年人的骨矿丢失，延缓OP的发生。白种人、黄种人比黑种人发生骨质疏松较多，且症状较重；身材矮小的人较身材高大的易发生骨质疏松，即使是生活条件、身体状况、环境因素相近，性别相同、年龄相近的两个人，其骨质疏松的发生和程度也有差别，这些事实都揭示骨质疏松与遗传基因有关。

2. 分型及临床表现

（1）疼痛部位：以腰背部疼痛为主，肩部和足跟疼痛也较常见。其特点是在长时间保持固定姿势时出现疼痛，或疼痛加重。伴脊柱强直感，弯腰困难，挺直时疼痛。

（2）疼痛性质：以酸痛为主。

（3）加重或缓解因素：早晨起床于翻身、起坐、穿衣、行走时疼痛，活动后减轻。

（4）其他临床表现：①身高缩短：椎体内骨小梁数量减少，骨质疏松而脆弱，椎体受压，致椎体缩短、身高缩短;骨质疏松时出现弯腰、驼背,也可使身高缩短。这两种因素相加可使身高缩短甚至达 10cm 以上。②骨折:由于骨皮质变薄,骨的脆性增加,易发生骨折。轻度的扭伤就可能发生骨折,有时无外力作用也可能发生骨折。骨折好发部位为股骨颈、腰椎和桡骨远端,尤其是股骨颈骨折更常见,易发生股骨头缺血性坏死,骨折不愈合,治疗效果欠佳,故致残率较高。

3. 诊断与鉴别诊断　OP 诊断需进行详细的病史采集与体格检查,结合骨密度评估及椎体影像学检查。须鉴别是原发性还是继发性 OP,可参考年龄、病史、骨折和实验室检查等进行综合考虑。需要强调的是,诊断原发性 OP 前需要筛查能够导致骨质疏松的继发性因素,尤其对于那些近期发生骨折、多发骨折以及骨密度非常低的患者,以免延误原发疾病的治疗。

(1) 症状、体征:腰背部疼痛或周身骨骼疼痛,负荷加重时疼痛加重,严重时翻身、坐起、行走困难。身高缩短和驼背,脊柱畸形和伸展受限。部分患者伴脊椎骨折。

(2) 骨密度减少:以骨矿含量测定和脊柱腰椎 X 线片相结合判断,目前主要以双能 X 线吸收法(DEXA)为手段,不排除多种方法的应用。若无骨密度仪,可用 X 线片初步诊断 OP,一般常用腰椎,也可以用股骨近端、跟骨、管状骨 X 线片。

1) X 线表现:骨密度、骨皮质、骨小梁均出现形态学改变。可以采用胸腰椎侧位片或者基于双能 X 线吸收仪(DXA)的侧位椎体骨折评估系统(VFA)以诊断是否存在椎体骨折。当完成首次椎体影像检查后,只有在出现身高缩短、新发背痛或身体姿势改变时才需要复查。

2) 骨密度检测:测定全身的骨密度及骨矿物质的含量。脊椎骨密度估计,建议用下列方法:①Ⅰ度:纵向骨小梁明显;②Ⅱ度:纵向骨小梁变稀疏、表面粗糙;③Ⅲ度:纵向骨小梁不明显。Ⅰ度为可疑,Ⅱ度、Ⅲ度为骨质疏松。同时发生压缩骨折者,应测量压缩率(%)。

3) 实验室检查:OP 患者血液中骨碱性磷酸酶含量显著增高。随着年龄的增长,血钙含量逐渐下降、血磷含量增高。

(3) 骨矿含量诊断及分级标准:参考世界卫生组织(WHO)的标准,结合我国国情,以种族、性别、地区的峰值骨量(M±SD)为依据:

1) >M−1SD:正常;

2) M−1SD~2SD:骨量减少;

3) <M−2SD 以上:骨质疏松症;

4) <M−2SD 以上:伴有一处或多处骨折,为严重骨质疏松症;

5) <M−3SD 以上:无骨折,也可诊断为严重骨质疏松症。

(4) 鉴别诊断

1) 继发性骨质疏松症:由内分泌性疾病、骨髓增生性疾病、药物性骨量减少、慢性疾病、废用性骨丢失等引起的继发性骨质疏松。

2) 需与其他低骨量的疾病相鉴别,包括各种骨软化症(钙与维生素 D 缺乏症、肾小管酸中毒等)、甲状腺功能亢进、恶性肿瘤的骨转移、化脓性脊椎炎等。

4. 治疗方案　OP 的防治应是一个全面、立体的过程。综合康复治疗可以减少 OP 患者残疾率、改善身体功能、降低跌倒风险。

(1) 药物治疗:分为抗骨质吸收剂和促骨质形成剂,这些药物的疗效判断以骨量增加或防止骨量减少为指标,包括双膦酸盐类药物(阿仑膦酸钠、阿仑膦酸钠＋维生素 D、伊班膦酸钠、利塞膦酸钠以及唑来膦酸)、降钙素、雌激素受体调节剂(雷洛昔芬)、雌激素、组织选择性雌激素复合物(结合雌激素/巴多昔芬)、PTH1-34(特立帕肽)以及 RANKL 单抗(地诺单抗)。双膦酸盐类药物主要用于治疗绝经后妇女和中老年男性的骨质疏松症以及糖皮质激素导致的 OP。降钙素的适应证为绝经 5 年以上妇女且其他抗骨质疏松症药物不适用时。

(2) 运动疗法:推荐规律的负重及肌肉强化运动以改善身体的灵活性、力量、姿势及平衡,还可维持和改善骨强度,并能降低跌倒、骨折风险。①等长肌肉收缩训练:当骨质疏松程度较重,发生病理性骨折。当骨折予石膏固定时,可行等长肌肉收缩训练。②等张肌肉收缩训练:没有固定的肢体和关节应进行等张肌肉收缩训练,通过关节运动可以增加关节活动范围。③躯干肌训练:仰卧位时,枕部、双肘、双足五点着床支撑,躯干前挺,臀部抬起,训练腰背部肌群的力量;双下肢伸直,双手放在后枕部,做抱头姿势,头部和躯干抬起,训练腹部肌肉的力量。④步行训练:大多数 OP 患者能够步行,是临床治疗的主要对象。步行训练的目的在于增强肌力,维持日常生活所必需的最小活动量,以增加对骨骼的刺激,促进骨形成。步行训练的类型包括主动运动和抗阻运动,前者应进行步行、上下台阶和体操训练,后者运用股四头肌训练器、功率自行车、哑铃、拉力器等进行器械抗阻训练。

(3) 理疗:包括紫外线疗法、电磁场疗法和高电位疗法等。

(4) 心理治疗:对那些已经发生骨折的患者进行心理支持治疗,有助于恢复其身体功能。

(王楚怀 张珊珊)

九、髋部及大腿区域疼痛

髋部是连接躯体与下肢的枢纽,机体通过髋部骨骼和肌肉等保持坐和站立姿势的稳定,通过髋部和下肢的配合完成坐、立和行走功能。髋部及大腿负担重活动量大,因此容易出现损伤引发疼痛性疾病,如:大转子疼痛综合征、梨状肌综合征、股外侧皮神经炎、臀上皮神经综合征和股骨头缺血性坏死等。

(一) 大转子疼痛综合征

1. 病因 大转子疼痛综合征(或称股骨大转子综合征、大粗隆疼痛综合征),是以大转子区域感觉疼痛或有明显压痛为主要表现的临床综合征。有人认为本病是局部滑囊急性炎症,目前认识该疼痛综合征是由于大转子附近软组织在长期反复的过度牵拉下造成慢性损伤以及继发性无菌性炎症所致。形成原因类似于网球肘等与职业运动有关的慢性劳损。

2. 临床表现 主要临床症状为大转子区域疼痛,疼痛常突然发作,有时较为严重,甚至夜间可以痛醒。疼痛常呈放射性,可向前或向后放射,向前可放射至腹股沟区,向后可放射至骶髂部。检查时可见大转子顶端偏后方有明显的局限压痛点,患肢活动因疼痛而受到限制,抗阻力外展或后伸阳性。当脊柱前屈或向健侧侧屈时疼痛可明显加重。

3. 诊断与鉴别诊断

(1) 诊断:患者有慢性劳损病史、局部疼痛的临床症状以及位于大转子顶端偏后方的局限性压痛点。X 线平片有时可见大转子顶端的上方有软组织钙化影像及大转子皮质部分出现不规则改变的影像。结合患者临床表现和 X 线片结果,同时排除局部其他病理改变,常可明确诊断。但并非每个患者都有上述的典型临床表现,部分患者可无慢性劳损病史和无 X 线的阳性表现。

(2) 鉴别诊断:由于该病疼痛可向后放射至骶髂部,故需要与坐骨神经痛相鉴别,但两者压痛点位置不同,结合病史和 X 线表现,不难鉴别。

4. 治疗

(1) 保守治疗:在急性发作期应适当卧床休息。

(2) 物理治疗:局部热敷或理疗可改善局部血液循环,促使炎症消退,减轻症状。

(3) 药物治疗:疼痛严重时可口服洛索洛芬等止痛药物。

(4) 局部阻滞治疗:较为有效的方法是局部应用类固醇激素复合低浓度的局麻药的消炎镇痛液进行区域注射。注射后常可使临床症状明显缓解,每周注射一次,3~5 次 1 个疗程,可使疗效巩固。在注药治疗过程中,应注意休息止动。

(二) 梨状肌综合征

1. 病因 由于梨状肌本身与坐骨神经之间的位置关系存在解剖变异,当受到某些因素的影响时,可以引起局部水肿、肥厚、变性或挛缩等,因而压迫坐骨神经所产生的一系列症状称为梨状肌综合征。梨状肌综合征与其自身解剖结构密切相关。梨状肌起自小骨盆的后壁,肌纤维发自第 2~5 骶椎椎体的前面,骶前孔的外侧,止于大转子上缘的后部。正常人的坐骨神经经梨状肌的下缘出坐骨大孔至下肢,由于解剖上的变异,坐骨神经的主干可穿过梨状肌或经其上缘出骨盆,因此梨状肌的病变对坐骨神经的影响最大。当梨状肌与坐骨神经的关系发生变异时容易压迫坐骨神经产生症状,尤其是在外伤、慢性劳损及炎症等外来因素的不良刺激下,梨状肌可发生水肿、痉挛甚至变性,从而压迫或牵扯坐骨神经引发梨状肌综合征。

2. 临床表现 主要症状为臀髋后部疼痛,疼痛向下肢后外侧放射,小腿的后外侧和足底部感觉异常或麻木。症状长期慢性反复发作,有些病情较顽固,病史可长达数年或数十年,患者直腿抬高试验呈阳性是另一明显体征。X 线检查腰椎和臀髋部无异常发现;肌电图检查可显示周围神经受损的异常表现。

3. 诊断与鉴别诊断

(1) 诊断:通过详细询问病史,结合症状、体征及辅助检查的结果,可明确诊断。

(2) 鉴别诊断

1) 腰椎间盘突出症:其与受压平面一致的坐骨神经根性疼痛症状和体征比较突出,检查可发现患者腰部有畸形,腰椎旁有压痛并向下放射,直腿抬高试验阳性或加强试验阳性。在腰椎 X 线平片或其他影像检查可有阳性发现。

2) 马尾肿瘤:马尾肿瘤可引起坐骨神经痛,但其疼痛明显,主要集中在腰部,其特点为休息时加重,活动后减轻,且为双侧下肢均出现症状为主,认真鉴别,不难区分,椎管造影可明确诊断。可在早期出现大、小便功能障碍。上述表现与梨状肌综合征特点有明显差异。

4. 治疗原则

(1) 保守治疗:首先选用合适的保守治疗方法,急性期患者应卧床休息,以缓解运动本身对梨状肌的进一步刺激,减轻其水肿及淤血等。

(2) 物理治疗:采用微波等理疗方法可改善循环,减轻梨状肌炎性水肿压迫坐骨神经。

(3) 药物治疗:口服布洛芬等非甾体抗炎药及神经营养剂等。

(4) 局部阻滞治疗:应用类固醇激素复合低浓度的局麻药的消炎镇痛液,辅以 B 族维生素可以有效地减轻梨状肌炎症水肿、解除梨状肌痉挛、改善神经功能。

(5) 手术治疗:对于保守治疗无效、症状严重且顽固持久者,可采用微创手术如射频坐骨神经干松解术,也可采用开放手术将梨状肌切断或部分切除,同时松解其与坐骨神经及与其他组织的粘连,以解除对坐骨神经的牵拉和压迫。

(三) 股外侧皮神经炎

1. 病因　股外侧皮神经炎是指该神经在其行走过程中受到某些机械或化学因素的影响,而引发的一系列症状。股外侧皮神经为纯感觉神经,来自腰神经,在腰大肌外缘向外下方行走,经髂肌前面从髂前上棘内侧穿过腹股沟韧带的下方至股部,并在缝匠肌前、后或穿过该肌的上部分成前、后2支。其前支在髂前上棘下约10cm处穿出阔筋膜,支配髋、膝及大腿前方的皮肤感觉。后支在前支的稍上方穿出,支配大腿外侧的皮肤感觉。临床上以腹股沟区和腰大肌深面病变造成对该神经的压迫和刺激者占较大比例。

2. 临床表现　大腿前面和外侧面皮肤疼痛、麻木,部分患者在上述区域有皮肤感觉减退或过敏现象。症状轻者仅在活动时感到轻度疼痛,而严重时可因疼痛影响弯腰、行走等活动。疼痛常在活动后加重,休息后或在屈髋位置减轻。病程常呈渐进性。

3. 诊断与鉴别诊断

(1) 诊断:股外侧皮神经的相应分布区皮肤麻木,疼痛或合并感觉过敏等典型的临床症状,体格检查未发现腱反射的改变和下肢运动障碍者,可明确诊断。病变部位在腹股沟区的病例,在该区域或可找到局限疼痛诱发点,更有利于诊断。

(2) 鉴别诊断:本病在诊断上应与腰椎间盘突出症、椎管狭窄症及其他引起坐骨神经痛的疾病相鉴别,前二者在压迫相应的脊神经引起下肢疼痛症状的同时,还可发现腱反射减弱、下肢某部位运动功能障碍、直腿抬高试验阳性等。腰痛病史和腰椎相应的椎旁压痛点可与本病相鉴别。

4. 治疗

(1) 去除病因:如果病因明确则应采取对因治疗,如解除局部肿块、血肿等对股外侧皮神经的压迫。由这些病因引起者往往症状重、病程长、病情顽固,一般治疗效果差。

(2) 局部阻滞治疗:局部炎症或纤维组织粘连引起者,在确定位置后可进行局部注射,如腰大肌注射或腹股沟区注射药物,包括类固醇激素、局部麻醉剂、B族维生素等,同时可使用抗生素。一般发病者经此治疗后症状可获得缓解,巩固治疗每周1次。

(3) 微创介入治疗:疼痛反复发作,其他治疗方法无效者,可采用神经射频脉冲调理或毁损治疗。

(四) 臀上皮神经综合征

1. 病因　臀上皮神经受牵拉或压迫后可在其分布的臀部皮肤产生以疼痛为主要特征的一系列症状和体征,称之为臀上神经综合征或称臀上皮神经综合征。是引起腰腿痛疾病之一。臀上皮神经由 T_{12}、$L_{1~3}$ 脊神经后支的外侧支组成,为臀部皮肤的感觉神经。该神经在越过髂嵴进入臀部时,需经过由坚强的骶棘肌、腰背筋膜在髂嵴上缘的附着处所形成的骨纤维性的扁圆形隧道。这种管道对臀上皮神经起到了固定和保护作用,但如果组成这种管道的骨和纤维组织损伤、炎症、增生即可造成管道的变形、缩窄,从而压迫臀上皮神经产生相应的临床表现。由于该神经相对被固定,急性腰部扭伤时也可使之受到牵拉而产生疼痛表现。

2. 临床表现　患者多为体力劳动者,男性多于女性。主要症状为臀部及下肢疼痛,一般呈刺痛或酸痛并向臀部以下大腿后侧放射,少数可出现撕裂样疼痛。弯腰或起坐时可以引起疼痛加重。查体可触及患者病变侧髂后上棘下方有一条索状物,按压时患者常感胀痛和麻木,并向下传导。无下肢运动功能障碍的症状和体征,直腿抬高试验呈阴性。

3. 诊断与鉴别诊断

（1）诊断：根据患者的工作性质和可能存在的腰肌扭伤史，以及症状和体征，即可确定诊断。

（2）鉴别诊断

1）腰椎间盘突出症：腰椎间盘突出症患者相应腰椎节段椎旁有压痛并向下肢放射；直腿抬高试验呈阳性，疼痛可放射至足部，腰椎 MRI 或 CT 检查可有阳性发现。

2）臀上皮神经综合征：患者疼痛放射至下肢但最低不过膝，没有腱反射的异常和运动功能障碍。

4. 治疗原则

（1）保守治疗：急性发病者，应注意休息，减少下腰部的活动，目的是减轻对局部组织的进一步刺激，有助于消除急性炎症或水肿。

（2）物理治疗：局部红外线等理疗方法可改善局部血液循环，促使炎症消退，减轻症状。

（3）局部阻滞治疗：理疗等措施症状改善不明显或已有慢性迁延病史的病例，可用消炎镇痛液行局部神经阻滞治疗。

（4）手术治疗：如经上述各种保守疗法仍不能缓解者，可采取手术方法，在直视下进行探查，找出压迫或牵拉该臀上皮神经的病变，解除压迫或牵拉，必要时可行神经切断术。

（五）股骨头缺血性坏死

股骨头缺血坏死为常见的骨关节病之一。有创伤、感染等因素使股骨头失去正常的血液供应，进而造成坏死，具有较高的发病率。近十几年来临床、病因、流行病学、组织病理学及骨微循环等方面研究认为，股骨头血液供应损害在骨坏死发病机制中的作用已得到了明确和肯定的结论。早诊断、早治疗能终止或逆转病变，保留股骨头和髋关节的功能。

1. 病因

（1）创伤：有统计报道创伤后骨坏死的发病率为 15%~45%，妇女和有移位骨折的患者，其坏死发生率更高。髋关节脱位是造成股骨头坏死的另一原因，统计报道脱位后坏死发病率为 10%~26%。

（2）感染：感染使关节腔内渗出液增多，关节腔和骨髓腔内压力增高，股骨头血运障碍，使骨髓中心部软骨细胞破坏。

（3）嗜酒：长时大量饮酒者在骨坏死患者中占 10%~39%。

（4）长期应用糖皮质激素：长期服用糖皮质激素可引起骨质疏松、血液黏稠度增大、血管炎症及高血脂，从而造成微循环障碍，导致骨组织缺血坏死。

（5）先天缺陷和遗传：股骨头和髋的先天缺陷可致缺血坏死，且有人报道 10%~70% 的股骨头无菌坏死患者有家族史。

（6）自身免疫学说：本症患者中有 IgG 明显升高，血小板聚集异常。

2. 临床表现

主要为股骨头骨化中心的缺血坏死，可分四期，其病理变化均有 X 线上的相应表现。

（1）缺血期：临床症状不明显，常常被漏诊，此期可延续几个月至 1 年余。X 线表现为股骨头前侧部受损，局部骨骺呈囊状，偶尔产生一缺损。股骨头骨质致密，密度增高，有时头的关节间有褶皱现象；可出现头部塌陷，但无死骨阴影。

（2）血供重建期：该期股骨头易发生畸形，X 线表现为受侵区占股骨头骨骺的一半以上，股骨头有塌陷，骨骺的高度亦降低，呈扁平局部致密，形成死骨样阴影，干骺端有清楚的囊样吸收区。此期新生血管从周围组织长入骨化中心,吸收死骨,沉积新骨,治疗得当可避免发生畸形。此期可持续1~4年。

(3) 愈合期:本病自限,到一定时间,骨吸收可自动停止,继续骨沉积,直到纤维肉芽组织全部为新骨所代替。但新骨软而可塑,畸形仍可继续加重。X线表现为骨骺大部分受侵害,股骨头扁平,骺有节裂,股骨头增宽,骨骺端常呈弥漫性的密度减低区。

(4) 畸形残存期:畸形永恒不变,形成骨关节炎。X线表现为骨骺全部遭到侵害,股骨头塌陷,形成一窄条致密线,股骨头呈扁平状,其节裂有再联合现象。晚期头形成蘑菇状或帽状,有的骨骺发生移位,髋臼变形,髋关节半脱落,干骺端广泛的囊性变。

3. 诊断及鉴别诊断

(1) 诊断:患者多有外伤、嗜酒、长期服用糖皮质激素类药物史;表现为髋部疼痛、髋部活动时痛可向腰臀部、大腿内侧放射,致大腿内侧肌群紧张,出现保护性跛行,休息时无痛感。髋关节内收,外展功能受限,疼痛加重。查体腹股沟中点(股骨头体表投影处)明显压痛;大腿滚动试验、叩跟试验、股骨头研磨试验、4字试验和大转子叩击试验均呈阳性。有影像学改变,尤以ECT、MRI的改变为明显,且可早期出现。根据以上表现可以进行诊断。

(2) 鉴别诊断

1) 髋关节滑膜炎:多诉髋痛,出现跛行,小儿多见,常有上呼吸道感染或过敏反应病史,经休息或对症治疗后可自愈。

2) 髋关节脱位或股骨颈骨折:常有外伤史髋部疼痛,活动受限,出现跛行,X线可提示股骨头滑脱或骨折。

3) 髋关节结核:常有结核病接触史,有结核病的症状、体征,X线可见患侧骨质疏松,闭孔缩小等。

4) 髋关节肿瘤:少见,有髋关节持续性疼痛,骨质破坏多为转移瘤所致,伴有肿瘤的症状,如消瘦、恶病质等。

4. 治疗

(1) 早期治疗:早期以非手术治疗为主,如减轻患者的负重,服用一定量的消炎止痛药,给予活血化瘀中药内服、外涂等,但目前国内外学者倾向于髓内减压术。采用综合治疗缓解症状,改善功能,延缓股骨头置换时间,措施包括:

1) 全身用药:静脉滴注一定量的抗生素和复方丹参注射液,口服非甾体抗炎镇痛药,同时给予营养支持和钙剂的补充。

2) 局部阻滞治疗:以局部麻醉药、B族维生素及激素类药物(因长期服用激素造成股骨头缺血坏死者不用激素)配成镇痛液,注入病变关节腔,对临床症状、体征明显而无影像学改变者,一般2次注药后可减轻50%~80%,经2~3次注药和配合其他治疗,症状、体征可消失。

3) 髋关节腔减压:取腹股沟韧带中点下、外各2cm处(股神经外侧)行针刀减压,刀刃平行于神经血管垂直刺入达髋关节腔,将关节腔后壁切2~3刀,一般每周一次,轻者一次治疗症状改善80%~100%,重者需2~4次,在针刀治疗间隔期间可单纯注入镇痛液。对并存有小腿疼痛不适者给予痛点阻滞和理疗。

4) 骨髓腔减压:骨内压的增高是股骨头无菌坏死的病理过程,也是引起疼痛的主要原因,降低骨髓内压,改善血运,重建微循环,可为死骨部分再血管化和细胞长入开辟道路,取大转子下1cm处垂直进刀(或克氏针)达骨面,稍退刀后改向股骨头方向刺入,使针刀穿透骨皮质达骨髓腔,且确保减压效果,可在同一进刀点在骨面上改换位置刺入骨髓腔2~3

个孔。

5) 避免负重:过早的负重和活动是加速股骨头缺血、坏死、塌陷的原因之一,因而治疗后的患者应注意休息和加强床上下肢功能的锻炼,扶拐行走需 3~6 个月的时间。

(2) 晚期治疗:晚期多采用外科手术治疗。

(黄绍鹏　刘金锋)

十、膝关节及其周围疼痛

膝关节是人体最大、结构最复杂的关节。在膝关节周围韧带的保护辅助下,膝关节可以完成伸、屈、内旋、外旋和扣锁等运动。由于下肢负担重活动量大,因此膝关节易因损伤等原因引发多种疼痛性疾病,包括髌下脂肪垫炎、膝关节交叉韧带损伤、膝内侧副韧带损伤、膝外侧副韧带损伤、股二头肌腱腱鞘炎和膝关节骨性关节炎等。

(一) 髌下脂肪垫炎

1. 病因 髌下脂肪垫炎,是由于膝关节长期慢性劳损引起脂肪垫的无菌性炎症。髌下脂肪垫位于髌骨、股骨髁下部、胫骨髁前上缘及髌腱之间,髌腱的深面,具有增加关节稳定性,减少髌骨、韧带与关节囊、骨关节面摩擦作用,起到衬垫缓冲作用和润滑作用,正常情况下,即使极度消瘦或衰竭的患者脂肪垫体积变化也很少。髌下脂肪垫常因急性损伤和慢性劳损产生无菌性炎症,造成出血、水肿、渗出、增生、肥大、硬化、纤维变性或粘连,发生脂肪垫肥厚,引起后方局部滑膜炎,刺激皮神经而致疼痛。该病多发于经常爬山,下蹲、步行的等膝关节运动较多的人。

2. 临床表现

(1) 症状:通常表现为膝关节疼痛,膝前下方酸痛乏力,膝关节伸直或踢腿、跳跃、跑步、活动时疼痛加重,稍微屈膝或休息后症状减轻。日久膝关节疼痛变为持续性,尤其是下蹲位及半屈曲位,如上下楼梯时加重。不能单侧膝关节半屈曲位站立,单侧膝关节由蹲位站起时疼痛加重。疼痛位于髌韧带上端后方及其两侧,有时可放射到腘窝,甚至沿小腿后侧到足跟。亦可沿小腿前下方放射,沿胫骨前方向下直至足背与足趾。关节活动一般无明显障碍。髌腱两侧肿胀,偶有皮温增加。或许有少量积液,休息多可消退。脂肪垫肥厚,部分患者膝关节活动时可出现被"卡住"的现象。

(2) 体征:①患侧膝关节前侧肌肉可有萎缩,肌张力减退;②压痛点在髌骨下缘,髌腱及其两侧;③髌骨下压痛明显,深压髌腱可产生模糊的压痛;④用手推髌骨向下时,髌骨下缘翘起,另一手拇指指尖从髌尖后方(深面)向前方按压,可有局限性压痛,比健侧敏锐;⑤患者屈膝,检查者一手拇指按压于膝眼处,持续按压情况下,嘱患者伸直该膝关节,可出现疼痛加重;⑥嘱患者屈曲膝关节后迅速伸直,可出现膝关节疼痛。

3. 诊断及鉴别诊断

(1) 诊断

1) 常见于中青年人,登山运动员,经常下蹲和步行者,或有膝部急性损伤、慢性劳损、受寒史者。

2) 膝关节屈曲再伸直时疼痛加重,疼痛可放射至关节周围及小腿,膝关节过伸过屈活动受限。

3) 膝关节前及髌韧带两侧隆起,触之有硬韧带感及压痛。

4）髌骨下压痛明显,少数患者可出现嵌顿。假绞锁现象和浮髌试验阳性。

5）X线示髌下脂肪垫有浑浊现象。

（2）鉴别诊断：需与以下疾病鉴别诊断：半月板损伤、髌骨软骨软化、髌尖末端病、关节内游离体、髌骨复发性半脱位、股骨髁剥脱性骨软骨炎、脂肪垫区的占位性病变等。

4. 治疗

（1）保守治疗：增强股四头肌力量训练,穿半高跟鞋预防膝反张,可减轻和预防本病。

（2）物理治疗：可以采用微波、蜡疗等方法。

（3）局部阻滞治疗：对于保守治疗和物理治疗效果不佳者,可以在髌下脂肪垫内注射2~5ml消炎镇痛液,1次/周,3~5次1个疗程。

（4）针刀治疗。

（二）膝关节交叉韧带损伤

1. 病因　交叉韧带又称十字韧带,属关节内韧带,是连接股骨与胫骨之间的坚强韧带。前交叉韧带可限制股骨前移,限制膝过伸及内外旋转活动。前交叉韧带损伤远比后交叉韧带损伤多见。韧带裂断部位以胫骨附着处连同骨质共同撕脱最为常见,股骨外髁起点处撕脱次之,再次为韧带中部断裂。复合损伤远比单纯前交叉韧带损伤多见。膝过伸性或过度外展性损伤,或外旋暴力,或由后向前的暴力均可损伤前交叉韧带。常发生在运动场上和交通事故中。

2. 临床表现　患者有明显的外伤史,受伤时患者自觉关节内有撕裂感,伤后膝关节肿胀、疼痛,关节活动受限,严重者不能行走。晚期患者行走时可有松动不稳感。前抽屉试验阳性。

3. 诊断及鉴别诊断　通常患者有明显的外伤史,膝关节疼痛,关节活动受限,甚至无法行走。X线检查可显示胫骨向前或向后移位及其程度（在胫骨平台后缘最远点画一直线与胫骨后面皮质平行,再将此线向上延长）,在正常时,股骨髁后缘距此线前后一般各不超过0.5cm,如超过以上距离,可确定交叉韧带损伤。MRI检查可见前、后交叉韧带损伤,据此多可以明确诊断。进行关节镜检查则可明确诊断断裂的位置及程度并进行相应的治疗。该病需与半月板急性损伤相鉴别。

4. 治疗

（1）保守治疗：对于交叉韧带损伤或部分撕裂伤,关节无松动不稳者或者撕脱骨折无明显移位者,可将积血尽量抽尽后,用夹板或者石膏托将膝关节固定于功能位6周。

（2）药物治疗：在功能位固定的同时口服非甾体抗炎镇痛药及活血化瘀中药。

（3）关节腔注射：在关节腔积血或积液消除后,可关节腔内注射以局部麻醉药、臭氧水或激素类药物（因长期服用激素造成股骨头缺血坏死者不用激素）组成的镇痛液,有助于消除关节腔的炎症,减轻疼痛,促进损伤的恢复。

（4）手术治疗：交叉韧带完全断裂,关节不稳定,撕脱骨折后移位及其他合并损伤时,可考虑关节镜治疗或开放手术治疗。

（三）膝内侧副韧带损伤

1. 病因　膝内侧副韧带损伤多是受到直接或旋转损伤的结果,常见于足球、摔跤、篮球、橄榄球、从事冰雪项目及跳跃动作的运动员,也有些患者没有明确的外伤病史。在膝关节伸直位或屈曲位的外翻时,尤其是膝屈曲30°~50°,小腿突然外展外旋,或足及小腿固定于地面,而大腿突然内收内旋,可造成膝内侧副韧带损伤。膝伸直位损伤,易发生在韧带的胫骨附着处;而屈曲位伴旋转易发生在韧带的股骨处,该韧带中间部的损伤,常合并半月板损伤,如膝外翻损伤将导致主要内侧稳定装置的断裂,暴力过强可造成前交叉韧带损伤,膝内侧副韧带、半月板、前交叉韧带同时损伤称膝关节三联症,如暴力过大还可致胫骨外髁压缩骨折、髌骨或股骨切线骨软骨骨折及膝关节脱位,单一的内侧副韧带损伤少见,往往是复合伤,损伤后如未及时正确治疗,易形成慢性疼痛,这与韧带损伤后在修复过程中韧带和股骨内侧髁或胫骨内侧髁粘连、瘢痕形成有关。此疼痛可因瘢痕活动造成新的损伤而加重。

2. 临床表现

(1) 急性损伤:一般表现为膝关节急性疼痛、内侧肿胀、皮下淤血、患肢不能负重、重者不能行走,关节失稳。

(2) 慢性损伤:膝部内侧疼痛,活动加重,将患腿完全伸直时受限,走路跛行,严重时不能走路,下蹲也困难,在股骨内侧髁或胫骨内侧髁压痛。

3. 诊断与鉴别诊断

(1) 诊断:有急性损伤或有外伤史;膝关节肿胀内侧压痛;外展或外翻应力试验阳性(应与健侧膝关节相比较);如果关节内有积液,浮髌试验阳性;完全断裂者,可出现关节过度外翻。普通 X 线片示内侧间隙增宽,MRI 检查可以帮助明确诊断。

(2) 鉴别诊断:应与软骨损伤、半月板及交叉韧带合并伤进行鉴别。

4. 治疗

(1) 保守治疗:急性期抽出关节积血,冷敷并将膝关节置 20°~30° 位石膏托固定,制动,1周后可带石膏托下地行走,6 周拆去石膏托。

(2) 药物治疗:在保守治疗的同时应用非甾体抗炎镇痛药。

(3) 局部阻滞治疗:急性期后疼痛严重可在局部注射消炎镇痛液,1~2ml 消炎镇痛液,1次/周,3~5 次 1 个疗程。

(4) 小针刀治疗:后遗症期可行小针刀松解治疗,并适度进行力量训练,恢复功能水平。

(5) 手术治疗:内侧副韧带Ⅲ度损伤常伴有前交叉韧带断裂的复合损伤,需手术治疗,建议术前进行 MRI 检查以判断损伤范围。如韧带完全断裂者应手术缝合韧带。

(四) 膝外侧副韧带损伤

1. 病因 膝外侧副韧带起于股骨外上髁,止于腓骨小头,当外力作用于膝关节内侧和小腿外侧,使膝外侧副韧带过伸致损伤、断裂。损伤多见于腓骨小头抵止部撕裂,严重时可伴有外侧关节囊、腘肌腱、腓总神经的撕裂,甚至腓骨小头撕脱骨折。膝外侧副韧带损伤多因膝关节内侧或小腿外侧直接外力,使之突然内翻所致,单纯性的较少见,临床上多合并外侧关节囊的损伤,有时甚至合并腘肌腱、交叉韧带、半月板、腓肠肌外侧头、腓总神经、髂胫束或股二头肌等的损伤。此类损伤易发生在摔跤运动员、舞蹈演员和体力劳动者。

2. 临床表现

(1) 膝关节外侧局限性疼痛、压痛明显。腓骨小头附近肿胀、皮下淤血、瘀斑。

(2) 膝关节功能障碍,活动受限,走路跛行。韧带完全断裂者,出现膝关节外侧不稳,发生过度内翻活动。

(3) 合并腓总神经的损伤时可出现足下垂,足背和小腿外侧皮肤感觉减退或消失。

(4) 膝关节内收应力试验、伸直位试验阴性,屈曲 30° 为阳性,表示膝外侧副韧带断裂合并外侧关节囊韧带的后 1/3、弓形韧带、腘肌腱损伤；当伸直位和屈曲位 30°均为阳性者，表示膝外侧副韧带断裂同时合并交叉韧带断裂，此时前抽屉试验阳性；当伸直位阳性，屈曲 30°为阴性者，表示单纯膝外侧副韧带断裂或松弛。

(5) 小腿内收位双膝正位片，对本病诊断价值较大。当膝外侧副韧带断裂时，伤肢膝关节外侧间隙较健侧加宽；当合并交叉韧带断裂时，膝关节外侧间隙增宽更加明显。合并有腓骨小头撕脱骨折时，可见腓骨小头撕脱骨折，骨折片向上移位。

3. 诊断与鉴别诊断 患者常有膝关节内翻受伤史；膝关节外侧疼痛、肿胀及皮下淤血和腓骨小头附近压痛，功能受限；膝关节内收、内翻应力试验阳性；膝关节内收位正位 X 线片显示膝外侧副韧带间隙明显增宽。MRI 可鉴别膝关节及其他复合伤。

4. 治疗

(1) 保守治疗：膝内收应力拍片，关节间隙大于 0.4cm 者，可用弹性绷带加压包扎；关节间隙开大 0.5~2cm 者，给予抽尽膝关节内积血加压包扎，屈膝 45°位。前后长腿石膏托固定，6 周后拆除石膏托，开始练习膝关节活动，石膏固定期间，应加强股四头肌收缩训练。

(2) 药物治疗：非甾体抗炎镇痛药，必要时可加用抗生素防止感染。

(3) 物理治疗：急性期后可用热敷、偏振光照射、红外线照射、频谱及药物离子导入等物理治疗。

(4) 局部阻滞治疗：晚期仍有关节疼痛时，可行关节腔内穿刺，抽出积液，行痛点周围组织阻滞。

(5) 手术治疗：严重膝外侧副韧带断裂，或合并关节损伤保守治疗无效时，应尽早手术治疗。

(五) 股二头肌腱腱鞘炎

1. 病因 股二头肌腱是膝关节外侧稳定的主要结构。多由反复摩擦或牵拉损伤而致股二头肌腱损伤和腱鞘炎。

2. 临床表现 膝外侧腓骨小头上方疼痛，疼痛沿股二头肌腱呈纵行方向放射，跑跳及足用力向后蹬地时疼痛明显，沿股二头肌腱压痛，并有轻度肿胀。检查时压痛点可随膝的伸屈、股二头肌腱的移动而前后变化，伸膝时向前，屈膝时股二头肌腱移向腓骨小头后面，压痛点也相应移动。有时可见创伤性肌腱滑脱、肌腱附着点异常或骨端边缘增生，当肌腱在其上面越过时，可产生弹响。

3. 诊断与鉴别 根据患者临床症状、体征可诊断本病。注意与膝外侧副韧带损伤相鉴别。

4. 治疗

(1) 保守治疗：患者应减少活动尽量休息。

(2) 物理治疗：可以采用红外线、微波、超短波等方法治疗。

(3) 局部阻滞治疗：痛点局部注射低浓度局麻药和糖皮质激素组成的消炎镇痛液 1~2ml/点，1 次 / 周，3~5 次为 1 个疗程。

(4) 手术治疗：弹响伴有疼痛者，可行手术治疗或行肌腱固定术。因外生骨疣所致者，可切除骨疣。

(六) 膝关节骨性关节炎

1. 病因 骨性关节炎是一种常见的慢性关节疾病，好发于老年人、体重过大或负重劳动者。主要病变是关节软骨的非炎症性退行性改变和继发性骨质增生，并在关节边缘有骨赘形成。多见于负重较大的膝关节、髋关节、脊柱等部位。病程中晚期患者往往出现膝关节内翻或外翻畸形,膝周肌肉中存在肌筋膜疼痛触发点,是膝关节疼痛的原因之一。

2. 临床表现 多见于50岁以上患者,受累关节好发于负重活动多的关节,以膝关节为多见。关节初期轻微钝痛,以后逐渐加剧。可见关节僵硬,活动时有各种不同的响声,如吱嘎声、摩擦声,关节不稳。严重者出现膝内翻,可有小腿内旋、肌肉萎缩,活动或负重后疼痛加重,休息后缓解,部分患者在静止、晨起时感到疼痛,稍微活动后减轻,天气变化、情绪影响可使疼痛加重。在伴有滑膜炎时,关节内可有积液,浮髌试验阳性,主动或被动活动受限。

X线检查该病早期仅有软骨退行性改变时,X线片无异常发现,随着关节软骨变薄,关节间隙逐渐变窄,间隙狭窄可呈不均匀改变,严重者关节间隙消失。进而软骨下骨板致密、硬化,如象牙质状。负重软骨下骨质内可见囊性改变。关节间隙狭窄、软骨下骨板硬化和骨赘形成是骨性关节炎的基本特征。

3. 诊断与鉴别诊断 多见于中老年人。多累及负重关节,如髋、膝、脊柱等。受累关节隐痛,初期活动、劳累后加重,休息后减轻,进而持续疼痛,伴关节僵硬,活动后见好转。后期关节肿胀增大,运动受限,畸形但无强直。后期X线片示有关节间隙狭窄,软骨下有囊性变和骨质硬化,关节边缘有骨刺骨赘形成。应与类风湿关节炎等相鉴别。

4. 治疗

(1)保守治疗:注意休息,保护关节,避免过度活动或损伤,不可过度负重。严重时应卧床休息,支具固定,防止畸形。适度功能锻炼,以主动不负重活动为主,先作增强肌力练习,再逐渐练习增加关节活动。

(2)物理治疗:根据病情可以采用微波等方法治疗。

(3)药物治疗:服用非甾体抗炎镇痛药,尽管不可中止其发展,但可缓解症状、消除疼痛。

(4)局部阻滞治疗:分局部痛点阻滞和关节腔内注射两种。关节腔内注射,注入透明质酸钠,可增进关节、滑液润滑功能。

(5)小针刀疗法:小针刀治疗可以有效松解肌筋膜附着点,减轻组织粘连,同时配合肌筋膜触痛点阻滞疗效会更好。

(6)手术治疗:对症状严重者行手术治疗,可用关节镜手术,也可行骨赘切除、游离体摘除、半月板切除、关节清理术、关节融合及膝关节人工关节置换等手术。

(邓 超 刘金锋)

十一、足踝部疼痛

站立和行走等功能均起于足踝,足踝部负担重活动多,可因多种原因出现疼痛。先天性解剖结构异常、身体肥胖、过度运动和劳损等均可导致足踝部出现疼痛性疾病,例如:平足症、跟痛症、红斑性肢痛症、足底筋膜炎、创伤性踝关节炎和踝管综合征等。

(一)足底筋膜炎

1. 病因 足底筋膜炎是足底的肌腱或者筋膜发生无菌性炎症所致。好发于肥胖和喜爱运动者。长时间跑跳的专业运动员、舞蹈家以及长距离行走者,由于超负荷压力的长期作用,造成足底筋膜的急性或慢性损伤,是引起疼痛的主要原因。另外,从结构上有导致足底筋膜不正常拉力的因素,如扁平足、高弓足、足跟肌腱过短或存在腿部肌肉内触痛点等,也是足底筋膜炎的诱发因素。

2. 临床表现　最常见的症状是脚跟疼痛与不适。一般而言,疼痛在早晨下床时的第一步最为明显,但在行走一段时间后,足底筋膜会变得较松,因而症状会缓解。行走过度时疼痛感加剧,严重者甚至站立休息时也有疼痛感。疼痛特点为灼热、刺痛,疼痛通常持续数月至数年。压痛点常在足底近足跟处,有时压痛较剧烈且持续存在。

3. 诊断与鉴别诊断

(1)诊断:患者有足底慢性损伤诱因,疼痛发作具有起步疼痛、活动后减轻和过度活动加重的特点,足底足跟部有压痛。X线检查部分患者可有足跟部软组织钙化或跟骨前部骨赘;MRI可表现为足底腱膜增厚。

(2)鉴别诊断:需要与跟腱周围滑囊炎、踝管综合征、平足症等进行鉴别。

4. 治疗原则

(1)保守治疗:使用带有足弓支撑的鞋垫可均匀分散患者足底压力,可在下肢负重时有效降低足底筋膜所受的拉力,进而减少反复牵拉对足底筋膜的伤害。

(2)物理治疗:休息并以物理治疗来改善足跟的疼痛,包括超短波和电疗等。久站或运动后引起的足跟疼痛,可在足跟部冰敷10~15min。

(3)药物治疗:口服非甾体抗炎镇痛药物治疗,也可同时外用贴膏贴于足跟肌表,减轻刺激,缓解疼痛。

(4)局部阻滞治疗:如上述方法症状无明显改善,可考虑局部痛点注射低浓度局麻药和糖皮质激素组成的消炎镇痛液2~5ml,1次/周,3~5次为1个疗程。

(二)创伤性踝关节炎

1. 病因　患者多有明确的创伤史。创伤可以引起踝关节软骨退变,导致继发性软骨增生和骨化,主要表现为踝关节疼痛和活动功能障碍。严重的暴力外伤(如坠压、撞击等)还可造成踝关节内软骨损坏、骨折,使关节面不平整,进一步加重病情。有些患者没有明确的外伤史,但有承重失衡诱因(如踝关节畸形和下肢骨骨折成角畸形愈合)使踝关节负重力线偏歪,使关节面长期遭受过度磨损与破坏。此外,过度负重运动也可造成积累性损伤,导致踝关节关节面的过度磨损和破坏。

2. 临床表现　早期临床表现为踝关节肿胀、疼痛和僵硬,开始活动时明显,活动后减轻,过度活动后又加重,休息后症状缓解,疼痛与活动有明显关系。随着病情进一步发展,出现踝关节反复肿胀、关节积液、畸形和关节内游离体。疼痛持续并逐渐加重,导致活动受限,关节活动时出现摩擦音。患者行走时,当患侧足着地后因负重疼痛而迅速更换健侧足起步,患肢迈步小,健肢迈步大;病变严重可出现下肢畸形。

3. 诊断与鉴别诊断

(1)诊断:患者有慢性积累性关节损伤史或有明显的外伤史;早期受累关节酸痛,运动僵硬感,活动后好转,但过劳后症状又加重。后期出现活动相关性踝关节疼痛,活动时可出现粗糙摩擦感,严重者可出现关节交锁或关节内游离体,关节变形。X线检查,可见关节间隙变窄软骨下关节面硬化关节边缘有程度不等骨刺形成。晚期可出现关节面不整、骨端变形。MRI可以比较清楚地显示关节损害程度。

(2)鉴别诊断:需与风湿性关节炎、类风湿关节炎、痛风性关节炎、反应性关节炎及感染性关节炎相鉴别。

4. 治疗原则

（1）物理治疗：可消除局部代谢物质，减轻水肿，达到缓解或止痛的目的。包括直流电疗及药物离子导入、低频脉冲电疗、中频电流疗法、高频电疗、红外线和紫外线等。

（2）药物治疗：临床上常用的非甾体抗炎药有布洛芬、洛索洛芬、塞来昔布、阿司匹林、吲哚美辛等，可抑制前列腺素的合成而迅速产生抗炎止痛作用，对解除疼痛有较好效果，但不能改变疾病的病程。可同时使用硫酸氨基葡萄糖等软骨保护剂，能促进软骨的合成、抑制关节软骨的分解。

（3）关节腔内注射治疗：如上述方法症状无明显改善，可考虑关节腔内注射低浓度局麻药和糖皮质激素组成的消炎镇痛液 3~5ml，一般不建议关节腔内多次注射含有激素的消炎镇痛液。也可选择关节腔内多次注射低浓度医用三氧。同时可行玻璃酸钠关节腔内注射，以保护软骨，1 次 / 周，5 次为 1 个疗程。

（4）手术治疗：对于关节内有游离体或边缘骨刺比较明显，但关节负重面尚比较完整的患者可行关节清理术。对于严重的患者还可行截骨术、关节融合术或人工踝关节置换术。

（三）红斑性肢痛症

1. 病因 本病分为原发性与继发性。原发性红斑肢痛症病因未明，可能与寒冷导致肢端毛细血管舒缩功能障碍有关。由于肢端小动脉扩张，血液流量显著增加，局部充血，血管内张力增高，压迫或刺激动脉及邻近神经末梢而产生剧烈疼痛，常因气温骤降受凉或长距离行走诱发。继发性红斑肢痛症多见于红细胞增多症、血小板增多症、恶性贫血等血液系统疾病，以及风湿性关节炎、系统性红斑狼疮和血栓闭塞性脉管炎等自身性免疫性疾病。

2. 临床表现 红斑性肢痛症是主要表现为肢体远端皮肤阵发性皮温升高，皮肤潮红、肿胀，并产生剧烈灼热痛的一种自主神经系统疾病。环境温度升高可诱发或加剧疼痛，温度降低可使疼痛缓解。任何年龄均可起病，但多见于 20~40 岁青壮年，男性多于女性。起病可急可缓，进展缓慢。多从双侧肢端起病，以双足多见，少数患者可仅见于单侧。表现为足趾、足底、手指和手掌发红、动脉搏动增强，患处皮肤阵发性温度升高、潮红、肿胀和难以忍受的烧灼样疼痛。疼痛为阵发性，可持续数分钟、数小时或数日，以夜间明显且发作次数较多。受热、环境温度升高、行动、肢端下垂、对患肢的抚摸或长时间站立均可导致临床发作或症状加剧。患肢暴露于冷空气或浸泡于冷水中，静卧休息或者将患肢抬高时，可使疼痛减轻或缓解。

体检可见患处皮肤潮红，压之红色可暂时消失，足背动脉与胫后动脉搏动正常。在发作间期，患处皮温多低于对侧皮肤。反复发作者可见皮肤与指甲变厚，肌肉萎缩，感觉减退。极少数严重患者可因营养障碍而出现溃疡或坏疽。病程长及（或）病情重者症状不仅限于肢端，可扩及整个下肢及累及上肢。

3. 诊断及鉴别诊断

（1）诊断：患者表现为肢端阵发性红、肿、热、痛四大症状，无局部感染炎症。受热后疼痛加剧，冷敷后疼痛减轻。实验室检查可见 5-HT 含量增高。微循环检查可见肢端微血管对温热反应增强，毛细血管内压升高，管腔明显扩张，甲皱毛细血管袢模糊不清。皮肤临界温度试验（将手或足浸泡在 32~36℃水中，若有症状出现或加重，即为阳性）有助于诊断。

(2) 鉴别诊断

1) 雷诺病:多见于青年女性,是由于交感神经功能紊乱引起的肢端局部缺血现象,遇冷是主要诱因。临床表现主要为苍白、发绀、潮红,局部温度低。

2) 血栓闭塞性脉管炎:多见于中青年男性,主要为血流不足引起的症状。可分为局部缺血期、营养障碍期、坏疽期三期。出现间歇性跛行,皮肤苍白发绀及足背动脉波动减弱(或消失),足部干性坏疽等表现。

3) 小腿红斑病:寒冷为发病诱因,红斑以小腿为主,无明显疼痛。

4. 治疗原则

(1) 保守治疗:急性期应卧床休息,避免久站,抬高患肢。局部冷敷或将肢体置于冷水中,以减轻疼痛。急性期后,坚持加强肢体活动锻炼,避免任何引起局部血管扩张的刺激。

(2) 药物治疗:局部可用中草药外敷。对继发于血小板增多症等血液系统的红斑性肢痛症患者可口服小剂量阿司匹林。前列腺素可松弛毛细血管前括约肌、改善营养通路内的血液循环缓解症状,根据病情可以口服米索前列醇。

(3) 神经阻滞治疗:可进行腰交感神经节阻滞及腰部硬膜外腔阻滞。

(4) 手术治疗:对于腰交感神经阻滞有效,但不能维持疗效的患者,可以采用微创介入毁损腰交感神经节(用无水乙醇化学毁损,或射频热凝物理毁损)。也可采用外科手术切除腰交感神经。

(四) 跟痛症

1. 病因 跟痛症是一种常见的慢性损伤性疾病,是跟骨骨膜及周围纤维组织损伤造成的无菌性炎症,主要由外伤、劳损或足跟部某种疾病引起,表现为足跟疼痛。原因包括足跟脂肪垫炎、跟部滑囊炎、跟腱周围炎和跟骨骨刺等。

2. 临床表现 跟痛症好发于40岁以上的肥胖者,男性发生率高,大多数为慢性起病,一侧或两侧同时发病。根据病因不同,临床常见几种表现:①足跟脂肪垫炎表现为跟骨跖面疼痛、肿胀,足跟负重区内侧压痛,部分高龄患者局部可触及纤维索块;②跟部滑囊炎表现为跟骨下、跟骨后、跟腱后疼痛、肿胀、压痛;③跟腱周围炎表现为跟腱区疼痛肿胀、压痛、摩擦感,踝关节背屈、跖屈可加重疼痛;④跟骨刺以晨起疼痛较重,稍活动后疼痛减轻,行走过久疼痛加重,跟骨跖面跟骨结节处有压痛,X线可见跟骨底有骨刺形成。

3. 诊断与鉴别诊断

(1) 诊断:患者多有慢性反复发作的足底周围疼痛,根据病因不同,可以在足底、足跟等部位检查到明确的压痛点。同时结合X线检查排除其他疾病,则可以明确诊断。

(2) 鉴别诊断:跟痛症应与平足症、踝管综合征等相鉴别。

4. 治疗

(1) 保守治疗:减少局部压迫可采用海绵跟垫、矫形鞋、石膏外固定。

(2) 物理治疗:可以采用冲击波、磁振热、药物离子导入、低频脉冲电疗、中频电流疗法、高频电疗、红外线和紫外线等方法治疗。

(3) 药物治疗:临床上常用的非甾体抗炎药有布洛芬、洛索洛芬、塞来昔布、阿司匹林、吲哚美辛等。

(4) 局部阻滞治疗:用消炎镇痛液 0.5~2ml 局部注射,每周 1 次,3~5 次为 1 个疗程。

(5) 针刀松解治疗。

(6) 手术治疗:对于非手术治疗无效者,可行手术治疗。

（五）平足症

1. **病因** 平足症是指足部正常内侧纵弓丧失，可同时伴发足跟外翻、距下关节轻度半脱位等畸形。平足症可分为可屈性平足症和僵硬性平足症。正常人足弓的高低不一，足弓低平并不是造成平足症的原因。平足症的病因主要有：①舟骨结节畸形、副舟骨或舟骨结节骨骺分离等先天骨畸形；②站立或行走姿势不良造成足肌劳损；③踝部扭伤、过度负重或长途跋涉引发骨关节创伤性改变。

2. **临床表现** 即发病初期，足弓外观无异常，仅在站立和行走过久后感足部疲乏、酸痛，足底和足背水肿，一般经休息后可完全消失。随着病情进展可出现腓侧肌群痉挛、足外翻、足弓下蹋。疼痛加重，行走和站立均不能持久，经休息后不能完全缓解。病情进展到后期，痉挛的腓骨肌发展为强直，足骨间韧带亦强直，使足固定在外翻、外展及背伸位，足弓消失，行走及站立困难，疼痛却减轻。由于足的正常功能消失，不能吸收震荡力，可出现腰及下肢其他关节创伤性关节炎而致疼痛。

3. **诊断与鉴别诊断**

（1）诊断：部分患者有家族史、先天性足骨畸形或外伤史，久站或行走时足部疼痛不适。舟骨结节处肿胀和压痛，休息可减轻或消失。后期患者长时间休息后症状难以缓解。足正侧位 X 线片可见舟骨结节塌陷，与载距突的距离增加，第 1 楔骨和第 1 跖骨与中线分离、横弓破坏，第 1 楔骨和第 1 跖骨的间隙消失及跟骨外翻等表现。

（2）鉴别诊断：需与先天性马蹄足、足跟垫萎缩、足底筋膜炎、跟骨压缩性骨折和跗管综合征等相鉴别。

4. **治疗**

（1）保守治疗：锻炼足内在肌和外在肌。

（2）物理治疗：冲击波、中频电疗法等。

（3）药物治疗：可以口服塞来昔布等非甾体抗炎镇痛药物。

（4）局部阻滞治疗：用消炎镇痛液 0.5~2ml 局部注射，每周 1 次，3~5 次为 1 个疗程。

（5）手术治疗：对于久治不愈，症状突出严重影响患者生活工作，经非手术治疗无效者可行手术治疗，如 Miller 手术、三关节融合术等。

（六）跗管综合征

1. **病因** 跗管综合征也称为跗管综合征，是指胫神经在通过位于内踝后下方的跗管至足底的行程中被卡压所引起的一系列临床症状和体征。患者起病缓慢，多见于青壮年、从事强体力劳动者或长跑运动员。该病原发因素是内踝后方软组织损害，刺激或压迫胫后神经血管而产生症状。常见原因为内踝骨折、扁平足、跟骨外翻畸形、距骨向内塌陷；其他诱因包括踝关节反复扭伤导致的慢性损伤、踝关节炎、跗管内肿物如神经鞘瘤、脂肪瘤、腱鞘囊肿等。

2. **临床表现** 本病多见于男性青壮年。早期表现为沿内踝、足内侧、跖侧至足趾烧灼样疼痛或麻木感，疼痛有时向小腿放射。久站或行走后加重，有夜间痛醒病史，足外翻外旋时可诱发疼痛。病情进展后疼痛进一步加重，可出现胫神经在足部的支配区感觉减退或消失，严重者可见足趾皮肤发亮、汗毛脱落、少汗等自主神经功能紊乱征象。检查可见内踝后方凹陷处（跗管）有明显压痛及足底放射痛。足被动背屈、外翻或叩击内踝后下方，均可使症状加剧，肌力一般不受影响。

3. 诊断与鉴别诊断

（1）诊断：足底胫神经支配区有弥漫的放射痛、灼热痛、刺痛或是麻木感，活动时加剧，休息时好转。除病史、症状和体征外，如在踝管区域有明显压痛及足底放射痛，或在局部触及肿块，则不难诊断。肌电图检查有助于确定诊断，肌电图可表现为感觉诱发电位潜伏期延长或消失，运动末期潜伏期延长或消失。

（2）鉴别诊断

1）跖痛：多见于 30 岁左右的女性，早期症状是前足掌部疼痛、灼痛或束紧感，严重者疼痛可累及足趾或小腿。

2）糖尿病足：患者有糖尿病史，足部表现为足趾缺血性疼痛，小趾多见，严重者足部的振动觉、痛温觉消失，足内在肌萎缩，甚至出现足趾坏死。

3）足部类风湿关节炎：为全身性病变的局部表现，足底部痛，行走时疼痛加重，跖趾关节最易受累。

4）足部痛风性关节炎：男性多见，疼痛多发生于第 1 跖趾关节，疼痛剧烈，压痛明显，局部皮肤有红肿，发作期血尿酸可增高。

4. 治疗

（1）保守治疗：发病早期症状轻者应注意休息，还可使用支具保持足内翻位可使屈肌支持带松弛、跖管变大而缓解疼痛。

（2）药物治疗：使用洛索洛芬、塞来昔布等非甾体抗炎药。

（3）踝管内注射治疗：用消炎镇痛液 2~4ml 局部注射，每周一次，3~5 次为 1 个疗程。

（4）物理治疗：可以使用微波、冲击波和超短波等。

（5）手术治疗：对保守治疗无效、神经卡压症状明显者，可做跖管切开减压术。

（卜　月　　刘金锋）

第三节　临床常见疼痛综合征

一、卒中后疼痛

（一）卒中后疼痛的概述

脑卒中（stroke）临床上表现为一次性或永久性脑功能障碍的症状和体征，是目前引起成人残疾的最主要原因。近年来，随着治疗水平的不断提高，脑卒中死亡率有所下降，但相关后遗症仍持续存在。慢性疼痛综合征是卒中后常见的并发症，据统计，19%~74% 的卒中后患者长期存在疼痛。疼痛作为一种令人不快的感觉和情绪上的主观感受，在脑卒中患者的康复过程中会严重影响其整体功能恢复及生存质量。因此，卒中后疼痛的诊断和治疗是康复医师面临的重要任务之一，疼痛康复也逐渐成为卒中患者整体康复过程中重要的组成部分。

（二）卒中后疼痛的常见类型

1. 肩痛　肩关节疼痛是临床脑卒中患者最常见的、明显影响康复的并发症之一，发病率约在 16%~84%，可发生在脑卒中的早期、后期甚至数月之后。肩关节活动时患者会感到剧烈疼痛，显著影响患者的主动训练和被动训练，不仅延缓上肢功能的康复，使残存功能或已恢复的功能丧失,而且也阻碍了患者的整体康复进程和生存质量。因此,及时的诊断和有效的治疗卒中后肩痛,将对患者瘫痪肢体功能的恢复起到积极的作用。

在肩痛早期,患者可以准确地指出疼痛的具体部位,如果治疗不当或不及时,则疼痛加重。严重患者在任何活动中均有疼痛,尤其是上抬或外展患侧上肢时尤为明显。随着病情进展,患者不能准确地指出疼痛部位,疼痛呈弥漫分布,有时可累及整个上肢,包括患手。肩痛昼夜反复发作,导致患者不敢活动患侧上肢,不让他人触碰患侧上肢,甚至可能完全回避治疗。卒中后肩痛的出现并不是单一原因造成的,可能涉及多种病理机制。一般认为的发病机制有:

(1) 软组织损伤:偏瘫患者肩关节稳定性发生改变,肩关节活动尤其在外展时没有适度的肩胛骨和肱骨头的旋转配合,往往导致肩袖损伤。尤其是当患肢受到不正确处置或外力牵拉时,肩袖损伤更为明显,甚至发生撕裂。肩袖撕裂可能与上肢被动的过度外旋外展有关。

(2) 肩关节半脱位:卒中早期,患者的肌肉松弛、肌力降低,肩部抵抗外力的能力下降,加之缺少肌肉的支撑作用,或者由于早期缺乏正确的良肢位摆放、功能训练和搬动不恰当,导致肩周软组织的过度牵拉,尤其是上肢处于外展、外旋位时,容易造成肩关节半脱位,从而引起脑卒中后的肩痛。

(3) 肌张力异常:偏瘫上肢出现肌痉挛导致肩部肌肉张力增高,特别是肩胛下肌的痉挛,会使肩关节固定于内收、内旋位,此时在肌肉附着点处可受牵拉而产生疼痛。

(4) 肩手综合征:又称复杂性区域疼痛综合征Ⅰ型(反射性交感神经营养不良),常在卒中后 3 个月内发生。表现为患侧上肢肩、手、腕的疼痛,伴有肩部的活动受限,以及血运障碍导致的手背部及上臂皮肤发红、发绀、温度增高、肿胀等,重者可出现关节僵直及肌肉萎缩,一般认为患侧肩部的软组织损伤及臂丛神经的卡压受损可能在肩手综合征的发生发展中扮演了相当重要的角色。

(5) 粘连性关节囊炎:卒中患者由于患侧肩部的制动、慢性损伤、废用性萎缩、挛缩等原因,常引起肩周肌肉、肌腱、滑囊和关节囊等软组织的慢性炎症,导致关节囊内外粘连,肩部的活动障碍,久之形成肩部顽固性疼痛。

2. 头痛 出血性卒中和缺血性卒中后均可发生头痛,主要与对疼痛敏感的硬脑膜、血管和脑神经等颅内痛敏结构有关。一般来说,卒中后头痛的发生可能与下述因素有一定联系:①高血压;②高颅压;③侧支血管扩张;④血小板因素。头痛的发生与否与损伤的部位和程度有关。以缺血性脑卒中为例:颈内动脉、椎动脉及较大的颈内动脉系统分支血管闭塞可发生头痛,而脑内小血管闭塞引起头痛的发生率较低;头痛的部位常在闭塞血管的同侧,颈内动脉及其分支的闭塞常位于前额,椎动脉闭塞时头痛常位于枕后,且疼痛较为严重。后循环卒中在病灶同侧更易发生头痛,可能与椎基底动脉供血区有较多的神经血管分布有关。

3. 脑卒中后中枢性疼痛(central post-stroke pain,CPSP) 1906 年 Dejerineh 和 Roussy 首次提出 CPSP 的概念,随着研究的逐渐深入,人们对 CPSP 的认识不断完善并将其定义为"中枢神经系统局部病变导致的自发疼痛及对刺激的痛觉过敏,包括令人不适的感觉迟钝"。CPSP 可出现于缺血性卒中,也可出现于包括大脑内出血和蛛网膜下腔出血的脑出血性损伤,是中枢神经系统本身受损或者功能失衡引起的一种以感觉障碍和神经性疼痛为特点的综合征,此疼痛与年龄、性别无关,而与损伤部位和损伤程度密切相关。研究发现,延髓背外侧梗死后 CPSP 发生率达到 25%，丘脑外侧梗死时 CPSP 的发生率在 17%~18%，大脑皮质损伤后出现 CPSP 的情况相对较少。由于疼痛是中枢神经系统的功能异常或损伤导致的，因此 CPSP 属于中枢性慢性疼痛。

CPSP 曾被普遍认为是丘脑卒中后所引起的疼痛。虽然丘脑痛是最具代表性和最典型的中枢性疼痛，但是现在发现丘脑痛只是 CPSP 中的一部分，占 12%~33%。丘脑以外的病灶也可引起疼痛。随着 MRI 在神经系统疾病中的广泛应用，发现只要是脊髓丘脑通路中的任何部位或皮质投射纤维上出现病灶，中枢抑制功能减弱，这种慢性疼痛综合征就可能发生。CPSP 的发生涉及多种机制，病因比较复杂。一般认为，CPSP 产生的病理机制有以下方面：

（1）丘脑病变：丘脑是最重要的感觉传导接替站，来自全身除嗅觉外的各种感觉传导通路，均在丘脑内更换神经元，然后投射到大脑皮质。当丘脑发生损害时感觉障碍的表现则比较突出，丘脑痛便是其中的表现形式之一，因此可以推断丘脑在中枢神经痛的潜在机制中发挥重要作用。影像学研究也发现，在静息状态有自发性疼痛的 CPSP 患者，在丘脑都有区域性的脑血流量减少。这种脑血流量的减少意味着有传入神经阻滞。痛觉超敏患者的丘脑也被发现处于过度活跃状态。

（2）脊髓丘脑束功能改变：脊髓丘脑束为一种从脊髓上行到丘脑的神经纤维束，传导躯干和四肢的痛、温、触和压觉。痛温觉异常在 CPSP 患者是较常见的，脊髓丘脑束的病变可能与此相关。对针刺觉和冷刺激的痛觉过敏现象在伴有中枢性疼痛的脑卒中患者中较不伴有中枢性疼痛的脑卒中患者更为常见。因此，脊髓丘脑束的过度兴奋可能是 CPSP 的潜在机制之一。

（3）中枢敏化：卒中后患者脑部的病变会导致兴奋性神经递质谷氨酸的释放增加和炎性改变，这些都可能激发神经元的过度兴奋。兴奋性增加可引起伤害感受性通路神经元和环路功能的增强，使中枢神经系统在痛觉形成过程中表现出一种可塑性变化，导致中枢敏化，从而引起慢性疼痛。临床上一些降低神经兴奋性的药物可用于 CPSP 患者的止痛治疗也支持这一理论。

（4）脱抑制理论：正常情况下，中枢神经系统的传入纤维保持着兴奋与抑制的平衡，包括脑干核、脊髓和丘脑皮层之间的相互作用。这种平衡的破坏可能是 CPSP 的潜在发病机制。比如中枢性疼痛是外侧系统病变的结果，然而这会导致内侧系统脱抑制。CPSP 患者的疼痛可能是由控制疼痛的正常抑制作用减弱引起的。

大部分 CPSP 发生在卒中后 6 个月内，也有些病例是在卒中后数年发生的。疼痛一般发生在上肢较多，而下肢较少，最常见的部位是肩部，可占卒中后疼痛患者的 30%~40%。临床主要表现为患侧肢体神经性疼痛和感觉障碍。疼痛有自发性疼痛和诱发性疼痛两种：自发性疼痛主要表现为连续性疼痛或者是阵发性疼痛，疼痛定位不清，常呈弥漫性，难以说出准确的位置；而诱发性疼痛主要是在刺激后出现，风吹、寒冷、肢体活动、情绪波动等刺激可加剧疼痛。CPSP 常被描述为烧灼感、闪电样疼痛、挤压、针刺、寒冷、撕裂感等，这些症状常会随着寒冷的环境、心理压力、热度、疲劳或身体运动而加剧。CPSP 的感觉障碍主要分布于偏瘫侧，表现为感觉迟钝和感觉过敏等多种形式。多数患者其针刺觉、温度觉和触觉受到损害，而振动觉和位置觉很少受影响。

4. 其他部位的疼痛　卒中后除发生头部、肩部、肢体的疼痛外，其他部位也可出现疼痛，如腰痛、背痛、关节痛等，同时伴运动受限，其原因可能与长期卧床、活动减少有关。特别是卒中后患者如果早期未能开展有效的康复训练,卧床过久,容易导致髋关节、膝关节、肩关节和肘关节等各大关节的关节活动度下降,出现关节疼痛和关节挛缩,影响日常生活活动、康复训练和护理。此外,骨骼肌痉挛及挛缩、不当的体位摆放引起的周围神经损伤、自主神经功能紊乱、社会及心理等因素也是引起躯体慢性疼痛的常见原因。

(三)卒中后疼痛的诊断和评定

卒中后疼痛有上述多种形式,表现各异,病因可能会涉及多方面因素,所以在诊断时应注意区别。诊断主要依靠详细的病史询问、全面细致的体格检查和相关的辅助检查,特别是感觉系统检查。例如,肩痛常由于肩关节对位对线不良以及肩部运动不当造成的,而 CPSP 的一般诊断标准为:①疼痛位于与中枢神经系统病灶相符的受累躯体部位;②有卒中病史,疼痛在卒中发生时或发生后出现;③临床检查发现有与病灶相符的感觉障碍体征;④神经影像显示相关血管病灶;⑤排除其他可能疼痛的原因。对于卒中后出现的不同性质和部位的疼痛,应注意鉴别诊断。

疼痛是一种主观感觉,并受多种因素影响,所以有必要从多方面对疼痛进行评定,包括疼痛的部位、程度、性质、对治疗的反应等。需要注意的是,脑卒中的患者常常合并有认知功能障碍,可能影响患者对疼痛的表述。常见的评定方法有视觉模拟评分法(VAS)、数字疼痛评分法(NPRS)、痛阈的测定等(具体可参考本书第三章 疼痛的检查与评估)。

(四)卒中后疼痛的治疗

"疼痛"是当前医学和生物学研究的重要课题之一,也是世界范围的重大难题。严重的疼痛不仅显著影响患者的生活质量,剥夺其劳动能力,甚至可使患者丧失生活的勇气,所谓"痛不欲生"就是这个意思。在医学界中,疼痛给予人的困惑尤甚。脑卒中后的疼痛可导致一系列并发症发生,使患者活动受限,影响瘫痪肢体的功能恢复,而持续的疼痛会使患者出现睡眠障碍和焦虑症状,甚至导致抑郁症的发生。因此,对卒中后疼痛进行有效的干预是改善患者生活质量、提高康复治疗效果的重要保障。

肩痛的预防与治疗首先需了解肩痛的发病机制,尽量避免引起肩痛的原因出现,应特别注意患者的体位(包括卧位或坐位姿势),当患者活动时给予正确的帮助。脑卒中患者在患侧上肢主动运动尚未出现或主动运动控制能力差时,正确的患肢摆放对预防及治疗肩关节半脱位、肩胛骨回缩和腕、手的肿胀及肩痛有重要的意义。良肢位可获得正确的本体刺激,从而调整患侧肌肉张力的失衡,利于患肢的功能恢复。鼓励患者在不产生疼痛和不持重的情况下做肩部和手部的被动与主动活动。患肢的全部被动运动,必须在肩胛骨完全活动的情况下进行,引起疼痛的任何姿势和活动必须立即纠正。医护人员操作时动作要轻柔,应不断地询问患者的感觉如何,避免引起或加重关节疼痛症状。对于顽固性肩痛,可局部注射麻醉药及类固醇激素,也可试用抗痉挛药物。

CPSP 作为一种难治性疼痛,临床治疗主要是根据患者的具体情况采取对症治疗,部分缓解是基本治疗目标。目前主要有药物治疗和非药物治疗。常用的药物是抗抑郁药、抗惊厥药、谷氨酸能药物及阿片类药物,它们通过调节肾上腺素、5-羟色胺、γ-氨基丁酸、谷氨酸神经递质等递质而控制 CPSP 的发作。目前临床上把阿米替林、拉莫三嗪及普瑞巴林作为治疗 CPSP 的首选药物,加巴喷丁、卡马西平可以作为二线用药。非药物康复治疗包括:早期通过良肢位摆放、体位变换、被动运动等措施,保持关节活动度,以有效地预防或缓解关节疼痛;脑深部刺激(DBS)、运动皮质刺激(MCS)、重复经颅磁刺激(rTMS)用于对药物治疗耐药的患者。其中 rTMS 作为一种非侵入性的治疗手段,对于缓解 CPSP 的效果不断得到认同,且没有明显的不良反应。研究发现 rTMS 通过作用于初级运动皮质发挥缓解疼痛的作用，一般高频 rTMS(10Hz、20Hz)镇痛效果更佳，其机制可能为通过减低 CPSP 患者运动休息阈值而发挥作用。

此外，常用的卒中后慢性疼痛的治疗方法有：

1. 经皮神经电刺激(TENS)　应用低频脉冲电流作用于体表，刺激感觉神经以镇痛；

2. 热疗和冷疗　可单用或交替使用，刺激皮肤感受器，抑制疼痛反射；

3. 手法治疗　常使用轻手法，通过生物力学与神经反射作用达到止痛效果；

4. 针灸和推拿　促进镇痛相关神经递质的释放，放松肌肉，纠正关节紊乱。

有报道 A 型肉毒毒素联合目标性训练治疗脑卒中后上肢痉挛疼痛效果良好，不仅可降低肌张力、扩大腕部、肘部、肩部的活动度，改善上肢运动功能，还有利于减轻疼痛程度，提高康复训练依从性。

另外，对卒中后疼痛患者的心理支持治疗也不可忽视。通过为患者提供适当的心理支持，与患者建立良好的关系，采取心理疏导和松弛等方法，帮助患者正确认识脑卒中后疼痛的基本机制和影响因素，逐步消除患者对疼痛的恐惧和躲避情绪，改善焦虑，提高信心，从而充分调动患者康复的积极性，达到良好的康复效果。

（胡昔权　陈　曦）

二、脊髓损伤后疼痛

疼痛是脊髓损伤患者重要主诉之一。因此疼痛处理成为脊髓损伤康复的重要内容，也是影响患者能否及早回归社会和回归后能否提高生活质量的重要因素。脊髓损伤后疼痛一般具有以下特点：①脊髓损伤患者的疼痛发生率高。相关报道差异较大，发生率从百分之几到百分之九十几。②引起疼痛的原因和诱因多种多样。③分类不清，尚无一个统一的分类标准。④多种性质的疼痛可能合并存在，明确诊断的困难程度大，不易诊断清楚。⑤疼痛可以长期存在，有的患者疼痛长达近 20 年甚至更长。⑥严重影响脊髓损伤患者的满意度和生活质量。⑦用于处理疼痛的花费巨大。

（一）脊髓损伤后疼痛的分类

脊髓损伤患者疼痛的分类尚不统一。有学者将脊髓损伤患者的疼痛统一命名为脊髓损伤后疼痛(spinal cord injury pain, SCIP)。2000 年，Siddall 等在综合考虑 SCIP 的病理生理、发病机制和临床表现等因素的基础上，提出了一种 SCIP 分类方法，得到国际疼痛学会(IASP)的认可和推荐，也被大多数学者所采用(表 4-3-1)。该分类方法将 SCIP 分为两大类，伤害感受性疼痛和神经病理性疼痛，这两大类又进一步细分为 5 种类型：伤害感受性疼痛分为肌肉骨骼疼痛和内脏痛，神经病理性疼痛分为损伤平面神经病理性疼痛和损伤平面以下神经病理性疼痛和其他神经病理性疼痛。

从疼痛的发生和形成过程来理解，机体的某种病变或伤害，通过神经系统的感觉传导部分传递到丘脑和皮层，形成疼痛。如果神经系统本身相对完整，而神经系统以外的其他组织的病理变化通过神经系统的感觉传导部分传导到丘脑和皮层等形成的疼痛属于伤害感受性疼痛。例如关节发生炎症，炎症产生的病理变化和产生的特定物质触发了感觉神经系统，最终使人感觉到疼痛。如果神经系统本身的某一部分遭遇伤害或病变，发生了病理变化，这种变化或刺激经病变部位以上的传导系统传导到丘脑和皮层，属于神经病理性疼痛。这种伤

表 4-3-1　以国际脊髓损伤数据库为基础的疼痛分类

分类	类别	基本特征	部位及病理基础	举例
伤害感受性疼痛	肌肉骨骼疼痛	位于损伤平面以上或者损伤平面以下存在部分感觉存留区域的骨骼肌肉结构；"麻木""疼痛""和运动相关"；触诊可及肌肉骨骼组织结构的压痛；对非甾体抗炎药等治疗有反应；存在肌肉骨骼病理变化的证据	骨骼、关节、肌肉损伤及炎症；机械性不稳；肌肉痉挛；继发过度使用综合征	脊柱骨折；肌肉损伤；肩关节过度使用综合征；肌肉痉挛等
	内脏痛	疼痛部位以胸腹部为主；性质多为"钝痛""肚子绞痛"等与内脏器官病理损害或功能异常(如感染、阻塞等)有关	泌尿系结石；直肠、括约肌功能障碍等	尿路感染；输尿管结石；肠嵌顿等
	其他	不能归类为肌肉骨骼疼痛或内脏痛的伤害感受性疼痛	自主神经反射异常	偏头痛；皮肤溃疡、手术皮肤切口等
神经病理性疼痛	损伤平面的疼痛	位于神经损伤平面或损伤平面以下3个节段的范围内；疼痛性质为"烧灼感""电击样""尖锐"以及"放射性"；常伴有感觉过敏或痛觉过敏；单侧或双侧性分布	神经根卡压(包括马尾神经)；脊髓空洞综合征；脊髓外伤/缺血(过渡区域等)；多平面脊髓和神经根外伤	
	损伤平面以下型	位于损伤平面以下超过3个节段以上；呈弥散性分布；疼痛性质为"烧灼感""电击样""尖锐"以及"放射性"	脊髓外伤/缺血	
	其他神经病理性疼痛	疼痛部位可位于神经损伤平面以上、所在平面或平面以下，但与脊髓损伤或神经根损伤无关		糖尿病性神经病变；三叉神经痛；压迫性单神经病
未知类型		不能归类为上述类型的其他疼痛	纤维肌痛；复杂性区域疼痛综合征；间质性膀胱炎；肠易激综合征	

害或病变，可以发生在脊神经、脑神经及自主神经等周围神经的任一部位，形成周围性神经病理性疼痛，也可以发生在脊髓、脑干、脑的关于感觉传导通路的第二级神经元及以上的部分，形成中枢性神经病理性疼痛。

　　区分出内脏痛尤其是急腹症的疼痛对于避免诊疗方向上的错误甚至延误病情非常重要。不完全损伤的脊髓损伤患者罹患阑尾炎后，可能会与普通人罹患阑尾炎的症状、体征有区别，但基本处理原则仍应遵循阑尾炎的诊治原则，甚至很多时候也需要手术治疗。但由于感觉障碍和脊髓损伤的影响，症状、体征可能不典型甚至没有阑尾炎的体征，临床上容易忽略，应引起高度警惕。

（二）几种临床常见的脊髓损伤后疼痛

1. 伤口部位的疼痛　脊髓损伤患者可以出现伤口疼痛,原因可以是手术伤口本身在未拆线前出现的疼痛以及骨折未临床愈合前的疼痛,也可以因为后期的瘢痕形成、伤口感染、内固定断裂、螺钉后凸压迫等引起。

2. 远隔部位的疼痛　脊髓损伤患者可以出现脊髓损伤的脊髓病变部位及相关支配区以外的疼痛,多数仍属于伤害感受性疼痛。例如口唇单纯疱疹引起的疼痛、牙周炎引起的疼痛、腰部水平脊髓损伤后截瘫患者的颈痛等。

3. 中枢性疼痛　中枢性疼痛(central pain,CP)是指中枢神经系统病变或功能失调所引起的疼痛,其原发病变在脊髓或脑内,常见的致病原因有出血、梗死、血管畸形、肿瘤、外伤、感染、多发性硬化、神经元变性、脊髓空洞症等。脊髓损伤后发生中枢性疼痛的可能性较大。通常描述为持续性的烧灼样或迟钝性痛,也有放射样痛和刀刺样疼痛。患者描述的疼痛的程度可轻可重,但患者往往主诉都表现为痛苦和不悦。文献报道中患者往往诉说为痛觉过敏、痛觉超敏和痛觉迟钝以及伴有强烈情绪体验的疼痛加剧。

（三）脊髓损伤后疼痛的治疗原则

1. 明确诊断,确定病因。应尽可能采取各种检查手段和措施确定引起疼痛的原因。

2. 排除急症。排除可能需外科处理的常见急腹症引起的疼痛及其他急症引起的疼痛。常见的如阑尾炎、胆囊炎、胰腺炎、胃溃疡穿孔、肠梗阻、睾丸扭转、泌尿系较大结石、妇科急症(宫外孕破裂、黄体破裂、卵巢囊肿蒂扭转等)。有手术指征的应转诊到相应专科治疗。

3. 去除可能的原因。

4. 分类使用止痛药物。

5. 多种缓解疼痛技术的使用。

（四）脊髓损伤后疼痛的治疗技术与方法

脊髓损伤后常见的非中枢性疼痛的其他疼痛类型,采用的治疗技术和方法遵循上述治疗原则。

中枢性疼痛的治疗非常困难,可能只能缓解部分症状。中枢性疼痛可选择的治疗包括:药物治疗(抗抑郁药、抗惊厥药、镇痛药、局麻药、抗心律失常药、神经镇静药、大麻类、拟肾上腺素药、胆碱能药物、GABA能药物、谷氨酸能药物)、神经刺激治疗、经皮神经电刺激、脊髓刺激、深部脑刺激、运动皮层的浅表刺激、神经毁损治疗(丘脑切开术、脊髓丘脑外侧束切断术、背根神经入髓区毁损术)、针灸治疗、康复治疗(大运动量物理治疗和作业治疗)、心理治疗等。

在众多治疗中枢性疼痛的方法中,脊髓电刺激治疗属于微创侵入性治疗中的一种,相对于神经毁损治疗仍不失为一种保守治疗。因为脊髓损伤后期并发症需要花费较多医疗和其他费用,脊髓损伤患者往往经济条件不太好,脊髓刺激疗法费用较昂贵,限制了它的开展和使用。具体的外科操作方法参考相关文献。

脊髓电刺激系统有两个基本类型:①完全植入式电极和脉冲发生器系统;②完全植入式电极与外部脉冲发生器连接的接收天线。每一类系统都各有优缺点,最终选择哪种类型需要结合患者的具体情况。

脊髓电刺激治疗有一定的适应证和禁忌证,即使是适应证患者仍然有相应的并发症。植入脊髓电刺激器有潜在形成血肿的可能。局部感染和脓毒血症是将脊髓刺激电极植入到硬膜外腔的绝对禁忌。抗凝和凝血障碍的患者也是放置硬膜外脊髓刺激电极的绝对禁忌,因为有造成硬膜外血肿的风险。

针刺或电极导致的硬膜外静脉的损伤可以导致自限性出血,从而使患者操作后疼痛。硬膜外间隙不可控制的出血可以使脊髓受压从而导致快速进展的神经功能缺损。这种硬膜外血肿往往在植入硬膜外脊髓刺激电极之后发生。虽然继发于硬膜外血肿的明显神经功能缺失十分罕见,但是当在植入脊髓刺激电极后发生了快速进展的神经功能缺失时,应该考虑到可能发生了这种灾难性的并发症。

如果采用的技术得当的话,硬膜外腔脊髓电极刺激器植入后的并发症并不常见。对脊髓和(或)神经根的直接损伤经常伴有头痛。如果在硬膜外穿刺针和刺激电极植入时发生明显头痛,经治医生要立即停止操作,并确认疼痛的原因以避免发生额外的神经损伤的可能。

硬膜外间隙的感染尽管不常见,仍然可能发生,尤其对于那些免疫功能障碍(例如,获得性免疫缺陷综合征)的患者或是癌症患者。硬膜外脓肿一旦发生,需要进行急性外科引流以避免脊髓压迫和不可逆的神经功能损伤。早期检查和治疗感染是避免发生潜在的危及生命的后遗症的重要因素。与脊髓电刺激治疗技术的早期年代相比,现在硬件失败的发生率显著下降,但此问题仍然存在。

(丁明甫)

三、肿瘤相关性疼痛

长期以来,在全球范围内晚期肿瘤疼痛始终没有得到合理、及时的治疗。早在 20 世纪 80 年代世界卫生组织(WHO)就提出了"到 2000 年在全世界范围内实现让肿瘤患者不痛"的奋斗目标,经过全世界范围的努力,特别是近 20 多年来经过我国政府及一大批有志于从事肿瘤疼痛治疗的管理人员和医务工作者的辛勤劳动,晚期肿瘤疼痛治疗现状有所改善。但是直到目前,我国在晚期肿瘤疼痛治疗领域距离这一目标的实现还有一定的差距。如何进一步加强肿瘤疼痛治疗的力度,改善患者的生存质量,不仅仅是我们从事医务工作者的任务,也是政府和全社会的任务之一。2016 年 9 月 6 日"蔚蓝丝带关爱癌痛患者协作组"在北京成立,会上同期发布了由中国抗癌协会癌症康复与姑息治疗专业委员组织实施的"全国百家医院癌痛合理用药情况调研"的结果,同时提出要进一步加强对于晚期肿瘤疼痛的治疗和管理。

(一)晚期肿瘤疼痛的流行病学

2016 年初,中国医学科学院肿瘤医院、国家癌症中心赫捷院士、全国肿瘤登记中心主任陈万青教授等人撰写的 "Cancer Statistics in China,2015" 文章,发表在 *CA:A Cancer Journal for Clinicians* 杂志上,根据报道中国 2015 年有 429 万新发肿瘤病例,死亡 281 万例。癌症已成为中国疾病死因之首,发病率和死亡率还在攀升,癌症已成为非常重要的公共健康问题。

国际医学界一直关注晚期肿瘤疼痛,早在 1979 年 Foley 报道一组癌痛的发生率为 45%~85% 不等,1989 年 Protenoy 报道晚期癌痛的发生率为 95%,国内上海医科大学一组病例为 30%~79%,平均 64.25%(532/828)。此外,WHO 根据 32 篇发表资料的综合分析指出:70% 的晚期癌症可出现明显的疼痛,每年至少有 350 万癌症患者遭受疼痛的折磨,其中只有部分人可能得到合理的疼痛治疗。据国家癌症中心最新发布的权威数据显示:我国每天恶性肿瘤新发病例数已达到 12 000 例,而癌痛作为肿瘤最常见伴随症状,治疗现状不容乐观。原卫生部在全国范围内的癌痛现状调查结果指出:我国癌痛的发生率为 61.6%,其中 50% 的疼痛级别为中度至重度,30% 为难以忍受的重度疼痛,约有 70% 的疼痛患者未能接受规范化的镇痛治疗,给癌症患者和家属带来了巨大的痛苦。2003 年 11 月 11 日《中国医药报》报道:根据统计资料,我国目前有癌症超过 700 万,其中 51%~62% 伴随不同程度的疼痛,其中 40% 为轻度疼痛,30% 为中度疼痛,30% 为重度疼痛。

由于人们的不良生活习惯、生存环境和遗传因素的影响,肿瘤的发病和死亡率都在增加,2016 年 4 月 15 日,"2016 中国癌症防控高峰访谈"在北京举行,会议指出农村地区人群的总癌症的发生率和死亡率高于城市地区人群,两者发生率比例分别为(213.6∶191.5)/10 万人;死亡率比例分别为(149.0∶109.5)/10 万人。全国肿瘤防治研究办公室李连弟(1997 年)报道 20 世纪 70 年代我国恶性肿瘤死亡率为 83.65/10 万,而到了 90 年代上升至 108.26/10 万,增加了 29.42%,其中城市增加了 22.63%,乡村增加了 32.15%。根据 2003 年全国肿瘤学术大会上的信息:近年来,我国癌症的发病率呈上升趋势,目前恶性肿瘤仍居城市人口死因的首位。对于大多数晚期肿瘤患者所面临的最大痛苦就是疼痛。实际上,晚期癌痛的治疗不仅仅是一个医疗问题,同时也是一个涉及面广泛的社会问题。

(二) 晚期肿瘤疼痛的原因

晚期肿瘤产生疼痛的原因很多,也非常复杂,综合研究资料分析指出:大约 65% 的疼痛与肿瘤有关,25% 的疼痛由治疗引起,其他因素引起的疼痛占 10% 左右。

1. 肿瘤生长直接压迫、刺激或损伤神经系统;

2. 晚期肿瘤发生骨骼或内脏器官转移;

3. 肿瘤伴随症状产生疼痛以及对痛觉敏感组织(血管、淋巴管等)的刺激结果;

4. 肿瘤分泌活性因子致痛和炎症因素致痛;

5. 手术后、放射治疗后、化疗后和其他治疗损伤产生疼痛;

6. 心理因素和不良情绪。

(三) 晚期肿瘤疼痛的临床表现、性质和程度

晚期肿瘤疼痛在临床中比较隐匿,但并不罕见,医师们对于晚期肿瘤疼痛的临床表现如果没有具备足够的知识和警觉性,会导致临床上将部分晚期肿瘤疼痛误诊为其他类型疼痛的情况,这在疼痛科门诊和兄弟学科请会诊中时经常能够遇到。大部分晚期肿瘤疼痛的性质和程度可能会因不同系统、器官和组织来源的差异而有所区别,但是与其他慢性疼痛性疾病比较具有一定的临床共同特征,例如疼痛的位置相对比较固定、对于常规的药物和治疗方法反应性比较差、疼痛常常在夜间明显,特别是疼痛趋势呈现进行性加剧和常常出现爆发性疼痛等特点都是可供参考的临床信号。

1. 持续性隐痛、胀痛是晚期肿瘤疼痛最为常见的表现形式,多见于早期多种内脏肿瘤疼痛和内脏器官的转移性疼痛;

2. 持续性隐痛伴随阵发性疼痛是空腔脏器或侵犯肝、胆管等肿瘤疼痛的临床表现;

3. 持续性疼痛伴随自发性疼痛可能是侵犯外周神经系统肿瘤疼痛的临床表现;

4. 中度以上持续性疼痛伴随阵发性针刺样、束带样、刀割样或触电样疼痛可能是神经根、神经丛转移痛的临床表现;

5. 伴随烧灼样疼痛可能是侵犯交感神经系统的结果;

6. 如果患者出现胸骨或肋骨多部位出现压痛,同时发生涉及肘、腕、膝、髋等多关节出

现游走性疼痛,要警惕白血病和多发性骨髓瘤。

（四）晚期肿瘤疼痛的分级和疗效的评价

1. 根据 WHO 早期制定的癌痛程度的分级和疗效的评价标准如下：

（1）疼痛分级:0~3,共分四级:0 级——无痛,1 级——轻度痛,2 级——中度痛,3 级——重度痛。

（2）疗效评价:完全缓解（CR）、部分缓解（PR）、轻度缓解（MR）、未缓解（NR）。

2. 视觉模拟评分法（visual analogue scale,VAS）　由于临床上缺乏对于疼痛程度进行定量分析的指标,多年来 VAS 评价疼痛程度一直是国际通用的方法之一,国内疼痛科也普遍使用 VAS 评价疼痛程度和治疗后的缓解程度。基本的方法是使用一条长约 10cm 的游动标尺,一面标有 10 个刻度,两端分别"0"分端和"10"分端,"0"分表示无痛,"10"分代表难以忍受的最剧烈的疼痛,临床使用时将有刻度的一面背向患者,让患者在直尺上标出能代表自己疼痛程度的相应位置,医师根据患者标出的位置为其评出分数,此方法的优点在于客观、简易,因为所有患者对于疼痛体会的起点是相同的,治疗后缓解的程度则易于表达。临床上把"0"分为无痛,"1~3"为轻度痛,"3~5"中度痛,"5~8"为重度痛,"8~10"为极度痛。治疗后疗效的评价:"0~2"为优,"3~4"为良,"5~7"为可,>"7"分为差。

（五）晚期肿瘤疼痛的药物治疗（三阶梯疗法）

世界卫生组织（WHO）于 1982 年在意大利米兰组织了国际知名的神经学、麻醉学和肿瘤学专家会议,成立了 WHO 疼痛治疗专家委员会,开始讨论并制定"WHO 癌痛三阶梯治疗方案",专家们一致认为应用现有的和为数有限的镇痛药物能够缓解或控制大多数癌痛患者的疼痛,并且正式提出"到 2000 年达到在全世界范围内使癌症患者不痛,并提高其生活质量"的奋斗目标。我国原卫生部于 1991 年 4 月发出第 12 号文件布置了关于我国开展"癌痛患者三级止痛阶梯治疗"工作的通知,同时强调加强管理,防止滥用。文件提出"晚期癌痛三级止痛阶梯治疗"方法就是在对癌痛的性质和原因作出正确的评估,根据患者疼痛的程度和原因适当的选择相应的镇痛药物,即对于轻度疼痛的患者主要选用解热镇痛类的止痛药,若为中度疼痛应选用弱阿片类药物,若为重度疼痛则选用强阿片类药物。

1. 晚期癌痛三阶梯治疗的主要原则

（1）口服给药:首先选择口服给药途径,临床上尽可能避免创伤性给药途径,以便于患者长期服用。

（2）按时给药:应当有规律的"按时"（每 3~6h 一次）给药,而不是"按需"——例如只在疼痛时给药。

（3）按阶梯用药:应该按照晚期癌痛三阶梯治疗原则规定的用药程序合理使用,首先从第一阶梯开始。

（4）用药个体化,特别注意具体患者的实际疗效。

2. 按照癌症患者三级止痛阶梯治疗原则所推荐的药物主要有镇痛药和辅助药两大类：

（1）镇痛药物

1）非甾体抗炎药（NSAIDs）:以阿司匹林和吲哚美辛等为代表,用于轻度疼痛。

2）麻醉性镇痛药:弱阿片类——以曲马多和可待因等为代表,有即释片、缓释片、注射剂或胶囊等类型。临床上主要用于中度疼痛治疗。

3）强阿片类——以芬太尼和吗啡等为代表，有注射剂、贴膜等类型。临床上用于重度疼痛治疗。

（2）辅助药物

1）神经安定及抗抑郁药物：以地西泮类、氟哌利多、阿米替林、多虑平等为代表。

2）激素类、维生素类：有维生素 B 类、维生素 C 或地塞米松、长效制剂类激素等。

3）特殊药物：局部麻醉药（利多卡因、布比卡因、罗哌卡因等）和毁损性药物（无水乙醇、酚甘油等）。

（3）辅助药的使用原则

1）治疗特殊类型的疼痛：如中度以上的疼痛或剧烈的神经性疼痛治疗。

2）改善癌痛患者通常发生的伴随症状：如明显的抑郁或焦虑状态治疗。

3）增加主要药物的镇痛效果或减轻副作用。

4）辅助药物不能常规给予，应根据患者的具体情况确定。

3. 注意事项

（1）掌握镇痛药物开始使用的时间，临床上只要患者自述出现疼痛，就应该治疗。

（2）注意不同期患者和不同期疼痛的处理：根据三阶梯治疗原则及时调整药物种类和使用剂量，以最大程度发挥其临床疗效的同时尽可能降低副作用。

（3）合理给药途径：根据患者的具体情况首选口服给药途径。

（4）预防和处理耐受性：注意寻找有效配方，及时更换剂型，避免超期使用。

（5）医护人员观念的更新：充分理解患者的疼痛程度和心理状态，应该早期、足量使用镇痛药物，克服晚期癌痛治疗过程中"限制麻醉性镇痛药物使用"的传统观念；

（6）加强麻醉药品监控：在麻醉性镇痛药物使用上必须加强监控，随时了解有害的副作用和临床超范围应用。

2011 年我国原卫生部发出在三甲医院建立"癌痛规范化治疗示范病房"的文件，进一步推动了癌痛的规范化诊疗工作。2016 年原国家卫生计生委和中医药管理局联合发布的《关于加强肿瘤规范化诊疗管理工作的通知》中，也再次强调了"继续推进癌痛规范化治疗示范病房的建设"。中国抗癌协会癌症康复与姑息治疗专业委员会主任委员，上海长征医院肿瘤科王杰军教授介绍说："国家于 2011 年开始推行的'癌痛规范化治疗示范病房'工作意义重大，它推动癌痛管理向规范化的道路大跨步地前进"。经过 5 年的推进和实施，国内三甲医院和临床医师癌痛规范化诊疗和管理的水平有了明显的进步，全社会及大众对于癌痛诊疗的认识也得到提高。

（六）晚期肿瘤疼痛"三阶梯外"疗法

1998 年在我国著名的疼痛生理学家韩济生院士的主持下，中华医学会疼痛学分会在广西北海召开了晚期癌痛治疗专题研讨会，在我们多年使用其他方法治疗顽固性癌痛的基础上，与会许多从事疼痛诊疗专家正式提出了"三阶梯外疗法或第四阶梯疗法"的概念。虽然目前癌痛"三阶梯治疗"在临床上已经能够使 80%~90% 的患者有效缓解了疼痛，提高了生存质量，但是仍然有一部分晚期癌痛患者不能有效缓解疼痛、无法耐受药物副作用或因为疼痛复发疗效不佳，为了满足这部分患者缓解疼痛的需要，实施应用"三阶梯外疗法"是非常有效的补充治疗，也是中国疼痛诊疗专家对 WHO 三阶梯疗法的发展和完善。多年来已经有效应用于临床的三阶梯外疗法如下。

1. 椎管内和脑室内注药　椎管内注药是国内目前用于肿瘤疼痛治疗的主要方法之一，

包括硬膜外腔注药和蛛网膜下腔或脑室内注药,效果确切,技术要求高,但由于成本差别大,目前在国内使用硬膜外途径较多。临床上必须重视无菌技术、规范化操作和疼痛护理,防止出现并发症。最好由具有资质的专科医师(如疼痛科、麻醉科、神经外科等)实施操作,以策安全。

(1) 硬膜外腔注药:硬膜外腔注药又可分为单次注药和置管连续注药,适用于四肢和躯干部位的疼痛治疗,可供使用的药物种类较多,相对较安全,有条件的医院可以开展。

(2) 骶管腔注药:骶管腔注药适用于会阴部和肛门及骶尾部疼痛,一般均为单次注药,较为安全。

(3) 蛛网膜下腔注药:蛛网膜下腔注药的种类分为麻醉性镇痛药和神经毁损药,也适用于四肢和躯干部位的疼痛治疗,技术掌握准确则效果确切,但副作用也十分明显,要注意选择适应证。

(4) 脑室内注药:脑室内注药用量小,作用确切,适用于顽痛症的治疗,但副作用同样明显,临床管理困难。

2. 神经阻滞(断)技术 神经阻滞或阻断技术包括神经干、神经丛、神经节和神经根注药等多部位治疗方法,也是最常用和较实用的方法,定位和操作技术要求高,特殊患者需要借助 X 线介入治疗技术,见效快并且相对安全可靠。最好由有经验的专科医师实施操作,以策安全。

(1) 神经干、根阻断:适用于局限性疼痛或转移性疼痛,如躯干、胸壁局部肿瘤转移痛,可根据具体情况行神经干或神经根阻断等。如脊神经根注药适用于脊柱旁或脊柱本身局部或小的转移灶痛,也适用于疼痛范围局限于 1~2 个节段的疼痛及患者情况太差不适合于椎管内注药治疗时。

(2) 神经丛阻断:适用于当肿瘤侵犯神经丛区域或神经丛本身时而产生疼痛的患者可以进行神经丛阻断。腹腔神经丛适用于腹部脏器疼痛,而上腹下神经丛阻断适用于盆腔内肿瘤疼痛治疗,骶前神经丛适用于骶尾部、肛门区疼痛。

(3) 交感神经阻断:交感神经阻断适用于支配区域内累及血管系统肿瘤的疼痛治疗以及某些同时伴有交感神经张力过高的情况时,如星状神经节阻断对于头颈及上肢疼痛效果较好,胸交感神经节适用于胸和上腹部痛,腰交感神经节适用于下肢疼痛,伴有神经和血管功能障碍时效果更佳。

3. 患者自控镇痛技术 英文 PCA 是"patient controlled analgesia"的缩写,中文意为"患者自控镇痛技术",PCA 技术是近 20 多年发展的新型止痛技术,它的最大特色是疼痛治疗个体化和首次让患者自己参与控制自身的疼痛。它将传统的一次性口服、肌注或静注用药方式改为小剂量,分次给予,较为客观地满足了个体对止痛药的要求,不仅使镇痛效果趋于完善,而且克服了传统用药不及时、起效慢、镇痛不全和副作用明显的缺点。使患者能主动面对疼痛,以使因恐惧疼痛而引起的机体一系列恶性循环受到抑制或解除。患者不仅情绪改善,同时其抗病、抗痛能力增强,临床可达到避免产生有关并发症,促进机体康复的功能。

(1) 基本装置及实施步骤

1) 基本装置

A. 机械控制或微电脑自动控制流量装置、显示和报警装置:由于电子科技的快速发展,除了部分机械泵外,目前多数的 PCA 泵均配置了由微电脑程序驱动的流量控制、显示、异常流量报警和时间锁定等功能,能够确保临床使用过程中的安全性和准确性。

B. 注药泵:在机械力或微电脑程序驱动下能够比较精确无误地按照预先设置的方案输注药物剂量。

C. 输注管道和防逆流活瓣。

D. 储药袋和过滤器:可以根据临床病情和患者的需要选择不同容量的储药袋,同时也方便重复加药。

E. PCA 按钮和电源:配置 PCA 按钮方便患者在设定的持续流量不能满足镇痛需要时额外追加剂量。

2) 实施步骤

A. 首次负荷量:目前全部种类的 PCA 泵在使用之初,均要根据病情需要给予不同的首次负荷剂量,以便使患者迅速达到无痛状态,其剂量设置因使用的药物种类、病情需要和年龄等不同因素而异。一般为 2~4ml/ 次。

B. 基础流量:基础流量是临床医师设定的持续注入流量,一般显示为 ml/h,精确度较高,可达到 0.1ml/h 水平,其剂量设置因使用的药物种类、病情需要和年龄等不同因素而异。一般为 1~4ml/h 范围。

C. 追加剂量:追加剂量是临床上患者在使用医师设定的剂量下不能满足缓解手术后疼痛或者缓解不满意的情况下额外追加的剂量,它的设置因使用的药物种类、病情需要和年龄等不同因素而异,一般为 1~4ml/h。

D. 用药间隔时间:即锁定时间,为再次用药而设定的间隔周期,它的设定因使用的止痛方法不同而异,一般为 5~30min 不等。

(2) 分类

1) 经硬膜外腔患者自控镇痛(PCEA)技术:PCEA 技术是使用 PCA 泵将小剂量阿片类药物或与低浓度局麻药配伍以均匀一致的速度注入硬膜外腔而发挥镇痛作用的方法,近年来在国内临床上使用较广泛并且取得了理想的镇痛效果。

一般临床使用的方法是在手术结束时或结束前直接经手术过程中使用的硬膜外麻醉导管注入镇痛复合液,局麻药直接作用于神经纤维,阿片类药物通过作用于脊髓有关阿片类受体发挥镇痛作用,两者协同作用,既可以产生良好的镇痛效果,又可以减少阿片类药物用量,降低它们所产生的副作用发生率。PCEA 技术较其他 PCA 方法使用阿片类药物用量小,只要首次量、基础持续流量根据病情调整适当,临床上很少发生呼吸抑制,但是 PCEA 的操作技术性和无菌性要求高。

2) 经静脉患者自控镇痛(PCIA)技术:PCIA 技术是临床上使用 PCA 泵经静脉系统以均匀一致的速度注入镇痛复合液进行手术后镇痛的方法。

3) 经皮下 PCA-PCSA:本方法简单、实用,可以在特殊部位使用。

4) 经神经丛 PCA-PCNA:适用于支配区域疼痛,可以由专科医师操作实施。

5) 经鼻 PCA-PCNA:经鼻腔喷雾给药,使用简单、方便,适用于儿童和无法配合一般治疗的患者。

6) 经口 PCA-PCOA:经口腔喷雾给药,使用简单、方便,同样适用于儿童和无法配合常规治疗的患者。

4. 鞘内埋藏植入泵技术　使用神经支配定位技术,确定有效疼痛治疗范围,局部麻醉无菌操作下将专用导管通过皮下隧道植入硬膜外或蛛网膜下腔,连接机械埋藏泵或电脑控制泵系统,可以定时、定量注入药物,缓解剧烈疼痛。对于患者一般情况较好,预计生存期超过 3 个月者比较适用。植入泵分为机械式和电脑程控式,机械式有进口和国产两种,电脑程控式目前主要靠进口,价格比较贵。要根据病情、患者的经济背景和意愿选择使用。临床观察导管长期植入硬膜外腔生物相容性比较好。但是由于晚期肿瘤疼痛患者体质衰弱,临床上一定要重视无菌操作手术。

5. PCA 技术用于晚期肿瘤疼痛治疗的推荐处方(仅供临床医师根据具体情况参考使用)

(1) PCIA——吗啡

处方 A:吗啡 0.5~1mg/ml+0.9% 生理盐水至总量 100ml

处方 B:吗啡 0.5~1mg/ml+ 氟哌利多 0.05mg/ml+0.9% 生理盐水至总量 100ml

处方 C:0.5~1mg/ml 吗啡 + 氯胺酮 1mg/ml+0.9% 生理盐水至总量 100ml

(2) PCIA——芬太尼

处方 D:0.3~0.4mg 芬太尼 + 氟哌利多 5mg+0.9% 生理盐水至总量 100ml

(3) PCSA——吗啡:5mg/ml

(七) 外科手术镇痛

使用手术切断神经支配以达到止痛的方法是以往用于晚期癌痛的治疗方法,目前国内仍有医院常规开展,对一些明确原因或定位的疼痛可试行外周神经干切断、脊神经后根切断或脊髓传导束(如脊髓丘脑束等)切断。但是如果手术过程中精确度或定位不准,甚至伤及其他神经系统,患者在手术后一段时期内重新出现疼痛,临床上要注意选择适应证,并且向患者说明手术后的可能出现的问题或并发症。

(八) 抗癌止痛疗法

抗癌止痛疗法是指临床中使用治疗癌症的方法来部分缓解或完全消除疼痛的方法,目前在我国临床上所常用的抗癌止痛治疗方法包括:

1. 放射线治疗法　包括外照射治疗和放射性核素治疗。外放射治疗骨转移癌可以控制病变的发展、缓解疼痛、防止负重骨发生病理性骨折,经放射治疗的大部分患者的骨痛得到缓解。临床上单纯放疗对包括单发性和多发性骨转移的恶性肿瘤患者均获得较好的止痛效果。此外利用亲骨性放射性药物进行体内辐射治疗已成为核医学临床治疗新方法。放射性核素类药物能有效减轻疼痛,减少止痛剂的使用,提高生活质量,包括目前临床中常用的有 ^{153}Sm(钐)、^{89}Sr(锶)、^{32}P(^{32}磷)、^{186}Re(^{186}铼)、^{188}Re(^{188}铼)、^{105}Rh(^{105}铑)、^{177}LU(^{177}镥)和 ^{60}Co(^{60}钴)等。

2. 经动脉导管化疗　使用现代介入方法选择性将化疗药物注入动脉内,可使肿瘤缩小并使癌痛减轻;

3. 瘤体注射化疗、辐射粒子植入和射频治疗　将化疗药物直接注入瘤体内或者使用射频电极高温、放射性微粒体直接杀死肿瘤细胞,同时也能减轻疼痛,此种方法尤其对实体肿瘤或转移性肿瘤疼痛适用;

4. 其他方法　如生物或免疫疗法对肿瘤本身及其疼痛均有治疗作用,这些方法都有专业书籍详细介绍。

(九) 生物止痛技术和贴膜

利用具有分泌活性细胞培养体内移植或基因改造或转移技术,例如利用现代科技方法,以基因生物工程技术培育出具有分泌多种镇痛物质的细胞或基因复合体,然后植入脑脊液中长期分泌镇痛物质以达止痛的目的,目前的报道均限于实验或临床实验阶段。

芬太尼贴膜应用于轻 - 中度疼痛的患者治疗比较方便,重度或极度疼痛患者效果相对较差,应该配合其他方法,不宜盲目增加剂量。早期由于贴膜必须回收限制了部分患者的临床使用。有报道极少数患者会发生明显的呼吸抑制,应该引起重视。

（十）中医治疗

我国传统的中医理论认为疼痛的根本机制在于"不通则痛""不荣则痛",由于各种致病因素导致脏腑、经络、气血功能失调,从而出现疼痛的症状。中医中药治疗和其他中医方法对癌症疼痛治疗有着很多优势,首先如果中药有质量保障,一般无严重的不良反应,而且具有提高患者抵抗力的作用,还可以调整身体和器官、系统的功能紊乱,提高生活质量。有很多中药有镇痛作用,中医药治疗癌痛包括口服和外用两个方面,口服药通过调节机体脏腑、经络、气血平衡达到癌痛治疗的目的,作用有效而持久。外用中药止痛经透皮吸收,直接作用于病变部位,具有药效集中而作用迅速的特点。

（十一）晚期肿瘤疼痛的心理和康复治疗

晚期癌痛患者一般都有不同程度的心理障碍或人格变异,主要表现为抑郁状态、恐惧心理和承受能力降低。在"2016 中国癌症防控高峰访谈会"上,中国工程院院士、肿瘤病因学专家程书钧教授指出:肿瘤发生前期叫做癌前病变。有人终身维持癌前病变,不到 1/3 的人会发展成肿瘤。如果在癌前病变阶段早发现、早治疗,便能有效地控制肿瘤进入晚期,他建议国内肿瘤防治应将关口前移。国家癌症中心副主任、中国医学科学院肿瘤医院副院长石远凯教授最近也强调:早期癌症患者治疗后有 90% 左右都可控制病情,虽然有部分确实无法治愈,但这些患者也并非一线希望都没有,有相当一部分经过我们这些年的治疗已成为一种慢性疾病,能够通过有效的治疗很好地控制病情,令其生活质量得到改善。

有效的心理治疗在辅助肿瘤疼痛治疗和康复过程中占有重要的地位,这是目前国内临床工作中的薄弱之处,也是从事肿瘤疼痛医务人员应该予以高度重视的一个环节,常用的治疗方法包括:

1. 支持性心理治疗　认真倾听、辅以同情心,实施支持性暗示治疗和解释性暗示治疗,以改善情绪,增强抗肿瘤信心。

2. 生物反馈疗法　借助仪器,帮助患者自我调控,以减轻疼痛或治疗的不利影响。

3. 行为疗法　设置医疗特殊方法消除病症、改变行为模式的方法。

4. 在实施有效的心理治疗同时帮助患者调整、改变日常的生活习惯及饮食方式,增加他们对于自身疾病的认识和抗肿瘤治疗的信心,使患者学会与肿瘤疾病共生。

（十二）小儿和儿童癌症疼痛治疗

如何对疼痛程度进行客观评估是小儿疼痛处理上长期存在的问题。对还不会说话的婴儿的评估尤其困难。总体来说,目前人们对于小儿或儿童疼痛治疗的重视仍然需要加强。小儿或儿童正在处于身体快速发育阶段,他们的恶性肿瘤病谱种类与成人有所不同,但是由于身体功能和器官、系统的代偿功能旺盛,大多数肿瘤对化疗、放疗和手术治疗有较好适应性。除了癌症本身导致的疼痛问题外,临床上许多有创性诊断和治疗方案如各种途径的注射治疗、骨穿等引起的疼痛问题,都需要镇痛治疗。在治疗方法方面小儿或儿童疼痛可以参考上述原则和方法,但是在实施治疗全过程中应该注意下列几方面:

1. 重视对小儿疼痛的客观评定　由于婴儿在出生后的第 2 个月之后对于局部疼痛刺激所产生的非特异性运动已明显减少,3 个月起开始能够确定受刺激的部位,并能触摸和保护疼痛部位;受到针刺时婴儿能收回受刺激的肢体,年龄稍大的婴儿可表现为烦躁不安或反常的不平静。对小儿疼痛正确合理的评估应建立在掌握小儿对疼痛反应的特点和发展规律的基础上。重视行为指标观察,如疼痛患儿不爱玩、食欲不振、表情淡漠而且痛苦、严重的急性疼痛甚至可影响他们的意识状态。婴儿对于慢性严重疼痛的反应包括饮食和睡眠障碍,缺乏愉快的表情,对于父母或护士的安慰没有反应等。

2. 密切观察用药后的反应、随时调整服药的剂量,一般情况下只要患儿仍然疼痛,就是所用药物不适应或用药剂量不足,此时不应对药效或(和)患儿反应产生怀疑。

3. 临床上使用吗啡时首先选用糖浆剂型、口或鼻喷雾剂、经肛门给药。也可以使用芬太尼外用贴剂。

4. 在口服用药或外用无效或不能耐受时可以采用 PCA 技术,即皮下、经静脉或硬膜外 PCA 给药。

(十三) 晚期肿瘤疼痛治疗中的注意事项

1. 治疗前应该交代治疗方法的优缺点、注意事项和可能的并发症,实施特殊项目患者或家属签字同意制度。

2. 注意治疗方法的合理选择与实施规范化技术操作。

3. 注意选择治疗最佳处方,在最大程度发挥其临床疗效的同时尽可能降低副作用。

4. 治疗期间的观察与治疗后随访:由于晚期癌痛患者情况普遍差,在实施临床治疗过程中应该常规配备监护设备,连续监护血压、心率、氧饱和度等指标,以策安全。治疗后应该常规观察 30min,防止发生并发症。

(十四) 目前癌痛治疗的存在问题、发展方向

1. 主要问题和对策 WHO 经过调查指出:癌症疼痛治疗不满意是目前世界性、严重的公众健康问题,主要因素与对癌症疼痛的认识不足和治疗不力有关。在一项对北京市 219 位医师进行有关癌症疼痛治疗态度、方法的调查中,87% 的肿瘤专业医师和 68% 的其他专业医师认为癌症疼痛没有得到充分的治疗,并认为阻碍因素主要是认识不足和镇痛限量药物供应。为了进一步加强对于包括晚期癌痛在内所有急、慢性疼痛的宣传和认识,提高医务界和社会关注慢性疼痛和晚期癌痛。自从 2007 年我国原卫生部发出 227 号文件在二级以上医院成立疼痛科,以及 2011 年发出在三甲医院建立"癌痛规范化治疗示范病房"的文件以来,大大促进了国内晚期肿瘤疼痛诊疗事业的发展。

根据国内的实际情况,仍然需要加强医务界和政府部门的沟通,提倡临床多学科医师的合作,重视下列相关问题有助于改善晚期肿瘤疼痛诊疗工作:

(1) 加强医护人员的观念转变以及和患者之间的沟通;

(2) 注意疼痛程度评估指标、治疗方法的选择;

(3) 合理使用镇痛药物(种类、剂量、疗效跟踪及评价);

(4) 疼痛诊疗机构及专业人员的补充,并且实施全面的专科训练;

(5) 改善临床学科间的合作、协调不理想状态;

(6) 加强全社会对晚期癌痛治疗宣传、认识及关注;

(7) 支持对晚期癌痛治疗新方法的研究、加大政府财政投入;

(8) 逐步建立完整的网络系统和晚期癌痛患者疼痛救助的社会服务机制。

2. 医院需要加强的重点工作

(1) 逐步在二级、三级综合医院建立疼痛学科,实施疼痛诊疗医师资格认定和规范化制

度的建立；

(2) 在国内各级医院普及、加强和规范化"癌痛规范化治疗示范病房"；

(3) 各级医院疼痛科重点发展三阶梯外治疗方法；

(4) 重视并加强患者的心理治疗和心理护理；

(5) 建立全面、系统的疼痛管理目标和实施；

(6) 逐步建立部分癌痛患者家庭治疗模式。

（王家双）

四、风湿免疫病相关疼痛

风湿病是一组侵犯关节、骨骼、肌肉、血管及相关软组织或结缔组织为主的疾病，其中多数为自身免疫性疾病。发病多较隐蔽而缓慢，病程较长，且大多具有遗传倾向。诊断及治疗均有一定难度；血液中多可检查出不同的自身抗体，可能与不同人类白细胞抗原亚型有关；对非甾体抗炎药、糖皮质激素和免疫抑制剂有较好疗效。

广义的风湿病已有超过100种疾病，引起疾病的原因包括了遗传、感染、中毒、肿瘤、内分泌代谢紊乱、免疫异常、地方病、退行性病变等。狭义上的风湿病则仅限于内科与免疫相关的几十种疾病，其中有些病还是跨学科的，如痛风、骨关节炎、感染性关节炎等。常见风湿免疫病包括以关节炎为主要症状，如类风湿关节炎、强直性脊柱炎、银屑病关节炎；与感染相关的，如风湿热、莱姆病、赖特综合征、反应性关节炎；其他弥漫性结缔组织病，如系统性红斑狼疮、原发性干燥综合征、系统性硬化症、多发性肌炎、皮肌炎、混合性结缔组织病、血管炎等。

风湿免疫病大部分发病机制不清，可能与免疫异常反应、易感基因背景、感染因素、内分泌因素、激素水平、环境与物理因素等有关。甚至一些药物也可导致风湿病，如普鲁卡因胺、部分口服避孕药等可以诱发系统性红斑狼疮（SLE）或抗中性粒细胞胞浆抗体（ANCA）阳性小血管炎。

风湿病出现关节症状的发生率可高达70%~80%，约50%仅有疼痛，而部分疾病甚至可出现关节红、肿、热、痛、功能受损等表现。风湿病具有高度异质性，这是由于遗传背景、发病原因及机制不同，而导致临床表现的类型，症状轻重及治疗反应也不尽相同。

（一）类风湿关节炎

1. 病因 类风湿关节炎（rheumatoid arthritis，RA），是一种以四肢小关节疼痛肿胀为特征的系统性炎症性疾病，可发生于任何年龄，高发年龄为40~60岁，女性高发，男女发病比约1：2~1：3。RA的发病可能与遗传、感染、性激素等有关，其病理主要为滑膜炎及血管炎。RA出现关节炎性疼痛的原因为炎性细胞因子激活级联反应和周围末梢神经敏感化。炎症细胞被前炎性细胞因子趋化到关节周围的滑膜，滑膜组织中的前列腺素、缓激肽直接激活神经末梢，细胞因子、趋化因子及生长因子敏化周围神经末梢，疼痛信号传递中的兴奋性神经递质谷氨酸作用于关节的受体，进一步导致疼痛的级联反应。除炎症导致的疼痛外，中枢神经系统调节异常也会加重类风湿关节炎患者的疼痛。

2. 临床表现 RA可出现体重减轻、低热、疲倦等全身症状。而晨僵是晨起关节活动不灵活的主观感觉，它是关节炎的一种非特异表现，其持续时间与炎症的严重程度成正比。RA关节受累的表现为呈对称性多关节炎（常≥5个关节）。易受累的关节有手、足、腕、踝及颞颌关节等,其他还可有肘、肩、颈椎、髋、膝关节等。随着病情进展可出现关节畸形,手的畸形有梭形肿胀、尺侧偏斜、天鹅颈样畸形、纽扣花样畸形等。足的畸形有跖骨头向下半脱位引起的仰趾畸形、外翻畸形、跖趾关节半脱位、弯曲呈锤状趾及足外翻畸形。除此外还有正中神经/胫后神经受压引起的腕管/跗管综合征,膝关节腔积液挤入关节后侧形成腘窝囊肿,颈椎受累(第2、3颈椎多见)导致的颈部疼痛、颈部无力及难以保持其正常位置,寰枢关节半脱位,脊髓受压及椎基底动脉供血不足等临床表现。RA关节外的常见表现包括:发热、类风湿结节、类风湿血管炎及淋巴结肿大。另外作为全身性免疫炎性疾病,RA可出现心血管系统、呼吸系统、血液系统、神经系统和消化系统损害,上述损害有的是RA本身导致,有的则与治疗药物相关,在这当中贫血是RA最常见的关节外表现,常为轻至中度,属于慢性疾病性贫血。RA还可出现眼部损害,幼年患者可有葡萄膜炎,成人可有巩膜炎,可能由血管炎所致。合并有干燥综合征时还可有干燥性结膜角膜炎、巩膜软化、巩膜软化穿孔、角膜溶解。

3. **诊断** 美国风湿病学会1987年修订的RA分类标准如下:①晨僵至少1h(≥6周)。②3个或3个以上的关节受累(≥6周)。③手关节(腕、MCP或PIP关节)受累(≥6周)。④对称性关节炎(≥6周)。⑤有类风湿皮下结节。⑥X线片改变。⑦血清类风湿因子阳性。

上述7条中≥4条并排除其他关节炎可以确诊RA。

2010年ACR/EULAR关于RA新的分类标准,总得分6分以上可确诊RA,见表4-3-2。

表4-3-2 RA新的分类标准

关节受累	得分	血清学(至少需要1条)	得分
1个大关节	0	RF和ACPA均阴性	0
2~10个大关节	1	RF和(或)ACPA低滴度阳性	2
1~3个小关节(伴或不伴大关节受累)	2	RF和(或)ACPA高滴度(超过正常值3倍以上)阳性	3
4~10个小关节(伴或不伴大关节受累)	3		
>10个关节(至少一个小关节受累)	5		
急性时相反应物(至少需要1条)	得分	症状持续时间	得分
CRP和ESR均正常	0	<6周	0
CRP或ESR增高	1	≥6周	1

4. **治疗** 类风湿关节炎治疗的主要目的在于减轻关节炎症反应,抑制病变发展及骨质破坏,保护关节功能,最终达到病情完全缓解或低疾病活动度的目标。类风湿关节炎所致疼痛的治疗应该同时针对炎症和疼痛本身,治疗方案应该包括药物治疗和非药物治疗。治疗原则包括早期治疗、联合用药、个体化治疗。

非药物治疗包括患者教育和功能锻炼。患者教育是治疗的重要环节,可使患者正确认识疾病,树立信心和耐心,能够配合治疗。功能锻炼是类风湿关节炎患者关节功能得以恢复及维持的重要方法。在关节肿痛明显的急性期,应适当限制关节活动,一旦肿痛改善,应在不增加患者痛苦的前提下进行功能活动。对无明显关节肿痛,但伴有可逆性关节活动受限者,应鼓励其进行正规的功能锻炼。在有条件的医院,应在风湿病专科及康复专科医师的指导下进行。

RA 的药物治疗是个性化的,治疗药物包括非甾体抗炎药、慢作用抗风湿药、免疫抑制剂、激素、生物制剂及植物药等。非甾体抗炎药(NSAIDs)有抗炎、止痛、解热作用,是类风湿关节炎治疗中最为常用的药物,适用于各个时期的患者。常用的药物包括双氯芬酸、萘丁美酮、美洛昔康、塞来昔布等。病情控制药(disease-modifying anti-rheumatic drugs,DMARDs)又被称为二线药物或慢作用抗风湿药物。常用的有甲氨蝶呤、柳氮磺吡啶、羟氯喹、来氟米特、环孢素、金诺芬、白芍总苷等。

糖皮质激素不作为治疗类风湿关节炎的首选。但在下述四种情况可选用:①类风湿血管炎包括多发性单神经炎、类风湿肺及浆膜炎、虹膜炎等。②重症类风湿关节炎的过渡期治疗,可用小量激素快速缓解病情,一旦病情控制,应首先减少或缓慢停用激素。③经正规慢作用抗风湿药治疗无效的患者可加用小剂量激素。④局部应用如关节腔内注射。总原则为短期小剂量(10mg/d 以下)应用。

目前在类风湿关节炎的治疗上,已经有几种生物制剂被批准上市,并且取得了一定的疗效,尤其在难治性类风湿关节炎的治疗中发挥了重要作用。在类风湿关节炎中应用的几种生物制剂:①英利昔单抗(Infliximab),也称 TNF-α 嵌合性单克隆抗体,临床试验已证明对甲氨蝶呤等治疗无效的类风湿关节炎患者用 Infliximab 可取得满意疗效。②依那西普(Etanercept)即人重组 TNF-α 受体 p75 和 IgGFc 段的融合蛋白。③阿达木单抗(Adalimumab)是针对 TNF-α 的全人源化的单克隆抗体。④托珠单抗(Tocilizumab),IL-6 受体拮抗剂,主要用于中重度 RA,对 TNF-α 拮抗剂反应欠佳的患者可能有效。⑤抗 CD20 单抗——利妥昔单抗(Rituximab)治疗类风湿关节炎取得了较满意的疗效。Rituximab 也可与环磷酰胺或甲氨蝶呤联合用药。

目前,已有多种用于类风湿关节炎的植物药,如雷公藤、白芍总苷、青藤碱等。部分药物对治疗类风湿关节炎具有一定的疗效,但作用机制需进一步研究。

类风湿关节炎患者血中常有高滴度自身抗体、大量循环免疫复合物、高免疫球蛋白等,因此,除药物治疗外,可选用免疫净化疗法,可快速去除血浆中的免疫复合物和过高的免疫球蛋白、自身抗体等。如免疫活性淋巴细胞过多,还可采用单个核细胞清除疗法,从而改善T、B 细胞及巨噬细胞和自然杀伤细胞功能,降低血液黏滞度,以达到改善症状的目的,同时提高药物治疗的疗效。目前常用的免疫净化疗法包括血浆置换、免疫吸附和淋巴细胞/单核细胞去除术。被置换的病理性成分可以是淋巴细胞、粒细胞、免疫球蛋白或血浆等。应用此方法时需配合药物治疗。

经内科治疗不能控制及严重关节功能障碍的类风湿关节炎患者,外科手术是有效的治疗手段。外科治疗的范围从腕管综合征的松解术、肌腱撕裂后修补术至滑膜切除及关节置换术。

(二)脊柱关节炎

1. **病因** 脊柱关节炎(spondyloarthritis,SpA),既往又称血清阴性脊柱关节病,是一组慢性炎症性风湿性疾病,具有特定的病理生理、临床、放射学和遗传学特征。这一类疾病包括:强直性脊柱炎、反应性关节炎、银屑病关节炎、炎症性肠病性关节炎、未分化脊柱关节炎和幼年慢性关节炎。该类疾病常在中青年发病,除银屑病关节炎发病无性别差异外,其他几种疾病男性均多于女性。

脊柱关节炎包括的所有疾病中 HLA-B27 抗原均显著增高。强直性脊柱炎和反应性关节炎有着相似的 B27 抗原频率。炎症性肠病性关节炎的外周关节炎为肠外受累的证据,但其 B27 抗原表达并不增高。

2. 临床表现 脊柱关节炎的炎症过程发生在韧带附着于骨的起止点位置,起止点炎症是导致患者疼痛的最常见原因之一。除此之外,中轴脊柱受累的脊柱关节炎可由下至上分别表现为:交替性臀部疼痛、炎性腰背痛及胸廓扩张度受限。

交替性臀部疼痛是强直性脊柱炎患者最常见的早期症状。表现为一侧臀部或髋部疼痛,重者可导致髋部活动受限,不敢行走,经过治疗一段时间后可好转,但反复发作,并可出现双侧交替发作。因为骶髂关节位于臀部深处,这些症状正是骶髂关节或髋关节炎症所导致。尽管强直性脊柱炎患者和机械性腰痛患者都有可能出现臀部疼痛,但是强直性脊柱炎患者更特异性的是表现为先是一侧臀部疼痛起病,逐渐交替性臀部疼痛。

脊柱关节炎患者的腰背痛常常起病隐匿,起始部位位于腰臀部,渐向背部发展,后半夜明显,并伴有明显僵硬感,可导致夜间翻身困难,且在清晨起床时腰背部僵硬,活动后方改善。这种晨僵的持续时间与患者的病情轻重有关,轻者数分钟可缓解,重者不仅持续时间长达数小时甚至全天。这种炎性腰背痛是脊椎小关节炎症、附着点炎的外在表现。炎性腰背痛是强直性脊柱炎最具有标志性的特点之一,作为筛选和鉴别那些慢性腰背痛的患者是否中轴受累的脊柱关节炎的有力工具。下列 5 个参数能更好地解释炎性腰背痛,包括:①活动后症状改善;②夜间痛;③隐匿性起病;④40 岁以前发病;⑤休息后症状无改善。如果患者慢性腰背痛 >3 个月,并且符合上面 5 条中的至少 4 条,即考虑为炎性腰背痛。

脊柱关节炎患者常常出现前胸壁周围疼痛,重者可有胸锁关节肿胀,这是由于胸骨柄关节、胸锁关节和肋胸关节炎所致,炎症逐渐发展,可导致患者的胸廓活动度下降,因此,大多数强直性脊柱炎的分类诊断标准都包含有扩胸度受限。

强直性脊柱炎外周关节受累主要特点为:下肢关节(膝、踝关节)多于上肢关节、单/寡关节受累多于多关节受累、不对称多于对称。与类风湿关节炎不同的是,除髋关节以外,膝和其他关节的关节炎或关节痛症状多为间歇性的,临床症状较轻,X 线检查主要以关节周围软组织肿胀为主,很少能发现骨质破坏的影像学证据,在关节镜下常常可以看到不同程度的滑膜增生及炎性渗出,很少或罕见出现受累关节骨质侵蚀、破坏及关节残毁的严重后果。

银屑病关节炎可以累及手远端指间关节,此点与类风湿关节炎常累及手近端指间关节不同,其关节受累有时较重,可以出现类似类风湿关节炎样的骨质侵蚀、破坏,此点又与其他类型的脊柱关节炎不同。

附着点炎是脊柱关节炎的特征性病变,其他疾病较少出现。在脊柱,附着点炎可见于滑囊和韧带的附着处,也见于椎间盘、肋椎关节和肋横突关节,脊柱关节的疼痛、僵硬和活动度受限多源自附着点炎。附着点炎也累及很多中轴外部位,表现为相应部位的局部肿痛,常见部位有:足跟部(包括跟底或跟腱部位)、膝关节周边的局部肿痛、坐骨结节、髂前上棘、耻骨联合以及肋骨软骨连接处。

3. 诊断 1991 年欧洲脊柱关节病研究小组(ESSG)提出了一套适于整组脊柱关节炎的分类标准。ESSG 标准着重于脊柱关节炎的两个主要特征:炎性腰背痛和非对称的寡关节炎,如果再加上其他一项条件就可以诊断为脊柱关节炎。

脊柱关节炎的 ESSG 分类标准:炎性脊柱痛或滑膜炎(非对称性或下肢关节为主)加上以下至少 1 项:①阳性家族史;②银屑病;③炎性肠病;④尿道炎、宫颈炎或急性腹泻;⑤交替性臀区痛;⑥肌腱附着点炎;⑦骶髂关节炎。

2004 年,脊柱关节炎国际评价协会(ASAS)启动了一项国际间的合作来制定中轴和外周脊柱关节炎的分类标准,并于 2009 年完成了中轴脊柱关节炎的标准。

中轴脊柱关节炎 ASAS 分类标准(适用于慢性腰背痛的患者,发病年龄小于 45 岁),影像学骶髂关节炎加上至少 1 条脊柱关节炎的特点或 HLA-B27 阳性加上至少 2 条其他的脊柱关节炎的特点,包括炎性腰背痛;关节炎;跟腱炎;色素膜炎;趾炎;银屑病;克罗恩病 / 结肠炎;NSAIDs 治疗有效;脊柱关节炎家族史;HLA-B27 阳性;CRP 升高;影像学骶髂关节炎:MRI 显示的活动性(急性)炎症,高度提示与脊柱关节炎相关的骶髂关节炎;X 线显示符合修订的纽约标准的明确的骶髂关节炎。≥ 1 脊柱关节炎临床特征,包括葡萄膜炎、关节炎、银屑病、肌腱端炎、克罗恩病 / 结肠炎、指(趾)炎、既往感染史、炎性背痛史、HLA-B27、柱关节炎家族史以及影像学提示骶髂关节炎和关节炎或肌腱端炎或指(趾)炎。

4. 治疗 强直性脊柱炎患者以及有外周关节病变的脊柱关节炎患者尤其应注意康复锻炼。要谨慎而不间断地进行锻炼,以取得和维持脊柱关节的最好位置,增强椎旁肌肉和增加肺活量。站立时应尽量保持挺胸、收腹和双眼平视前方的姿势。坐位也应保持胸部直立。应睡相对较硬的床垫,多取仰卧位,避免促进屈曲畸形的体位,枕头不宜过高。减少或避免引起持续性疼痛的体力活动。炎性关节或其他软组织的疼痛选择必要的物理治疗。

NSAIDs 可迅速改善患者腰髋背部疼痛和发僵,减轻关节肿胀和疼痛及增加活动范围,无论早期或晚期脊柱关节炎患者的症状治疗都是首选。不应把本类药物简单理解为止痛药物而忽视其应用,本类药物具有抗炎作用而非单纯止痛,目前主张强直性脊柱炎患者只要是出现腰髋背部疼痛就应足量、足疗程应用此类药物,不应为防止出现副作用而忍受疼痛,否则长期疼痛、僵硬很容易逐渐出现脊柱僵直、驼背等畸形。对 NSAIDs 迅速起效、症状得到缓解也是诊断强直性脊柱炎的一个有用工具。因为强直性脊柱炎大多夜间疼痛明显,因此睡前应用此类药物疗效最为理想。抗炎药的不良反应中较多的是胃肠不适,少数可引起溃疡;其他较少见的有头痛、头晕,肝、肾损伤,血细胞减少,水肿,高血压及过敏反应等。医师应针对每例患者的具体情况选用一种抗炎药物。同时使用 2 种或 2 种以上的抗炎药不仅不会增加疗效,反而会增加药物不良反应,甚至带来严重后果。抗炎药物通常需要使用 2 个月左右,待症状完全控制后减少剂量,以最小有效量巩固一段时间,再考虑停药,过快停药容易引起症状反复。如一种药物治疗 2~4 周疗效不明显,应改用其他不同类别的抗炎药。在用药过程中应始终注意监测药物不良反应并及时调整。

糖皮质激素长期口服治疗不仅不能阻止本病的发展,还会带来较多的不良反应。本病伴发的外周关节炎,可行长效皮质激素关节腔注射。重复注射应间隔 3~4 周,一般不超过 2~3 次。对其他治疗不能控制的臀部疼痛,在 CT 指导下行糖皮质激素骶髂关节注射,部分患者可改善症状。

越来越多的证据以及临床实践证实抗 TNF-α 类生物制剂对脊柱关节炎具有很好的疗效,且发现该类药物对脊柱关节炎的疗效要优于对类风湿关节炎的疗效。常用的 TNF-α 抑制剂包括依那西普、阿达木单抗和英利昔单抗。目前,上述三种制剂均已被美国 FDA 和我国 CFDA 批准用于治疗强直性脊柱炎。该类药物有起效快、疗效好的特点,大多数患者的病情可迅速获得显著改善,应用一段时间后,患者的身体功能及健康相关生活质量明显提高,特别是可使一些新近出现的脊柱活动障碍得到恢复。但其长期疗效及对中轴关节

X 线改变的影响尚待观察。在足量使用该类制剂 2~3 个月病情得到控制后,可以逐渐拉长用药间隔时间,同时用 NSAIDs 和其他改善病情类抗风湿药,很多患者的病情不会出现明显复发。

对于强直性脊柱炎脊柱前屈或侧凸畸形较为严重导致明显生活障碍者,可考虑脊柱椎体截骨纠正畸形,但手术风险较大,可能使脊髓受损而导致下肢截瘫,因此对于畸形并不非常严重者不建议手术矫正,应在内科积极治疗下进行康复锻炼。对于髋关节间隙出现明显狭窄或股骨头坏死的患者,为了改善患者的关节功能和生活质量,可考虑行人工髋关节置换术。置换术后绝大多数患者的关节痛得到控制,部分患者的功能恢复正常或接近正常,置入关节的寿命 90% 达 10 年以上。

强直性脊柱炎患者可出现焦虑、抑郁、恐惧等不良情绪,还有一些患者会出现疲劳、述情障碍等,应采用躯体治疗和心理治疗相结合的治疗方案,必要时可应用抗抑郁类药物。

(三) 骨关节炎

1. 病因　骨关节炎为由于老年化过程而出现的磨损性关节变性。疼痛是患者就医时最多的主诉。骨关节炎早期蹲起或爬楼梯时两膝酸软无力慢慢演变成疼痛、肿胀、畸形及功能障碍。膝关节骨性关节炎的疼痛和其他疼痛相比有明显的区别,由于长时间行走,下蹲后酸痛不适,逐步发展为行走时疼痛,影响日常生活。原发性骨关节炎常侵犯其他正常的骨关节软骨面。继发性骨关节炎是创伤、关节病(如 Legg-Perthe 病)或轻微畸形(如轻度髋臼发育不良导致长期关节不交合)的后遗症。

2. 临床表现　骨关节炎以疼痛为主要临床表现,包括活动疼,膝关节长期处于某一静止位置后刚开始变换体位时引起的疼痛,在活动后减轻,负重和活动多时又加重。负重痛:骑自行车、游泳时膝部不痛,而上下楼、上下坡、坐蹲站起时疼痛,提担重物时疼痛加重。突然站起时就会有剧痛,而活动一下再站起来时症状往往就会消失。主动活动痛而被动活动轻,主动活动时肌肉收缩加重关节负荷。休息痛,膝关节长期处于某一静止不动或夜间睡觉时疼痛,这主要是因为静脉回流不畅,髓腔及关节内压力增高有关变换体位时就会缓解。秋冬加重,天气变换时加重。

肿胀是膝关节骨性关节炎的重要表现:①由于病变后期关节关节滑膜和关节囊受脱落的软骨碎片刺激而充血、水肿、增生、肥厚、滑液增多、产生滑膜炎,导致关节积液引起;②增生的滑膜肥厚,脂肪垫增大、骨质增生、骨赘形成引起。

中晚期骨性关节炎可以发生畸形改变,以膝内翻为主,这与股骨内踝圆而凸,而胫骨平台凹陷、骨质相对疏松,内侧半月板薄弱,有的伴有小腿内旋、畸形使负荷更不均匀,畸形越发严重。另外,由于髌骨力线不正,或髌骨增大,股内侧肌萎缩,髌骨内外侧牵拉力量不均匀,外侧强大的支撑带牵拉髌骨使髌骨外移,髌骨增生。

关节处肌腱或腱周组织炎性渗出,可以产生摩擦音,或者大块软骨缺损,半月板破裂及游离体夹在关节间隙活动时来回滑动等可引起关节弹响。由于大块游离体或半月板(破裂)夹在两关节中间,导致关节突然剧痛,易摔倒,关节不能伸屈,负重。滑膜皱襞伸进两骨之间。这些情况时可发生关节交锁。体位支撑稳定力量减弱如股四头肌萎缩,侧向不稳,步态摇摆(关节反复肿胀、积液较多、关节松弛可导致实体不稳。关节因经常肿胀,被迫于轻度屈曲位时增加腔内容积,久而久之容易出现周围肌痉挛,活动受限,而伴膝肌力下降,关节囊萎缩,骨赘增生、髌骨活动度减少,增生物粘连引起关节活动受限。

3. 诊断　根据患者的症状、体征、X 线表现及实验室检查一般不难诊断 OA,具体膝关节 OA 诊断标准：

（1）近 1 个月内反复膝关节疼痛。

（2）X 线片（站立或负重位）示关节间隙变窄、软骨下骨硬化和（或）囊性变、关节缘骨赘形成。

（3）关节液（至少 2 次）清亮、黏稠，WBC<2000 个 /ml。

（4）中老年患者（≥40 岁）。

（5）晨僵≤3min。

（6）活动时有骨摩擦音（感）。

综合临床、实验室及 X 线检查，符合（1）+（2）条或（1）+（3）+（5）+（6）条或（1）+（4）+（5）+（6）条，可诊断为膝关节 OA。

髋关节 OA 诊断标准：

（1）近 1 个月反复髋关节疼痛。

（2）血细胞沉降率 ≤20mm/1h。

（3）X 线片示骨赘形成，髋臼缘增生。

（4）X 线片示髋关节间隙变窄。

满足诊断标准（1）+（2）+（3）条或（1）+（3）+（4）条，可诊断为髋关节 OA。

4. 治疗 骨关节炎的处理方法取决于疾病处于何阶段，当一负重的关节变性较轻时，使用外支撑物如手杖、拐杖或步行器可使症状明显缓解。虽然骨关节炎的软骨实际愈合很难证实，但通过支架减轻压力，关节疼痛的缓解有时是很明显的。

抗炎药物对骨关节炎的作用比起类风湿关节炎或痛风要小些。试用非类固醇类抗炎药物是有根据的，正如某些患者所言，在使用后有一定缓解。止痛药、热敷法、超声及按摩亦可使症状缓解。增强关节的运动等物理疗法，偶尔有用，减轻负重是有利的。

关节成形术使严重和可致残的骨关节炎的处理明显改善，多数髋或膝关节病的患者确实消除了疼痛，一般也改善了关节活动。胶合剂所作的假体部位，用十多年后会松动，而全关节成形术对老年和活动较少的人，却有维持最长时间的效果。

截骨术对 40~60 岁的人有益，特别对较轻的关节病。经手术重新调整关节位置，使关节的负重转移至损伤较少的软骨，可在术后数年内维持关节功能。如果需要，以后还可以作关节置换，而组成部件失败的可能性将成比例地降低。

（四）痛风

1. 病因 痛风是由单钠尿酸盐（MSU）沉积所致的晶体相关性关节病，与嘌呤代谢紊乱和（或）尿酸排泄减少所致的高尿酸血症直接相关，特指急性特征性关节炎和慢性痛风石疾病，主要包括急性发作性关节炎、痛风石形成、痛风石性慢性关节炎、尿酸盐肾病和尿酸性尿路结石，重者可出现关节残疾和肾功能不全。痛风常伴腹型肥胖、高脂血症、高血压、2 型糖尿病及心血管病等表现。

2. 临床表现 痛风多见于中年男性，女性仅占 5%，主要是绝经后女性，痛风发生有年轻化趋势。痛风的自然病程可分为四期，即无症状高尿酸血症期、急性期、间歇期、慢性期。临床表现如下：

（1）急性痛风性关节炎：多数患者发作前无明显征兆，或仅有疲乏、全身不适和关节刺痛等。典型发作常于深夜因关节痛而惊醒，疼痛进行性加剧，在 12h 左右达高峰，呈撕裂样、刀割样或咬噬样，难以忍受。受累关节及周围组织红、肿、热、痛和功能受限。多于数天或 2 周内自行缓解。首次发作多侵犯单关节,部分以上发生在第 1 跖趾关节,在以后的病程中,部分患者累及该部位。其次为足背、足跟、踝、膝、腕和肘等关节,肩、髋、脊柱和颞颌等关节少受累,可同时累及多个关节,表现为多关节炎。部分患者可有发热、寒战、头痛、心悸和恶心等全身症状,可伴白细胞计数升高、红细胞沉降率增快和 C 反应蛋白增高等。

(2) 间歇发作期:痛风发作持续数天至数周后可自行缓解,一般无明显后遗症状,或遗留局部皮肤色素沉着、脱屑及刺痒等,以后进入无症状的间歇期,历时数月、数年或十余年后复发,多数患者 1 年内复发,越发越频,受累关节越来越多,症状持续时间越来越长。受累关节一般从下肢向上肢、从远端小关节向大关节发展,出现指、腕和肘等关节受累,少数患者可影响到肩、髋、骶髂、胸锁或脊柱关节,也可累及关节周围滑囊、肌腱和腱鞘等部位,症状趋于不典型。少数患者无间歇期,初次发病后呈慢性关节炎表现。

(3) 慢性痛风石病变期:皮下痛风石和慢性痛风石性关节炎是长期显著的高尿酸血症,大量单钠尿酸盐晶体沉积于皮下、关节滑膜、软骨、骨质及关节周围软组织的结果。皮下痛风石发生的典型部位是耳廓,也常见于反复发作的关节周围及鹰嘴、跟腱和髌骨滑囊等部位。外观为皮下隆起的大小不一的黄白色赘生物,皮肤表面菲薄,破溃后排出白色粉状或糊状物,经久不愈。皮下痛风石常与慢性痛风石性关节炎并存。关节内大量沉积的痛风石可造成关节骨质破坏、关节周围组织纤维化和继发退行性改变等。临床表现为持续关节肿痛、压痛、畸形及功能障碍。慢性期症状相对缓和,但也可有急性发作。

(4) 肾脏病变:①慢性尿酸盐肾病尿酸盐晶体沉积于肾间质,导致慢性肾小管 - 间质性肾炎。临床表现为尿浓缩功能下降,出现夜尿增多、低比重尿、小分子蛋白尿、白细胞尿、轻度血尿及管型尿等。晚期可致肾小球滤过功能下降,出现肾功能不全。②尿酸性尿路结石尿中尿酸浓度增高呈过饱和状态,在泌尿系统沉积并形成结石。在痛风患者中的发生率在 20% 以上,且可能出现于痛风关节炎发生之前。结石较小者呈砂砾状随尿排出,可无症状;较大者可阻塞尿路,引起肾绞痛、血尿、排尿困难、泌尿系感染、肾盂扩张和积水等。③急性尿酸性肾病血及尿中尿酸水平急骤升高,大量尿酸结晶沉积于肾小管、集合管等处,造成急性尿路梗阻。临床表现为少尿、无尿,急性肾衰竭;尿中可见大量尿酸晶体。多由恶性肿瘤及其放化疗(即肿瘤溶解综合征)等继发原因引起。

3. 诊断 以下内容为痛风的诊断标准:

(1) 用化学方法或偏振光显微镜证实痛风结节中含尿酸盐结晶。

(2) 关节液中有特征性尿酸盐结晶。

(3) 具备以下 12 条中 6 条或 6 条以上者:①炎症反应在 1 天内达高峰;②急性单关节炎发作;③单侧关节炎发作,累及第 1 跖趾关节;④单侧关节炎发作,累及跗骨关节;⑤急性关节炎发作多于 1 次;⑥患病关节可见皮肤呈暗红色;⑦高尿酸血症;⑧第 1 跖趾关节疼痛或肿胀;⑨有可疑痛风结节;⑩关节炎发作期间关节液微生物培养阴性;⑪X 线摄片检查显示不对称关节内肿胀;⑫X 线摄片检查显示不伴侵蚀的骨皮质下囊肿。符合以上 1、2、3 中任何一个条件者即可诊断为痛风。

4. 治疗 原发性痛风缺乏病因治疗,不能根治。治疗痛风目的:①迅速控制急性发作;②预防复发;③纠正高尿酸血症,预防尿酸盐沉积造成的关节破坏及肾脏损害;④手术剔除痛风石,对毁损关节进行矫形手术,提高生活质量。

一般治疗为低嘌呤低能量饮食,保持合理体重,戒酒,多饮水,每日饮水 2000ml 以上。

避免暴食、酗酒、受凉受潮、过度疲劳和精神紧张,穿舒适鞋,防止关节损伤,慎用影响尿酸排泄的药物如利尿剂和小剂量阿司匹林等。防治伴发病如高血压、糖尿病和冠心病等。

急性痛风性关节炎发作时,卧床休息,抬高患肢,冷敷,疼痛缓解72h后方可恢复活动。尽早治疗,防止迁延不愈。应及早、足量使用以下药物,见效后逐渐减停。急性发作期不开始降尿酸治疗,已服用降尿酸药物者发作时不需停用,以免引起血尿酸波动,延长发作时间或引起转移性发作。

NSAIDs均可有效缓解急性痛风症状,为一线用药。非选择性环加氧酶抑制剂常见不良反应为胃肠道症状,应用时可加用胃保护剂,活动性消化性溃疡禁用,伴肾功能不全者慎用。选择性环加氧酶(COX)-2抑制剂胃肠道反应较少,但应注意其心血管系统的不良反应。

秋水仙碱是治疗急性发作的传统药物。秋水仙碱不良反应较多,主要是胃肠道反应,也可引起骨髓抑制、肝损害、过敏和神经毒性等。不良反应与剂量相关,肾功能不全者应减量使用。

糖皮质激素通常用于不能耐受NSAIDs和秋水仙碱或肾功能不全者。单关节或少关节的急性发作,可行关节腔抽液和注射长效糖皮质激素,以减少药物全身反应,但应除外合并感染。对于多关节或严重急性发作可口服、肌内注射、静脉使用中小剂量的糖皮质激素。为避免停药后症状"反跳",停药时可加用小剂量秋水仙碱或非甾体抗炎药。

间歇期和慢性期治疗目的是长期有效控制血尿酸水平,防止痛风发作或溶解痛风石。治疗目标是使血尿酸<6mg/dl,以减少或清除体内沉积的单钠尿酸盐晶体。目前临床应用的降尿酸药主要有抑制尿酸生成药和促进尿酸排泄药,均应在急性发作终止至少2周后,从小剂量开始,逐渐加量。根据降尿酸的目标水平在数月内调整至最小有效剂量并长期甚至终身维持。在开始使用降尿酸药物同时,服用低剂量秋水仙碱或非甾体抗炎药至少1个月,以预防急性关节炎复发。肾功能正常、24h尿尿酸排泄量>3.75mmol,应选择抑制尿酸合成药。促尿酸排泄药主要通过抑制肾小管对尿酸的重吸收,降低血尿酸。主要用于肾功能正常,尿酸排泄减少型。对于24h尿尿酸排泄>3.57mmol或已有尿酸性结石者,或慢性尿酸盐肾病的患者、急性尿酸性肾病患者,不宜使用。在用药期间,特别是开始用药数周内应碱化尿液并保持尿量。仅在单一药物疗效不好、血尿酸明显升高、痛风石大量形成时可合用2类降尿酸。尿中的尿酸存在游离尿酸和尿酸盐2种形式,作为弱有机酸,尿酸在碱性环境中可转化为溶解度更高的尿酸盐,利于肾脏排泄,减少尿酸沉积造成的肾脏损害。痛风患者的尿pH往往低于健康人,故在降尿酸治疗的同时应碱化尿液,特别是在开始服用促尿酸排泄药期间,应定期监测尿pH,使之保持在6.5左右。同时保持尿量,是预防和治疗痛风相关肾脏病变的必要措施。

(五)纤维肌痛

1. **病因** 纤维肌痛(fibromyalgia,FM)是一种非关节性风湿病,临床表现为肌肉骨骼系统多处疼痛与发僵,并在多个部位有压痛点。多发于女性,伴睡眠障碍、发僵和易于疲乏。可继发于外伤,各种风湿病,如骨性关节炎、类风湿关节炎等。这一类纤维肌痛综合征被称为继发性纤维肌痛综合征,如不伴有其他疾患,则称为原发性纤维肌痛综合征。

本病机制尚不十分清楚。多认为神经递质分泌异常及免疫紊乱有关。一般认为5-HT、去甲肾上腺素和P物质等神经递质在本病的发病中起重要作用。纤维肌痛病患者有明显的中枢敏化,表现出明显的痛觉异常和痛觉超敏。血清素和去甲肾上腺素在疼痛的下行抑制系统中起着非常重要的作用,当体内这两种物质发生紊乱的时候就会表现为在脊髓及脊髓上部疼痛传递中异常疼痛,并持续存在。

2. 临床表现　纤维肌痛综合征多见于女性,最常见的发病年龄 25~45 岁。其临床表现多种多样,但主要有下述 4 组症状:

主要症状表现为全身广泛疼痛并伴多处压痛是所有纤维肌痛综合征患者都具有症状,美国风湿病学研究院的标准是全身 18 个按压处有 11 个有压痛。疾病遍布全身各处,尤以中轴骨骼(颈、胸椎、下背部)及肩胛带、骨盆带等处为常见。

伴随症状是一组症状包括睡眠障碍、疲劳及晨僵。约 90% 的患者有睡眠障碍,表现为失眠、易醒、多梦和精神不振。50%~90% 的患者有疲劳感,约一半患者疲劳症状较严重,以至于感到"太累,无法工作"。晨僵见于 76%~91% 的患者,其严重程度与睡眠及疾病活动性有关。

3. 诊断　除非合并其他疾病,纤维肌痛综合征一般无实验室异常。1990 年纤维肌痛综合征的诊断标准如下:①持续 3 个月以上的全身性疼痛:身体的左、右侧、腰的上、下部及中轴骨骼(颈椎或前胸或胸椎或下背部)等部位同时疼痛时才认为是全身性疼痛。②用拇指按压(按压力约为 4kg)18 个压痛点中至少有 11 个疼痛。这 18 个(9 对)压痛点部位是:枕骨下肌肉附着处;斜方肌上缘中点;第 5 至第 7 颈椎横突间隙的前面;冈上肌起始部,肩胛棘上方近内侧缘;肱骨外上髁远端 2cm 处;第 2 肋骨与软骨交界处;臀外上象限,臀前皱襞处;大粗隆后方;膝内侧脂肪垫关节折皱线的近侧。同时满足上述 2 个条件者,可诊断为纤维肌痛综合征。应用这个标准时,如果患者伴发疲劳、睡眠障碍、晨僵等,则更有诊断价值。

4. 治疗　药物治疗主要根据其发病机制,三环类抗抑郁药阿米替林和胺苯环庚烯是最先用于纤维肌痛病的药物。

选择性血清素再摄取抑制剂如氟西汀对改善纤维肌痛病患者的睡眠、疼痛、疲乏是有效的,但在改善患者疼痛不适方面的疗效不如血清素和去甲肾上腺素再摄取抑制剂(SNRIs)效果好。SNRIs 能增加疼痛下行抑制系统中血清素和去甲肾上腺素浓度,从而达到减轻疼痛的作用。美国 FDA 推荐使用度洛西汀和米那普仑就属于此类药物。普瑞巴林也是美国 FDA 推荐使用的药物,它能选择性结合电压门控钙通道的 α2δ 亚单位,降低神经末梢的钙离子峰浓度,从而减少神经递质的释放,达到减轻纤维肌痛患者疼痛不适等症状。除了以上药物治疗外,5-HT3 受体拮抗剂如昂丹司琼、托烷司琼对纤维肌痛也是有效的。

非药物治疗的方法也较多,研究较多的主要有电休克治疗和太极拳训练。电休克疗法(electroconvulsive therapy,ECT)于 1938 年首次应用,多年来一直广泛应用于精神科。一些学者发现,ECT 可以通过增加丘脑脑血流而用于神经病理性疼痛的治疗。美国塔夫茨大学医学院的研究发现,中国的太极拳对纤维肌痛病也是有效的。此外,运动训练和行为认知训练等有一定疗效。但运动训练对发病早期疗效较好,持续的训练并不一定有益于患者。其他治疗如局部交感神经阻断、痛点封闭、经皮神经刺激、干扰电刺激、针灸、按摩等均可试用。

（于清宏　曲源）

五、复杂性区域疼痛综合征

国际疼痛学会于 1994 年提出"复杂性区域疼痛综合征（complex regional pain syndrome, CRPS）"的概念，来描述伴有发汗和血管功能改变的慢性局部疼痛疾病。其定义为"疼痛综合征，包括局部疼痛、感觉异常（如触诱发痛）、温度异常、血管舒缩功能异常、水肿和皮肤颜色改变，它们通常发生在伤害性刺激如创伤后。"CRPS 是两种病理生理未明的局部疼痛综合征，最常累及手或脚。CRPS 主要包括两种类型：CRPS-Ⅰ型即反射性交感神经萎缩，常无明显的神经病变；CRPS-Ⅱ型在发生病变前有明确的神经病变，即灼性神经痛。

发病的平均年龄从 36 岁到 46 岁不等，女性多见（60%~81%）。在儿童中也有发病的报道，但非常少。上肢受累的患者占 44%~61%，下肢占 39%~51%。发病前常有损伤（常是小损伤），有 16%~46% 的患者曾有骨折病史，有 10%~29% 的患者曾有扭伤或拉伤，有 3%~24% 的患者发生在手术后，有 8%~18% 的患者曾有挫伤和挤压伤，还有 2%~17% 的患者在发病前无明显诱因。

（一）病因及病理生理

目前，CRPS 的发病机制尚未明确，一般认为与下列危险因素有关。

1. 制动 目前有临床研究资料显示，受损伤的肢体制动时间过长可能是导致 CRPS 的危险因素。

2. 吸烟 对顽固性 RSD 患者进行的一项回顾性调查发现，吸烟可能是导致 RSD 的危险因素之一。

3. 遗传因素 有证据显示有一些患者容易发生 CRPS，分子生物学研究发现与人类白细胞抗原（HLA）有关。

4. 心理因素 与其他慢性疼痛性疾病一样，目前尚无研究能够确定精神性疾病在 CRPS 发生中的作用。更有可能发生的情况是，由于 CRPS 所导致的疼痛、伤残和应对能力不佳，所以患者常合并心理疾病。

许多学者已经提出了可能导致 CRPS 发生的病理生理学机制，可能在 CRPS 的发生和维持中起作用。主要包括：神经源性炎症、免疫机制、交感和中枢神经系统的可塑性改变。

（二）临床表现

1. 感觉变化 疼痛和痛觉过敏是最主要的症状。75% 的患者在休息时有疼痛，性质为酸痛、烧灼样疼痛或刺痛，有时是电击样疼痛。许多患者疼痛位于受累肢体的深部。几乎所有的患者都有痛觉过敏，机械性刺激（如针刺）即可诱发痛觉过敏。其他感觉症状如麻木或感觉异常，较疼痛或痛觉过敏更少。大约 30% 的患者诉说他们受累的肢体有"非自己原先肢体"的感觉，暗示着有某些认知障碍。

2. 运动障碍 CRPS 患者常有受累区域无力，急性阶段可能有与疼痛有关的保护性无力。急性阶段的水肿也可降低活动能力，慢性阶段可出现肌肉收缩和纤维化，尤其手掌和跖肌。有的患者可能会出现震颤、肌阵挛、局部张力障碍、反射亢进等，而没有锥体束体征。

3. 自主神经功能紊乱 在急性阶段，受累的肢体常有远端肢体水肿。在创伤后的第 1

个月皮肤通常发红和发热,接着在慢性阶段,皮肤变青紫且变凉。

4. 营养改变 CRPS 患者症状的另一个特点是营养改变,在症状出现后几天毛发和指甲的生长增快,但随着时间延长,这些"正性症状"会缩小转换为"负性症状",即毛发和指甲生长减慢和皮肤营养不良。

(三) 实验室及影像学检查

实验室和影像学检查对确定适当的治疗措施和辅助预后方面有一定意义,但具体项目有待进一步探讨。

1. 放射学检查 X 线平片检查可发现某些患者存在骨脱钙现象,该发现可辅助诊断。

2. 骨扫描 对就诊于一所慢性疼痛诊所而且诊断明确的 CRPS 患者进行的一项回顾性研究发现,在 134 名患者中就诊之前接受骨扫描检查者为 38 %,其中 53% 为阳性扫描结果,47% 为阴性扫描结果。

3. 温度记录法 温度记录法可用于记录皮肤温度异常。由于疼痛部位皮肤温度不均匀是 CRPS 的 1 个可能体征,所以温度记录法对于诊断 CRPS 可能有帮助,但并不是必要的手段。

4. 自主神经功能检查 由于这种自主神经功能检查设备在临床实践工作中无法获得,所以其临床应用有限。

5. 电诊断学研究 电生理学研究、肌电图和神经传导速度检查可以证实是否存在诊断 CRPS Ⅱ型所必需的粗纤维性周围神经损伤。

6. 心理测试 最常用的心理测试方法是 Beck 抑郁量表和 McGill 疼痛问卷。

(四) 诊断标准

IASP 在 1994 年制定的 CRPS 诊断标准如下:

1. 复杂性区域疼痛综合征Ⅰ型

(1) 存在诱发性伤害事件或制动的原因。

(2) 持续性疼痛、异常性疼痛或痛觉过敏,疼痛的程度与诱发事件不相符。

(3) 有时出现水肿、皮肤血流量变化(皮肤颜色改变、皮肤温度与机体相应部位的差别超过 1.1℃)或疼痛部位发汗活动异常的表现。

(4) 存在能够解释疼痛和功能障碍程度的其他情况时,可排除该诊断。

注:标准(2)~(4)必须被满足。

2. 复杂性区域疼痛综合征Ⅱ型

(1) 神经损伤后出现持续性疼痛、异常性疼痛或痛觉过敏,不一定局限于受损伤神经的分布区。

(2) 有时出现水肿、皮肤血流量变化(皮肤颜色改变、皮肤温度与机体相应部位的差别超过 1.1℃)或疼痛部位发汗活动异常的表现。

(3) 存在能够解释疼痛和功能障碍程度的其他情况时,可排除该诊断。

注:所有的 3 个标准都必须被满足。

Bruehl S 等对 CRPS 的诊断标准进行了修正。这些标准可能会帮助鉴别 CRPS 和非 CRPS 患者,修正的诊断标准如下:

1. 持续性疼痛,与诱发事件不吻合。

2. 在下面的 4 个标准中每个至少有一个症状

(1) 感觉:感觉异常。

（2）血管舒缩：感觉有温度非对称改变和（或）皮肤颜色改变和（或）皮肤颜色的非对称性改变。

（3）发汗或水肿：感觉有水肿和（或）发汗改变和（或）非对称性发汗。

（4）运动／营养：感觉活动范围的减少和（或）运动功能异常（无力、震颤、张力障碍）和（或）营养改变（头发、指甲、皮肤）。

在下面的标准中至少有两个或更多个体征，每个体征中至少有一个表现：

（1）感觉：发现痛觉过敏（针刺）和（或）痛觉超敏（轻触痛）。

（2）血管舒缩：发现温度非对称改变和（或）皮肤颜色改变和（或）皮肤颜色的非对称性改变。

（3）发汗或水肿：发现有水肿和（或）发汗改变和（或）非对称性发汗。

（4）运动／营养：发现活动范围的减少和（或）运动功能异常（无力、震颤、张力障碍）和（或）营养改变（头发、指甲、皮肤）。

CRPS Ⅰ型和Ⅱ型的少部分患者可能在发病前有心理或精神异常，但并不能排除 CRPS 的诊断。与之类似，已认识到的诈病和假病，应从 CRPS 中排除。换位性疾病和躯体化，常伴有慢性疼痛，有它们特殊的标准，可独立地发生或伴随在 CRPS Ⅰ型和Ⅱ型中。偶尔，这些情况的诊断很困难，在医学治疗开始后才能确诊。疼痛是神经病理性的，且和许多其他医学情况的症状不相符，需要考虑 CRPS 的诊断。交感维持性疼痛是神经病理性疼痛，可伴随许多状况出现，例如，带状疱疹后神经痛、糖尿病性神经病变、CRPS Ⅰ型和Ⅱ型的疾病早期。

（五）治疗措施

由于 CRPS 的疼痛机制尚未完全明了，其治疗也非常困难，需要心理治疗师、物理治疗师、神经科医生和疼痛科医生的共同合作，以取得一个乐观的治疗效果。治疗的目标是减轻疼痛、功能的恢复和心理状况的改善。

1. **指导方针**　此指导方针又称为 CRPS 的临床治疗方法，主要围绕着三个领域：康复、疼痛控制和心理治疗，需要多学科合作，根据患者的反应和治疗效果作适当的调整。

2. **康复／物理治疗**　在 CRPS 治疗的早期，物理治疗有非常重要的作用。充分的镇痛、鼓励和对患者进行有关此疾病过程的教育，对于确保成功地使用物理治疗是非常重要的。

为了恢复正常的运动范围、力量和运动控制能力，并增强对站立、坐或行走等活动的功能性耐力，进行适量的锻炼极为重要。可制订一些治疗目标来帮助患者进行物理治疗：

（1）消除防卫姿势和代替活动。

（2）恢复主动活动的正常范围、力量和运动控制能力。

（3）建立下肢的等重量负荷。

（4）增强对等重量负荷的站立耐受性。

（5）延长采用正常对称步伐行走的距离。

（6）增强采用对称步伐登楼梯的能力。

（7）增强耐受缺氧的能力和总体调节能力。

（8）增加日常活动的总时间。

（9）增强对触摸的耐受性。

（10）降低对非伤害性刺激的疼痛反应。

（11）在适当的情况下，增强体质以满足重返工作岗位的特定需要。

3. 心理治疗 最近 IASP 建议，疼痛病程少于 2 个月的患者通常不需要进行正规的心理干预。在 2 个月以后，CRPS 患者需要接受心理的评估，包括心理量表测量，以确定和治疗心理异常，如焦虑、抑郁和个性异常。

4. 疼痛控制 疼痛是 CRPS 患者的一个主要症状，目前对 CRPS 疼痛控制的方法主要包括：药物治疗、微创介入治疗和其他多种治疗方法。

（1）药物治疗：目前治疗 CRPS 的药物很多，每一种药物作用于 CRPS 的某一个方面。

1）抗炎药物：以非甾体抗炎药、皮质醇、自由基清除剂和抗肿瘤坏死因子药物治疗，CRPS 患者的一些症状能够得到改善。

2）治疗神经病理性疼痛的药物：通常使用的药物包括抗惊厥药物、抗心律失常药物、三环类抗抑郁药物、降钙素、二磷酸盐、中枢作用的药物如曲马多、阿片类药物和肾上腺素能药物。

（2）微创介入治疗技术：微创介入治疗技术的目标是减轻患者的疼痛和恢复功能。

1）椎管内给药：持续性硬膜外输注局麻药、可乐定或阿片类药物可用于治疗 CRPS。但这些治疗措施通常是在 CRPS 非常复杂且其他治疗都无效时才考虑使用。

2）静脉局部的交感阻滞：以利多卡因和皮质醇进行 IRSB 治疗 CRPS 患者的效果的研究有一些矛盾：两项前瞻性对照研究显示有积极的长期作用，而一项最近的研究则未能证实这些观察。

3）局部的交感神经阻滞：局部的交感阻滞是在 C 型臂或 CT 的引导下以穿刺针将局部麻醉药注入交感结构的近端如星状神经节或腰交感链。尽管有一些并发症，但有经验的医生使用这些技术时还是比较安全的。十年来，这些技术被认为是治疗 CRPS 患者的一个"金标准"。

4）交感毁损：过去那些对交感神经阻滞初期效果较好的患者要进行射频、化学性毁损交感神经或外科切断交感神经才能达到长期的治疗效果。实际上，在交感切断术 2 年后，几乎有 90% 的患者或所有的患者仍有交感受阻断的表现，但他们的镇痛效果常没有持续如此久的时间。许多作者报道约有半数患者在手术后 2 年仍保持一定疗效，大约 1/3 的患者在 5 年后仍持续有效。

5）脊髓电刺激：脊髓电刺激是一种较新的治疗神经病理性疼痛的治疗方法，包括 CRPS，目前已被广泛地接受。神经调节的镇痛机制尚不十分清楚，可能是恢复背角的正常的 γ- 氨基丁酸水平，使得腺苷释放，因而减轻神经源性疼痛。在最近的系统性回顾研究中患者进行脊髓电刺激后的 24 个月的随访中发现 VAS 评分明显改善（2 分）。在对混合性 CRPS 患者的 33 个月的随访中发现他们的疼痛评分有 50% 的改善。研究显示，对交感阻滞效果较好的 CRPS 患者对脊髓电刺激的反应也较好。一项 29 个患者的对照研究评估了脊髓电刺激对交感维持性（对交感阻滞有阳性反应）CRPS Ⅰ型患者的功能改善的长期作用，显示脊髓电刺激可减轻深部痛和痛觉超敏，同时患者的日常活动能力有所改善，镇痛药物的需求也有减少。因此，许多的疼痛科医生甚至建议在此疾病的早期即进行此种治疗。

总之，CRPS 治疗的关键是确认患者的症状并制订和实施多学科治疗计划，以达到数月治疗后恢复功能的目标。临床医师应积极地进行药物治疗，如果患者持续报告存在明显的疼痛和其他 CRPS 症状，应系统地启用各种不同的药物治疗方案。心理治疗应在早期就开始进行，并且应成为多学科治疗方法不可分割的一部分。多学科治疗方法另一个重要的部分可能是主动性物理治疗，这是一个需要缓慢推进的主动治疗方案。

（贺永进　张景卫　郑宝森）

参 考 文 献

[1] 于生元,王家双,程志祥. 疼痛医学精要[M]. 北京:北京大学医学出版社,2017:1-13.

[2] 韩济生,倪家骧. 疼痛学[M]. 北京:北京大学医学出版社,2012.

[3] 邓小明,姚尚龙,于布为,等. 现代麻醉学[M]. 北京:人民卫生出版社,2015:2266-2284.

[4] Carlos SR, Azucena GP, Cristina B. Pain Catastrophizing and Its Relationship with Health Outcomes:Does Pain Intensity Matter[J]? Pain research & management,2017(2):1-8.

[5] Boer MJ, Struys MMRF, Versteegen GJ, et al. Pain-related catastrophizing in pain patients and people with pain in the general population [J]. European Journal of Pain,2012,16(7):1044-1052.

[6] Breivik H, Collett B, Ventafridda V, et al. Survey of chronic pain in Europe:prevalence,impact on dailylife, andtreatment [J]. European Journal of Pain,2006,10(4):287-333.

[7] Apkarian AV, Bushnell MC, Treede R, et al. Human brain mechanisms of pain perception and regulation in health and disease [J]. European Journal of Pain,2005,9(4):463.

[8] Melzack R, Wall PD. Pain Mechanisms:A New Theory [J]. Science,1965,5(1):3-11.

[9] Bjordal JM, Klovning A, Ljunggren AE, et al. Short-term efficacy of pharmacotherapeutic interventions in osteoarthritic knee pain:A meta-analysis of randomized placebo-controlled trials [J]. European Journal of Pain,2007,11(2):125-138.

[10] Breivi kH, Cherny N, Collett B, et al. Cancer-related pain:a pan-European survey of prevalence,treatment, and patient attitudes [J]. Annals of Oncology,2009,20(8):1420.

[11] Lancet T. Towards better control of chronic pain [J]. Lancet,2010,375(9728):1754.

[12] Macdonald NE, Flegel K, Hébertet PC, et al. Better management of chronic pain care for all [J]. Canadian Medical Association journal,2011,183(16):1815.

[13] Colloca L, Ludman T, Bouhassira D, et al. Neuropathic pain [J]. Lancet,2017,3(9182):17002.

[14] Mashaghi A, Marmalidou A, Tehrani M, et al. Neuropeptide substance P and the immune response [J]. Cellular and Molecular Life Sciences,2016:1-16.

[15] Anand P, Bley K. Topical capsaicin for pain management:therapeutic potential and mechanisms of action of the new high-concentration capsaicin 8% patch [J]. British Journal of Anaesthesia,2011,107(4):490-502.

[16] Feriha E, Ahmet A, et al. Inhibition of substance P activity prevents stress-induced bladder damage [J]. Regulatory Peptides,2006,133(1-3):82-89.

[17] Dominika L, Viola S, Melih O, et al. Opioids and TRPV1 in the peripheral control of neuropathic pain Defining a target site in the injured nerve [J]. Neuropharmacology,2016,101:330-340.

[18] Ninković J, Roy S. Role of the mu-opioid receptor in opioid modulation of immune function [J]. Amino Acids,2013,45(1):9-24.

[19] Gazzieri D, Trevisani M, Springer J, et al. Substance Preleased by TRPV1-expressing neurons produces

reactive oxygen species that mediate ethanol-induced gastric injury [J]. Free Radical Biology&Medicine, 2007,43(4):581-589.

[20] Pozek JP, Beausang D, Baratta JL, et al. The Acute to Chronic Pain Transition:Can Chronic Pain Be Prevented?[J]. Medical Clinics of North America, 2015, 100(1):17-30.

[21] Andersen G, Vestergaanl K, Ingemann-Nielsen M, et al. Incidence of central poststroke pain [J]. Pain, 1995,61:187-193.

[22] Boivie J, Leijon C, Johansson I. Central post-stroke pain:A study of the mechanisms through analyses of the sensory abnormalities [J]. Pain, 1989,37:173-185.

[23] Bonica JJ. Introduction:semantic, epidemiologic, and educational issues. Casey KL. Pain and Central Nervous System Disease:The Central Pain Syndromes [M]. New York:Raven Press, 1991:13-29.

[24] Bowsher D, Leijon G, Thuomas KA. Central post-stroke pain:correlation of MRI with clinical pain characteristics and sensory ab- normalities [J]. Neurology, 1998,51:1352-1358.

[25] Bowsher D. Central pain:clinical and physiological characteristics [J]. J Neurol Neurosurg Psychiatry, 1996,61;62-69.

[26] Burchiel KJ, Hsu FPK. Pain and Spasticity After Spinal Cord Injury:Mechanisms and Treatment [J]. Spine, 2001,26:S146-S160.

[27] Canavero S, Bonicalzi V. Resolution of central pain [J]. J Neurosurg, 1999,91:715-716.

[28] Defrin R, Ovry A, Blumen N, et al. Characterization of chronic pain and somatosensory function in spinal cord injury subjects [J]. Pain, 2001,89:253 -263.

[29] Ehde DM, Jensen MP, Engel JM, et al. Chronic Pain Secondary to Disability:A Review [J]. The Clinical Journal of Pain, 2003, 19:3-17.

[30] 李勇杰. 神经源性疼痛与运动皮层刺激治疗[J]. 中国疼痛医学杂志, 2005, 11(4):196, 200.

[31] 谭冠先. 疼痛诊疗学[M]. 北京:人民卫生出版社, 2006.

[32] 刘国凯, 罗爱伦. 神经病理性疼痛的治疗进展[J]. 中华麻醉学杂志, 2003, 23:157.

[33] 李琦, 曾炳芳, 王金武. 神经病理性疼痛研究进展[J]. 中国疼痛医学杂志, 2007, 13:244.

[34] 樊碧发. 神经病理性疼痛的诊疗[J]. 现代实用医学, 2010, 22:126.

[35] 刘延青, 崔健君. 实用疼痛学[M]. 北京:人民卫生出版社, 2013.

[36] 尹承慧, 符臣学. 腰椎术后综合征的原因探析和处理[J]. 中国脊柱脊髓杂志, 2006, 16:23.

[37] 宋文阁, 王春亭, 傅志俭, 等. 实用临床疼痛学[M]. 郑州:河南科学技术出版社, 2008:15-25.

[38] Walter BA, Korecki CL, Purmessur D, et al. Complex loading affects intervertebral disc mechanics and biology [J]. Osteoarthritis Cartilage, 2011, 19(8):1011-1018.

[39] Tozzi P, Bongiorno D, Vitturini C. Fascial release effects on patients with non-specific cervical or lumbar pain [J]. J Bodyw Mov Ther, 2011, 15(4):405-416.

[40] Rickards LD. The effectiveness of non- invasive treatments for active myofascial trigger point pain:a systematic review of the literature [J]. Int J Osteopath Med, 2006, 9(4):120-136.

[41] Leite F, Atallah A, El Dib R, et al. Cyclobenzaprine for the treatment of myofascial pain in adults [J]. Cochrane Database Syst Rev, 2009, 3:CD006830.

[42] Desai MJ, Bean MC, Heckman TW, et al. Treatment of myofas-cial pain [J]. Pain, 2013, 3(1):67-79.

[43] Thiyagarajan S, Milton JA. A comparative study between the efficacies of post isometric relaxation versus post isometric relaxation with TENS on upper trapezius myofascial pain syndrome [J]. Indian J Physiother

Occup Ther,2012,6(1):196-199.

[44] Alabbad H,Simon JV. The effectiveness of extracorporeal shock wave therapy on chronic achilles tendinopathy:a systematic review [J]. Foot Ankle Int,2013,34(1):33-41.

[45] Fischer A,Imamura M,Dubo H,et al. Myofascial pain and fibromyalgia [M]// O' Young BJ,Young MA, Stiens SA. Physical Medicine and Rehabilitation Secrets. Philadelphia:Elsevier,2007:635-647.

[46] Sims SE,Miller K,Elfar JC,et al. Non-surgical treatment of lateral epicondylitis:a systematic review of randomized controlled trials [J]. Hand(N Y),2014,9(4):419-446.

[47] Fedorczyk JM. Tennis elbow:blending basic science with clinical practice [J]. J Hand Ther,2006,19(2): 146-153.

[48] De Zordo T,Lill SR,Fink C,et al. Real-time sonoelastography of lateral epicondylitis:comparison of findings between patients and healthy volunteers [J]. AJR Am J Roentgenol,2009,193(1):180-185.

[49] Coombes BK,Bisset L,Vicenzino B. Efficacy and safety of corticosteroid injections and other injections for management of tendinopathy:a systematic review of randomised controlled trials [J]. Lancet,2010, 376(9754):1751-1767.

[50] Krogh TP,Bartels EM,Ellingsen T,et al. Comparative effectiveness of injection therapies in lateral epicondylitis:a systematic review and network meta-analysis of randomized controlled trials [J]. Am J Sports Med,2013,41(6):1435-1446.

[51] Maffulli G,Hemmings S,Maffulli N. Assessment of the Effectiveness of Extracorporeal Shock Wave Therapy(ESWT) For Soft Tissue Injuries(ASSERT):An Online Database Protocol [J]. Transl Med UniSa,2014,10:46-51.

[52] Roberts DB,Kruse RJ,Stoll SF. The effectiveness of therapeutic class Ⅳ(10 W) laser treatment for epicondylitis [J]. Lasers Surg Med,2013,45(5):311-317.

[53] Rayan F,Rao V Sr,Purushothamdas S,et al. Common extensor origin release in recalcitrant lateral epicondylitis role justified?[J]. J Orthop Surg Res,2010,5:31.

[54] Zeisig E,Ohberg L,Alfredson H. Extensor origin vascularity related to pain in patients with Tennis elbow [J]. Knee Surg Sports Traumatol Arthrosc,2006,14(7):659-663.

[55] Shiri R,Miranda H,Heliövaara M,et al. Physical work load factors and carpal tunnel syndrome:a population-based study [J]. Occup Environ Med,2009,66(6):368-373.

[56] Aroori S,Spence RA. Carpal tunnel syndrome [J]. Ulster Med J,2008,77(1):6-17.

[57] Gelfman R,Melton LJ,3rd,Yawn BP,et al. Long-term trends in carpal tunnel syndrome [J]. Neurology, 2009,72(1):33-41.

[58] Piazzini DB,Aprile I,Ferrara PE,et al. A systematic review of conservative treatment of carpal tunnel syndrome [J]. Clin Rehabil,2007,21(4):299-314.

[59] Keith MW,Masear V,Amadio PC,et al. Treatment of carpal tunnel syndrome [J]. J Am Acad Orthop Surg,2009,17(6):397-405.

[60] Fung BK,Chan KY,Lam LY,et al. Study of wrist posture,loading and repetitive motion as risk factors for developing carpal tunnel syndrome [J]. Hand Surg,2007,12(1):13-18.

[61] Bakhtiary AH,Rashidy-Pour A. Ultrasound and laser therapy in the treatment of carpal tunnel syndrome[J]. Aust J Physiother,2004,50(3):147-151.

[62] Yang CP,Hsieh CL,Wang NH,et al. Acupuncture in patients with car-pal tunnel syndrome:A randomized

controlled trial [J]. Clin J Pain, 2009, 25 (4): 327-333.

[63] Bialosky JE, Bishop MD, Price DD, et al. A randomized sham-controlled trial of a neurodynamic technique in the treatment of carpal tunnel syndrome [J]. J Orthop Sports Phys Ther, 2009, 39 (10): 709-723.

[64] 佟小强. 疼痛介入治疗图谱[M].2版. 北京: 北京大学出版社, 2006.

[65] 薛照静, 黄宇光, 赵晶, 等. 慢性术后疼痛研究进展[J]. 中国疼痛医学杂志, 2013, 19 (11): 685-689.

[66] 郭耀耀, 薛朝霞, 南静静, 等. 干扰素 α-2b 用于椎旁神经阻滞预防带状疱疹后遗神经痛的疗效评价[J]. 中国疼痛医学杂志, 2015, 21 (11): 830-833.

[67] McDonald M, DiBonaventura M, Ullman S. Musculoskeletal pain in the workforce: the effects of back, arthritis, and fibromyalgia pain on quality of life and work productivity [J]. J Occup Environ Med, 2011, 53 (7): 765-770.

[68] Global Burden of Disease Study 2013 Collaborators. Global, regional, and national incidence, prevalence, and years lived with disability for 301 acute and chronic diseases and injuries in 188 countries, 1990-2013: a systematic analysis for the Global Burden of Disease Study 2013 [J]. Lancet, 2015, 386 (9995): 743-800.

[69] Suehiro T, Mizutani M, Ishida H, et al. Individuals with chronic low back pain demonstrate delayed onset of the back muscle activity during prone hip extension [J]. J Electromyogr Kinesiol, 2015, 25 (4): 675-680.

[70] Silfies SP, Mehta R, Smith SS, et al. Differences in feedforward trunk muscle activity in subgroups of patients with mechanical low back pain [J]. Arch Phys Med Rehabil, 2009, 90 (7): 1159-1169.

[71] Tagliazucchi E, Balenzuela P, Fraiman D, et al. Brain resting state is disrupted in chronic back pain patients [J]. Neurosci Lett, 2010, 485 (1): 26-31.

[72] Balenzuela P, Chernomoretz A, Fraiman D, et al. Modular organization of brain resting state networks in chronic back pain patients [J]. Front Neuroinform, 2010, 4 (116): 1-12.

[73] Baliki MN, Baria AT, Apkarian AV. The cortical rhythms of chronic back pain [J]. J Neurosci, 2011, 31 (39): 13981-13990.

[74] Baliki MN, Mansour AR, Baria AT, et al. Functional reorganization of the default mode network across chronic pain conditions [J]. PLoS One, 2014, 9 (9): e106133.

[75] Yu R, Gollub RL, Spaeth R, et al. Disrupted functional connectivity of the periaqueductal gray in chronic low back pain [J]. Neuroimage Clin, 2014, 6: 100-108.

[76] Apkarian AV, Hashmi JA, Baliki MN. Pain and the brain: specificity and plasticity of the brain in clinical chronic pain [J]. Pain, 2011, 152 (3 Suppl): S49-64.

[77] Macdonald DA, Dawson AP, Hodges PW. Behavior of the lumbar multifidus during lower extremity movements in people with recurrent low back pain during symptom remission [J]. J Orthop Sports Phys Ther, 2011, 41 (3): 155-164.

[78] Wang GH, Kong XQ, Jiang LM, et al. Dynamic determination of the location of conus medullaris by magnetic resonance imaging [J]. Clin Reahabil Tissue Eng Res, 2007, 11 (44): 8997-9000.

[79] Vasseljen O, Dahl HH, Mork PJ, et al. Muscle activity onset in the lumbar multifidus muscle recorded simultaneously by ultrasound imaging and intramuscular electromyography [J]. Clin Biomech, 2006, 21 (9): 905-913.

[80] Zapata KA, Wang-Price SS, Sucato DJ, et al. Spinal stabilization exercise sffectiveness for low back pain in

adolescent idiopathic scoliosis:a randomized trial［J］. Pediatr Phys Ther,2015,27(4):396-402.

［81］Wójcik M,Siatkowski I. Suffering pain in segment lumbar spine and occurrence of weak links of biokinematics chain in kayakers and rowers［J］. Chir Narzadow Ruchu Ortop Pol,2011,76(4):232-237.

［82］Goshtigian GR,Swanson BT. Using the selective functional movement assessment and regional interdependence theory to guide treatment of an athlete with back pain:a case report［J］. Int J Sports Phys Ther,2016,11(4):575-595.

［83］Sweeney N,O'Sullivan C,Kelly G. Multifidus muscle size and percentage thickness changes among patients with unilateral chronic low back pain(CLBP)and healthy controls in prone and standing［J］. Man Ther,2014,19(5):433-439.

［84］Grieve R,Clark J,Pearson E,et al. The immediate effect of soleus trigger point pressure release on restricted ankle joint dorsiflexion:a pilot randomised controlled trial［J］. J Bodyw Mov Ther,2011,15(1):42-49.

［85］Tozzi P,Bongiorno D,Vitturini C. Fascial release effects on patients with non-specific cervical or lumbar pain［J］. J Bodyw Mov Ther,2011,15(4):405-416.

［86］Teyhen DS,George SZ,Dugan JL,et al. Inter-rater reliability of ultrasound imaging of trunk musculature among novice raters［J］. J Ultrasound Medicine,2011,30:347-356.

［87］Hides J,Gilmore C,Stanton W,et al. Multifidus size and symmetry among chronic LBP and healthy asymptomatic subjects［J］. Man Ther,2008,13(1):43-49.

［88］Kim WH,Lee SH,Lee DY. Changes in the cross-sectional area of multifidus and psoas in unilateral sciatica caused by lumbar disc herniation［J］. J Korean Neurosurg Soc,2011,50(3):201-204.

［89］Niemelainen R,Briand MM,Battie M. Substantial asymmetry in paraspinal muscle cross-sectional area in healthy adults questions its value as a marker of low back pain and pathology［J］. Spine,2011,36(25):2152-2157.

［90］Ling X,Cummings SR,Mingwei Q,et al. Vertebral fractures in Beijing,China:the Beijing Osteoporosis Project［J］. J Bone Miner Res,2010,15(10):2019-2025.

［91］Cosman F,de Beur SJ,LeBoff MS,et al. Clinician's guide to prevention and treatment of osteoporosis［J］. Osteoporos Int,2014,25(10):2359-2381.

［92］中华医学会神经病学分会神经康复学组,中华医学会神经病学分会脑血管病学组,卫生部脑卒中筛查与防治工程委员会办公室. 中国脑卒中康复治疗指南(2011完全版)［J］. 中国康复理论与实践,2012,18(4):301-318.

［93］Ward AB. Hemiplegic shoulder pain［J］. J Neurol Neurosurg Psychiatry,2007,78(8):789.

［94］Chae J. Poststroke complex regional pain syndrome［J］. Top Stroke Rehabli,2010,17(3):151-162.

［95］陈晓虹,蔺慕会,王玉洁,等. 脑卒中后疼痛［J］. 中国临床康复,2002,6(12):1714-1715.

［96］Klit H,Finnerup NB,Jensen TS. Central post-stroke pain:clinical characteristics,pathophysiology,and management［J］. Lancet Neurol,2009,8(9):857-868.

［97］Kumar B,Kalita J,Kumar G,et al. Central poststroke pain:a review of pathophysiology and treatment［J］. Anesth Analg,2009,108(5):1645-1657.

［98］刘江华,邓丹,杨凤民. 脑卒中后中枢神经痛［J］. 中国临床神经科学,2010,18:545-548.

［99］李静,李磊,徐丽,等. 脑卒中后中枢性疼痛的综合康复方法研究进展［J］. 中国康复医学杂志,2016,

31(4):475-478.

[100] Waldman SD. 图解疼痛治疗学[M]. 王保国,主译. 北京:人民卫生出版社,2010:293.

[101] Warfield CA,Bajwa ZH. 疼痛医学原理与实践[M]. 2版. 樊碧发,主译. 北京:人民卫生出版社, 2009:335.

[102] Chen Wanqing,Zheng Rongshou,He Jie. Cancer statistics in China[J],CA Cancer J Clin,2016,66:115-132.

[103] Loeser JD. Bonnica's management of pain [M].3rd ed. Philadelphia:Churchill Livingstone,2013:621-737.

[104] Wall PD,Melzack R. Text book of pain [M]. 4th ed. Philadelphia:Churchill Livingstone,2013:960-1020.

[105] 王昆,谢广茹. 临床癌症疼痛治疗学[M]. 北京:人民军医出版社,2003:26-73.

[106] 徐光伟. 临床肿瘤学[M]. 沈阳:辽宁教育出版社,1999:347-378.

[107] 汤钊猷. 现代肿瘤学[M]. 上海:上海医科大学出版社,1993:191-210.

[108] 孙燕,顾蔚萍. 癌症三阶梯止痛指导原则[M]. 北京:北京医科大学出版社,1998:8-22.

[109] 王家双. PCA作为三阶梯外疗法用于晚期癌痛治疗[J]. 暨南大学学报,2001,22(2):124-125.

[110] 蒋宗滨,王家双,倪家骧. 癌痛治疗的进展及展望[J]. 中国疼痛医学杂志,1998,4:248-250.

[111] 王彩莲,陈宝安,张琳. 博宁联合化疗治疗骨转移癌所致疼痛的疗效观察[J]. 中国肿瘤临床,2003, 30(4):273-275.

[112] 任庆艺,李少林. 骨转移癌疼痛治疗的现状[J]. 中国肿瘤临床,2001,28(4):312-313.

[113] 李小平,陈震. 36例原发性肝癌合并骨转移的治疗[J]. 中国肿瘤临床,2003,30(3):220-221.

[114] Crofford L. Use of NSAIDs in treating patients with arthritis [J]. Arthritis Res Ther,2013,15 Suppl3:S2.

[115] Marks JL,van der Heijde DM,Colebatch AN,et al.Pain pharmacotherapy in patients with inflammatory ar thritis and concurrent cardiovascular or renal disease:a Cochrane systematic review [J]. J Rheumatol Suppl,2012,90:1-84.

[116] Walsh DA,McWilliams DF.Mechanisms,impact and management of pain in rheumatoid arthritis [J]. Nat Rev Rheumatol,2014,10:581-592.

[117] Dragos D,Gilca M,Gaman L,et al. Phytomedicine in Joint Disorders [J]. Nutrients,2017,9(1). pii:E70.

[118] Brown M,Bradbury LA.New approaches in ankylosing spondylitis [J]. Med J Aust,2017,206(5):192-194.

[119] Abhishek A,Roddy E,Doherty M. Gout-a guide for the general and acute physicians[J]. Clin Med(Lond), 2017,17(1):54-59.

[120] Dougados M,Perrot S.Fibromyalgia and Central Sensitization in Chronic Inflammatory Joint Disease [J]. Joint Bone Spine,2017,pii:S1297-319X(17)30040-30044.

[121] Johnson RW,Wasner G,Saddier P,et al. postherpetic neuralgia:epidemiology,pathophysiology and management [J]. Expert Rev Neurother,2007,7:1581-1595.

[122] Seifert F,Kiefer G,DeCol R,et al. Differential endogenous pain modulation in complex-regional pain syndrome [J]. Brain,2009,132:788-800.

[123] Casale R,Alaa L,Mallick M,et al. phantom limb related phenomena and their rehabilitation after lower

limb amputation [J]. Eur J Phys Rehabil Med,2009,45:559-566.

[124] Rodrigues FF,Dozza DC,de Oliveira CR,et al. Failed back surgery syndrome:casuistic and etiology [J]. Arq Neuropsiquiatr,2006,64:757-761.

[125] 谭冠先 . 疼痛诊疗学[M]. 北京:人民卫生出版社,2006.

[126] 刘国凯,罗爱伦 . 神经病理性疼痛的治疗进展[J]. 中华麻醉学杂志,2003,23:157.

[127] 李琦,曾炳芳,王金武 . 神经病理性疼痛研究进展[J]. 中国疼痛医学杂志,2007,13:244.

[128] 樊碧发 . 神经病理性疼痛的诊疗[J]. 现代实用医学,2010,22:126.

[129] 尹承慧,符臣学 . 腰椎术后综合征的原因探析和处理[J]. 中国脊柱脊髓杂志,2006,16:23.

[130] 韩济生,倪家骧 . 临床诊疗指南——疼痛学分册[J]. 北京:人民卫生出版社,2007.

第五章	药 物 治 疗

第一节　非甾体抗炎药、对乙酰氨基酚

非甾体抗炎药是一类具有解热、镇痛、抗炎、抗风湿作用的药物,又称为解热镇痛抗炎药(anti-inflammatory drugs),多为有机酸类化合物,有相似的药理作用、作用机制和不良反应。鉴于其抗炎作用与糖皮质激素不同,1974 年在意大利米兰召开的一次国际会议上将这类药物归入非甾体抗炎药(non-steroidal anti-inflammatory drugs,NSAIDs)。单独应用 NSAIDs 对神经性疼痛无明显镇痛效果,但当神经性疼痛同时合并有骨骼肌疼痛时则有效果。另可作为辅助用药增强阿片类作用。

一、作用原理

NSAIDs 的解热、镇痛和抗炎作用机制涉及其抑制环加氧酶(COX),干扰前列腺素(PGs)合成。COX 有 COX-1 和 C0X-2 两种同工酶。前者为结构型,主要存在于血管、胃、肾等组织中,参与血管舒缩、血小板聚集、胃黏膜血流、胃黏液分泌及肾功能等的调节;后者为诱导型。各种损伤性化学、物理和生物因子激活磷脂酶 A2(phospholipase A2,PLA2)或酰基水解酶(acyl hydrolases,AHA)水解细胞膜磷脂,生成花生四烯酸;后者经 COX 催化加氧生成 PGs。损伤性因子也诱导多种细胞因子,如 IL-1、IL-6、IL-8、TNF 等合成,这些因子又能诱导 COX-2 表达,增加 PGs 合成。当下丘脑前列腺素 E_2(PGE$_2$)增加,使体温调定点升高,增加产热、减少散热,体温上升 PGE$_2$ 和前列腺素 F_2(PGF$_2$)有轻度而持久的致痛作用,也使痛觉感受器增敏。NSAIDs 抑制 COX,干扰 PGs 合成,因而有解热镇痛作用。炎症反应早期为局部血管扩张和毛细血管通透性增加,其后出现白细胞和巨噬细胞向炎症区域游走,晚期出现成纤维细胞增生。PGs(尤其 PGE$_1$ 和 PGE$_2$)致血管扩张和组织水肿,也与缓激肽等协同致炎。近年研究发现,白细胞、血小板等在炎症区域的黏附与许多细胞黏附分子表达有关,如来自内皮细胞的 E- 选择素(E-selectin)、P- 选择素(P-selectin)和 L- 选择素(L-selectin)、细胞内黏附分子 -1(ICAM-1)、血管细胞黏附分子 -1(VCAM-1)和白细胞整合素(integrins)等。后者能把循环中的白细胞导向炎症区域。此外,一些细胞因子,如白细胞介素(IL)、TNF 和生长因子(growth factor)也参与了炎症反应。NSAIDs 的抗炎作用与抑制 PGs 合成、也可能与同时抑制某些细胞黏附分子的活性表达有关。

二、临床药物分类、用法及不良反应

(一) 水杨酸类

水杨酸类(salicylales)是应用最早的 NSAIDs,其中阿司匹林(aspirin),又称乙酰水杨酸(acetylsalicylic acid)最为常用。

阿司匹林

(1) 临床应用:阿司匹林有中等程度的镇痛作用,对临床常见的慢性钝痛如头痛、偏头痛、牙痛和其他一些神经痛效果良好,长期应用较少产生欣快感和成瘾性,临床应用广泛。通常剂量为每 4~6h 500~1000mg,较大剂量可引起镇痛作用的增加,并且延长作用时间,但每日最大剂量应保持在 4000mg 以下。

(2) 不良反应:本药在使用解热镇痛剂量时不良反应较少,患者多能耐受。

1) 胃肠道反应:最常见。阿司匹林可刺激延髓催吐化学感受区兴奋而引起恶心和呕吐,并可损伤胃黏膜,呈无痛性出血。将本药压碎饭后服用可减轻胃肠道反应。

2) 过敏反应:主要为荨麻疹和血管神经性水肿等皮肤黏膜过敏反应。

3) 凝血障碍:本药一般剂量长期使用因抑制血小板聚集功能,使出血时间延长。大剂量可抑制肝脏合成凝血酶原。

4) 水杨酸反应:为本药过量出现的中毒反应,表现为头痛、头晕、耳鸣、视力障碍,出汗、精神恍惚、恶心、呕吐等,甚至出现癫痫和昏迷。静脉滴注碳酸氢钠碱化尿液可加快本药从尿中排出。

5) 对肝肾功能的影响:本药血药浓度超过 150μg/ml 时可产生剂量依赖性肝脏毒性,主要表现为血转氨酶活性升高,个别患者有肝大、厌食、恶心和黄疸。与其他 NSAIDs 相比,本药致肾功能损伤的发生率较低。

(二) 苯胺类

苯胺(aniline)衍生物中,以非那西丁(phenacetin)最早使用,但因毒性大,目前除复方制剂还应用外,均为其活性代谢产物对乙酰氨基酚(acetaminophen)又名扑热息痛(paracetamol)取代。

对乙酰氨基酚

(1) 药理作用及临床应用:对乙酰氨基酚解热镇痛作用与阿司匹林相当,但抗炎作用极弱,仅在超过镇痛剂量时才有一定抗炎作用,其原因未明。通常口服或直肠给药,剂量在成人为每 4~6h 500~1000mg,剂量超过 1000mg 镇痛作用几乎不增加,每日最大剂量不应超过 4000mg,儿童剂量依年龄和体重而定。

(2) 不良反应与注意事项:本药为非处方药,常用剂量安全可靠。偶见皮肤黏膜过敏反应。长期应用极少数人可致肾毒性。过量误服(10~15g 以上)可致急性中毒性肝坏死。

(三) 吲哚衍生物

1. 吲哚美辛　吲哚美辛(indomethacin,消炎痛)为很强的非选择性 COX 抑制剂,因此有强大的抗炎、镇痛和解热作用。自 1963 年用于临床以来,因不良反应发生率高且重,目前已不被常规用作解热镇痛药。吲哚美辛的常用量为 25~50mg,一日三次。几乎没有患者能耐受每日 100mg 以上的剂量而不产生严重副作用。

常用量不良反应发生率高达 35%~50%,约 20% 患者必须停药。以眩晕、前额痛、精神障碍等中枢神经系统不良反应发生频率最高;厌食、恶心、腹痛、诱发或加重胃和十二指肠溃疡等胃肠反应次之;也可出现皮肤黏膜过敏反应、哮喘发作、中性粒细胞和血小板减少等,但罕有再生障碍性贫血发生。孕妇、从事危险或精细工作人员、精神病、癫痫、活动性胃十二指肠溃疡患者禁用。

2. 舒林酸　舒林酸(sulindac)为吲哚类似物,具有亚砜样结构,该结构在体内转变成硫醚样化合物而发挥强大的抑制 COX 作用。本药适应证与吲哚美辛相似。因本药在吸收入血前较少被胃肠黏膜转化成活性代谢物,故胃肠反应发生率较低;肾毒性和中枢神经系统不良反应发生率也低于吲哚美辛。

(四) 丙酸类

丙酸类衍生物(propionic acid derivatives)包括萘普生(naproxen)、布洛芬(ibuprofen)、非诺洛芬(fenoprofen)、酮布芬(ketoprofen)、氟苯布洛芬(flurbiprofen)等。为目前临床应用较广的 NSAIDs。患者长期使用对本药的耐受性明显优于吲哚美辛和阿司匹林。本类药物之间除效价强度不同外,其他特性难分优劣。

1. 药理作用与临床应用　本类药物均属强的非选择性 COX 抑制剂,抗炎作用突出。其中萘普生效价强度为阿司匹林的 20 倍,布洛芬和非诺洛芬与阿司匹林相当。也能改变血小板功能,延长出血时间,但胃肠反应发生率低于阿司匹林。

2. 临床主要用于治疗各类关节炎、癌痛、牙痛、痛经,也可用于缓解急性内脏痛、急性腰痛和坐骨神经痛。

3. 不良反应　本类药即使长期使用患者也多能耐受。胃肠反应低于阿司匹林和吲哚美辛。个别患者有皮肤黏膜过敏、血小板减少、头痛、头晕及视力障碍等。

(五) 选择性环加氧酶 -2 抑制剂

鉴于传统的解热镇痛抗炎药为非选择性 COX 抑制剂,其治疗作用主要与 COX-2 抑制有关,而 COX-1 抑制涉及其常见不良反应,如胃肠黏膜损伤、肾功能损害和凝血障碍等。为此,近年人们合成了系列选择性 COX-2 抑制剂,如塞来昔布(celecoxib)、诺芬昔布(rofenxib)和美洛昔康(meloxicam)等。临床用于治疗风湿性关节炎、骨关节炎及其他炎症性疼痛。初步显示疗效确实,不良反应较轻且发生率较低。但亦有动物实验提示,模型动物用药后血浆精氨酸加压素升高 148%,血压上升,白细胞黏附血管内皮的程度加重。因此,这类药物临床应用所产生的远期不良反应有待进一步考证。

1. **美洛昔康**　美洛昔康(meloxicam)系酸性烯醇式羧酰胺化合物。该药口服吸收快而完全,生物可用度为 89%。该药对各靶组织和器官的 COX-2 抑制作用比 COX-1 强 10 倍以上。动物实验显示,该药对角叉菜胶引起的大鼠足肿胀模型、佐剂关节炎模型和胸膜炎模型均有极强的抑制炎性肿胀和疼痛的作用。其效价强度高于吲哚美辛、萘普生、阿司匹林和双氯芬酸。临床研究证明,每日口服 7.5~15mg 对风湿性关节炎、骨关节炎、类风湿关节炎、神经炎、软组织炎均有良好的抗炎镇痛作用,而对血小板聚集功能无明显影响。长期应用,胃黏膜损伤及胃肠出血发生率也远低于萘普生和双氯芬酸缓释片。

2. **塞来昔布**　塞来昔布(celecoxib,西乐葆)分子中具有磺酰氨基样结构。该药口服吸收较好,血药浓度达峰值时间 2~4h。蛋白结合率高,分布广泛。经肝脏代谢,并以与葡萄糖醛酸结合形式主要从肠道中排出,少量(7%~10%)从尿中排出。临床主要用于骨关节炎、类风湿关节炎和牙痛症的治疗。骨关节炎患者 50~ 200mg,1 日 2 次口服,一般在用药 2 周后疼痛和关节功能状态明显改善,其疗效与 500mg 萘普生 1 日 2 次口服相当。塞来昔布50~200mg,1 日 2 次,对类风湿关节炎发作型和稳定型均有效。其疗效分别优于 500mg 萘普生 1 日 2 次口服,而与双氯芬酸 75mg,1 日 2 次口服疗效相当。塞来昔布 100~200mg 口服对牙痛症疗效也与 650mg 阿司匹林口服相当,而优于 1000mg 的对乙酰氨基酚。本药不良反应发生率远低于其他非选择性 NSAIDs。其中消化道不良反应比传统 NS 低2.5~4 倍。

经过几年的临床实践证明,选择性 COX-2 抑制药比传统非选择性 COX 抑制药的胃肠副作用明显减少。但该类药物引起的心血管、肾脏等不良反应,提示对 COX 理论必须进行再认识:一方面,只抑制 COX-1,不抑制 COX-2 并非合适;另一方面,COX-2 也有重要的生理功能,抑制了 COX-2 同样也会产生相应的副作用。

3. 帕瑞考昔 帕瑞考昔(parecoxib,特耐)推荐剂量为 40mg,静脉注射(IV)或肌内注射(IM)给药,随后视需要间隔 6~12h 给予 20mg 或 40mg,每天总剂量不超过 80mg。可直接进行快速静脉推注,或通过已有静脉通路给药。肌内注射应选择深部肌肉缓慢推注。疗程不超过 3 天。

禁忌证:对注射用帕瑞考昔钠活性成分或赋形剂中任何成分有过敏史的患者;有严重药物过敏反应史,尤其是皮肤反应,如皮肤黏膜眼综合征、中毒性表皮坏死松解症、多形性红斑等,或已知对磺胺类药物超敏者;活动性消化道溃疡或胃肠道出血;服用阿司匹林或非甾体抗炎药(包括 COX-2 抑制剂)后出现支气管痉挛、急性鼻炎、鼻息肉、血管神经性水肿、荨麻疹以及其他过敏反应的患者;处于妊娠后 1/3 孕程或正在哺乳的患者;严重肝功能损伤(血清白蛋白 <25g/L 或 Child-Pugh 评分 ≥10)炎症性肠病充血性心力衰竭(NYHA Ⅱ~Ⅳ)冠状动脉搭桥术后用于治疗术后疼痛;已确定的缺血性心脏疾病,外周动脉血管和(或)脑血管疾病的患者禁用。

(六)其他解热镇痛抗炎药

1. 保泰松 保泰松(phenylbutazone)为目前尚在使用的吡唑酮类衍生物。具有很强的抗炎抗风湿作用,解热作用较弱;较大剂量能促进尿酸排出。其口服吸收完全,血浆蛋白结合率高。主要经肝脏代谢并经肾脏排泄。因不良反应类型多、程度重和发生率高,如胃肠反应、肝肾损害、过敏反应、血细胞减少或再生障碍性贫血、水钠潴留、干扰甲状腺功能等,目前仅次选用于抗炎和抗风湿及急性痛风症;原因不明发热也可试用。

2. 双氯芬酸 双氯芬酸(diclofenac)为灭酸类(fenamates)化合物。抑制 COX 的效价强度大于吲哚美辛,因此具有显著抗炎镇痛和解热作用。本药口服生物可用度为 50%,血浆蛋白结合率 99%,在滑液囊中蓄积,肝内代谢,代谢物经肾脏(65%)和胆道(35%)排泄。临床常用于风湿性关节炎、骨关节炎、强直性脊柱炎、肩周炎等的治疗。其钠盐溶液亦可用于眼白内障摘除术后滴眼预防术后炎症。本药不良反应发生率为 20%,主要为上腹不适、胃肠出血和穿孔、转氨酶升高、头晕及皮肤黏膜过敏反应,也可见体液滞留和水肿等。

3. 氟比洛芬酯 氟比洛芬酯(flurbiprofen axetil,凯纷)药物进入体内靶向分布到创伤及肿瘤部位后,氟比洛芬酯从脂微球中释放出来,在羧基酯酶作用下迅速水解生成氟比洛芬,通过氟比洛芬抑制前列腺素的合成而发挥镇痛作用。

用法用量:通常成人每次静脉给予氟比洛芬酯 50mg,尽可能缓慢给药(超过 1min 以上)根据需要使用镇痛泵,必要时可重复应用。并根据年龄、症状适当增减用量。一般情况下,本品应在不能口服药物或口服药物效果不理想时应用。

不良反应:严重不良反应:罕见休克、急性肾衰竭、肾病综合征、胃肠道出血、伴意识障碍的抽搐;罕见再生障碍性贫血、中毒性表皮坏死症(Lyell 综合征)、剥脱性皮炎。一般不良反应:①注射部位:偶见注射部位疼痛及皮下出血;②消化系统:有时出现恶心、呕吐,转氨酶升高,偶见腹泻,罕见胃出血;③精神和神经系统:有时出现发热,偶见头痛、倦怠、嗜睡、畏寒;④循环系统:偶见血压上升、心悸;⑤皮肤:偶见瘙痒、皮疹等过敏反应;⑥血液系统:罕见血小板减少,血小板功能低下。

第二节　抗癫痫药物

抗癫痫药最初用于治疗神经病理性疼痛,现在则已被广泛应用于治疗慢性疼痛,特别是撕裂样痛、烧灼样痛和麻木样痛。其镇痛机制未明,可能与其抑制外周神经元的异常放电有关。如在神经损伤的试验模型中,从神经轴不同水平记录下一些自发的异常电活动,这种异常电活动也可见于慢性神经痛患者。此外,人们还提出了其他多种机制,包括抑制 γ- 氨基丁酸(GABA)、稳定神经细胞膜、改变 NMDA 受体位点、改变动作电位等。但到目前为止,在常用于治疗神经性疼痛的抗癫痫药中,只有卡马西平和加巴喷丁的临床随机试验被证实有效,苯妥英钠和拉莫三嗪的效果仍有争议。

一、卡马西平

卡马西平(carbamazepine)又称酰胺咪嗪,是第一个成功地用于治疗神经性疼痛的抗癫痫药。

药理作用及临床应用　卡马西平的作用机制与苯妥英钠相似。治疗浓度时能阻滞 Na^+ 通道,抑制周围神经元放电。卡马西平对中枢性疼痛,如三叉神经痛和舌咽神经痛有效,疗效优于苯妥英钠。此外,卡马西平也可用于治疗丛集性头痛、外伤后疼痛、面部疼痛、脑卒中后遗症、带状疱疹后神经痛、糖尿病性神经痛等。其中,卡马西平在治疗三叉神经痛方面取得了相当大的成功,可使 75% 的患者疼痛得到缓解,其中 50% 可达到完全缓解。有报道其对外伤所致的神经痛也有显著效果,但由于其潜在的不良反应和毒性,使其只能作为抗癫痫药物中的二线药物。常用剂量为 100~200mg/ 次,3 次 / 天,最大量可达 800~1200mg/d。卡马西平在治疗三叉神经痛方面的临床效果,有研究显示其 NNT(使一个患者的疼痛减轻 50% 以上所需的患者数)是 2.6(2.2~3.3)。卡马西平在减轻糖尿病性神经痛(PDN)患者的疼痛方面也被证实有效,NNT 是 3.3(2.0~9.4)。在这些研究中卡马西平的用量是每天 300~2400mg。因副作用而退出试验的比率是 0%~ 11%,50% 以上的患者可以耐受的副作用包括嗜睡、头晕眼花、步态不稳。

不良反应　用药早期可出现多种不良反应,如头昏、眩晕、恶心、呕吐和共济失调等,亦可有皮疹和心血管反应,但一般并不严重,不须中断治疗,一周左右逐渐消退。少见而严重的不良反应,包括骨髓抑制(再生障碍性贫血、粒细胞减少和血小板减少)、肝损害和心血管虚脱。

二、奥卡西平

奥卡西平(oxcarbazepine)为卡马西平的 10- 酮基衍生物,本药及其 10- 单羟基代谢产物(MHD)均具有抗惊厥活性,对大脑皮质运动有高选择性抑制作用,其作用可能在于阻断脑细胞的电压依赖性钠通道,从而稳定过度兴奋的神经细胞膜,抑制神经元重复放电,减少神经冲动的突触传递。主要用于不能耐受卡马西平或用其治疗无效的三叉神经痛以及带状疱疹后神经痛、糖尿病性神经痛等。起始剂量为 150~300mg/ 次,2~3 次 / 天,逐渐增加剂量,最大可至 2400mg/d。

不良反应：可有恶心、呕吐、便秘、腹泻、腹痛、消化不良、轻度头晕、嗜睡、头痛、疲劳，常见不安、震颤、共济失调、记忆力损害、复视、皮疹等，罕见严重过敏反应，应注意其与卡马西平有交叉过敏，发生率约 25%~30%。对本药过敏及房室传导阻滞者禁用。

三、加巴喷丁

加巴喷丁（gabapentin，又称 neurontin）为一种 GABA 类似物，但它无直接的 GABA 能作用，也不影响 GABA 的摄取或代谢，其结合部位是一种电压依赖性钙通道亚单位 α2δ，它们结合后所产生的一系列变化或许是其发挥镇痛作用的一种重要机制。目前，加巴喷丁的具体作用机制尚不清楚，可能存在多种作用途径：①对 GABA 介导传入通路的抑制（减少兴奋性传入信号）引起中枢神经系统作用（有效作用在脊髓和大脑水平）；②通过增加神经末梢释放 GABA、增加谷氨酸脱羧酶活性或降低 GABA 的降解，发挥 GABA 能作用；③NMDA 受体拮抗作用：对 NMDA 受体的拮抗作用已有证据支持；④中枢神经系统钙通道的拮抗作用和对外周神经的抑制作用：α2δ 结合亚单位是电压门控钙通道亚单位，密集分布于大脑皮层、脊髓背角浅层、小脑、海马，研究显示加巴喷丁结合 α2δ 产生镇痛作用，坐骨神经结扎的大鼠疼痛模型中，脊髓背角 α2δ 亚单位与加巴喷丁结合增加，而且证实加巴喷丁的抗疼痛效力与它和 α2δ 亚单位相结合的程度成正比。

临床应用：加巴喷丁最初是作为抗癫痫药物治疗的一种辅助用药，现在则广泛应用于治疗各种慢性疼痛，特别是神经病变导致的疼痛，包括带状疱疹后神经痛、三叉神经痛、糖尿病性神经痛、反射性脊髓萎缩症等，是治疗神经性疼痛的首选药物。加巴喷丁起始量为 100mg，每日 3 次，以后逐渐增加，直至疼痛缓解，一般有效量为每日 900~1800mg，最大用药量可达 3600~4800mg/d。有两个大型的随机临床试验确立了加巴喷丁在减轻神经性疼痛方面的效果。一个试验是糖尿病性神经痛（PDN），另一个是带状疱疹后神经痛（post-herpetic neuralgia，PHN）。在 PDN 研究中，共有 165 例患者，80% 以上的患者的用药剂量可以从 900mg/d 增加到 3600mg/d，用药 2 周。在第 2 周当剂量达到 1800mg/d 时能观察到疼痛的减轻。在 PHN 研究中，有 229 例患者，几乎同样的结果。加巴喷丁不仅仅减轻了疼痛，同时令患者睡眠良好，情绪变佳，生活质量也得到改善。

不良反应：加巴喷丁与其他抗癫痫药物相比，副作用最少，无长期服药的毒性作用，代谢中间产物无活性，无肝酶诱导作用，无严重的药物相互作用。与其他抗癫痫药合用时，常见嗜睡、头昏、乏力和共济失调。一般较轻，用药 2 周后可消失，常不须停药。

四、普瑞巴林

普瑞巴林（pregabalin，乐瑞卡）为一种新型抗癫痫药，通过抑制中枢神经系统电压依赖性钙通道的 α2δ 亚基，减少钙离子内流，随之减少谷氨酸盐、去甲肾上腺素、P 物质等兴奋性神经递质的释放，从而有效控制神经性疼痛。具有起效快速、镇痛作用好等优点。常用于治疗中枢性神经痛、糖尿病性神经痛、带状疱疹后神经痛、纤维肌痛、不宁腿综合征、复杂性区域疼痛综合征等。

本品推荐起始剂量可为每次 75mg，每日 1~2 次，可在 1 周内根据疗效及耐受性增加至每次 150mg,每日 2 次。服用本品 300mg/d,2~4 周后疼痛未得到充分缓解的患者,如可耐受本品,可增至每次 300mg,每日 2 次。由于本品主要经肾脏排泄清除,肾功能减退的患者应调整剂量。以上推荐剂量适用于肌酐清除率 ≥60ml/min 的患者。如需停用普瑞巴林,建议至少用 1 周时间逐渐减停。

不良反应:主要为头晕、嗜睡、共济失调、意识模糊、乏力、思维异常(主要为集中精力困难)、视物模糊、运动失调、口干、水肿、体重增加等。由于该人群中安全性和疗效的数据不充足,年龄小于 12 岁的儿童和青少年(12~17 岁)不推荐使用普瑞巴林。

五、苯妥英钠

苯妥英钠(phenytoin sodium)为二苯乙内酰脲的钠盐。作为最常用的抗癫痫药已有半个多世纪的历史。1942 年 Bergouignan 报道苯妥英钠治疗三叉神经痛有效后成为第一个治疗神经性疼痛的抗癫痫药。

药理作用:苯妥英钠对各种组织的可兴奋膜,包括神经元和心肌细胞膜,有稳定作用,降低其兴奋性。这与其治疗浓度(10μmol/L 以下)时即阻滞 Na^+ 通道,减少 Na^+ 内流有关。苯妥英钠还抑制神经元的快灭活型 Ca^{2+} 通道,抑制 Ca^{2+} 内流。较高浓度时,苯妥英钠能抑制 K^+ 外流,延长动作电位时程和不应期。最近有报道,高浓度苯妥英钠能抑制神经末梢对 GABA 的摄取,诱导 GABA 受体增生,由此间接增强 GABA 的作用,使 Cl^- 内流增加而出现超极化,也可抑制异常高频放电的发生和扩散。

临床应用:对三叉神经痛、舌咽神经痛、糖尿病性神经痛、带状疱疹后神经痛、外伤后神经痛、癌痛等有不同的疗效。苯妥英钠能使疼痛减轻,发作次数减少;静脉注射可缓解爆发痛。苯妥英钠治疗神经痛的剂量为 100~250mg,2~4 次/天,服药 3~5 天后出现治疗作用。静脉注射剂量为 15mg/kg,输注时间为 2h。

不良反应:除对胃肠道有刺激外,苯妥英钠的其他不良反应都与血药浓度大致平行。一般血药浓度在 20μg/ml 左右则可出现毒性反应,包括眩晕、共济失调、头痛和眼球震颤等。血药浓度大于 40μg/ml 可致精神错乱;50μg/ml 以上出现严重昏睡甚至昏迷。过敏反应如皮疹亦较常见。还可见粒细胞缺乏、血小板减少、再生障碍性贫血。偶见肝脏损害。应定期作血常规和肝功能检查。妊娠早期用药,偶致畸胎,如腭裂等。静脉注射过快时,可致心律失常、心脏抑制和血压下降,宜在心电图监护下进行。

六、丙戊酸钠

丙戊酸钠(sodium valproate)的作用机制与苯妥英钠及卡马西平相似,能抑制神经的自发放电。丙戊酸起始量为 250mg,如每日 1~2 次,每周增加剂量 250mg,并应监测血药浓度,治疗剂量范围为 250~1000mg/d,分三次服可保持有效的血药浓度 50~100μg/ml。丙戊酸可与其他抗癫痫药如苯妥英及抗抑郁药合用,但联合应用时需仔细监测血药浓度及 PT、PTT。

不良反应:丙戊酸钠的不良反应较轻,偶见有肝损害,表现为天门冬氨酸氨基转移酶升高,少数有肝炎发生,个别可因肝功能衰竭而死。对胎儿有致畸作用,常见脊椎裂。

七、拉莫三嗪

拉莫三嗪（lamotrigine）为苯三嗪类衍生物，是一种较新的抗癫痫药，和传统药物相比具有较轻的镇静作用和精神运动性效应，作用与苯妥英钠、卡马西平相似，能阻滞电压依赖性 Na^+ 通道、抑制神经元去极化引起的持续反复放电并可能作用于谷氨酸能神经兴奋性突触而抑制谷氨酸释放。

临床应用：拉莫三嗪对神经性疼痛如顽固性三叉神经痛、持续性中枢性疼痛、脑卒中后疼痛、人类免疫缺陷病毒（HIV）相关的外周神经病等有效。口服给药剂量范围比较宽，50~400mg/d，分次给药。当与有药酶诱导作用的药物合用时，拉莫三嗪须从每日 50mg 开始，用药 2 周后每周将每日量增加 100mg，至每日 300~500mg，分 2 次口服。

不良反应：可见头昏、共济失调、嗜睡、头痛、复视、视力模糊、恶心、呕吐和皮疹等。与其他抗癫痫药合用时，上述不良反应相当普遍。约 10% 因不能耐受而停药。偶见弥散性血管内凝血。

第三节　抗抑郁药物

抗抑郁药是治疗神经病理性疼痛的一线药。有证据表明，抗抑郁药的镇痛作用并不是由其抗抑郁作用介导的，其对慢性疼痛治疗的起效时间比抑郁症的起效时间快得多（3~7 天 vs14~21 天）。在慢性疼痛治疗中，抗抑郁药可能是通过一种或几种机制发挥临床镇痛作用：①直接镇痛作用。这些药物可通过作用于从中脑下行到脊髓背角的去甲肾上腺素（NE）能、5-羟色胺（5-HT）能神经生理系统来调节疼痛知觉，如某些抗抑郁药可抑制神经细胞膜上钠通道的通透性，从而对神经病理性疼痛产生直接镇痛效应。②合并精神障碍的改善。抑郁症可加重痛觉、影响应对技能并引起其他并发症。抗抑郁药可经以下两种机制减轻疼痛：通过治疗引起疼痛综合征的隐匿型抑郁症；通过治疗明显的抑郁症使患者疼痛耐受性提高。抗抑郁药对恐惧症也有良好的治疗效果；③减轻疼痛相关症状，包括改善食欲和睡眠状况，因为食欲不振和睡眠障碍会加重病变和劳动力丧失；④加强阿片类药物的镇痛作用。这可能是以上三种机制共同作用的结果。目前常用于治疗神经病理性疼痛的抗抑郁药主要有：

一、三环类抗抑郁药

由于这些药物结构中有 2 个苯环和 1 个杂环，故统称为三环类（TCAs）抗抑郁药。常用的有丙米嗪、地昔帕明、阿米替林、多塞平等。

（一）丙米嗪

丙米嗪（imipramine，米帕明）为三环类抗抑郁药，通过阻断脑内神经元突触前膜，干扰或阻止某些胺或多肽的再摄取，增加突触间去甲肾上腺素和 5- 羟色胺的含量而发挥治疗作用。

临床应用可用于治疗糖尿病性周围神经病变及癌痛等。常用的方法为首剂 25mg，睡前 1~2h 服用。之后逐渐增量，并加大晚间服用量，继续下去直至出现疗效或达到 150mg/d。如出现严重的副作用，应减少剂量。如以 150mg/d 的剂量服用 1 周后无效，且无用药禁忌或严重的副作用,剂量可每天增加 25mg,直至 300mg/d。若再过 3 周仍未产生镇痛作用,则应检测其血药浓度,并可认为其无效。

不良反应与注意事项:常见的不良反应有口干、扩瞳、视力模糊、便秘、排尿困难和心动过速等抗胆碱作用,还出现多汗、无力、头晕、失眠、皮疹、体位性低血压、反射亢进、共济失调、肝功能异常、粒细胞缺乏症等。因抗抑郁药易致尿潴留和升高眼内压,故前列腺肥大及青光眼患者禁用。

(二) 地昔帕明

地昔帕明(desipramine,去甲丙米嗪)为丙米嗪的代谢产物,具有较强的抗抑郁作用,但镇静作用与抗胆碱作用弱。

临床应用:用于治疗神经病理性疼痛的起始剂量为 25~50mg/d,随后逐渐增加到每次 50mg,每日 3~4 次,需要时最大可用到每日 300mg。老年人应适当减量。

不良反应与注意事项:与丙米嗪相比,不良反应较小,但对心脏影响与丙米嗪相似。过量则导致血压降低、心律失常、震颤、癫痫、口干及便秘等。

(三) 阿米替林

阿米替林(amitriptyline,依拉维)是临床上常用的三环类抗抑郁药,其药理学特性及临床应用与丙米嗪极为相似,与后者相比,阿米替林对 5-HT 再摄取的抑制作用明显强于对 NE 再摄取的抑制,镇静作用和抗胆碱作用也较明显。

临床应用:可用于治疗偏头痛、带状疱疹后神经痛、糖尿病性周围神经病变、癌痛、脑卒中后遗症等多种神经病理性疼痛。其用法与用量与丙米嗪极为相似。值得注意的是,在临床治疗中,口服剂量 50~150mg/d(平均 75mg/d)即已有效。特别是对 60 岁以上的老年患者,从小剂量开始,缓慢增加非常必要。通常以 12.5~25mg,每晚 1 次开始,逐渐增加至 50~150mg/d 即已足够。

不良反应:阿米替林的不良反应与丙米嗪相似,但比较严重,患者有时对口干、便秘、尿潴留等副作用难以耐受而致停药,偶有加重糖尿病症状的报道。

(四) 氯米帕明

氯米帕明(clomipramine,氯丙米嗪)的药理作用和应用类似于丙米嗪,但对 5-HT 再摄取有较强的抑制作用,而其活性代谢物去甲氯米帕明则对 NE 再摄取有相对强的抑制作用。

临床应用:可用于治疗糖尿病性周围神经病变、头痛及癌痛等神经病理性疼痛。

不良反应及注意事项:与丙米嗪相同。

(五) 多塞平

多塞平(doxepin,多虑平)作用与丙米嗪类似,抗抑郁作用比后者弱,抗焦虑作用、镇静作用和对血压影响比丙米嗪大,但对心脏影响较小。

临床应用:可用于治疗头痛、带状疱疹后神经痛、糖尿病性周围神经病变等多种神经病理性疼痛,用法用量与阿米替林类似。

不良反应和注意事项:与丙米嗪类似。多塞平一般不用于儿童和孕妇,老年患者应适当减量。

二、去甲肾上腺素再摄取抑制药

这类药物的特点是奏效快,镇痛作用、抗胆碱作用和降压作用均比 TCAs 弱。

（一）马普替林

马普替林（maprotiline）为选择性去甲肾上腺素再摄取抑制剂，对 5-HT 摄取几无影响。抗胆碱作用与丙米嗪类似，远比阿米替林弱。其镇静作用和对血压影响与丙米嗪类似。与其他三环类抗抑郁药一样，用药 2~3 周后才充分发挥疗效。

临床应用：可用于治疗头痛和其他一些神经病理性疼痛，应从小剂量如 50mg/d 开始，逐渐增量，最大量可达 300mg/d。

不良反应与注意事项：治疗剂量可见口干、便秘、眩晕、头痛、心悸等。也有用药后出现皮炎和皮疹的报道。能增强拟交感胺药物作用，减弱降压药物的降压幅度等。

（二）去甲替林

去甲替林（nortriptyline）的药理作用与阿米替林相似，但本药抑制 NE 摄取远强于对 5-HT 的摄取。与母药阿米替林相比，其镇静、抗胆碱、降低血压作用及对心脏的影响和诱发癫痫作用均较弱。

去甲替林比其他三环类抗抑郁药治疗显效快，与阿米替林相比，去甲替林因副作用较少而更易为患者耐受。具体用法为：初始剂量 10~20mg，睡前服用，以后逐渐增量，直至产生明显的镇痛效果或副作用较大不能耐受时。如果剂量已达 150mg/d，患者虽然可以耐受，但如果仍然没有表现出镇痛作用，则可认为其无效。如果患者在睡前服用去甲替林出现失眠，则可改为清晨服用。

不良反应与注意事项：其镇静作用、抗胆碱作用、降低血压作用，对心脏的影响等虽均比丙米嗪弱，但仍要注意过量引起的心律失常，尤其是心肌梗死的恢复期、传导阻滞或原有心律失常的患者，用药不慎会加重病情。本药与三环类抗抑郁症药物一样，可降低癫痫发作阈，癫痫患者应慎用。

（三）度洛西汀

度洛西汀（duloxetine，欣百达）是一种 5-HT/NE 再摄取抑制剂，临床上一般将其归入 SNRIs 类，通过抑制 5-HT 和 NE 再摄取来提高这些神经递质的含量，起到抗抑郁的作用。度洛西汀对抑郁症的其他躯体症状如全身疼痛和胃肠紊乱有疗效。

临床应用：用于治疗糖尿病性周围神经病变、三叉神经痛、带状疱疹后神经痛、癌痛、纤维肌痛、抑郁症、女性应激性尿失禁以及骨关节痛和慢性腰背痛在内的慢性肌肉疼痛等症。

不良反应：恶心、口干、便秘、食欲减退、疲劳、嗜睡和出汗增加等。

（四）文拉法辛

文拉法辛（venlafaxine）为一种选择性去甲肾上腺素和 5-HT 再摄取抑制剂，也是较弱的 CYP2D6 酶抑制剂，结构与曲马多相似，临床上也一般将其归入 SNRIs 类。

临床应用可用于治疗偏头痛、神经根性背痛等慢性疼痛，剂量为 18.75~ 37.5mg/ 次，1~2 次 / 天。不良反应偶见有恶心、性功能减退、血压升高、心率增快等。

三、5- 羟色胺再摄取抑制药

三环类抗抑郁药虽疗效确切，但仍有 20%~30% 的患者无效，毒副作用较多，患者对药物的耐受性差，过量易引起中毒甚至死亡。从 20 世纪 70 年代起开始研制的选择性 5-HT 再摄取抑制剂与 TCAs 的结构迥然不同，但对 5-HT 再摄取的抑制作用选择性更强，对其他递质和受体作用甚微，保留了 TCAs 相似的疗效并克服了 TCAs 的诸多不良反应，备受医生和患者的欢迎。这类药物发展较快,已开发品种达30多种,临床常用的包括氟西汀、帕罗西汀、舍曲林、氟伏沙明、齐美定等。本类药物很少引起镇静作用,不损害精神运动功能。对心血管和自主神经系统功能影响很小。

(一)氟西汀

氟西汀(floxetine,百忧解)是一种强效选择性5-HT再摄取抑制剂,比抑制NE摄取作用强200倍。氟西汀对肾上腺素受体、组胺受体、GABAβ受体、M受体、5-HT受体几乎无亲和力。对抑郁症的疗效与TCAs相当。

临床应用:主要用于治疗抑郁症,当用于治疗神经病理性疼痛时,虽然副作用较TCAs为少,但镇痛效果不及TCAs,常用剂量每日20~40mg。

不良反应:偶有恶心、呕吐、头痛头晕、乏力、失眠、厌食、体重下降、震颤、癫痫、性欲降低等。

(二)帕罗西汀

帕罗西汀(paroxetine,赛洛特)口服吸收良好,为强效5-HT再摄取抑制剂。

临床应用:可用于治疗糖尿病性周围神经病变、癌痛等,常用剂量为40mg/d。

不良反应:偶见口干、便秘、视力模糊、震颤、头痛、恶心等。禁与单胺氧化酶(MAO)抑制剂联用。

(三)米氮平

米氮平(mirtazapine,瑞美隆)是中枢突触前膜 α_2 受体拮抗剂,可以增强肾上腺素能的神经传导。它同时阻断中枢的5-HT2和5-HT3受体:米氮平的2种旋光对映体都具有抗抑郁活性,左旋体阻断 α_2 和5-HT2受体,右旋体阻断5-HT3受体。米氮平的抗组胺受体(H1)特性起着镇静作用。口服约2h后血浆浓度达到高峰,平均半衰期为20~40h,偶见长达65h,在年轻人中也偶见较短的半衰期。清除半衰期的长短正适合于将服用方式定为每日1次。血药浓度在服药3~4天后达到稳态,此后将无体内聚积现象发生。在所推荐的剂量范围内,米氮平的药代动力学形式为线性。米氮平大多被代谢,并在服药后几天内通过尿液和粪便排出体外。

临床应用:可用于治疗带状疱疹后神经痛、开胸术后疼痛综合征、纤维肌痛、抑郁症以及其他一些慢性疼痛等。服用方法:成人起始剂量应为每日15mg,逐渐加大剂量至获最佳疗效。有效剂量通常为每日15~45mg。

不良反应:偶见食欲增加,体重增加、镇静、水肿、焦虑、肌肉关节痛、皮肤反应、中性粒细胞减少、惊厥等。

四、其他抗抑郁药

曲唑酮(trazodone)主要选择性阻断5-HT再摄取,而抑制去甲肾上腺素再摄取的作用较弱,对 α_2 肾上腺素能受体也有部分阻断作用,对多巴胺、组胺受体没有作用。曲唑酮具有抗精神失常药物的一些特点,但又与之不完全相同。不增强L-多巴(L-dopa)的行为效应,不具抑制MAO的活性和抗胆碱效应,也不增强5-HT前体物质5-HTP的行为效应。曲唑酮具有镇静作用,适于夜间给药。常用剂量150~350mg/d。

不良反应:曲唑酮的不良反应较少,偶有恶心、呕吐、体重下降、心悸、体位性低血压等,过量中毒会出现癫痫、呼吸停止等。

第四节 阿片类药物

镇痛药（analgesics）为一类选择性作用于中枢神经系统特定部位、能消除或减轻疼痛的药物。最早使用的镇痛药为来自罂粟蒴果浆汁的干燥物阿片及其提纯品吗啡，以后又合成了哌替啶、美沙酮等一系列具有吗啡样作用的药物，具有强大的镇痛作用，可用于各种原因引起的急慢性疼痛。但与 NSAIDs 相比，有明显的呼吸抑制、镇静和欣快等中枢作用；长期使用易致耐受性、依赖性和成瘾性，出现药物滥用（drug abuse）及停药戒断症状（withdrawal signs）。因此，这类药被称为麻醉性镇痛药（narcotic analgesics）。目前临床应用的药物主要涉及阿片类镇痛系统，故称为阿片类镇痛药（opioid analgesics）。麻醉性镇痛药用于临床虽然已有几百年的历史，但其对神经性疼痛的治疗效果在以前一直存有争议，近些年来则已逐步达成共识，即有些阿片类药物对某种或某几种神经性疼痛有效。

阿片类药物主要是通过结合并激活位于中枢神经系统（CNS）的阿片受体而显示其镇痛效应。三种公认的阿片受体为 μ、δ 和 κ 受体。σ 和 ε 最初分类为阿片受体，但后来的研究发现，它们在本质上都不是阿片受体，因为这两种受体都不具备阿片类的特异性。

阿片受体的活化可产生镇痛效应，也可以引起一系列不良反应。阿片受体的已知亚型及其生理效应见表 5-4-1。μ 受体的两种亚型为 μ1、μ2。μ1 活化产生脊髓水平以上中枢部位的镇痛；μ2 受体活化被认为与阿片用药后的一些不良反应有关。κ 受体和 δ 受体活化似乎产生脊髓水平的镇痛效应，κ3 受体调节某些较高级中枢部位的镇痛效应。δ 受体的活化可能增强 μ 受体的镇痛效应。

表 5-4-1 阿片受体、亚型及其生理效应

受体类型	亚型	效应
μ	μ1	作用于脊髓以上中枢部位的镇痛
	μ2	生理依赖、欣快、镇静、呼吸抑制、便秘、直立性低血压、动静脉扩张
δ	δ1、2	脊髓水平的镇痛、欣快，加强 μ 受体的镇痛效应
κ	κ1、2、3	脊髓水平的镇痛、镇静、缩瞳，作用于脊髓以上中枢部位的镇痛（κ3）

阿片类镇痛药的明显特征是，其镇痛效果存在剂量依赖关系，而没有明显的"天花板"效应。神经性疼痛患者通常呈持续性疼痛，所以在治疗上推荐使用阿片类控释剂型（如美施康定、多瑞吉）或半衰期较长的阿片类制剂（如美沙酮、左吗喃），应按时给药而不是按需给药，这有助于提高治疗的依从性并显著减少戒断症状的出现。同时，这样的用药方法有助于减轻药物的蓄积作用，并有可能减少药物的滥用。

目前已用于治疗神经性疼痛并取得一定的临床效果的阿片类药物主要有：

一、吗啡

吗啡（morphine）的突出作用是镇痛，可作用于脊髓、延髓、中脑和丘脑等痛觉传导区阿片受体。对躯体和内脏的疼痛都有效，对持续性钝痛的效果优于间断性锐痛。在产生镇痛

作用的同时,还作用于边缘系统,消除由疼痛所引起的焦虑、紧张等情绪反应,甚至产生欣快感。可用于治疗带状疱疹后神经痛、脑卒中后疼痛、脊髓损伤后疼痛、癌痛等。

不良反应:吗啡有广泛的不良反应,包括恶心、呕吐、呼吸抑制、便秘、瘙痒、尿潴留和胆道压力增加、体位性低血压、免疫抑制等。连续多次给药机体易产生耐受性和成瘾。

二、芬太尼

芬太尼(fentanyl)主要作用于中脑和延髓的 μ 受体,有高度的选择性和亲和力,其镇痛作用比吗啡强 50~100 倍。

芬太尼透皮贴剂(多瑞吉)自 1991 年应用于临床以来,已取得良好效果。

芬太尼透皮贴剂由 4 层结构组成:背层是保护层,可防止芬太尼外漏,该层下方贮存芬太尼凝胶可供 3 天使用;其内层由一特殊膜组成,能控制释放芬太尼,以决定释放的速度;最内层为敷贴层,由医用矽制成,可使芬太尼贴剂牢固地敷贴于皮肤上,并能经皮给首次量芬太尼。敷上芬太尼贴剂后,因芬太尼在皮肤上不进行代谢,经皮芬太尼的生物利用度可达92%。首次使用芬太尼贴剂后,经 6~12h,其血浆浓度可产生镇痛效应,经 12~24h 达稳定状态,并可维持 72h。当取下芬太尼贴剂后,其血浆浓度逐渐下降,17h(13~22h)后下降约 50%。

临床应用首次应用多瑞吉时,通常选用 25μg/h 的芬太尼贴剂,也可根据吗啡的剂量进行换算。若首次剂量疗效不够满意时,可适当调整,以 25μg/h 递增。若芬太尼贴剂的剂量大于 300μg/h 而效果仍然欠佳或出现明显的副作用时,应改用其他镇痛方法。

不良反应:包括恶心、呕吐、头晕、呼吸抑制、便秘、瘙痒、尿潴留、低血压,意识模糊等。有明显肝肾疾病者,应注意芬太尼的中毒反应,适当减少剂量。少数患者可出现局部皮肤的不良反应,如瘙痒或红疹,如不断更换敷贴部位,可减少这些不良反应的发生。快速静脉注射芬太尼可引起胸壁和腹壁肌肉僵硬而影响通气,反复注射或大剂量注射后,可在用药后3~4h 出现延迟性呼吸抑制,芬太尼也可产生依赖性,但较吗啡和哌替啶轻。

三、舒芬太尼

舒芬太尼(sufentanil)为合成的阿片受体激动剂,效能较芬太尼强 5~10 倍,安全范围是芬太尼的 100 倍,起效比芬太尼略快。

四、阿芬太尼

阿芬太尼(alfentanil)是人工合成的快速超短效的阿片受体激动剂,效能为芬太尼的1/10。具有较高脂溶性,起效快,持续时间短,1min 能达峰值,消除半衰期为 1.2~1.5h,镇痛作用时间仅能维持约 10min。临床可用于外伤后神经痛、带状疱疹后神经痛的治疗。

五、美沙酮

美沙酮(methadone)有左旋体和右旋体,左旋体较右旋体效力强 8~50 倍。常用其消旋体,口服生物利用度 92%,血浆蛋白结合率 89%。镇痛强度与吗啡相当,镇咳、呼吸抑制、胃肠和胆道压力影响与吗啡相似。主要经肝脏代谢并从肾脏排泄,反复使用有一定蓄积性。此药可用于治疗癌痛和神经性疼痛。其对病理性疼痛效果优于吗啡,因此,尤其适用于神经性疼痛。一般使用剂量为 5~10mg/ 次,每天 2 次,平均剂量 15mg/d。

最常见的不良反应为轻度头痛、眩晕、镇静、恶心、呕吐和出汗。其他不良反应包括口干、便秘、心动徐缓、性欲减退或亢进、焦虑、失眠、激动、定向力障碍、肌肉痉挛、瘙痒、皮疹等。

六、羟考酮

羟考酮(oxycodone)是一种从阿片类生物碱——蒂巴因(thebaine)内提取的半合成阿片类药物,主要作用于中枢神经系统和平滑肌,发挥阿片类激动剂的作用。可用于治疗癌痛、带状疱疹后神经痛、糖尿病性神经痛。从 5mg,每 12h 一次开始逐渐增加至 60mg,每 12h 一次。

不良反应:最常见的不良反应包括便秘、恶心、呕吐、嗜睡、眩晕、瘙痒、头痛、口干、出汗和虚弱,也可能出现呼吸抑制、低血压、耐受和成瘾等。

七、丁丙诺啡

丁丙诺啡(buprenorphine)本品为部分 μ 受体激动药,属激动 - 拮抗药。镇痛作用强于哌替啶、吗啡。与 μ 受体亲和力强,故可置换出结合于 μ 受体的其他麻醉性镇痛药,从而产生拮抗作用。其起效慢,持续时间长。对呼吸有抑制作用,但临床未见严重呼吸抑制发生。也能减慢心率、使血压轻度下降,对心排血量无明显影响,药物依赖性近似吗啡。

用于各类手术后疼痛、癌症疼痛、烧伤后疼痛、脉管炎引起的肢痛及心绞痛和其他内脏痛等。肌内注射,一次 0.15~0.3mg,可每隔 6~8h 或按需注射。疗效不佳时可适当增加用量。舌下含片每次 0.2~0.8mg。每隔 6~8h 一次。

不良反应:类似吗啡。常见不良反应有头晕、嗜睡、恶心、呕吐、皮疹等。在使用其他阿片类药物的基础上使用可能有戒断症状。颅脑损伤及呼吸抑制患者慎用。

八、布托啡诺

布托啡诺(butorphanol)本品及其主要代谢产物激动 κ - 阿片肽受体,对 μ - 受体则具激动和拮抗双重作用。它主要与中枢神经系统(CNS)中的这些受体相互作用间接发挥其药理作用包括镇痛作用。除镇痛作用外,对 CNS 的影响包括减少呼吸系统自发性的呼吸、咳嗽、兴奋呕吐中枢、缩瞳、镇静等药理作用。

用于治疗各种癌性疼痛、手术后疼痛。静脉注射量为 1mg,肌注剂量为 1~2mg。如需要,每 3~4h,可重复给药一次,没有充分的临床资料推荐单剂量超过 4mg。鼻喷剂每瓶 2.5ml:25mg。每喷含酒石酸布托啡诺 1mg,每瓶 25 喷。每次 1~2 喷,每日 3~4 次。一般情况下,初始剂量为 1mg。如果 60~90min 没有较好的镇痛作用,可再喷 1mg。如果需要,初始剂量3~4h 后可再次给药。患者剧痛时,初始剂量可为 2mg。重复给药剂量需根据患者的药物反应情况而定,不必固定给药间隔时间,间隔时间一般应不少于 6h。

不良反应:主要为嗜睡、头晕、恶心和(或)呕吐,发生率在 1% 左右。其他不良反应包括便秘、口干、焦虑、意识模糊、欣快感、震颤、多汗/湿冷,瘙痒、低血压、晕厥、皮疹等。

九、曲马多

曲马多(tramadol)是一个合成的中枢作用镇痛药,具有独特的作用方式,显示了弱效阿片类和非阿片类二者的性质。其阿片类性质与 μ 阿片受体激动有关。其非阿片类性质是由于抑制突触前膜对去甲肾上腺素和 5-HT 的再摄取。去甲肾上腺素和 5-HT 是神经递质,与调节疼痛感觉的下行抑制通路的激活有关。曲马多的主要代谢产物去甲曲马多也具有药理活性,它比曲马多本身对阿片受体具有更高的亲和力。然而它在人体产生的量很小,因而产生的镇痛作用或许也很少。由于其独特的作用机制,是临床治疗神经性疼痛的有效药物,可用于带状疱疹后神经痛和其他一些神经性疼痛的治疗,为减少副作用,常从小剂量,如 50mg/次,每天 2 次开始,逐渐增加剂量,最大可达 400mg/d,一般维持量为 100mg,每天 2 次。

不良反应:此药引起的不良反应较少,包括恶心、呕吐、头晕、便秘、出汗等。有报道本药与西咪替丁合用可引起患者呼吸骤停和癫痫大发作,应引起注意。

第五节 规范性应用阿片类药物

长期以来,阿片类主要用于肿瘤疼痛治疗。但是由于慢性疼痛患者数量众多,发达国家和发展中国家也都非常重视口服药物,无论欧盟还是北美地区均出台了临床药物使用指南。国内也有部分医院用于慢性疼痛治疗。目前在临床上的镇痛药物可选种类越来越多,但是由于传统的阿片类药物具有可靠的镇痛作用,所以阿片类药物仍然是治疗中、重度疼痛的金牌处方。在北美地区,过去的几十年中阿片类处方药物在治疗慢性非恶性疼痛(chronic nonmalignant pain,CNMP)中使用更加普遍,美国疼痛协会(APS)和美国疼痛医学学会(AAPM)曾经共同发表声明支持对 CNMP 患者有选择的、在监控下合法使用阿片类药物。然而,由于对阿片治疗 CNMP 产生的风险和疗效存在两种极端的争论,因而阿片类药物的使用仍有争议。目前全球范围内对这个问题仍缺乏一个明确的结论,但医疗界倾向于将阿片类药物作为治疗 CNMP 的二线药物,其理由包括:①非阿片类药物,如 NSAIDs 和抗惊厥药或三环类抗抑郁药,分别对治疗关节炎疼痛和神经病理性疼痛引起的 CNMP 有效;②注射或介入治疗具有一定效果,可以代替阿片类药物的使用;③关注阿片类药物显著的不良反应和阿片类药物治疗的滥用倾向的风险。

阿片类主要的作用包括便秘、恶心、耐受性的产生,误用和滥用倾向以及成瘾性等副作用都或多或少地减少了这些药物用于 CNMP 常规治疗的使用。此外,近年来的临床研究提示:对于需要长期治疗的慢性疼痛或神经性疾病的患者,可能会出现性腺功能减退、异常的痛觉过敏以及免疫系统的损害,临床上必须加以关注和重视。综上所述,当替代性镇痛药、注射疗法、物理疗法、心理治疗等效果不明显时,可以考虑尝试阿片类药物。

(一)病情评估、术语定义

对于慢性疼痛或神经痛患者,可能需要长期口服阿片类药物,临床上在考虑使用阿片类药物前应该常规评估病情及使用剂量,防止发生明显的副作用或滥用的可能。在临床上医师开具阿片处方时主要担心的是通过诈骗、盗窃、伪造处方,或不道德的医疗人员的违法活动将药物用于非医疗目的。在 20 世纪 90 年代,发达国家政府就采纳了疼痛治疗中管制药物使用指南,明确提出了阿片类药物处方开具者的执业标准。而且逐步得到更新,并成为一项示范性政策。强调了评估、体检和后续对疗效,包括患者的功能状态的监测和评估的重要性。它同时明确了成瘾、假性成瘾、耐受、躯体依赖及药物滥用的定义。APS 和 AAPM 近年来也发表了共同指南,用来指导阿片类药物处方的合理使用及避免不良反应。重点包括:

1. **风险评估** 慢性阿片镇痛患者筛选,包括诊断、主要疼痛问题、风险、疗效预测;

2. **检测工具和方法** 疼痛评估和临床过程管理;

3. **术语定义** 慢性疼痛:指疼痛的持续时间超过了急性疾病病程或损伤愈合的时间,或与急性或慢性的病理过程相关或不相关,导致持续的或间歇性的疼痛超过数月或数年的一种状态。

药物滥用:是指为了非治疗目的使用任何物质或为了处方以外的目的使用药物。

躯体依赖:是一种适应状态,表现为该药物类型特异性的体征和症状,可以在药物突然停止、快速减量、血药水平降低和(或)使用拮抗剂时出现。躯体依赖不能等同于成瘾。

假性成瘾:是一种医源性综合征,源于对寻求缓解症状的误解,这种行为虽然是成瘾者中常见的药物寻求行为,但是这种寻求缓解行为在有效镇痛治疗后缓解或控制。

成瘾:是一种原发的、慢性的神经生物学疾病症状,其表现和发展受遗传、心理、社会和环境等因素的影响。主要行为特征包括:不能控制对药物的使用,渴求、强迫性使用该药物,不顾危害地持续使用。阿片镇痛治疗的长期使用造成的躯体依赖性和耐受性是正常生理反应,这和成瘾不同。

(二) 问题和争议

在中国大部分医生不会给患有慢性疼痛的患者长期应用阿片类药物。主要原因是担心患者成瘾和损害其身心健康,医生们更担心使用阿片类以及管制性药品会承担法律责任(或引起法律纠纷)。但也有医生认为,对那些用其他方法已无济于事的慢性非恶性疼痛,应当考虑长期使用阿片类药物。在此应该强调:虽然阿片类止痛药物可以提高许多人的生活质量,使他们免受终生慢性疼痛的困扰,但是临床上使用阿片类药物有一定的风险性,而且对于某些患者弊大于利,这一点是明确无疑的。例如根据 2015 年美国麻醉年会报告:2010 年在美国有 510 万人滥用镇痛药,阿片类药物致死亡 1.66 万多人,阿片类治疗慢性疼痛规范和管理受到美国政府重视,2011 年美国政府制定了处方药滥用应对计划:主要包括阿片类治疗慢性疼痛的选择、规范和管理、监测,从放开到限制,目的是如何安全、有效使用。阿片类药物治疗中的确还有一些未被充分认识的风险因素存在。长期使用阿片类药物的直接风险不仅限于成瘾和过量,潜在的医疗风险还包括严重骨折、痛觉过敏、免疫抑制、慢性便秘、肠梗阻、心肌梗死和继发于口干的龋齿等。临床资料表明,长期使用阿片类药物还可导致神经内分泌功能失调、性腺功能低下、男性勃起功能障碍、不孕不育、性欲减退、骨质疏松和抑郁症。

1. **内分泌紊乱** 目前阿片类药物对内分泌系统的影响在临床上尚未得到系统的总结。研究显示,长期使用阿片类药物会导致荷尔蒙缺乏,尤其是会在性方面产生不利的副作用。这些影响可能包括:性欲和肌肉质量的降低、勃起障碍、疲劳、抑郁、烘热、潮红、月经不规则、体重增长和骨质疏松,等等。考虑到此类影响有可能会降低生活质量,降低痛阈,增加焦虑和抑郁,因此需要依据症状,对患者进行必要或及时的监测和干预。

另外,还值得注意的是,皮质醇水平降低和生长激素分泌的减少,也可能与使用阿片类药物相关。疲劳,肌无力和认知失调是生长激素缺乏的症状表现。而这些表现的临床意义需要进一步的观察。

2. 睡眠呼吸障碍　近期研究已经把睡眠呼吸障碍与阿片类药物摄入联系起来。一项研究表明,正在服用美沙酮的慢性疼痛患者中,有 75% 的人出现中枢性睡眠呼吸障碍和暂停。研究者发现,与美沙酮相关的睡眠呼吸暂停患者在配用苯二氮䓬药物后,会出现一种明显的成瘾反应。在另一项研究中,三成经历美沙酮维持治疗的患者有中枢性睡眠暂停的现象,这一现象在普通人群中并非常见。在一项研究中,有 60 位患者服用了包括吗啡、氢可酮(hydrocodone)、氧可酮(oxycodone)和芬太尼及美沙酮等慢性阿片类药物,结果发现,该类药物和被调查者定义为"特殊呼吸模式"的形成之间有剂量依赖关系,"特殊呼吸模式"包含了中枢性睡眠呼吸暂停和紊乱。目前还无法预测使用阿片类药物治疗的疼痛患者常会出现睡眠呼吸障碍的概率,应该在临床上提倡早期监测和必要的干预。其中的挑战在于监测和调整药物的最大安全值和合理的疼痛管理。

3. 阿片类药物所致的痛觉过敏　临床上有时发现阿片类药物会加重患者的痛觉。对阿片类药物诱发的痛觉过敏的概念是由于阿片药的镇痛和致痛作用是一对矛盾体,即在治疗疼痛过程中,患者对痛刺激的敏感度随着服用阿片类药物的增加而强化。阿片类药物诱发的痛觉过敏已经在动物模型得到验证。研究表明,阿片类药物诱发的痛觉过敏主要集中在三类人身上:参与美沙酮持续服用计划患者、经历外科手术的患者和健康志愿者。阿片类药物诱发的痛觉过敏的特征是镇痛效果逐渐降低,而对疼痛的敏感性却在不断增强,如果增加止痛药剂量,则可能加重疼痛。阿片类药物诱发的痛觉过敏也是阿片类药物撤药的标志。

(三) 阿片类药物合理使用

1. 遵循世界卫生组织的三阶梯治疗原则　阿片类口服药物治疗主要遵循世界卫生组织的三阶梯治疗原则。早在 1982 年,世界卫生组织(WHO)就在意大利米兰组织了国际知名的神经学、麻醉学和肿瘤学专家会议,成立了 WHO 疼痛治疗专家委员会,讨论并制定了"WHO 癌痛三阶梯治疗方案",也适用于慢性疼痛临床治疗。所谓的"三级止痛阶梯治疗"方法原则就是在对疼痛的性质和原因作出正确的评估,根据患者疼痛的程度和原因适当的选择相应的镇痛药物,即对于轻度疼痛的患者主要选用解热镇痛类的止痛药,若为中度疼痛应选用弱阿片类药物,若为重度疼痛则选用强阿片类药物。

2. 适当的剂量　在需要使用阿片类药物的患者,最好从小剂量开始,逐渐增加剂量,摸索、发现最小有效量,以达到量效统一而副作用最小。

3. 适当的途径　对于不同的患者、不同性质或部位的疼痛推荐使用口服、静脉、皮下、吸入或直肠用药。

4. 适当的用药间隔　根据不同的疼痛时间或状态确定合理的用药间隔时间,以达到最佳镇痛效果。

5. 预防爆发痛　对于特殊类型的发作痛或爆发痛患者可以预防性提前用药或增加剂量。

6. 主动药物滴定、防止发生耐受性　定期进行药物浓度的滴定有助于动态监测有效浓度和镇痛效果,提前预测或发现耐受性,以维持稳定的有效浓度。必要时定期更换同类药物,防止发生耐受性。

7. 预防、处理副作用　对于部分慢性疼痛的患者,在使用阿片类初期或长期使用时副作用明显,敏感的患者甚至无法耐受而放弃使用。除了从小剂量开始外,建议患者饮食调节,适量、适时使用保护、促进胃肠功能药物,以降低胃肠道副作用的发生率。对于已经出现副作用的患者及时对症治疗,高敏患者减量或更换同类药物。由于大部分阿片类通过肝脏代谢,肾脏排泄,同时可能具有呼吸抑制作用,对于肝肾功能异常、呼吸系统功能异常的患者要适时调整剂量或使用途径,防止发生进一步的损害或呼吸抑制。

8. 加强监管,防止过量或滥用　在国内阿片类使用相对严格,对于长期使用的患者要加强信息管理,定期核对处方和实际使用量,防止过量或医疗外使用。例如在北美地区,美沙酮作为镇痛剂的使用已经在上升,意外过量的显著增加引起了人们的关注,并导致 2006 年美国 FDA 签发了制造商警告。临床医生开美沙酮时应告知患者该药有出现心律失常的风险(使 QT 间歇延长)。从 1999 年到 2005 年,在美国涉及美沙酮中毒的死亡数量从 1999 年的 786 人增加到 2005 年的 4462 人,增加了 468%。在最近的一次对西弗吉尼亚州意外药物过量的研究中发现,使用美沙酮的患者中有 32% 因美沙酮过量致死。另外,纳洛酮可能不容易逆转丁丙诺啡所致的呼吸抑制。呼吸兴奋剂多沙普仑可能更适合用于此种呼吸抑制。

(张劲军　王家双)

第六节　中枢性骨骼肌松弛类药物

骨骼肌松弛剂包括外周性肌肉松弛剂和中枢性肌肉松弛剂,所谓的外周性肌肉松弛剂,即是传统意义上的骨骼肌松弛药。中枢性肌肉松弛剂(centrally acting muscle relaxants,CAMR)包括所有作用于中枢神经系统引起肌肉松弛的药物,常用的药物有氯唑沙宗、替扎尼定、乙哌立松、巴氯芬等,该类药物除了引起肌肉松弛外,还具有广泛的药理作用。外周肌肉松弛剂(peripherally acting muscle relaxants,PAMR)作用于神经肌肉接头,通过去极化和非去极化机制,引起使肌肉松弛。代表药物为琥珀胆碱和筒箭毒碱。主要用于需要消除肌肉紧张和打断呼吸的全身麻醉,无镇痛作用,不归属本节所述。

中枢性肌肉松弛的作用机制,目前仍未完全阐明,目前认为即它们通过不同途径作用于大脑皮质下中枢和脊髓,抑制了单突触和多突触传递,引起骨骼肌松弛。中枢性肌肉松弛剂的药理:①肌肉松弛作用,本类药物尤其对于痉挛性强直性的肌肉紧张具有缓解作用。②松弛平滑肌痉挛,可应用于周围血管痉挛性疾患。③镇静和镇痛作用,通过增加中枢神经系统的 GABA 浓度,且有安定作用。④副交感神经样作用,可能出现恶心、呕吐、血压下降等反应。

一、氯唑沙宗

氯唑沙宗(Chlorzoxazone)选择性作用于中枢神经系统,在脊髓及大脑下皮层区抑制多突反射弧,缓解骨骼肌痉挛所致疼痛并增加受累肌肉的灵活性,但对于正常肌肉则没有松弛作用。用于各种急、慢性软组织(肌肉、韧带、筋膜)扭伤、挫伤、劳损引起的疼痛。

用法与用量：口服，0.2~0.4g/次，每日 3 次。临床常用的复方氯唑沙宗片中含有氯唑沙宗 0.1g，对乙酰氨基酚 0.15g。肝肾功能不全者慎用。

二、立松类

包括托哌酮（tolperisone）、乙哌立松（eperisone）、兰吡立松（lanperisone）等。托哌酮阻滞 α 受体扩张血管平滑肌和抑制多突触反射，能降低骨骼肌张力，缓解因脑、脊髓受损而出现的肌肉强直。能使外周血流暂时增加，可治疗闭塞性血管病、动脉硬化、血管内膜炎、脑卒中后遗症、脊髓末梢神经疾患等。对脑血管疾病引起的头痛、肢体发麻也有一定疗效。

乙哌立松缓解骨骼肌紧张状态，主要抑制肌梭传入神经（Iα 纤维）活动，并可抑制 γ- 运动神经元自发冲动，但不直接作用于肌梭，而通过 γ- 运动神经元降低肌梭的敏感性来发挥作用。它还有改善血供、镇痛、抗眩晕作用；无镇静、催眠作用，并有改善随意运动的作用。用法用量：通常成人一次 1 片（以盐酸乙哌立松 50mg），一日 3 次，饭后口服。不良反应：常见困倦、失眠、头痛、四肢麻木、口渴、皮疹；偶有低血压休克等。

三、巴氯芬

巴氯芬（baclofen）为 γ- 氨基丁酸的衍生物，为作用于脊髓的骨骼肌松弛剂、镇静剂。该药通过激动 GABAρ 受体而使谷氨酸、门冬氨酸的释放受到抑制，从而抑制脊髓的单突触和多突触反射达到解痉作用。用法用从小剂量开始，日剂量 5~10mg，分 1~2 次。可逐增剂量，最大日剂量为 80mg，分 3~4 次，口服。

副作用主要表现为中枢神经系统抑制和排尿障碍；偶见视力障碍、味觉障碍。

四、替扎尼定

替扎尼定（tizanidine）为中枢性 α_2 肾上腺素受体激动剂，可能通过增强运动神经元突触前抑制而降低强直性痉挛状态；通过减少脊髓兴奋性递质释放和降低兴奋性递质对其受体的作用而减少脊髓 α 和 γ- 运动神经元的兴奋性；替扎尼定也能抑制感觉传入神经纤维释放 P 物质，并能减缓蓝斑的冲动，蓝斑冲动通常通过蓝斑脊髓途径促进脊髓反射。通过这些作用，替扎尼定能减少多突触脊髓反射，使屈肌和伸肌肌张力降低。还可抑制基础胃酸分泌。本品不影响神经肌肉传递，它能减少被动运动的阻力，耐受性好。对急性肌痉挛性疼痛和源于脊髓和大脑的慢性强直状态有效。其活性为巴氯芬的 3 倍。

适应证：颈腰部综合征、腰椎间盘突出、骨关节炎、手术等引起的肌肉痉挛及疼痛。由脑血管障碍、颈部脊椎病、外伤后遗症、慢性脊髓病等引起的肌肉痉挛性麻痹、强直及疼痛。本品与麻醉性镇痛药无关，不产生依赖性。

用法用量：每次 2~4mg，每日 3 次，对于严重疼痛者，可于晚间加用 2~4mg。神经性强直状态剂量应个体化，首日剂量不超过 6mg，分 3 次服用。每隔 0.5~1 周增加 2~4mg。一般最佳有效剂量为每日 12~24mg，分 3~4 次服用。推荐的最高日剂量为 36mg。

主要副作用：剂量相关性（用量大于 2mg）低血压，体位性低血压、头晕、镇静、嗜睡、口干，偶有恶心、呕吐、消化不良、腹泻或便秘。

第七节 局麻药物

很久以前,钠离子通道阻滞剂如利多卡因等就已被用于神经病理性疼痛的治疗。我们知道,痛觉通路始于背根神经节(DRG)的脊髓感觉神经元和三叉神经元,它们构成了伤害感受系统的第一级中转站。这些初级感觉神经元向外周发出轴索至体表、肌肉和内脏,并向中枢发出轴索加入上行传导通路以携带信息至大脑,将感觉信号编码成为一系列的动作电位。健康的 DRG 和三叉神经元未受刺激时是相对静止的;而在受到刺激后,则会产生一系列的动作电位来以传送大量有关外界刺激的信息。电压依赖性钠通道产生内向电流使细胞膜去极化,因此,它对动作电位的产生是极为重要的。神经受损后,脊髓感觉和三叉神经元过度兴奋,能产生自发性动作电位或异常的高频活动从而导致神经性疼痛。因此在过去的5 年中,钠通道在神经性疼痛病理生理中的作用受到了广泛的关注。现在,我们知道,至少有 9 种电压门控性钠通道由不同的基因所编码,而其中的大多数在神经系统中有所表达。不同的钠通道有着相同的总体结构,但由于其氨基酸序列的差异而表现出不同的功能(显示不同的动力学和电压依赖性)和药理学特性[如对河豚毒素(TTX)的敏感性各不相同]。大多数钠通道在神经系统中是以局部和短暂而特定的方式表达的。分子学和电生理的方法已集中表明:一种钠通道的复合体表达于 DRG 神经元,有些类型同时表达 2 种或多种类型的钠通道。有趣的是,3 种钠通道(Nav1.7,也叫 PN1;Nav1.8,也称 SNS 或 PN3;以及 Nav1.9,也叫 NaN 或 SNS-2)优先在 DRG 和三叉神经元中表达。现在也知道,在轴索损伤后,DRG神经元过度兴奋至少部分是因为这些细胞中编码钠通道的基因表达发生了变化。这些变化包括:几种钠通道基因的转录下调和至少有一种先前静止的钠通道基因的转录上调。

大量证据表明钠通道参与感觉神经元的过度兴奋从而导致神经病理性疼痛。3 种钠通道(Nav1.7、Nav1.8、Nav1.9)被确认在 DRG 和三叉神经元中优先表达及第 4 种通道(Nav1.3)的异常上调在正常神经系统中表达水平较低,表明在不产生显著副作用的情况下沿伤害感受性通道定位过度兴奋的感觉神经元是可能的。一些证据集中表明 Nav1.8/SNS 在此方面是引人注目的潜在分子目标,而 Nav1.3 通道(也在人类中枢神经系统表达)如在外周下调也可能是一个重要目标。目前的证据也显示 Nav1.9/NaN 在膜电位方面有重要影响,使得它成为令人感兴趣的目标。

到目前为止,有关钠通道与疼痛相关性的研究集中于初级感觉神经元,如 DRG 和三叉神经元。Waxman 等提出在伤害感受通路上的次级感觉神经元,位于初级感觉细胞的突触后膜,可能在慢性疼痛中表现为钠通道基因表达调节障碍。在正常神经元中,当钠通道表达从静止转为爆发时的动态变化提示这种假设不无道理。一项研究表明,通过背角中的钠通道阻滞剂可辨别出伤害性和非伤害性输入,支持次级或更高级神经元特定钠通道有助于疼痛相关信号发出的假设。如果这种假设正确,其他治疗方法将会在不久的将来出现。

外用局部麻醉剂在神经病理性疼痛治疗中的作用机制:局部麻醉药作用于细胞膜,阻滞电压门控性钠通道而阻止神经冲动的产生和传导。这种作用可提高动作电位的阈值并减慢动作电位的上升速率;而低浓度的局麻药则可减慢动作电位的传导速度。Aδ 和 C 纤维与粗纤维相比更易受局麻药的影响,它们被阻滞得更早且程度更深。这种易感性被认为与细纤维的节间距较短有关。

外用局部麻醉剂在神经性疼痛中的作用依赖于一些外周因素如致敏皮肤纤维的异位放电等。受损外周纤维发放的异位冲动较阻滞正常冲动传导所需的局麻药浓度相比,对低浓度的局麻药更为敏感。正常情况下,完整的皮肤对外用制剂的作用是一个重要障碍。皮肤较厚的区域,如手掌处镇痛作用的起效较慢。血管丰富的区域,如面部皮肤,局麻药的起效较快而持续时间较短。神经病理性疼痛如 PHN 受损的皮肤也可能会影响外用制剂的作用,但如何影响尚不清楚。

目前临床应用于局部的利多卡因有利多卡因贴片和凝胶 5% 利多卡因贴片(lidocaine patch 5%)用于治疗 PHN、糖尿病性神经痛。具体用法:将 5% 利多卡因贴片用于疼痛最为剧烈的区域,一次不超过 4 贴,每 24h 进行更换。5% 利多卡因凝胶也可用于治疗 PHN。

此外,利多卡因静脉滴注可用于治疗 PHN、糖尿病性神经痛、三叉神经痛、坐骨神经痛、脑卒中后疼痛和脊髓损伤后疼痛、复杂性区域疼痛综合征、癌痛等。常用剂量为 5mg/kg,输注时间 2h。在利多卡因静脉滴注取得效果后,可以口服美西律继续治疗,当然,也可在制定治疗方案时直接选用美西律。一般从 100mg/ 次,每天 2~3 次开始,逐渐增加剂量,临床最大剂量可达 675mg/d。副作用:胃肠道反应,如恶心最为常见,其他副作用包括睡眠障碍、头痛、头晕、震颤、疲乏等,并可出现短暂的心动过速和心悸。

(张劲军　王家双)

参 考 文 献

[1] 黄宇光,罗爱伦 . 疼痛治疗药[M]. 北京:世界图书出版公司,2017.

[2] 李德爱,张文彬,严敏 . 临床疼痛药物治疗学[M]. 北京:人民卫生出版社,2015.

[3] 徐建国 . 疼痛药物治疗学[M]. 北京:人民卫生出版社,2007.

[4] 刘延青,崔建君 . 实用疼痛学[M]. 北京:人民卫生出版社,2013.

[5] 中国医师协会疼痛科医师分会,国家临床重点专科·中日医院疼痛专科医联体,北京市疼痛治疗质量控制和改进中心 . 慢性肌肉骨骼疼痛的药物治疗专家共识(2018)[J]. 中国疼痛医学杂志,2018,24(12):881-887.

[6] 查磊琼,彭志友,冯智英 . 神经病理性疼痛药物治疗新靶点研究进展[J]. 中国疼痛医学杂志,2018,24(6):402-406.

[7] Angst MS,Phillips NG,Drover DR,et al. Pain sensitivity and opioid analgesia:A pharmacogenomic twin study [J]. Pain,2012,153(7):1397-1409.

[8] Snedecor SJ,Sudharshan L,Cappelleri JC,,et al. Systematic review and comparison of pharmacologic therapies for neuropathic pain associated with spinal cord injury[J]. J Pain Res,2013,6:539-547.

第六章

康复治疗

以 3M（movement therapy 运动疗法、manual therapy 手法治疗及 modality therapy 物理因子治疗）为代表的康复治疗已广泛应用于临床，是疼痛康复的重要组成。在近年的临床实践中，3M 的内涵与外延多有拓展，处理各类疼痛且较具价值的治疗理念、应用技术层出不穷。本章除介绍既往常用的手法治疗、物理因子治疗等方法之外，还涵盖了颇有实践价值的其他各类主、被动康复治疗技术，如肌筋膜松弛疗法、核心肌群训练，同时对镜像疗法、脱敏疗法、肌内效贴、体外冲击波及重复经颅磁刺激等新兴方法也有所涉及，以利医务工作者根据临床实际与科室现状更好地做出合理、综合选择。

第一节 运动疗法

一、肌筋膜松弛疗法

（一）基本知识

肌筋膜属于致密结缔组织，其密集、坚韧，基本覆盖所有肌肉和骨骼。筋膜连接并非随机或混乱的，而是功能适应性分布。筋膜内结缔组织纤维大抵呈单一平行排列，外观呈膜状，但微观角度来说其走向各不相同，使得筋膜有被延展的耐受力，在适应肌肉内的变化的同时使肌肉可以被牵拉与延展。

肌筋膜有助于保持良好的姿势，运动范围和灵活性。当受到损伤或创伤时，筋膜会因紧张而引起疼痛。肌筋膜疼痛可有两个来源，一部分疼痛可以由通过紧绷筋膜"绑定"的骨骼肌或结缔组织产生；另外，损伤的肌筋膜组织本身也可产生疼痛，有时在肌纤维收缩发生的"触发点"处产生疼痛，如肌筋膜疼痛综合征（myofascial pain syndrome，MPS）等。

因运动、锻炼后肌肉的变化相应引起肌筋膜的重塑，一开始是适应性增大，直至达到所能适应的最大值后，肌筋膜无法再忍受增加的张力时，其所富含的感觉神经会让此肌筋膜局部形成触发点，引起疼痛。不对称的姿势也会造成肌筋膜持续承受不对称的张力，造成相应疼痛，此时，若肌筋膜适时破裂，当炎症症状消退时，疼痛可能相应减轻。

肌筋膜松弛疗法（myofascial release，MFR）本质是一种软组织牵拉术，可通过对软组织施以逐渐增强的牵拉或延展，使紧张的肌肉筋膜组织得以释放。MFR 尽管常被认为是按摩手法之一，但与传统按摩手法有诸多不同，比如说 MFR 手法取决于患者身体的实际反馈，即手法施力方向、力度大小与牵拉组织所需的时间，并非取决于治疗师的经验或患者要求，而是所谓"回馈感"，指治疗师在操作的过程中，偶尔会感到患者身体扭曲与转动的动作，这种"回馈感"可引导治疗师的手移至疼痛的最佳位置。当僵硬、紧张或受限的组织被松弛后，肌纤维会有最大、最佳的延展度，并减轻肌腱对骨头的持续拉力，从而缓解或消除疼痛，以肌筋膜松弛疗法恢复运动能力处理、不对称姿势与软组织张力时，要同时加入肌力训练项目，使全身肌力均匀而对称后，人体神经系统会重新学习并"接受"与维持这样的平衡。

肌筋膜松弛疗法在疼痛康复领域可尝试应用于以下情况：

1. 疼痛尚未被传统的物理治疗治愈。

2. 有复杂广泛的疼痛,其疼痛不符合皮节、肌节及内脏转移痛等分布模式。

3. 患者原本有慢性病(如糖尿病、肌纤维疼痛综合征、后小儿麻痹综合征等)造成的软组织僵硬、紧张或受限。

4. 患者有疼痛性复杂姿势不对称(painful complex postural asymmetries)。

5. 患者的呼吸功能受损或胸廓肋骨区僵硬紧张。这些问题可能是因慢性呼吸疾病、中枢神经系统受损、骨骼肌系统与软组织之间不健全的机械性作用等引起。

6. 患者因某种刺激引发的头痛。如肌筋膜扳机点综合征,其颈后肌肉僵紧、颞下颌关节功能障碍或不对称的肌肉紧张,患者张口、吞咽或发声问题可能来自(或造成)舌骨与咀嚼肌紧绷者。

7. 表演或竞技型运动员等专业人员,常需借由牵拉运动来增加速度与动作的精确性,进一步避免在关节处于极限角度(extreme ROM)下的运动损伤。

肌筋膜松弛疗法相对禁忌证包括：

1. 患者病情不稳(如不稳定型心绞痛)或有未经处理的骨科、内外科等重大疾患。

2. 患有皮肤炎或接触传染(如皮肤病)。

3. 患者精神状态不佳,无法认可或耐受该治疗等情况。

(二) 基本方法

1. 松弛位置的确定 以扳机点(trigger point,或称触痛点、激痛点或压痛点等)引发的症状主诉、可能医学诊断及松弛治疗位置为例,详见表 6-1-1。

表 6-1-1 扳机点松弛

症状主诉	可能医学诊断	扳机点松弛位置
上肢痛、手麻	胸廓出口综合征	斜角肌、胸小肌等
腰痛	腰椎间盘突出等	髂腰肌、腰方肌、竖脊肌等
头痛、头昏、晕厥	颈椎病、耳迷路炎等	胸锁乳突肌、斜方肌等
肘痛	肱骨外上髁炎等	腕伸肌群、肱桡肌、旋后肌等
头痛	枕骨区神经,偏头痛,肌紧张性头痛,鼻窦炎等	颈后肌群、头夹肌、肩胛提肌等
足跟痛	跟骨骨刺,足底筋膜炎等	比目鱼肌等
髋关节疼痛	髋关节炎,滑囊、滑膜炎等	阔筋膜张肌、臀大肌、臀小肌、腰方肌、梨状肌等
膝关节疼痛	关节炎,髌骨软化症,滑囊炎等	腘绳肌、股四头肌等
腿部疼痛	腰椎间盘突出,坐骨神经痛等	阔筋膜张肌、梨状肌等
骨盆疼痛	骨盆炎症综合征,卵巢囊肿等	闭孔内肌、梨状肌、内收肌、腹内斜肌等
肩痛	三角肌下滑囊炎,肩袖损伤等	大圆肌、小圆肌、肩胛下肌等

2. 肌筋膜松弛基本手法

(1) 广泛松弛法:广泛松弛法主要用于松弛整个患处或整组肌群。该法治疗上、下肢肢体的过程中,无论是患处的僵硬紧张,或是受限、松弛感,都会经由四肢较长的力臂或杠杆而被放大,从而找到另一僵紧、受限,松弛感处。在肌肉近端与远端交互出现的相应僵紧、受限或松弛感,称为"交锁现象"。治疗各处的肌肉僵紧与受限,从而达到全方位广泛治疗的效果。

具体操作:

1) 针对大肌肉或肌群进行广泛松弛法,操作时视患处肌肉或肌筋膜大小,选择双手或单指(或两个手指)进行,较大肌肉,可双手交错(亦可不交错)并下压至一定深度以免手滑,操作时手与身体的接触面要尽可能大,手指方向与肌纤维平行,可用手指桡侧边缘、手掌尺侧边缘施力,施力方向与肌纤维平行直至找出僵紧受限区域,后持续按压,直至松弛,之后再视情况反复按压—松弛。

2) 对于某些肌腹较大的肌肉(如肱二头肌、肱桡肌及腓肠肌等),以平行或斜向牵拉软组织且感受到终末感时(end-feel,具体见后述),可加上垂直拉提的手法再进行松弛一下。

3) 对于其他肌肉,如髂肌,可以对其用垂直下压的方式松弛,垂直下压法之所以能松弛肌肉僵紧与受限,主要原因是肌肉中段有较大的延展度。

(2) 重点松弛法:相对于大肌肉或广泛肌群的广泛松弛法,针对小肌肉的小部分进行松弛称为重点松弛法,通常先对大部分肌肉进行广泛松弛后,再对患处肌肉进行重点松弛,即先广泛后局部。

具体操作:

1) 双手并用(一手用示指,另一手用拇指或手肘并拢,各以示指、中指),以焦点法松弛一小段肌肉,施力方向与肌纤维平行,手指下压一定深度以避免手滑,找到僵紧或受限时,定住不动,静候松弛产生。之后重复操作数次。

2) 垂直重点松弛法:可用单指或双指进行,手指垂直下压至一定深度以避免手滑,找到僵紧或受限时,定住不动,静候松弛产生。之后重复操作数次。

(3) "剥洋葱"理论:肌筋膜松弛疗法大致的进程为:从浅层出发—拉向深层—再推回到浅层,此进程不断交替,直到洋葱(肌筋膜)的"核心"被触及、松弛。

3. 治疗师操作感觉与手法要点

(1) 患者反应:松弛前,组织会有轻微的颤动感(fluttering sensation)或较为粗糙不平的棘齿感(ratcheting sensation),四肢也会有轻微的振动或波浪状动作产生。当治疗师从患者这些反馈中感受到肢体的最佳姿势或角度时,患者四肢在每个方向的活动应更加轻松自如。患者对松弛后产生的其他主客观感觉因人而异,某些患者在治疗后改善,但当天或第二天又会觉得僵硬或酸痛,在患者觉得彻底好转前这种不适感会持续一两天。反之,有些患者在治疗后会觉得不适,但第二天会发现情况有所好转。也有患者会觉得情况好转且一直不会有不适感产生。初诊时治疗师应告诉患者三种情况可能。肌纤维痛患者在治疗后还需嘱患者休息一至数天,休息时间视治疗前的严重程度而定。

(2) 终末感:在肌筋膜松弛疗法的定义里,终末感指的是一种柔软、如橡胶般弹性的特质。当僵紧或受限完全解除时,组织内源性动作停止,不再导引治疗师的手该往何处移动。当这种终末感发生时,治疗目标组织完全感受不到"非必要张力"。当四肢被牵拉或被当成杠杆来促进其他部位的松弛时,这种感觉更明显。患者可能会形容四肢有沉重感或轻盈感,或者觉得四肢好像没有和身体相连。

(3) 治疗师操作手法要点:仔细感受回馈感—根据回馈感进行牵拉—到紧绷点时维持住—等待松弛感产生—重复以上步骤—感受终末感的出现。

（三）注意事项

1. MFR 可能引起血压改变，患者治疗后坐起时动作要慢并确定无眩晕等不适。

2. 有局部血液循环问题、外伤或骨折患者康复期的患者，在治疗时应避开患处，若须直接治疗患处，要仔细防护。

3. 反射性血管舒张是自主神经系统对松弛的反应。若治疗部位的远端发生血管扩张，可能代表还有其他僵紧或受限处需要治疗。由于血管扩张所致的热量散失剧烈时会造成失温等症状，但会随着时间恢复正常，治疗师可根据个体反应适度控制治疗时间。

（陈文华　杨佳佳）

二、核心肌群训练

（一）基本知识

在解剖结构上，人体的核心区包括腰椎、骨盆和髋关节等骨骼以及周围韧带、骨骼肌等。外界负重及身体主要重量经核心区域至下肢传向支撑面，同时地面反作用力经下肢传至核心区域进而分散至身体不同部位，故核心区起着重要的枢纽作用，相比其他部位，人体核心区的负荷量也最大。所谓核心肌肉或肌群（core muscles）多包括竖脊肌、腹内外斜肌、腹直肌及腹横肌、膈肌、腰大肌、腰方肌、多裂肌及回旋肌等，广义的核心肌还包括盆底肌、梨状肌、臀大肌、腘绳肌及股直肌等肌肉。躯干的静态稳定由脊柱、韧带、筋膜与椎间盘等维持（被动子系统），动态稳定则由腹内压及核心肌群收缩的动态维持（主动子系统），而控制支配身体活动的神经系统调节也不可或缺（控制子系统）。

核心肌群训练应包括核心力量与核心稳定性训练两部分：核心力量是肌肉运动能力，常与力量、速度、灵活性等相关，多指腰腹部表面大肌群的能力，涉及肌肉主要包括竖脊肌、腹外斜肌、腹内斜肌（前部）、腹直肌及臀肌等浅层肌肉、肌群。核心稳定性主要为运动姿势控制能力，需要通过改善运动协调能力、耐力及神经系统控制能力等来提高，涉及肌肉主要包括多裂肌、腹横肌、膈肌、腰大肌、腰方肌、腹内斜肌（后部）及盆底肌等深层肌肉、肌群。既往还将表浅核心肌群称为整体稳定肌群（global stabilizing muscles），深层核心肌群称为局部稳定肌群（local stabilizing muscles）。

与传统肌肉的力量训练不同，核心区域的训练强调在非稳定状态下，提高核心肌群的能力，并维持身体在不稳定状态下的姿势。徒手肌力训练可通过减小身体与地面的支撑面积、在三维空间里的单脚站立、突然改变重心移动等练习，也可借助器械如瑞士球（Swiss ball）、平衡半球（波速球，Bosu ball）、充气垫、平衡软踏、平衡板、泡沫轴、弹力带、悬吊运动疗法（sling exercise therapy，SET）、振动台、振动杆及蹦床等更好地完成训练，还有结合多人对抗训练者。普拉提（Pilates）运动及其衍生的器械也可利用呼吸练习及相应动作来锻炼核心肌群协调性、平衡性。

目前在运动损伤、疼痛康复防治领域，核心肌群训练越来越受到重视。多项研究表明良好的核心力量能够改善身体姿势、降低日常活动及运动中受伤的风险，核心稳定性较弱时，人体肌肉发生代偿反应及协同支配反应增加，核心肌肉力量薄弱是导致人体运动损伤的重要原因，良好的核心力量可以有效预防损伤的作用。正常人上肢或下肢启动动作中，躯干肌肉会比四肢先收缩（神经前馈激活），而最早收缩的是核心肌群中的腹横肌，也提示核心肌群在保护机制中起着重要作用。腰痛患者脊柱趋于不稳定，深层核心肌群的功能被抑制及动作控制异常,进而失去稳定、保护脊柱的功能,且核心肌群的功能并不随腰痛症状的消失而恢复。如此恶性循环,导致腰痛反复发作率,故腰痛患者的核心肌群训练是控制疼痛非常有效的治疗方法,并可减少约 70% 的腰痛复发率。适度核心力量训练还可使腹部、盆底肌肌肉张力与弹性、腹内压得到改善,有利于产后恢复,如将 SET 等核心肌群锻炼方法应用于治疗产后骨盆疼痛,能显著减轻相应疼痛。另外,髋部核心肌群薄弱及由此带来的髋、躯干姿势改变与四肢关节的损伤有关,在临床中,针对膝关节损伤后疼痛、髌骨软化症等患者在其康复计划中也应强调核心力量的训练。

核心肌群训练应强调核心力量与核心稳定性训练的结合:核心力量训练是对核心区深浅肌肉群进行力量训练,而核心稳定性训练不单是核心肌群的力量训练,还包括核心区稳定性、平衡性、灵活性和协调性等进行训练,两者训练效果可以互相促进。核心稳定性的提高有助于核心力量产生,较易形成大肌肉群在某个方向上的合力、提高核心部位的大小肌肉群控制身体的平衡性。而核心力量提高,可直接提高核心部位的稳定性,控制身体平衡。故核心力量与核心稳定性是互相渗透与促进的。

（二）基本方法

1. 核心肌群训练共性原则

（1）循序渐进,遵循一般训练模式:由稳定到非稳定、由静态到动态、由徒手到负重的难度递增顺序。

（2）控制并保持身体的稳定:动作速度相对较慢。

（3）注意与呼吸配合。

2. 徒手肌力训练 主要利用抗地心引力的原理,在减少、改变人体自身支撑面的情况下针对核心肌群做训练,例如仰卧起坐、平板支撑及侧桥运动等,有时还可在水中,利用水中的浮力,减少身体自身阻力,以免对腰痛患者来说负荷过重,产生附带伤害。

（1）"拱桥式"运动（Glute bridge exercise）:主要锻炼腰背肌、盆底肌,并伸展胸部和腹直肌等。采取仰卧位,双膝屈曲,屈膝同时向上挺腰、臀部抬高离床,此时以双足、双肘和后头部为支点（五点）用力将臀部抬高,如拱桥状,故名"拱桥式"或称五点支撑法,较飞燕式锻炼运动量轻。每次维持 10s,再缓慢放下,共做 10 次为一组,见图 6-1-1。

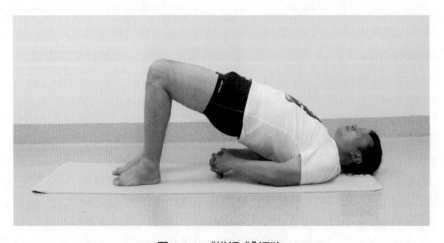

图 6-1-1 "拱桥式"运动

随着能力的提高,在五点支撑法的基础上将双臂放于胸前,仅以双足和头后部为支点进行练习,此为"拱桥式"三点支撑法,但不适用于有颈椎疾患的人。或仅以双手、双足部为支点,使整个身体呈拱桥状,此为"拱桥式"运动四点支撑法,对腰椎的负荷相对较大,腰痛明显的患者建议以五点支撑为主。

(2)"侧桥"运动(side bridge exercise):或称侧向平板支撑,主要锻炼腹直肌、斜肌,腘绳肌、肩部、下腰部及臀部肌肉等。用同侧的前臂和脚的外侧作为支点,手臂弯曲约至90°支撑身体,身体头部、背部、臀部、双脚应该保持一条直线,如图6-1-2所示。初学者要求维持10~30s,左右两侧交替,各10次。随着肌耐力的不断提高,延长支撑时间。侧桥动作相对较难,可以伸直手臂代替弯曲手臂,或利用软垫/厚毛巾垫于手臂下,避免过度承受压力以致受伤,见图6-1-2。

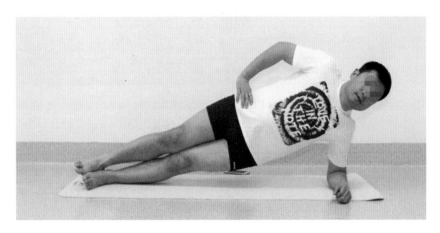

图 6-1-2 "侧桥"运动

(3)"平板支撑"运动(plank or front plank exercise):主要锻炼腹直肌、腹横肌、竖脊肌、斜方肌、菱形肌、三角肌前部,前锯肌、臀大肌、股四头肌及腓肠肌等(随着时间的加长,熟练程度的不同,肌肉激活模式也有所不同),总体而言对腹横肌等要求更高,对腰背部的负荷相对较小。动作要领是身体呈一条直线,用脚趾和前臂做支撑,腹肌保持收缩约10s,再放松,注意全过程不要憋气,共做10次(图6-1-3)。

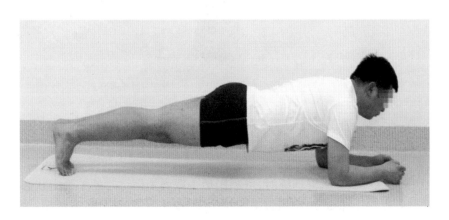

图 6-1-3 "平板支撑"运动

（4）"对角支撑"运动（diagonal plank exercise or bird-dogs exercise）：主要锻炼腰、腹核心肌外，还需要一定的平衡协调能力。用对角线侧的手脚作为支撑，从手肘和膝盖作为支撑的跪姿出发，伸出一侧手和另一侧下肢，保持水平，目视前方（图6-1-4）。坚持10s，双侧各做10次。

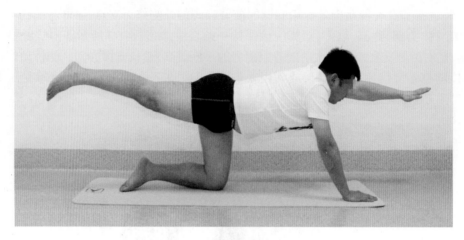

图6-1-4 "对角支撑"运动

（5）"飞燕式"运动或"超人"运动（superman exercise）：主要锻炼腰背肌，伸展腹部肌肉。采取俯卧位，双手置于背后（双手前伸即为"超人"运动），四肢及胸部同时上抬，离开床面，并缓慢还原。要求保持10s，做10次（图6-1-5）。

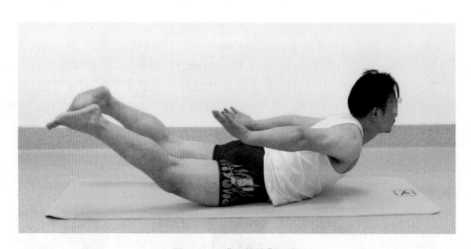

图6-1-5 "飞燕式"运动

以上（1）～（5）动作为1组，一共做3组或以上，强度以耐受为前提，每天可做2~3次。

3. **瑞士球训练** 核心肌群训练时，可利用瑞士球增加训练时的不稳定状态，加强本体感觉的反馈。若以瑞士球做支点，可以减少抗力矩，调整所需的阻力，避免超过腰痛患者所能负荷的重量，还可以利用瑞士球形状的特性，做一些伸展运动。

（1）桥式伴腿抬起：仰卧，将手臂放在体侧一个放松的位置。将小腿置于球上维持不动，从基本桥式开始。使用臀部、腿部肌肉，将骨盆抬高，慢慢地从球上把一条腿抬高，保持3~5s，把脚缓慢放下，另一条腿重复以上动作，球必须尽可能保持不动（图6-1-6）。可增强大腿和臀部后侧肌肉的力量（股后肌群和臀肌）及训练核心肌群的平衡和控制能力。

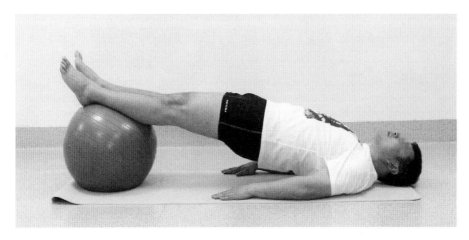

图 6-1-6 桥式伴腿抬起

（2）桥式伴双膝弯曲：仰卧，将手臂放在体侧一个放松的位置。用双足把球从远端拉回。过程中应控制球的运动以便让运动平稳。球不应该左右摇动且脊柱、骨盆位置应该维持不掉向地板，并保持脊柱不侧凸、腰背呈一条直线（图6-1-7）。

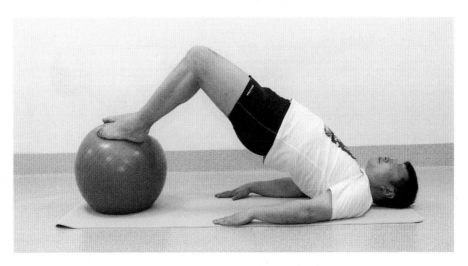

图 6-1-7 桥式伴双膝弯曲

（3）反向桥式：反向桥式练习的基础。膝盖弯曲90°，脚底平放，将球放在肩下，双脚打开与肩同宽（图6-1-8）。收紧腹部肌肉并且维持中线位置。尽可能长的保持这个姿势并习惯耐受。

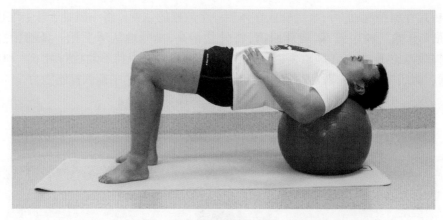

图 6-1-8　反向桥式

（4）十字反向桥式：用球横向移动以训练核心肌群。做反向桥式的动作，球位于两肩中间，双脚与肩同宽并收紧下腹部肌肉。保持双臂与身体在同一个水平面内，慢慢地将球从一肩滚到另一肩。保持膝盖、臀部和肩部呈一条线，维持移动中腰背不塌陷或拱起（可参考图6-1-8）。

（5）反向桥式伴伸膝：反向桥式，抬起一条腿离开地板，保持腿部伸直，保持 3~5s，然后把腿落下至地面，然后另一条腿重复以上动作（图6-1-9）。不要让腰背塌陷或拱起，尽可能保持球不动。目的是加强核心肌肉，改善平衡（本体感觉）。

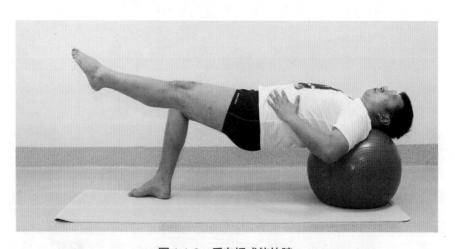

图 6-1-9　反向桥式伴伸膝

4. 弹力带

（1）弹力带单腿支撑前拉（Thera-band single leg forward pull）

1）起始姿势：将弹力带固定在右肩右后方的位置。右手握紧弹力带，略低于肩，肘伸直。左单脚站立，右膝上抬，小腿垂直地面。背部挺直，收紧腹部。

2）训练方法：呼气，右手伸直向前拉至右肩前方（图6-1-10）。吸气，缓慢回到起始姿势。10~15 次为 1 组，重复 2~3 组，双侧交替。

（2）弹力带单腿支撑后拉（Thera-band single leg backward pull）

1）起始姿势：将弹力带固定在左肩前方的位置。左手握弹力带，手伸直向前于左肩前方。右单脚站立，左膝上抬，小腿垂直地面。背部挺直，收紧腹部。

2）训练方法：呼气，左手往后拉至体侧，保持肘贴近身体（图6-1-11）。吸气，缓慢回到起始姿势。10~15次为1组，重复2~3组，双侧交替。

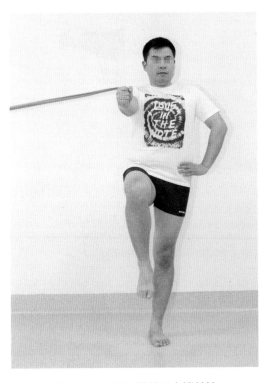 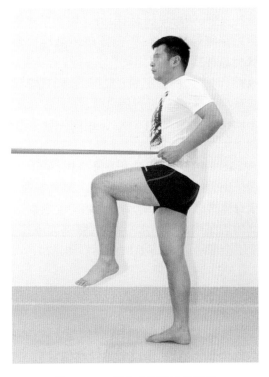

图6-1-10 弹力带单腿支撑前拉　　　　　　　　图6-1-11 弹力带单腿支撑后拉

（3）弹力带斜下拉（Thera-band chop）

1）起始姿势：弹力带固定在后方高于头的位置。弓步蹲，左脚前，右脚后。背部挺直，收紧腹部，肩膀往后往下。双手握紧弹力带，直臂置于右肩上方，躯干微右转。

2）训练方法：呼气，向左转动躯干，同时双手向左侧前下方拉。吸气，缓慢回到起始姿势。10~15次为1组，重复2~3组，双侧交替。

（4）弹力带斜上拉（Thera-band lift）

1）起始姿势：弓步，左脚前，右脚后。将弹力带固定在后脚外侧的位置。背部挺直，收紧腹部，肩旁往后往下。双手握紧弹力带，直臂于右侧骨盆位置。

2）训练方法：呼气，向左转动躯干，同时双手向左侧斜上方拉（图6-1-12）。吸气，缓慢回到起始姿势。10~15次为1组，重复2~3组，双侧交替。

（5）弹力带卷腹（Thera-band crunch）

1）起始姿势：将弹力带固定在头后上方的位置。仰卧，髋屈膝屈，收紧腹部。双手握紧弹力带，直臂置于胸部上方。

2) 训练方法：呼气，背部上卷至肩胛骨离地，同时手往下拉至大腿侧（图 6-1-13）。吸气，缓慢回到起始姿势。10~15 次为 1 组，重复 2~3 组。

5. SET　以慢性非特异性腰痛患者接受 SET 的训练方法为例，训练以腰部、腹部及盆底肌群为主。每次训练前先进行弱链测试，并根据测试结果，选取相应部分动作：常包含仰卧单腿悬挂提髋、俯卧单腿悬挂、另一侧下肢水平外展、侧卧单腿悬挂并维持、侧卧单腿悬挂提髋、俯卧双腿悬挂提髋。每组动作先进行低负荷的等长收缩（训练局部稳定肌），根据训练的情况来加大或减小负荷；然后进行低负荷、高重复的训练。每个动作做 3 组，每组 5 次，每组间休息 1~2min，每周 3 次左右，4 周为 1 个疗程。

图 6-1-14 示 SET 俯卧位搭桥：可用于测试、训练前侧链，以及螺旋链。SET 悬吊起来之后要求身体摆成一条直线，骨盆没有产生旋转，也即臀部两边保持在同一水平面上，腰部能维持中立位

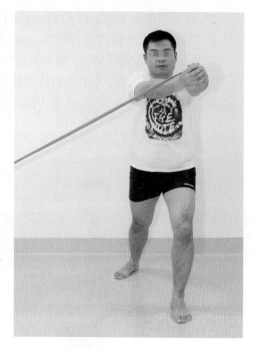

图 6-1-12　弹力带斜上拉

上不会塌陷（如图 6-1-14 所示右腿悬吊，可评估、训练左臀部向右后方旋转的能力）。

（三）注意事项

1. 核心肌群训练中，除上述简要介绍的各类方法外（徒手、器械或徒手＋器械），越来越多行之有效或简易或复杂的方式、方法已被临床所用。应合理选择，以防加重运动损伤疼痛。如普拉提、瑜伽等若有过度牵伸部分或超乎患者目前耐受能力的训练方法应适度避免。

2. 椎体滑脱、未经妥善处理的骨折、严重骨质疏松等影响运动训练进行的其他疾病，应谨慎选择训练方法、训练强度。

3. 训练应在无痛的前提下进行、避免过度。若疼痛时发生肌肉痉挛也可能造成额外负荷，勉力训练可能导致严重肌肉或软组织损害。

4. 核心肌群训练应重原则、轻技术。要始终明晰训练目的、围绕提升核心区动态、静态能力进行。

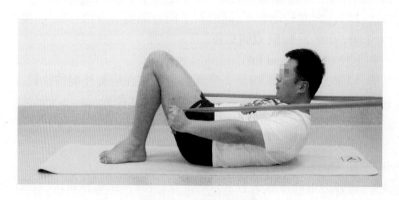

图 6-1-13　弹力带卷腹

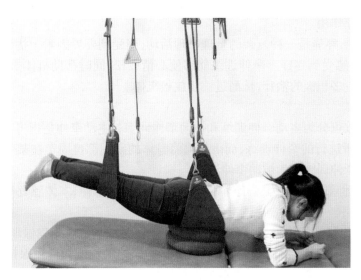

图 6-1-14　SET 俯卧位搭桥

5. 核心肌群训练通常应结合合适的牵伸训练等其他方式、方法进行,也可配合肌内效贴等治疗技术改善感觉输入、保护软组织、防治疼痛等,参见后续章节。

(陈文华　余 波)

三、牵伸训练

(一) 基本知识

牵伸训练(stretching training)是一种将特定的肌肉、肌腱或肌群进行主动或被动的拉伸,以改善软组织的伸展性、降低肌肉张力的康复治疗方法。牵伸训练在临床上常用于治疗各种软组织挛缩或短缩导致的关节功能障碍。

疼痛是一种复杂的生理心理活动,是临床上最常见的症状之一。它包括伤害性刺激作用于机体所引起的痛感觉,以及机体对伤害性刺激所产生的痛反应。软组织挛缩作为一种由于各种外界原因(如创伤、炎症、长期制动等)导致关节周围软组织发生病理性变化而发生的软组织适应性短缩的症状,常常在早期即引起疼痛以及关节活动障碍。此时,牵伸训练不仅能够帮助长期制动的患者改善其关节活动度,同样也成为疼痛缓解和损伤愈合的关键。其具体机制如下:

1. **增加血流量**　疼痛通常源于损伤部位血液的滞留以及血流量的降低。而当血液在损伤部位流动困难时,引起的组织硬化将反过来加剧血液在该部位的流动。牵伸训练有助于血流量的增加,同时松解受损的软组织,从而增加血液在受损组织中的流动性,最终达到减轻疼痛、加速愈合的目的。

2. **增加活动范围**　机体在软组织损伤或过度使用后常常通过停止该区域的生理活动来启动自我保护机制。然而,在保护机体进一步损伤的同时,这也减慢损伤处自然愈合的速度。牵伸训练有助于通过增加身体的活动能力、抵消身体对损伤的冻结反应来缓解疼痛。

3. **增加氧流量**　氧是促进损伤愈合的天然助手之一。在正常气压下,增加机体的氧流量将有助于创伤愈合,亦有助于减轻疼痛。因此在进行牵伸训练时结合深呼吸运动,将最大化的发挥氧的治疗作用。

4. 放松心理 疼痛是一种复杂的生理心理活动,当受到外界因素干扰而导致心理压力增加时,机体也将感受到疼痛。牵伸训练能够使心情放松,同时帮助机体摆脱创伤模式,这将鼓励患者接受更多积极的治疗,从而进一步放松机体。

(二)基本方法

牵伸训练大致可分为主动牵伸训练和被动牵伸训练。主动牵伸是指将自身的某一部位保持在某一位置所进行的牵伸训练,而由他人将身体的某一部位固定在某一位置并持续一段时间所进行的牵伸训练称为被动牵伸训练。

具体来说,牵伸训练可分为:静态牵伸、动态牵伸、弹性牵伸、本体感觉神经肌肉促进技术(PNF)。

1. 静态牵伸 是在机体处于静息位时进行肌肉牵伸的训练。为确保训练的有效性,静态牵伸的过程应是逐渐将目标肌肉拉伸至不引起疼痛的最长位置伸后保持在该位置30s。研究证实,30s是能够获得牵伸的最大益处的最短持续时间,而2min为最长持续时间,如果患者在该位置可以保持超过2min,那么说明该目标肌肉可进行进一步拉伸。另外,研究还证实静态牵伸的持续时间在30s至60s之间所达到的牵伸效果并无明显差异。

(1)操作方法:临床上推荐的单次静态牵伸训练维持时间一般为30s,然后重复该过程10~20次,每次间隔时间为30s左右,同时配以轻手法按摩来放松,利于组织修复以及缓解训练效果。以上训练过程中及结束后,患者应能感受到目标牵伸肌肉的轻微不适或发热。

1)颈部牵伸训练:①旋转牵伸:面向正前方,双臂下沉,将下颌轻微上抬的同时转动颈部朝向肩部(图6-1-15)。②前屈牵伸:面向正前方,双臂下沉,压低下颌并尽量贴近胸壁(图6-1-16)。③侧屈牵伸:站立或坐位,面向正前方,右手置于后头顶附近,将头往侧拉,侧屈头部使耳尽量贴近肩部(图6-1-17)。

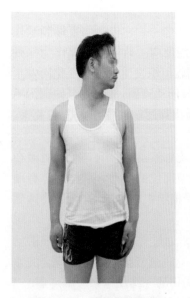 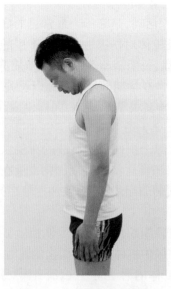 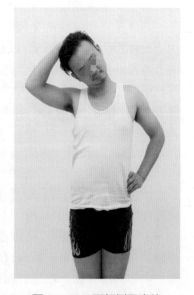

图6-1-15 颈部旋转牵伸　　　图6-1-16 颈部前屈牵伸　　　图6-1-17 颈部侧屈牵伸

2）肩部牵伸训练：①前屈牵伸：前屈一侧上肢，绕过头顶，弯曲肘部并将手置于后背；用另一侧手将肘部固定在朝上的位置。②后伸牵伸：患者背对桌子而坐。牵伸侧上肢后伸，手放在桌上，肘、非牵伸侧手放在肩部以固定肩关节，身体向前并向下运动，以牵伸肩前屈肌群（图 6-1-18）。

3）上肢牵伸训练：①三角肌牵伸：站立位；平举一侧上肢横过前胸；弯曲对侧肘部将该侧上肢拉向对侧（图 6-1-19）。②网球肘牵伸：一侧上肢前屈 90°，手指自然下垂；前屈另一侧上肢，并用手将下垂的手指向前胸拉伸（保持该侧肘部伸直）（图 6-1-20）。

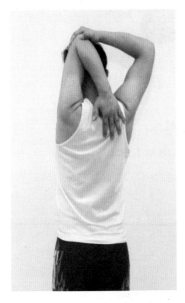 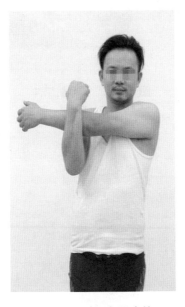 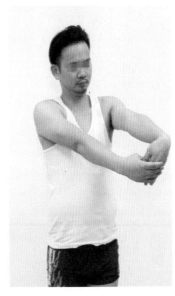

图 6-1-18　肩关节后伸牵伸　　　　图 6-1-19　三角肌牵伸　　　　图 6-1-20　网球肘牵伸

4）臀部牵伸训练：①臀小肌及臀中肌牵伸：平卧于硬质平面上；一侧屈膝，将该侧膝关节跨过中线置于对侧，用对侧手固定该侧膝关节；保持躯干上部始终正对前方（图 6-1-21）。②梨状肌牵伸：平卧于硬质平面上；屈膝，将左踝置于右膝上，双手环抱右大腿；将右下肢尽量拉近躯干；换一侧重复以上动作（图 6-1-22）。③臀大肌牵伸：平卧于硬质平面上；一侧屈膝，双手环抱该侧膝关节；将该侧下肢向对侧肩部的方向进行牵拉（图 6-1-23）。④全范围牵伸：站立位屈膝，将一侧下肢置于腹部水平的桌上（或类似物）；前倾躯干，尽量使其贴近桌面（图 6-1-24）。

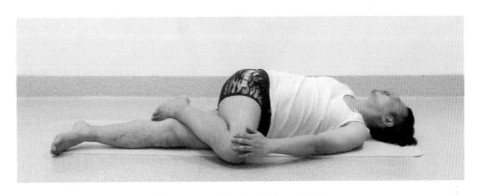

图 6-1-21　臀小肌及臀中肌牵伸

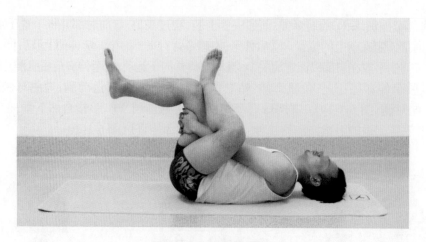

图 6-1-22 梨状肌牵伸

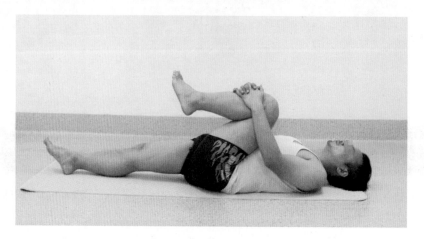

图 6-1-23 臀大肌牵伸

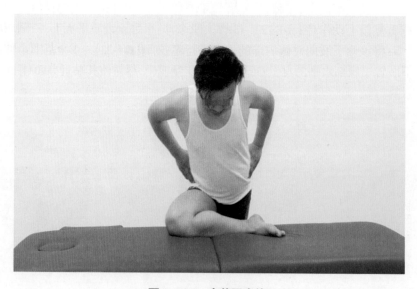

图 6-1-24 全范围牵伸

5）躯干牵伸训练：①猫式牵伸：四点跪位；将背部向上拱起（图 6-1-25）。②旋转牵伸：站立位，双臂交叉于胸前；旋转躯干，使肩部尽量对上正中位（图 6-1-26）。③下腰部牵伸：平卧于硬质平面上；双侧屈膝；用双手将双膝尽量贴近前胸，使双脚离地（图 6-1-27）。

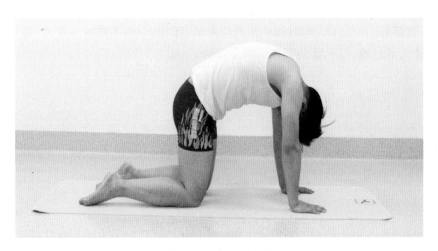

图 6-1-25　猫式牵伸

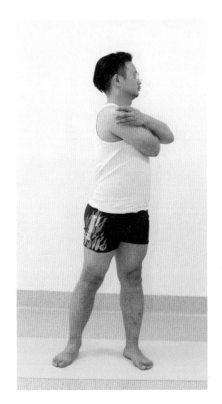

图 6-1-26　旋转牵伸

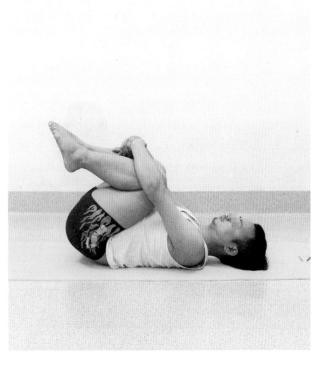

图 6-1-27　下腰部牵伸

6）下肢牵伸训练：①内收肌牵伸：长坐位；双下肢尽可能分开，并保持膝关节伸直位；尽量前倾上身，同时保持背部直立（图6-1-28）。②腘绳肌坐位牵伸：长坐位；在保持膝关节及背部均伸直的情况下尽量使前胸贴向下肢（图6-1-29）。③腘绳肌站立位牵伸：站立位；将一侧下肢置于前方的平台上并保持双侧膝关节伸直位；前倾躯干并保持背部平直；双手尽量靠近平台上的脚掌（图6-1-30）。④股四头肌俯卧位牵伸：俯卧位；一侧屈膝；用双手将该侧脚掌尽量靠近臀部（图6-1-31）。⑤股四头肌跪位牵伸：跪位；一侧下肢置于前方，膝关节90°屈曲；另一侧膝关节点地，双手辅助脚掌尽量靠近臀部（图6-1-32）。

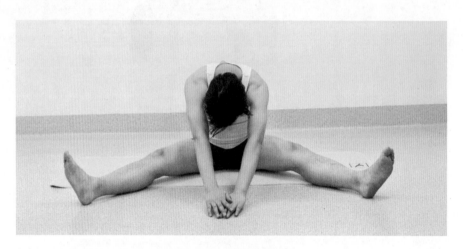

图 6-1-28　内收肌牵伸

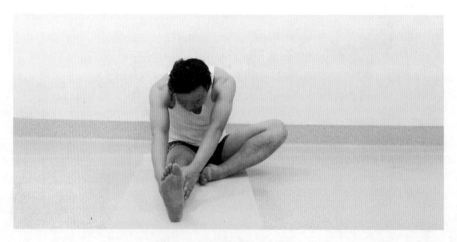

图 6-1-29　腘绳肌坐位牵伸

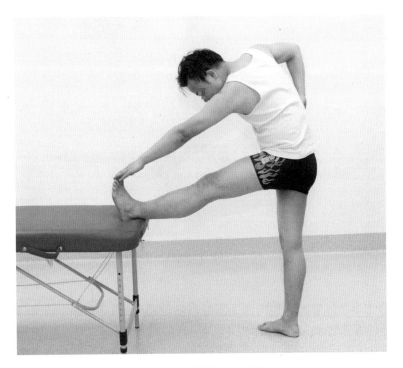

图 6-1-30 腘绳肌站立位牵伸

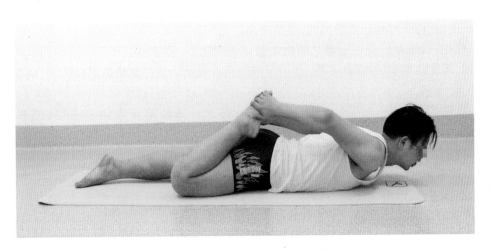

图 6-1-31 股四头肌俯卧位牵伸

253

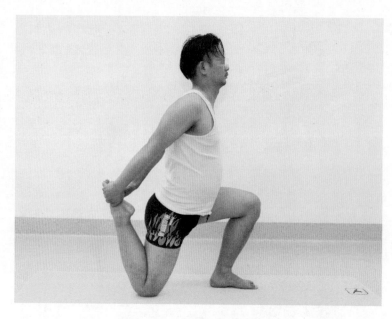

图 6-1-32　股四头肌跪位牵伸

（2）作用：静态训练能够减轻肌肉张力感受器的敏感性，当适当地完成时，静态拉伸轻微地减轻张力受体的敏感性，改善软组织周围血液循环及氧供，因此该训练类型对于因关节粘连所致的关节周围软组织疼痛，以及肌肉疲劳或肌张力增高而导致疼痛的患者具有一定疗效。

2. **动态牵伸**　动态牵伸通常作为运动前活动的一部分，也称为"动态关节活动度"。

（1）操作方法：动态牵伸训练过程应是缓慢、有控制地反复活动肢体，并随着动态活动的重复，活动的速度也随之增加的。目标肌肉的拉伸长度不应超过静态牵伸时肌肉所达的最大拉伸长度，且训练过程应逐渐加速，避免爆发性损伤。

（2）作用：动态牵伸能在运动之前增加肢体活动范围，促使血液和氧气流动到运动所需的软组织，因此临床上或体育运动中常用于帮助患者或运动员提高机体肌肉性能，减少活动后肌肉的酸痛感。

3. **肌筋膜松弛**（myofascial release，MFR）**技术**　详见第六章第一节"肌筋膜松弛疗法"。

4. **本体感觉神经肌肉促进（PNF）技术**　是指通过改变肢体关节活动范围，从而使收缩的肌肉得到牵伸的一种训练技术。

（1）操作方法：PNF 主要通过肢体和躯干的对角线和螺旋形主动、被动、抗阻力运动，并主张通过手的接触、语言口令，视觉引导来影响运动模式的。

1）基本技术：①手法接触：治疗师用手法接触患者的皮肤暴露部位，朝着运动方向摆放，手放在同一平面，即患手或足的掌面或背面；②牵拉：在每一动作模式开始时，可采用快速牵拉来施加阻力以提高肌张力；③牵引：对关节进行牵拉为牵引，一般来讲，牵引主要用于关节的屈曲运动；④挤压：患者在立位或坐位姿势下，对关节进行挤压，使关节间隙变窄；⑤最大阻力：即治疗师所给予患者与运动相反的阻力，能使患者自身产生运动，且使关节能顺利地通过整个运动范围，阻力的大小应不能阻碍完成整个关节运动范围；⑥口令交流：当要求最大运动反应时，可以给予高声命令，鼓励进行平衡运动时，应采用柔声细语，口令应简短明了;⑦时序:在治疗过程中应先易化远端肌肉收缩,再易化近端的肌肉收缩;⑧强化:刺激身体的各个部位均可引出有目的性的协调的运动,称为强化。如对一肢体或颈、躯干用抗阻法进行一定形式的活动时,常可强化其他肢体或颈、躯干肌的收缩;⑨视觉刺激:令患者的眼睛注视肢体运动方向,可以使动作更容易完成,有助于动作的发展与协调。

2)特殊技术:①节律性稳定:主动肌和拮抗肌交替进行抗阻等长收缩,以增强协同收缩;②缓慢逆转:主动肌与拮抗肌交替进行等张收缩;③慢逆转—挺住:与慢逆转技术相似,只是在所需的关节活动范围内进行 2~3s 肌肉的等长收缩;④快逆转:对主动肌和拮抗肌双侧进行牵拉刺激;⑤节律性发动:被动活动肢体数次,接着反复完成数次辅助主动运动,最后主动有节律地完成相同的动作数次;⑥重复收缩:先做主动肌的全范围的最大抗阻运动,反复数次,治疗师再把肢体置于最大放松位,然后做全范围的等张收缩,最后有力的部位进行等长收缩;⑦保持—放松:将患者的肢体被动置于关节受限的角度,做拮抗肌的等长抗阻收缩,保持 6~10s,然后放松 3~5s,再进行主动肌的收缩;⑧收缩—放松:先做拮抗肌的等张收缩、松弛,然后由治疗师进行主动肌的被动运动,反复多次后,再做主动肌的等长收缩;⑨慢反向—维持—放松:将活动受限关节摆放到受限处,做拮抗肌的等长收缩接着在其缩短范围,内做等长收缩,再松弛,然后做主动肌的等长收缩。

(2) 作用:PNF 训练技术可以使紧张的肌肉放松,减少促使和阻止关节活动肌肉的内在压力,增强关节及周围的血液循环,缓解关节活动受限患者的疼痛。

(三) 注意事项

1. 牵伸训练前应明确牵伸和限制的肌肉或肌群以及关节。

2. 牵伸训练时应穿着舒适而不束缚的衣物。

3. 牵伸训练应以不引起疼痛为准则,牵伸动作应缓慢而可控制,避免快速牵伸引起的肌肉撕裂。

4. 牵伸训练后注意反应,当出现肌肉持续酸痛时应积极调整牵伸方法、时间等。

5. 牵伸训练禁用以下情况:合并骨折部位,骨折位愈合或有开放性损伤部位的患者;脑血管病急症期患者;有伤口和手术刚缝合部位的患者;无意识或婴幼儿患者;骨质疏松患者;血压非常不稳定的患者;关节不稳定的部位等。

(陈文华　纪任欣)

四、水疗

(一) 基本知识

水疗法(hydrotherapy)就是利用水的物质化学性质,以各种方式作用于人体,来达到防治疾病目的的方法。现代水疗起源于 20 世纪 20 年代,美国的罗斯福总统是水疗的践行者和大力倡导者。现代科学研究表明:水是模拟太空失重的奇妙的替代物;水的浮力能减低关节所承受的压力,水的阻力随肢体移动的速度而改变,因此,水中运动比地面运动安全得多。在缓解疼痛方面,水疗法的基本因素有三:温度刺激、化学刺激、机械刺激。

1. **温度刺激**　水的热容量大,导热能力也很强,水为流体,可塑性大,能与身体各部密切接触,是传递冷/热刺激极佳的一种介质。人体对温度刺激的反应受多种因素的影响。水与人体作用面积和皮肤温度相差越大,刺激越突然,反应越强烈。按温度,水疗分为:冰水浴:0~4℃;冷水浴:5~25℃;低温水浴:26~32℃;不感温水浴:33~35℃;温水浴:36~38℃;热水浴:39~42℃;高热水浴:>43℃。其中温、热水浴可通过增加血流量,使氧缺乏部分带来增加的氧而去除疼痛,还可帮助消除产生疼痛的化学物质,并减少由过多的液体或水肿引起的疼痛肿胀。温热感还能使肌肉纤维松弛,改变肌肉紧张状态,通过改变肌肉张力并释放因痉挛而受到"挤压"的血管而影响血流。此外,温热刺激的心理学效应同样能够帮助患者缓解疼痛的感觉。当浸浴在水中时,温热刺激在大脑可引起抑制过程,使患者产生舒缓且安全的感觉,消除患者的紧张情绪从而减轻了患者的疼痛感。

2. 化学刺激 在通常情况下,水为液体,能溶解各种物质。在水中投放海盐、硫黄、中药等具有消炎、止痛等作用的物质,能获得这些物质的类似功效。

3. 机械刺激 全身浸浴时,人体受到静水压的作用,可使血液重新分布。而借助水的浮力能使功能障碍者在水中进行辅助性或抗阻性等各种运动锻炼。此外,水流的冲击能起到按摩作用。以上各种水的机械刺激均能加速软组织修复,减少外周水肿和交感神经系统活动从而缓解软组织损伤或长期制动后引起的疼痛。

各种水疗法作用不同与三种因素所占比重有关。如一般淡水浴治疗作用主要为温度刺激;而药水浴则以化学刺激为主,温度刺激其次;淋浴则主要为机械刺激,温度刺激为次。在缓解疼痛方面,温度刺激是水疗法最重要的作用因素,其次为机械刺激。

目前国内外已有多项实验证明水疗可以减轻患有风湿性疾病、慢性腰痛以及纤维肌痛患者的疼痛,且疼痛缓解可持续 3~9 个月。

(二) 基本方法

就减轻疼痛、缓解痉挛的效果而言,具有温热刺激的各种水疗方法效果良好。具体的有:

1. 浸浴法

(1) 手盆浴:将脸盆放在椅子上或盆架上,倒入 40~50℃水。患者脱去外衣,将衣袖挽至两肘以上 6~9cm 部位。患者坐在椅子上,面对脸盆将一侧或双侧手腕与前臂浸泡于盆内。每次治疗时间为 10min,为保持水温,需不断加入热水或更换热水。治疗结束后,应擦干皮肤,用棉衣或棉被包裹保温。可以应用冷热交替法进行,冷水为 20℃以下,热水为 40~45℃,先热水 0.5~1min,再冷水 10~15s,交替进行。治疗结束后,让患者休息,可增强疗效。

(2) 坐浴:将坐浴盆放在坐浴架上,加入 40~45℃热水。治疗前,患者应将大小便排尽,脱去裤子,将骨盆及会阴部分浸入水中。盆内热水不应超过坐浴盆的 1/2 深度,治疗中应加水或更换水 1~2 次。治疗结束后,应擦干皮肤,注意保暖。可以进行冷水坐浴,温度 10~20℃,时间 3~10min。冷水坐浴后应进行保温,并让患者充分休息。热水坐浴有头晕症状时,应在患者头上进行冷敷。

(3) 渐加温浴:患者脱衣服,将手和足部放在相应水浴槽中。浴槽有盖,盖上有一小孔,插入水温计。患者坐在椅子上,用被单及毛毯盖好,头上包冷毛巾。开始水温为 36~37℃,7~10min 内,水温上升到 44~45℃。让患者出汗,先面部后全身。操作人员将患者的汗擦干,让患者保持安静。治疗持续 10~15min,出浴,擦干皮肤,卧床休息 30min。

2. 擦浴法 用一定温度的水,浸湿毛巾和被单,再摩擦皮肤,达到以机械刺激为目的的一种简便而温和的治疗方法。可分为局部擦法和全身擦法。

(1) 局部擦法:患者平卧于床上,用被单及毯子盖好,露出治疗部位。操作人员快速用水浸湿毛巾摩擦皮肤,每部位 3~5min,到皮肤潮红而有温热感为止。擦浴后,治疗部位用被单或毯子包裹,再进行另一部位治疗。摩擦顺序:胸部—背部—上肢—下肢。

(2) 全身擦法:患者脱去衣服,立于盆中或木栅上。将已在水中浸湿的被单,尽快盖于患者身上。依后颈—躯干—四肢顺序进行摩擦，直至出现良好反应为止。摩擦时间为10~15min。擦浴后，让患者休息 30min。

3. **冲洗法** 用一定量的一定温度的水，对身体某一部位进行冲洗以达到机械刺激作用的一种治疗方法。包括全身冲洗法和局部冲洗法两种。

(1) 全身冲洗法：患者立于盆中，脱去衣服，应用相差 1℃ 的两桶水，水温为 30~20℃ 为宜。操作人员先用温度高的一桶，再用温度低的一桶，以缓慢的水流向颈部、肩部冲洗，使水均匀的经过整个身体表面。冲洗后，给患者披上干被单，并在干被单上进行摩擦，到患者产生温热的舒适感为止。治疗时间约为 2~3min，治疗操作要迅速。

(2) 局部冲洗法：包括后头冲洗及背部冲洗，两种方法同上。

4. **湿布包裹法** 应用一定温度的浸湿被单，按照一定方式包裹全身，再做包裹保温的治疗方法。

(1) 全身包裹法：治疗前患者排便。治疗床上横铺两条毛毯，一条稍压在另一条上。毯子上放置用水浸湿的被单，左边稍多于右边，被单头一端距离毯子边缘 5~10cm，要求铺得平展，无皱褶。该方法治疗时间 30~45min/次，15~20 次为 1 个疗程。治疗时，患者的有效感觉是逐渐感到温暖发热。治疗应保持安静，空气新鲜，对操作正确但未出现有效感觉者，可让患者喝足热饮料或摩擦全身，或在四周放置热水袋，加强包裹疗法的效应。治疗后雨样淋浴冲洗。具体方法如下：

1) 被单包裹法：患者脱去衣服，先将头部浸湿，裸体仰卧于床单上，被单头端在耳轮之间。患者双臂伸直，向上举起。操作人员迅速用被单两端把患者包起。自被单较窄的一边开始，从腋下将躯干和足部包起，在两足之间插入被单之褶间。让患者把手接近头部，被单较宽的一边按同样方法包裹，应在肩上褶转，余下被单边缘要垂在床上身体下面。

2) 毛毯包裹法：将头部毯子上端，由肩部抛向胸部，并以斜角方向向下用力拉，再将边缘下端绕过患者，垂到身体下面，在胸前形成的皱褶仔细折好，使毯子密切贴在患者身上。以足端毯子将躯干下部和双足包起或足下部多余部分向上卷起。在头颈及下颌部之间应垫一块毛巾。

(2) 局部包裹法操作：同全身包裹法。

5. **淋浴法** 指的是以各种形式的水流或水射流，在一定压力下喷射于人体的治疗方法。包括：直喷淋浴、扇形淋浴、冷热交替浴、雨样淋浴、针状浴、周围淋浴等。

(1) 直喷淋浴：患者脱衣服，头戴防水帽，立于操纵台前 2.5~3m 处，背向操纵台。操纵人员以密集水流直接喷射患者。喷射顺序：背—肩，背—足部，水柱均匀喷射，再进行两侧面喷射。患者面向操纵人员，操作人员用散开的水流喷射胸腹部，到下肢时再用密集水流。水温 35~28~25℃，水压 1~1.5~2~2.5 大气压。治疗结束后，用被单和干毛巾摩擦皮肤，直至出现皮肤的正常反应。

(2) 扇形淋浴：患者脱衣，戴防水帽，站在操纵台前 2.5~3m 处。操纵者用右手拇指按压喷水口，使水流成扇形射向患者，自足到头 2~3 次。患者转动顺序：背侧—前侧，每侧 2~3 次。时间 2min，水温 28~33℃，水压 1.5~3 大气压。治疗结束用干毛巾摩擦。

(3) 冷热交替浴：热水温度 40~45℃，15~30min，冷水温度 20℃，10~20min，先热后冷，重复 2~3 次，治疗结束后，皮肤有明显充血反应，时间为 3~5min；治疗结束后，擦干皮肤，休息 20~30min。

(4) 雨样淋浴：为下行淋浴，主要为温度作用。

（5）针状浴:应用 2~3 个大气压进行治疗,刺激性大。

（6）周围淋浴:患者四周和上部水流喷射,水温 33~36℃,压力 2~2.5 大气压,时间为 3~5min。

6. 水中运动法　运用水中的温度、浮力及水静压作用来进行各种功能锻炼,以达到治疗目的的方法。水中运动是现代医学中重要的治疗方法,包括水中辅助运动、水中支托运动及水中抗阻运动三种。水中运动的具体操作技术如下:

（1）固定体位:在水的浮力下,保持肢体固定体位。患者躺在水中的治疗床上或常用的治疗托板上;患者坐在水中椅子上或凳子上;让患者抓住栏杆或池的边沿;必要时可用带子固定肢体。

（2）利用器械辅助训练:利用橡皮手掌或脚掌增加水的阻力;利用水中肋木训练肩和肘关节功能;利用双杠在水中进行训练,以练习站立、平衡和行走;利用水球训练臂的推力。

（3）水中步行训练:让患者进入水中,站立在步行双杠内,水面齐颈部,双手抓住双杠。应用浮力作用,可减轻下肢对身体的承受重量。让患者在水内扶双杠移动下肢,活动量以患者感觉不累为原则,并注意保护,不得有松懈;在水中出现不适时,应尽快停止训练。水中步行时间不宜过长,应循序渐进。

（4）水中平衡训练:让患者站在步行双杠内,水深以患者能站稳为准;操作人员从不同方向向患者推水作浪或用水流冲击。使患者平衡受干扰;让患者对抗水浪及水流的冲击,保持身体平衡。注意保护患者,不要发生意外。

（5）水中协调性训练:是在水中进行游泳,先在一固定位置进行,再放开让患者自己进行。

7. 涡流浴　利用马达产生涡流并作用于人体的治疗方法。具体操作技术为:根据患者治疗部位,选择合适的涡流浴装置,并进行检查。注入 2/3 容量浴水,水温 37~43℃打开涡流开关、充气开关。上肢治疗的患者脱去上衣,下肢治疗脱去裤子。患者采取舒适体位,将肢体浸入水中进行治疗。治疗过程中保持恒温,水流强度要适中。治疗始终应使患者全身感觉舒适,精神爽快,无疲劳,时间为 5~20min。

8. 气泡浴　是将浴水中的气泡作用于人体,对人体产生细微按摩作用及冷热温度差的作用方法。具体操作技术为:检查气泡装置是否完好。将气泡发生器放在浴盆底部,放入 2/3 容量的浴水,水温为 36~38℃,开动气泡发生器,使浴水中充满足够量气泡。让患者脱去衣服,进入水中,水面不超过剑突部,治疗时间 10~20min。治疗后让患者出水,擦干皮肤,穿衣,休息 20min 离去。

9. 哈伯特槽浴　即 8 字形槽。具体操作技术为:检查升降装置,清洁浴槽,注入 2/3 容量的浴水,水温 38~39℃。把患者置于升降的担架上,脱去其衣服,轻轻按动水控制键,升降担架,徐徐上升,转动方向,使患者进入水中。操作人员在槽外指导和帮助训练。治疗时间 10~30min,可开动肩、腰、大小腿部喷嘴,形成涡流,增强水注冲击。治疗结束后,按动出水控制键,升降机将患者徐徐升起出水。把患者身体擦干,穿好衣服,排空槽水。治疗中出现不适应,立即停止治疗。

10. 超声波水疗法　应用水作为媒体,将超声波通过水作用于人体的治疗方法称为超声波水疗法。具体操作技术为:治疗前先检查机器:导线通电良好;排水管应通畅（水冷式）;各电键、电钮应处于零位,仪表指针均应处于零位。根据患者治疗需要选取适宜体位,应充分暴露患者的治疗部位。按所用机器的使用说明,依次接通电源,调节输出,选择剂量进行治疗,并计时。治疗中应认真操作,正确掌握剂量,仔细观察变化。治疗完毕后依治疗相反的次序关闭各种调节器与开关。患者出浴后应擦干皮肤,让其休息。最后询问治疗反应,并记录。

(三) 注意事项

1. 水疗法后应擦干皮肤,进行保温,并令患者休息。

2. 对于高龄老人或幼儿、衰弱或贫血、有严重器质性疾病或有出血倾向的患者应避免长时间的温热水疗。

3. 涡流浴可进一步加重伤口部位的组织损伤,引起水肿、细菌感染等并发症,因此禁忌使用于具有明确伤口的患者。

(陈文华 纪任欣)

五、镜像疗法

(一) 基本知识

镜像疗法(mirror therapy,MT)是一种通过镜子的反射对患者健侧肢体进行运动想象训练,从而控制大脑相应区域的一个信号输入来达到治疗目的的新兴治疗方法。镜像疗法最初是由美国加利福尼亚圣迭戈大学的 Ramachandran 教授用于减轻截肢后的幻肢痛以及中分后的偏瘫恢复。此后该项治疗方法逐渐发展并成功应用于复杂性区域疼痛综合征(complex regional pain syndrome,CRPS)和手部外伤后疼痛的患者。

镜像疗法治疗疼痛基于以下几个理论:第一,镜像疗法能重建或重新排列较高级别的运动及感觉通路;第二,持续关注疼痛的肢体将有助于患者提高他们对该肢体的感知觉控制;第三,患者可以通过镜像疗法打破移动肢体及产生疼痛之间的联系,消除患者的恐惧感;第四,镜像疗法被认为是一种基础型注意分散疗法。众所周知,诸如 CRPS、截肢,局灶性肌张力障碍或脑卒中的患者,其大脑皮质对应疼痛区域的感觉及运动变得较不活跃,镜像疗法可帮助重新建立损伤皮质区域的活跃性,改善疼痛。

镜像疗法的效果根据疼痛类型的不同而有所不同。据报道,该疗法对深部躯体痛(例如压力感觉和本体感受性疼痛)比对浅表性疼痛(例如,温感和伤害性疼痛)更有效。这是因为深部组织负责整合感觉运动神经以及与表面组织相比产生运动。

(二) 基本方法

镜像疗法的大致过程为:患者将损伤侧的肢体放置在垂直于矢状面的镜子的背面,同时将健侧肢体摆于镜子前。当患者在注视镜面中健侧肢体时活动该侧肢体时,由于和健侧肢体重叠,视觉上感觉患侧肢体也获得了正常功能及感觉。临床上,镜像疗法常用于:

1. 幻肢痛 幻肢痛是在不再存在的身体部位感觉到疼痛的一类异常感觉。截肢后有超过 50%~85% 的患者出现幻肢痛。少数患者在截肢后立即出现,约一半的患者在截肢后24h 内出现疼痛感,而大多数患者在截肢后的几天内经历疼痛的过程。疼痛的频率及其严重程度通常随时间而缓解,但疼痛程度没有改变甚至加重的病例也屡见不鲜。对于此类具有幻肢痛的患者,镜像疗法可以激活那些引发幻肢痛的脑部调节中心,从而减缓疼痛感觉。此外,利用镜像疗法要求双手进行对称性动作并向大脑提供缺失肢体运动的信息还可重建对幻觉肢体的控制,从而减轻患者的疼痛。针对幻肢痛的具体方案:

(1) 训练前准备:治疗师指导患者有意识地将在镜中观察到的运动与自身的运动模式相

关联。

（2）训练内容

1）双手放松，手指之间或手掌之间不做任何接触，手掌朝向镜子，然后做指尖重复会聚的开合动作，从松开的手开始；

2）手掌朝向镜子；主动牵伸手指；

3）转动手掌，使手掌交替地向上、向下运动；

4）手掌朝向镜子，拇指指尖与其余四指的指尖按顺序做重复会聚的动作；

5）模仿音乐会指挥的方式，用示指描绘特定图形。

（3）训练时间：每天每组动作至少执行 3min（共 15min/d），同时记录执行每组动作实际所需的时间。总疗程 4 周。

（4）注意事项：患者可自行控制治疗时的活动频率，但以不感觉到疼痛为准。当治疗活动引起疼痛时应停止活动，并作记录。

2. CRPS 该病发病机制复杂，涉及外周与中枢性的病理生理过程以及混杂的心理因素。作为诱发因素的组织损伤恢复后，局部仍长期表现出与病理改变不相符的疼痛。根据无或有明确的周围神经损伤，CRPS 被分为 Ⅰ 型和 Ⅱ 型。复杂性区域疼痛综合征 Ⅰ 型（CRPS-1）是一种以残疾和肢体疼痛为特征的疾病，尤以慢性 CRPS-1 患者为甚。该病慢性患者疼痛部位通常位于肢体的远端部分，并且具有向近端扩散的趋势，最终导致废用、营养不良、萎缩以及功能障碍。有观点认为 Ⅰ 型 CRPS 的发生与中枢神经功能障碍有关，属于"习得性疼痛"，镜像疗法可以达到中枢重塑的目的，可用于治疗 CRPS。针对 CRPS 的具体方案：

（1）训练前准备：治疗师对患者的患肢疼痛进行评估，并根据患者对镜像肢体的运动意向的感知觉能力来调整训练阶段。

（2）训练内容

1）第一阶段：观察健侧肢体在镜面中的运动，直到患者将镜面中的肢体当作患侧肢体，并能够想象其在做屈伸运动。

2）第二阶段：取三根长度不等的木条，分次置于鱼际及指尖之间，以适应不同的手指屈曲角度，同时想象患侧肢体置于同样的屈曲角度。

3）第三阶段：治疗师被动活动健侧肢体至指定角度，患者同时由镜像想象患侧肢体的活动。

4）第四阶段：将第三阶段的被动活动改为患者的主动运动。

5）撤离镜子，患者通过前期积累的镜像资料完成患侧肢体的活动。

（3）训练时间：每周至少训练 2 天，每天至少执行 40min。每个阶段的疗程均为 4 周。

（4）注意事项：训练以不感到疼痛为准。

3. 肩手综合征 脑卒中后肩手综合征（shoulder hand syndrome，SHS）多发生于卒中后 1~3 个月内，发生率约占偏瘫患者的 12.5%~70%，主要表现为患侧肩、手疼痛肿胀。其通常由于脑卒中患者存在的不正确的体位或早期异常运动模式，抑或上肢肌张力过度增高或降低，导致肩关节位置改变，从而使上肢肩、腕、手关节损伤，局部体液回流受到阻碍，并伴有神经及血管功能异常。针对 SHS 的具体方案参见幻肢痛。

（三）注意事项

1. 不建议患有酒精或药物滥用、严重抑郁症或幽闭恐怖症、视力或听力障碍的患者进行镜像疗法。

2. 镜像疗法家庭康复的重要部分,因此治疗环境应尽量选择安静的地方,且接受治疗者应具有自我控制能力。

3. 治疗前应摘除所有饰物,以尽可能使镜像内容逼真且具有有效性。

4. 治疗时患侧肢体应避免出现在患者的视线内。

(陈文华　纪任欣)

六、脱敏疗法

(一) 基本知识

在心理学中,脱敏被定义为在重复暴露于负面或厌恶刺激后对情绪的反应性减弱。当在与情绪相关联的动作趋势证明不相关或不必要的情况下重复地引起情绪反应时,也发生这种情况。因此脱敏疗法是缓慢降低受影响区域的超敏反应的治疗方法。

疼痛是一种感知觉。痛觉的区域可以随着时间变得更敏感(超敏感性),并且该区域可以变得更大并且更痛苦。触摸、抚摸和按压该区域或周围区域会变得痛苦,有时甚至衣服在皮肤上的接触也可能是痛苦的。例如,有踝疼痛和对该区域过敏的人会发现袜子和鞋子穿得很痛,并且会选择不覆盖敏感区域的鞋类(例如拖鞋和凉鞋)。疼痛脱敏疗法能够在短时间内向受影响的区域提供规则和缓慢增加的刺激。这些小阵的刺激使大脑感觉输入。在非疼痛侧进行相同的刺激。这有助于大脑比较痛苦和不痛苦的两面。大脑将通过刺激逐渐减轻疼痛。逐渐地,超敏性降低并且变得与剩余区域大致相同。因此,使受影响区域脱敏可以非常有益于减少神经疼痛和恢复正常感觉。而脱敏疗法的疗程所需的时间则取决于疼痛过敏的程度。

疼痛脱敏疗法也可用于逐步戒除患者对镇痛药物的依赖性。若某一镇痛药物需要约25min 发挥其功效,那么患者可在服药的 10min 后进行疼痛脱敏疗法训练。起初疼痛缓解的效果是由镇痛药物所决定的,但通过反复的脱敏训练(通常为每天 1 次,疗程共 2~4 周),这种效果将变得与脱敏疗法相关,即患者能够以较低剂量的镇痛药物获得相同的效果。

(二) 基本方法

疼痛脱敏疗法涉及将特定刺激应用于超敏感区域。这些刺激是身体常规暴露于并且当呈现给身体的非受影响区域时不引起疼痛反应的事物。刺激可以包括热或冷、纹理/织物(棉、毛巾布、羊毛、聚酯、天鹅绒、聚苯乙烯泡沫、豆、沙)、轻或深压力、振动(小型按摩器)等。

疼痛脱敏疗法具体可分为以下两种类型:

1. 对比浴疗法　又称"冷/热交替浸浴疗法",该疗法可用于减少损伤周围的肿胀或帮助运动恢复,还通过降低血液乳酸盐浓度的水平显著改善运动后的肌肉酸痛。具体方法:

(1) 准备两个足够放置疼痛肢体的容器。使用温度计测量水温:一个容器中放置冷水(7~21℃),另一个容器中则为温水(40~43℃)。

(2) 将疼痛的肢体放入冷水中 30s,然后移入温水中 2min。重复此过程 5 次,最终在冷水中结束疗程。注意冷水应由 21℃ 起始逐渐变冷,而温水则由 40℃ 起始逐渐加温。

2. 触摸刺激疗法　因刺激物的不同具有许多不同的类型。该疗法治疗时间的长短取决于患者对触摸刺激的敏感性。推荐治疗时间为开始阶段每天 2~3 次,每次最多 10min;而后逐渐进展每天 4 次,每次 10min。触摸刺激疗法的关键在于多种不同触感的刺激物的交替刺激。具体方法:

（1）将具有柔软触觉的织物（如丝绸）在脑卒中患者的疼痛区域与粗糙的织物（如毛巾）进行交替刺激：首先用丝绸抚摸未受影响的区域，记住该刺激的感觉；接着用丝绸抚摸受影响的区域，同时回忆未受影响区域的感觉，并尝试在受影响的区域记录正常的感觉 15min。治疗过程允许轻微的不适或疼痛。

（2）把玉米粉或大米置于容器中，使疼痛的肢体在其中反复活动。玉米粉或大米亦可换做爆米花或砾石。

（3）首先用手指轻柔的抚摸脑卒中后的疼痛区域，而后用指甲搔抓该区域或对该区域施加深压力。

3. 眼球运动脱敏及重塑疗法（eye movement desensitisation and reprocessing, EMDR） 是一种针对精神障碍及引起的相关身体症状的脱敏疗法。该疗法重视痛苦记忆在创伤后应激综合征中的作用，并旨在通过参与大脑信息处理机制来减少痛苦记忆的长期影响，从而减轻现有症状。由于创伤相关症状与慢性疼痛的许多相似之处，EMDR 近年已越来越多地应用于缓解幻肢痛、纤维肌痛、慢性复发性偏头痛等慢性疼痛疾病中。EMDR 的治疗程序包括八个阶段，具体方法：

（1）患者病史检验：评估患者是否适合接受此一疗法，以及订出合理的治疗目标和可能的疗效。

（2）准备期：帮助患者预备好进入重温创伤记忆的阶段，教导放松技巧，使患者在疗程之间可以获得足够的休息及平和的情绪。

（3）评估：用已发展出的主观痛苦感觉单位量表（SUDS），评估患者的创伤影像、想法和记忆如何，分别出何者严重，何者较轻。

（4）敏感递减：实际操作动眼和敏感递减阶段，以逐步消除创伤记忆。

（5）植入：以指导语对患者植入正向自我陈述和光明希望，取代负面、悲观的想法以扩展疗效。

（6）观照：把原有的灾难情况画面与后来植入的正向自我陈述和光明想法在脑海中连接起来，虚拟练习"以新的力量面对旧有的创伤"。

（7）结束：准备结束治疗，若有未及完全处理的情形，以放松技巧、心像、催眠等法来弥补，并说明预后及如何后续保养。

（8）评估：总评疗效和治疗目标达成与否，再订定下回治疗目标。

（三）注意事项

1. 治疗开始时给予的刺激以患者能够忍受为度，尽量避免超出患者所能忍受的范围。

2. 疼痛脱敏疗法必须每天进行 2~4 次以确保其疗效。

3. 如治疗区域存在红、肿、热等急性炎症期的表现，应慎用脱敏疗法。

（陈文华　纪任欣）

七、肌内效贴

（一）基本知识

肌内效贴（kinesio taping，KT）或称肌内效（贴）布贴扎、肌能贴或弹性运动贴等，名称来源于"运动功能学（kinesiology）"的前缀。肌内效贴指将各种特定的弹性贴布等贴于体表产生生物力学及生理学效应以达到保护肌肉骨骼系统、促进运动功能或特定治疗目的的非侵入性治疗技术。肌内效贴部分借鉴改进了传统白贴、功能性筋膜贴扎、治疗性贴扎等非弹性贴扎技术的理念与方法，在引导、支撑及稳定肌肉与关节的同时又不妨碍身体正常活动，甚或鼓励合适的运动。在中国最早零星地在运动队及涉外医疗机构中应用，主要用于运动损伤的防护、治疗，经多年发展，肌内效贴的贴布材质、贴扎技术与相应理论体系不断演变、改进，尤其是在软组织疼痛肿胀的处理上因其简、便、效、廉特点而备受欢迎。

临床上主要肌内效贴厂家采用的贴布，尺寸多为 5cm × 5m/ 卷，另有预制特定形状、大小的贴布可供简易使用。贴布本身的结构均为三层：第一层是近似皮肤厚度及质量的棉布，其特定的织法（如形成指纹、水波纹）使贴布具弹性伸展能力，织布的致密程度还与贴布的透气性相关，一般应有良好的透气性能；第二层是中间的医用亚克力胶层，此层凝胶的成分特性影响贴布的伸缩率及与皮肤的黏着力；第三层由保护凝胶的背亲纸（离型材料）组成，可便于贴布撕离及贴扎人员的操作，同时可与外界隔离避免凝胶污染或破坏。

贴布从背亲纸离开后约有 5%~10% 的自然回缩力，可拉伸超过原自身长度 40%~60%，过大、过小均不能良好体现贴布的应用特性，包括可能导致不需要的动作模式、可穿戴性不足等，同时应注意检查厂家不同批次的产品力学特性有无明显差异。肌内效贴一般不添加其他药物（目前也有临床试验正进行产冷、产热及部分成方提取的添加研究），良好质量控制的贴布过敏问题并不突出，常可终日耐受。肌内效贴产品可有多种颜色，其材质没有本质的区别，也有学者从心理学、患者自身意愿等角度加以考虑，如将红色的贴布贴扎于张力过高的肌肉处，一些患者可因刺激反应而觉得不舒服，在一些情况下，出于自尊心和个性选择，患者会选用不引人注目的颜色，特别是贴扎面积大、淋巴水肿等贴法时，可能会选用淡色调。基于安慰剂效应，治疗者不能忽视颜色的作用，但不应本末倒置，将其重要性置于评估与治疗模式前。

肌内效贴治疗疼痛的作用机制方面尚不十分明确，主要假说包括：①肌内效贴持续的弹性回缩力，贴在皮肤上，当肌肉活动时，皮肤及肌肉同时受到感觉输入，通过闸门学说达到减轻疼痛的作用；②肌内效贴增加了皮肤与皮下筋膜、肌肉的间隙，改善局部循环，且直接减轻了皮下痛觉感受器的刺激，贴布相应皱褶可能改善筋膜间组织液等流动及软组织滑动（筋膜流体理论），一定程度上有利于运动损伤的恢复与运动能力的提高；③肌内效贴可引导、教育患者主动活动，也可相应促进淋巴及血液循环，减少导致疼痛的刺激物质等；④心理作用或安慰剂效应。虽然肌内效贴的临床机制与应用研究仍有进一步探讨的空间，但是整体而言该技术不仅能提供给物理治疗师、康复医师、运动医学专家、队医及健身教练等一项行之有效的治疗手段，而且副作用较少、操作简便，并能最大程度体现操作者的治疗理念，"将治疗师的手带回家"，延伸、巩固受众在医疗机构的治疗效果。

（二）基本方法

1. **基本操作概念** 与传统白贴不同，肌内效贴在长期临床贴扎实践中形成了一些专有术语，需重点掌握其中"摆位""锚"（anchor）、基底（base）、"尾"（tail）、"延展方向"与"回缩方向"等操作概念。

（1）摆位：是肌内效贴扎技术的重要环节，指贴扎开始前，贴扎区域被拉伸或缩短的相应肢体主、被动摆放位置，多为相对贴扎处反向牵伸关节，使皮肤处于拉伸状态，某些治疗技术的摆位为关节缩短位置（如功能矫正等）。

（2）锚：是贴扎最先固定端。为稳定起见，贴布"锚"的部分一般不施加拉力，而在诸如空间贴扎等应用场景中，若贴布中间一大段整体以较大的力拉开作为最先贴扎端时，此时不存在锚的概念，仅为贴扎起始部位。

（3）基底及尾端：锚贴妥后，远离固定端向外延伸的一端，包括基底及尾端，现多将延续于锚的主要贴扎段称之为基底，基底通常覆盖主要治疗区域，在远端再预留一部分贴布延伸为尾（或有流派将基底及尾统称为尾或尾端）。

（4）延展方向：指锚或贴扎起始部先固定后，尾端延续固定端贴扎的各个方向。

（5）回缩方向：指贴布尾端向锚弹性回缩的方向（可产生或不产生形变），通常是小质量向大质量回缩趋势、后贴扎部向先贴扎部回缩趋势。如图6-1-33所示操作贴布的延展方向及贴扎完毕后贴布可能的回缩方向。

（6）拉力：可用自身绝对拉伸长度（即拉伸长度／原长度×100%）或相对长度（即拉伸长度／最大拉伸长度×100%）换算。以绝对长度为例，自然拉力指对贴布不施加任何外加拉力或仅施加小于10%的拉力（理论上，淋巴贴布为0%~20%，肌肉贴布5%~10%）。一般而言：①自然拉力：锚及预留的尾部延伸段均多采用；②中度及较大拉力：指对贴布施加10%~30%的拉力（理论上，筋膜矫正为10%~20%，软组织支持20%~30%，瘢痕塑形30%）；③最大及极限拉力：指对贴布施加超过30%甚至最大拉力（常用于力学矫正、韧带贴扎等，理论上极限拉力可用于固定、制动，但此时不如用"白贴"）。若正规厂家、符合贴布特性的肌内效贴（即能保持5%~10%的自然回缩力，拉伸自身长度40%~60%者），以相对自身最大拉伸长度的比例为

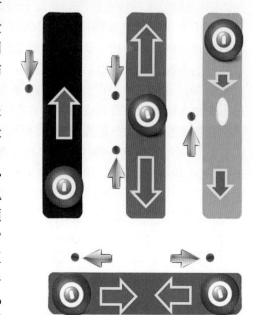

图 6-1-33 延展及回缩方向

注：⊙ 示"锚"，指贴扎起始点；⬇ 示贴扎延展方向；↗ 示贴扎完毕后贴布回缩方向，即尾向锚回缩的方向

例，10%~35%以下为肌肉贴扎，25%~50%左右为空间贴扎，75%左右为力学矫正等。初学者掌握一般拉力范围即可，且不推荐过多使用引起材质物理特性改变的极限拉力。

2. 裁减形状 常见裁剪形状包括I形、Y形、爪形、X形、灯笼形及菱形贴布等，为更好地贴合身体，建议将各端贴布裁剪圆钝，贴布角修圆有利于张力的均匀分布，而尖锐的贴布角常易松动。传统剪刀裁剪过久时常变钝，是因为肌内效贴采用的贴布凝胶层诸如丙烯酸等胶面成分穿过金属孔，某些专用的剪刀可有一种特殊的涂层，避免剪刀切割缘钝化。

（1）I形贴布：选取合适长度的贴布后，不进一步裁剪，或在脐眼等特殊解剖位置处镂空，依需求决定宽度及锚的位置，常用引导肌肉、筋膜，空间贴扎及力学、功能矫正等，部分情况下也可用于固定。

（2）Y形贴布：锚不做裁剪，基底及尾部分为两条，整体呈"Y"形。可促进或放松较次要或较小的肌群。可针对特殊形状的肌肉（如放松腓肠肌时）或包绕特殊解剖结构时使用。

（3）爪形（fan strip 即散状形、扇形）贴布或I形单条窄带：锚不做裁剪，基底及尾部分为数条，常重叠交叉为网状。可消除肿胀，促进淋巴液及血液循环。爪形贴布需尽量包覆组织液滞留的肢体或血液淤积的区域。覆盖病变区可增加感知觉的输入。如图6-1-34所示

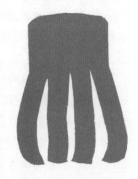

图 6-1-34 爪形贴布

爪形贴布。

（4）X形贴布：中间为锚，共四尾向各端延展。可促进锚所在位置的血液循环及新陈代谢，达到止痛的效果，也就是所谓的"痛点提高贴布"（见下述），某些特殊部位如起止点为动点的肌肉引导也可采用X形。

（5）其他：网形或蜘蛛形、水母形表皮真皮筋膜减压贴布（epidermis-dermis-fascia with jelly fish，EDF）等都是前述贴布裁剪后的特殊应用。如由多条灯笼形、爪形或特殊镂空的双向爪形的组成。

3. 疼痛贴扎的共性技术 主要包括覆盖疼痛区域的常规贴扎技术。

（1）空间贴扎（韧带贴扎）：空间贴扎技术的历史也屡有演变，部分流派涵盖了灯笼形或O形等特殊贴扎应用。早期学说采用相对自身最大拉伸长度的25%~50%，甚至75%左右拉力，现在多采用中等或稍大拉力为主。另一学说，是韧带贴扎技术（韧带矫正）的演变，采用数条I形形成类似于"米"字形（或星形），贴布中间部分覆盖痛点，整体采用最大拉力，头两条贴布呈直角，后两条等角度交叉贴扎。受累腰椎脊柱或肌肉激痛点的空间贴扎方法如图6-1-35所示。单条贴布的空间贴扎，常配合肌肉贴扎之后，横向贴于痛点。

（2）痛点提高贴扎：即在痛点位置采取相应贴扎。贴布中间为锚覆盖痛点处，不加拉力固定好之后，数尾以自然拉力或中度拉力向各端延展（常用四尾，即X形）。某些细小部位的贴扎，可采取对半裁剪的I形贴布，中间为锚，两端延展。痛点提高贴扎常先于肌肉贴扎，贴于痛点最里层，如图6-1-36所示。

（3）筋膜震荡贴扎：广义的筋膜贴扎技术，包括横向、纵向及螺旋引导，同时结合或不结合震荡方法。而狭义的筋膜贴扎技术通常指所谓的"筋膜矫正"，多垂直于肌肉纵轴方向贴扎。贴扎起始端在病变区域，基底及尾端向正常筋膜区延展，并向起始端引导。可配合下述各类震荡方法使用，如长短贴（long and short，锚贴于皮肤，一手持尾做长短交替不同拉力大小的引导，另一手辅助将贴布贴于皮肤上），摇摆贴（side to side，锚贴于皮肤，一手持尾做两侧摇摆拉力引导，另一手辅助将贴布贴于皮肤上）。如图6-1-37所示。

（4）淋巴贴扎：淋巴贴扎技术又称"淋巴矫正""循环矫正"或"间隙矫正"等。多采用爪形贴布用自然拉力（或远端稍大拉力）在皮肤尽量牵拉摆位的情况下锚固定于近端，尾向远

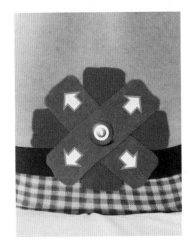

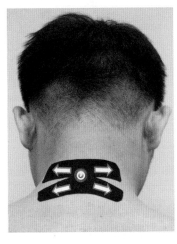

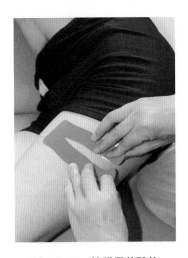

图6-1-35 腰痛的空间贴扎　　　图6-1-36 痛点提高贴扎　　　图6-1-37 筋膜震荡贴扎

端延展进行贴扎,或者采用剪裁较小的窄带贴布(极小的 I 形)全程螺旋缠绕贴扎,前者应用于区域淋巴引流,后者可在淋巴管道受损时应用。

淋巴贴扎技术可用于淋巴回流障碍及其他各类肿胀包括血肿等。相应贴扎可提拉皮肤,使皮下间隙增大,改善淋巴器官,有利于组织间液的循环。还可通过贴布与身体运动配合,皮肤拉伸,改善肌肉与筋膜的流动性,防止粘连。如图 6-1-38 所示膝关节肿痛淋巴贴扎(注:最里层同时辅以 X 形痛点提高贴扎)。

4. 疼痛的肌肉贴扎技术　肌肉贴扎技术是疼痛贴扎的基础应用。相应贴扎时需结合个性化的姿势评估、体格检查等。肌肉贴扎技术通常使用 10% 左右(相对自身绝对长度)的拉力。因为贴布已经有 5%~10% 的预牵伸力,所以被认为是无张力贴扎。若是相对于贴布最大拉伸长度而言,促进时可至 20%~35%,放松时可至 20%~25%。在既往肌内效贴理论中,肌肉促进是指贴布从肌肉起点黏附到止点,此时贴布自然回缩方向与肌肉收缩方向相同,而所谓放松肌肉是从肌肉的止点黏附到起点。由于肌肉起、止点的经典描述来源于经典教科书,我们在临床实践中,确定动作引导方向或贴扎方向时,最好进行肌肉定点和动点的肌动学分析(如近、远固定,上、下固定),并评估患者的损伤症状来源于向心性收缩还是离心性收缩。有时方向因素的重要性低于摆位因素。如图 6-1-39 示三角肌贴扎方法,贴扎摆位为前侧部贴扎时肩关节向后伸展,后侧、外侧贴扎时水平内收位,采用 Y 形贴布、三爪形贴布或多条 I 形,锚固定于肱骨三角肌粗隆,以自然拉力向锁骨外侧 1/3、肩峰及肩胛冈延展。

如图 6-1-40 所示竖脊肌贴扎的方法之一,通过前屈摆位,锚贴于腰骶部,以一条或数条 I 形贴布、Y 形贴布或三爪形贴布自然拉力向头端延展。注意应尽量产生皱褶。

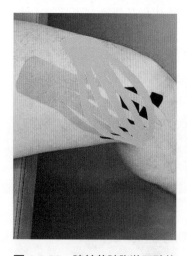

图 6-1-38　膝关节肿胀淋巴贴扎

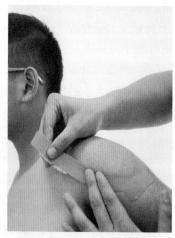

图 6-1-39　三角肌贴扎

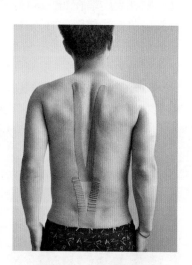

图 6-1-40　竖脊肌贴扎

5. 重叠多层贴扎顺序　贴布若有重叠多层贴扎,一般是裁剪得越多贴在越里层[即从里到外为爪形(灯笼形)→ X 形→ Y 形→ I 形],临床上也有专家在应用 X 形贴布做痛点提高时,习惯将其贴在最里层,而灯笼形在用于稳定时贴在最外层。目前 X 形贴布痛点提高有被空间贴扎取代的趋势,见后续。值得注意的是,在同一解剖部位,不应贴扎层次过多,以免给予软组织的"指令"太杂甚至相互矛盾,或隔离得太厚,影响疗效。

（三）注意事项

1. 肌内效贴的核心理论是贴扎与人体之间的力学互动与感觉输入,摆位、拉力大小及方向往往是能体现技术的关键理念。牵伸状态摆位及自然拉力是产生良好皱褶的关键,而关于贴扎的方向,与传统非弹性贴布不同,一般贴布由尾向锚的弹性回缩方向是可能的作用方向。

2. 肌内效贴国内起步较晚,但发展迅速,各类流派风起,不过循证证据仍待进一步挖掘,由于该技术进行临床试验的影响水平、因素较多,目前较难形成完美的金标准贴扎方法。与各类行之有效的康复治疗技术一样,使用肌内效贴应体现合理的治疗理念,而合理的治疗理念仍来源于评估。

3. 物理治疗技术内涵、外延极为丰富,肌内效贴是其中有益的补充。我们建议肌内效贴可配合现有治疗技术,包括各类运动疗法、深层肌肉刺激(DMS)、冲击波、其他理疗(超声、神经肌肉电刺激)等,从即刻效应看,可增加患者的依从性、改善主客观症状、体征,从持续效应看,肌内效贴也能最大程度体现治疗理念,持续引导软组织、增加感觉输入,一定程度上维持其他医疗方法的治疗效果。即使无条件,也建议可配合健康教育、冷热疗、牵伸、按摩、抗阻训练等常规方法,包括借助易获得的各种简易器材如弹力带、泡沫轴等进行放松、促进及激活等综合干预。

（陈文华　余　波）

八、生物反馈疗法

（一）基本知识

生物反馈疗法(biofeedback therapy,BFT)是现代物理治疗学的一种无损伤、无痛苦、不需任何药物介入的治疗方式,它通过利用电子仪器将人体内正常或异常的生理活动信息转换为可识别的光、声、图像、曲线等信号,使个体能够习得这些现实的信号来调控那些不随意的、通常不能感受到的生理活动,以达到调节生理功能及治疗某些身心性疾病的目的。由于在开始治疗的阶段必须借助于灵敏的生物反馈仪器来监测患者的生理活动,如脑电波、心脏功能、呼吸频率、肌肉活动和皮肤温度等,此法又称为电子生物反馈训练法。然而随着时间的推移,早期由这些仪器向患者投射的"反馈信息"所形成的生理变化将逐渐在大脑形成反射机制,最终使得患者可脱离这些仪器进行进一步训练。

生物反馈仪是利用不同的传感器来测量和记录生物体现象的,这些传感器通常被称为电极。电极被放置在患者的身体表面以获取人体微小的生理信号,然后经过处理反馈在生物反馈仪上,供患者感受到其真实的存在。电极主要分为微电极、表面电极、针状电极。

疼痛是一种复杂的感知觉体验,它不仅包括显而易见的生理学反应,还涉及心理学及社会学领域。外界环境的压力通常可以引起患有疼痛相关疾病的患者产生强烈的生理、心理反应,激活交感神经系统,使患者处于应激状态,从而加剧患者的疼痛感。当患者长期处于高压状态中,上述过程可能使得患者的交感神经系统变为习惯性过度激活状态,引起各种身心功能障碍,最终导致疼痛的进一步加剧。生物反馈疗法能够使患者意识到压力因素是如何成为引起疼痛的某些疾病的触发因素,并在治疗过程中使患者学会放松自身的神经及骨骼肌系统以预防或减少疼痛的产生。

（二）基本方法

1. 治疗前准备

（1）体位：通常取仰卧位，两臂平放身体两侧，枕头高度要根据个人习惯确定。若取半卧位，头部一定要有所依托，以便身体放松。取坐位要注意椅子有足够宽度，以免影响臀部的放松，两手平放于大腿上，双足平放落地。对体弱者，也可让患者坐在沙发上，两臂分放于沙发扶手。无论取何种体位，都要力求自然、放松、舒适。如治疗过程感到不适，患者可随时调整体位。

（2）皮肤清洁：无论进行何种生物反馈，皮肤清洁都十分重要。一般皮肤先用肥皂水清洗，再用75%乙醇脱脂。对角质层较厚的皮肤，还要用细砂纸轻轻摩擦，以保证良好的导电性。

（3）热身：在治疗前，心理准备十分重要，应针对性地消除患者的焦虑。因此治疗师可使用几种不同的放松练习帮助患者调整心态，进入治疗状态。热身训练可包括深呼吸、正面冥想等。

（4）电极放置：一般认为前额肌的紧张和松弛可代表全身肌肉紧张与放松的程度。因此大多把电极放置在前额肌上。其具体位置为：两个记录电极放在眉上1cm处，地极置于两记录电极中间。注意在电极接触面涂上导电膏，再用直径3.5cm的双面胶电极紧密固定好。

2. 治疗方案的选择　在缓解疼痛方面，目前常用的生物反馈疗法有：

（1）肌电生物反馈疗法（electromyographic biofeedback therapy，EMGBFT）：EMGBFT是一种应用肌电生物反馈仪将人们正常意识不到的肌肉组织生物电活动放大，转换为可以被人们感觉的到的视、听等讯号，并把这些讯号通过眼、耳等器官反馈给大脑，以便人体能依据这些讯号自主地训练，控制肌肉组织生物电活动，达到训练的目的。肌电生物反馈疗法是临床上治疗疼痛的重要手段之一，适用于紧张性头痛等一类由于精神紧张、焦虑引起肌肉紧张或痉挛而导致的慢性发作性疼痛。具体操作步骤：

1）检查治疗仪各开关旋钮是否在适当位置，能否正常工作。

2）患者取舒适体位。

3）将电极片贴于前额肌肌腹部位。

4）先在10min的安静状态下测定前额肌的基准肌电水平，并记录下此时肌电值。然后嘱患者注意仪器此时发出的声音响度和指示灯显示的颜色。

5）由治疗师训练启发患者通过主观意念放松前额肌，降低其张力，同时注意仪器屏幕上肌电电位μV数值的下降、声音响度和指示灯颜色的变化。

6）进行若干次治疗后，可让患者按照在治疗室学会的感受和自我控制技术，在家中用治疗仪进行自我训练，最后过渡到完全不用治疗仪进行自我训练治疗。

7）首次训练30min，以后每次20min，每周2~3次。1个疗程为10次。

（2）皮肤温度生物反馈疗法（skin temperature biofeedback therapy，STBFT）：皮肤温度以及肢体外周血管功能状态同血液循环有着密切的关系，当人体处于应激状态时外周血管阻力增大，血流减少，皮肤温度随之降低；而在精神安定、情绪良好的状态下，人体的皮肤温度则会升高。反过来说，当人体皮肤温度降低时，皮下小动脉收缩；而温度上升时则伴随血管的舒张。因此临床上常用STBFT治疗偏头痛以及雷诺病患者的肢端疼痛等。具体操作步骤：

1）检查治疗仪各开关旋钮是否在适当位置，能否正常工作。

2）患者取舒适体位，伸出手平放在治疗床上。

3）将温度传感器固定在患者示指或中指末节的指腹上，并与治疗仪相连。

4）接通电源，启动治疗仪描记、显示皮肤温度的曲线和读数，并发出不同颜色灯光和声音信号。

5）按治疗要求，由治疗人员或录音带的指导语引导患者学会根据视听反馈信号，通过自我控制调节皮肤温度，从而使皮肤温度上升或下降。

6）每次训练 15~20min，治疗完毕，关闭电源，从患者手指上取下温度传感器。每日治疗训练 1~3 次。

7）进行若干次治疗后，可让患者自己默诵指导语，按照在治疗室学会的感受和自我控制技术，在家中用治疗仪进行自我训练，每次 15~20min，最后过渡到完全不用治疗仪进行自我训练治疗。

（3）脑电生物反馈疗法（electroencephalograph biofeedback therapy，EEGBFT）：EEGBFT 是应用神经电生理技术，直接提取大脑皮质神经元活动信号即脑电波频率，通过脑电波变化来反应神经兴奋状态。脑电生物反馈疗法可以使患者学会对脑电波的自我控制，有意识地控制自身脑电活动，从而更有效地纠正脑电波异常，逐渐恢复正常脑电波、改善脑功能。目前在治疗疼痛疾病时常用 α 波、θ 波作为反馈信息。具体操作步骤：

1）检查治疗仪各开关旋钮是否在适当位置，能否正常工作。

2）患者取舒适坐位。

3）将电极置于双侧顶叶处，参考电极置于双侧耳垂，地线置于顶叶处向外向下 1cm。

4）首先在患者安静位时进行 5min 基线测试；然后根据基线值预设一个比基线值稍低的目标值（通常为基线值的 80%）。

5）训练开始，嘱患者尽量放松，以增加脑电 α 波的活动。当达到目标值时，即会听到反馈仪发出的音乐或看到动画播放（即反馈信息）。

6）嘱患者领会达到目标值时的感受，并且通过反复想象寻找并体验这种感受，直到能够有意地控制或随意就能达到目标值为止。

7）随着训练次数的增加，逐渐增加训练难度，使患者能够尽量增加脑电 α 波的活动，从而达到深度放松的目的，并在接下来的训练中加以巩固。

8）接下来的每一次训练都应在上一次训练的基础上再预设一个适当的目标值进行重新反馈练习。

9）每天训练 1 次，每次训练 40min，每周训练 2~3 次。疗程共 10 次。

（4）皮电生物反馈疗法（galvanic skin response biofeedback therapy，GSRBFT）：皮电由交感神经支配而不受副交感神经影响，因此，汗腺活动的大小可以作为交感神经活动程度的指标。当精神紧张和交感神经兴奋时，手掌心或足心出汗。皮肤表面汗液中的水分和氯化钠可使皮肤电阻值降低。该疗法利用皮肤电阻与皮肤血管舒张和汗腺分泌的密切关系，调节情绪、血压和周围血管张力，达到治疗交感神经兴奋性增高的疾病的目的。具体操作步骤：

1）检查治疗仪各开关旋钮是否在适当位置，能否正常工作。

2）患者取舒适体位，伸出手平放在治疗床上。

3）将监测皮肤电反应的感受器放置于示指和环指上。

4）首先要求患者在安静状态下坐位休息 10min 后，在睁眼平静呼吸的状态下，记录 2min 的各项生理指标；然后根据患者安静时的皮肤电反应设定反馈阈值。

5）嘱患者注意电脑屏幕上的音频或视频反馈信息，全身放松 10min。

6）让患者体会全身放松皮电降低时的感受 10min。

7）每天训练 1 次,每次约 40min,可每天训练。疗程共 10 次。

（5）心率变异性生物反馈疗法(heart rate variability biofeedback therapy,HRVBFT):心率变异性是反映每一次心跳时间不断改变的现象,每一次心跳的时间间隔对应了人的瞬时心率,它随着人的呼吸、血压、情绪的改变而不断起伏变化,这种变化是受人体自主神经系统所控制,因此心率变异性已成为评价交感、副交感神经平衡性的一种简单、有效的方法。正常人的心率为每分钟 70 次左右,在精神松弛、心情平静的状态下,心率减慢;而在情绪激动、焦虑、运动和其他外界压力作用下,心率加快。HRVBFT 训练患者以共振频率大约每分钟呼吸 6 次,使交感神经反馈信号升高,并调整呼吸与心率波动达到同步,从而获得最大的心率变异性,达到放松心情、缓解疼痛的目的。具体操作步骤:

1）检查治疗仪各开关旋钮是否在适当位置,能否正常工作。

2）患者取舒适体位。

3）用电极片将患者的心电引入生物反馈仪中。红灯亮表示当前心率较快;绿灯亮表示心率较正常慢;黄灯亮表示心率正常或心率控制成功。

4）嘱患者以放松、自然的方式主动调整呼吸的频率和幅度,进行有控制的深慢的腹式呼吸,呼吸要轻松舒适又不要太费力,呼气时程应长于吸气时程。

5）当患者掌握呼吸频率降低的呼吸要领后,治疗师指导患者心率随同呼吸进行同步变化,并逐步提高心率波动的幅度。

6）指导患者根据指示灯的颜色变化主动调节自身心率及呼吸。一般在训练开始阶段可先让患者学会通过意念增快心率,然后再学会减慢心率。每 4min 交替 1 次。

7）每天 1 次训练,每次训练 30min,每周 2 次。疗程共 15 次。

8）患者学会这种自我锻炼的呼吸模式后,在家中模拟反馈的感受坚持训练,不断地强化这些反射。

（三）注意事项

1. 治疗室应保持安静、舒适,患者应在治疗前排空二便,安静休息 15~20min,以将外界的干扰降至最低。

2. 治疗前向患者解释该疗法的原理、方法以及要达到的目的,解除患者疑虑并获得其合作。

3. 治疗前要找好最合适的测试记录类别和电极放置部位。

4. 治疗时嘱患者注意力集中,密切配合治疗师的指导和仪器显示。

5. 治疗时治疗师应以指导语引导,保证速度、声调、音调的适宜。也可采用播放录音带的方式进行,待患者熟悉指导语后,可让患者默读指导语。

6. 治疗全程应由治疗师陪同,以及时给患者指导和鼓励,树立患者对治疗的信心,并可同时施行心理治疗。

7. 治疗强度以不使患者有疲劳和疼痛的感觉为准。

8. 治疗过程中若出现血压升高、头痛、头晕、恶心、呕吐等症状应立即停止治疗。

9. 生物反馈疗法禁用于以下情况:5 岁以下儿童、智力障碍者、精神分裂症前期患者;患有严重心脏病、心梗前期或发作期间、复杂的心律失常者;患有青光眼或治疗中出现眼压升高者。

（陈文华　纪任欣）

第二节　物理因子治疗

物理因子治疗也称为理疗,是应用人工的或天然的物理因子如电、光、声、磁、水、冷、热等作用于人体,并通过人体的神经、体液、内分泌等生理调节机制,来治疗和预防疾病的一门科学。物理因子治疗的种类主要有电疗法、光疗法、超声波疗法、磁疗法、水疗法、传导热疗法、低温冷冻疗法等。

物理因子治疗具有消炎、镇痛、促进局部血液循环、兴奋神经肌肉组织、促进伤口和溃疡愈合等作用,因此广泛应用于疼痛的治疗中。

近年来对慢性疼痛特别是药物难治性疼痛(drug-refractory pain)越来越多地采用非药物的物理因子治疗,其中主要是神经刺激或神经调控技术,包括非侵入性方法如经皮神经电刺激(transcutaneous electrical nerve stimulation,TENS)等低中频电疗、经颅磁刺激(transcranial magnetic stimulation,TMS)、经颅直流电刺激(transcranial direct current stimulation,tDCS)等和侵入性方法如包括外周神经电刺激(peripheral nerve stimulation,PNS)、神经根电刺激(nerve root stimulation,NRS)、脊髓电刺激(spinal cord stimulation,SCS)、脑深部电刺激(deep brain stimulation,DBS)、运动皮层电刺激(motor cortex stimulation,MCS)(图6-2-1)。而体外冲击波、聚焦超声、低温冲击疗法等在软组织损伤疼痛的应用也越来越多。

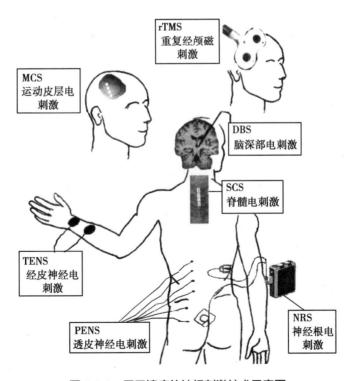

图 6-2-1　用于镇痛的神经刺激技术示意图

一、冷热疗法

冷热疗法（cold and heat therapy）是利用低于或高于人体温度的物质作用于人体表面，通过神经传导引起皮肤和内脏器官血管的收缩和舒张，改变机体各系统体液循环和新陈代谢，达到治疗目的。冷热疗法的设备简单、操作方便，是疼痛治疗的常用方法，在各级医院甚至家庭中得到广泛应用。

（一）冷疗法

各种冷疗法（cold therapy）取决于所用的温度，–60℃以上的低温常作为辅助治疗手段，因简单方便广泛用于疼痛和肿胀的治疗。而 –60~–196℃的超低温，因直接破坏组织细胞，作为独立的治疗手段，多用于外科、妇科、耳鼻喉科、肿瘤科等（图 6-2-2）。冷疗的温度通常在 0℃以上、体温以下，不引起组织损伤。不同治疗时间和治疗方法的冷疗，对机体产生的作用不同。瞬间的冷刺激使组织的兴奋性增高，而持续长时间的冷刺激降低组织的兴奋性，因此，对急性软组织损伤的疼痛多用较长时间的冷敷治疗。

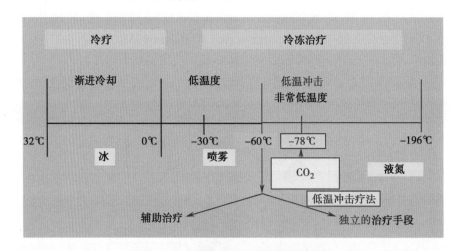

图 6-2-2　各种冷疗方法与温度的关系

1. **冷疗法的作用机制**　冷疗能使神经纤维传递速度减慢，减少神经终板的兴奋性，提高痛阈，减轻疼痛，减缓细胞代谢，降低组织温度、炎症反应等。冷疗法的止痛机制包括：①冷疗使局部温度降低，神经末梢的敏感性和感觉神经的传导速度降低，减少疼痛的感觉；②冷疗法促使血管收缩，减少组织出血，进而减轻肿胀和肿胀带来的疼痛；③冷的感觉较疼痛感觉传递速度快，提高痛觉的阈值，而减低对疼痛的感觉。

2. **冷疗法的治疗作用**　冷疗法对人体的治疗作用：①降温，用于发热患者的物理降温治疗。②减轻局部充血或出血，用于急性闭合性软组织损伤。③控制炎症扩散：冷使局部血流减少，降低细胞的新陈代谢和细菌的活力，限制炎症的扩散。④减轻组织肿胀和疼痛。

3. **治疗方法**

（1）冷敷法：包括冰袋冷敷、冷湿布法、冰贴法、循环冷疗仪冷敷法，根据冰敷温度一般每部位每次治疗 5~30min。注意观察皮肤的反应。

(2) 浸泡法:将所需治疗的部位直接浸泡于冰水中,一次浸泡时间数秒至数十秒,反复多次。适用于四肢关节部位的急性软组织损伤和疼痛。

(3) 喷射法:将冷冻剂或冷空气喷射于病变部位。

(4) 加压冷敷系统:如 Ankle-Cryo/cuff 冷疗系统,一般 20min/ 次,每天数次。

4. 临床应用 常用于运动损伤早期肿胀和疼痛的治疗,如韧带和肌肉扭挫伤、撕裂伤、肌腱炎、滑囊炎等。是骨折术后、关节置换术后、关节镜术后普遍采用的一种治疗方法,术后 72h 内间断冷疗能明显减轻骨折后及术后早期疼痛,减少出血量。也用于肌肉痉挛性疼痛的治疗。

禁忌证:血栓闭塞性脉管炎,雷诺病,严重高血压,心、肺、肾功能不全,动脉硬化。冷变态反应者,对冷过度敏感者,致冷血红蛋白尿患者。大片组织受损,局部血液循环不良,或感染性休克,微循环明显障碍,皮肤颜色青紫时不宜用冷敷,以防加重微循环障碍加重而加速组织坏死。

(二) 冷冻疗法

冷冻疗法(cryotherapy)是应用致冷物质和冷冻器械产生的 0℃ 以下低温,使人体局部组织迅速降温冷冻以治疗疾病的方法。临床应用非常广泛,主要用于实体肿瘤、皮肤疾病、妇科疾病、五官疾病的治疗。疼痛治疗方面,主要有周围神经液氮冷冻疗法、低温冲击疗法。

液氮冷冻周围神经可通过破坏施万细胞及基底膜,使神经变性,阻断疼痛信号向中枢传导。国内研究显示,−20℃ 冷冻神经形态无明显改变;−60℃ 神经纤维出现肿胀变性;−100℃ 半数神经纤维呈退行性变,轴浆外溢,神经内出血,但神经能完全再生修复;−140℃ 与 −180℃ 神经产生变性坏死,神经修复减慢,再生不完全。对周围神经损伤后的神经纤维瘤,冷冻处理可以使再生神经失去支架,使神经受到初期充血、后期束膜增厚与胶原的阻挡,难以延长再生,因此治疗神经纤维瘤所致疼痛有较好的效果。

低温冲击疗法(thermal shock)是将 −78℃、1~2bar 的医用二氧化碳气体从治疗枪头喷出,在 30s 之内将皮肤温度降低到 2~4℃ 之间。国外研究证明,该疗法对肌腱病、血友病和血肿、祖德克氏病、四肢手术后、腰痛、风湿性疾病、慢性伤口创面,获得了优异的效果,可以迅速减轻水肿、炎症和缓解疼痛。

(三) 传导热疗法

传导热疗法(conductive heat therapy)以各种热介质(如水、石蜡、泥、盐、铁砂等),将热直接传至人体达到治疗目的的方法,主要有石蜡疗法、湿热敷疗法、蒸汽熏蒸疗法。各种传热介质的温热作用,可改善血液循环,缓解肌肉痉挛和疼痛,减轻关节僵硬,促进创面愈合。某些介质尚有机械和化学刺激等因素的综合作用,其中泥疗具有促进组织的再生能力,促进慢性炎症、瘢痕、水肿、粘连、浸润、渗出物和血肿等病理产物消散吸收而呈现消炎的作用;石蜡具有良好的可塑性和黏滞性,温度降低时体积缩小凝固,产生机械压迫作用。中药熏蒸疗法可根据病情选择不同的药物配方治疗,具有消炎、消肿、镇痛等作用。

主要适应证:亚急性和慢性疼痛。蜡疗多用于治疗扭挫伤、肌筋膜疼痛综合征、纤维肌痛综合征、瘢痕、关节挛缩等,能防止组织内淋巴液和血液渗出、减轻水肿,促进渗出液吸收,刺激上皮生长,促进创面愈合,对瘢痕组织及肌腱挛缩有软化松解作用。中药熏蒸疗法多用于关节炎、软组织损伤等疼痛性疾病和瘢痕挛缩等。

禁忌证和注意事项:心力衰竭患者、孕妇、恶性贫血患者、高热患者。注意急性扭伤应在 24h 后治疗。

二、直流电、低频、中频、高频电疗

（一）直流电和直流电离子导入疗法

直流电疗法（galvanization）是使用低电压的平稳直流电通过人体部位以治疗疾病的方法，是最早应用的电疗法之一。目前，单纯应用直流电疗法较少，但它是离子导入疗法和低频电疗法的基础。使用直流电将药物离子通过皮肤、黏膜或伤口导入体内进行治疗的方法，称为直流电药物导入疗法（iontophoresis）。

1. 直流电的生物作用 人体体液中含有各种电解质，能够导电。直流电治疗时，两电极间存在着稳定的电势差，人体组织内各种离子向一定的方向移动。在直流电的作用下，人体体液发生电解、电泳与电渗作用。

2. 直流电的治疗作用

（1）促进局部血液循环和改善组织营养。

（2）直流电阴极有促进伤口肉芽生长、软化瘢痕、松解粘连和促进消散等作用，而阳极有减少渗出的作用。

（3）微弱直流电阴极促进骨再生修复，阳极改善冠状动脉血液循环的作用。

（4）调节神经系统功能。因此，直流电也要一定的镇痛作用。但相对其他低频脉冲电疗法，直流电的镇痛作用比较弱，临床上很少单独应用直流电来镇痛。

3. 直流电药物离子导入 在药物溶液中，一部分药物离解成离子，在直流电的作用下，阴离子和阳离子进行定向移动。如果阴极衬垫中含有带负电荷的药物离子或者阳极衬垫中含有带正电荷的药物离子，就会向人体方向移动而进入体内。阳离子只能从阳极导入，阴离子只能从阴极导入。药物离子主要经过皮肤汗腺管口和毛孔进入皮内或经过黏膜上皮细胞间隙进入黏膜组织。该方法兼有直流电和药物的作用。

药物离子导入的数量与很多因素有关。在一般情况下，导入的药物为衬垫上药物总量的 2%~10%，因此导入体内的药量很少，但在局部表浅组织中浓度较高、作用时间长，是其特点。

4. 治疗方法 最常用衬垫法，为了防止直流电化学灼伤皮肤，电极外面应套上湿的厚绒布衬垫。电流强度以衬垫单位面积毫安数计算。一般成人 0.03~0.1mA/cm²，儿童为 0.02~0.08mA/cm²。治疗时间 15~25min，每日或隔日一次。其他方法有电水浴法、体腔法、植入法。

5. 主要适应证和禁忌证

（1）适应证：神经炎、自主神经功能紊乱、慢性溃疡、术后粘连、神经痛、关节炎、血栓性静脉炎、骨折延迟愈合、骨不连等。根据所用药物的药理特性，直流电药物离子导入疗法还有各种不同的适应证。

（2）禁忌证：急性湿疹，对直流电过敏，对导入药物过敏，出血倾向疾病等。

（二）低频电疗法

频率 1000Hz 以下的脉冲电流称为低频电流。低频电流的特点是：①无明显电解作用；②对感觉神经和运动神经都有强刺激作用；③无热作用。

低频脉冲电疗法在医学领域的应用已有近 200 年的历史。主要作用为镇痛的低频电疗法有：非侵入性方法——间动电疗法、超刺激电疗法、经皮电刺激神经疗法、高压低频脉冲电疗法、H 波电刺激疗法、扰频治疗;侵入性方法——外周神经电刺激、神经根电刺激、脊髓电刺激、脑深部电刺激、运动皮层电刺激等。在我国应用非常广泛的电针治疗也属于低频电疗。TENS 是最具代表性的低频电疗法,将单独介绍,本节简单介绍其他低频电疗法。

1. 低频电流的镇痛机制 低频电流的生理和治疗作用包括:①兴奋神经肌肉组织;②镇痛;③促进局部血液循环;④促进伤口愈合;⑤促进骨折愈合;⑥消炎;⑦催眠。其镇痛机制,目前认为有以下几个途径:

(1) 闸门控制学说:低强度的 70~150Hz 的 TENS 往往兴奋表浅的 Aβ 类神经纤维,继而兴奋脊髓中抑制性中间神经元,关闭“闸门”,进一步抑制同节段背角投射神经元的活动,阻断伤害性刺激向中枢传导,产生即刻镇痛作用。

(2) 内源性镇痛系统和体液学说:电针和 1~10Hz 的针刺样 TENS 通过激活疼痛抑制系统,增加内源性镇痛物质阿片肽、5-羟色胺(5-HT)的释放。还能通过阿片肽能和 5-HT 能神经元(下行抑制系统)减少 P 物质的释放,产生镇痛。

(3) 类固醇和 5-HT:低频电刺激可以增加血液中类固醇和 5-HT 的水平。5-HT 具有改善心境、减轻疼挛的作用,从而起到长效镇痛的作用。

(4) 神经机制:TENS 刺激腓总神经后降低 H 反射及 M 波的最大波幅比值(H_{max}/M_{max})比值,延长 H 反射潜伏期,Ia 类及 II 类两组传入神经纤维介导此效应。表明 TENS 能降低肌肉运动神经元群的兴奋性,减轻疼挛,缓解疼挛性疼痛。

多次治疗后的镇痛作用,除即时镇痛作用的各种因素外,还因局部血液循环改善,减轻局部缺血、缓解酸中毒、加速致痛物质和有害的病理产物的清除,减轻组织和神经纤维间水肿,改善局部营养代谢,从而消除或减弱疼痛的刺激因素,达到镇痛效应。

2. 常用的低频电疗法

(1) 感应电疗法:感应电流是用电磁感应原理产生的一种双相、不对称的低频脉冲电流,频率在 60~80Hz。新感应电为单向尖波脉冲电流,频率 50~100Hz,脉冲宽度为 1ms。感应电能兴奋运动神经与肌肉,引起横纹肌完全强直收缩。可用于防治废用性萎缩、软组织损伤、血液循环障碍。因感应电的波形为单向尖波,易引起刺痛等不适,故临床上已很少用来镇痛治疗。

(2) 间动电疗法:间动电流是将 50Hz 正弦交流电整流以后叠加在直流电上而构成的一种脉冲电流,常用的波形有 6 种:①疏波(MF):频率 50Hz 的正弦波,间隔 10ms,幅度恒定。②密波(DF):频率 100Hz,周期 10ms。③疏密波(CP):MF 和 DF 交替出现,各持续 1s 钟。④间断波(LP):MF 持续 4s,DF 持续 8s,且密波中一组电压保持稳定,另组电压缓慢起伏。⑤断续波(RS):MF 断续出现,通断各 1s。⑥起伏波(MM)。间动电流的止痛作用较明显,常用于治疗较表浅的神经痛、颞颌关节功能紊乱、肩周炎、网球肘、狭窄性腱鞘炎、骨关节炎等。

(3) 高压脉冲电疗法(high voltage pulsed current stimulation,HVPC):HVPC 的特点是电压高,国外仪器输出的电流峰值电压为 500V 左右,波型为单相的尖波,脉冲宽度为 5~65μs,脉冲频率 1~150Hz。经络导平仪使用单相方波,由于脉冲频率较低(常为 1~3Hz,或 10Hz),故输出电压可更高,峰值可达 2000V。与 TENS 相比,HVPC 更适合于治疗急性表浅性疼痛。HVPC 对神经纤维的兴奋性比 TENS 小,故治疗时电极一般只置于痛点、扳机点或穴位上。经络导平仪对各种疼痛的效果相当满意,而且具有调整内脏、内分泌功能、抗过敏、增强免疫等作用。

（4）透皮神经电刺激（percutaneous electrical nerve stimulation，PENS）：PENS 类似于电针治疗，采用针式电极（直径 0.2mm），插入深度为 1~3cm，频率 1~5Hz，脉冲宽度 0.1~0.5ms。一般先用 5Hz 治疗，15min 后疼痛无缓解，改用 1Hz。电极插入部位为压痛点或周围神经行经处。与 TENS 比较，其作用更深、更精准，可用于难治性神经病理性疼痛的治疗。有研究显示，PENS 对慢性肌筋膜疼痛综合征的疗效比干针针刺好。2013 年英国国家卫生医疗质量标准署（The National Institute for Health and Clinical Excellence，NICE）对 PENS 治疗难治性疼痛的评价为：短期治疗的疗效肯定，是安全的。

（5）H 波电刺激疗法（H-wave stimulation）：H 波电刺激的电流模拟 Hoffman 反射的神经信号波形，是双向指数波，所以其作用更深、更舒适、安全，用于止痛治疗时一般采用 60Hz 的脉冲频率。1997—1999 年的研究显示 H 波电刺激的止痛和消肿效果比假刺激好，联合药物治疗的效果比单纯药物治疗好。Blum 等认为 H 波电刺激对软组织疼痛、神经性疼痛有中~强的止痛效果。现有的研究不多，推荐用于周围神经病理性疼痛、水肿和缺血引起的疼痛。

（6）扰频治疗（scrambler therapy/ Calmare therapy）：能模拟 16 种神经动作电位信号，电刺激信号干扰疼痛信号，使中枢神经系统产生"无痛"的错觉，故也称作为"经皮调制疼痛再处理电刺激（transcutaneous electrical modulation pain reprocessing）"。波宽 6.8~10.9μs，频率 43~52Hz，由治疗仪自动控制。典型的治疗仪有 5 路输出，如果疼痛范围较大如带状疱疹后疼痛，需要用 4~5 路输出的 8~10 个电极包围式放置在疼痛区域四周（图 6-2-3）。最初用于晚期肿瘤的镇痛治疗，效果非常好。Sabato 等用扰频治疗 226 例难治性疼痛患者，包括腰痛、腰椎手术失败综合征、神经痛。结果显效率 80.1%（疼痛程度减轻 50% 以上），有效率 10.2%（疼痛程度减轻 25%~49%），无效 9.7%（疼痛程度减轻 24% 以下）。Marineo 对 52 例难治性术后疼痛、椎管狭窄症患者，电刺激每天治疗 60min，连续治疗 10 天，结果扰频治疗的镇痛效果优于药物治疗。Smith 等评价了扰频治疗对顽固的化疗后周围神经病变（CIPN）的效果。16 例患者每天治疗 1h，共 10 个工作日。疗程结束后 15 例的疼痛程度降低 20% 以上，4 例疼痛完全消失，患者的疼痛程度平均下降了 59%。作者认为扰频治疗对难治性 CIPN 能大大减轻疼痛（dramatically reduce pain）。最近 3 年来的报道显示对带状疱疹后神经痛、CRPS、人类免疫缺陷病毒相关性周围神经病变的疼痛都有满意的疗效，但病例数不多。

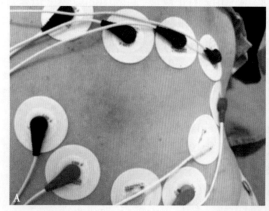 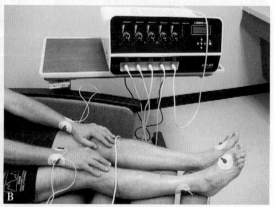

图 6-2-3　扰频治疗电极放置方式
A. 疼痛范围较大如带状疱疹后疼痛的电极放置方式；B. 四肢疼痛如周围神经炎的电极放置方式

(7) 经皮关节电刺激疗法(transcutaneous electrical joint stimulation,TEJS):类似于 TENS,使用随身携带的小仪器长时间治疗。脉冲频率 100Hz,波宽 10μs,强度为感觉阈下,患者几乎感觉不到电刺激,不影响工作和生活,电极可以嵌在护膝、护肘等支具内,用于退行性骨关节炎、类风湿关节炎的治疗。David 等人的研究显示 TEJS 配合膝关节支具可以减轻疼痛、改善膝关节功能、减缓膝关节的病理退变达 4 年之久。Zizc TM 等的多中心、随机双盲研究治疗 78 例严重骨关节炎患者,治疗期间不停用镇痛药,每天治疗 6h,疗程 1 个月,结果全面医生评估、患者疼痛及症状评估和患者功能评估 3 个评估指标,TEJS 组比假刺激组分别高 130%、120% 和 50%。

(8) 微电流刺激疗法(microcurrent therapy,MCT):MCT 也称为微电流神经电刺激(microcurrent electrical nerve stimulation,MENS),主要用于促进伤口和骨折愈合,对难治性伤口创面引起的疼痛也有较好的效果。与 TENS 比较,MCT 的电流强度小很多,为微安培级(数十微安,电压 1~60V,频率 0.5 ~100Hz),TENS 可以直接阻断疼痛,而 MCT 是通过促进组织愈合间接镇痛。Koopman 等(2009)的研究发现 MCT 对慢性非特异性腰痛有效。Zuim 等报道 MCT 对颞颌关节紊乱病的效果与咬合夹板的疗效相当,明显好于假刺激。另一项对糖尿病所致的神经性疼痛患者行每周 3 次连续 4 周治疗的研究显示 MCT 的效果与安慰剂无明显差异,因此不建议用于神经性疼痛的治疗。

(三) 经皮神经电刺激

经皮神经电刺激(transcutaneous electrical nerve stimulation,TENS)是将电极放在皮肤表面,通过低频脉冲电刺激神经纤维,以减轻或消除疼痛的方法,主要用于疼痛的治疗。自 1974 年第一台 TENS 仪研制以来,大量的临床和基础研究证明其缓解疼痛的疗效比较满意,其他常规疗法无效的,TENS 往往有效。

1. 物理特性

(1)波型:不对称平衡双相变形方波,没有极性。

(2)频率:一般为 1~150Hz 可调。最常用的是用 70~110Hz(常规 TENS),其次是 1~5Hz(类针刺型 TENS)。

(3)脉冲宽度:0.04~0.3ms 可调。对于有脉冲串(burst)输出方式的仪器,脉冲串的宽度为 100ms 左右,每秒 1~5 个脉冲串,串内载波为 100Hz 的常规 TENS 波。

2. TENS 的镇痛机制

70~100Hz 的常规 TENS 主要刺激 Aβ 纤维,通过关闭疼痛闸门而镇痛,因此镇痛起效快(电刺激时)、持续时间短(单次治疗停止后数小时);1~5Hz 的针刺样 TENS、脉冲串(burst)TENS 主要刺激 Aδ 纤维,激活疼痛抑制系统,增加内源性镇痛物质阿片肽、5-羟色胺(5-HT)的释放。还能通过阿片肽能和 5-HT 能神经元(下行抑制系统)减少 P 物质的释放,产生镇痛。因此镇痛效应持续长(单次治疗停止后数小时 ~ 数天)。

3. 临床应用

(1)急性疼痛:①术后切口痛:TENS 早期最成功的应用之一是术后切口止痛。大量的文献报道 TENS 治疗术后切口痛,包括各种胸、腹部手术、关节手术等,效果非常满意。TENS 能减少止痛药物的摄入量 30%~50%,使患者精神好转,早期活动,减少并发症。一般在术前就给患者应用 TENS,以确定合适的参数。通常持续刺激 48~72h,可由患者调节电流强度。②骨科疼痛:用 TENS 治疗急性踝关节扭伤,能较早缓解疼痛、减轻水肿、早期恢复 ROM 和行走功能。对肩周炎、急性腰肌扭伤、运动创伤等的疗效优良。③妇产科疼痛:Augustinsson 等观察了 TENS 对 147 例产妇因分娩而引起的腰痛、骨盆疼痛的疗效。在第一产程,止痛效果最好;第二产程次之,没有发现副作用。TENS 治疗痛经(方法是平肚脐处以倒三角形用三个电极)的疗效好于安慰治疗和布洛芬,常规 TENS 治疗疗效又好于类针刺型 TENS。对妇产科手术后的镇痛,2Hz 与 100Hz 的 TENS 的疗效相当,2~100Hz 变频的镇痛效果最好。④对急性牙痛、头痛、内脏痛如胆绞痛等均有较好的止痛效果。

(2) 慢性疼痛:是 TENS 最常见的适应证,许多患者长期使用 TENS 仪在家治疗。大量的研究证明 TENS 对慢性疼痛的有效率介于安慰剂 ~85%,对控制慢性腰背痛、关节炎、疱疹后神经痛、截肢幻痛、周围神经变性、吉兰-巴雷综合征、三叉神经痛、偏头痛和紧张性头痛均有不同程度的镇痛效果。一项包括 652 名慢性肌肉骨骼疼痛患者的荟萃分析,15 个以 TENS 假刺激作对照的研究中,10 个研究结果显示 TENS 有效,而且常规 TENS 与低频高强度 TENS 的疗效相等。TENS 对膝关节骨关节炎疼痛患者的疗效肯定,被某些循证医学实践指南采纳,但也有报道 TENS 对慢性腰痛无效。

(3) 其他应用:改善周围血液循环、促进骨折、伤口愈合、治疗心绞痛、降低肌张力等。

4. 治疗方法

(1) 电极的放置:首选置于痛区,其次是扳机点、穴位、运动点、病灶同节段的脊柱旁,沿着周围神经走向、病灶上方节段、病灶对侧同节段上。2 个电极或 2 组电极的放置方向有:并置、对置、近端-远端并置、交叉、V 字形等。

(2) 参数的选择:目前将 TENS 分为 4 种治疗方式:常规型或通用型(conventional TENS, traditional TENS)、低频高强度的针刺样(acupuncture like TENS)、短暂强刺激型(brief intense TENS)、脉冲串型(burst TENS),各种方式的治疗参数见表 6-2-1。

表 6-2-1 TENS 的四种治疗方式

方式	强度	脉冲频率	脉冲宽度	作用和适应证
常规 TENS	舒适的麻颤感	75~120Hz	<0.1ms	提高痛阈。急、慢性疼痛;短期止痛
针刺型 TENS	运动阈上,一般为感觉阈的 2~4 倍	1~4Hz	0.2~0.3ms	提高对疼痛的耐受性。急、慢性疼痛;周围循环障碍;长期止痛
短暂强刺激型 TENS	肌肉强直或痉挛样收缩,耐受量	90~130Hz	>0.2ms	用于小手术、致痛性操作过程中加强镇痛效果
脉冲串型 TENS	运动阈上	串内 75~120Hz,串频率 1~3Hz	串内 <0.1ms,串宽度 100ms	急、慢性疼痛;周围循环障碍;长期止痛

最常用的是常规型 TENS,适合长时间治疗,从每日 30~60min 至持续 36~48h 不等。针刺样 TENS 能同时兴奋感觉神经和运动神经,电极不一定要放在穴位上,治疗时间一般为每日 45min,根据受刺激的肌肉的疲劳情况决定。短暂强刺激方式的电流很大,肌肉易疲劳,一般每刺激 15min 左右后休息几分钟。

建议每日治疗 2~3 次,每次治疗 20~30min。对慢性病需长期治疗者可让患者购买仪器在家里治疗,每次治疗时间适当延长,但应定期接受医生指导。

5. 影响疗效的因素
TENS 作为低中频电疗的代表性方法,在临床应用超过 40 年,被广泛接受,但对其疗效一直争论不休。国外研究显示 TENS 对急性和慢性疼痛的有效率分别在 65% 和 50% 以上,明显优于安慰剂或假刺激,但对不同的痛症疗效不一致。2010 年美国神经病学学会的 2 个 I 级研究、1 个 II 级研究显示 TENS 对慢性腰痛无效。2012 年美国医保委员会(Centers for Medicare & Medicaid Services)认为没有理由和必要性将 TENS 用于治疗慢性腰痛。

回顾 TENS 的研究文献,发现有很多因素影响 TENS 的疗效,也影响了循证证据:电流强度、治疗时间和疗程、患者的耐受性、长期口服阿片类止痛药、特殊人群、疗效评估方法、对照组是否合理。TENS 疗效的个体差异很大,应注意个性化治疗,包括电极的位置、参数的选择、治疗时间和疗程的确定,可能需要多次治疗后才能确定适合该患者的最佳参数。长期用 TENS 止痛的患者报告表明,不同个体在脉冲频率选择上有很大差异。

(1) TENS 治疗强度:应给予合适的电流强度,一般应该用耐受量(the highest tolerable level)。50~150Hz 刺激时用舒适而强的强度,1~10Hz 刺激时用耐受量,感觉阈刺激无效。

(2) 次数:每周最少 2 次。每次递增强度 10%,可以延缓耐受产生。

(3) 频率:高频更舒服,但更易产生耐受。变频的效果最好。但患者正在服阿片止痛药或阿片类止痛药时低频刺激效果不好,应该用高频刺激。因为低频电刺激和阿片止痛药都是作用于 η 受体,高频电刺激作用于 δ 受体。

(4) 疗程:对慢性疼痛,长期治疗(≥6 个月,在家治疗)的效果好于短期治疗。

(5) 电极以痛点放置效果最好,支配痛区的末梢神经刺激效果次之,而放置于相应的脊髓节段、与疼痛无关的部位则效果差。如果疼痛范围大,如躯干带状疱疹后神经痛,应采用多路输出同时治疗。参考图 6-2-3。

6. TENS 的不良反应和禁忌证 TENS 治疗的不良反应很少,约 2%~3%。有些不良反应是由于操作不当引起的,如电极接触不良、电流过大。最多见的不良反应是皮肤刺激反应,这与其他低频电流疗法相似;其次是过敏反应,因患者对电极材料、导电胶甚至电极固定带过敏所致。

禁忌证:①戴有心脏起搏器者严禁使用。②严禁刺激颈动脉窦。③以下情况需小心使用:孕妇的腹部和腰骶部;眼睛上的治疗;精神性疼痛患者的治疗;有脑血管意外病史的患者,不要将电极对置于颅脑。

(四) 中频电疗法

用频率 1~100kHz 的电流治疗疾病的方法,称为中频电疗法。常用的有干扰电疗法、音频电疗法、电脑中频(程序调制中频疗法)等。中频电流的治疗作用有:镇痛作用、促进局部血液循环、锻炼肌肉、软化瘢痕、松解粘连、消炎作用。

1. 干扰电疗法 将两组或三组不同频率的中频电流交叉地输入人体,在体内发生干扰后产生低频电流,这种电流称作干扰电流(interferential current,IFC)。应用 IFC 治疗疾病的方法称为干扰电疗法(interferential current therapy/ interferential current stimulation,IFT/IFS)。IFT 起源于 20 世纪 50 年代,80 年代以来,人们在传统的静态 IFT 的基础上发展了动态 IFT 和立体动态 IFT。动态 IFT 是使 IFC 的幅度被波宽 6s 的三角波所调制,发生一个周期为 6s 的缓慢的低幅度变化,从而使两组电流的强度发生节律性变化。立体动态 IFT 是将三路中频电流交叉地输入机体,在体内形成三维的立体干扰场,同时对三路电流进行低频幅度调制,从而获得多部位、不同方向、角度和形状的动态刺激效应。

(1) IFT 的作用特点:皮肤的阻抗降低,通过的电流较多,作用部位深;无电解作用;对皮肤的刺激性小,人体能耐受较大的电流强度。在电极下起作用的是等幅中频电流,在深部治疗部位和电流交叉处起主要治疗作用的是 IFC,即 0~100Hz 的低频调制中频电流,同时发挥低频电和中频电的治疗作用。差频在一定范围内变动可避免机体产生适应性。立体动态

IFC 具有立体的、多部位的刺激效应,强度和刺激部位的动态变化。

(2) IFT 的镇痛作用:干扰电的镇痛作用比较明显。实验证明,干扰电作用后局部皮肤的痛阈有显著提高,治疗多种痛症有较明显和持久的镇痛效果。在 IFT 和 TENS 对局部缺血性疼痛模型止痛效果的单盲、假刺激对照实验中,与假电疗相比 IFT 降低了疼痛程度,止痛效果与 TENS 相似,且 IFT 可以减轻情感类疼痛。临床上常用 0~100Hz 扫频及 100Hz 固频来治疗疼痛。2010 年的一个对 2235 篇文献的荟萃分析显示,IFS 联合其他治疗对各种痛症的短期和随访 3 个月的镇痛效果优于安慰剂治疗。近年来国外有人用小电极、差频为 1~5Hz 的 IFC 镇痛,产生类似针刺样 TENS 的效果。IFS 与其他方法(如运动、推拿)联合应用治疗急慢性腰痛具有肯定的疗效,但单独应用 IFS 治疗腰痛的循证医学证据不足,2009 年英国国家初级保健合作中心:持续非特异性腰痛早期处理指南(Guidelines on Early Management of Non-Specific LBP from National Collaborating Center for Primary Care)不推荐 IFS。

与 TENS 比较,干扰电作用更深、更舒服,改善血液循环更明显。TENS 仪相对便宜、便携、可以家用。IFT 仪则较贵、不易携带。因此,IFT 适合于急性疼痛、短期治疗。TENS 可以在家长时间和长期治疗。

(3) 治疗方法:主要有三种:①固定法:治疗时电极的位置固定不动。必须同时用 4 个或 6 个电极。②运动法:治疗时移动电极的位置,或改变电极与皮肤接触面的大小,或改变电极对局部的压力。③抽吸法:使用抽吸式电极,通过负压将电极固定于身体上,因此兼有负压按摩的作用,对促进局部血液、淋巴循环和促进渗出水肿的吸收,有较好的疗效。治疗中可选用 1~2 种或更多的差频,每种差频作用 5~10min,总治疗时间 20~30min。每日或隔日治疗一次。例如对于各种痛症,先用 100Hz 治疗 10min,再用 0~100Hz 治疗 10min,如效果不佳,再加用 0~10Hz 治疗 10min。

(4) 疼痛康复适应证:①软组织损伤:干扰电疗对软组织扭挫伤、挤压伤、慢性劳损、肌纤维织炎、腱鞘炎等伤病,有较好的止痛、消肿、加速损伤修复的作用。其疗效优于超短波、间动电流等疗法。②骨关节疾病:用 IFC 治疗关节扭伤、肩周炎、退行性骨关节病、强直性脊柱炎、风湿性关节炎、半月板损伤、滑囊炎、滑膜钙化等关节疾病,可以达到止痛、消肿、恢复关节活动度的效果。有人报道其疗效显著高于超短波、红外线、磁疗、蜡疗。③神经系统疾病:神经炎、神经痛、坐骨神经痛、三叉神经痛、枕神经痛、带状疱疹等。④血液循环障碍:IFC 作用于颈、腰交感神经节及肢体,可以使雷诺病、早期闭塞性动脉内膜炎及动脉硬化、静脉曲张患者的肢体血管扩张、血流改善。还可用于治疗冻伤、冻疮等。⑤内脏平滑肌张力低下:IFC 治疗胃下垂,可提高胃壁平滑肌张力,使下垂胃的位置上升,从而减轻疼痛、改善消化功能、增进食欲。治疗术后肠麻痹、尿潴留、不稳性膀胱,可促使肠道和膀胱平滑肌收缩。对弛缓性便秘也有改善排便的作用。⑥内脏纤维增生、粘连,如术后肠粘连、慢性盆腔炎等。

动态 IFT 的适应证与传统 IFT 相同。有人对比了静态与动态两种 IFC 对各种关节疾病的疗效,两组的痊愈率和显效率无显著差异,但动态 IFT 的总有效率优于静态 IFT($P<0.05$)。

禁忌证:出血倾向,恶性肿瘤,活动性结核,植有心脏起搏器者。

2. 脉冲调制中频电疗法 20 世纪 60 年代中期,前苏联学者发明了正弦调制中频电流疗法,中频频率 5000Hz,正弦调制频率 10~150Hz,调制方式有连续调制、间断调制、变频调制和断续调制,电流输出有双向和单向。欧美国家称此种疗法为俄式电刺激疗法(Russian stimulation)。脉冲调制中频电疗法是在正弦调制中频电疗法的基础上发展起来的。随着各种"电脑中频仪"的推广应用,脉冲调制中频电疗法已在我国各级医院普及。

（1）物理性能：脉冲调制中频电流与正弦调制中频电流相似，是在机器内调制好的，是用不同的脉冲波型来调制中频载波电流，使输出的电流产生波型和强度的不断变化。调制波波形有方波、指数波、三角波、锯齿波、尖波、微分波及这些波形的变形等。

（2）生理作用和治疗作用：具有镇痛、促进局部血液循环、锻炼肌肉、提高平滑肌张力、消炎和调整自主神经功能等作用。但这些生理治疗作用与调制波的波形有较大的关系。方波用于镇痛、神经肌肉电刺激、调节自主神经功能等，最常采用。

（3）治疗方法：脉冲调制中频电疗仪的载波中频频率在 1~10kHz 之间可调，调制脉冲波的频率为 1/8~150Hz 可调。较高级的脉冲调制中频电疗仪可同时选数种调制波波形按次序治疗。"电脑中频仪"带有多步程序治疗处方，即根据临床经验，按常见的病症选择好中频和调制频率、调制波形、时间、调制方式等，将其编制成处方。治疗时只要选处方号，就可自动地输出该处方的波形系列。

（五）高频透热疗法

应用频率超过 100kHz~300GHz 的高频电流或其所形成的电磁场治疗疾病的方法称为高频电疗法（high frequency electrotherapy）。因常用的短波、微波并没有直接产生电流刺激（electric stimulation），其主要作用是高频电磁场的能量被组织吸收而变成内生热量，组织的温度升高，因此国外常将高频电疗法称为透热疗法（diathermy）。在临床上常用的高频电疗法有短波疗法、超短波疗法、微波疗法、长波和中波疗法几乎被淘汰。

1. 作用特点 与低中频电流比较，高频电的特点是：①100kHz 以上的高频电流的脉冲时间小于 0.01ms，对神经肌肉无兴奋作用；②产生明显的热效应及非热效应；③对组织不产生电解、电泳、电渗现象，对皮肤无刺激作用；④治疗时电极可以离开皮肤。

2. 生物学效应和治疗作用

（1）热效应：由于高频电流引起人体组织内微粒的运动，在组织内就可产生热效应，这种热是"内生热"，不是体外热辐射的传导热。热效应的原理是高频电流通过机体时，传导电流引起机体内的欧姆耗损，位移电流引起机体内的介质耗损而产生热。

高频电的热效应具有一定的镇痛作用，特别是对神经痛、肌肉痉挛性疼痛、因肿胀引起的张力性疼痛、缺血性疼痛、炎症疼痛有良好的止痛效果。其机制是：①降低感觉神经的兴奋性；②温热觉干扰疼痛信号的传入；③改善血液循环，加强淋巴回流，促进渗出物吸收，加速致痛物质排除，改善组织的氧供；④消炎作用；⑤降低肌张力。

（2）非热效应：即使高频电磁场的强度小到不足以产生温热效应的情况下，高频电流仍可使离子、带电胶体、偶极子发生振动和转动，即电磁场振荡效应。由此产生的生物学效应称非热效应，可以使白细胞的吞噬活动加强，控制炎症发展，使神经纤维和肉芽组织再生加速，促进周围神经修复和伤口愈合，使中枢神经系统功能发生变化等。

3. 几种常用高频电疗法

（1）短波疗法：短波波长为 100~10m，频率 3~30MHz。临床上常用 13.56MHz（波长 22.12m）或 27.12MHz（波长 11.06m）的短波，以电感场法（线圈场法）和电容场法进行治疗。

电感场法采用电缆线圈电极，治疗时主要利用高频交变电磁场通过导体组织时产生涡流而引起组织产热。短波疗法产生涡电流属传导电流，重点作用于肌肉、肝及肾等电阻小的组织。电容场法采用 2 个电容电极，脂肪、肌腱、韧带及骨组织等导电性差的组织热效应明显。

短波治疗的剂量按患者的温热感觉分为 4 级：无热量、微热量、温热量、热量。无热量适用于急性炎症、水肿、循环障碍，微热量适用于亚急性炎症、慢性炎症、肌肉痉挛，温热量适用于慢性炎症、肌肉痉挛、纤维肌痛等疾病。一般每次治疗 10~20min,每天 1~2 次。

禁忌证:恶性肿瘤、出血倾向、结核部位、妊娠、植入心脏起搏器、局部金属异物等。

(2) 超短波疗法:超短波的频率为 30~300MHz,波长 10~1m,我国通常采用 40.68MHz(波长 7.37m)、50.00MHz(波长 6.0m)的超短波。主要生物学效应是热效应及非热效应,它的热效应与短波不完全相同,因在超高频电场作用下,以位移电流优势,介质损耗产热为主,产热分布比较均匀,但由于脂肪组织血管少,热量不易为血流带走,易产生脂肪过热,在实际治疗时可调整皮肤与电极距离使深部组织温度升高,皮及皮下脂肪温度降低。超短波在用低强度治疗时,虽然其热效应不明显,但生物学效应仍非常明显,即非热效应。而同样外源热作用则无类似效应。如:当应用短时间无热量超短波作用于人体时,令急性炎症的消退比长时间温热作用时的效果更明显,此外,还可引起其他组织器官的反应。非热效应在低强度作用时表现明显,高强度作用时这种特殊作用就被热效应所掩盖。

超短波对全身各个系统都有一定的作用。大量临床观察和实验研究证明超短波对炎症,特别是急性化脓性炎症有良好的作用。超短波可降低神经系统的兴奋性,加强结缔组织再生,促进肉芽组织生长。因此超短波的临床应用非常广泛,常用于:①全身各系统、器官的一切炎症,对急性、亚急性效果更好,特别是对化脓性炎症疗效显著;②各种创伤,创口及溃疡;③闭塞性脉管炎、雷诺病等;④疼痛性疾病:神经痛、灼性神经痛、肌痛等。

(3) 微波疗法:是应用波长为 1m~1mm(频率 300~300 000MHz)的特高频电磁波作用于人体以治疗疾病的方法,它与短波、超短波不同,是一种定向电磁波辐射疗法,根据波长不同可将微波分为分米波(波长 100~10cm)、厘米波(波长 10~1cm)、毫米波(波长 10~1mm),医用微波波长多为 12.24cm(频率 2450MHz)。微波的波长介于长波红外线与超短波之间,因此某些物理性质类似光波,如呈波束状传播,具有弥漫性能,遇不同介质可引起反射、折射、绕射、吸收、聚集等;微波辐射人体时,一部分能量被吸收,另一部分能量则为皮肤及各层组织所反射,其中富于水分的组织较多地吸收微波能量,而脂肪及骨组织反射较多。因此微波的热效应以富于水分的组织及界面多的器官(眼睛、盆腔)产热大。由于微波治疗时是在人体一侧辐射,不能穿透更深的部位,分米波的有效作用深度为 5~7cm,厘米波的有效作用深度为 3~5cm,而毫米波的穿透能力很弱,只达表皮。

微波具有镇痛、消炎、脱敏和改善组织和营养作用,常用于治疗肌肉,关节及关节周围非化脓性炎症和损伤,如肌炎、腱鞘炎、肌腱周围炎、滑囊炎、肩周炎及关节和肌肉劳损等微波效果显著。

低频、中频、高频电疗法对人体的作用比较见表 6-2-2。

表 6-2-2　低频、中频、常用高频电疗法的主要特点与作用比较

	低频电	中频电	超短波	微波
频率	<1kHz	1~100kHz	40.68MHZ、50MHz	2450MHz
波长	-	-	7.37m、6m	12.25cm
治疗方式	电极接触皮肤,电流作用于人体	电极接触皮肤,电流作用于人体	电极可不接触皮肤,以电容场作用于人体	电极不接触皮肤,以辐射场作用于人体
极性	有	无,调制中频有	无	无
电解作用	明显	不明显	无	无
作用深度	表浅,皮下和浅层肌肉	较深,达皮下及深层肌肉	深,达深部肌肉、骨骼和内脏	较浅,3~5cm,可达肌肉

续表

	低频电	中频电	超短波	微波
对神经肌肉的作用	每一周期可引起一次兴奋	综合多个周期才引起一次兴奋。调制中频每个周期可引起兴奋	降低神经兴奋性,缓解肌肉痉挛	降低神经兴奋性,缓解肌肉痉挛
温热效应	无	无	明显,为内生热	明显,为内生热
对皮肤的刺激	明显	比较明显	无,但过热可引起皮肤灼伤	无,但过热可引起皮肤灼伤

三、超声波治疗

(一) 普通超声波疗法

将超声波作用于人体以达到治疗疾病和促进康复目的的方法称为超声波疗法。超声波疗法是物理治疗的重要方法,是超声医学的重要组成部分。

1. 超声波的物理性质 声波是物体机械振动状态的传播形式。超声波是指频率在 20 000Hz 以上,不能引起正常人听觉反应的机械振动波。频率 0.5~2.5MHz 的超声波有一定的治疗作用,物理治疗中常用的频率一般为 0.8~1MHz。

超声波的传播必须依赖媒质,传播速度与媒质的特性有关,而与超声波的频率无关。超声波由一种媒质传播至另一种声阻抗不同的媒质时,发生折射、反射、散射,其能量会不断地衰减。半吸收层是指超声波在某种媒质中衰减至原来能量的一半时的厚度。不同组织对同一频率的超声波的半吸收层值不同,同一组织对不同频率的超声波吸收也不同,超声频率愈高吸收愈多,穿透愈浅。目前常用的 1MHz 超声波,穿透人体组织深度为 5cm 左右。

2. 超声波的生物作用机制

(1) 温热作用:超声波在人体组织内传播时,其能量被组织吸收而变成热量,组织的温度升高,因此国外常将超声波疗法归属于"透热疗法(diathermy)"。

(2) 机械作用:机械作用是超声波的一种基本作用。超声波在媒质内传播过程中媒质质点交替压缩与伸张形成交变声压,不仅可使媒质质点受到交变压力及获得巨大加速度而剧烈运动、相互摩擦,而且能使组织细胞产生容积和运动的变化。这种作用可引起一系列的生物学效应。如改善血液循环,增强细胞膜的弥散过程,从而改善新陈代谢,提高组织再生能力。有人观察在超声波的机械作用下,脊髓反射幅度降低,反射的传递受抑制,神经组织的生物电活性降低,因而超声波有明显镇痛作用。超声的机械作用还能使坚硬的结缔组织延长、变软,常用于治疗瘢痕、粘连及硬皮症等。

(3) 空化作用:超声空化是液体媒质中的微小气(汽)泡在超声波作用下变化的现象。在较小强度的超声波辐照下,气泡发生振动,当超声波频率接近气泡的共振频率时,气泡进入共振状态,其振动幅度最大。气泡的共振,会产生辐射力和微声流,使该处的细胞和大分子产生生物效应。而高强度的超声波会使气泡发生瞬态空化,气泡的变化更为复杂和激烈,可严重损伤附近的细胞。

3. 超声波的治疗作用 超声波具有如下治疗作用:镇痛作用、改善血液循环作用、松解粘连软化瘢痕作用、促进骨折愈合作用、高能聚焦超声波具有治疗肿瘤作用。

4. 超声波的治疗方法

(1) 直接接触法:将超声波声头直接和治疗部位的皮肤接触进行治疗。此时在皮肤和声头之间应加耦合剂。常用移动法,移动速度以每秒 1~2cm 为宜。常用强度 0.5~1.5W/cm²。固定法适用于神经根、痛点等小病灶的治疗,治疗剂量宜小,常用强度为 0.2~0.5W/cm²,时间 3~5min。

(2) 间接接触法:水下法适用于不规则的体表、局部痛觉敏感的部位或声头不便直接接触的部位如手指、足趾、踝、肘、溃疡等。而水枕或水袋法用于面部、颈部、关节、前列腺、牙齿、眼等不平之处。

(3) 聚焦治疗法:使用一种高能聚焦超声探头,超声波焦点直径可小至 1mm,声强高达数百甚至数千 W/cm²,特别适用于肿瘤的治疗。但过高能量的超声波会损伤正常的组织,近年来发展了一种低能量聚焦超声,用于治疗慢性软组织损伤具有普通超声所没有的聚焦性、良好的穿透性、抗衰减性的优点。对范围局限、部位深的软组织损伤疼痛有更好的疗效。

(4) 超声穴位治疗法:将超声波经特制的微型声头作用于人体穴位进行治疗的方法。20世纪 70 年代国外已有用超声穴位治疗替代针刺穴位治疗多种疾病,并取得了良好疗效的报道。国内也有不少研究,证明穴位超声具有调节经络的特异作用,不仅可以降低穴位皮肤电阻,升高皮温,还能影响上下穴位。治疗方法为使用微型声头,涂耦合剂后紧贴在穴位上,连续输出 0.25~1.0W/cm²,或脉冲输出 0.5~1.5W/cm²,每穴 0.5~3min,每次 3~8 个穴。

(二) 超声波联合疗法

1. 超声电疗法 超声波与其他物理治疗合并应用,可取得较单一治疗更好的疗效。将超声、低中频电流两种各具特色的物理因子结合用于治疗,即超声电疗法。常见的有超声间动电疗法、超声 TENS 电疗法、超声中频电疗法。其优点是:止痛和改善血液循环作用由于两者的综合而加强,疗效快。超声声头大范围移动时,电疗作用范围亦随之扩大。一般超声声头用阴极,辅极为阳极,辅极的大小要远大于声头,为 40~60cm²。治疗中声头不能离开皮肤。

2. 超声药物透入疗法 超声药物透入疗法是将药物加入耦合剂中,利用超声波将药物经过完整的皮肤或黏膜,透入人体内的治疗方法,简称声透疗法。近年来人们对超声波促进药物的透皮吸收进行了深入研究,发现有 200 多种药物可以经超声波透皮吸收。

声透疗法与一般的超声波治疗方法相同。常用的 0.8~1.0MHz 超声波治疗仪可以作为药物透入的仪器,所不同的就是把药物加入接触剂中(如水剂、乳剂、油膏等)即可,治疗时多采用直接接触法。

将超声透入疗法和其他物理疗法综合应用的方法,如"超声电导疗法、电超导疗法",即在声透疗法和超声电疗法结合,同时有超声、电疗、药物的作用,药物进入人体的量比单纯直流电导入或超声透入的量要显著增多,对疼痛的疗效更好。

四、体外冲击波治疗

自 1980 年 Chaussy 首次用体外冲击波疗法(extracorporeal shock wave therapy,ESWT)治疗肾结石成功、1986 年 Gerold Haupt 首次报道冲击波对骨骼的影响后,冲击波的治疗范围逐渐从结石、骨折不愈合等扩大到慢性疼痛领域。2000 年美国 FDA 批准了冲击波治疗跟痛综合征、足底筋膜炎。我国最早于 1993 年应用该疗法治疗骨不连、肩周炎、网球肘及跟痛症等疾病。

(一) 体外冲击波的物理性质

冲击波属于一种特殊形式的声波,具有很高的压强,周期很短。治疗用体外冲击波是脉冲的声波而不是连续的超声波,是单向波而不是超声波的双向正弦波,实际包括开始超过正常大气压的高(正)压部分和低于大气压的低(负)压部分。

冲击波的波源有聚焦和散焦两类。聚焦类包括液电式、电磁式和压电式。散焦类(放散式)有气压弹道式等。聚焦型冲击波超过大气压力的高压部分波幅可达80~120MPa或更高,回归大气压以后继以低于大气压的负压部分,波幅约为高压的10%,即5~10MPa。低压波回复到大气压后有长时间间歇,如此每1/4~1s重复一次。高压波上升段的波前(声压由最大值的10%上升到最大值的90%)时间为10~120ns(10^{-9}s),波宽(超过最大压力50%)的时间约5μs,随后的低于大气压力的低压部分约1~5μs。散焦式冲击波由于它不聚焦,所以衰减极快,在组织中有效治疗深度约20~60mm。峰值压力仅有0.10MPa,上升时间长达5~300μs,波宽200~2000μs。

冲击波可在人体组织内传播。在传导过程中,于不同声阻抗的材料界面之间,形成反射和折射,并在材料内部形成能量衰减,阻抗大的吸收能量多,阻抗小的吸收能量少,形成不同的效应。冲击波的最佳传递介质是水和明胶,皮肤、脂肪、肌肉等组织同水的声阻抗接近,因此,冲击波对皮肤、脂肪、肌肉、结缔组织损伤较小。

(二) ESWT 的镇痛机制

ESWT 的镇痛作用机制尚不完全清楚。一些学者认为冲击波能够通过提高痛阈来使疼痛减轻或缓解。另有学者认为冲击波的牵张和压应力可引起压电效应及空化效应,从而改变受冲击部位组织细胞电位,产生电荷变化带来的生物效应以治疗疾病。目前主要有以下理论学说:

1. 机械波学说 由于冲击波是一种机械波,其传递沿其传播的方向引起介质的压缩和膨胀,在不同界面引起反射和折射。不同组织的成分不同,其抗张、抗压程度也不同,当高能震波传输到时,在交界面产生不同机械应力,引起软组织间弹性变形和松解。目前有人认为,关节肌肉疼痛很大程度来源于软组织粘连,冲击波在痛点局部产生对软组织的松解,这一机制可能是冲击波获得良好疗效的重要原因。

2. 声音震波学说 高能声音震波产生的牵张力超过水(液体)牵张力时可产生空化水泡,水泡震动时体积增大和变小,产生脉冲波。在水泡体积增大时,其内向性爆破可导致高能水喷射和高温,产生空化效应。利用此效应能疏通微血管、松解关节和软组织粘连、活化骨细胞、促进新骨和骨痂形成。这些效应对于疏散炎症,缓解炎症引起的疼痛有治疗效果。

3. 化学效应 冲击波治疗可以产生一系列化学变化,最普遍的是自由基导致细胞损伤。冲击波使兔子跟腱炎模型中的肌肉肌腱和腱旁液体中转化生长因子(TGF-β)和白介素(IL-1)表达增加。冲击波作用于不同的组织有不同的特异生物化学产物。但是这些化学因子产生的具体原因不明,影响临床效应的机制不明。更多的容易被接受的观点是新生血管增加,血液循环改善,因而调节了各种组织的不同功能。

4. 体外冲击波的镇痛机制 冲击波进入机体组织后,在不同性质组织之间的界面处会产生不同的机械应力效应,表现为对细胞产生不同的拉应力及压应力。拉应力可以诱发组织松解,促进微循环;压应力可促使细胞弹性变形,增加细胞摄氧,从而达到治疗目的。局部高强度的冲击波能对神经末梢组织产生超强刺激,引起细胞周围自由基改变,释放抑制疼痛的物质;对痛觉感受器进行高强度刺激,使神经敏感性降低,甚至可损害疼痛感受器,使神经传导功能受阻,从而缓解疼痛;ESWT 还可改变伤害感受器对疼痛的接受频率,改变伤害感受器周围化学介质的组成,抑制疼痛信息的传递,从而缓解疼痛。

(三) 治疗方法

1. 体位 是 ESWT 准确定位、保证疗效的前提条件。对不同治疗部位应采取不同的体位。

2. 麻醉与定位技术 常规的低能量级聚焦式 ESWT 和散焦式通常不需麻醉,高能量级的聚焦式 ESWT 可以局部麻醉或硬膜外麻醉。对骨折、股骨头缺血性坏死、钙化性疾病首选 X 线定位,对肌腱、韧带疾病可采用 B 超定位。对于表浅组织的治疗,可用体表解剖标志定位。

3. 治疗方法 不同疾病的治疗剂量和方法不同。骨肌疾病、肌筋膜炎及滑膜炎:聚焦式冲击波的能流密度为 $0.08\sim0.28mJ/mm^2$,每次冲击 $1500\sim2000$ 次;散焦式冲击波能流密度为 $0.2\sim0.4mJ/mm^2$,每次冲击 $4000\sim6000$ 次。间隔 $3\sim5$ 天治疗 1 次,冲击 3 次以上。

(四) 适应证和禁忌证

1. 适应证 肩峰下滑囊炎、肱二头肌长头腱炎、钙化性冈上肌腱炎、肱骨内上髁炎、肱骨外上髁炎、弹响髋、跳跃膝、跟痛症及足底筋膜炎等。

2. 禁忌证 安装有心脏起搏器患者;出血性疾病患者;各类肿瘤部位;孕妇;冲击波焦点位于肺组织、大血管、大神经干者。

(五) 冲击波治疗疼痛的临床效果

1. 跖腱膜炎 Gerdesmeyer 等用能流密度 $0.16mJ/mm^2$ 的 2000 个脉冲的散焦冲击波治疗 245 例慢性跖腱膜炎患者,随访 12 周及 12 个月。用晨起第一步的疼痛、日常活动的疼痛、标准化压痛等的视觉模拟评分、Role-Mosly 评分、SF-36 评分作为评价指标。12 周后与对照组比较效果差异显著,12 个月后更加显著。结论是较之安慰治疗,散焦冲击波显著改善顽固性跖腱膜炎患者的疼痛、功能和生活质量。Dizon 荟萃分析了 2002—2010 年世界 7 个国家的 368 篇报道,其中 12 组慢性跖腱膜炎患者 766 例用冲击波治疗,702 例对照。使用低强度($<0.1mJ/cm^2$)、中强度($0.1\sim0.2mJ/cm^2$)和高强度($>0.2mJ/cm^2$)治疗,结果总的疼痛、晨痛、活动时痛、功能结局均有显著性改善,中高强度优于低强度。Younger 综述了 18 篇冲击波治疗跖腱膜炎的临床报告,结论是 ESWT 治疗跖腱膜炎疗效肯定,可以替代手术治疗。

2. 肩关节周围炎 Speed 等报告用冲击波治疗没有钙化灶的旋转袖慢性肌腱炎 74 例,强度 $0.12mJ/mm^2$,脉冲个数每次 1500,每月 1 次,共 3 次。结果治疗后 3 个月和 6 个月观察治疗组和假治疗效果无异。而一项对 14 个研究的荟萃分析显示相比安慰剂和其他疗法,ESWT 对肩周炎有更显著的疗效,疼痛程度 VAS 评分平均减少 2.8,Constant-Murley 肩关节功能评分得分平均增加 19.8 分。有研究显示冲击波对其他保守治疗无效的肩周炎患者仍然有较好的疗效,可以避免手术。

3. 钙化性肌腱炎 Cacchio 等报告肩钙化性肌腱炎者治疗组和对照组各 45 例,病程 14 个月左右。治疗组用散焦式冲击波,强度 $0.1mJ/mm^2$,每次 2500 个脉冲,每周 1 次共 4 次。治疗结束后 1 周和 6 个月观察。对照组除治疗后 1 周的疼痛改善以外,其他指标均无显著改善。治疗组的肩关节疼痛、前屈活动范围、前屈肌力、功能状态、患者满意度均极显著改善。钙化灶大小由 21.3mm 减至 0.85mm,而对照组仅由 19.7mm 减至 18.85mm。钙化灶完全消失者 86.6%,部分消失者 13.4%,对照组部分消失者 8.8%,无变化者 91.2%。Rampe 报道 50 例用能流密度 $0.6mJ/mm^2$ 冲击波治疗慢性钙化性冈上肌肌腱炎,12 个月后疗效优良率 60%,

2 年以后 64%。放射学影像 1 年后完全消失 47%,部分消失 33%。2 年后的临床效果优于手术组。Cosentino 报告 35 例肩钙化性肌腱炎,钙化灶完全消失者 31%,不完全消失 40%。

散焦型冲击波治疗钙化性腱病的效果优于聚焦型,因为散焦型不用聚焦而可以保证病灶在冲击波射束内,而聚焦型有时难以聚焦于病灶,故不能保证疗效。能流密度 0.28mJ/mm² 的疗效优于 0.06mJ/mm²。冲击波治疗钙化灶的机制是压力引起钙化灶破碎、结构紊乱,或者破碎后的钙化物被周围的软组织吸收。

4. 肱骨外上髁炎 又名网球肘。美国 FDA 曾组织 5 家研究机构开展了一项多中心随机双盲研究,共收治 209 例网球肘患者,结果显示单期(2000 次冲击)ESWT 的疗效优良率为 66%。Collins 报道 183 例慢性网球肘患者,93 例用冲击波治疗,90 例作为安慰治疗。冲击波强度 18kV,脉冲 1500 个,随访期 8 周。结果冲击波治疗组的成功率 40%,安慰组 24%,$P=0.018$。Rampe 荟萃分析了 10 组 948 例难治的肱骨外上髁炎患者。2 组 196 例疗效较好者的方法是低能流密度(0.1mJ/mm²),1500~2000 个脉冲,每周 1 次。随访 3 个月时与对照组比较两组的成功率分别为 65% 比 28%、61% 比 29%。另外 3 组 406 例冲击波治疗组与对照组的成功率为 32% 比 33%、35% 比 34%、39% 比 31%。作者的结论是冲击波对于网球肘的疗效有待分病期、剂量疗程、随访期等的仔细研究。

(六)冲击波治疗的量效时间关系

Perlick 等于 2003 年提出剂量是影响疗效的关键因素。荟萃分析发现高剂量 ESWT 疗效比小剂量好,对肩周炎的镇痛效果,高剂量治疗后 VAS 评分比低剂量治疗低 1.7 分。钙化性肌腱炎推荐用更高的能量流密度,一般在 (0.28~0.5)mJ/mm²,Peters 推荐用 0.44mJ/mm²。

冲击波的镇痛作用在一定范围内多次治疗具有累积效应和时间效应。Chen 等报道在第 1 次冲击波治疗跟痛症后 12 周,有 20.6% 的患者症状完全缓解,至 24 周时部分患者症状进一步改善。邢更彦等报道 69% 的肩周炎、网球肘患者治疗 1~2 次即获得满意疗效,26% 的患者须治疗 3~4 次,5% 的患者需治疗 5 次。李建华等也发现,对运动员慢性伤病的治疗次数明显高于以往文献报道,80% 以上的运动员在经过 7~14 次治疗才能获得较好的治疗效果。但 Rompe 的临床试验证明治疗间期的长短对效果无明显影响,并且无显著的量效关系。

五、重复经颅磁刺激

1985 年 Barker 等将平面线圈置于正常人运动区的头皮上,在小指记录到运动诱发电位,此方法后来被称为经颅磁刺激(transcranial magnetic stimulation)。经颅磁刺激技术历经几十年的发展,目前已广泛应用于研究大脑皮质的神经分布、探索皮质兴奋性和皮质内连接,并在中枢运动传导通路的探查中发挥重要作用。根据刺激模式,磁刺激可分为单脉冲、双脉冲和重复脉冲刺激(repetitive transcranial magnetic stimulation,rTMS)等,其中单脉冲与双脉冲刺激多用于检测和评价皮质兴奋性与传导功能等。临床上,rTMS 在脑卒中、癫痫、帕金森病、抑郁症、脊髓损伤的康复方面得到日益广泛的应用。近年来用于慢性疼痛领域的研究也越来越多。

(一)经颅磁刺激的作用机制

磁刺激仪的脉冲电流通过线圈产生强而短暂的磁场,该磁场能穿过头皮和颅骨到达大脑皮质,并在周围组织中产生与线圈电流方向相反的电流。rTMS 诱生出的感应电流大小与组织的传导性能成正比,神经元、轴突、血液和脑脊液等为导电性能较好的组织,故会有更多的电流通过。当感应电流的强度超过神经组织兴奋的阈值时,就会引起神经元 / 轴突发生去极化,产生兴奋。由于磁场进入组织中并不衰减,因此可以对 3~4cm 深的组织进行刺激。高频 rTMS(≥5Hz)通过长时程增强效应(long-term potentiation,LTP)对大脑运动皮质的兴奋性产生易化作用。其可能机制是:

1. 使刺激区域及远隔部位的血流速度加快,改善脑梗死后缺血半暗带。脑血流量增加有利于神经细胞生长,形成新的树突和轴突。

2. 促进脑内神经递质分泌并加快其传递,促进不同脑区内多种受体包括 5- 羟色胺等受体及调节神经元兴奋性的基因表达,使多巴胺水平降低,乙酰胆碱水平升高。而乙酰胆碱的增加可促进运动功能的恢复。

3. 提高神经系统的兴奋性,降低突触传导的阈值,使原来不活跃的突触变为活跃的突触,从而形成新的传导通路。rTMS 对运动传导通路有促进作用,能促进突触生成和皮质功能重建,从而达到运动功能康复的目的。

4. 可干预脑梗死后出现的离子失衡,减轻 Ca 超载,从而减轻因离子失衡引起的组织损害。

5. rTMS 刺激初级运动皮层(primary motor cortex,相当于 M1 区)的镇痛机制可能为:通过皮质丘脑通路影响丘脑的 GABA 能神经递质分泌,抑制丘脑兴奋性,而且通过阻断躯体感觉和伤害性刺激的传导,M1- 丘脑投射纤维干扰疼痛神经网络(neuromatrix of pain)的感觉识别功能。通过 M1 与中脑导水管周围灰质的联系影响阿片能神经,更重要的是能通过边缘系统、杏仁核影响疼痛的不愉快情感。

（二）在疼痛康复中的应用

用 rTMS 治疗慢性疼痛的思路来源于运动皮层电刺激(MCS),1991 年 Tsubokawa 等首次报道通过硬膜外植入电极刺激 M1 区治疗 12 例镇痛药物无效的中枢性疼痛患者取得理想的效果,后来 MCS 已被用来治疗各种疼痛综合征,有效率为 50%~ 60%,但需外科手术植入电极,且花费昂贵,其临床应用受到限制。作为无创性刺激手段,用 rTMS 刺激 M1 区取得了成功。目前已用于各种难治性的神经性疼痛、慢性疼痛综合征,有效率也可以达到 50%~60%。

1. 神经病理性疼痛　非肿瘤所致的神经性疼痛或神经病理性疼痛(neuropathic pain)是临床最常见的疾病之一,直接困扰着约 8% 的人群。国际疼痛学会(IASP)将神经性疼痛定义为"由影响躯体感觉系统的疾病或损伤直接引起的疼痛",患者常伴焦虑、抑郁和睡眠障碍。神经性疼痛目前主要依赖阿片类药物、抗癫痫药物、抗抑郁药物等,药物的副作用大、疗效有限,Finnerup 等分析只有 30%~50% 的患者有效,并且只有 30%~40% 的疼痛缓解程度。近年来诸多研究表明 rTMS 可用于神经性疼痛治疗,62% 患者疼痛至少可缓解 30%,29% 患者疼痛可缓解 50% 以上。

早期研究显示,高频 rTMS(HF-rTMS)作用于 M1 区能缓解各种原因导致的神经性疼痛,如脊髓损伤、脑卒中、截肢、臂丛损伤等。其中 Hosomi 等的随机双盲多中心研究结果证明 M1 区 5Hz 的 HF-rTMS 治疗能起到中等程度的镇痛效果。Lefaucheur 等对 36 例单侧面部或上肢慢性神经性疼痛患者的对侧运动皮质面部或上肢投射区行 10Hz、90% RMT、100 脉冲 / 序列、序列间间隔 50s、共 20 序列的 rTMS 治疗,结果显示与基线状态相比,所有患者的 VAS 评分均显著降低。2015 年 Yu Jin 等从 470 篇文献中荟萃分析了符合标准的 25 个研究,共计 589 个病例,结果:3 种 HF-rTMS(5、10、20Hz)都能显著减轻神经性疼痛的程度,治疗 1 次和 5 次后效果最明显,治疗 5 次后的镇痛效果能持续 1 个月以上。结论为 HF-rTMS 刺激

M1区能有效缓解神经性疼痛,治疗5次后能达到最大效果,并且持续至少1个月。但对中枢损害性神经性疼痛(如脑卒中后)仍需要大样本高质量的研究来证实。

研究显示rTMS治疗带状疱疹后神经痛,脊髓损伤后神经痛有较好的镇痛效果。对截肢后幻痛,也有几篇个案报道rTMS治疗有效。

大部分研究提示低频rTMS(0.5Hz、1Hz)无镇痛作用,甚至能逆转HF-rTMS的镇痛效果。绝大部分研究都选择疼痛的同侧或对侧M1区刺激,Hirayama等认为M1区是治疗顽固性疼痛的最佳刺激区域,而刺激附近的中央后回(S1)、运动前区(preM)和辅助运动区(SMA)无明显的镇痛作用。更精准定位刺激可以进一步提高疗效,Lefaucheur等在HF-rTMS治疗三叉神经痛的研究中,刺激M1区的"手"部,疼痛缓解的有效率为44%,而刺激M1区的"面"部,有效率上升至61%。

rTMS对不同病因的神经性疼痛的效果有差异,Leung等认为病灶部位高(top)的病损如脊髓、颅内病损比部位低(bottom)的病损如神经根、周围神经的病变效果好。然而Lefaucheur等人的观察发现HF-rTMS治疗三叉神经痛的效果为好~优良(有效率58%),明显优于丘脑卒中引起的疼痛。

2. 纤维肌痛综合征 纤维肌痛综合征(fibromyalgia syndrome,FMS)是一组原因未明的临床疼痛综合征,特点是弥漫性的慢性疼痛持续3个月以上,累及身体两侧及腰上下部,18个特殊压痛点中至少11个点有压痛。FMS在普通人群中的发病率为1%~3%,是最难治愈的慢性疼痛综合征之一。

纤维肌痛的病因至今不明,但目前多项研究发现FMS患者存在中枢神经系统、内分泌系统和免疫系统的多系统异常。中枢神经系统的功能改变可能引起患者对外周痛觉感受的异常或放大疼痛信号,从而引起广泛性的躯体痛。基于这些研究结果,Mhalla等发现rTMS能够对FMS的弥散性慢性疼痛产生长期的镇痛效果。他们采用双盲实验,40个患者被随机分为两组:一组接受rTMS,另一组接受假刺激,刺激左侧M1区,共治疗14次(前5次每天1次,接着每周1次共3次,每2周1次共3次,每月1次共3次)。实验结果显示rTMS治疗5次后患者的疼痛明显减轻,镇痛效果可以维持到治疗结束后1个月以上。疼痛强度的降低同时还伴随着其他临床症状的改善。

Lee等将15例纤维肌痛的女性患者随机分为低频rTMS组、高频rTMS组及假刺激组,低频组在患者右侧额前叶背外侧行1Hz、110%静息运动阈值(RMT)、800脉冲/序列、共2序列的rTMS治疗、高频组在患者左侧M1区行10Hz、80% RMT、80脉冲/序列、共25序列的rTMS治疗,结果显示:经rTMS治疗后,两组患者VAS评分、贝克抑郁量表评分均显著降低。Passard A等对15例纤维肌痛患者左侧M1区给予10Hz,8s,25个序列,80%RMT强度的rTMS共治疗10次,在第5~14天患者疼痛明显减轻。

张希等对18例FMS患者分为2组,分别用10Hz的rTMS刺激左侧M1与左侧额前背外侧区皮层(DLPFC)2周。结果显示2个靶点刺激均可缓解FMS疼痛症状。在VAS、痛点计数、纤维肌痛量表评价中,M1靶点治疗效果优于DLPFC靶点。对焦虑情绪的缓解作用,刺激DLPFC靶点效果优于M1靶点。建议对伴随严重焦虑、抑郁症状的FMS患者,可以刺激DLPFC区。

3. 头痛 国外不少研究证实rTMS能终止先兆性偏头痛。对急性发作期间治疗也有中等程度的缓解效果。Mohammed等在闪光发作期间或中重度头痛发作期间给予rTMS治疗,刺激区域为头痛最明显处或枕叶。结果显示74%的患者头痛缓解,22%的患者头痛消失,显著高于对照组。有人对 30 例偏头痛患者采取 10Hz 的 rTMS 治疗后,患者血浆 β- 内啡肽浓度增加,脑电图改善。

潘振山等对 48 例伴有顽固性头痛的抑郁症和精神分裂症患者在常规止痛药物治疗基础上给予左侧 DLPFC 区 10Hz,100% RMT 的 rTMS 刺激,每天 1 次,连续治疗 1 个月后患者的头痛缓解率显著高于单纯药物治疗组。

4. 其他慢性疼痛综合征 Pleger 等对 10 例复杂性局部疼痛综合征(CRPS)患者 M1 区进行 10Hz、1.2s、10 个序列、110%RMT 强度的 rTMS 治疗后,7 例在刺激结束后 30s 疼痛开始减轻,在 15min 时最明显,而假刺激组则无此效应。有人对慢性胰腺炎导致的顽固性疼痛患者双侧大脑第二躯体感觉皮质(SⅡ)分别行 1Hz 和 20Hz、90%RMT 强度、共 1600 个脉冲的 rTMS,发现 1Hz 的 rTMS 刺激右侧 SⅡ 区可以使疼痛缓解 62%。Avery 等对有严重躯体化症状的抑郁症患者用 10Hz 的 rTMS 刺激左侧 DLPFC 区,患者疼痛程度显著减轻。

(三) 治疗方法

rTMS 治疗慢性疼痛的参数包括刺激部位、频率、强度、总脉冲数、治疗次数、线圈类型等。8 字形线圈比环形线圈能更有效缓解疼痛程度,甚至有研究表明环形线圈无效。大部分情况下刺激疼痛对侧 M1 区,对伴随严重焦虑抑郁症状的患者,可以刺激 DLPFC 区,对不明病因的或不能解释的疼痛,多选择左侧 DLPFC(图 6-2-4)。为避免对无关部位的刺激,应进行准确定位,可以根据大脑解剖定位,如脑电图国际 10~ 20 系统。常用高频 rTMS 治疗,为避免治疗过程中产生肌肉收缩,使用的刺激强度一般为 80%~90% RMT,也有人用 110% RMT。每次刺激至少达 1200 个脉冲。虽然单次治疗也可取得较好的镇痛效果,但维持时间

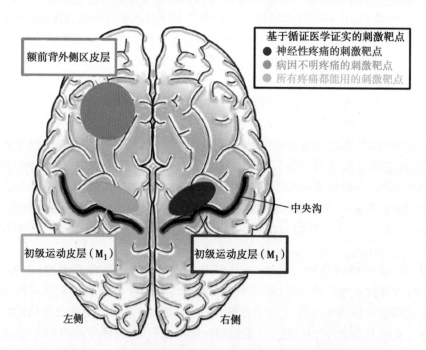

图 6-2-4 已经证实有效的 rTMS 治疗慢性疼痛的刺激靶点

慢性神经性疼痛的靶点是初级运动皮层,特别是疼痛部位对侧的初级运动皮层;不明病因的或不能解释的疼痛的靶点多选择左侧额前背外侧区皮层(DLPFC)或左侧初级运动皮层

短暂,多为几小时至1周。至少5次治疗,效果可以维持更久,对有焦虑抑郁症状的慢性疼痛患者治疗次数应在10次以上。

(四) 经颅磁刺激的安全性

虽然rTMS对脑的高级功能及心率、血压、心电图等均无远近期影响,但rTMS的安全性一直备受学者的关注。目前对rTMS的安全问题主要集中在是否引起癫痫发作、视听觉及大脑高级神经功能紊乱及继发性脑出血。

rTMS治疗尚未见明显的并发症,仅有少数学者报道治疗后患者诉头痛、局部头皮不适,减少刺激强度和频率可以减轻这种不适感。rTMS是否能诱发癫痫发作,主要与刺激的强度、频率、刺激部位等因素有关,实际上癫痫的发生率非常低。因rTMS可能引起体内感生电流、金属产热和机械反应等,孕妇、体内植入金属,特别是心脏起搏器、头颅部有金属,应禁止rTMS治疗。

(张盘德)

第三节 手法治疗

疼痛的治疗手段中,手法属于最常用且有一定实证依据的康复治疗干预措施之一。国际手法医学联盟(the International Federation of Manual Medicine)将手法定义为"在处理患者的过程中,用手配合指令和技巧,以维持骨骼肌肉系统在平衡位最大范围的无痛活动"。手法的目标是帮助保持最优的身体力学,改善活动受限,其主要目标是在平衡位下实现最大范围的无痛活动,提高功能。为了达成这些目标,治疗要重建关节的力学功能,恢复改变的反射模式,从而增大活动范围,改善身体的对称性和组织的质感。是否成功应用了手法技术是由治疗前后的结构性评估来确定的。

手法包括针对脊柱、四肢关节和肌筋膜(肌肉和筋膜)软组织的手法,它最基础的应用就是改善关节活动受限,提高运动对称性,从而恢复肌肉最佳功能,减轻活动负荷,最终实现减轻疼痛与重建功能,而这也是对患者最为显著的结局。手法的最终目标是改善患者的功能和健康水平,比如减轻疼痛、改善步行功能、提高生物力学意义上的运动效率。其生理性作用包括减少伤害性输入、降低γ疼痛、改善淋巴回流和增加血液循环,有时手法治疗的目的是减少脊髓的感觉(伤害性)输入,内啡肽的释放以提高痛阈,减轻疼痛。

手法医学不断被广泛实践,据估计,每年有1200万~1760万美国人接受手法治疗,并且患者的满意程度高。在2002年,有7.4%的人口接受了脊柱推拿治疗。在国内,手法有中式手法和西式手法之区分,鉴于篇幅与专业方面的考虑,本节只阐述疼痛的西式手法干预知识。

一、手法治疗的作用机制

手法技术的核心是"屏障"的概念。该概念的提出使我们认识到,存在非对称运动模式的关节,在其正常活动范围内的运动,在某个方向上相对自由,在另一个方向上是受限的。

"屏障"的概念意味着存在某些结构限制了关节的全范围运动。最初人们用术语"病理性屏障"一词描述正常运动的受限,而现在使用的术语是"限制性屏障",即在显微镜下不能

291

看到器质性的病理学改变,但存在功能限制。这种运动限制与躯体功能障碍相关,它发生在关节的正常活动范围内,关节形成的新的中立位偏移向更少受限的活动范围,产生姿势不对称,构成物理诊断。术语"偏移"和"移位"经常用来描述这种姿势不对称。手法旨在恢复正常的运动,它不能实现关节复位。如果关节脱位,就已不属于躯体功能障碍,脱位时的关节运动越过了解剖学屏障,超出了正常的运动范围,并涉及相关组织的损伤。

二、常用技术

手法技术可分为不同的形式,如软组织技术、关节技术或特定关节的松动。一个给定的治疗目标是针对所用的治疗技术而言的,但同时该治疗应为患者设立总体目标。例如,关节的松动可能是某项技术的具体目标,但当它与其他技术结合在一起时,整个治疗的目标是增加患者无痛的运动范围。

术语"直接"和"间接"被用来对技术进行分类,每种类型都有几项技术。直接技术指操作者沿着与限制性屏障相同的方向移动身体部位,间接技术指操作者沿着与限制性屏障相反的方向移动身体部位。

1. 直接技术

(1) 整骨手法(Thrust)(脉冲式,高速,小幅度):最终的激活力即为操作力;

(2) 关节活动:低速,大幅度;

(3) 肌肉能量(直接等长类型):最终激活力是患者的收缩力;

(4) 直接筋膜释放:使组织负重(牵伸),保持,等待释放。

2. 间接技术

(1) 紧张放松技术;

(2) 间接平衡;

(3) 间接筋膜释放;

(4) 颅骶技术。

三、手法的历史演变及流派

手法医学在过去 30~40 年间重新流行,但其实践可追溯到希波克拉底(公元前 460—377 年) 和盖伦(公元 131—202 年) 时期。 在 16 世纪和 17 世纪,许多其他医生(如 Sydenham、Hahnemann、Boerhaave 和 Shultes)偏离了以疾病为导向的传统医学模式,但一直到 19 世纪手法医学才逐渐受到重视,当时手法医学的先驱包括英国的"接骨师",如 Richard Hutton、Wharton Hood 和 Sir Herbert Baker 等。

如今手法医学与 19 世纪末期的先驱者联系最为密切,其中包括 1874 年骨科医学的创始人 Andrew Taylor Still,以及 1895 年脊柱推拿医学的创始人 Daniel David Palmer。骨科医学将人体描述为具有自我修复机制的单元,其结构和功能相互关联,并将这些原则纳入实践。当今,毕业于 30 所骨科医学院校中任意一所并获得骨科博士学位的医学生,都曾在他们的课程中系统学习这些手法医学的原则与操作。

脊柱推拿理念描述了脊柱与健康之间的根本关系及其神经系统的调节机制。其认为脊柱机械性损伤导致健康受损,而这些半脱位的矫正则可恢复健康。目前全美已有 18 个整脊医学院培养整脊推拿学医师,Mennell 和他的儿子 John 在英国医学界率先应用了关节手法。从 20 世纪 40 年代开始,英国骨科医生 James Cyriax 发表了好几部与关节手法有关的著作,内容包括按摩、牵引和注射。Janet G. Travell 医生用于检查的手法技术也被广泛使用。如今国际手法 / 骨骼肌医学协会(International Federation of Manual/Musculoskelet al Medicine)成立于 1958 年 5 月 1 日,是世界上代表各地手法医学人士的最权威非盈利性机构,旨在帮助医务人员获得循证医学手法治疗策略。

四、手法的生理学原理

手法治疗疼痛的生理学原理主要包括以下几个方面:

1. **γ 系统** 在脊髓的前角中,存在大量运动神经元(α 和 γ 运动神经元),它们的轴突经前根离开脊髓后直达所支配的肌肉。α 运动神经元支配大的骨骼肌纤维,运动单位即由单个 α 运动神经元和它所支配的骨骼肌纤维组成;γ 运动神经元支配肌梭内的肌纤维,梭内肌纤维有许多感觉末梢与分支,传导关于肌肉长度或肌肉长度变化率的信息,对调节牵张反射具有重要意义。肌梭的 γ 活性增加时,α 运动神经元兴奋,引起肌梭外的骨骼肌纤维收缩,而 γ 活性降低则是肌肉放松的一种机制。从临床角度看,如果肌肉张力过高,那么操作者要先放松肌肉。

2. **高尔基腱反射** 高尔基腱器官又称为腱梭,是分布于肌腹与肌腱连接处的囊状机械感受器,传导肌肉张力信息,并在脊髓水平与抑制性中间神经元形成突触。骨骼肌的张力增加可抑制 α 运动神经元,减少运动单位放电。如果肌梭被牵拉,则 γ 系统活性增加,引起肌肉活动,这与高尔基腱反射的作用相反。γ 系统起到防止肌腹撕裂或过度拉伸的作用。高尔基腱器官保护肌腱,如果肌肉充分短缩,则牵张感受器停止放电,α 运动神经元受抑制。

3. **肌肉牵张反射** 肌肉牵张反射被认为是单突触的,如膝反射。膝关节屈曲 90° 时,股四头肌被轻度牵伸,锤子突然叩击肌腱形成动态牵伸,激活 α 运动神经元,引起股四头肌收缩,产生伸膝动作。

4. **脊髓易化** 脊髓易化是使一些神经元维持在亚激活状态,在这种状态下,较少的传入刺激就能引起反应。想象一个有麦克风、放大器和扬声器的音响系统,易化作用就类似于放大器的增益被调高,给麦克风一个正常的输入,扬声器传出的声音过大。在躯体功能障碍的患者中,肌肉是高张的、短缩的。脊髓易化导致一般躯体神经系统和交感神经系统的过度激活。

早期针对易化作用的研究展示了脊髓的行为是如何改变的。Korr 曾对棘突施加压力,并测量能引起肌肉的肌电图变化所需的压力,发现易化节段反应时所需的压力较小。交感神经系统支配汗腺(尽管这是一种胆碱能反应),脊髓易化导致节段性出汗增加。其他因素也会影响脊髓的行为。Patterson 证实,脊髓具有 "记忆" 功能,从而能够产生条件反射,如果刺激持续一段时间,那么去除刺激并不能消除反应。研究者们一度认为感觉输入的数量导致了易化,然而,当感觉输入的成分改变时,似乎脊髓也会更仔细地辨别传入的信号(致敏)。来自功能紊乱的内脏结构的传入信号可引起内脏感觉反射和易化作用。过去有人认为,γ 活性增强的肌梭是维持易化作用的基本因素。随后的研究表明,伤害性感受维持了易化作用。在已有的动物研究中,切断从肌梭到脊髓的传入纤维时,易化作用仍存在,但阻断伤害性感觉输入时,易化作用往往消失。

以前对神经生理学的探讨仅仅局限于表面。脊髓与大脑相连,神经的传导既有垂直方向上的,也有水平方向上的前根与后根之间的传导。其中,神经内分泌免疫系统也在起作用,神经肽可使初级传入纤维和中枢神经系统中的纤维增敏。操作者需要理解造成功能障碍的生理机制,如肌肉紧张、活动受限、伤害性感觉和炎症等。手法是用于减轻功能障碍并帮助患者治疗方法之一。应用手法有效性的关键在于触诊评估而不是高科技的测试。简单的软组织技术旨在放松紧张的肌肉和筋膜,施加的力太快或太重都会导致肌肉反弹,治疗时操作者要持续观察力的反应,以确保肌肉的放松。治疗过程中,患者对治疗的反应才是评估的重点,而不是 γ 增益是否减少。

五、治疗的适应证和目标

疼痛引起的躯体功能障碍是手法治疗的指征,可通过触诊诊断。如果考虑将手法作为治疗方案之一,则有以下几个问题:是否有体征表明患者的主诉有骨骼肌肉源性功能障碍成分? 在患者身上发现的躯体功能障碍是否能合理地解释患者的主诉? 如果这些问题的答案为"是",那么手法可以被认为是一种潜在的治疗方法。

躯体功能障碍可能与"骨科疾病"(如骨关节炎或椎间盘疾病)共存。手法治疗能改善患者的躯体功能障碍,但潜在的骨科病程仍然存在。其他的混杂因素亦可成为躯体功能障碍的原因:患者可能有解剖上的短腿,这会持续造成骶髂关节和腰背功能障碍;某些活动也会使骨骼肌肉系统负荷过大。在对腰痛的对照性研究中,若无法控制这些混杂因素,躯体的功能障碍则难以解除。尽管存在这些因素,在采取更积极的措施之前,手法仍然可以作为保守治疗的合适选择。

六、检查和诊断

检查是收集资料的过程。主观资料可以通过采集病史获得。在向患者询问病史时,Max Gutensohn 博士说:"我总是有一种感觉,如果我可以和患者谈久一点,他们会告诉我他们有什么问题。"疼痛、不适或功能丧失是常见的主诉。良好的病史还能问出其他信息,如诱发因素、动机、姿势问题和压力等。

客观检查需要获得足够的数据库资料,以恰当地诊断和治疗。肌肉骨骼检查不仅仅是寻找问题的标准化系统检查,治疗师应寻找有关患者的健康状况和功能水平的线索。患者的问题有躯体功能的成分吗? 肌肉骨骼筛查需观察步态、姿势、对称性或不对称性,通常在患者站立位完成,可以采用标准化的 12 步生物力学筛查,也可以选用非标准化的筛查,系统地评估所有的身体部位。这项检查可以纳入综合的体格检查。学生通常使用标准化检查,而经验丰富的医生往往提出问题,检查侧重于找出问题的答案。为了效率,患者应在多个体位接受检查:站立位、坐位、仰卧和俯卧位。为了节省时间、提高效率,某个体位的所有测试都完成后才能转换到下一个体位。肌肉骨骼检查的助记符为 TART:T(tenderness or sensitivity),压痛或敏感度;A(asymmetry),不对称(视);R(restriction of motion),活动受限(动);T(tissue texture abnormality),组织质感异常(触)。躯体功能障碍的诊断需基于 TART 的触诊检查。

1. **触诊** 组织质感异常是生理性功能障碍可触及的证据。触诊的方法是左右、上下对比,如果评估单一区域而不与相邻区域进行比较,则很难得出有意义的结论,功能障碍区的描述都是相对邻近区域而言的。触诊时应逐层进行,将触觉进行到所需的深度。

急性期组织质感的变化可以通过急性炎症的四个主要症状来描述和记忆:红、肿、热、痛,还伴随着出汗的增加,皮肤通常是潮湿的(交感神经张力增加);而慢性期组织质感的异常则伴随着薄、干燥、冰冷、萎缩的皮肤,质地坚硬或呈纤维化,运动测试显示存在运动损失。

椎旁内脏反射具有特征性的触感,并且能够给经验丰富的临床医生线索,提示这些变化可能是由内脏紊乱引起的,最明显的部位在横肋和肋角处,多见于皮肤和皮下组织。

触诊组织质感异常是一种准确而有效的检查方法,可以确定肌肉骨骼系统中需要进一步检查的问题区以及问题的严重程度。

2. 运动测试　运动测试有多种方法。由于手法治疗的直接目标是改善活动度,运动测试技能与治疗技能在整个治疗过程中密切相关,被不断用来进行诊断评估。

运动测试的类型包括:

(1) 观察主动运动;

(2) 主动活动时手指位于关节面触诊;

(3) 肋骨运动,通常在患者吸气和呼气时触诊;

(4) 被动活动,其中,一手移动患者,另一手评估运动(例如,在上胸段触诊时移动头颈部);

(5) 直接被动运动测试,其中,治疗师的双手提供力量,并观察对该力的反应,可以用"轻松""束缚""自由""阻力"等属于描述这种"感觉"。

肌肉能量类型的运动测试观察的是最后方的横突。将触诊的手指放在被测试节段两侧的横突上,指导患者进行屈伸。例如,假设 T_3 后伸、旋转、向右侧屈,当 T_3 屈曲(这是屏障)时,右侧肌肉在触诊手指的下方鼓起,右侧横突向后突出;当 T_3 后伸时,两侧手指的感觉都会减弱。这个例子表明,当接近障碍结构时,位置的不对称性增加。

采用上述的同一个例子,T_3 后伸、旋转和向右侧屈,当屈曲头颈部使 T_3 屈曲时,尝试左右旋转,此时,左旋会非常有限;后伸 T_3 并再次旋转,此时,左旋会更加自由。这证实了屏障在于屈曲,表现为后伸异常。节段性运动测试也可以通过徒手施加压力进行,而不依赖于患者的运动得出诊断。还有其他的诊断方法,但这些方法都在其中的一个主要平面评估了运动的相对差异。运动测试技术的选择取决于治疗师的偏好、治疗师与患者的体型以及治疗区域的具体布局。

3. 筋膜的评估　筋膜的特征包括形成具有多向纤维的薄层,提高拉伸强度;形成具有非线性运动的薄层,允许缩短或拉长,这些也构成了它的灵活性与柔韧性。相比之下,瘢痕组织中几乎没有或根本没有运动。筋膜是三维的,可以形成隔膜、用作绳索或组成膈肌。评估筋膜时,必须考虑所有这些属性。

筋膜的评估始于用手感受组织的张力,手的位置取决于要评估和治疗的部位。评估肢体时,首先将手分别置于检查部位的近端和远端,如前臂的评估,治疗师一只手抓住患者的手,另一只手抓住肘关节附近的前臂近端。在评估三维区域时,如胸廓,开始时一手放在胸廓前方,一手放在后方,双手互相呈 180° 放置。评估面积较大时,如胸腰筋膜,开始时双手同向并置在脊柱的一侧。

一旦手的位置摆放好了,必须通过增加局部压力来触及筋膜的黏弹性。黏弹性允许筋膜产生形变。在局部压力下,治疗师现在可以"阅读"组织并同时进行评估和治疗。治疗师可通过结合多个运动矢量(顺时针 - 逆时针旋转、前 - 后运动、头 - 尾运动、旋前 - 旋后),将筋膜移动到拉紧的位置,直接释放;或者组合这些矢量达到平衡点,实现间接释放。筋膜和肌筋膜结构的检查可能包括寻找特殊的"点"或"扳机点",包括拮抗放松手法的激痛点、Simon和 Travell 的肌筋膜扳机点和穴位。

七、疼痛手法治疗的分类

疼痛手法技术可分为不同的形式,包括软组织技术、关节技术或特定关节松动,这些技术可直接或间接应用。组合技术从间接技术开始,一旦释放,操作者可以转而使用直接技术。下面列出了最常用的技术的详细描述。

(一) 直接技术

1. 软组织技术 软组织技术的目的是放松肌肉和筋膜,它有许多变形,通常包括侧向拉伸肌肉、直接纵向拉伸或仔细捏揉等。敏感的手和丰富的经验是评估组织对治疗的反应所必需的。缓慢地施加力量,再慢慢释放,不要让组织快速回弹,否则可能引起痉挛。手指不要滑过皮肤;避免在单位面积用力过度,而要传递力量;避免直接在骨突处加压。软组织技术可以作为主要的治疗方法,也可用于为特定的松动做准备。它可以促进流体流动,减轻或改善疼痛,这类似于按摩,但这两种治疗方式的终点不同,软组织技术的重点在于活动组织而非放松肌肉。

2. 关节治疗 该过程反复往返地移动关节以增加其活动范围,可被归为低速度、高幅度的一类方法。有时关节治疗是软组织治疗的一种形式,此时,移动肌肉的起止点可能是影响深层肌肉的唯一方法。关节治疗对僵硬的关节和老年患者尤其有效,它可能是适用于某些患者的唯一治疗形式。关节治疗也有许多变体。

3. 整脊技术(Thrust 技术;高速度、低幅度) 整脊技术通常被认为是手法的代名词。在欧洲,Thrust 技术被保留给医师,而其他技术则被称为松动。Thrust 技术适用于关节活动受限,通常是解决关节运动限制最快的方法。应用该技术时可听见"啪"的一声,这个声音对治疗结果没有影响,只有重新评估,才能确定治疗的有效性。

在实施 Thrust 技术之前,运动限制的诊断必不可少,该诊断应包含运动的三个平面:屈曲 - 伸展、旋转和侧屈。Thrust 技术的第一个原则是抵达屏障。经过准确的诊断,抵达屏障应是具体的,这种屏障感觉起来是坚实的,而不是柔韧的。如果屏障没有坚实感,就不应该施加推力,否则,力会分散到肌肉和筋膜,而不是解除关节的运动限制。推力必须是低振幅的,即活动距离很短;还应当是高速度的,不存在高速度、高振幅的技术。实施 Thrust 技术之前,应先采用软组织技术放松局部。如果组织没有适当的准备,则很难接近屏障,需要更大的力。而过大的推力如果分散开,就可能引起医源性问题。患者必须放松。治疗师往往在患者呼气时发力,因为这时组织更加放松。最终的激活力是操作者的力。

4. 肌肉能量技术 肌肉能量技术由 Fred Mitchell 提出,需要患者在治疗师的特定指导下主动活动,即在某个精准控制的位置对抗治疗师所提供的特定阻力。肌肉能量技术的初始分类是基于阻力是否等于(等长)、大于(等张)或小于(isolytic)患者的力量。医师使用的大多数肌肉能量技术都是直接的等长技术,这种技术也被治疗师广泛使用,通常被称为收缩 - 放松技术。

肌肉能量技术需要结合所有三个运动平面评估而得出特定的诊断。第一步是将功能障碍的部位移入"限制性屏障"内。Fred Mitchell Jr. 强调,操作者将功能障碍的部位活动到屏障的"边缘",并保持这个体位,指示患者收缩以对抗这个维持力。力的大小由患者控制,所以不大可能造成伤害。此外,操作者握持患者治疗部位的方式也提示了力的大小,虎口抓握往往比轻柔触摸力气大。肌肉保持收缩3~5s,放松一段时间(有时术语称之为等长后放松),然后,操作者将治疗部位重新移动到新的屏障处,重复这个过程几次。如果运动范围没有进一步的增加,则停止治疗。通常重复三次后,需重新评估。

大多数的肌肉能量技术需要患者主动收缩"缩短"的肌肉。使用肌肉能量技术的常见错误是无法恰当地接近屏障,用力过大,或等长收缩后放松的时间过短。尽管接近屏障涉及三个运动平面,但患者的收缩可能存在于一个、两个或三个平面中,大多是屈曲或伸展。在肌肉能量技术中,最终的激活力是患者肌肉收缩的力。

5. 肌筋膜技术 肌筋膜技术的目的是发现组织限制并消除这种限制,这需要有富于感知的双手。直接肌筋膜技术使肌筋膜组织负重(拉伸),将组织保持在适当的位置,然后等待释放。释放是由内部的力完成的。当胶原被拉伸时,胶原蛋白的黏弹性能使组织缓慢地延伸,术语"蠕变"描述的就是这种现象。释放时,不再增加施力,而组织仍被拉长,这种现象持续几秒,好比冰块的融化。操作者可以感知到组织的释放。重新评估患者,可以发现治疗部位限制减少,活动范围增加。

(二) 间接技术

1. 拮抗放松手法 拮抗放松手法(strain-counterstrain)是一种利用体位摆放实现自我释放的手法治疗技术,并可借助激痛点判断该体位是否恰当。Lawrence Jones 创立了这种治疗方法。此类手法被划分为间接技术,其目的是通过减少不当的本体感觉传入来减轻疼痛导致的功能障碍。缩短的肌肉由于不当的本体感觉活动而维持缩短的状态。激痛点位于肌腹、肌腱(通常位于肌腱与骨的附着点或其附近)或短缩肌肉的皮区。治疗的体位使得短缩的肌肉进一步缩短,而对侧原本拉长的肌肉则被进一步拉伸,其神经生理学机制是肌肉缩短时产生抑制作用,打破了异常的应变反射。

激痛点与具体的功能障碍有关,操作者必须知道去哪里寻找这些特定的点。例如,如果患者存在 L_3 屈曲、旋转和向左侧屈的功能障碍,则腰椎前方的激痛点位于髂前下棘附近的腹壁中。使用拮抗放松手法需要对激痛点进行结构性检查与评估。激痛点是触诊时更加敏感的组织区域,有时被描述为具有"豌豆样"的张力,其共同点是存在组织改变和压痛。

治疗过程包括确定激痛点,在激痛点处用手指持续触诊,调整患者的体位,使得该点的压痛消除或显著减轻。该体位是在一个无痛的放松的方向上,而且这也是患者原始的受伤位置。拮抗放松手法不是一种穴位按摩的形式,治疗师的手指持续触诊并评估激痛点,但不施加压力。治疗位置的维持时间为90s,肋骨为120s。患者必须从治疗位置缓慢地回到起始位,并在整个过程中保持被动。返回原位后,治疗师重新评估激痛点,如果激痛点上的压痛消失,则情况有所改善。

拮抗放松手法是一种非常温和的技术,极少造成伤害。然而,患者接受治疗后可能出现较为严重的酸痛,治疗师应事先提醒患者。有时止痛药可用于治疗酸痛,应建议患者多喝水以保持充足的水分。在其他手法已经解除运动限制后,拮抗放松手法可用于处理残留的压痛。这些技术通常也是学习手法的良好起点。

2. 平衡技术 疼痛中有时需要这项手法治疗技术,有许多名称可以用来描述间接技术的类型,包括功能性技术和韧带张力平衡。所有这些技术类型都是间接的,因为存在功能障碍的部位被摆放至远离限制性屏障的相对自由的方向上,该体位下功能障碍的各个方向都能达到张力平衡。Johnston 的功能性技术涉及三个平移方向（前后、两侧、上下）的张力平衡和呼吸，这种平衡越完美，释放得越快。释放源于内部的力。

对部分操作者而言，间接平衡技术很难，但对绝大多数操作者则相对容易。在拮抗放松手法里，激痛点有助于找到适当的治疗位置，而其他形式的间接技术则很难找到恰当的位置。然而，对治疗师而言，释放的发生却是显而易见的，因为此时功能障碍周围的总体张力降低。组合技术或组合方法经常与间接技术一起使用。随着释放的发生，原始屏障软化，功能障碍的部位可以活动到限制性屏障内。组合技术一般从间接技术开始，由直接技术完成。基于 A.T. Still 对手法的现存阐述而创立的 Still 技术，就是一种组合技术，这种技术已被多方描述，包括将关节摆放在放松（间接）的位置，然后轻轻加压或牵引，最后再用力活动组织使之通过限制性屏障。

3. 颅骶手法技术 颅骶手法技术应用于颅骨和骶骨，大多数是间接的。例如，如果患者右侧蝶骨和左侧枕骨存在右向的扭转，治疗师可使颅骨向右扭转（更自由的方向），维持并等待释放。也有一些颅骨技术是直接的，如骨缝分离手法技术。

（三）手法在疼痛治疗中的临床应用

手法治疗在医学实践中应用广泛。在某些情况下，它可以作为一种主要的治疗方式，如功能障碍引起的急性疼痛通常需要手法早期介入。手法治疗旨在改善功能，而这实际上适用于所有患者，但哪些患者从手法治疗中受益最大目前还无法从文献中获知。一类可能获益于这种保守治疗的人群是孕妇，研究发现骨关节手法治疗孕期腰部和盆腔疼痛的效果优于常规护理，并有助于缓解妊娠晚期腰背痛相关的功能恶化。

改善功能或满足患者的需求是治疗的总体目标，手法只是一方面，我们还需要其他辅助治疗手段。通常情况下，姿势不平衡、运动模式异常或核心不稳等不仅造成功能障碍，也会引起患者的主要症状，参加家庭锻炼或物理治疗可能有助于缓解症状，强化手法的疗效，消除功能障碍本身潜在的易感因素。

1. 手法治疗疼痛的循证实践 手法的利弊仍然备受争议。目前没有足够的随机对照研究证实手法的长期效果，而现有的研究也受限于受试者的异质性、疼痛持续时间、手法种类、无法应用盲法、缺乏统一的结局指标等。最新文献综述提示，手法治疗可能对某些亚组尤其有效，如腰痛持续 2~4 周的人群。目前除了关于颈椎和胸椎治疗方案的临床指南外，还有一些研究支持在上述领域应用手法。也有像 Mills 等人最近的一项研究验证了手法治疗急性中耳炎的有效性，另一些研究也表明手法治疗可显著改善慢性背痛，提高患者满意度，减少用药量。

2. 手法的禁忌证和副作用 临床工作中，颈部手法最严重的并发症就是椎基底动脉夹层相关的卒中。历年文献报道的颈椎手法不良事件累计约 275 例，但也有人提出可能还存在不良事件报告不足。据估计，美国和加拿大每年实施颈椎手法约 3300 万至 1.93 亿例，其不良结局的风险预计为 1/400 000~1/3 850 000，仅为自发性椎基底动脉意外事件风险的一半。为了筛查出可能由颈椎手法引起椎动脉损伤的患者，研究者们开展了一系列探索性试验，包括当下流行的 DeKline 测试，但这个测试及其他类似的测试均被认为不可信。颈椎手法的并发症最常见于曾接受过颈椎手法治疗的患者，这些患者通常没有椎基底动脉夹层的显著危险因素，如偏头痛、高血压、口服避孕药和吸烟等；而大多数椎基底动脉夹层发生在未接受颈部手法时，或是自发的，或是微小创伤后，或是在日常活动中（如驾驶时倒车、粉刷天花板、打网球、打喷嚏或练瑜伽等）。

　　大多数并发症与高速的整骨技术有关,一般来说,这些禁忌证可能由几个原因引起:①操作者诊断错误、缺乏手法技巧及问诊不当;②骨骼的病理改变、异常心理及行为特质为整骨技术的禁忌证。副作用可能伴随手法而发生。有时,在治疗后的数小时内,患者的症状会出现反弹,但这种情况是暂时的,消退之后患者通常会较治疗前明显改善。拮抗放松手法技术是一种温和无创的技术,治疗后几小时可能出现酸痛,应该告知患者他们也许会经历这种治疗后的疼痛,但是疼痛最终会消退。

　　在考虑手法治疗疼痛时,操作者必须权衡潜在的风险与效益,牢记再全面的禁忌证列表也无法取代评估,治疗患者的经验有助于做出这些判断。也可能存在手法治疗过量的风险,治疗剂量必须受到患者的治疗反应的限制。

(王于领　王书婷)

第四节　作业治疗

一、概述

　　"作业"是人类行为的核心,可影响人类的心理状态及幸福感。"作业治疗"是基于作业、健康与幸福状态存在内在的互相联系及影响的假设而产生的学科。慢性疼痛限制了患者参与所需要、想要及期待做的活动而影响其健康状态及幸福感。作业治疗的核心是管理疼痛并促进慢性疼痛患者参与有意义、有价值的作业活动。作业治疗师主要通过应用不同的作业治疗手段如活动管理、活动改良、应对策略、职业治疗及作业环境改良等方式达到目标。本节将围绕疼痛作业治疗方法展开描述。

二、概念

　　作业治疗(occupational therapy)是以客户为中心,通过有意义的作业活动促进健康的科学学科。作业治疗的首要目标是让患者参与日常生活活动(ADL),主要是通过提高患者的能力以促使他们参与所期望、需要或者渴望完成的活动,或者通过改善作业活动或环境以支持他们的参与(WFOT,2012)。

　　作业(occupation)是指一切对于个体有价值及有意义的活动。美国作业治疗协会定义的作业治疗范畴包括:基础性日常生活活动、工具性日常生活活动、工作、学习、娱乐、玩耍、休息睡眠及社会交往(AOTA,2008)。此外,社会心理因素及环境因素也是作业治疗关注的范畴。

　　作业治疗参照疼痛的社会心理学模型(图6-4-1),强调个人躯体、心理及环境是相互联系的整体。疼痛限制个体参与活动不仅会导致躯体运动功能下降还会带来心理社会影响,这些影响会进一步限制患者参与活动而陷入恶性循

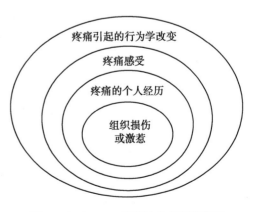

图 6-4-1　Loeser 疼痛社会心理学模型

环。著名的作业治疗疼痛学专家提出：作业治疗在疼痛管理的核心目标是通过有意义的活动及特定的治疗技巧训练，将患者的功能状态最大化，将患者角色感减弱及能力减低程度最小化。疼痛作业治疗核心技巧为活动管理，包括：活动分析、技巧形成、活动改良、问题解决、活动优先、活动计划及活动步伐调整等，活动管理旨在改变因疼痛引起的活动过度与活动不足的不平衡关系。再者，作业治疗师应用人体功效学、节能技巧、社区技巧训练、应对策略训练、放松技术、压力管理及环境改造等治疗手段实现活动管理。不同参考体系下疼痛作业治疗目标总结见表 6-4-1。

表 6-4-1 作业治疗目标及参考文献总结

治疗目标	参考文献
促进健康	Fast，1995；O'Hara，1992
提高家务活动表现	Phillips，Bruehl & Harden，1997
改善姿势及身体力学	Phillips，Bruehl & Harden，1997
提高生活质量	Carruthers，1997；Giles & Allen，1986
提高功能独立性	Fishman Borelli，Warfield，1986；Strong，1989；Strong&Large，1994；Ventura & Flinn-Wagner 1997
提高个人责任感	Strong，1989
提高疼痛控制能力	Strong，1989
提高疼痛耐受度	Heck，1988
提高个人自尊感	Fishman Borelli，Warfield，1986；Jonson，1984；Strong，1989；Strong，Ashton & Large，1994
维持 / 重建能力	Fishman Borelli，Warfield，1986；Jonson，1984；Strong，1989；Strong，Ashton & Large，1994
维持 / 重建角色感	Jonson，1984；Klayman-Callahan，1993；Phillips，Bruehl & Harden，1997；Scudds & Solomon，1995；Strong，1989；Strong，Ashton&Large，1994；Ventura & FLinn-Wagner，1997
功能最大化	Fast，1995；Johnson，1984；Scudds& Solomon，1995；Strong，1989；Strong，Ashton&Large，1994
减少疼痛	Fishman Borelli，Warfield，1986；McCormack，1988
重获日常作业平衡	Blakeney，1984；Johnson，1984
重获控制感	Carruthers，1997；Johnson，1984；Strong，1989；Strong，Ashton & Large，1994
重获自我效能	Scudds & Solomon，1995

三、作业评估

作业评估是作业治疗的基础。患者主动参与对作业评估及作业治疗的过程非常重要，治疗成功的关键在于患者能意识到自身症状的管理是个人责任。作业评估首要关注疼痛对患者作业表现的影响。作业治疗师会评估疼痛对患者生活习惯、角色及个人关系的影响，患者的躯体及社会心理状态，患者的能力、优势、应对策略、过去作业模式及未来目标。作业治疗师应了解患者的"作业认同"(occupational identity),其构成了患者价值、信念、角色及兴趣,而这些正是形成以患者为中心的作业目标的基础。

作业治疗师应用活动分析方法分析影响患者参与的因素,评估活动所需的躯体功能、心理社会功能、认知能力及社会交往能力,以及评估患者自身功能缺陷及来自环境的限制因素。作业评估项目举例见表 6-4-2。疼痛对日常生活活动及活动表现的影响是作业治疗师评估的首要关注点,常用评估方式:疼痛干扰量表见表 6-4-3,加拿大作业表现量表见表 6-4-4。

表 6-4-2 作业评估工具举例

评价项目	评估工具	评估工具描述
疼痛强度	数字分级评分法(numeric rating scale)	0~10,0~100,"无痛"至"极痛"
	视觉模拟评分法(visual analogue scale)	直线,0~10cm
	语言分级评分法(verbal rating scale)	形容词或描述性词语的列表
疼痛影响	简化 McGill 疼痛问卷(the short-form MPQ, SF-MPQ)	20 项描述项(感觉、情感、评估),疼痛绘图,视觉模拟评分法,4 分利克特量表(4-point Likert Scale)
	简明疼痛量表(brief pain inventory,BPI)	评估疼痛对日常生活活动及情绪的影响
焦虑与应对方式	疼痛焦虑症状量表(pain anxiety symptom scale,PASS)	40 项,与疼痛相关的焦虑,认知焦虑症状及逃避
	斯皮尔伯格状态 - 特质焦虑量表(Spielberger state-trait anxiety inventory,STAI)	40 项,区分状态焦虑和特质焦虑
	疼痛态度调查(survey of pain attitude)	57 项,评估控制、功能障碍、医疗诊断、焦虑、药物、情绪及伤害
抑郁	贝克抑郁量表(Beck depression inventory,BDI)	24 项,评估情绪及抑郁相关的自主神经症状
	流行病调查中心用抑郁量表(center for epidemiologic studies depression scale,CES-D)	受躯体症状影响,比贝克抑郁量表效度低。在抑郁严重程度改变的敏感度更高
	郑氏自评抑郁量表(Zung self-rating depression scale)	20 项,抑郁严重程度的快速评定
情绪和人格	明尼苏达多项人格检测(Minnesota multiphasic personality inventory,MMPI)	567 道对错选择题,需 60~90min 评估
	症状自评量表(symptom checklist 90,SCL-90-R)	90 项,整体积分指数,9 项情感抑郁分测试
	Millon 行为学健康调查表	150 道是非题,评估心理压力及疾病应对
功能状态及活动影响	疾病影响状态调查(sickness impact profile,SIP)	136 项,12 个功能维度
	36 项简式健康状况调查(36-item short-form health survey,SF-36)	8 个量表,评估因为躯体、情绪、疼痛、生命体征及健康状态引起的身体及社会活动的限制
	疼痛障碍指数(pain disability index,PDI)	7 个问题。测试疼痛与功能、家庭、娱乐、社会功能、职业、性行为、自我照顾及生命保障的联系及对其影响
	Oswestry 功能障碍量表(Oswestry disability questionnaire)	10 节,测试腰痛及足部疼痛对日常生活的影响
应对方式与信念	应对策略量表(coping strategies questionnaire,CSQ)	50 项,评估认知及行为的应对策略
	疼痛态度调查(survey of pain attitudes,SOPA)	57 项,包含子量表(可控性、障碍、医疗介入、焦虑、药物、情绪及损害)

表 6-4-3　疼痛影响量表

A. 在过去的一周,疼痛多大程度影响您的日常生活活动?

0~10 数字疼痛程度量表

0　1　2　3　4　5　6　7　8　9　10

0 无影响

10 不能完成任何活动

B. 在过去的一周,疼痛多大程度影响您参与娱乐活动、社交及家庭活动?

0~10 数字疼痛程度量表

0　1　2　3　4　5　6　7　8　9　10

0 无影响

10 不能完成任何活动

C. 在过去的一周,疼痛多大程度影响您的工作能力(包括家务)?

0~10 数字疼痛程度量表

0　1　2　3　4　5　6　7　8　9　10

0 无影响

10 不能完成任何活动

引自 National Institutes of Health,National Institute of Child Health and Human Development,National Institute of Neurological Disorders and Stroke:Ongoing research(Grant No. 1 PO1 HD/NS33988),Pain Management

表 6-4-4　加拿大作业表现测试量表(第二版)

步骤一:确定作业表现方面的问题 与患者见面,鼓励其想象日常生活中有代表性的一天,询问关于自理、生产和休闲活动方面的问题。让患者确定想做、需要做或期待去做的活动。然后要求他们确定哪些活动的完成情况难以令其满意,并把这些活动方面的问题记录在步骤 1A、1B 或 1C 中	步骤二 用评分标准,让患者对每一个活动的重要性进行打分,分数从 1 到 10,并把得分填在相应步骤 1A、1B 或 1C 的空格中
步骤 1A:自理	重要性
个人自理(例如:穿衣、洗澡、进食、个人卫生)	
功能性行走(例如:转移、室内外行走)	
社区生活(例如:交通工具使用、购物、理财)	
步骤 1B:生产活动	
有薪 / 无薪工作(例如:找工作 / 维持工作,义工)	
家务活动(例如:清洁、洗衣、烹饪)	
玩耍 / 上学(例如:玩耍技巧,家庭作业)	
步骤 1C:休闲活动	
静态娱乐(例如:爱好、手工艺、阅读)	
动态娱乐(例如:体育活动、郊游、旅行)	
社交活动(例如:探亲访友、电话联络、聚会、通信)	

步骤三、四　让患者确定 5 个重要的有问题的活动并记录在下面的表格中,用评分标准让患者就每个问题对自己的表现和满意度进行打分,然后计算总分。总分的计算是把所有的问题的表现分或满意度分累加然后除以问题的总数。在评估的分数以同样的方法计算,同时计算两次评估的分数的差值

续表

初次评估: 作业表现的问题:	表现1	满意度1	再评估 表现2	满意度2
1				
2				
3				
4				
5				
评分:	表现总分1	满意度总分1	表现总分2	满意度总分2
总分=表现或满意度 总分 /问题数				

表现总分差值=表现总分2（　　　）－表现总分1（　　　）=（　　　）

满意度总分差值=满意度总分2（　　　）－满意度总分2（　　　）=（　　　）

四、作业治疗

通常以多学科合作模式对慢性疼痛进行治疗及管理,患者作为一个主动或被教育的参与者参与其中,作业治疗师常与患者、医生、心理学专家、物理治疗师及护士合作。作业治疗的核心是提高躯体能力、提高角色相关的工作能力、通过活动提高对自身及环境的控制能力等。由于疼痛是多因素共同作用的结果,因此治疗也是多维度的。以下列举常见的疼痛作业治疗措施。

(一) 活动管理

尽管某些急性疼痛需要数日的休息,但尽早参与作业活动对损伤的恢复及避免后期产生生理社会等影响非常重要。活动管理一般包含以下内容:

1. 问题解决(problem-solving) 许多活动可以通过方法改良或环境改造的方式克服障碍而继续进行。

2. 循序渐进及调整工作节奏(grading activities and pacing) 调整工作节奏是公认的疼痛管理的有效方法。调整工作节奏的要点包含:①制定每日目标;②疼痛出现前休息:了解患者无痛下最大活动量,在疼痛出现之前安排休息,以避免更长的恢复时间及强化疼痛行为;腰痛患者起始活动量一般为最大活动量的20%;③循序渐进:根据活动对人的认知、躯体、社会和情绪要求循序渐进增量活动,研究表明,循序渐进的增量活动可有效减少诱发疼痛的可能性;④规律性的有氧运动:如慢走、游泳、水中有氧训练等,物理因子治疗如热疗或冷疗可以在运动前后使用以提高运动表现;⑤基于患者角色、兴趣及能力选择相应的作业活动:因为当个体参与有兴趣及有目的的活动时会更放松,出现疼痛的前占据想法的可能性更小,更易融入活动。

3. 目标制定(goal-setting) 许多患者在疼痛影响下依然努力要达到不切实际的目标,更有患者放弃所有的努力及目标,作业治疗师通过动机面谈等方式辅助患者制定可实现的短期及长期目标,以提高后期治疗的动机。

4. 人体功效学(ergonomics) 人体功效学是指人和环境的相互协调,它研究人的解剖、心理及生理的特征及能力及限制,然后将结果应用于工具、机器、工作、系统、环境等设计,促进安全、健康、舒适及提高效率的工作或生活的学科。人体功效学所包含的元素见图 6-4-2,它不仅存在于办公区域也存在于日常生活活动中。以下将列举部分元素的应用:①人体力学(body mechanics)及操作技巧(manual handling):利用躯干的稳定性是人体力学中重要的内容,

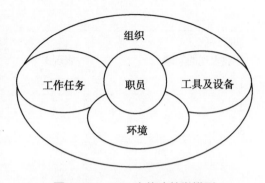

图 6-4-2 Dahl 人体功效学模型

包括保持背部直立、用下蹲代替弯腰、避免腰部扭转、物品靠近身体及使用腿部力量等。此外,站立位如何减少腰部的应力是另一目标。操作姿势见图 6-4-3。②辅助器具(adaptive equipment):如疼痛与下腰背肌肉有关以致出现躯体扭曲或不平衡等现象,治疗师会为患者设计合适辅助器具如长柄刷、长柄取物棒、长柄鞋拔等,直接或间接将疼痛情况减低;③工作方式及环境改良:如存在下腰痛的患者,办公椅应该可以提供足够的背部支持,足部可平放于地板,髋关节及膝关节保持 90°,坐深应可让使用者保持良好的颈部及上肢姿势。此外,治疗师还会进行工作任务分析及提供工作方式、工作环境改良的建议。手部工具操作方式举例见图 6-4-4,坐位工作环境建议见图 6-4-5。

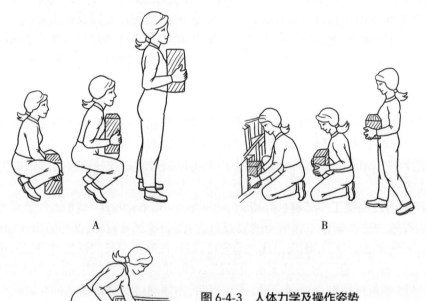

图 6-4-3 人体力学及操作姿势

A. 弯腰:弯腰及双手紧贴躯干,腹肌收缩但不屏住呼吸,动作顺滑而避免冲撞式活动;
B. 对角上抬:跪位将物品靠近身体;C. 高尔夫式提举:当把物品放入推车,对侧足部应该提起以保持腰部直立

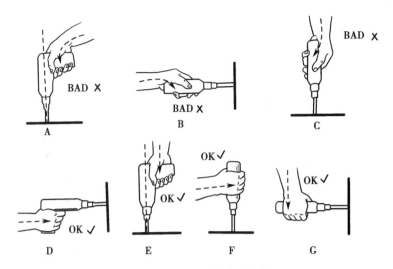

图 6-4-4 工具操作方式姿势

A. 不良姿势:手枪柄,水平面,肘平面;B. 不良姿势:横手柄,垂直面,肘平面;C. 不良姿势:横手柄,水平面,肘平面以下;D. 良好姿势:手枪柄,垂直面,肘平面;E. 良好姿势:手枪柄,水平面,腕水平以下;F. 良好姿势:横手柄,水平面,肘关节水平;G. 良好姿势:横手柄,垂直面,腕水平以下

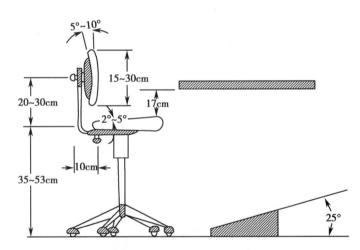

图 6-4-5 坐位工作环境建议

最佳的工作台面高度因工作种类不同而异:精密加工工作 =78~94cm,阅读 / 书写 =71~78cm,打字 / 轻组装活动 =53~71cm

5. **节能技巧**(energy conservation) 慢性疼痛的患者通常伴随疲劳,疲劳会导致能力的下降。作业治疗师会教育患者使用节能技巧以尽量减少疲劳以提高活动表现。节能技巧的基本原则包括:①提前准备,如备餐前先做部分的准备工作;②掌握自我节奏:包括评估需要的活动任务、完成的时间窗及自我在不引起不适的情况下完成任务的最大能力;③设定优先事项:重要的事情在状态好的时候优先完成,例如,与其说服患者亲自做一顿大餐,还不如外出就餐,以便能有更好的状态享受晚餐等;④减少不必要的任务或活动步骤:如将具一次准备好放在旁边而避免来回走动;⑤平衡活动内容,中途休息:如难度大的任务与难度小的任务交替进行;⑥了解个人的活动耐力。

(二) 应对策略(coping strategies)

慢性疼痛通常伴随情绪低落、睡眠障碍和人际关系紧张等问题。作业治疗师会教育患者睡眠、情绪管理及压力管理策略,同时也会教育患者自我肯定及沟通技巧。作业治疗师一般会接受社会心理学作业治疗方面的教育,会将认知行为疗法、动机式访谈、接纳与承诺疗法等与作业治疗相结合以训练患者的应对策略。结合社会心理学的疗法在另章讨论,在此不作详述。

(三) 放松训练

放松训练(relaxation training)可用于降低肌肉的紧张程度,而肌肉紧张被认为是引起及加重疼痛的重要因素。Jacobson 在 1938 年发明的渐进性肌肉放松法(progressive muscle relaxation)是较为著名的放松训练方法。渐进性肌肉放松法通常包括以下步骤:①系统性绷紧几个大肌群数秒;②将注意力放在紧张的肌肉上;③感受肌肉紧张的感觉;④放松肌肉;⑤集中注意力在放松的肌肉感觉上。

自我暗示训练(autogenic training)是另一种放松训练方法,这种方法通常包括重复默念社会心理学上具有放松作用的心理暗示语,如"我的手臂和足部都很暖"等,患者在安静的环境中,紧闭双眼,采用舒适的体位,被动地将注意力集中在这些暗示语中,以达到放松的效果。

放松训练已被证实对多种原因引起的慢性疼痛有效,其中包括头痛、腰痛、肌筋膜痛、关节炎痛及癌症痛。

(四) 生物反馈(biofeedback)

生物反馈是一种使用不同形式的声音及视觉生理监测系统教育患者调节在不正常意识控制下的生理功能。常见的目标性反馈包括心率、血压、皮肤温度和肌肉紧张度。在生物反馈训练过程采用的方法与放松训练类似,包括腹式呼吸、想象、渐进性肌肉放松法及自我暗示训练等。

生物反馈疗法是一种重要的慢性疼痛治疗方法,它可使患者获得自我控制及自我效能的感受。其他的基于活动的治疗方式如水中运动(aquatic therapy)、普拉提、瑜伽、费登奎斯法(Feldenkrais methods)、太极等也有研究表明对患者存在益处。

(五) 转移注意(distraction)

转移注意训练通常用于转移轻至中度疼痛患者的注意力及减轻心理压力。转移的方式通过包括内在的注意如白日梦、引导想象等,以及外在的注意如鼓励患者发展个人喜好及兴趣等,借此让患者多把日常喜欢做的事务占据平常无所事事、无中生有的负面思维。

(六) 小组治疗(group therapy)

高证据水平的研究表明,慢性疼痛的小组治疗非常有效,其中最为著名及证据水平较高的有英国疼痛组织的疼痛小组计划(pain management programs,PMPs),作业治疗师通常参与疼痛管理小组,同时组织其他形式的小组治疗,如为患者组织重返工作小组、治疗性活动小组等。

(七) 职业治疗(vocational rehabilitation)

41% 的疼痛患者因为疼痛暂停工作。Heitz 等人研究提示,疼痛对人们生活最重要的影响是他们的工作能力。工作是大多数成年人生活的重要组成部分,工作对人的躯体及精神健康有积极的意义。普遍认为,如果身体状况允许,应该支持生病或残疾的患者继续保持工作或尽早重返工作岗位。因为工作本身是一种重要的治疗方式,它可辅助康复及促进健康。

同时工作可减少因长期脱离工作带来的躯体、心理及社会功能障碍的风险。从治疗师的角度看,工作是形成对个人身份认同及角色认同的核心,因此职业康复是作业治疗师处理慢性疼痛患者的一项重要的工作内容。

职业康复通过与工作有关的康复手段,使残疾人或伤病者就业或再就业,从而促使他们参与或重新参与社会。研究表明,患者因疼痛缺席工作的时间越长,他们重返工作的机会越小。作业治疗师一方面通过训练患者的躯体及社会心理等职业技能,另一方面与雇主紧密联系,进行工作场所评估,识别工作潜在的障碍或危险,改良工作环境或调整角色。

疼痛对重返工作的影响是多方面的。其中生物学的障碍包括疼痛、技能、药物、睡眠及活动水平。心理学的障碍包括抑郁、恐惧、动机减少、自我效能低、功能失调性态度及观念等。社会障碍包括工作要求、家庭角色、交通、雇主态度、福利系统、抚育责任、同事关系及雇主对疾病的认识等。治疗过程必须考虑生物心理社会的因素,以助患者重返工作。

1. **生物因素** 评估患者的工作角色后,会进行针对性的躯体功能、认知功能等训练,作业治疗师还会提供特定姿势、活动技能、工作步伐调整及节能技巧等训练或宣教。

2. **心理因素** 辅助患者建立实际及可实现的工作目标,通过循序渐进的活动方案及工作任务训练建立心理应对能力及提高自我效能,发展患者自我应对策略如压力管理技巧、自我肯定等。与雇主密切联系,逐步调节工作的心理负荷强度,减少压力。

3. **社会因素** 辅助患者寻求社区及社会资源如残联福利、交通等服务,寻求职业场所辅助器具及工作环境调整的支持等。

（王于领 李娴）

第五节 矫形器在疼痛康复中的应用

矫形器(orthosis)是用于改变神经肌肉和骨骼系统的结构及功能特性的体外装置,主要通过支持、固定和矫正作用,代偿和辅助丧失的功能,使人体各个部位保持在合适的位置和姿势,预防和矫正畸形。矫形器的制作装配由来已久,是现代康复治疗技术的重要手段之一。随着现代材料学、生物力学的飞速发展,使现代矫形器的开发、制造、装配都有了很大进步。各种新型矫形器的应用,在一定程度上也推动了康复医学的发展。

一、矫形器在疼痛康复中的作用原理及重要性

矫形器的基本作用可以归纳为固定、矫正、免荷、代偿四个方面。在疼痛康复中,运用矫形器的主要作用原理为:

1. **固定** 通过对病变肢体或关节的固定和保护,以减轻疼痛,促进病变愈合,如治疗骨折、韧带损伤的各种矫形器。

2. **免荷** 方法有两种:①在疼痛或结构受损这些需免荷部位的上部对肢体进行支持以减轻肢体或躯干的长轴承重,从而减轻疼痛,促进病变恢复。如脊柱过伸矫形器用于治疗胸腰椎压缩性骨折;小腿免荷矫形器用于胫、腓骨骨折。②通过分散局部压力,减轻患处受力以缓解疼痛。如矫形鞋垫通过平衡足底压力分布,缓解局部疼痛。

大多数劳损导致的慢性疼痛可以通过保守治疗得到缓解或治愈,即使需要手术治疗的

患者中,也有很大一部分可以通过保守治疗延缓手术时机或促进术后康复。矫形器的应用是保守治疗中极其重要的一环,越早介入矫形器,对病变部位的康复过程越有效。如关节磨损后的反应是增生和受损部分的非特异性炎症反应,从而引起损伤部位的疼痛、关节活动障碍。需要通过减轻骨关节或肌肉负荷,让病变骨关节及骨骺部位应力减少,促进炎症修复、减轻疼痛、改善功能。过去的通用办法是要求患者减少受累肢体的使用,如减少腹部剧烈运动、少做膝下蹲动作、少做上下楼动作等。使用矫形器可以达到上述目的而又不影响患者的日常生活和工作能力,还能防止因疼痛导致的代偿性畸形。

二、矫形器在常见疾病中的应用

(一) 腕管综合征

1. 临床表现 是周围神经卡压综合征中最为常见的一种,中年人好发,为正中神经在腕部受到卡压而引起的一系列症状和体征。主要为正中神经受压,示指、中指和环指麻木,刺痛或呈烧灼样痛,白天劳动后夜间加剧,甚至睡眠中痛醒;局部性疼痛常放射到肘部及肩部;拇指外展肌力差,偶有端物、提物时突然失手。

2. 矫形器的使用

(1) 生物力学原理:使腕关节保持于轻度背伸或中立位,以降低腕管内的压力,促进炎症消退、减轻对正中神经的卡压;避免诱发或加重症状动作的出现,特别是通过固定夜间睡眠后腕部位置,减轻夜间手腕部麻木疼痛症状,改善患者睡眠状况。

(2) 常用矫形器的种类

1) 腕手矫形器(wrist hand orthosis):弹力织物制成,掌侧有保持腕关节角度的金属条。用于固定腕关节、限制腕手的活动。适用于症状较轻的腕管综合征患者,见图6-5-1。

2) 手休息甲板(resting hand splint)用低温热塑板材量身定制而成,对腕关节的固定效果比护腕强,症状减轻时停止使用。用于症状较严重的腕管综合征患者。见图6-5-2。

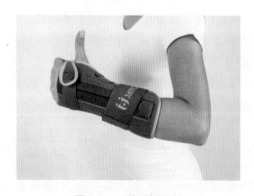

图 6-5-1　腕手矫形器

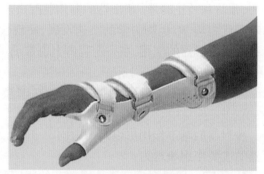

图 6-5-2　手休息甲板

(二) 脊柱源性疼痛和脊柱手术后

1. 临床表现 脊柱源性疼痛是一类由于各种脊柱原因导致的头颈部、四肢、胸壁、腰背部疼痛的临床综合征。常见的病因包括颈椎间盘、颈椎小关节、腰椎间盘、腰椎小关节等病变,也有系统性疾病表现为脊柱源性疼痛,如脊柱关节病、强直性脊柱炎等。老年人又以脊柱的退行性变为常见,包括骨质疏松症、椎间盘退变变性、小关节增生性变、椎管狭窄等。

2. 矫形器的使用

(1)生物力学原理:通过限制脊柱运动,辅助稳定病变的关节,减轻局部疼痛,减少椎体承重,促进病变愈合;支持麻痹的脊柱肌肉。

(2)常用矫形器的种类

1)软式颈托(soft foam cervical collar):安装在颈部,围住颈椎,由高密度海绵或聚氨酯泡沫材料外包棉布外套制成,两端用魔术贴调节松紧,见图6-5-3。功能作用:软式颈托只能限制中颈椎运动和颈椎过度运动,特别是颈椎屈伸末端,对颈椎正常范围的后伸、侧屈、旋转运动的限制较小,可减轻头部重量加给颈椎的负担。适用于颈部软组织损伤、头部震颤症等轻度颈椎病患者。

2)费城颈托(Philadelphia collar)是一种常见的成品头颈矫形器,由聚乙烯泡沫板材与附加的硬塑料板增强条制成,分前、后两片。前片在颈部正中有开孔,方便气管插管的患者使用,见图6-5-4。功能作用:对颈椎正常的屈伸运动可限制到30%,对回旋、侧屈的限制力较小。因其结构与颈部形状服帖,穿戴舒适性较好。适用于中颈椎稳定性损伤,如颈椎单纯性骨折、颈椎肌肉损伤,椎间盘突出症。

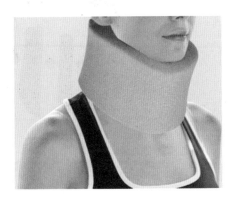

图 6-5-3　软式颈托

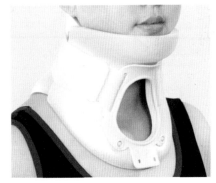

图 6-5-4　费城颈托

3)软式腰骶矫形器又称软性腰围(corset),由软性材料(莱卡、弹力织物、帆布、皮革等)制成,内置与腰部曲线一致的钢条或压力垫以起到增强固定效果,见图6-5-5。作用原理为:利用内加金属条增强的布带束紧,给骨和软组织施加一定的压力,提高腹腔压力,借以减轻脊椎及其周围肌肉的体重负担,并限制脊柱的运动,从而达到消除疼痛的目的。适用于治疗因各种原因引起的腰痛。

4)软性胸腰骶椎矫形器(thoraco-lumbo-sacral orthosis,TLSO):由皮革或热塑板材制成的腹部压力垫用弹力带固

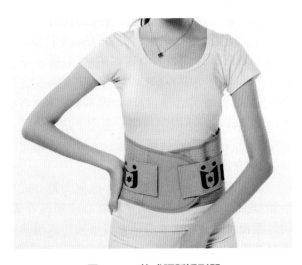

图 6-5-5　软式腰骶矫形器

定及肩带组成,见图6-5-6。软性胸腰骶椎矫形器是在腰围的基础上改进的软性脊柱矫形器。这种矫形器可以包住整个躯干和骨盆,可通过调整拉力带的松紧,提高腹压,借以减轻椎间盘及其周围肌肉的承重,对腰椎起到支撑、保护作用,也对脊柱的运动起到限制作用。功能作用:其腰骶部分可防止腰椎前凸,肩带部分可防止胸椎后凸。适用于老年人骨质疏松、老年性驼背和 T_9 以下椎体的退行性病变。

5)屈伸控制式胸腰骶椎矫形器(TLSO flexion-extension):简写为 TLSO(F-E),这类矫形器以泰勒式(Taylor)胸腰骶椎矫形器为代表。由背侧的胸腰骶椎支条、肩胛带支条、腹部压垫及骨盆环带组成。这种矫形器在矢状面提供了两个三点力系统,可以比较好地控制胸椎和上腰椎的活动。见图6-5-7。功能作用:使胸椎伸展、减轻腰椎前凸。适用于脊柱结核、腰骶椎滑脱、预防骨质疏松引起的老年性驼背或压缩性骨折。

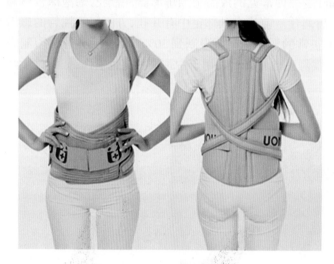

图 6-5-6　软性胸腰骶椎矫形器

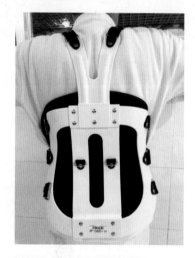

图 6-5-7　泰勒式胸腰骶椎矫形器

6)屈曲控制胸腰骶椎矫形器(TLSO Flexion):简写为 TLSO(F),也称为过伸式 TLSO。通常使用成品矫形器,可根据测量患者身体的尺寸快速组装适配。这类矫形器以朱厄特型(Jewett TLSO)胸腰骶椎矫形器为代表。由胸部压垫、耻骨压垫和背部压垫组成,见图6-5-8。功能作用:限制胸腰段脊柱前屈,促进其后伸,以增加腰椎前凸,对脊柱侧凸和旋转有一定限制作用。适用于治疗胸腰椎压缩性骨折、胸腰椎结核。但不适用于不稳定的骨折,如脊柱滑脱。

7)模塑式胸腰骶椎矫形器:也称为背心式矫形器(body jacket orthosis)、塑料背心或塑料背架。用低温板材直接在患者身体上成形或用高温热塑板材在石膏模型上塑性而成。因为是量身定制,

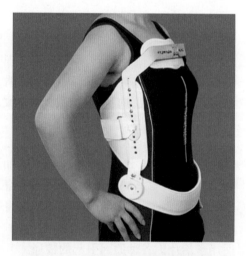

图 6-5-8　朱厄特型胸腰骶椎矫形器

该矫形器与身体贴合性好,根据病情需要可设计成前开口、后开口、前后片,见图6-5-9。功

能作用:对胸、腰、骶椎有良好的固定、支撑、限制运动和保持生理对线的作用。适用于脊柱术后固定、脊柱不稳定性骨折、脊柱周围肌肉萎缩、脊柱前凸、后凸、脊柱侧凸、轮椅上的坐姿保持等。

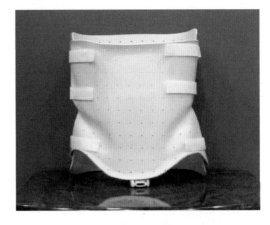

图 6-5-9　模塑式胸腰骶椎矫形器

(三) 骨性关节炎

1. 临床表现　骨性关节炎是最常见的多因素引起的关节退行性疾病。以进行性的关节软骨损伤、软骨下骨硬化和关节周围骨赘形成为特征。关节疼痛是患者主要的临床表现。目前临床上对骨性关节炎的治疗没有特别有效的方法,主要以缓解患者症状及关节功能从而有限地改善患者生活质量为目标。

2. 矫形器的使用

(1) 生物力学原理:矫形器可运用于骨性关节炎患者的早期、中期、晚期和末期,通过对病变肢体施加矫正力及固定,起到缓解疼痛、保护肌肉和关节、预防和矫正畸形的作用。

(2) 常用矫形器的种类

1) 纽扣指矫形器:又称扣眼畸形夹板,临床上多用铝板或聚乙烯板材制成的螺旋状夹板。利用三点固定原理,将患指固定在近端指间关节(PIP)伸展、远端指间关节(DIP)屈曲位,见图 6-5-10。适应证:肌腱近端指间关节处中央腱束松弛或断裂、关节脱位、骨折、骨关节炎、类风湿关节炎等引起的纽扣指畸形。

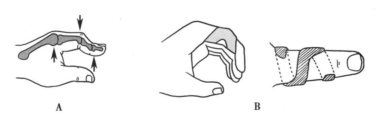

图 6-5-10　纽扣指矫形器

A. 纽扣指矫正原理;B. 纽扣指矫形器

2) 免荷式膝矫形器:由金属支条、自由活动膝关节及弹力带组成。见图 6-5-11。膝关节骨性关节炎是中老年人的高发疾病,关节载荷过大是导致或加速其病变的主要原因之一。因此,减小关节压力是治疗膝关节骨性关节炎的重要方式。免荷式膝矫形器依靠三点力学受力原理纠正膝关节的非正常力学对线,通过增加膝关节的外翻角度加大膝关节的关节间隙从而达到减小膝关节内侧间室负荷,最后起到减轻疼痛的作用。适用于膝关节骨性关节炎、单侧半月板摘除、X/O 形腿的矫正、膝关节疼痛患者的保守治疗。

(四) 矫形器在运动损伤中的应用

1. 临床表现　运动损伤是指在进行体育运动过程中所发生的各种损伤,多数为过劳伤,是慢性损伤累积造成的,如网球肘;少数为急性损伤如踝关节扭伤、膝关节交叉韧带撕裂等。

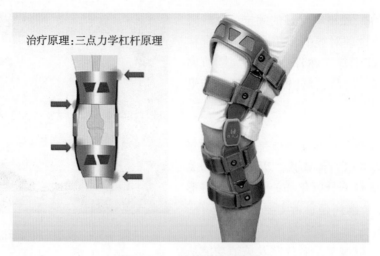

治疗原理:三点力学杠杆原理

图 6-5-11　免荷式膝矫形器

2. 矫形器的使用

（1）生物力学原理:通过对受伤肢体的固定、加压、改变下肢力线,从而起到限制关节活动、减轻肿胀、分散过度应力、避免再次损伤等作用。

（2）常用矫形器的种类

1）护肩:用柔软弹性材料制成,见图6-5-12。对肩关节、肩胛及上臂的肌腱起支持、稳定、减免负荷、保暖和解除疼痛等作用。适用于肩部肌肉扭伤、撕裂、肩关节周围肌腱炎、类风湿关节炎等症。

2）网球肘和高尔夫球肘带:用柔软弹性材料及压垫制成,见图 6-5-13。作用原理:利用肘带的压垫压迫肘关节的伸展肌群,引起肌群紧张,从而减弱该肌群对外侧上髁部位的牵引。一般采用内置的垫片对肘臂肌肉产生加压效果,适度的压力可以舒缓肌肉在剧烈运动时所承受的压力,预防网球肘及高尔夫球肘等肌腱炎的发生;受伤时,压垫能减轻肘臂肌肉的负担,避免再因承受作用力而受伤的可能。适用于网球肘和高尔夫球肘。

3）护腕:由弹力织物制成,见图6-5-14。作用原理:提供压力,减少肿胀;限制活动,让受伤的部位得以休养生息。适用于腕关节周围肌腱或韧带扭伤。

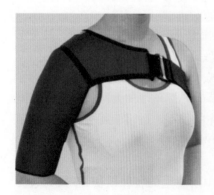

图 6-5-12　护肩

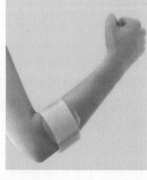

图 6-5-13　网球肘和高尔夫球肘带

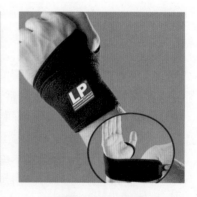

图 6-5-14　护腕

4）膝部矫形器：用弹性材料、金属支条制成，可分为三大类：①不带支条型；②带支条型；③可调角度型。见图6-5-15。不带支条的膝部矫形器，也称护膝，一般用于轻度的膝关节扭伤；带支条的膝部矫形器用于膝关节松弛及不稳定；角度可调膝部矫形器用于前交叉韧带重建术后，可以通过数字卡盘调节膝关节的活动范围，在为膝关节提供保护的同时允许膝关节在安全范围内进行屈伸活动。当患者膝关节的屈伸可进行全关节范围活动时，可改为普通护膝，继续给予膝关节一定保护。

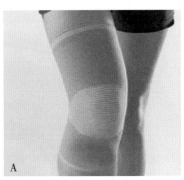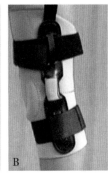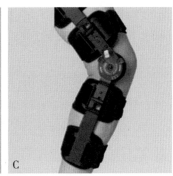

图 6-5-15　膝部矫形器
A. 不带支条型；B. 带支条型；C. 可调角度型

5）髌骨带：由布料和橡胶软管组成的用于保护髌骨的一种的护具，见图6-5-16。作用原理：髌骨在激烈的运动过程中可能会发生移位，髌骨带通过对髌韧带加压，能够起到稳定髌骨的作用，从而避免髌骨位移过大导致的膝关节疾病；在半月板受伤之后，使用髌骨带可以减少半月板的摩擦，减缓疼痛，从而保护膝关节不再加重病情。适用于髌腱炎、髌骨不稳定等患者。

6）护踝：是一种弹力织物制成的轻便的足踝保护性矫形器，见图6-5-17。可起到限制足踝左右活动、防止因足踝内外翻所引发的扭伤，减轻踝关节受伤部位压力，加固踝关节和促进损伤的软组织痊愈的作用。适用于经常会出现足踝扭伤、足踝韧带受伤、足踝不稳定等的患者。

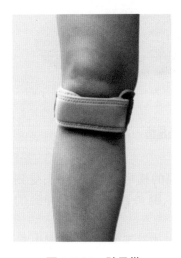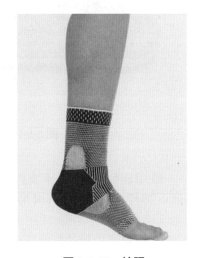

图 6-5-16　髌骨带　　　　图 6-5-17　护踝

7) 矫形鞋垫（orthotic insert）：是根据足部生物力学设计，放置于鞋内的用来保护、支撑或改善足部功能的最常用的足部辅具。临床上常用种类有：

A. 足跟垫：由氯丁橡胶、开孔聚合物或凝胶弹性聚合物制成，这些特殊的材料能帮助吸收行走和跑步时足跟受到地面反作用力而产生的震荡，有助于减少皮肤破溃的发生。适用于跟骨脂肪垫萎缩、近端趾筋膜炎、跗管综合征引起的跟底痛（plantar heel pain）。见图 6-5-18。

B. 纵弓垫：由尼龙、聚乙烯或聚丙烯材料制成，垫具有承托塌陷的内侧纵弓、纠正病足过度旋前的作用。适用于扁平足、足底筋膜炎、姆外翻（通过对内侧纵弓的支撑，减轻第 1 跖骨压力，防止姆趾纵轴的旋转）等。见图 6-5-19。

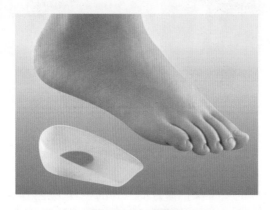 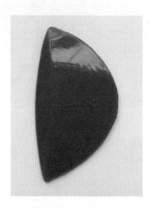

图 6-5-18　足跟垫　　　　　　　图 6-5-19　纵弓垫

C. 全足垫：材料与足跟垫相同，可以起到减震、降低摩擦力，平衡足底压力分布的作用，为足底提供一个较为柔软、合理的接触面。适用于厚茧、溃烂、糖尿病足的保护。见图 6-5-20。

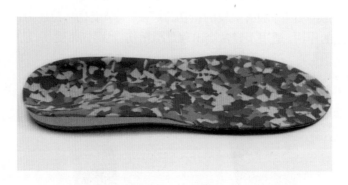

图 6-5-20　全足垫

D. 跖骨垫：一般用硅胶制成，用于支撑塌陷的横弓，缓解跖骨头受到来自足底的压迫。适用于 Morton 神经瘤、跖骨骨折畸形愈合、姆外翻或关节炎导致的跖骨痛。见图 6-5-21。

E. 其他：趾套、分趾垫可以保护脚趾不受邻趾或鞋子的挤压、摩擦伤害；姆外翻矫形器可以用于姆趾外翻早期的保守治疗。

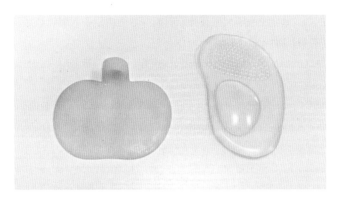

图 6-5-21　跖骨垫

三、注意事项

矫形器在临床中的应用需要医师、康复治疗师、矫形器技师的密切配合,对患者的功能情况进行详细分析,共同制定矫形器的处方。要想使矫形器取得良好疗效,还需指导患者注意以下事项:

1. **正确的穿脱方法**　指导患者及家属掌握正确的穿脱方法,操作时按照程序逐一进行,使矫形器安全、牢靠地穿在肢体上。

2. **皮肤的观察**　矫形器的压力过大会影响肢体血液循环,在穿脱矫形器前后都需仔细检查肢体有无肿胀、皮肤颜色有无异常,特别是在初装的前 2 天更应注意。

3. **穿戴时间**　根据治疗需要确定穿戴矫形器的时间,有的患者需要持续穿戴,有的只需要训练或进行体育运动时使用。当使用软性腰围、护踝、护膝等支持性矫形器,在功能好转时,应及时停用,并让患者加强肌力训练,防止废用性萎缩。

4. **定期复查**　患者在矫形器造成不适、矫形器损坏,或有病情变化时都应及时联系矫形器技师,对矫形器进行调整和修改,必要时给予更换。

(邓小倩　黄国志)

参 考 文 献

[1] 张盘德. 直流电与低中频电疗法,超声波疗法[M]// 南登崑. 实用康复医学. 北京:人民卫生出版社,2009,339-394.

[2] 张盘德,南登崑.FES 内涵与误用[J]. 中华物理医学与康复杂志,2009,31(4):217.

[3] 张盘德,彭小文,容小川,等. 体外冲击波治疗肩周炎治疗次数与镇痛效果的关系研究[J]. 中国运动医学杂志,2014,33(6):519-523.

[4] 张盘德,彭小文,容小川,等. 体外冲击波治疗网球肘的镇痛效果研究[J]. 中国康复医学杂志,2013,28(1):32-35.

[5] 燕铁斌. 现代康复治疗学[M].2 版. 广州:广东科技出版社,2012.

[6] 于苏文,郑秀琴. 经颅磁刺激治疗带状疱疹后神经痛的疗效观察[J]. 第三军医大学学报,2010,32(6):567-575.

[7] 张希,陶蔚,胡永生,等. 重复经颅磁刺激在纤维肌痛综合征治疗中的靶点选择及疗效分析[J]. 中国疼痛医学杂志,2016,22(3):184-187.

[8] Kroeling P,Gross A,Graham N,et al. Electrotherapy for neck pain [J]. Cochrane Database Syst Rev,2013,8:CD004251.

[9] Jin DM,Xu Y,Geng DF,et al. Effect of transcutaneous electrical nerve stimulation on symptomatic diabetic peripheral neuropathy:A meta-analysis of randomized controlled trials [J]. Diabetes Res Clin Pract,2010,89(1):10-15.

[10] Chesterton LS,Lewis AM,Sim J,et al. Transcutaneous electrical nerve stimulation as adjunct to primary care management for tennis elbow:Pragmatic randomised controlled trial (TATE trial)[J]. BMJ,2013,347:f5160.

[11] National Institute for Health and Clinical Excellence (NICE). Percutaneous electrical nerve stimulation for refractory neuropathic pain. Interventional Procedure Guidance 450[M]. London,UK:NICE,2013.

[12] Johnson M. Efficacy of electrical nerve stimulation for chronic musculoskelet al pain:a meta-analysis of randomized controlled trials [J]. Pain,2007,130:157-165.

[13] Sluka KA,Bjordal JM,Marchand S,et al. What makes transcutaneous electrical nerve stimulation work? Making sense of the mixed results in the clinical literature [J]. Phys Ther,2013,93(10):1397-1402.

[14] Kreiner DS,Shaffer WO,Baisden JL,et al. An evidence-based clinical guideline for the diagnosis and treatment of degenerative lumbar spinal stenosis(update) [J]. Spine J,2013,13(7):734-743.

[15] Majithia N,Smith TJ,Coyne PJ,et al. Scrambler Therapy for the management of chronic pain [J]. Support Care Cancer,2016,24(6):2807-2814.

[16] Ko YK,Lee HY,Lee WY. Clinical experiences on the effect of scrambler therapy for patients with postherpetic neuralgia [J]. Korean J Pain,2013,26(1):98-101.

[17] Pachman DR,Weisbrod BL,Seisler DK,et al. Pilot evaluation of Scrambler therapy for the treatment of chemotherapy-induced peripheral neuropathy [J]. Support Care Cancer,2015,23(4):943-951.

[18] Raucci U,Tomasello C,Marri M,et al. Scrambler Therapy MC-5A for Complex Regional Pain Syndrome:Case Reports [J]. Pain Pract,2016,16(7):103-109.

[19] Aliyev RM,Geiger G. Cell-stimulation therapy of lateral epicondylitis with frequency-modulated low-intensity electric current [J]. Bull Exp Biol Med,2012,152(5):653-655.

[20] Blum K,Chen AL,Chen TJ,et al. The H-Wave device is an effective and safe non-pharmacological analgesic for chronic pain:A meta-analysis [J]. Adv Therapy,2008,25(7):644-657.

[21] Zuim PR,Garcia AR,Turcio KH,et al. Evaluation of microcurrent electrical nerve stimulation (MENS) effectiveness on muscle pain in temporomandibular disorders patients [J]. J Appl Oral Sci,2006,14(1):61-66.

[22] Gossrau G,Wähner M,Kuschke M,et al. Microcurrent transcutaneous electric nerve stimulation in painful diabetic neuropathy:A randomized placebo-controlled study [J]. Pain Med,2011,12(6):953-960.

[23] Fuentes JP,Armijo Olivo S,Magee DJ,et al. Effectiveness of interferential current therapy in the management of musculoskelet al pain:A systematic review and meta-analysis[J]. Phys Ther,2010,90(9):1219-1238.

[24] Chou R,Huffman LH,American Pain Society,et al. Nonpharmacologic therapies for acute and chronic low back pain:A review of the evidence for an American Pain Society/American College of Physicians clinical

practice guideline [J]. Ann Intern Med, 2007, 147(7): 492-504.

[25] Garland D, Holt P, Harrington JT, et al. A 3-month, randomized, double-blind, placebo-controlled study to evaluate the safety and efficacy of a highly optimized, capacitively coupled, pulsed electrical stimulator in patients with osteoarthritis of the knee [J]. Osteoarthritis Cartilage, 2007, 15(6): 630-637.

[26] Seco J, Kovacs FM, Urrútia G. Recommendations on ultrasound for low back pain: profit-driven or evidence-based? [J]. Spine J, 2012, 12(4): 360.

[27] Ebadi S. Therapeutic ultrasound for chronic low-back pain [J]. Cochrane Database Syst Rev, 2014, 14: 3.

[28] Aqil A, Siddiqui MR, Solan M, et al, Extracorporeal Shock Wave Therapy Is Effective In Treatingchronic plantar fasciitis: a meta-analysis of RCTs [J]. Clin Orthop Relat Res, 2013, 471(11): 3645-3652.

[29] Speed CA, Richards C, Nichols D, et al. Extracorporeal shock-wave therapy for tendonitis of the rotator cuff: a double-blind, randomized, controlled trial [J]. J Bone Joint Surg Br, 2002, 84: 509-512.

[30] Furia JP, Rompe JD, Maffulli N. Low-energy extracorporeal shock wave therapy as a treatment for greater trochanteric pain syndrome [J]. Am J Sports Med, 2009, 37(9): 1806-1813.

[31] Gustin SM, Wrigley PJ, Youssef AM, et al. Thalamic activity and biochemical changes in individuals with neuropathic pain after spinal cord injury [J]. Pain, 2014, 155(5): 1027-1036.

[32] Lee JH, Byun JH, Choe YR, et al. Successful treatment of phantom limb pain by 1 Hz repetitive transcranial magnetic stimulation over affected supplementary motor complex: a case report [J]. Ann Rehabil Med, 2015, 39(4): 630-633.

[33] Moisset X, de Andrade, Bouhassira D. From pulses to pain relief: an update on the mechanisms of rTMS-induced analgesic effects [J]. Eur J Pain, 2016, 20(5): 689-700.

[34] André-Obadia N, Mertens P, Lelekov-Boissard T, et al. Is Life better after motor cortex stimulation for pain control? Results at long-term and their prediction by preoperative rTMS [J]. Pain Physician, 2014, 17(1): 53-62.

[35] Pendleton HM, Schultz-Krohn W. Pedretti's Occupational therapy: practice skills for physical dysfunction [M]. 7th ed. St. Louis, Mo.: Mosby/Elsevier, 2006.

[36] [No authors listed] Canadian Association of Occupational Therapists Position Statement. Assistive technology and occupational therapy [J]. Can J Occup Ther, 2003, 70(2): 113-118.

[37] Hill W. The role of occupational therapy in pain management [J]. Anaesthesia & Intensive Care Medicine, 2016, 17(9): 451-453.

[38] Waddell G, Burton K, Kendall N. Vocational rehabilitation what works, for whom and when? [M]. London: The Stationery Office, 2008.

[39] Fisher GS, Emerson LL, Firpo C, et al. Chronic pain and occupation: an exploration of the lived experience [J]. American Journal of Occupational Therapy, 2007, 61(3): 290-302.

[40] Jensen MP, Moore MR, Bockow TB, et al. Psychosocial factors and adjustment to chronic pain in persons with physical disabilities: a systematic review [J]. Arch Phys Med Rehabil, 2011, 92: 146-160.

[41] 武继祥. 假肢与矫形器的临床应用[M]北京: 人民卫生出版社, 2012: 463-478.

[42] 杜靖远. 矫形器的应用[M]. 北京: 华夏出版社, 1997: 81-91.

[43] 王喜泰. 足部矫治原理与实践[M]北京: 中国社会出版社, 2009: 176-179.

[44] 熊恩富. 矫形器在慢性关节疾病治疗中的应用[J]. 中国临床康复, 2002, (3): 642-645.

第七章

注 射 治 疗

第一节 肌骨超声引导下注射治疗技术

一、肌骨超声

随着超声技术的飞速发展和人们对四肢肌肉骨骼超声认识的不断深入,四肢肌肉骨骼超声已逐渐得到越来越多的临床医生的关注和重视,在国外已成为风湿病学、运动医学、创伤学、康复医学、疼痛医学、麻醉学、骨科学等学科的重要影像学手段。既往对于四肢软组织病变的诊断往往依赖临床医生的物理检查。尽管有经验的临床医生可以通过物理检查对一些软组织病变作出较为明确的诊断,但物理检查常常不能很准确、客观地反映病变,尤其是对于病变累及的深度、范围等的判断较为困难。高频超声由于具有较高的软组织分辨率,可清晰地显示四肢的肌腱、韧带、滑囊、滑膜、周围神经等结构的病变,因此为四肢软组织病变的诊断提供了一个非常有价值的影像学信息。除用于诊断外,肌骨超声对于评价临床治疗疗效、疾病进展等情况具有重要的作用。另外,超声引导下的介入性操作由于能实时显示靶目标、针尖位置、进针路径中的重要结构,一方面显著增加了介入性操作的准确性,另一方面也大大降低了操作的风险,从而成为四肢肌骨病变介入性操作的重要影像学引导工具。以下就肌骨超声在肌骨常见病变诊断的应用做一简介。

(一)肌腱正常声像图表现及常见病变超声诊断

1. 肌腱正常声像图表现 肌腱主要由平行的胶原纤维束组成,长轴切面上肌腱在超声上表现为束带状高回声,其内可见多条平行排列的细线状高回声(图 7-1-1A),短轴切面上肌腱可显示为圆形、椭圆形或三角形等高回声结构(图 7-1-1B)。对于有腱鞘的肌腱,由于腱鞘内含有少量液体,横切面腱鞘显示为肌腱周围的无回声晕环。超声检查肌腱时易出现肌腱的各向异性伪像,表现为当声束不垂直于肌腱时,肌腱可显示为低回声。因此,无论在横切面还是纵切面检查肌腱时,应实时注意调整探头方向,以避免出现各向异性伪像。

2. 肌腱常见病变超声诊断 肌腱的常见病变为肌腱病和腱鞘炎。肌腱病的主要病理改变为肌腱的非炎性退行性改变,为局部缺氧和黏液退行性改变所致,临床上表现为肌腱病变处肿胀、触痛,运动可使疼痛加重。肌腱病在超声上表现为肌腱内局灶性和弥漫性增厚、回声减低,内部纤维状结构消失(图 7-1-2~ 图 7-1-4)。有时其内可见钙化。彩色或能量多普勒超声有时于肌腱低回声病变内可见丰富血流信号。较严重的肌腱病可出现肌腱部分撕裂或全层撕裂,表现为肌腱内部的无回声裂隙,可累及肌腱的部分厚度或全层厚度。腱鞘炎可发生于有腱鞘的肌腱,炎症可继发于反复性微小创伤、劳损、骨性结构对肌腱的摩擦、异物、感染、关节炎等。急性浆液性腱鞘炎时,腱鞘内积液增加,横切面超声显示肌腱周围的腱鞘扩张,内呈无回声(图 7-1-5)。亚急性和慢性腱鞘炎时,腱鞘内积液可不明显,常表现为腱鞘增厚(图 7-1-6)。

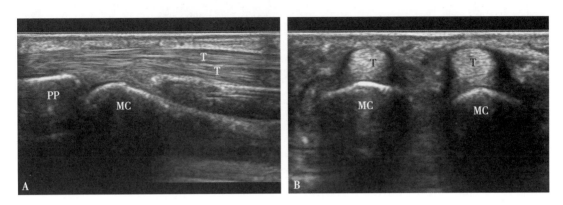

图 7-1-1　指屈肌腱

A. 纵切面显示掌指关节处的指屈肌腱（T），呈条状高回声。PP：近侧指骨；MC：掌骨。B. 横切面显示指屈肌腱（T），呈椭圆形高回声。MC：掌骨

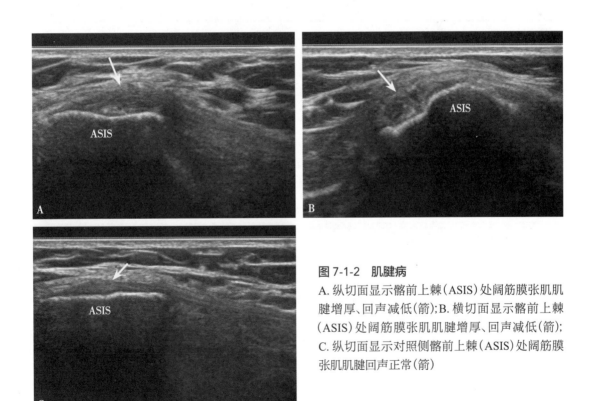

图 7-1-2　肌腱病

A. 纵切面显示髂前上棘（ASIS）处阔筋膜张肌肌腱增厚、回声减低（箭）；B. 横切面显示髂前上棘（ASIS）处阔筋膜张肌肌腱增厚、回声减低（箭）；C. 纵切面显示对照侧髂前上棘（ASIS）处阔筋膜张肌肌腱回声正常（箭）

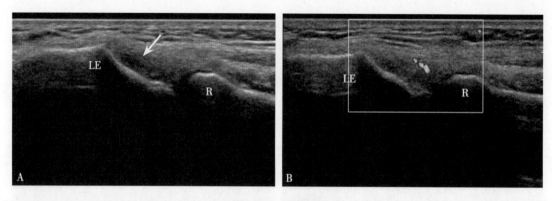

图 7-1-3 肌腱病

A. 纵切面显示肘外侧肱骨外上髁(LE)处伸肌总腱回声减低、不均匀(箭)。R:桡骨上端。B.PDI 显示局部血流信号增多。LE:肱骨外上髁;R:桡骨上端

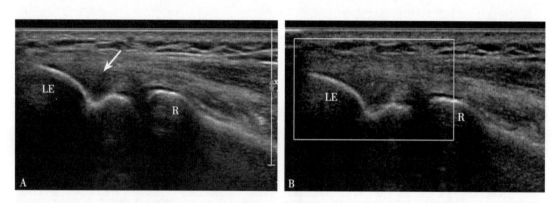

图 7-1-4 肌腱病

A. 纵切面显示肘外侧肱骨外上髁(LE)处伸肌总腱回声减低(箭)。R:桡骨上端。B.PDI 显示低回声病变处血流信号增多。LE:肱骨外上髁;R:桡骨上端

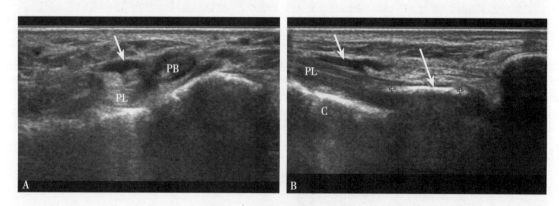

图 7-1-5 急性浆液性腱鞘炎

A. 横切面显示外踝后方腓骨长肌腱(PL)腱鞘内积液(箭),其旁可见腓骨短肌腱(PB);B. 长轴切面显示腓骨长肌腱(PL)腱鞘内积液(短箭),其于近足底转折处可见一副骨(长箭)。C:骰骨

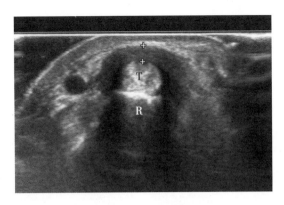

图 7-1-6 慢性腱鞘炎
横切面显示腕背侧拇长展肌腱、拇短伸肌腱（T）的
腱鞘显著增厚（标尺）。R：桡骨远端

（二）肌肉正常声像图表现及常见病变超声诊断

1. **肌肉正常声像图表现**　正常肌肉纵切面上表现为低回声，但其周围的肌外膜和其内部的肌束膜由于含有纤维脂肪组织等成分而呈线状或条状高回声（图 7-1-7）；横切面上整个肌肉组织呈低回声，其内肌束膜表现为短线状高回声分隔。

2. **肌肉常见病变超声诊断**　临床上肌肉常见的病变为肌肉损伤，根据损伤机制将肌肉损伤分为外源性损伤和内源性损伤。外源性损伤见于接触性运动、车祸、枪弹伤、锐器伤等，损伤部位多位于外力直接作用部位。内源性损伤是由于肌肉在被牵拉状态下同时发生主动收缩所致，损伤部位多位于肌腹-肌腱移行处。根据损伤程度的不同，超声上肌肉损伤可分为以下三型：Ⅰ级：损伤范围较小，仅见局部低回声或高回声区，边界模糊（图 7-1-8），或可见腱膜水肿。Ⅱ级：为部分撕裂，未累及整个肌肉横切面，断裂处常填充血肿。Ⅲ级：为肌肉完全性断裂，表现为肌肉连续性完全中断，断端肌肉回缩成团状。

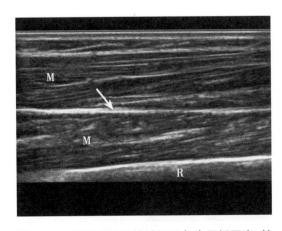

图 7-1-7　纵切面显示前臂屈肌（M）呈低回声，并可见位于指浅屈肌与指深屈肌之间的肌间隔呈线状高回声（箭）

R：桡骨

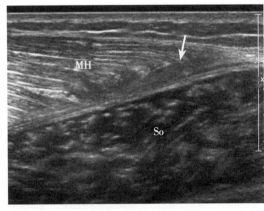

图 7-1-8　纵切面显示腓肠肌内侧头（MH）远端肌纤维连续中断，局部呈低回声（箭）

So：比目鱼肌

（三）周围神经正常声像图特征及常见病变超声表现

1. 周围神经正常声像图表现 正常周围神经纵切面超声表现为条束状结构，内部可见多条平行排列的低回声带，并以线状高回声相间隔。低回声带为神经束，在神经内纵行排列，线状高回声为神经束之间的神经束膜（图7-1-9）。横切面周围神经呈筛网状结构，其中低回声的神经束呈圆形，而神经束膜呈高回声包绕神经束（图7-1-10）。

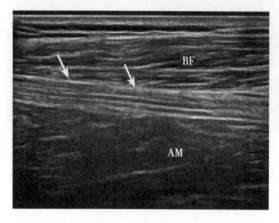
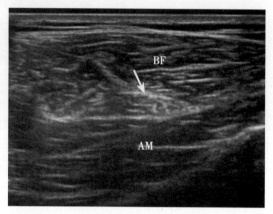

图7-1-9 纵切面显示位于大腿后部的坐骨神经（箭）
BF：股二头肌；AM：大收肌

图7-1-10 横切面显示位于大腿后部的坐骨神经（箭），呈筛网状回声
BF：股二头肌；AM：大收肌

2. 周围神经损伤超声表现 超声上常见周围神经损伤可表现为以下类型：

（1）周围神经完全断裂，表现为周围神经连续性中断，两断端增粗、回声减低（图7-1-11），有时于神经近侧断端或近侧、远侧断端均可见梭形或类圆形低回声结节，为神经瘤形成。周围神经完全断裂后，缺损区域有时可被瘢痕组织所代替，超声上显示为条形低回声区域，内部无神经纤维束结构。

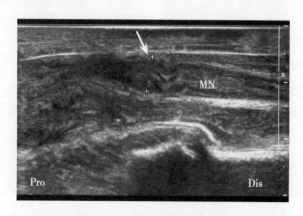

图7-1-11 周围神经完全断裂
显示前臂正中神经（MN）连续性中断，远侧断端回缩增粗（箭）。Pro：近侧；Dis：远侧

（2）周围神经部分断裂：表现为神经的部分神经纤维束断裂，局部可见低回声区，为瘢痕组织或神经瘤形成（图 7-1-12）。

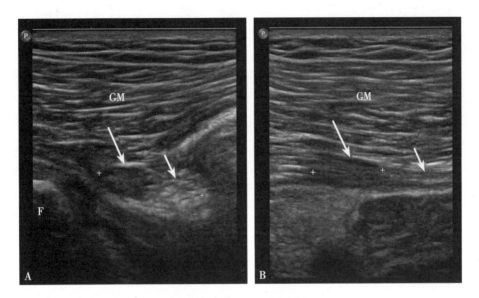

图 7-1-12 周围神经部分断裂

A. 横切面显示大腿与臀部交界处坐骨神经外侧部分回声减低、内部结构显示不清（长箭），其内侧部分回声正常（短箭）。GM：臀大肌；F：股骨上段。B. 纵切面显示病变处神经回声减低、内部结构显示不清（长箭），其远侧神经回声基本正常（短箭）。GM：臀大肌

（3）周围神经卡压：周围神经尚连续但神经局部可见受压变细或与周围组织粘连，其周围可见异常组织，如骨折片、周围瘢痕组织、血肿、骨质增生等（图 7-1-13、图 7-1-14）。

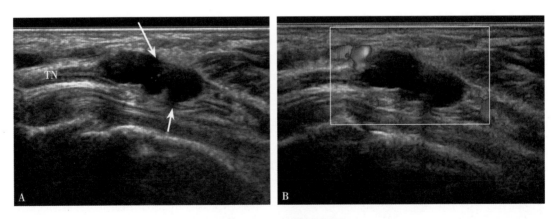

图 7-1-13 周围神经卡压

A. 纵切面踝管内腱鞘囊肿（长箭），其深方胫神经受压变细（短箭），近侧胫神经增粗（TN）；B. CDFI 显示囊肿内未见明显血流信号

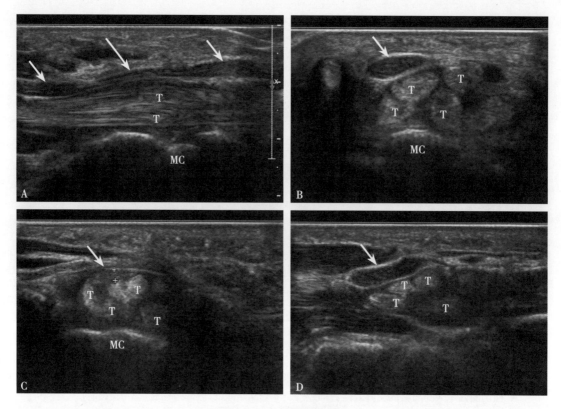

图 7-1-14　周围神经卡压

A. 纵切面显示腕管内正中神经局部变细(长箭),其两侧神经增粗(短箭)。T:腕管内指屈肌腱;MC:腕骨。
B. 横切面显示腕管近侧正中神经增粗(箭)、回声减低,其深方依次可见指屈肌腱(T)、腕骨(MC)。C. 横切面显示正中神经受压处明显变扁(箭与标尺),其深方依次可见指屈肌腱(T)、腕骨(MC)。D. 横切面显示正中神经受压处的远侧可见神经增粗(箭),并开始分支,其深方可见指屈肌腱(T)

(四) 四肢滑囊正常声像图表现及常见病变超声诊断

1. 正常滑囊超声表现　正常滑囊壁非常薄,超声难以分辨,但当滑囊内有少量生理性滑液时,超声可见滑囊内滑液呈无回声,一般不超过 2mm(图 7-1-15)。皮下滑囊由于位置非常表浅,因此超声检查时,探头一定要轻放,不要加压,且局部可涂一层较厚的耦合剂,以利于滑囊的显示。

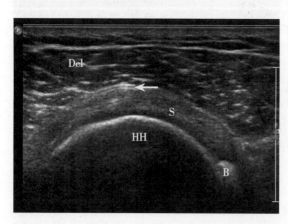

图 7-1-15　三角肌下滑囊

肩袖处横切面显示正常三角肌下滑囊呈细线状低回声(箭),位于深方的冈上肌腱(S)与浅侧的三角肌(Del)之间。B:肱二头肌长头肌腱;HH:肱骨头

2. 滑囊炎超声表现 急性滑囊炎时,超声可见滑囊增大,内可见多少不等的积液,一般呈无回声。有时积液透声差,可见沉积物或纤维带回声。慢性滑囊炎时,滑囊壁可见不规则增厚,部分囊内可见滑膜增生,多呈低回声,能量多普勒(PDI)有时于增生的滑膜内可见血流信号(图 7-1-16)。

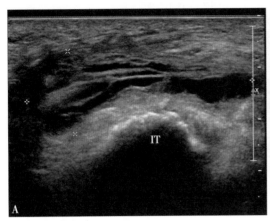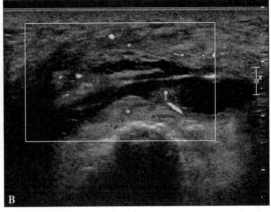

图 7-1-16　慢性滑囊炎

A. 显示坐骨臀肌滑囊扩张(标尺),其内可见多条分隔。IT:坐骨结节。B. CDFI 显示滑囊内及周边可见血流信号

(五) 韧带正常声像图特征及常见病变超声表现

1. 正常韧带超声表现 韧带由致密的、排列规则的纤维样结缔组织组成,超声上表现为连接相邻骨之间的均匀带状偏高回声(图 7-1-17)。同肌腱一样,韧带可以出现各向异性伪像,即当声束不垂直韧带时,韧带可显示低回声。

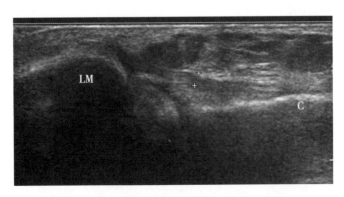

图 7-1-17　跟腓韧带

显示跟腓韧带呈条带状回声(标尺),位于跟骨(C)与外踝(LM)之间

2. 常见韧带损伤超声诊断 根据韧带损伤程度,超声上常将韧带损伤分为以下三型:Ⅰ型为韧带轻度拉伤而无明显撕裂(图 7-1-18、图 7-1-19);Ⅱ型为韧带部分撕裂;Ⅲ型为韧带完全撕裂(图 7-1-20)。如韧带撕裂发生在韧带附着处,有时可使韧带附着处的骨质发生撕脱骨折,韧带断端可见强回声骨折片。当鉴别韧带部分或完全撕裂较为困难时,可被动拉伸该韧带进行动态观察,常有助于明确诊断。如韧带完全断裂,可见韧带两断端距离增大,其深方的关节间隙亦可见增大。

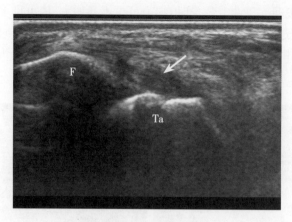

图 7-1-18　Ⅰ型韧带损伤

显示距腓前韧带增厚、回声减低(箭)。F:腓骨远端;Ta:距骨

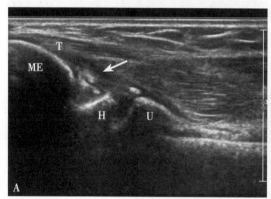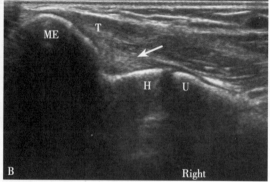

图 7-1-19　Ⅰ型韧带损伤

A. 显示肘内侧副韧带增厚,内部回声不均(箭)。T:肘内侧屈肌总腱;ME:肱骨内上髁;H:肱骨;U:尺骨。
B. 显示对照侧正常肘内侧副韧带,呈均匀高回声(箭)。T:肘内侧屈肌总腱;ME:肱骨内上髁;H:肱骨;
U:尺骨

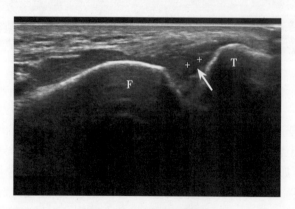

图 7-1-20　Ⅲ型韧带损伤

显示胫腓前韧带连续中断(标尺与箭)。F:腓骨远段;T:胫骨远段

二、肌骨超声引导下注射优势

肌骨超声由于使用了较高频率的超声探头,因而具有较高的软组织分辨率,可清晰地显示四肢的肌腱、韧带、滑囊、滑膜、周围神经、关节、血管等结构。另外,在介入操作中,由于超声能实时显示穿刺针尖的位置,因而能有效避免对血管、神经等重要结构的穿刺损伤,并可显著增加介入操作的准确性,从而成为四肢肌骨病变介入操作的重要影像学引导工具。超声引导下的介入操作其优势主要表现为以下几个方面:

(一) 介入操作前

1. 穿刺前可对穿刺部位进行全面超声检查,并记录病变的位置、范围、血流丰富程度、病变与周围组织的位置关系等;

2. 通过观察病变与周围组织的位置关系,确定合适的进针路径,以避免损伤局部的重要血管、神经等重要结构。

(二) 介入操作中

1. 进针前,可再次对拟穿刺部位进行超声检查,观察进针路径上有无重要血管、神经等结构,以避免损伤重要血管、神经等结构。

2. 超声引导下穿刺多采用实时引导法,即操作者一手持探头显示靶目标,另一手进针,以实时显示穿刺针的位置。对于较深部位的穿刺,根据操作技术的熟练程度,也可以选用穿刺引导装置。

3. 当不能明确判断针尖是否位于关节腔内、腱鞘内等靶目标时,可首先注入少量生理盐水或局麻药,实时观察注入液体的扩散情况,以判断针尖的位置。明确针尖确实位于关节腔或腱鞘内或神经周围时再注入药物。

4. 注入药物时可实时观察药物的扩张情况,如穿刺部位准确,注入药物时应无明显阻力,且可使腱鞘、关节囊、滑囊等靶目标扩张。

(三) 介入操作后

于穿刺后不同时期,可应用超声对病变进行随访观察,如病变范围的变化、局部血流的丰富程度等,并结合患者临床症状的改善情况,综合分析治疗的疗效。

三、肌骨超声引导下注射操作路径

1. 超声引导四肢关节和软组织的穿刺技术从是否应用穿刺引导装置可分为经穿刺引导装置穿刺和徒手穿刺。

(1) 经穿刺引导装置穿刺方法:经穿刺引导装置穿刺具有穿刺准确、迅速、操作人员不需要较长时间培训的特点,但该方法不适于非常表浅病变的穿刺,且由于穿刺针被固定在引导装置内,在穿刺过程中无法调整穿刺针的位置。

(2) 徒手穿刺方法:徒手穿刺具有操作方便、不需要购买穿刺引导装置等特点。最重要的是可随时调整穿刺针的位置。然而正确实施该方法需要操作者有较丰富的经验,一手操作探头、一手进针,两手配合默契。

2. 从穿刺针与超声切面的位置关系可分为长轴进针法(切面内法)和短轴进针法(切面外发)。穿刺时可根据穿刺靶目标的具体部位、深浅、操作者的经验和喜好而选择。在可能的情况下,使用长轴进针法因为穿刺针全部可视,与短轴进针法相比有更安全的特征。

(1) 长轴进针法:是指在进针过程中可实时显示穿刺针的长轴,包括针杆和针尖(图 7-1-21)。该方法可同时显示穿刺针和靶目标,并可实时显示针尖自浅至深直至到靶目标的全过程及穿刺路径上所有的组织结构,因而可避免损伤穿刺进针路径上的血管、神经等重要结构。

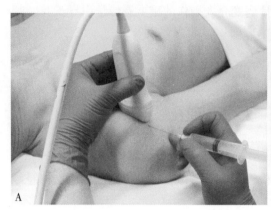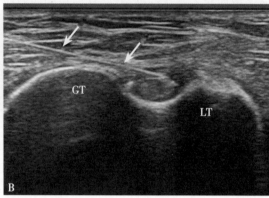

图 7-1-21　长轴进针法

A. 长轴进针法示意图;B. 超声上显示穿刺针的长轴(箭头),针尖位于肱二头肌长头肌腱的腱鞘内。GT:肱骨大结节;LT:肱骨小结节

(2) 短轴进针法:是指穿刺针与超声切面垂直,因此,超声只能显示穿刺针针杆或针尖的短轴切面,即强回声点状结构(图 7-1-22)。进针的方法一般采用逐点下移的方法。该方法不能同时显示穿刺路径和靶目标,因此需要提前对拟穿刺路径进行扫查,以判断穿刺路径上有无重要的血管、神经等结构,以避免损伤。

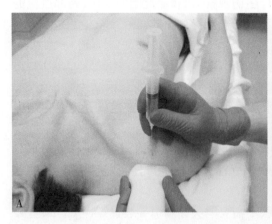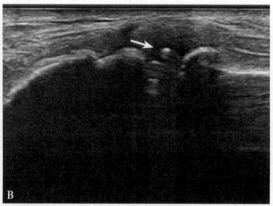

图 7-1-22　短轴进针法

A. 短轴进针示意图;B. 超声显示针尖短轴切面,呈点状强回声,位于肩锁关节内

3. 超声引导下四肢肌骨常见操作

（1）四肢肌腱腱鞘内注药治疗：以肱二头肌长头肌腱腱鞘注药为例。患者取仰卧位，前臂旋后以利于显示肱骨结节间沟。探头横切放置在肱骨结节间沟处，显示肱二头肌长头肌腱短轴切面，可见长头肌腱位于肱骨小结节和大结节之间。长头肌腱腱鞘炎时，常可见腱鞘内的积液呈环状包绕长头肌腱。选择积液较为明显的部位作为进针部位。进针前，应用彩色多普勒观察进针路径上有无重要血管。应用长轴切面进针法时，可将穿刺针自内向外或自外向内刺入长头肌腱的腱鞘内（图 7-1-23）。注入药物前首先注射少量生理盐水有助于进一步确定针尖的位置。当明确针尖位置正确后再注入药物。操作时应避免在长头肌腱内注入药物，因类固醇激素有增加肌腱断裂的危险。

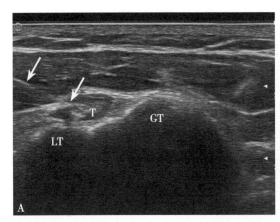
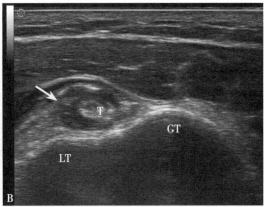

图 7-1-23 肱二头肌长头肌腱腱鞘注药

A. 显示穿刺针（箭）刺入肱二头肌长头肌腱（T）腱鞘内。GT：肱骨大结节；LT：肱骨小结节。B. 注入药物后可见长头肌腱（T）的腱鞘扩张（箭）。GT：肱骨大结节；LT：肱骨小结节

（2）关节腔内注药治疗：以肩关节腔穿刺注药为例。常采用肩关节后部路径。患者取坐位或侧卧位，患侧位于上方，肩部内收以打开肩关节腔后部。根据患者体型和关节腔位置的深浅可选择不同频率的超声探头。探头横切放置在肱骨头后方，上下和左右移动探头以显示肩关节后部。此切面可见肱骨头呈圆形强回声，肱骨头表面为关节软骨，呈带状低回声。关节盂与肱骨头之间为后盂唇，超声上呈三角形高回声。内收和外展肩部可见肱骨头与关节盂之间的相对移动情况。穿刺取用长轴切面法，穿刺针自外向内进针，靶目标为肱骨头与后盂唇之间的关节腔内（图 7-1-24）。注入药物前，可首先注入少量生理盐水，以进一步明确针尖位置，并通过调整针尖斜面的方向以利于药物注射到关节腔内。注药时实时观察可见关节囊被逐渐扩张。另外，也可选择经肩袖间隙长头肌腱后方注射技术。患者取平卧位，前臂外旋并置于身体侧方，探头横切面显示肩袖间隙处，即位于肩胛下肌腱与冈上肌腱之间的肱二头肌长头肌腱，并清晰显示长头肌腱深方的肱骨头关节软骨。穿刺可采取长轴切面法，将穿刺针刺入长头肌腱与其深方的关节软骨之间（图 7-1-25），注药时实时观察可见注入的液体沿关节软骨流至盂肱关节深方。

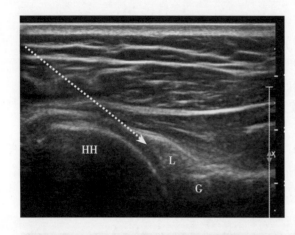

图 7-1-24 肩关节腔穿刺注药
显示将穿刺针（虚线箭）刺入盂肱关节后隐窝内。
HH：肱骨头；L：盂唇；G：关节盂

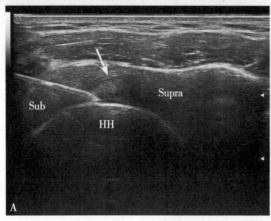
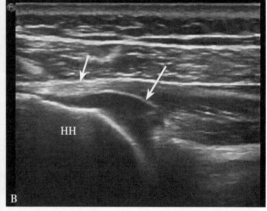

图 7-1-25 经肩袖间隙长头肌腱后方注射

A. 显示将穿刺针刺入肱二头肌长头肌腱（箭）与肱骨头（HH）关节软骨之间。Supra：冈上肌腱；Sub：肩胛下肌腱。B. 注入药物后，于肩后部可见关节隐窝扩张（长箭）。短箭显示冈下肌腱。HH：肱骨头

（3）滑囊内穿刺注药治疗：以三角肌下滑囊穿刺为例。患者一般采取平卧位，前臂外旋并置于身体侧方。探头横切面放置在冈上肌腱，显示冈上肌腱及其浅侧的三角肌下滑囊。全面扫查以选择滑囊增厚最明显的部位进行穿刺。穿刺多采取长轴切面法。将穿刺针刺入肩峰下三角肌下滑囊并注入药物（图 7-1-26）。实时观察可见注入的药物将滑囊扩张。

（4）超声引导下肌腱或滑囊内钙化灶穿刺抽吸治疗：以股骨大转子处钙化性滑囊炎穿刺为例。穿刺时患者采取侧卧位，患侧朝上。穿刺前对局部病变进行全面超声检查，观察并记录钙化灶的位置、数目、形态、后方有无声影，钙化灶周围有无丰富的血流信号、局部有无压痛等。应选择局部压痛明显、超声上显示钙化物质较为疏松、后方声影不明显或仅有弱声影的钙化灶进行穿刺。穿刺针可选择 18G PTC 针以利于钙化物质的抽吸。准备数个装有 1% 利多卡因的注射器备用。局麻后，将穿刺针可刺入滑囊的钙化灶内进行抽吸与灌洗，如钙化物质呈液性，常可顺利将钙化物质抽出。反复灌洗后，注射器内的钙化物逐渐增多而浑浊，可更换注射器继续灌洗，直至注射器内液体较为清亮为止。穿刺时使穿刺针和注射器保持水平位置，可有利于抽出钙化物质在注射器管底的沉积。当抽出液为较清亮液体时，可分别于残余钙化灶内及局部滑囊内注入少量局麻药及皮质类固醇药物后拔针（图 7-1-27）。穿刺治疗后需进行超声随访，超声上钙化灶体积的缩小、回声的减低常与患者临床症状的改善密切相关。

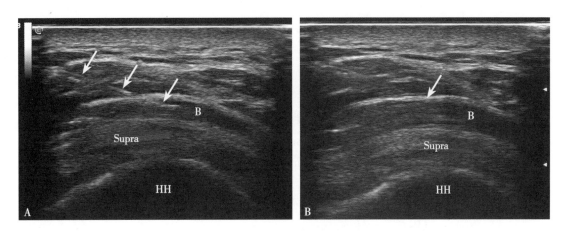

图 7-1-26　滑囊内穿刺注药

A. 显示将穿刺针（箭）刺入三角肌下滑囊（B）内。HH：肱骨头；Supra：冈上肌腱。B. 注入药物后显示滑囊（B）显著扩张（箭）。HH：肱骨头；Supra：冈上肌腱

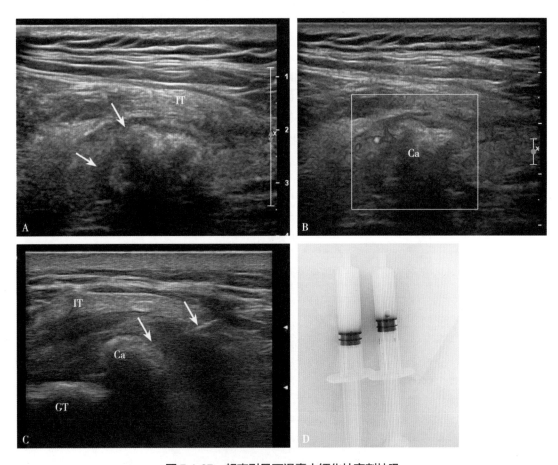

图 7-1-27　超声引导下滑囊内钙化灶穿刺抽吸

A. 超声显示股骨大转子处滑囊内较大钙化灶（箭），探头加压局部压痛明显。其浅侧可见髂胫束（IT）。B. PDI 显示钙化灶周围可见较丰富血流信号。C. 超声显示将穿刺针（箭）刺入钙化灶（Ca）内进行穿刺抽吸与灌洗。GT：股骨大转子；IT：髂胫束。D. 显示注射器内抽出的钙化物质呈浑浊乳状

（王月香）

第二节 扳机点注射治疗

一、扳机点及其确定方法

慢性疼痛是康复科临床中常见的病症,95% 的慢性疼痛患者患有肌筋膜疼痛综合征(myofascial pain syndrome, MPS),Trvell 和 Simons 最先全面地描述了 MPS,认为其核心特征是肌肉内存在扳机点(myofascial trigger point Mtrp),疼痛是由于扳机点导致的,扳机点位于肌肉内肌紧张带(taut band),为质硬的高敏感性痛性结节,MPS 诊断的确立必须在肌肉内触摸到扳机点。值得注意的是,关于扳机点的翻译在国内仍没有统一的术语,有学者将其翻译成触发点或激痛点,其内涵是一样的。

(一) 扳机点的特征

扳机点位于肌肉的紧绷肌带内(taut band, TB),呈多发的质地较硬小结节,触压这些结节会引发疼痛,称之为扳机点,扳机点通过肌紧张带与骨附着处相连,构成扳机点复合体(图7-2-1)。扳机点分为活化和潜伏两种,活化的扳机点(active myofasical trigger point, active Mtrp)表现为自发性痛,疼痛的位置可以在扳机点本身所在位置,也可以在远隔的其他地方。用力按压活化的扳机点会使局部疼痛加重,通常也会复制出患者远隔疼痛的症状,称为引传痛(refer pain, RP)。潜伏的扳机点(latent Mtrp)不会自发痛,外加的机械刺激会在患者身上引发出疼痛,潜伏的扳机点可以在某些因素如创伤、过劳、受凉、营养物质缺乏等作用下转化成活化的扳机点。对有疼痛症状的患者,需要通过仔细的查体来确定和区分扳机点的类型,按压潜伏的扳机点所引发的疼痛比按压活化的扳机点所引发的疼痛程度较轻。给活化的扳机点以机械触压刺激或者针刺刺激,扳机点所在的肌肉会急速的收缩,称之为局部抽搐反应

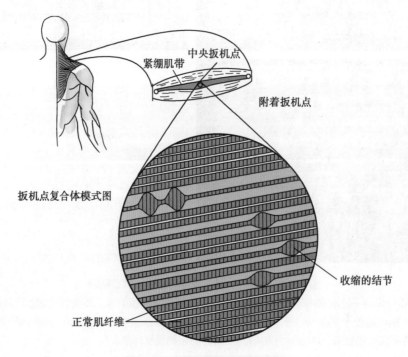

图 7-2-1 扳机点复合体模式图

（local twitch response, LTR）。肌紧张带是指在肌肉内可以触摸到的条索样肌带，它可以限制肌肉或者与其附着的骨连接之间的活动，导致肌肉无力和关节运动受限，当扳机点被灭活后，这种无力和活动受限很快可以得到好转。扳机点还会伴有自主神经功能失调的表现如血管扩张或收缩、皮肤发冷发热、立毛、红斑等。

除了活化和潜伏的分类，关于扳机点，还有以下几个概念需要明晰：

关键扳机点（key Mtrp）和卫星扳机点（satellite Mtrp）：关键扳机点也叫主要扳机点（primary Mtrp），一块肌肉内活化的关键扳机点，可以在另一块肌肉内引发出活化的扳机点，这些被引发的扳机点称为卫星扳机点，多位于主要扳机点的引传痛区域里。对关键扳机点进行治疗后，卫星扳机点的活性会随之降低甚至消失，而不需要对卫星扳机点再进行处理。

中心扳机点和附着处扳机点：位于肌腹的扳机点称为中心扳机点，当触及中心扳机点时，可以在其两侧触摸到条索或肌紧张带；在肌紧张带两端或者一端的靠近骨附着处还会有痛性结节，此为附着处扳机点。当中心触发点被消除后，大多数附着处扳机点也会消失，有时也存在例外情况。

（二）扳机点的诊断

扳机点的诊断主要依靠病史和体格检查，有经验的医生凭借手法触摸很快就能识别和发现扳机点的存在。

1. **病史**　扳机点表现为急性痛或慢性痛，深部的钝痛，定位困难，类似于根性痛或者内脏痛。来自于腹部的扳机点感觉像肠激惹痛、膀胱痛或者子宫痛。臀小肌的扳机点会向小腿后侧传导，类似 L_5、S_1 神经根痛。扳机点的疼痛可以传导至其他区域，如头、颈或者臀部。扳机点也可以表现为根性痛或者大关节痛如肩痛、髋痛。一些因素可以促进 MP 的发生，如缺铁、维生素 D 或维生素 B_{12} 缺乏、Lyme 病、过度运动等。

2. **体格检查**　MPS 诊断的做出必须是在肌肉内确认存在扳机点，而且扳机点的疼痛与患者疼痛主诉有关联。扳机点靠触诊确定，首先是发现肌紧张带，含有扳机点的肌肉感觉与其他组织不一样，质地较硬，没有扳机点的则是均匀的。此外按压扳机点会产生局部疼痛，甚至牵涉痛。

3. **触摸肌紧张带**　扳机点总是在垂直于肌纤维方向上触摸肌紧张带获得，可以将肌肉对准其下的骨性结构按压。当肌肉可以被捏起来的时候，可以用示指和拇指捏起肌肉（图 7-2-2）。识别肌紧张带后，检查者的手沿着肌带提捏，找到最硬和最痛与周围组织差异最大的地方，就是扳机点的核心。刺激此处会引发 RP，机械刺激此处会引出 LTR。距离中心区越远，引出 LTR 和 RP 的难度就越大，直至完全引不出来。LTR 在距离扳机点 3cm 或以上时，根本不会被引出。扳机点就是要进行治疗的靶点，按压扳机点区域 5~10s，可以引发

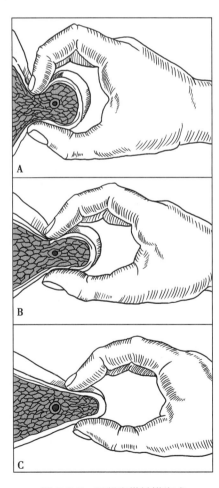

图 7-2-2　肌紧张带触摸方式

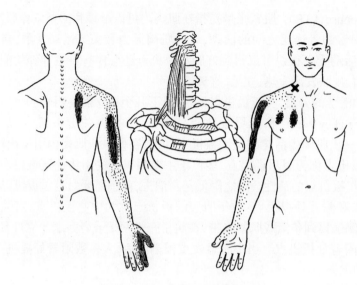

图 7-2-3 斜角肌的引传痛模式图

RP,或者在刺激点以外的远隔处感到疼痛(图 7-2-3)。

（三）MPS 的诊断

尽管在 MPS 的诊断方面进行了很多研究,MPS 的临床诊断主观性依然较强,且没有公认的标准。

目前 MPS 诊断的金标准多数采用 Trvell 和 Simons 的以扳机点为核心的诊断标准,在这一诊断标准中,MPS 的诊断依赖于临床病史和有经验的医生仔细的体格检查,如果在肌肉组织内发现扳机点,且具有相关联的综合征则可以确诊(表 7-2-1)。在这种诊断模式下,准确的诊断取决于检查者的临床思维、经验、所受训练和触诊技巧。扳机点的位置可以从疼痛的分布情况来进行确定,由于疼痛的部位可能是引传痛的位置,而非扳机点的位置,因此可以根据常见肌肉的引传痛部位推断出扳机点所在的肌肉,然后再在相应的肌肉内触诊寻找。准确地找到扳机点的位置,是提高治疗效果的关键所在。

表 7-2-1　扳机点的特征及诊断条件

前 3 条是诊断扳机点的必要条件,后 5 条并非必要条件
1. 肌肉内可以触摸到肌紧张带
2. 肌紧张带内触摸到异常敏感的痛点
3. 持续的刺激肌紧张带内的扳机点可以再现或复制患者的疼痛
4. 局部抽搐反应(LTR)
5. 引传痛
6. 无力
7. 活动受限
8. 自主神经体征(血管扩张或收缩、皮肤发冷发热、立毛、红斑)

（四）客观检查

1. MPS 诊断的困惑　对扳机点的病理生理尚未完全搞清楚,它在 MPS 诊断中的角色仍然使人困惑。扳机点到底是其他疾病在肌肉内的表现还是原发于肌肉组织本身的一种疾病？现在的诊断是比较主观的，手法触摸仍被认为是扳机点诊断的主要手段，因为检查者的经验和检查技巧存在差异，手法触诊在可靠性和重复性方面存在很大问题，这使得疗效评估、扳机点的客观研究、深部组织的扳机点识别等存在很大局限。更为复杂的是，扳机点临床上与各种疾病，包括代谢、内脏、内分泌、传染、心理等疾病相关，而且在大多肌肉骨骼系统疾病中也普遍存在。如果扳机点与其他肌肉骨骼疼痛疾病相关，它在 MPS 的诊断中就没有了特异性；相反，则对诊断 MPS 具有特异性。

现在的研究没有发现扳机点和紧绷肌带内存在明确的病理性异常，因此除了使用触诊，目前没有公认的客观标准（例如生物指标、电诊法检测、成像等）来识别或定量描述扳机点。扳机点是诊断 MPS 的核心，但它们是必需的条件吗？临床中会发现一些患者肌肉内存在结节但无触痛，有一些疼痛患者肌肉内没有可以触及到的结节。因为缺乏客观标准，MPS 诊断中必备的条件仍然是自发性疼痛结节（即活化的扳机点），然而，结节的作用尚未得到确认，这种痛性结节到底是一个相关发现，还是与 MPS 存在因果关系？扳机点的消失是否意味着治疗有效？这些问题仍在探索中。

由于缺乏普遍公认的诊断标准、客观的评估和确定的生化指标等问题，使得 MPS 的诊断依然存在争议。因此，寻找客观的能够反映扳机点及其周围肌肉组织状况的检查手段能够帮助我们更好地理解 MPS 的诊断、治疗和自然病史。

2. 客观检查 目前还没有实验室的检测或是影像学的技术被广泛地用来确立扳机点的诊断，在电生理和超声研究发面发现了一些特征性的变化，临床实用还存在较大距离。肌电图在肌肉静息状态下可以记录到自发性低波幅运动终板电位，与高波幅尖波电活动的存在。现在认为这种异常电位是由于运动终板的乙酰胆碱释放异常所导致。

超声作为这一种临床常用价廉的影像检查手段，其获取影像的速度快、动态交互性强，使得医生可以对身体不同部位进行检查，同时还可以同步对患者进行教育，近年来被应用于 MPS 的可视化研究中。有 3 种技术被用于检查触发点，B 超图像成像技术、弹性超声成像技术、多普勒超声成像技术。B 超成像没有一致性结果，但 B 超可以用来引导注射治疗和观察抽搐反应；多普勒超声发现在正常肌肉与活化触发点之间波动指数显著的不同；弹性超声发现扳机点较周围组织硬度较高，且振幅呈现出衰减。

二、扳机点注射治疗

（一）发病机制

"整合假说"是目前扳机点形成的最广为接受的理论，扳机点是因为骨骼肌运动终板的功能失调而导致的一种神经骨骼肌疾病。骨骼肌局部的急性或慢性劳损，导致运动终板活动增强，持续释放乙酰胆碱，引起骨骼肌的持续性肌纤维收缩和肌小节的短缩，扳机点区域出现明显的肌肉收缩张力增高。肌纤维的持续性收缩会显著增加新陈代谢的需求，但是肌肉收缩又挤压滋养血管，妨碍了该肌肉的供血和供氧，导致发生局部的"能量危机"。局部的缺血缺氧刺激神经释放血管活性物质、炎症因子和致痛的物质，导致组织敏感性增加和局部的自主神经反应，这种恶性循环如果不打断，它可以自我维持，导致扳机点的活化。对扳机点进行灭活治疗，可以促使紧张的肌肉放松，还可以改善局部血液循环，促进引发扳机点的病理因素的愈合；同时放松的肌肉还可以扩大关节的活动范围和改善肌肉功能状态。

（二）治疗方法

1. 一般原则 确定促发扳机点活化的病因,活化的扳机点的形成大多数不是由于肌肉本身问题所致,常见的是由于软组织病变或者关节病变引发,如果不去治疗病源,只能暂时性地控制疼痛;只有找到痛源给予治疗,才能长期抑制活化的扳机点,使其不再复发。

扳机点的治疗多采用保守的物理治疗方法,对于以下情况的患者可以考虑采用注射疗法:扳机点位于深部或者体积较小的肌肉,保守治疗难以操作;扳机点敏感度较高,伴有反射性交感神经萎缩症;扳机点本身非常疼痛,根本无法触摸,保守治疗不宜操作;扳机点的病程较长等。

2. 常用治疗方法 灭活扳机点的方法分为两种,一种为保守疗法,包括手法治疗、各种理疗、运动疗法、肌肉的牵伸等;另一种为侵入性疗法,包括针刺疗法和手术疗法。针刺疗法包括针灸、干针和扳机点注射治疗等方法。

（三）针刺疗法

针刺疗法归纳起来分为湿针技术和干针技术两种,都是用针具直接对扳机点下针,刺激扳机点内的敏感小点(sensitive loci),也就是痛觉感受器,当敏感小点受到刺激后患者会有酸麻感、引传痛和局部抽搐反应的发生。如针刺后没有上述反应,则治疗几乎完全无效,针刺疗法的止痛原理仍不太清楚,可能是由于经过脊髓加强了下行痛觉抑制系统而发挥作用。

正确的扳机点针刺,可以立即抑制疼痛,但能维持多久则依病情而定。如果引起活化的扳机点的病源非常强烈地引发其活化,且此病源没有得到治疗,则扳机点可能在针刺后 1~2 天,甚至在几小时内再度活化,从而引发疼痛。反之,如果病源较轻,或者已经得到有效治疗,则针刺效果可能维持长久,或者永久性抑制疼痛。很多慢性扳机点,病源不清楚,也不太严重,则平均疗效约 2 周。也有些患者针刺治疗完全无效,甚至可能加重疼痛;有些患者虽然没有立即止痛,但几天后好转,且可维持 1~2 周。经过反复针刺,有效期会越来越长。

针刺治疗的禁忌证:急性感染、急性外伤或恶性肿瘤附近的扳机点,有出血倾向的患者、使用抗凝药物的患者等任何不宜接受针刺的患者。

湿针其本质就是一种针刺疗法,与干针不同的是加用了药水,也就是对扳机点进行注射治疗。

1. 注射操作技术 针刺时患者最好采用卧位,以防止晕针。注射技术目前多采用我国台湾地区洪章仁教授的洪氏注射法。

持针:以利手的拇指和中指夹住针筒,示指放在推药柄上,腕部手掌面紧贴在患者体表,以手腕的屈曲和伸展,控制针的穿出穿入。用非利手的示指压住扳机点,找到紧绷带和最敏感点进行穿刺。穿刺时针头距离扳机点 1~2cm 处,针身与皮肤成 45° 进行穿刺。

穿刺:采用快进快出法(fast in, fast out)进行扳机点穿刺。将针头向手指按压处下方快速穿入,如果发生局部抽搐反应,则注入一滴药液,然后将针头快速回抽至皮下,然后再进行反复的快进快出穿刺,但是穿刺方向要在不同方向上进行变化,一直重复此操作,以引发抽搐反应,直到再无法引出抽搐反应为止,结束穿刺。需要注意的是,快进快出只是在针进、针出的时候,进针后,并不一定快速抽出,出针至皮下后,也不是立即再进针,需要等到确定下次进针方向后再进针。

2. 注射针具 普通的 2ml、5ml、10ml 注射器就可以,只要手拿方便、易操作即可。穿刺针的粗细长短取决于被注射肌肉的体积和深度,太细太软的针,不容易操作,不易引出肌肉抽搐;太粗的针则容易造成较大的组织损伤;太长的针,容易穿透至深部组织发生危险。国内黄强民教授采用的针具为直径 1mm,长度为 3~4cm 的穿刺针,在临床实践中发现对于深浅组织都比较适用。

3. **注射部位** 治疗活化的扳机点之前,必须确定该治疗点是否引发患者疼痛的扳机点。当存在很多扳机点的时候,必须确定哪一个是关键的扳机点(key trigger point)。对关键扳机点的治疗可以起到事半功倍的效果,减少了患者治疗的痛苦。准确的扳机点位置指示可以从针刺时能否引出局部抽搐反应来确定,能引出的抽搐反应越多,治疗效果也就越好。注射以中央扳机点为主,对于增厚的附着处扳机点也要进行处理。

4. **注射的药物**

(1)麻醉药:最早采用麻醉药物对扳机点进行注射治疗的是美国的 Travell 和 Simons 医生,他们采用普鲁卡因注射治疗扳机点,可以很快镇痛。由于普鲁卡因可能造成致命的过敏性休克和剂量相关的毒性反应,在治疗期间需要准备急救物品和器械。近年来,多采用 1% 的利多卡因进行局部注射,安全性较高。理论上,不用任何药物,只用干针就可以抑制疼痛。麻醉药的应用只是用来减少注射过程中的严重疼痛以及注射后出现的酸痛。

(2)肉毒素:根据 Simons 的整合假说,中央扳机点的形成是由于功能异常的运动终板过度释放乙酰胆碱所致,所以,理论上讲可以阻断乙酰胆碱释放的药物如肉毒素,就可以减少 MPS 的症状。肉毒素除了可以通过抑制乙酰胆碱的释放降低局部肌肉痉挛来减轻疼痛,它还可以抑制感觉神经纤维释放谷氨酸、钙基因相关肽(CGRP)、P 物质等神经致敏递质来达到直接抑制疼痛的作用。对于肉毒素治疗 MPS 的有效性研究学界进行了许多,结果不一,有的研究显示了很好的效果,有些则没有发现疗效。有学者认为现在的临床实验证据尚不足以指导肉毒素在 MPS 治疗中的临床应用。也有学者认为多数的临床研究在实验设计、诊断标准、结局测评等方面存在不足,从而导致结果的不一,Mehul J. Desai 采用美国卫生研究学会(Agency for HealthCare Research and Quality,AHRQ)和 Cochrane 数据库所制定研究质量标准对过去十年来在颈胸 MPS 肉毒素治疗方面的研究进行了分析,发现尽管多数文献的结果是阴性的,但是质量等级最高的文献却提示肉毒素治疗 MPS 是有效的。所以目前认为肉毒素注射治疗 MPS 是一种十分有前途的治疗方式,当其他方法治疗无效时,可以探索式地进行应用。肉毒素注射治疗扳机点的方式有扳机点注射和麻醉药注射两种方式,扳机点注射方式与麻醉药注射方式一样,注射的扳机点数量和每个点的剂量还没有统一的标准。

(3)其他:糖皮质激素也被用于扳机点注射治疗,但是很多学者担心其对肌纤维存在破坏作用,也可能造成皮肤褪色和脂肪坏死等不良反应而不提倡使用,也有学者发现少量应用不会造成损害,还可以减轻注射后酸痛的发生。

生理盐水与麻醉药物之间的比较研究发现,单独使用生理盐水的治疗效果可以达到 76% 的临床疗效,而麻醉药物仅有 57%,这一现象说明对于扳机点的注射治疗效果更多的是针刺带来的,麻醉药的镇痛作用是临时性的。

5. **注射治疗的并发症**

(1)注射后酸痛:注射后酸痛与扳机点引起之疼痛完全不同,多数可以忍受,原因是由于肌肉内多处小出血所致。发生酸痛后,在针刺部位给予热敷,或者缓慢地进行肌肉收缩 - 放松的重复动作就能缓解。干针治疗时酸痛的发生机会较大,程度重,持续时间更长。

(2)出血:多数为小量出血,不会造成不良影响。如果扎到动脉则要压迫止血。

(3)感染:发生比例很少,注意注射前局部皮肤的消毒,基本可以避免感染的发生。

(4)神经损伤:当注射针垂直穿过神经的时候,会有触电感,但不会造成永久性神经损害。如果针头横向拉断神经纤维时,则可能造成长久损害。采用快进快出的注射手法基本可以防止神经损伤的发生。

(5) 内脏损伤:注射某些深部肌肉时,可能扎到内脏,有时造成严重问题,随着治疗经验的增多以及手法的熟练,发生率会很少。比较容易受到损害的内脏包括肺脏、肾脏、小肠和大肠。

近年来,随着肌骨超声的应用,在可视化条件下进行扳机点注射,可以大大减少神经和内脏的损伤,同时还可以对扳机点注射引发的抽搐反应进行实时观察,对提高疗效也有帮助。

(李铁山)

第三节 关节腔注射治疗

一、前言

临床上,使用关节腔注射治疗关节疼痛已 60 多年,不仅经受了时间的考验,并且有大量研究证实其疗效。关节腔注射具有操作方便、花费少、起效快、全身不良反应少等优点。当关节炎患者使用口服药物、外用药物、针灸、物理疗法等保守治疗疗效不佳时,则可尝试关节腔注射的方法。但关节腔注射仍有较多争议,尤其是在临床上的适应证、禁忌证、操作技术、获益及风险等方面。

(一) 适应证

关节腔注射的适应证主要包括骨性关节炎、骨关节病、风湿性关节炎、滑膜炎、结晶性关节病及其他的炎症性关节炎。关节注射主要用于诊断与治疗。

临床诊断上,关节腔注射的作用可分为定性作用和定位作用。当急性化脓性滑膜关节炎、急性期或间歇期结晶性滑膜关节炎(痛风性关节炎、假性痛风性关节炎)发作时,都表现为关节急性红肿热痛,可以通过关节腔穿刺抽液来鉴别。另外,在关节局部注入止痛药物,可减轻肌肉疼痛,可更仔细检查肌腱、韧带、关节囊、软骨等结构的完整性。

临床治疗上,对于各种关节炎,尤其是单个关节急性炎症发作时,或多关节慢性炎症中一个关节急性炎症发作(如骨性关节炎表现为单膝关节肿胀疼痛)时,可以通过关节腔注射来治疗。其疗效主要包括三方面。首先,通过从肿胀关节抽出关节滑液或积血后,可快速减少关节压力,缓解关节周围剧烈疼痛。其次,炎症性滑膜炎患者的关节腔注射皮质激素后,可一定时间内抑制炎症性滑膜积液的产生。另外,关节腔注射糖皮质激素也可替代全身性治疗,快速减轻病情,减慢抗风湿药物(DMARDs)起效。关节内注射玻璃酸钠对关节的保护、营养及功能的发挥均起重要的作用,主要表现为关节腔的润滑、覆盖屏障及缓冲应力。补充外源性的玻璃酸钠可以提高滑膜中玻璃酸钠的含量,重新形成自然屏障,防止软骨基质进一步破坏消失,减轻或消除关节摩擦及疼痛,所以玻璃酸钠对轻中度的膝关节骨性关节炎具有良好的疗效。关节内三氧注射具有消炎镇痛作用。

(二) 禁忌证

1. 绝对禁忌证

(1) 局麻药过敏。如速发型过敏反应。

（2）关节局部皮肤软组织或全身细菌、病毒和真菌等各种感染。如关节局部皮肤破损感染、关节周围蜂窝织炎、化脓性关节炎、水痘、麻疹等。

（3）骨折部位或创伤修复期关节腔注射。因为可延迟愈合。

（4）关节手术前关节腔注射。因为可增加感染风险。

（5）缺血性坏死类疾病，尤其是股骨头缺血性坏死，皮质醇激素关节腔注射可使病情恶化。

（6）患者不愿或者不能（如意识不清、认知障碍）在知情同意书上签字。

（7）医师自己没有信心、没有把握时，不要进行注射治疗。

2. 相对禁忌证

（1）合并出血性疾病、抗凝治疗、关节内血肿者，尽管关节腔抽液可明显减缓疼痛，但注射后有无出血风险仍存在争议，需谨慎治疗；抗凝治疗的患者关节穿刺时，凝血功能需控制在合理的范围内，且穿刺后需对穿刺处按压。

（2）合并急性胃十二指肠溃疡或近期胃肠吻合术者，关节腔注射有消化道大出血或穿孔风险。

（3）合并严重高血压、严重高甘油三酯血症、充血性心力衰竭、动脉粥样硬化、血栓形成者，关节腔注射可加重病情。

（4）合并糖尿病患者，关节腔注射后，不仅可引起血糖升高数日或数月，而且可增加化脓性感染风险。

（5）合并免疫抑制（如白血病）、免疫缺陷（如艾滋病），或需同时使用全身性类固醇激素治疗者。

（6）合并单纯疱疹性角、结膜炎及溃疡性角膜炎、角膜溃疡者。

（7）合并较严重的骨质疏松、活动性结核病、急性精神障碍者。

（8）外科关节置换术后者，关节腔注射前需咨询骨外科医师意见。

（9）18岁以下关节炎患者（除青少年特发性关节炎外）：因为儿童、青少年一般恢复良好，所以关节腔注射应更加慎重。

（10）孕产妇。

（三）注射技术

1. 药物准备

（1）局麻药：目前有多种局麻药物可供使用，推荐使用盐酸利多卡因。使用前需认真查对药名、剂量、失效日期等。关节腔注射的不良反应绝大多数由局麻药物引起，当怀疑患者局麻药药物过敏时（表现为眩晕、惊恐不安、多言、面色苍白、寒战、出冷汗、胸闷、气短、呼吸困难等），禁止使用此类局麻药。

含肾上腺素的利多卡因安瓿或玻璃瓶都用红色标记。尽管肾上腺素可使注射部位血管收缩，减慢局麻药吸收，从而可延长局部麻醉时间，但其可引起皮肤附属器官缺血性坏死，所以关节腔注射时应避免使用。另外，局麻药物均有不同程度的心脏和中枢神经系统毒性，长效药物（如布比卡因、依替卡因）的毒性最大，使用局麻药时需评估相关风险。

（2）皮质类固醇：皮质类固醇关节腔注射有助于判断疼痛来源是关节内还是关节外。目前有多种类固醇制剂可使用，推荐使用40mg/ml的醋酸曲安奈德。目前，皮质醇通常于注射后48h内起效，起效时间的个体差异比较大，因此治疗前需告知患者注射后疼痛不能立即缓解。对于较瘦者或者肤黑者，尽量使用氢化可的松，以避免引起局部脂肪萎缩或皮肤脱色。

以下 5 种糖皮质激素适用于关节腔注射,使用前应考虑药物效能、起效时间、作用时间及副作用(表 7-3-1)。该表中抗炎效能均与氢化可的松相比较。

表 7-3-1 适用于关节腔注射的 5 种糖皮质激素

特点	甲泼尼龙	氢化可的松	泼尼松龙	曲安奈德	倍他米松
抗炎效能	5	1	4	5	25
钠盐潴留	0	2	1	0	0
起效	慢	快	快	中	快
作用时间	中	短	中	中	长
血浆半衰期(min)	180	90	200	300	300
浓度(mg/ml)	40~80	50	20	20	6
常用剂量(mg)	10~40	25~50	10~40	5~40	1.5~6

(3) 剂量和容量:综合患者年龄、体重、一般健康状况、关节部位、治疗史、医师用药习惯、患者意愿等,调整药物剂量和容量。总体原则是,任何情况下均应给予最小有效剂量,以防止出现面部潮红、皮肤褪色、高血糖、高血压等不良反应。为避免局麻药中毒,应控制使用剂量不超过推荐剂量的最大剂量。而关节腔注射时,推荐最大剂量为药理学教材最大剂量的一半,即成人关节腔注射时 2% 盐酸利多卡因推荐最大剂量为 5ml,1% 盐酸利多卡因推荐最大剂量为 10ml,0.5% 盐酸利多卡因推荐最大剂量为 20ml。

关节注射时,予生理盐水稀释可增加药液容量。当药液容量足够时,可充分浸润关节的发炎部位,能起到更好疗效。而且,足够容量也可提供更大的张力,使关节的粘连得到松解。表 7-3-2 为 6 个关节腔注射推荐剂量及药液容量。

表 7-3-2 关节腔注射推荐剂量及药液容量

关节	剂量	容量	关节	剂量	容量
肩	40mg	5ml	髋	40mg	5ml
肘	30mg	4ml	膝	40mg	10ml
腕	20mg	2ml	踝	30mg	4ml

2. 患者准备

(1) 配合医生完成详细病史采集、全身体格检查,按医嘱完成相关的量表评估、检验、影像学检查;

(2) 配合医生核对有无绝对或相对禁忌证;

(3) 与医生讨论关节注射治疗方案的获益和风险,并选定治疗方案;

(4) 签署关节腔注射知情同意书;

(5) 配合医生摆好治疗所需体位,接受治疗,放松心情,避免过度紧张。

3. 操作前器具准备

(1) 有效期内的合适型号无菌注射器两个。

（2）有效期内的21G无菌注射针头，用于抽取药液。

（3）有效期内的合适长度无菌注射针头，用于关节腔注射。

（4）有效期内的棉签、消毒液。

（5）锐器盒、医疗废物垃圾桶。

4. 操作技术 关节腔注射时，操作者需遵循无菌原则，以减少关节感染；遵循精确穿刺，尽量做到无痛原则，以减少患者疼痛。其中，无菌原则提倡无接触性穿刺，在标记和消毒穿刺部位后，就不能再接触标记处皮肤，也不能用手指引导进针。具体穿刺和注射流程如图7-3-1所示。

关节腔穿刺和注射技术有两种，体表标志引导下穿刺（盲穿）和影像学引导下穿刺（肌肉骨骼超声、X线等）。目前绝大多数研究认为肌肉骨骼超声可显著提高关节腔穿刺准确性。但也有研究发现，肌肉骨骼超声引导关节注射疗效与体表标志引导下注射疗效无明显差异。

许多研究表明，身体屈侧面的皮肤和骨膜对疼痛尤为敏感。在关节标记处穿刺时，尤其是内侧标记处，尽量绷紧周围皮肤，垂直进针，快速穿过标记皮肤。穿刺过程中，可与患者沟通，分散其注意力，避免紧张。

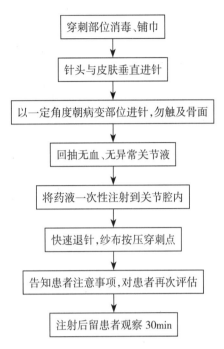

图 7-3-1 关节腔穿刺与注射流程图

在进针后，减慢穿刺速度，根据患者反馈和穿刺质感，判断针尖所在位置。当针尖位于肌肉时，患者胀痛，穿刺感为松软；针尖位于肌腱、韧带、骨骼时，患者较明显疼痛，穿刺质感硬；针尖位于血管时，患者反馈刺痛，有回抽血。当针尖到达关节腔时，穿刺可有落空感，注射药液阻力少，且可回抽出均一、透明、清亮关节液。但对于某些特殊的"干性"骨性关节炎，回抽无明显关节液时，可通过注射少量生理盐水再回抽的方法来确定针尖位置。

当抽出的关节液无明显异常时，可一次性将药液注入关节腔。若关节液有异常，怀疑合并感染时，暂不立即注射药液。操作者应更换20ml或50ml新的注射器，尽量一次性将这些异常关节腔液抽完并送检。

进入关节腔后，如果回抽关节腔液或注射药液的阻力大、不连续，需考虑以下几点：①滑膜瓣、纤维蛋白、腔内异常碎片阻塞；②滑膜形成小囊腔；③针尖移位到关节腔壁或外面。此时，可少量注射药液来冲开这些滑膜、纤维蛋白、碎片等阻碍物。

（四）疗效

关节腔注射皮质类固醇的疗效受很多因素影响，包括关节炎的类型、关节结构破坏程度、炎症程度、皮质类固醇的种类和剂量、关节腔液质量、有无影像学引导等。一般而言，皮质类固醇对炎症性关节炎的疗效比骨性关节炎、创伤性关节炎更好。对疗效的评价通常可分为以下两类，第一类评估包括有效反应、不良反应（表7-3-3）；第二类是通过患者的主观感受、关节结构、关节功能、影像学检查，甚至细胞、体液、分子等因素来评估。

表 7-3-3 关节腔注射皮质类固醇不良反应

类型	概率	类型	概率
感染	1:1000 到 1:25 000	股骨头快速损害	不常见
关节内和周围钙化	4%~5%	急性滑膜炎	少见
皮下脂肪萎缩	8%	无痛性关节炎	少见
皮肤色素减退	5%	肌腱萎缩或断裂	非常罕见
缺血性坏死	不常见	关节脱白	非常罕见

1. 骨性膝关节炎 骨性膝关节炎是关节腔注射最常见的疾病,目前大多数关节腔注射的疗效评估研究也常选膝关节。荟萃分析发现该疾病经关节腔注射皮质类固醇后,症状缓解的平均维持时间为 3 周,整体功能好转的平均维持时间为 1 周。与关节腔注射玻璃酸钠相比,4 周内二者没有差异,但 4~13 周时,玻璃酸钠比皮质类固醇效果更好。也有研究发现皮质类固醇的关节灌洗或关节镜下灌洗,与关节腔注射之间无明显差异。而对于关节腔积液量多少、有无注射前抽液、有无关节炎显著影像学改变等众多因素,与关节腔注射皮质类固醇的疗效之间有无必然联系仍有争论。

也有很多学者探讨关节腔注射皮质类固醇是否引起关节结构性改变。有研究对膝关节每隔 3 个月注射一次 40mg 的曲安奈德,持续 2 年。研究发现,对比注射生理盐水,醋酸曲安奈德组没有引起关节间隙的明显改变。但也有研究发现,对某些伴有贝克囊肿的骨性关节炎患者,予 40mg 的曲安奈德注射后贝克囊肿的体积变小、囊壁变薄、关节活动度改善。同样,通过关节腔增强磁共振发现,滑膜炎在关节腔注射后第 1 周明显吸收,随后保持较低水平。

2. 肩周炎 对于退行性或创伤性的肩周炎患者,在注射后 6 周内,超声引导注射皮质类固醇比盲穿能更好地减轻肩部疼痛和改善肩部运动功能。也有研究发现,与盂肱关节腔注射生理盐水对比,在 6~12 周内,超声引导注射皮质类固醇可更好地改善关节活动度、减轻疼痛,而超过这段时间,二者没有统计学差异。另外,多次注射皮质类固醇对肩周炎有效,目前研究证明 1~3 次重复注射有效,但 4~6 次注射是否有效仍证据不足。

3. 类风湿性膝关节炎 对于类风湿性膝关节炎患者,予关节腔抽液后注射皮质类固醇,可在 1~3 个月内明显改善患膝的疼痛、晨僵、关节周径大小、关节活动范围、步行距离。而且,患膝注射后有否休息数天对这些疗效无明显影响。另外研究发现,300 名患者随机注射己曲安奈德和醋酸曲安奈德,在第 12 周内注射己曲安奈德患者中有 18% 的疼痛消失,而醋酸曲安奈德为 9%;12 周后,这个比例分别是 55% 和 44%。同时,关节腔注射皮质类固醇后 1~2 周内,即可明显提高伸膝肌肉肌力、改善关节活动范围。类似研究,对 31 名类风湿性膝关节肿胀患者,予关节腔注射 20mg 己曲安奈德后,1 周内可观察滑膜积液明显减少,伸膝肌肉肌力可明显提高,并且这种疗效可延续到 52 周,甚至更持久。

另外有研究者观察到,对于类风湿性膝关节炎患者,予皮质类固醇注射后,关节内滑膜体积(下降 45%)及关节积液(下降 67%)明显减少。在复发时,关节滑膜体积可恢复到注射前水平,而关节积液则比注射前显著减少。而且,注射后复查磁共振也没有观察到关节的软骨和骨质改变。有意思的是,研究者发现关节症状缓解持续时间长短与关节滑膜体积大小成反比。但是,关节症状缓解持续时间与关节肿胀程度、影像学损伤程度、血沉、C 反应蛋白、症状持续时间无关。类似地,有研究者发现抽取关节积液后,可减少复发风险和关节积液的补体 C4,并且 2 个月后关节腔内分叶核白细胞比例、血红蛋白、补体 C3 浓度随着关节周径的减小而降低。

有研究甚至发现,多次(一年内 4 次或不均匀的更多次)关节腔内注射皮质类固醇并不增加关节置换的风险,相反,还可能起到保护关节软骨的作用。另外,小样本研究提示膝关节腔内注射皮质类固醇,可降低部分患者的血管翳宽度。静脉血管注射造影剂后进行超声多普勒显示,关节腔抽液及注射皮质类固醇操作前与操作 3 周后,关节滑膜的充盈范围明显下降。

二、盂肱关节腔内注射

(一)解剖结构

盂肱关节是人体最灵活的关节,该关节可完成前屈后伸、外展内收、旋内旋外三个方向运动。当关节周围损伤时,常引起关节炎症疼痛及运动功能障碍。肩关节损伤后病理变化如图 7-3-2 所示。

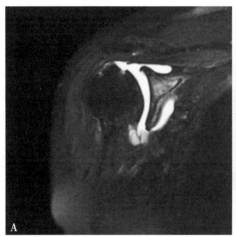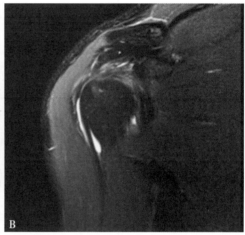

图 7-3-2　肩关节损伤后变化

右侧肱骨头陈旧病变后遗改变,右肱骨头及肩胛骨骨髓水肿;右侧肩关节退行性变,右肩肩袖损伤(右侧冈上肌、肩胛下肌、大圆肌水肿,冈上肌及肩胛下肌肌腱损伤);右肩关节囊大量积液

盂肱关节是由肱骨头与肩胛骨的梨状关节盂形成的滑膜关节,在关节表面由透明软骨覆盖,当透明软骨损伤时,很容易发生关节炎和退化。其次,肩胛骨关节盂边缘的盂唇一旦损坏,也很容易造成肱骨半脱位或脱位,从而引起盂肱关节损伤。

盂肱关节囊的内层滑膜,可覆盖在关节透明软骨上,该滑膜可形成滑囊或滑膜腱鞘,也是炎症的好发部位。盂肱关节周围重要的关节囊有肩峰下滑囊、三角肌滑囊、肩胛下滑囊、肩胛冈下滑囊。其中,肩峰下滑囊常与三角肌滑囊相通,但均不与关节腔相通,出现肩袖损伤或撞击综合征时,均可出现发生炎症改变或关节腔内液体渗入。

另外,盂肱关节周围韧带和肌肉肌腱创伤、磨损、撕裂,也可以引起关节炎症,包括:盂肱韧带、肱横韧带、喙肱韧带、冈上肌、冈下肌、小圆肌、肩胛下肌等。

(二)临床应用

临床上,盂肱关节疼痛及功能障碍相关疾病中,以骨性关节炎、类风湿关节炎、创伤性关节炎、肩袖撕裂性关节炎常见,结缔组织病、感染、绒毛结节状滑膜炎、莱姆病少见。

继发于骨性关节炎、肩袖肌腱损伤、结缔组织病等疾病的盂肱关节疼痛,患者通常主诉疼痛局限于肩部及肩袖周围,疼痛呈持续性酸胀痛,活动时疼痛加剧,休息或热疗后疼痛可稍微减轻。其次,患者也可主诉患肩活动时摩擦感、受限感、僵硬感。另外,患者也可因夜间睡觉翻身,患肩受压剧烈疼痛而影响睡眠。

盂肱关节炎患者常伴有肩部活动受限,外展受限明显。日常生活中,洗脸、刷牙、梳头等时明显受限。当盂肱关节长期活动受限时,可引起肌肉萎缩、关节挛缩僵硬(冷冻肩)。

临床上,对于所有盂肱关节疼痛患者,入院时常规予血常规、血沉、肩部 X 线平片检查。必要时,可选择类风湿因子、抗核抗体、MRI 等相关检查。

盂肱关节疼痛腔内注射,常规选用利多卡因加醋酸曲安奈德。但对于怀疑为急性感染性盂肱关节炎者,则应尽快抽取关节滑液予完善相关病原学及抗生素敏感性检测,尽快抗感染治疗,争取获得最佳疗效。

(三) 操作技术

向患者说明操作风险、获益、治疗选择,签署知情同意书。

盂肱关节表面皮肤消毒,严格无菌技术下,用 5ml 注射器(21G 绿色针头),抽取 4ml 1% 利多卡因和 40mg 醋酸曲安奈德。

1. 后方进针法

(1) 患者姿势:患者坐位,肘关节屈曲,患肢轻度内收内旋,暴露盂肱关节后方穿刺点。

(2) 体表定位:肩峰后角、喙突。

(3) 操作:操作者左手拇指、示指置于患者肩峰后角、喙突,右手持注射针从肩峰后角下缘进针,朝向喙突方向前进,经过三角肌、冈下肌、关节囊后壁,直至针尖进入关节腔,或触及肱骨头软骨的骨质抵挡感后针退回 1~2mm。缓慢将注射器内液体一次性注入。拔出注射针,无菌敷贴覆盖注射处,指导患者在全关节活动范围内活动肩关节,促进类固醇溶液扩散。盂肱关节腔后方进针如图 7-3-3 所示。

2. 前方进针法

(1) 患者姿势:患者坐位,肘关节伸直,患肢轻度外展外旋,暴露盂肱关节前方穿刺点。

(2) 体表定位:肱骨小结节与肩胛骨喙突的中点,或喙突顶端外下方 1~2cm。

(3) 操作:操作者自肱骨小结节与肩胛骨喙突的中点,或喙突顶端外下方 1~2cm 处垂直进针,直至针尖进入关节腔,或触及肱骨头软骨的骨质抵挡感后针退回 1~2mm。缓慢将注射器内液体一次性注入。拔出注射针,无菌敷贴覆盖注射处,指导患者在全关节活动范围内活动肩关节,促进类固醇溶液扩散。盂肱关节腔前方注射如图 7-3-4 所示。

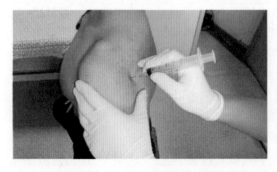

图 7-3-3　盂肱关节腔后方进针法

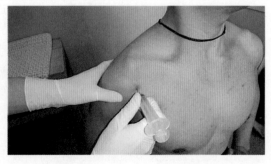

图 7-3-4　盂肱关节腔前方注射法

（四）操作后康复

术后 24h 后,可予局部热敷和轻柔物理治疗减轻疼痛。患者需经常尽最大范围前后摆动和外展患肢,并随着肩部疼痛逐渐减轻加大活动范围。当肩部疼痛明显好转时,可行盂肱关节被动牵拉松解术,并对其周围肌肉主动功能训练和稳定性训练,纠正不良姿势。

（五）并发症

最常见的并发症是感染,其次是局部血肿、瘀斑、疼痛。注射治疗后约 1/4 的患者短时间内疼痛加重,应在操作前充分告知,并可予简单镇痛药物或非甾体抗炎药消炎减轻疼痛。

三、肘关节腔内注射

（一）解剖结构

肘关节是由肱骨、桡尺骨组成的滑膜关节,该关节可完成前屈后伸、旋前旋后两个轴向运动。当肘关节损伤时,常引起关节炎症疼痛及运动功能障碍。肘关节损伤后病理改变如图 7-3-5 所示。

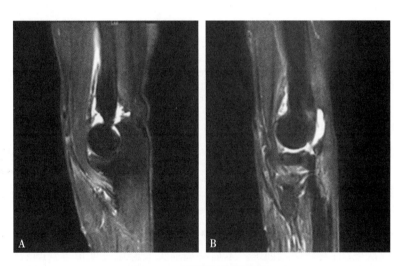

图 7-3-5　肘关节损伤后改变

肘关节表面由透明软骨覆盖,当透明软骨损伤时,很容易发生关节炎和退化。肘关节囊的内层滑膜,可覆盖在关节透明软骨上。该滑膜可形成滑囊或滑膜肌腱鞘膜,是炎症的好发部位。比如,在肘关节前后方分别是尺骨滑囊、鹰嘴滑囊,这两处滑囊容易因外伤、废用或过度活动产生滑囊炎。肘关节囊尺桡侧有侧副韧带加固,不易半脱位或脱位。肘关节囊前后侧相对松弛,故当肘关节内有积液时,关节囊前后侧容易发生水肿炎症。

（二）临床应用

临床上,肘关节疼痛及功能障碍相关疾病中,以创伤性关节炎、骨性关节炎、类风湿关节炎、银屑病关节炎常见,结缔组织病、感染、莱姆病少见。

继发于骨性关节炎、创伤性关节炎等疾病的肘关节疼痛,患者通常主诉疼痛局限于肘关节周围和前臂,疼痛呈持续性酸胀痛,活动时疼痛加剧,休息或热疗后疼痛可缓解。其次,患者也可主诉患肘活动时摩擦感、磨碎音、爆裂感。另外,患者也可因肘部疼痛而影响睡眠。

肘关节炎患者常伴有肘部活动受限,屈伸受限明显。日常生活中,伸肘、屈肘、提重物等时明显受限。当肘关节长期活动受限时,可引起肌肉萎缩、关节挛缩僵硬。

临床上,对于所有肘关节疼痛患者,入院时常规予血常规、血沉、肘 X 线平片检查。必要时,可选择类风湿因子、抗核抗体、CT 或 MRI 等相关检查。

肘关节疼痛腔内注射,常规选用利多卡因加醋酸曲安奈德。但对于怀疑为急性感染性关节炎者,则应尽快抽取关节滑液做相关病原学及抗生素敏感性检测,尽快抗感染治疗,争取获得最佳疗效。

(三) 操作技术

向患者说明操作风险、好处、治疗选择,并签署知情同意书。

肘关节表面皮肤消毒,严格无菌技术下,用 2.5ml 注射器(23G 蓝色针头),抽取 1.75ml 2% 利多卡因和 30mg 醋酸曲安奈德。

(1) 患者姿势:患者坐位,肘部屈曲 45°。

(2) 体表定位:通过被动屈曲伸展肘关节来确认肱桡关节腔位置,选取肱桡关节间隙的中点为穿刺点。

(3) 操作:操作者选取肱桡关节间隙中点为穿刺点,平行于桡骨头关节面进针,经过皮肤、皮下组织、关节囊后,进入关节腔。进入关节腔后,注射无明显阻力时,缓慢将注射器内液体一次性注入。若碰到骨质或注射阻力过大时,则退回至皮下组织,调整进针方向重新穿刺。拔出注射针,无菌加压包扎穿刺点,指导患者在全关节活动范围内活动肘关节,促进类固醇溶液扩散。肘关节腔内注射如图 7-3-6 所示。

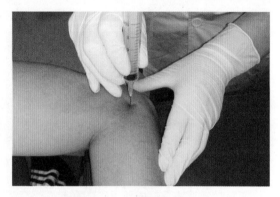

图 7-3-6　肘关节腔内注射

(四) 操作后康复

术后 24h 后,可予局部热敷、轻柔物理治疗减轻疼痛。当肘部疼痛明显好转时,予以功能评估,逐渐依次被动、主动功能训练。术后一周肘关节避免过度负重及剧烈运动。

(五) 并发症

最常见的并发症是感染,其次是局部血肿、瘀斑、疼痛、损伤桡神经。注射治疗后约 1/4 的患者短时间内疼痛加重,应在操作前充分告知,并可予简单镇痛药物或非甾体抗炎药消炎减轻疼痛。

四、腕关节腔内注射

(一) 解剖结构

腕关节又叫桡腕关节,由桡骨远端关节面及月骨、舟骨、三角骨近侧关节面组成的滑膜关节。该关节可完成前屈后伸、内收外展、环转运动。当关节周围软组织损伤时,常引起关节炎症疼痛及运动功能障碍。

腕关节表面由透明软骨覆盖,当透明软骨损伤时,很容易发生关节炎和退化。腕关节囊的内层滑膜,该滑膜常将腕关节腔分成许多小腔室,故腕关节注射不能一点注射,而需要多点注射。

腕关节囊前、后侧有前、后侧韧带加固，内、外侧有内、外侧韧带加强。当腕部外伤或过度使用，引起关节炎症积液时，需要较深穿刺才能到达积液处。

另外，腕关节周围血管神经分布复杂，关节腔注射时容易受损，主要包括正中神经、桡神经、桡动脉。因此多点深部注射时需谨慎。

（二）临床应用

临床上，腕关节疼痛及功能障碍相关疾病中，以骨性关节炎、类风湿关节炎、创伤性关节炎、晶体性关节炎常见，结缔组织病、感染、绒毛结节性滑膜炎、莱姆病少见。

继发于关节炎、痛风、滑膜炎、结缔组织病等疾病的腕关节疼痛，患者通常主诉疼痛局限于腕关节周围和前臂远端，疼痛呈持续性酸胀痛，各个方向活动时疼痛加剧，休息或热疗后疼痛可缓解。其次，患者也可主诉患腕活动时有摩擦感。另外，患者也可因腕部疼痛而影响睡眠。

腕关节炎患者常伴有腕部各个方向活动受限。日常生活中，使用鼠标、敲打键盘、开门等活动可有明显受限。当腕关节长期活动受限时，可引起肌肉萎缩、关节挛缩僵硬。

临床上，对于所有腕关节疼痛患者，入院时常规予血常规、血沉、腕X线平片检查。必要时，可选择类风湿因子、抗核抗体、CT或MRI等相关检查。

腕关节疼痛腔内注射，常规选用利多卡因加醋酸曲安奈德。但对于怀疑为急性感染性关节炎者，则应尽快抽取关节滑液予完善相关病原学及抗生素敏感性检测，尽快抗感染治疗，争取获得最佳疗效。

（三）操作技术

向患者说明操作风险、获益、治疗选择，签署知情同意书。

腕关节表面皮肤消毒，严格无菌技术下，用2ml注射器（23G蓝色针头），抽取1.5ml 2%利多卡因和20mg醋酸曲安奈德。

（1）患者姿势：患者卧位，腕部下稍垫高，使腕部稍屈曲，手掌向下置于操作台上。

（2）体表定位：被动屈曲伸展腕关节来确认关节腔位置，一般选取腕关节间隙中点（大约为头状骨凹陷处）及周围取2~4个穿刺点，或者间隙压痛、肿胀最明显处。

（3）操作：操作者从选定穿刺点进针，经过皮肤、皮下组织、关节囊后，进入关节腔。进入关节腔后，注射无明显阻力时，缓慢将注射器内液体一次性注入。若碰到骨质，则退回至皮下组织，调整进针方向重新穿刺；若注射阻力过大时，穿刺针可能穿入韧带或肌腱，可继续稍微进针直至注射时无明显阻力。拔出注射针，无菌加压包扎穿刺点，指导患者在全关节活动范围内活动腕关节，促进类固醇溶液扩散。腕关节腔内注射如图7-3-7所示。

（四）操作后康复

术后24h后，可予局部热敷、轻柔物理治疗减轻疼痛。当腕部疼痛明显好转时，予以功能评估，逐渐依次被动、主动功能训练。术后2周腕关节避免过度负重及剧烈运动。

（五）并发症

最常见的并发症是感染，其次是局部血肿、瘀斑、疼痛、

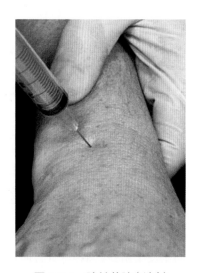

图7-3-7 腕关节腔内注射

损伤正中神经或尺神经。注射治疗后约 1/4 的患者短时间内疼痛加重,应在操作前充分告知,并可予简单镇痛药物或非甾体抗炎药消炎减轻疼痛。

五、髋关节腔内注射

(一)解剖结构

髋关节是由股骨头和髋臼组成的滑膜关节。该关节可完成前屈后伸、外展内收、旋内旋外三个方向运动。当关节周围软组织损伤时,常引起关节炎性疼痛及运动功能障碍。

髋关节表面由透明软骨覆盖,这些透明软骨容易受各种因素影响,而产生关节炎。髋臼唇退变或外伤损害时,也很容易造成股骨头半脱位或脱位,从而引起关节损伤。

髋关节囊的内层为滑膜,该滑膜可形成滑膜腱鞘和滑膜囊,也是炎症的好发部位。另外,髋关节周围韧带和肌肉肌腱创伤、磨损、撕裂,也可以引起关节炎症,其中韧带包括:髂股韧带、耻骨韧带、坐股韧带及髋臼横韧带。当髋部外伤或过度使用,引起的关节炎症积液时,常需要较深穿刺才能到达积液处。

(二)临床应用

临床上,髋关节疼痛及功能障碍相关疾病中,以骨性关节炎、类风湿关节炎、创伤性关节炎、强直性脊柱炎所致髋关节炎、股骨头缺血性坏死所致关节炎常见,结缔组织病、感染、绒毛结节性滑膜炎、莱姆病少见。

继发于关节炎、创伤、结缔组织病等疾病的髋关节疼痛,患者通常主诉疼痛局限于髋关节周围和下肢近端,疼痛呈持续性酸胀痛,休息或热疗后疼痛可缓解。关节活动到最大范围时疼痛加剧,内旋时受限明显。其次,患者也可主诉患髋活动时有摩擦感、弹响感。另外,患者也可因髋部疼痛而影响睡眠。

髋关节炎患者常伴有髋部各个方向活动受限。日常生活中,走路、骑单车、爬楼梯等活动可有明显受限。当髋关节长期活动受限时,可引起肌肉萎缩、关节挛缩僵硬(冷冻髋)。

临床上,对于所有髋关节疼痛患者,入院时常规予血常规、血沉、髋 X 线平片检查。必要时,可选择类风湿因子、抗核抗体、CT 或 MRI 等相关检查。

髋关节疼痛腔内注射,常规选用利多卡因加醋酸曲安奈德,也可注射三氧。但对于怀疑为急性感染性关节炎者,则应尽快抽取关节滑液予完善相关病原学及抗生素敏感性检测,尽快抗感染治疗,争取获得最佳疗效。

(三)操作技术

向患者说明操作风险、获益、治疗选择,签署知情同意书。

髋关节表面皮肤消毒,严格无菌技术下,用 5ml 注射器(22G 椎管穿刺针头),抽取 4ml 1% 利多卡因和 40mg 醋酸曲安奈德或 20ml 三氧。

(1)患者姿势:患者侧卧位,健肢在下,患肢在上,下肢间放置软枕。

(2)体表定位:被动外展内收髋关节来确认关节腔位置,选取大转子最突出部分近侧 1.5cm 处为穿刺点,或者仰卧位在腹股沟韧带中点作为穿刺点。

(3)操作:操作者从选定穿刺点进针,经过皮肤、皮下组织、关节囊后,进入关节腔。进入关节腔后,注射无明显阻力时,缓慢将注射器内液体或三氧一次性注入。若碰到骨质,则退回至皮下组织,调整进针方向重新穿刺;若注射阻力过大时,穿刺针可能穿入韧带或肌腱,可继续稍微进针直至注射时无明显阻力。拔出注射针,无菌加压包扎穿刺点,指导患者在全关节活动范围内活动髋关节,促进类固醇溶液扩散。髋关节腔内注射如图 7-3-8 所示。

（四）操作后康复

术后 24h 后,可予局部热敷、轻柔物理治疗减轻疼痛。当髋部疼痛明显好转时,予以功能评估,逐渐依次被动、主动功能训练。术后两周髋关节避免过度负重及剧烈运动。

（五）并发症

最常见的并发症是感染,其次是局部血肿、瘀斑、疼痛、损伤股神经或股动静脉。注射治疗后约 1/4 的患者短时间内疼痛加重,应操作前充分告知,并可予简单镇痛药物或非甾体抗炎药消炎减轻疼痛。

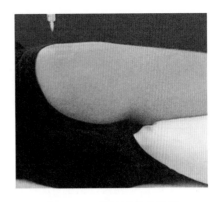

图 7-3-8 髋关节腔内注射

六、膝关节腔内注射

（一）解剖结构

膝关节由股骨远端、髌骨、胫骨近端构成。该关节可完成前屈和后伸运动。当膝关节损伤时,常引起关节炎症疼痛及运动功能障碍。膝关节损伤后改变如图 7-3-9 所示。

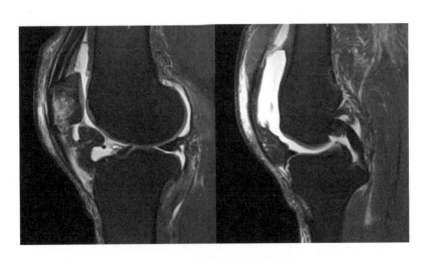

图 7-3-9 膝关节损伤后改变图

右膝髌骨骨折,局部股四头肌腱、髌韧带撕裂,关节囊大量积液,关节周围软组织肿胀积液,内外侧半月板变性,伴内侧半月板体部、后角撕裂;股骨外侧髁骨髓变性;腘窝囊肿

膝关节表面由透明软骨覆盖,这些透明软骨容易受各种因素影响,而产生关节炎。膝关节腔滑膜位于关节囊内层,形成全身关节中最宽阔、最复杂的滑膜腔,当膝关节伸直时关节可容纳 60ml 以上,轻度屈曲时可容纳 90~120ml。

除膝关节滑膜腔外,膝关节周围的滑膜腔分为髌部和髁部,髌部可形成髌上囊、髌浅囊、髌下浅囊、髌下深囊,髁部分鹅足滑囊、半膜肌滑囊、腓肠肌滑囊、腘肌滑囊。其中,腓肠肌滑囊和腘肌滑囊常与膝关节腔相通,其余滑囊很少与膝关节腔相通。膝关节滑膜是炎症的好发部位,故膝关节腔内注射时,需仔细查明关节积液分布部位,选择注射穿刺入路,以便更好抽取关节及滑囊积液。

另外,膝关节半月板、韧带和肌肉肌腱创伤、磨损、撕裂,都可以引起关节炎症,其中韧带包括:关节囊内前后交叉韧带,关节囊外的内外侧副韧带、髌韧带、腘斜韧带。

（二）临床应用

临床上,膝关节疼痛及功能障碍相关疾病中,以骨性关节炎、类风湿关节炎、痛风性关节炎、创伤性关节炎常见,结缔组织病、感染、绒毛结节性滑膜炎少见。

继发于关节炎、创伤、结缔组织病等疾病的膝关节疼痛,患者通常主诉疼痛局限于膝关节周围和下肢近端,疼痛呈持续性酸胀痛,休息或热疗后疼痛可缓解。查体时,关节被动屈曲较伸直时疼痛明显,关节活动快达到最大活动范围时可感到僵硬感。其次,患者也可主诉晨僵、久坐后关节僵硬、患膝活动时有摩擦感或弹响感。另外,患者也可因膝部疼痛而影响睡眠。

日常生活中,患者常伴有膝部活动困难,比如走路、骑单车、爬楼梯等活动可有明显受限,下楼梯疼痛更明显。当膝关节长期活动受限时,可引起肌肉萎缩、关节挛缩僵硬、行走不稳。

临床上,对于所有膝关节疼痛患者,入院时常规予血常规、血沉、膝 X 线平片检查。必要时,可选择予类风湿因子、抗核抗体、CT 或 MRI 等相关检查。

膝关节疼痛腔内注射,常规选用利多卡因加醋酸曲安奈德,也可注射玻璃酸钠或三氧。但对于怀疑为急性感染性关节炎者,则应尽快抽取关节滑液进行相关病原学及抗生素敏感性检测,尽快抗感染治疗,争取获得最佳疗效。

（三）操作技术

向患者说明操作风险、获益、治疗选择,签署知情同意书。

膝关节表面皮肤消毒,严格无菌技术下,用 10ml 注射器(21G 绿色),抽取 6ml 1% 利多卡因和 40mg 醋酸曲安奈德。

（1）患者姿势:患者仰卧位,患膝下放置软垫使之轻度屈曲。

（2）体表定位:被动外展内收膝关节;其中,外侧(内侧)注射法,选取髌骨上缘 2cm 与髌骨外缘(内缘)1cm 交叉点为穿刺点;前外侧(前内侧)注射法,选取髌韧带中心外侧(内侧)1cm 处为穿刺点,针尖指向髌骨中央进针。

（3）操作:操作者从选定穿刺点进针,针尖向外并略向上倾斜,经过皮肤、皮下组织、关节囊后,进入关节腔。进入关节腔后,注射无明显阻力时,缓慢将注射器内液体或气体一次性注入。若碰到骨质,则退回至皮下组织,调整进针方向重新穿刺;若注射阻力过大时,穿刺针可能穿入韧带或肌腱,可继续稍微进针直至注射时无明显阻力。拔出注射针,无菌加压包扎穿刺点,指导患者在全关节活动范围内活动膝关节,促进类固醇溶液扩散。膝关节注射方法如图 7-3-10~ 图 7-3-12 所示。

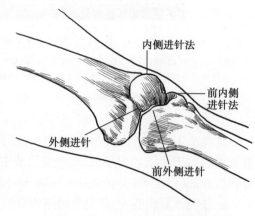

图 7-3-10　膝关节腔内注射方法

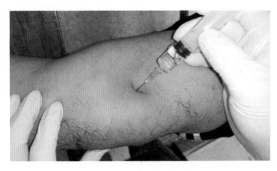

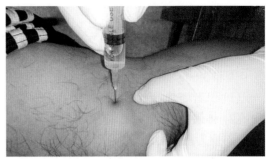

图 7-3-11　膝关节腔内注射内侧进针法　　　　图 7-3-12　膝关节腔内注射前外侧进针法

(四) 操作后康复

术后24h后,可予局部热敷、轻柔物理治疗减轻疼痛。当膝部疼痛明显好转时,予以功能评估,逐渐依次被动、主动功能训练。术后一周膝关节避免过度负重及剧烈运动。

(五) 并发症

最常见的并发症是感染,其次是局部血肿、瘀斑、疼痛。注射治疗后约1/4的患者短时间内疼痛加重,应在操作前充分告知,并可予简单镇痛药物或非甾体抗炎药消炎减轻疼痛。

七、踝关节腔内注射

(一) 解剖结构

踝关节又称胫距关节、距小腿关节,由胫骨远端、腓骨远端、距骨构成。该关节可完成背伸和跖屈运动。当关节周围软组织损伤时,常引起关节炎症疼痛及运动功能障碍。

踝关节表面由透明软骨覆盖,这些透明软骨容易受各种因素影响,而产生关节炎。踝关节滑膜位于关节囊内层,也是炎症的好发部位。

另外,踝关节韧带和肌肉肌腱创伤、磨损、撕裂,都可以引起关节炎症,其中韧带包括:三角韧带、距腓前韧带、跟腓后韧带、距腓后韧带。

(二) 临床应用

临床上,踝关节疼痛及功能障碍相关疾病中,以骨性关节炎、类风湿关节炎、创伤性关节炎常见,结缔组织病、感染、绒毛结节性滑膜炎少见。

继发于关节炎、创伤、结缔组织病等疾病的踝关节疼痛,患者通常主诉疼痛局限于踝关节周围和下肢远端。疼痛呈持续性酸胀痛,常影响睡眠,休息或热疗后疼痛可缓解。

其次,患者除了主诉疼痛外,也可主诉踝部活动范围减少及生活能力下降,日常生活如走路、爬楼梯、爬山等活动明显受限。当踝关节长期活动受限时,可引起肌肉萎缩、关节挛缩僵硬、行走不稳。

查体时,关节局部皮温升高,被动背伸时疼痛加重,可伴有摩擦感或捻发感。

临床上,对于所有踝关节疼痛患者,入院时常规予血常规、血沉、踝X线平片检查。必要时,可选择予类风湿因子、抗核抗体、CT或MRI等相关检查。

踝关节疼痛腔内注射,常规选用利多卡因加醋酸曲安奈德。但对于怀疑为急性感染性关节炎者,则应尽快抽取关节滑液予以完善相关病原学及抗生素敏感性检测,尽快抗感染治疗,争取获得最佳疗效。

（三）操作技术

向患者说明操作风险、获益、治疗选择，签署知情同意书。

踝关节表面皮肤消毒，严格无菌技术下，用 2.5ml 注射器（23G 蓝色），抽取 1.75ml 2% 利多卡因和 30mg 醋酸曲安奈德。

（1）患者姿势：患者仰卧位，患肢正中位，足轻度趾屈。

（2）体表定位：被动背伸趾屈踝关节来确认踝关节腔位置，选取距骨上胫腓骨的连接处（体表对应为三角形凹口）为穿刺点。穿刺前，可在该处的三角形凹口处可触及关节间隙。

（3）操作：操作者从选定穿刺点进针，针尖向外并略向上倾斜，经过皮肤、皮下组织、关节囊后，进入关节腔。进入关节腔后，注射无明显阻力时，缓慢将注射器内液体一次性注入。若碰到骨质，则退回至皮下组织，调整进针方向重新穿刺；若注射阻力过大时，穿刺针可能穿入韧带或肌腱，可继续稍微进针直至注射时无明显阻力。当患者解剖标志不清难以定位时，可在超声下进针更容易安全。拔出注射针，无菌加压包扎穿刺点，指导患者在全关节活动范围内活动踝关节，促进类固醇溶液扩散。踝关节腔内注射如图7-3-13 所示。

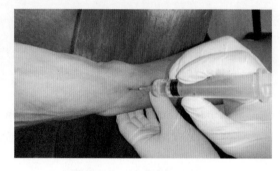

图 7-3-13 踝关节腔内注射

（四）操作后康复

术后 24h 后，可予局部热敷、轻柔物理治疗减轻疼痛。当踝部疼痛明显好转时，予以功能评估，逐渐依次被动、主动功能训练。术后一周踝关节避免过度负重及剧烈运动。

（五）并发症

最常见的并发症是感染，其次是局部血肿、瘀斑、疼痛。注射治疗后约 1/4 的患者短时间内疼痛加重，应在操作前充分告知，并可予简单镇痛药物或非甾体抗炎药消炎减轻疼痛。

（吴 文 刘自平）

第四节 神经压迫综合征注射治疗

一、神经压迫综合征

神经压迫综合征（nerve compression syndrome）是指由于神经在其走行途径中，在某一可知的局限性解剖部位受压而引起相关部位的疼痛、感觉障碍、运动障碍及电生理学改变的一组神经损伤疾病，包括腕管综合征、旋前圆肌综合征、肘管综合征、胸廓出口综合征等多种常见临床疾病。

一切外源性压迫、局部解剖异常及病理生理性改变等因素导致的骨纤维隧道、腱膜、筋膜狭窄、增生、肥厚、粘连等均可诱发神经压迫综合征，具体包括：

1. 外源性压迫 皮肤瘢痕或良性肿瘤形成，相应部位骨折、关节脱位，局部韧带损伤、软组织水肿等压迫相应解剖复合体，使局部活动空间受明显限制，导致经过该处神经受到挤压,继而引起神经功能损伤。

2. 内源性压迫 发生于相应解剖复合体内部的病变,如腱鞘囊肿、神经鞘膜瘤、脂肪瘤、局部滑囊炎、肌肉血肿炎症等,引起各种结构相互挤压、摩擦,从而刺激、压迫神经。

3. 其他 某些全身性疾患如类风湿关节炎、黏液水肿、肥胖病、糖尿病、甲状腺功能亢进、Reynaud病、妊娠等均可合并神经压迫综合征。职业因素亦是神经压迫综合征的常见病因,如某些长期腕部过度用力的木工常出现正中神经的慢性损伤。

神经压迫综合征的临床表现主要以神经受压为主,表现为局部疼痛,神经支配区域的感觉、运动障碍等,部分疾病可有特征性体征,如腕管综合征常有屈腕试验(Phalen征)阳性,胸廓出口综合征的Adson试验阳性率可达70%。X线检查可见局部骨性结构及软组织改变,肌电图及体表诱发电位可检测特定的神经损伤。

神经压迫综合征的治疗包括非手术治疗及手术治疗。早期治疗包括患处的制动、固定、悬吊,另局部封闭治疗对症状的缓解具有显著效果,并具有诊断和治疗意义,Giannini(1991)观察到单纯类固醇类药物注射后,患者疼痛可减轻,且其远端感觉潜伏期和远端运动潜伏期均得到改善。在非手术治疗不能达到目的后可选择手术治疗。手术方式包括手术探查、神经松解、切开减压等。下面将分别对常见神经压迫综合征及其注射治疗进行介绍。

二、常见神经压迫综合征

(一)腕管综合征

腕管综合征(carpal tunnel syndrome,CTS)是正中神经在腕管内受压而表现出的一组症状和体征,是周围神经压迫综合征中最常见的一种,多以重复性手部运动特别是抓握性手部运动者多见,Paget于1854年首先对其临床表现进行了描述。

1. 病因 腕管内压升高早期的病理生理学改变是神经外膜的血流减少,通常局部压力在20~30mmHg即可发生。持续的或逐渐增高的压力使神经外膜及内膜的水肿,并损害神经内膜毛细血管壁,导致内膜、束膜通透性下降,进一步加剧水肿,致使神经纤维束受压。

管腔本身变小及腔内容物增多、体积增大等因素均是诱发本病的原因。如腕骨变异、腕横韧带增厚、肢端肥大、桡骨远端骨折、局部血肿、腱鞘囊肿等,此外,多种全身性疾病如类风湿关节炎、黏液水肿、滑膜炎、糖尿病、甲状腺功能亢进等以及职业因素均可导致本病发生。

2. 临床表现 腕管综合征多发于30~60岁肥胖女性,男女比例约为1:3。患者首先感到桡侧三个手指指端麻木、疼痛及感觉异常,持物无力,以中指为甚,夜间症状可加重。严重者可出现鱼际肌萎缩,拇指对掌无力。

3. 诊断

(1)患者出现腕管综合征典型桡侧三指麻木、疼痛、感觉异常临床表现,尤其伴有夜间症状加重、鱼际肌萎缩等表现应高度怀疑本病。

(2)屈腕试验(Phalen征):让患者肘部置于检查台上,前臂与地面保持垂直,任由重力作用垂腕,如果在60s内出现手部感觉异常即为阳性。一般阳性率为70%左右。

(3)Tinel征:轻柔地叩击腕横韧带如果出现正中神经支配区的麻刺感则为Tinel征阳性。

(4)鱼际肌肌电图检查及腕-指的正中神经传导速度测定可显示神经损害征。

4. 治疗

(1) 保守治疗:对于轻至中度腕管综合征患者,通常认为保守治疗是合理的优先选择方案,其成功转归的概率为 20%~93%。保守治疗方法包括夹板疗法、口服或注射糖皮质激素、超声疗法和神经松动治疗等,且联合治疗可能比任何单一疗法更有效。

(2) 手术治疗:在非手术治疗不能达到目的后可先选择手术治疗,目前比较常用的手术方法主要有开放性腕管松解减压术和内镜下腕管松解减压术两种。

(二) 旋前圆肌综合征

旋前圆肌综合征(pronator syndrome)是指正中神经在前臂近侧通过旋前圆肌或指浅屈肌时受压后产生的该神经所支配区域运动感觉障碍的症状。1951 年,Seyffarth 首次报道了旋前圆肌综合征。

1. 病因 正中神经压迫病理生理学变化同上一致。凡是能造成正中神经在前臂行经途中产生局部卡压的因素,都可以成为旋前圆肌综合征的病因。如肱二头肌腱膜增生、血肿、纤维化,旋前圆肌肌腹肥厚,指浅屈肌病变等都可以对正中神经形成压迫。

2. 临床表现 多发于 40~50 岁男性,男女比例约为 4∶1。患者主诉一般为前臂近端疼痛,以旋前圆肌区疼痛为主,可向周围放射。部分患者可有夜间痛,一般为单纯旋前圆肌压迫导致。可伴有桡侧三个半指麻木、感觉减退及正中神经支配肌肉萎缩症状。

3. 诊断

(1) 具有典型前臂近端疼痛表现,伴有正中神经支配区域感觉障碍及肌肉萎缩等症状。

(2) Tinel 征阳性,阳性部位位于前臂,此可与腕管综合征相鉴别。

(3) 旋前圆肌、指浅屈肌的拮抗运动可加重症状。

(4) 肌电图及体表诱发电位检查可判断正中神经、肌肉损伤部位。

4. 治疗

(1) 消炎、制动、理疗和营养神经:对轻型和早期旋前圆肌综合征患者可先行消炎、制动、理疗及神经营养药物治疗。

(2) 局部注射治疗:局部注射药物封闭具有诊断及治疗意义,可松弛旋前圆肌使症状缓解或消失。

(3) 固定治疗:可行夹板固定,将前臂于旋前位固定,腕部略屈曲。

(4) 手术治疗:对症状较重、保守治疗无效患者可考虑手术治疗,对所有可能造成神经制约的解剖结构进行广泛松解,如切断旋前圆肌浅头或异常纤维束带及指浅屈肌腱弓等。

(三) 骨间前神经卡压综合征

骨间前神经卡压综合征(anterior interosseous nerve entrapment syndrome)是指正中神经在肘下 4~6cm 穿行时受到旋前圆肌、指浅屈肌、拇长屈肌等组织卡压所引起的神经支配区域运动感觉障碍的一组症状、体征。

1. 病因 研究发现,骨间前神经的卡压因素多为多因素共存,主要为旋前圆肌深头的腱性组织、示中指指浅屈肌腱弓、拇长屈肌副头以及骑跨于正中神经和骨间前神经之上的异常血管等。

2. 临床表现 患者常有近端前臂掌侧、旋前圆肌区和腕掌侧的自发性疼痛,活动时症状加重,特别是前臂活动时症状更为明显。由于疼痛,限制了肢体的活动。疼痛可于数周或数月内自行减轻。典型的临床表现为拇长屈肌、示指和中指的指深屈肌以及旋前方肌的肌力减弱,患者主诉常为写字或拿小物品困难,但无手部感觉变化。

3. **诊断** 患者诉有拇指指间关节和示指远侧指间关节的屈曲障碍,伴有近端前臂掌侧、旋前圆肌区和腕掌侧的自发性疼痛,结合电生理检查可进一步明确神经损伤障碍部位。另骨间前神经为运动神经,一般不伴有感觉障碍,可与旋前圆肌综合征相鉴别。

4. **治疗**

(1) 理疗:红外线照射、激光照射、电刺激均有一定效果。

(2) 局部注射药物治疗:局部注射药物封闭具有诊断及治疗意义,可行局部痛点注射皮质醇类激素治疗以缓解症状。

(3) 药物辅助治疗:予理疗、局部封闭同时可予营养神经、抗炎等药物辅助治疗。

(4) 手术治疗:如果在症状发生后短期内不能缓解,可行神经减压治疗,解除所有可能存在压迫的因素,非手术治疗一般用于手术治疗前后的辅助治疗。

(四)肘管综合征

肘管综合征(cubital tunnel syndrome,CTS)是指尺神经在肘部通过尺神经沟处受到腱膜、异常的肌肉或骨性改变的压迫而产生的一组症状、体征,肘管综合征又称创伤性尺神经炎、迟发性尺神经炎、肘部尺神经卡压等,是临床上最常见的尺神经卡压病变。

1. **病因** 尺神经因姿势性慢性受压、骨折、畸形等造成肘外翻、摩擦牵拉尺神经及肿瘤、囊肿、骨赘、机化血肿、结节等直接压迫等原因,可使肘管局部出血、水肿、组织纤维化、韧带增厚、神经鞘膜肥厚,致使肘管狭窄,尺神经受压。如尺侧腕屈肌两头之间的腱膜压迫、Struthers 弓组织压迫、肘关节相关组织的陈旧性创伤及骨性关节炎等。另外,全身性疾病如糖尿病、肾病、营养不良、麻风病等均可诱发压迫性神经疾患。

2. **临床表现** 肘管综合征常见于中年男性,以体力劳动者多见。患者最常见的症状是肘区的疼痛,表现为刺痛或酸痛,并向远端放射。患者主诉常为手背尺侧及环、小指区出现酸痛或刺痛,可有放射状疼痛,屈肘时明显,并可出现麻木、过敏、感觉减退或消失,针刺感或蚁走感,部分患者可有手部精细动作不灵活、无力、肌肉萎缩等表现。

3. **诊断**

(1) 患者表现为肘区疼痛,伴有麻木等典型的肘管综合征临床表现,体格检查可有肘区压痛、尺神经支配区域感觉减退。

(2) 屈肘试验阳性:屈肘时可加剧尺侧一个半手指的麻木或感觉异常。

(3) Tinel 征阳性:肘下 3cm 尺神经 Tinel 征为阳性。

(4) 影像学检查:X 线检查可显示患者骨性病变,如骨折或骨性关节炎,肌电图检查可出现尺神经传导速度减慢或潜伏期延长,可出现失神经自发电位。

4. **治疗**

(1) 保守治疗:对年轻早期的患者可考虑在密切观察下保守治疗,如石膏托或支架固定肘关节、肘管封闭以及神经营养药物治疗等。

(2) 手术治疗:如果在症状发生后短期内不能缓解,应及早进行手术探查,目前常用手术方式可分为尺神经松解术、尺神经前置术两种。

(五)腕尺管综合征

腕尺管综合征(ulnar tunnel syndrome)又名 Guyon 管尺神经卡压,指尺神经在腕部尺侧骨性纤维管道中由于任何因素导致卡压而引起的感觉、运动功能障碍的症状和体征,是临床上常见的尺神经卡压病变。

1. **病因** 由腕尺管解剖可以看出,腕尺管内容物被一个密闭的骨纤维鞘管包绕,内部结构排列固定,管壁坚硬,管腔狭窄,尤其是尺管上、下口处更为明显,因此任何使管内狭小或内容胀大的因素均会引起尺神经卡压。常见包括腱鞘囊肿、小指展肌及掌长肌变异、创伤等,与其他任何神经压迫病变一样,全身性疾病如糖尿病、麻风病、肾病等均可诱发压迫性神经疾患。

2. 临床表现 腕尺管综合征以中年男性多见,患者常为长期劳动者或有掌腕部外伤史、骨折史。若为尺神经浅支和深支同时受压(Guyon 管一区)则包括运动和感觉的损伤,表现为腕部及手尺侧疼痛、麻木、无力,可向肘及腋部尺侧放射;若为尺神经深支受压(Guyon 管二区)出现运动障碍,表现为手内肌运动障碍,骨间肌萎缩、无力或麻痹,病程长者可出现爪形畸形;若为尺神经浅支受压(Guyon 管三区)主要为感觉障碍,临床表现为手掌尺侧小指及环指尺侧的皮肤感觉障碍,腕关节以上感觉正常,症状轻且局限、无运动功能。

3. 诊断

(1)患者主诉为环指、小指麻木、手内肌无力,部分患者有小鱼际肌部外伤史或腕部骨折脱位史病史,可根据患者是否有运动障碍或感觉障碍定位诊断。

(2)腕钩骨区压痛或肿块:Guyon 管一区和二区压迫最常见的原因为钩骨钩骨折,此类患者常有钩骨附近的压痛。

(3)Tinel 征:腕尺管区 Tinel 征阳性对诊断具有一定的价值。

(4)运动感觉检查:尺侧环指、小指感觉异常和手内肌肌力降低。另外,X 线、肌电图检查、MRI 对临床诊断具有一定的参考价值。

4. 治疗

(1)保守治疗:早期单纯感觉障碍较轻腕尺管综合征患者可考虑行保守治疗,包括支具固定、封闭治疗、理疗以及神经营养药物等。

(2)手术治疗:保守治疗无效或者有明确的钩骨钩病变、腱鞘囊肿患者应行手术松解减压,解除神经压迫。

(六) 桡管综合征

桡管综合征(radial tunnel syndrome)又称桡弓综合征,是桡神经深支在桡管内被旋后肌浅层腱弓或桡侧腕短伸肌腱弓压迫所致。1972 年,Roles 和 Maudsley 提出了桡管综合征的概念,1979 年,Werner 和 Lister 首次通过详尽的资料,证实了桡管神经卡压与肘外侧、前臂近端外侧疼痛的关系,并提出与肱骨外上髁炎的鉴别要点以及与网球肘的联系。

1. 病因 桡管综合征以优势手常见。手工劳动者及需反复用力旋转前臂的运动员易发生此病。患者以 40~60 岁较多见,男女比例相似。发病前无明显创伤病史,症状逐渐出现。据统计,网球肘患者中约 5% 为桡管综合征。另外,外伤、腱鞘囊肿、肿瘤、类风湿关节炎等均可导致桡管综合征。

2. 临床表现 桡管综合征最主要的临床表现是肘外侧痛,以钝痛为主,可向近端沿桡神经放射,也可向远端沿骨间后神经放射。上肢活动可使症状加重。夜间痛比较明显,严重者常常夜间疼醒。静脉淤滞,特别是应用止血带时,也可使疼痛加重。感觉迟钝和麻木较少见。伸指、伸拇肌力减弱常因疼痛所致。晚期亦可发生肌肉萎缩。

3. 诊断 患者主诉为肘外侧疼痛,伴有肱骨外上髁下内方 2~3cm 显著压痛,中指主动伸指试验阳性,且无感觉运动障碍,可考虑为桡管综合征。需与网球肘、骨间后神经压迫综合征相鉴别。

中指主动伸指试验:桡管综合征患者在做主动伸指伸腕的同时,由检查者被动屈曲其中指,会诱发疼痛,称为中指主动伸指试验。

4. 治疗

(1) 保守治疗:早期可行保守治疗。保守治疗方法包括:避免用力伸指伸腕、支具固定腕关节于背伸位、局部封闭、神经营养药物治疗等。

(2) 手术治疗:经非手术治疗无效者推荐手术行神经减压。

（七）胸廓出口综合征

胸廓出口综合征(thoracic outlet syndrome,TOS)是指在紧贴第1肋骨上方和锁骨后方的、局限的胸廓出口间隙内,由于多种组织结构压迫神经血管束而引起的一系列症状和体征。曾用过数种名称来描述这一累及胸廓出口的病理学表现,包括:颈肋综合征、前斜角肌综合征、肋锁综合征和过度外展综合征。后来用胸廓出口综合征这个术语来囊括与胸廓大体出口区域相关的所有综合征。

1. 病因 当易使患者出现神经血管受压的发育异常、损伤和体力活动等结合在一起,就可导致神经血管束在穿过胸廓出口时受压。先天性和获得性的胸廓出口解剖学变异都很常见,主要包括骨骼和肌肉解剖学变异。一项研究纳入200例进行胸廓出口手术的连续患者发现,8.5%的患者有与第1胸肋骨相关节的颈肋,10%的患者有多余的斜角肌,43%的患者斜角肌附着异常。臂丛神经解剖学和肌肉组织学改变也可能促使神经血管束受压。

2. 临床表现 患者自觉患侧颈肩痛、酸胀无力、刺痛,或有烧灼感和麻木感,疼痛和麻木向肘部、前臂及手的尺侧放射,主要表现为骨间肌、鱼际肌萎缩,并有不同程度的肌肉萎缩,少数病例有鱼际肌或前臂肌力减退。前臂及手部尺侧感觉障碍。

3. 诊断

(1) 患者具有上述典型胸廓出口综合征临床表现。

(2) 体征:Adson试验阳性。患者端坐,两手置于膝上,头转向患侧,下颌抬起使颈伸直,嘱患者深吸气后屏气,此时检查患肢桡动脉搏动,如桡动脉搏动减弱或消失,则为阳性。

(3) 前斜角肌紧张试验阳性:患者头转向健侧,颈部过伸,同时将患侧手臂向下牵拉,患肢麻痛加重并向远侧放射即为阳性。

(4) 影像学检查:颈椎正位X线可显示有无颈肋,电生理检查可提示尺神经运动传导速度减慢。

根据患者临床表现,对症状、体征和X线片进行全面综合分析不难作出诊断。本病还需与颈椎椎间盘退行性病变或脊柱疾病、肩部疾病等相鉴别。

4. 治疗

(1) 保守治疗:对于症状较轻,无神经损伤症状患者可试行非手术治疗。保守治疗方法包括患肢悬吊、局部理疗、前斜角肌内封闭等。

(2) 手术治疗:若保守治疗无效、神经症状明显时应及时手术。手术方法有颈肋切除、第1肋切除或前斜角肌切断等。

三、常见神经压迫综合征解剖结构及进针路径

神经压迫综合征的根本病因是周围神经相邻组织的压迫导致神经功能损害,目前主要的治疗方法包括理疗、药物治疗、支具固定、注射治疗、手术治疗,其中局部注射治疗是非手术治疗神经压迫综合征的重要方法之一,也是判断是否存在周围神经压迫以及确切判断压

迫部位的重要手段之一。常用的注射治疗药物包括激素类、糜蛋白酶等。

（一）腕管综合征

1. **应用解剖** 腕管位于腕掌侧，是由屈肌支持带（腕横韧带）和腕管沟围成的一个管道结构。腕管的桡侧界由舟骨结节、大多角骨和覆盖于桡侧腕屈肌的筋膜隔组成，尺侧界由豌豆骨、三角骨和钩骨钩组成，顶部由屈肌支持带覆盖。腕管内包含拇长屈肌腱，第 2~4 指的屈指深、浅肌腱和正中神经。其中正中神经最表浅，位于屈肌支持带与其他肌腱之间。正中神经在屈肌支持带远端分为 6 支：正中神经运动返支、3 支指固有神经（分别位于拇指桡侧、拇指尺侧、示指桡侧）和 2 支指神经（1 支在示指尺侧和中指桡侧，1 支在中指尺侧和环指桡侧）。

2. **进针路径及具体操作**

（1）适应证：用于轻至中度腕管综合征患者，特别是对于腕夹板治疗不耐受或无反应患者。

（2）具体过程：患者取坐位或平卧位，取掌长肌腱尺侧和正中神经内侧腕横纹交点处为进针点，以进针点为中心常规消毒，2% 利多卡因局部麻醉，抽取曲安奈德混悬液 40mg 与 2% 利多卡因 5ml 或复方倍他米松 1ml 与 2% 利多卡因 2ml 混合均匀，针尖由浅入深，并向远端以 60° 角刺入，边回抽边进针，刺入腕管肌腱鞘时有坚韧感，或穿过腕横韧带时有落空感，再退出少许，注药时有一定的阻力，证明针尖在肌腱鞘内，回抽无血液，将药物注入。退针，再次消毒。如用曲安奈德，每周 1 次，4~6 次为 1 个疗程；如用倍他米松，3~4 周 1 次，2~3 次为 1 个疗程。

（3）注意事项

1）要在严格无菌操作下进行；

2）避免刺入神经、血管、误注药物；

3）腕管容量甚小，注入药量应适量，以不引起加重长期性压迫为主；

4）注射时要避免过多张力，可选用周围注射法；

5）避免将激素类药物注入关节腔内，以免损伤软骨蛋白多糖合成。

（二）旋前圆肌综合征

1. **应用解剖** 旋前圆肌起于肱骨内上髁及前臂深筋膜，止于桡骨外侧面的中部，主要作用为使前臂旋前、屈肘关节，受正中神经支配。正中神经在臂部沿肱二头肌内行走，降至肘窝后行于肱肌表面、肱二头肌腱膜及部分屈肌起点的下方，在前臂近侧 1/3，正中神经于旋前圆肌的两个头之间下行，而后行于指浅、指深屈肌之间，至前臂远端 1/3 浅出于前臂桡侧深筋膜深层，而后进入腕管。正中神经在通过旋前圆肌两头之间时，发出运动支支配旋前圆肌、桡侧腕屈肌、掌长肌和指浅屈肌。

2. **进针路径及具体操作**

（1）适应证：用于早期或症状较轻患者，一般联合理疗、支具固定等其他保守治疗方法运用。

（2）具体过程：患者取仰卧位，前臂内收于身体侧方，肘部微屈。取肘痕处肱动脉内侧为进针点。以进针点为中心常规消毒，2% 利多卡因局部麻醉，抽取 40mg 甲泼尼龙与 1ml 1% 利多卡因混合悬液，取 25 号、1.5 英寸（1 英寸 =2.54cm）穿刺针穿刺，沿进针点进入，针尖指向头侧，沿稍偏内侧轨迹前进。当针尖进入正中神经分布区域患者出现感觉异常，回抽无血液，缓慢注入药物。退针，再次消毒。

（3）注意事项

1）要在严格无菌操作下进行；

2）避免刺入神经、血管，误注药物；

3）注射时要避免过多张力，可选用周围注射法；

4）临床上一般采取注射治疗联合理疗、支具固定、药物治疗等多种方式综合治疗。

（三）骨间前神经卡压综合征

1. 应用解剖　在肘下 4~6cm 正中神经穿过旋前圆肌深浅头间和指浅屈肌内外侧头间，自神经干背侧发出无数运动神经分支支配前臂肌群，包括骨间前神经，支配拇长屈肌、示指和中指的指深屈肌以及旋前方肌。这些分支容易受到异常韧带、肥厚肌肉或直接创伤的压迫。

2. 进针路径及具体操作

（1）适应证：骨间前神经卡压综合征的注射治疗对治疗肘下部正中神经压迫综合征引起的疼痛和肌无力非常有效，一般用于早期或症状较轻患者，一般联合理疗、支具固定等其他保守治疗方法运用。

（2）具体过程：患者取仰卧位，前臂内收于身体侧方，肘部微屈。要求患者屈曲前臂对抗检查以确定位于肘部横纹处的肱二头肌肌腱，取肱二头肌肌腱下 6~8cm 处为穿刺点。以进针点为中心常规消毒，2% 利多卡因局部麻醉，抽取 40mg 甲泼尼龙与 1ml1% 利多卡因混合悬液，取 25 号、1.5 英寸穿刺针穿刺，沿进针点进入，针尖稍偏头侧，沿稍偏内侧轨迹前进。当针尖进入正中神经分布区域患者出现感觉异常，回抽无血液，缓慢注入药物。退针，再次消毒。

（3）注意事项

1）要在严格无菌操作下进行；

2）避免刺入神经、血管，误注药物；

3）注射时要避免过多张力，可选用周围注射法。

（四）肘管综合征

1. 应用解剖　肘管是尺侧腕屈肌肱骨头和尺骨鹰嘴之间的纤维性筋膜鞘与肱骨髁后沟形成的骨性纤维鞘管，也称肘尺管，管内为尺神经及尺侧上副动、静脉。其前界是肱骨内上髁，外侧界是肘关节外侧的尺肱韧带，后内侧界是尺侧腕屈肌两头之间的纤维性筋膜组织。尺神经从肱骨后面通过肘管移行到前臂屈曲侧。在肱骨内上髁以远 4cm 内，尺神经分出支配尺侧腕屈肌的运动支，一般有 2 支在肌肉的深面进入，支配环、小指指深屈肌的分支在尺侧腕屈肌肌支的稍远侧、指深屈肌的前面进入。生理情况下，肘管的大小随着关节的屈伸而不同；屈肘时，由于鹰嘴和内上髁的距离变宽，肘管后内侧的筋膜组织被拉紧，同时外侧的尺肱韧带向内侧凸出，肘管容积变小，此时尺神经易受压迫。

2. 进针路径及具体操作

（1）适应证：肘管综合征的注射治疗具有诊断和治疗的双重作用，常用于症状较轻的早期患者。

（2）具体过程：患者取仰卧位，前臂内收于身体侧方，肘部微屈。取尺神经沟近端为进针点。以进针点为中心常规消毒，2% 利多卡因局部麻醉，第一次治疗时可抽取 80mg 甲泼尼龙与 1ml 1% 利多卡因混合悬液，再次治疗时使用相同剂量的局麻药和 40mg 甲泼尼龙，取 25 号、1.5 英寸穿刺针穿刺，沿进针点进入，针尖斜向前臂进入肘管。当针尖进入尺神经分布区域患者出现感觉异常，回抽无血液，缓慢注入药物。退针，再次消毒。

（3）注意事项

1）要在严格无菌操作下进行；

2）避免刺入神经、血管，误注药物；

3）注射时要避免过多张力，可选用周围注射法；

4）准确定位尺神经沟位置。

（五）腕尺管综合征

1. 应用解剖　腕尺管又名 Guyon 管，位于腕前区尺侧，由腕横韧带和腕掌侧韧带远侧部共同构成。其尺侧壁是豌豆骨和豆钩韧带，桡侧为钩状骨的钩与腕横韧带的止点，顶部为腕掌侧韧带。管内有尺动脉、尺静脉和尺神经通过，在管内尺神经分为深支和浅支，即运动支和感觉支。Gross 和 Gelberan 根据尺神经的部位将 Guyon 管分为 3 个区：一区指尺神经分出深、浅两支之前的部分，神经受压后表现为尺神经主干损伤，既有运动障碍，又有感觉障碍；二区指尺神经深支在管内走行的部分，神经受压后表现为单纯运动障碍；三区指尺神经浅支在管内走行的部分，神经受压后主要表现为感觉障碍。

2. 进针路径及具体操作

（1）适应证：腕尺管综合征的注射治疗可作为手术治疗前后的辅助治疗，对于改善患者症状具有较好疗效。

（2）具体过程：患者取仰卧位，前臂平放于操作台。取尺侧腕屈肌内侧缘腕横纹上 1~1.5cm 处为进针点。以进针点为中心常规消毒，2% 利多卡因局部麻醉，抽取 40mg 甲泼尼龙与 1ml 1% 利多卡因混合悬液，取 25 号、1.5 英寸穿刺针穿刺，沿进针点进入，针尖稍偏头侧，沿稍偏内侧轨迹前进。当针尖进入尺神经分布区域，患者出现感觉异常，回抽无血液，缓慢注入药物。退针，再次消毒。

（3）注意事项

1）要在严格无菌操作下进行；

2）避免刺入神经、血管，误注药物；

3）注射时要避免过多张力，可选用周围注射法；

4）对于有明确的钩骨钩病变和存在腱鞘囊肿患者一般建议手术治疗。

（六）桡管综合征

1. 应用解剖　桡神经是由来自 C_5~T_1 脊神经根的纤维组成的，位于腋动脉后下方，走行于肱三头肌的内侧头和长头之间，在肱骨的后方走行，分出支配肱三头肌的运动支，继而向下走行，分出若干个支配上臂的感觉支。在肱骨外上髁和桡神经沟之间，桡神经分成两终支，其中，浅支沿着桡动脉继续向下行走，支配腕部背面感觉，以及拇指、示指和中指的背面感觉，骨间后神经的深支则组成了支配前臂外展的大部分运动支。

桡管位于桡骨近端前侧，起于肱骨桡骨小头关节的近端，其远端的止点位于旋后肌浅面，桡神经由其深部穿过。外侧壁由肱桡肌和桡侧腕长、腕短伸肌构成，内侧壁由肱肌和肱二头肌肌腱构成，底部由肱桡关节囊构成。桡神经沿桡管受压的部位在桡骨近端，造成压迫的因素可以是跨越肱桡关节的纤维，桡侧腕短伸肌，桡侧返动脉，旋后肌起始部的腱弓（Frohse 弓）或旋后肌的远侧缘。

2. 进针路径及具体操作

（1）适应证：早期以颈肩痛为主要表现的患者可行药物注射治疗，具有诊断和治疗的双重作用。

（2）具体过程：患者取仰卧位，将手臂外展 35°~45°，将手置于腹部，定位肱骨外上髁，在肱骨外上髁上方约 6cm 深触诊找到位于肱三头肌各个头之间的桡神经沟为进针点。以进针点为中心常规消毒，2% 利多卡因局部麻醉，第一次治疗时可抽取 80mg 甲泼尼龙与 1ml 1% 利多卡因混合悬液，再次治疗时使用相同剂量的局麻药和 40mg 的甲泼尼龙，取 25 号、1.5 英寸穿刺针穿刺，沿进针点垂直于肱骨外侧面穿刺进入，缓慢向桡神经沟进针。当针尖进入桡神经分布区域患者出现感觉异常，回抽无血液，缓慢注入药物。退针，再次消毒。

（3）注意事项

1）要在严格无菌操作下进行；

2）避免刺入神经、血管，误注药物；

3）注射时要避免过多张力，可选用周围注射法；

4）注射前应告知患者注射后可能有 5~6h 伸腕、伸指、伸拇不能，后可逐渐恢复。

（七）胸廓出口综合征

1. 应用解剖　胸廓出口区包括臂丛神经和锁骨下动、静脉等结构。锁骨下动脉始于胸骨中上部，经斜角肌三角的前斜角肌后侧及动脉弓跨过第 1 肋；臂丛神经位于斜角肌三角锁骨下动脉上，臂丛下干（C_8~T_1）与动脉紧密相关；锁骨下静脉经前斜角肌前部，位于胸锁乳突肌下侧，跨过第 1 肋。这些血管结构经锁骨下及锁骨下肌，最后经腋部胸小肌与喙突止点相邻部位到达上臂。

横穿胸廓出口的神经血管结构损伤可发生在 3 个不同的间隙内：斜角肌三角、肋锁间隙和胸小肌间隙。斜角肌三角：斜角肌三角是 TOS 中最常受累的间隙，也是臂丛神经受压最常发生的部位。前斜角肌起自第 3~6 颈椎（C_3~C_6）横突，止于第 1 肋骨的内缘和上面，形成斜角肌三角的前缘。中斜角肌起自第 2~7 颈椎（C_2~C_7）横突，大致止于第 1 肋骨的后面，形成斜角肌三角的后壁。第 1 肋骨上缘形成斜角肌三角的底。臂丛神经干和锁骨下动脉从前、中斜角肌之间穿过，而锁骨下静脉走行于斜角肌三角前内侧。颈肋和第 1 肋异常可能压迫斜角肌三角。肋锁间隙：肋锁间隙由第 1 肋和锁骨之间的区域组成。臂丛神经、锁骨下动脉和锁骨下静脉经过这个间隙。其中，锁骨下静脉最可能在此受压。胸小肌间隙：胸小肌和胸壁分别构成胸小肌间隙的前后缘。虽然严格上来讲胸小肌间隙并不属于胸廓出口的一部分，但臂丛神经、锁骨下动脉和锁骨下静脉均通过此间隙进入上臂。神经血管结构在胸小肌间隙内受压的几率可能与在斜角肌三角内受压的几率相同。

2. 进针路径及具体操作

（1）适应证：对于症状较轻或无神经损伤症状患者，可行前斜角肌药物注射治疗。

（2）具体过程：患者取坐位或卧位，头转向对侧。嘱患者深吸气屏气，在锁骨上 2.5cm 胸锁乳突肌锁骨头后缘处确定前斜角肌位置作为进针点。以进针点为中心常规消毒，2% 利多卡因局部麻醉，抽取 40mg 甲泼尼龙与 1ml 1% 利多卡因混合悬液，取 25 号、1.5 英寸穿刺针穿刺，沿进针点垂直进入 0.5cm 左右，回抽无血液，缓慢注入药物。退针，再次消毒。

（3）注意事项

1）要在严格无菌操作下进行；

2）避免刺入神经、血管，误注药物；

3）注射时要避免过多张力，可选用周围注射法；

4）部分学者认为亦可在药物中加入糜蛋白酶 4000U 一起注入。

（朱立新　刘　椿）

参 考 文 献

［1］Saunders S, Longworth S. Injection Techniques in Musculoskelet al Medicine［M］. 4th ed. Singapore: Elsevier（Singapore）Pte Ltd, 2011.

［2］Alanmanou E, Rogers JN. Decision Making in Pain Management［M］. 2nd ed. Singapore: Elsevier（Singapore）Pte Ltd, 2011.

［3］Warfield CA, Fausett HJ. Manual of pain management［M］. 2nd ed. Philadelphia: Lippincott Williams & Wilkins, 2002.

［4］Courtney P, Doherty M. Joint aspiration and injection［J］. Best Pract Res Clin Rheumatol, 2005, 19（3）: 345-369.

［5］Habib GS, Saliba W, Nashashibi M. Local effects of intra-articular corticosteroids［J］. Clin Rheumatol, 2010, 29（4）: 347-356.

［6］陆裕朴, 胥少汀, 葛宝丰. 实用骨科学［M］. 北京: 人民军医出版社, 1991.

［7］陈德松. 局部封闭［M］. 上海: 上海科学技术出版社, 2009.

［8］Saunders S, Longworth S, 傅志俭, 等. 镇痛注射技术图解［M］. 济南: 山东科学技术出版社, 2007.

［9］Padua L, Coraci D, Erra C, et al. Carpal tunnel syndrome: clinical features, diagnosis, and management［J］. The Lancet Neurology, 2016, 15（12）: 1273-1284.

［10］Rodner CM, Tinsley BA, O'malley MP. Pronator syndrome and anterior interosseous nerve syndrome［J］. The Journal of the American Academy of Orthopaedic Surgeons, 2013, 21（5）: 268-275.

［11］Bayerl W, Fischer K. The pronator teres syndrome. Clinical aspects, pathogenesis and therapy of a non-traumatic median nerve compression syndrome in the space of the elbow joint［J］. Handchirurgie, 1979, 11（2）: 91-98.

［12］Boone S, Gelberman RH, Calfee RP. The Management of Cubital Tunnel Syndrome［J］. The Journal of Hand Surgery, 2015, 40（9）: 1897-904; quiz 904.

［13］Assmus H, Antoniadis G, Bischoff C, et al. Cubital tunnel syndrome - a review and management guidelines［J］. Central European neurosurgery, 2011, 72（2）: 90-98.

［14］Sarhadi NS, Korday SN, Bainbridge LC. Radial tunnel syndrome: diagnosis and management［J］. Journal of Hand Surgery, 1998, 23（5）: 617-619.

［15］Povlsen B, Hansson T, Povlsen SD. Treatment for thoracic outlet syndrome［J］. The Cochrane Database of Systematic Reviews, 2014, 11: CD007218.

［16］Brooke BS, Freischlag JA. Contemporary management of thoracic outlet syndrome［J］. Current Opinion in Cardiology, 2010, 25（6）: 535-540.

［17］Visser LH, Ngo Q, Groeneweg SJ, et al. Long term effect of local corticosteroid injection for carpal tunnel syndrome: a relation with electrodiagnostic severity［J］. Clinical Neurophysiology: Official journal of the International Federation of Clinical Neurophysiology, 2012, 123（4）: 838-841.

［18］Ozturk K, Esenyel CZ, Sonmez M, et al. Comparison of carpal tunnel injection techniques: a cadaver study［J］. Scandinavian Journal of Plastic and Reconstructive Surgery and Hand Surgery, 2008, 42（6）: 300-304.

［19］Rinkel WD, Schreuders TA, Koes BW, et al. Current evidence for effectiveness of interventions for cubital tunnel syndrome, radial tunnel syndrome, instability, or bursitis of the elbow: a systematic review [J]. The Clinical journal of pain, 2013, 29 (12): 1087-1096.

[20] Lee GW, Kwon YH, Jeong JH, et al. The efficacy of scalene injection in thoracic outlet syndrome [J]. Journal of Korean Neurosurgical Society, 2011, 50 (1): 36-39.

第八章

神经阻滞治疗

第一节　硬膜外阻滞

　　硬膜外注射是疼痛科常见的非手术治疗方法。自 1901 年,硬膜外注射就开始应用于治疗腰痛和坐骨神经痛。从理论上来讲,类固醇制剂可消除神经及其周围软组织的炎症,进而缓解由于炎症造成的神经根痛,从而起到缓解疼痛的作用。运用硬膜外腔穿刺技术治疗疼痛最常用的方法就是将类固醇类药物注射到硬膜外腔,药物在硬膜外腔内扩散,浸润中线两侧椎间孔出口处的神经根。相关研究发现脊柱相关性疼痛(如腰痛和颈痛)发病率越来越高,常造成患者疼痛以及身体功能受限,医疗保健支出和伤残费用也在随之增长。在用于治疗脊柱疼痛状况的各种方法中,硬膜外注射是最常用最经济的非手术方式之一。

一、临床应用和作用机制

　　1921 年,Pages 最早描述了腰椎硬膜外腔入路的方法。后来,人们相继又开发了多种硬膜外注射技术,其使用范围急剧扩大,不仅仅用于急性的劳损伤疼痛,而且还应用于慢性疼痛,如椎间盘突出、椎管狭窄等。常用的硬膜外注射技术之一是"悬滴"技术。这种硬膜外注射技术的主要特征是当穿刺针穿过相邻两棘突间的棘间韧带,突破黄韧带进入低阻力的硬膜外腔时,注射阻力会突然消失。应用此技术可证明穿刺针是否已抵达硬膜外腔。随着 20 世纪中期皮质类固醇的发现和应用,医疗界就开始将其应用于硬膜外注射。

　　在椎间盘突出症中,部分髓核、软骨终板、纤维环碎片移位并扩散到椎间盘周围,通过对脊神经根的直接刺激或者通过化学介导的炎症反应刺激神经根,继而出现脊神经根性疼痛。颈、胸和腰硬膜外腔入路方法有多种,包括经椎板间入路、经椎间孔入路以及经骶管入路等,其目的都是将皮质类固醇直接注射到有炎症的神经根周围,一方面可以减少由于口服药物引起的全身系统性副作用;另一方面局麻药和(或)皮质类固醇靶向注射到脊神经根周围,直接作用于受损或有炎症的神经根,因此疗效更准确有效。

　　皮质类固醇分子在血浆中与蛋白结合能力强,与表面蛋白结合后通过主动转运进入细胞膜,与细胞内的糖皮质激素受体结合形成复合物,后者通过主动转运进入细胞核,抑制参与花生四烯酸形成的酶磷脂酶 A2 的表达,降低炎症性介质花生四烯酸的合成,从而发挥其促进上调抗炎蛋白的产生并抑制促炎蛋白的表达的作用。 另外,它还能抑制环氧合酶(COX-1 和 COX-2)的表达,增强抗炎作用。但过度使用皮质类固醇会出现一系列并发症,如库欣综合征、缺血性坏死、消化系统溃疡、白内障、免疫抑制、高血糖综合征以及骨质疏松症等。

　　硬膜外注射常用的方法有经椎板间硬膜外注射、经椎间孔硬膜外注射以及经骶管硬膜外注射,其中经骶管硬膜外注射主要用于腰骶段硬膜外。每种方法各有利弊,一般认为经椎板间入路能将药物送达病变区域,而经椎间孔入路目标特异性更强,是直接作用于病变的主要位点,即硬膜外腔腹前外侧,因而所需的药物剂量更少。与前两种方法相比,经骶管硬膜外注射需要相对较大的容量才能到达病理部位,但其操作技术简单、安全性高,仍然是缓解腰椎手术综合征疼痛的常用方法。

二、硬膜外腔解剖结构

硬膜外腔是位于椎管骨膜与硬脊膜之间的窄隙,内部填有脂肪、椎内静脉丛和淋巴管,并有脊神经根及其伴行血管通过,呈负压,这些填充物在颈段和胸段较少,而在腰段较多,且腰段硬膜外腔内静脉的直径最为粗大。硬膜外腔上端起自枕骨大孔,下端终于骶管裂孔,由于硬脊膜附着于枕骨大孔边缘,因此硬膜外腔与颅内不相通。其前面是后纵韧带,后面是黄韧带,外侧边界是椎弓根和椎间孔。黄韧带在颈部最薄,随着向骶尾部方面移行,逐渐变厚,构成硬膜外腔的后外侧面。因为黄韧带是连续的,且非常致密、有韧性,在经由注射器向其中注射液体时会产生阻力,所以判断穿刺针是否已进入硬膜外腔时,阻力消失是很有价值的指标。黄韧带的结构是弓形幕状的,所以穿刺抵达黄韧带时,侧入路穿刺深度可能会比正中入路深约 1cm。

颈胸段硬膜外腔处的黄韧带在中线处常常不融合。所以,在颈胸段实施硬膜外腔穿刺术时,应用阻力消失指标可能存在问题。当正中线处缺乏致密的黄韧带时,在进入硬膜外腔时就可能没有阻力消失的感觉。再者,颈段的黄韧带较薄,而胸腰段的黄韧带较厚。就各个椎间隙而言,靠头端较薄,靠尾端较厚;且从侧面到中间越来越薄。从腰段(5~6mm)到胸段(3~5mm),硬膜外腔的前后径越来越小,C_3~C_6 水平(2mm)最窄。因为脊髓大多终止于 L_2 水平,所以在 L_2 椎体以下水平误入硬脊膜时,穿刺针接触到的是漂浮不定的终丝,而非相对固定的脊髓。颈段和胸段的硬膜外后间隙很窄,因此在颈胸段穿刺针进入硬膜外腔时,针尖会非常靠近脊髓。

在 T_1~C_7 以上,椎管后方的硬膜外腔实质上是一个潜在腔隙,易于注入的局麻药扩散。药液在硬膜外腔内的扩散并非均匀一致,距离穿刺点较远时,扩散尤为不均匀。在硬膜外脂肪和静脉之间存在细小的低阻力通道,药液可沿着这些通道扩散。因为药液在硬膜外腔内流动的最大障碍为后纵韧带,而后纵韧带可使麻醉药液更易于直接流向神经根,所以硬膜外腔内注入的药液优先流入神经根鞘。对于先前做过脊柱手术的患者来说,硬膜外后间隙常常存在瘢痕,所注入药液流向何处便很难预料了。

骶段硬膜外腔上大下小、前宽后窄,硬脊膜紧靠椎管后壁,间距为 1~1.5mm,骶管入路时应注意刺针的角度。硬脊膜囊平第 2 骶椎高度变细,裹以终丝,其前、后方有纤维索将它连于骶管前、后壁上,结合较紧,似有中隔作用,且腔内充满脂肪,这可能是骶管阻滞亦会出现单侧阻滞的原因。

硬膜外穿刺常用阻力消失技术,颈、胸、腰段的阻力消失技术都是一致的。用小剂量局麻药行皮肤及皮下组织麻醉,之后将硬膜外穿刺针刺入棘间韧带至皮下 2~3cm(最常用的穿刺针型号为 18G 或 20G 的 Touhy 穿刺针),将一带有空气或是盐水的注射器连于针尾,大多数医生喜欢用 10ml 注射器,内含 1~3ml 等张盐水和一个小气泡(0.5ml)。之后用非优势手的拇指和示指固定针柄且每次向前推进 1~2mm,同时优势手的拇指、示指和中指向针芯持续或间断平稳施压,用以检验硬膜外腔穿刺过程中注射阻力的变化。同盐水相比,注射器中的小气泡更易于被压缩,可用来更为直观地感受每次推动注射器时阻力的大小变化。当穿刺针突破黄韧带进入硬膜外后间隙时,注射阻力会突然消失,注射器内的盐水可顺利进入硬膜外腔。同时,因为注射阻力非常低.所以气泡不再被压缩。

三、颈椎硬膜外注射

颈椎硬膜外注射的常用入径有两种,分别是经椎间隙入径和经椎间孔入径。没有研究表明哪一种入径更好,但彼此相关的并发症不同。2009 年发表于《疼痛医生》(*Pain Physician*)杂志的一篇系统性综述报道经椎间隙入路颈部硬膜外注射治疗颈神经根疼痛具有明显的疗效。

(一) 适应证和禁忌证

1. 适应证

(1) 颈部神经根病;

(2) 颈椎椎间盘退行性疾病;

(3) 颈椎椎间盘突出;

(4) 颈椎椎管狭窄;

(5) 颈椎椎板切除术后综合征;

(6) 颈椎椎体压缩性骨折;

(7) 颈部带状疱疹后神经痛 / 急性带状疱疹;

(8) 复杂性区域疼痛综合征(Ⅰ、Ⅱ);

(9) 周围性神经病变(糖尿病性、化疗性等);

(10) 幻肢痛;

(11) 癌痛。

2. 绝对禁忌证

(1) 注射部位局部感染;

(2) 患者不愿意接受;

(3) 正在使用抗凝药物;

(4) 颅内压增高;

(5) 出血性体质。

3. 相对禁忌证

(1) 注射相关药物过敏(如造影剂、局部麻醉药、类固醇激素等);

(2) 孕妇;

(3) 免疫抑制;

(4) 菌血症;

(5) 先天性或手术引起的解剖学上的改变影响穿刺路径。

(二) 经椎间孔颈椎硬膜外注射技术

基于该注射治疗的相关风险,只有能熟练使用 C 型臂透视机以及对操作非常有经验的医生才能执行该技术。所有患者应充分监测,备好气道管理的相应设备,一旦出现局麻药中毒或者心血管反应时,能及时处理。

操作过程中患者的体位选择很重要,合适的体位能保证充分观察目标颈椎节段的结构。告知患者操作过程中的风险和利弊,签署知情同意书之后,入手术室,常规开放静脉,方便镇静药物的使用以及紧急情况的处理。根据医生的喜好,患者可以采用仰卧位、斜位或侧位,手术部位消毒铺巾,调整 C 型臂的方向,使其以最合适的角度观察椎间孔,一般前倾位可以观察到清晰的椎间孔。找到目标椎间隙的下一椎体上关节突前方(即椎间孔的后方),并标记为进针点。先用 1% 利多卡因 1~2ml 局麻拟穿刺部位上覆盖的皮肤和皮下组织。选择 25 号穿刺针向上关节突前方进针。 需要注意的是,整个过程需要保证朝骨性标志方进针,如果直接朝椎间孔方向,容易进针过深直接进入脊髓。一旦触及上关节突,标记进针深度,朝椎间孔位置调整进针方向,并确保进针深度不超过标记的深度。针尖始终在上关节突的前方,避免穿刺针穿到椎间孔的前方,而误入椎动脉。

针尖到位后,调整 C 型臂至前后位,以观察进针深度。理想的进针深度是针尖正好在关节柱侧面轮廓矢状中线处。如果穿刺针碰到神经根,患者会出现神经根性疼痛。一旦出现,应立即退出穿刺针,观察患者的反应,直至症状消失。确保症状消失后,调整穿刺针的方向,避免再次损伤神经根。注射药物前,C 型臂前后位和斜面位反复确认穿刺针的位置和深度。

确定穿刺针的位置准确无误后,回抽无血、无脑脊液,C 型臂引导下注入 1ml 造影剂,造影剂顺着椎间孔扩散,使神经根显影。一定要确保造影剂没有误入椎动脉或静脉。一般情况下,这个穿刺部位不会有神经根或者椎动脉,但不能避免患者可能存在解剖异常。造影剂如果误入椎动脉或静脉,C 型臂显示下其很快顺着血管流动而消失。此时,必须调整方向,以确保穿刺针不在血管内。谨慎起见,考虑中止手术。如果造影剂在 C 型臂观察下迅速被稀释,意味着误入蛛网膜下腔的可能。此时需要停止手术,直到穿刺点充分愈合。考虑到即使改变穿刺路径,药物由于压力作用也可能顺着穿刺点而进入蛛网膜下腔。

C 型臂前后位以及斜位确保穿刺针位置准确,确认造影剂没有误入椎动脉、静脉以及蛛网膜下腔,神经根清晰显影,且患者无神经根性疼痛或感觉异常后,方可注射局麻药和类固醇激素。至于类固醇的剂量通常根据病情范围来决定,如果是单一的神经根受累,倍他米松 3~6mg,或者地塞米松 7.5~10mg 均可。如果是多神经根受累,则选择倍他米松 12mg,或者地塞米松 15mg。

药物注射完毕后,用适量生理盐水冲洗。拔出穿刺针,清洁穿刺部位,并用敷贴保护穿刺点。将患者送入恢复室观察,确保没有并发症时方可离开。

(三)经椎板间颈椎硬膜外注射技术

告知患者操作过程中的风险和利弊,签署知情同意书之后,入手术室,常规开放静脉,方便镇静药物的使用以及紧急情况的处理。根据医生的喜好,患者可以采用俯卧位、侧卧位或者坐位,每种体位各有优缺点。俯卧位和侧卧位对于 C 型臂的使用更方便,因此临床上多采用这两种体位。告知患者尽可能屈曲身体,以最大限度地开放椎间隙。手术部位消毒铺巾,调整 C 型臂以前后位观察穿刺椎间隙,找到目标椎间隙下一椎体的椎板(如 C_7~T_1 注射,定位 T_1 的椎板),并标记为进针点。先用 1% 利多卡因 1~2ml 局麻拟穿刺间隙之上覆盖的皮肤和皮下组织。将 17G 或是 18G 的 Touhy 穿刺针刺透皮肤并推进几厘米直到抵达椎板,标记进针深度。移走探针,将含有 1~3ml 无防腐剂生理盐水或空气的玻璃注射器连于针尾,调整进针方向使穿刺针离开椎板,进入硬膜外腔,之后以每次 1~2mm 的速度缓慢进针直至出现阻力消失(穿刺针每进入 0.5~1cm 则重复摄像,以确保穿刺针针尖未脱离中线方向)。注入 1ml 造影剂,如果造影剂在 C 型臂下观察迅速被稀释,意味着误入蛛网膜下腔的可能。此时考虑到即使改变穿刺路径,药物由于压力作用也可能顺着穿刺点而入蛛网膜下腔,因此必须中止手术,直到穿刺点充分愈合,方可进行下一次手术。

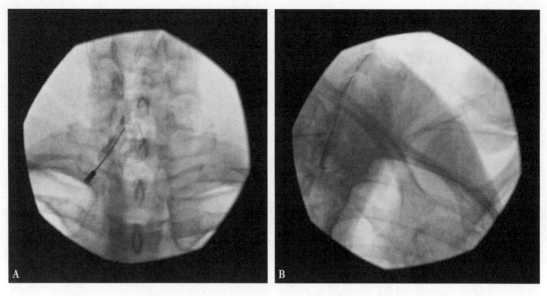

图 8-1-1　C_7/T_1 椎板间颈椎硬膜外注射,造影剂注射后前后位视图和对侧的 53°视图

C 型臂前后位以及斜位(图 8-1-1)确保穿刺针位置准确,回抽无血、无脑脊液,方可注射局麻药和类固醇激素。药物注射完毕后,用适量生理盐水冲洗。拔出穿刺针,清洁穿刺部位,并用敷贴保护穿刺点。将患者送入恢复室观察,确保没有并发症时方可离开。药物在硬膜外间隙的扩散程度与剂量、血管大小、硬膜外间隙的解剖结构、患者的年龄和身高等因素有关。局麻药可以选择利多卡因或者布比卡因,一般 7ml 的剂量即可。

(四) 并发症

1. 药物相关性并发症

(1) 皮质类固醇相关:多由于全身吸收而引起的一过性并发症,常见有皮疹、恶心、瘙痒、潮热、高血糖症;较严重的有库欣反应、肾上腺皮质功能受损。

(2) 局麻药相关:皮疹、恶心、误入蛛网膜下腔引起的脊髓麻醉。全身吸收引起心律失常等。

2. 手术相关并发症　穿刺后头痛、感染、硬膜外血肿、误入蛛网膜下腔引起全脊麻、穿刺不当引起的脊髓损伤。在 C 型臂透视引导下经椎间隙入路引起并发症的可能性很小。较多出现并发症的病例报道多来自经颈椎间孔注射入路,有截瘫,甚至死亡,多见于类固醇颗粒意外注射到颈部椎动脉中,引起脊髓缺血梗死。目前较少有研究直接比较两种入路的优缺点,但由于经椎间孔入路的相关严重并发症,经椎间隙入路应谨慎选择。可以通过经椎间隙入路并置入导管直接到目标神经根处,同样可以完成选择性神经根注射,这一方面减少药物剂量,另一方面还降低了损伤椎动脉或者脊髓的风险。

(五) 临床研究进展

Manchikanti 等进行了 4 项关于经颈椎椎板间入路治疗椎间盘突出、不伴有小关节疼痛的椎间盘源性疾病、中央型椎管狭窄和手术后综合征的对照研究,共有 356 例患者纳入研究,评价硬膜外注射局麻药或者局麻药联合类固醇激素的临床疗效,随访时间 1~2 年,Cochrane 和介入性疼痛处理技术 - 质量可靠性评估及偏倚危险的评价(IPM-QRB)一致认为这几项研究为高质量研究。这 4 项研究结果发现硬膜外注射能明显减轻疼痛症状,而单纯采用局麻药或者联合使用类固醇之间没有明显差异。

其他研究者如 Castagnera 等、Stav 等、Pasqualucci 等也进行了相关的临床研究,总体而言,所有 3 项试验结果均认为颈椎硬膜外注射具有明显临床疗效,主要表现为疼痛明显减轻。其中 Pasqualucci 等硬膜外注射布比卡因联合甲泼尼龙,比较单次注射和硬膜外置管持续输注的临床疗效,认为两组均有显著改善,连续输入组效果优于单次输入组。

四、胸椎硬膜外注射

胸椎硬膜外注射与颈椎硬膜外注射相同,注射过程中需谨慎小心,以避免造成脊髓损伤。下胸段注射时,避免损伤腰膨大动脉。

(一) 适应证和禁忌证

1. 适应证

(1) 最常用于胸部带状疱疹后神经痛和急性带状疱疹。研究表明硬膜外注射治疗急性带状疱疹能有效预防带状疱疹后神经痛的发生;

(2) 转移性癌痛;

(3) 胸椎椎间盘突出;

(4) 心绞痛;

(5) 胸腔手术或乳腺手术后切口痛。

2. 绝对禁忌证

(1) 注射部位局部感染;

(2) 患者不愿意接受;

(3) 正在使用抗凝药物;

(4) 颅内压增高;

(5) 出血性体质。

3. 相对禁忌证

(1) 注射相关药物过敏(如造影剂、局部麻醉药、类固醇激素等);

(2) 孕妇;

(3) 免疫抑制;

(4) 菌血症;

(5) 先天性或手术引起的解剖学上的改变影响穿刺路径。

(二) 经椎间隙胸椎硬膜外注射技术

告知患者操作过程中的风险和利弊,签署知情同意书之后,入手术室,常规开放静脉,方便镇静药物的使用以及紧急情况的处理。患者可以采用俯卧位,手术部位消毒铺巾。胸椎棘突的角度在头端和尾端并不相同,横断面上,它们呈长三角形,倾斜向下并且从 T_5 和 T_8 之间开始彼此重叠,因此从正中入路进硬膜外腔相对非常困难。胸椎硬膜外隙宽度在 3~5mm。

调整 C 型臂至前后位观察穿刺间隙。穿刺部位在 T_1~T_5 或者 T_8~T_{12},可以采用正中入路或者旁正中入路。穿刺部位在 T_5~T_8,由于棘突呈叠瓦状,多选择旁正中入路。正中入路穿刺方法与腰椎正中入路相同(详见腰椎硬膜外注射)。必须谨记避免损伤脊髓。

旁正中入路:先用 1% 利多卡因 1~2ml 局麻拟穿刺间隙之上覆盖的皮肤和皮下组织,棘突旁开 2cm 进针,将 17G 或是 18G 的 Touhy 穿刺针刺透皮肤并推进几厘米直到抵达椎板,调整进针方向使它与头段皮肤呈 45°、与中线呈 30°。移走探针,将含有 1~3ml 无防腐剂生理盐水或空气的玻璃注射器连于针尾,之后以每次 1~2mm 的速度缓慢进针直至出现阻力消失(穿刺针每进入 0.5~1cm 则重复摄像,以确保穿刺针针尖未脱离中线方向)。侧位片确定穿刺针针尖在胸椎硬膜外腔。回抽无血、无脑脊液,注入 1ml 造影剂,神经根清晰显影后,方可注入局麻药或类固醇激素。

(三)并发症

1. 药物相关性并发症

(1)皮质类固醇相关:多由于全身吸收而引起的一过性并发症,常见有皮疹、恶心、瘙痒、潮热、高血糖症;较严重的有库欣反应、肾上腺皮质功能受损。

(2)局麻药相关:皮疹、恶心、误入蛛网膜下腔引起的脊髓麻醉。全身吸收引起心律失常等。

2. 手术相关并发症 穿刺后头痛、血管迷走神经反应、神经损伤、永久性脊髓损伤。永久性脊髓损伤的原因可能是穿刺针直接损伤脊髓、也可能是脊髓血液循环受阻引起。

(四)临床研究进展

胸椎硬膜外注射治疗相关文献不多,Manchikanti 等进行的一项研究评估了胸椎经椎板间硬膜外注射的临床疗效,Cochrane 和 IPM-QRB 一致认为其为高质量的临床研究。这项研究通过 2 年随访,观察比较单纯注射局麻药与局麻药联合类固醇注射之间的疗效区别。共入选 110 例患者,病因包括椎间盘突出症、椎间盘源性疼痛、中央型椎管狭窄和手术后疼痛综合征,将经 2 次注射后疼痛和功能改善 50% 以上者定为有效,结果发现局麻药胸椎硬膜外注射组只有 4 位患者无效,而联合治疗组中仅 6 位患者无效。

五、腰椎硬膜外注射

腰椎硬膜外注射是治疗后背痛以及神经根疼痛常用的方法。腰椎区域有很多组织会导致疼痛,如皮肤、肌肉、筋膜、腰椎小关节、椎间盘以及脊神经根。椎间盘源性神经根受压常引起神经根性疼痛,但也有些患者 MRI 显示有腰椎间盘突出,但并没有表现为明显的神经根性疼痛。神经根性疼痛也可能是神经轴突受损、神经瘤形成、脊神经水肿、微循环障碍等。Parr 等的一项系统性分析认为,硬膜外注射类固醇能明显减轻椎间盘突出或神经根炎引起的疼痛,但并没有相关数据分析其远期疗效。

(一)适应证和禁忌证

1. 适应证

(1)腰椎神经根病;

(2)腰椎椎间盘退行性疾病;

(3)腰椎椎间盘突出;

(4)腰椎椎管狭窄;

(5)腰椎椎板切除术后综合征;

(6)腰椎椎体压缩性骨折;

(7)腰部带状疱疹后神经痛 / 急性带状疱疹;

(8)复杂性区域疼痛综合征(Ⅰ和Ⅱ);

(9) 周围性神经病变（糖尿病性、化疗性等）；

(10) 幻肢痛；

(11) 癌痛；

(12) 骶尾部神经痛；

(13) 盆腔痛；

(14) 阴茎／睾丸痛。

2. 绝对禁忌证

(1) 注射部位局部感染；

(2) 患者不愿意接受；

(3) 正在使用抗凝药物；

(4) 颅内压增高；

(5) 出血性体质。

3. 相对禁忌证

(1) 注射相关药物过敏（如造影剂、局部麻醉药、类固醇激素等）；

(2) 孕妇；

(3) 免疫抑制；

(4) 菌血症；

(5) 先天性或手术引起的解剖学上的改变影响穿刺路径。

（二）经椎间孔腰椎硬膜外注射技术

告知患者手术风险与利弊，签署知情同意书之后，入手术室，常规开放静脉，方便镇静药物的使用以及紧急情况的处理。患者可以采用俯卧位，手术部位消毒铺巾。调整 C 型臂至前后位观察穿刺间隙，然后采集倾斜位图像，使下一椎体的上关节突与上一椎体椎弓根的 6 点钟位置一致。标记穿刺点，先用 1% 利多卡因 1~2ml 局麻拟穿刺间隙之上覆盖的皮肤和皮下组织，间断使用 X 线透视引导穿刺针慢慢进入目标位置。

适合进针的区域在 C 型臂前后位上正好是一个三角形：上边界是沿着椎弓根 6 点钟方位向下方延伸的线；外侧边界是从椎弓根的尾端侧面延伸到节段神经根的一条矢状线；连接这两条线的三角形斜边，平行于神经的外侧边界。这是一个安全三角，不容易损伤神经或血管。一旦触及椎弓根尾部 6 点钟位置，针头转向尾部，滑过椎弓根进入神经孔。C 型臂侧位透视以确认穿刺针位置。如果进针过深，触及阶段性神经时，患者会出现异常感觉。此时，需退针直至异感消失。

C 型臂前后位及侧位确认穿刺针位置准确后，回抽无血、无脑脊液后，C 型臂引导下注入 1ml 造影剂，造影剂顺着椎间孔扩散，神经根清晰显影后（图 8-1-2），方可注射药物。注射完毕后，用适量生理盐水冲洗。拔出穿刺针，清洁穿刺部位，并用敷贴保护穿刺点。将患者送入恢复室观察，确保没有并发症时方可离开。

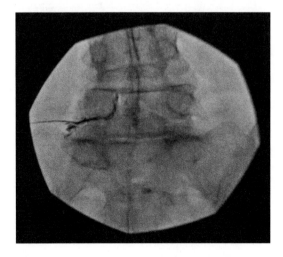

图 8-1-2　左 L_5/S_1 经椎间孔腰椎硬膜外造影剂注射

(三) 经腰椎椎板间硬膜外注射

签署知情同意书之后，入手术室，常规开放静脉，方便镇静药物的使用以及紧急情况的处理。患者俯卧位，腹部垫一枕头或者垫子，展开椎间隙。

手术部位消毒铺巾，调整 C 型臂至前后位观察穿刺部位，通过向尾端或头端倾斜来调整最佳影像。找到目标椎间隙，标记为进针点（例如患者是由于左侧 L_4 神经根性疼痛，则选择左侧 $L_4 \sim L_5$ 椎间隙为进针点）。先用 1% 利多卡因溶液 1~2ml 局麻拟穿刺间隙之上覆盖的皮肤和皮下组织。将 17G 或是 18G 的 Touhy 穿刺针刺透皮肤并推进几厘米，直至固定于棘间韧带，此时摄一正位像，向中线方向调整穿刺针的位置。朝硬膜外腔方向缓慢进针，直到抵达下一椎体的椎板，标记进针深度。移走探针，将含有 1~3ml 生理盐水的注射器连于针尾，调整角度向头端倾斜，之后以每次 1~2mm 的速度缓慢进针直至出现阻力消失。侧位片以确定穿刺针针尖在硬膜外腔位置。回抽无血、无脑脊液后，注入 1~2ml 造影剂，造影剂在硬膜外腔缓慢移动。确定位置准确后，方可注入药物。（图 8-1-3）

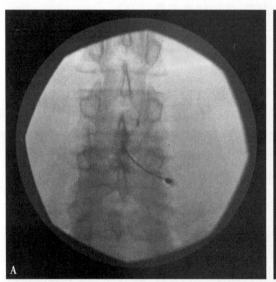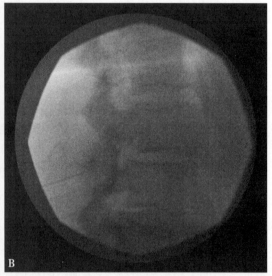

图 8-1-3　L_3/L_4 经腰椎椎板间硬膜外注射，造影剂注射后前后位视图和侧位视图

如果造影剂在 C 型臂观察下迅速被稀释，出现脊髓造影模式，意味着误入蛛网膜下腔的可能。此时需要停止手术，直到穿刺点充分愈合，方可进行下一次手术。如果目标椎间隙进针不顺利，可以考虑选择下一椎体椎间隙，并通过调整置入导管的位置，使药液分布到目标位置。注射药物过程中，阻滞区可出现一过性诱发的牵涉痛。需要确保药物没有进入神经内，以避免造成永久性神经损伤。如果注射药物过程中疼痛持续存在，需要重新调整位置。

(四) 经骶管腰椎硬膜外注射技术

经骶管硬膜外腔注射方法早于经腰椎椎间隙或者椎间孔入路方法，第一次相关报道见于 1901 年。最早多用于产科和儿科麻醉，之后应用于慢性疼痛治疗中。对于腰椎术后患者或者腰椎退行性变明显，腰椎硬膜外入路困难时，常选择骶管入路。

签署知情同意书之后，入手术室，常规开放静脉，方便镇静药物的使用以及紧急情况的处理。患者俯卧位，下腹部垫一枕头或者垫子，调整角度以最大限度减少骶裂孔的角度。手术部位消毒铺巾，调整 C 型臂至侧位观察骶裂孔。也可以通过触诊找到骶裂角，即为骶裂孔的进针点。定位准确后，先用 1% 利多卡因 1~2ml 局麻拟穿刺间隙之上覆盖的皮肤和皮下组织。将 22G 或是 25G 的 Touhy 穿刺针刺透皮肤进入骶管，深度一般不超过 4cm。如果需要置入导管，也可以选择 17G 或 18G 穿刺针。调整穿刺角度向 45° 方向进针，穿透骶尾韧带时有突破感，此时向尾端倾斜避开骶骨，进针 1cm，回抽无血。如果使用 C 型臂，注入 1ml 造影剂，以明确在骶管内。确定位置准确后，方可注入药物。如果没有使用 C 型臂，在穿刺部位注入空气后触诊有捻发音，证明位置准确。

明确位置后，直接注入药物或者向上置入导管到目标节段，缓慢注入药物。药物扩散程度与剂量、注射速度等有关。若置管，则药物剂量可相对减少。药物注射完毕后，用适量生理盐水冲洗。拔出穿刺针，清洁穿刺部位，并用敷贴保护穿刺点。将患者送入恢复室观察，确保没有并发症时方可离开。

（五）并发症

1. 药物相关性并发症

（1）皮质类固醇相关：多由于全身吸收而引起的一过性并发症，常见有皮疹、恶心、瘙痒、潮热、高血糖症；较严重的有库欣反应、肾上腺皮质功能受损。

（2）局麻药相关：皮疹、恶心、误入蛛网膜下腔引起的脊髓麻醉。全身吸收引起心律失常等。

2. 手术相关并发症 穿刺后头痛、血管迷走神经反应、神经损伤、永久性脊髓损伤。永久性脊髓损伤的原因可能是穿刺针直接损伤脊髓、也可能是脊髓血液循环受阻引起。其他少见的并发症有感染所引起的脑脊髓膜炎、脓肿、硬膜外血肿等。

腰膨大动脉（adamkiewicz artery），是中下胸椎与腰椎最重要的营养血管，来源于节段动脉，主要伴随 T_8~L_3 脊神经进入椎管到达脊髓，腰膨大动脉穿硬膜后于脊髓前正中裂分为升、降两支，其与降支夹角成锐角；降支管径是升支的 2 倍，在动脉压力降低时，升支血供较降支差。由于解剖学上的特殊结构，腰膨大动脉对血流血压的敏感性很强。穿刺过程需确保不要误伤腰膨大动脉。

（六）临床研究进展

文献显示 X 线透视引导下行椎间孔硬膜外类固醇注射（transforaminal epidural steroid injections，TFESI）可有效缓解疼痛并减少发病率。Vad 等人通过将 X 线透视下 TFESI 与疼痛触发点生理盐水注射治疗腰椎神经根病变，发现接受硬膜外类固醇注射的患者其成功率为 84%，远高于对照组的 48%。在一项前瞻性随机研究中，Ghahreman 等通过比较经椎间孔硬膜外注射类固醇和局麻药、单纯局麻药、单纯生理盐水，以及肌内注射类固醇激素或生理盐水，发现经椎间孔硬膜外注射组疼痛明显缓解。Kaufmann 等人在回顾性分析中评估了单节段腰椎 TFESI 的临床效果，利用疼痛数字分级评分法或者 Rolland-Morris（R-M）残疾问答表进行评估，结果发现在注射后 2 周和 2 个月时，这两项数据明显减少。

Manchikanti 等进行了 3 项经椎板间硬膜外注射临床疗效的研究，每个研究都采用相同的试验方案：主动控制设计与 2 年随访，入选患者分为两组，分别是单纯注射局麻药组与注射局麻药联合类固醇组。在这 3 项研究中，共有 360 名患者入选，病因包括腰椎间盘突出、腰椎间盘源性疼痛不伴有腰椎小关节或者骶髂关节痛、中央型腰椎椎管狭窄。这些结果表明，类固醇联合局麻药注射组疗效高于单纯局麻药注射组。

通常在受累神经根节段行 TFESI，如 L_4~L_5 椎间盘突出症患者引起 L_5 神经根炎或神经根病变,常规的方法是在 L_5 神经根出口(L_5~S_1 神经孔)处进行 TFESI。但在某些椎间盘突出中,该常规方法可能并不能很好地将药物注射到理想位置,药液扩散到椎弓根或上一节段椎间盘。因此,也有研究者选择上一节段神经注射,如对于上述示例,在 L_4~L_5 的神经孔处行 TFESI。Lee 等通过一项回顾性研究认为,如果腰椎神经根病变部位影响到相邻上一节段椎间盘水平,则选择上一节段行 TFESI,治疗效果更佳,该疗效在短期 2 周随访中得到证实。

2016 年发表的一项研究中,Jaspal R. Singh 等观察评估同时注射相邻 2 个节段神经根对于单根腰神经痛患者的临床疗效,共有 721 例因腰椎间盘突出引起根性疼痛患者纳入研究,接受两个节段椎间孔硬膜外注射,通过疼痛程度的数字分级评分法(NRS 0~10)和 Oswestry 残疾指数(ODI)评估受试者,认为 NRS 减少≥50%或者 ODI 指数减少≥40 为有效。结果发现,通过 2 个月随访,总共 57.7% 的患者 NRS 减少≥50%,51.7% 的患者 ODI 指数减少≥40。此外,注射后 2 周共有 239(33%)位患者疼痛完全消失(NRS=0),注射后 2 个月共有 130 位(18%)患者疼痛完全消失(NRS=0)。认为,两节段 TFESIs 是有效缓解神经根性疼痛,但需要更多的研究评估其与单节段 TFESI 相比的效用。

六、结论

硬膜外注射的适应证广泛、不同节段硬膜外的入路也有不同的选择,每种入路有其优缺点,在运用硬膜外注射时,需结合患者的自身情况,以选择合适的方式和药物。

(刘桂芬　李浪平)

第二节　骶髂关节注射及射频消融

一、骶髂关节注射的临床应用及作用机制

骶髂关节痛在 1905 首先被 Goldthwaite 和 Osgood 提出和描述为一种独立的疼痛根源。骶髂关节痛综合征是产生在骶髂关节(sacroiliac joint,SI)上没有明显病变的机械性疼痛,其临床特征是患者常常感到腰和臀部疼痛但又很难准确诊断。其病因可由多种创伤或疾病引起。这些创伤或疾病包括关节扭伤、骨折、关节脱离、化脓性或结晶性关节病或脊柱关节病等。

骶髂关节痛最常见的病因是创伤,例如车祸、臀部摔伤或臀部重复运动。在没有创伤史的病患中,骶髂关节痛在运动员和孕妇中较为常见。目前诊断骶髂关节痛的临床手段还不成熟,甚至存在误导。因此,一些研究认为关节局部注射麻醉剂也许是唯一的准确诊断方法。

(一) 骶髂关节注射的临床应用

1. 诊断　测试和评估骶髂关节是否为导致下背痛的病因。

2. 治疗　麻醉剂与类固醇同时使用。

(二) 作用机制

在一个 10 例骶髂关节炎患者的双盲研究中,给 13 个关节进行注射(6 个关节注射类固醇,7 个关节注射安慰剂)。在 1 个月后,6 个注射类固醇的患者感到 70% 的疼痛缓解,而注

射安慰剂的关节没有任何疼痛缓解。

皮质类固醇具有抗炎作用,通常用于治疗疼痛。这些由肾上腺皮质产生的激素广泛用于硬膜外、关节、周围神经和各种类型的软组织注射。在临床广泛应用于抗炎治疗。它们的抗炎效果来自几个不同的因素,包括磷脂酶的抑制、淋巴细胞的改变、细胞因子表达的抑制和细胞膜的稳定。皮质类固醇分子在血浆中与蛋白结合能力强,与表面蛋白结合后通过主动转运进入细胞膜,与细胞内的糖皮质激素受体结合形成复合物,后者通过主动转运进入细胞核,抑制参与花生四烯酸形成的酶——磷脂酶 A2 的表达,降低炎症性介质花生四烯酸的合成,从而发挥其促进上调抗炎蛋白的产生并抑制促炎蛋白的表达的作用。 另一方面,它还能抑制环氧合酶(COX-1 和 COX-2)的表达,增强抗炎作用。但过度使用皮质类固醇会出现一系列并发症,如库欣综合征、缺血性坏死、消化系统溃疡、白内障、免疫抑制、高血糖综合征以及骨质疏松症等。

二、骶髂关节的解剖

骶髂关节是在骶骨和髂骨的耳廓表面之间形成的一个微动关节。这些骨骼的表面覆盖有软骨的薄层,骨骼间被滑膜样液体分开,因此其具有微动关节的特征。骶髂关节周围被骨间韧带及前后骶髂关节韧带包裹。骶髂关节的运动有一定区间;骶髂关节平均旋转度是 2.5°(范围 0.8°~3.9°),关节平移运动区间平均值是 0.7mm(0.1~1.6mm),并且病症和正常骶髂关节的运动区间没有明显差异。研究显示关节囊和骨间韧带疼痛的机制与韧带中的降钙素基因相关肽(CGRP)和物质 P 免疫反应性纤维有关。因此,骶髂关节痛的临床诊断应考虑到关节内外两方面的因素。

尽管目前骶髂关节的神经支配网络还不完全清楚,人体临床解剖学研究表明骶髂关节主要是由骶神经后支支配。根据对骶髂关节腹侧和背侧的感觉神经分布的研究结果(Murata 等),背侧感觉神经支配来自下腰部和骶骨水平(从 L_4 到 S_2)的背根神经节;腹侧感觉神经支配来自上腰椎、下腰椎和骶骨水平的背根神经节(从 L_1 到 S_2)。这些感觉神经包括直径不同的纤维。小直径的脱髓鞘纤维向中枢神经系统传导热和痛觉信息,较大直径的纤维向中枢神经系统传导本体感觉和机械信息。尽管有些研究显示臀上神经和闭孔神经也可能参与支配骶髂关节,甚至骶髂关节的某些区域完全没有神经支配,但大多数研究认为支配骶髂关节前部的感觉神经可能主要来自腰骶丛。这些结论的证据是在骶髂关节的韧带中发现了神经纤维和机械感受体的存在。 尽管有文献发表了骶髂关节患者的一些疼痛模式,但对注射治疗有效的骶髂关节患者研究发现腹股沟痛是唯一可靠的疼痛模式。

三、适应证及患者选择

使用关节局部注射麻醉剂的方法进行诊断,发现 10%~27% 的疑似慢性腰痛病例是由于骶髂关节痛。而诸如痛风、类风湿关节炎、强直性脊柱炎、银屑病、骨折、恶性肿瘤、先天性畸形或感染等多种疾病也会引起骶髂关节痛。

骶髂关节痛在孕妇群体的发病率较高。妊娠期间身体产生的松弛激素会导致骶髂关节过度运动,腿长度有差异的人也易引发骶髂关节痛。此外,下肢不能负重(例如下肢的手术或下肢疼痛)的任何病因而导致肢体负重不均匀都可能造成骶髂关节痛。接受过脊柱手术的患者也增加引发骶髂关节痛的可能。

（一）骶髂关节痛的评估和诊断

1. 临床测试 完整的病史、体检、心理评价和适当的影像学检查都会有助于对骶髂关节痛的病因评估。各种在体检时使用的针对中骶髂关节疼痛的临床测试和检查方法也较为成熟。这些资料将有助于提高骶髂关节疼痛的准确性。常用的测试方法如下。

（1）吉列测试(the Gillette test)：吉列测试是患者处于站立位置时进行。患者一条腿站立，同时将另一条腿的髋部和膝盖弯曲到胸部。将一个拇指放置在髋关节屈曲侧的上髂骨下部，另一个拇指放置在 S_2 水平的中线。通常，在髂前后上棘下的拇指随着臀部弯曲进行下侧和侧面下移动。通过对骶髂关节的运动区间与另一侧正常骶髂关节对比是否有减少来评估。

（2）Fortin 手指测试：在 Fortin 手指测试中，患者用一个手指指向疼痛区域。如果疼痛部位在髂前上棘（PSIS）的 1cm 内（通常是下髋屈曲侧），诊断结果为阳性的。

（3）Patrick 测试或 Faber 机动法：这两种方法是通过髋部的屈曲，外展和外旋进行评估。患者仰卧，测试侧的脚跟部放置在另一条腿的膝盖上。维持这姿势，将压力施加在屈曲的膝盖和另一条腿的髂前上棘区域。如果在骶髂关节区域引起疼痛，评估结果将为阳性。该测试方法与骶髂关节注射测试对比其报道的灵敏度较低（57%），也有报道其达到 77% 的灵敏度和特异性达 100%。

（4）Gensler 测试：在 Gensler 测试中，患者仰卧。髋部和膝部最大限度地朝向躯干弯曲，另一只腿则保持腿部延伸。这个姿势是使压力施加到弯曲的腿。如果骶髂关节感觉到疼痛，则测试是阳性。该测试的敏感性是 68%，特异性是 35%。

（5）压缩测试：在压缩测试中，患者躺在一侧。测试者在一个盆腔边缘上向另一个方向施加压力。阳性结果是骶髂关节疼痛。

如果单独使用这些测试时，结果并不能准确诊断是骶髂关节痛。但是如果三个不同测试的结果是阳性，那么就大大增加诊断骶髂关节痛的准确性。

2. 影像学检查 经过测试评估，如果骶髂关节是引起疼痛的主要嫌疑，除完整的病史、体检、心理社会评价外，则需要做影像学检查。影像学检查可以做骶髂关节的平片、计算机断层扫描（CT）和磁共振影像（MRI），但结果也可能误导。一项研究显示，42% 有症状的骶髂关节的 CT 发现为阴性。而 MRI 测试并没有被证实与骶髂关节痛的诊断具有很高的相关性。

3. 国际疼痛学会（IASP）提出了以下诊断骶髂关节疼痛的标准

（1）骶髂关节区域存在疼痛；

（2）使用对骶髂关节有选择性的临床测试是否重现患者的疼痛；

（3）给疼痛的骶髂关节注射局部麻醉看是否可以完全缓解疼痛。

（二）治疗手段

1. 保守疗法 患者的初始治疗可包括口服药物和物理治疗。物理治疗可以通过加强骶髂关节周围的肌肉来缓解疼痛。此外，超声、热敷、电疗、牵引和康复运动也可以帮助缓解疼痛。如果保守治疗不能解决患者的疼痛，则可以进行对关节的诊断或治疗性注射。

2. 骶髂关节注射疗法 骶髂关节注射疗法的临床应用如下：①诊断：测试和评估骶髂关节是否导致下背痛的病因；②治疗：麻醉剂与类固醇同时使用。

（1）注射疗法的绝对禁忌证：①患者拒绝进行注射程序；②局部恶性肿瘤；③全身或注射

部位的局部感染。

（2）相对禁忌证包括：①充血性心力衰竭；②较严重的糖尿病；③怀孕；④出血症或完全抗血凝（例如，患者服用血液稀释剂）；⑤患者对注射溶液的明显过敏反应史（常见的局部麻醉过敏症通常来自多次使用的，麻醉剂容器中的防腐剂；使用一次性容器的一般不会产生过敏）。

四、临床操作程序和技术

（一）临床操作程序

因为监测系统完善，人员和影像设备齐备，骶髂关节注射常常在医院或门诊室进行。所有的注射程序应该在 C 型臂透视引导下进行，但也有少数医生进行无影像指导操作。注射所使用的类固醇和麻醉有多种可以选用。通常对于皮下局部麻醉，使用 1% 利多卡因。对长效局部麻醉使用糖皮质类固醇和盐酸布比卡因。这些注射包括内侧支路阻滞和射频消融术注射。

注射前，要询问患者使用类固醇（口服、皮下注射或其他注射）的历史以避免引起医源性库欣综合征（iatrogenic Cushing syndrome）。一般来说重复注射时间间隔是 2~3 个月。当进行多级注射（例如，双侧 L_3~L_4、L_4~L_5 和 L_5~S_1 小关节注射）时，2~3 个月的时间间隔非常重要。同时，需要对患者进行常规体检以获得一些生命体征指标（包括糖尿病患者的血糖）。注射过程按照无菌程序操作并且对患者进行生命体征监测（血氧、血压和脉搏率监测）。

注射程序完成后，为了安全起见对患者进行 30~45min 监测，并评估初始治疗反应和测量患者的生命体征（血氧、血压和脉搏率、糖尿病患者的血糖等）。对局部注射麻醉剂的反应评级分为 R0（无变化）、R1（1%~99% 的定量反应）或 R2（完全缓解疼痛）。当患者的神经系统和生命体征稳定以及行动情况良好后再让患者出院。在出院前给患者一份可能发生的潜在副作用和症状的说明书。如果在注射后的前 2 周出现任何不适副作用或并发症，告诉患者应及时联系医疗组。所有患者将在注射后的第二天收到来自护士的电话回访以检查是否有任何副作用。为了及时掌握和了解治疗效果和术后情况，注射完成后，常常需要患者完成"疼痛日记"，并使用时间为一周跨度的视觉模拟评分法（VAS）和 Ostwestry 残疾指数对患者术后反应进行测试和跟踪。这些数据将更具体地衡量疗效以及术后病情和功能改善的情况。在骶髂关节注射后，医生可能会要求患者参加某些特定的辅助疗程。这些治疗包括理疗和（或）推拿以使骨盆稳定。

注射程序中使用的麻醉剂：为了使患者在注射过程中保持对疼痛的敏感，在注射程序中使用抗焦虑药，一般不使用镇静剂（例如咪达唑仑或芬太尼）。

注射的定位：患者处于俯卧位并且给患者臀部下垫一个枕头，这样可以进一步增强骶髂关节的可视性。将 C 型臂放置在适当的方向（大约 20°~25° 头侧和 10°~15° 对侧成角），以提供骶髂关节前和关节边缘的良好可视度。

（二）临床操作技术

按上述方法定位好患者后，用聚维酮碘溶液清洁注射部位皮肤。对聚维酮碘过敏的患者可用氯己定替代。等皮肤上的聚维酮碘溶液完全干燥后进行注射，以使其达到完全的抗菌效果。

在荧光透视下定位关节的下方。用 1% 利多卡因浸润局部后，将单个 22 号或 25 号脊椎针置于皮肤上同轴的关节上然后穿过皮肤、关节胶囊和韧带，直到针头被引入关节中。为了限制针头处的活动,将充满造影剂的注射器连接到带延伸管的脊椎针头。注射约 1ml 的造影剂。这时在 C 型臂透视屏就应该清楚看到关节(图 8-2-1)。等针被成功地引导到关节中后就可以注射诊断和(或)治疗的药物了。通常注射以下两种类型的药物:

用于诊断骶髂关节疼痛的注射:利多卡因或布比卡因。根据注射后是否即刻缓解疼痛来确诊骶髂关节痛。

用于治疗骶髂关节疼痛的注射:曲安奈德等抗炎药物。通过减少关节内的炎症以缓解疼痛。

注射可以尝试盲法,但是无 C 型臂指导的关节内注射成功率仅为 12%~56%。尽管也有 CT、超声波检查和 MRI 指导的注射程序;但因数据较少,还无法与 C 型臂透视引导注射法进行有效的比较。

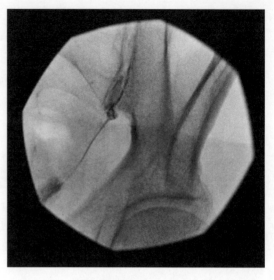

图 8-2-1　右侧骶髂关节注射造影剂:后斜视图

(三) 疗效

使用类固醇注射可使多达 2/3 的患者病情有显著改善且持续时间 3~9 个月。如疼痛复发可以重复注射。然而,对疗效的系统评价发现骶髂关节内注射的长期有效性较差。

五、并发症及其处理方法

(一) 并发症

骶髂关节炎关节注射的不良反应发生极少。最常见的即刻不良反应报道是血管迷走神经反应。最常见的延迟不良反应是暂时性疼痛增加。与任何皮肤注射一样,注射过程也可能将细菌带入注射部位而引起感染。也会出现因皮质类固醇带来的一些不良反应。糖尿病患者的血糖水平也可能在注射后升高 2~3 天。

其他风险包括:

(1) 药物相关性并发症:

1) 皮质类固醇相关:多由于全身吸收而引起的一过性并发症,常见有皮疹、恶心、瘙痒、潮热,高血糖症;较严重的有库欣反应、肾上腺皮质功能受损。

2) 局麻药相关:皮疹、恶心、误入蛛网膜下腔引起的脊髓麻醉。全身吸收引起心律失常等。

(2) 手术相关并发症:血管迷走神经反应、注射部位出现瘀伤和(或)酸痛、腿部麻木或酸痛。

(二) 处理方法

几乎所有的症状将会自行缓解,它几乎不需要任何额外的处理,如果偶尔发生感染将需要额外的抗生素治疗。

六、其他疗法

(一) 内侧神经分支的注射

近来有人提出关节内阻滞的替代方案。将麻醉剂注射在传入纤维附近的解剖部位阻滞内侧神经分支,以阻滞传递疼痛到中枢神经系统的神经分支。这是在诊断腰椎小关节痛时使用的技术。与之相类似,在诊断骶髂关节疼痛时,将麻醉剂注射在 S_1~S_3 处阻断背侧斜侧的侧支以及 L_4~L_5 背侧斜侧的内侧分支,而不实际注射到骶髂关节中(图8-2-2)。这种技术已证明有助于诊断后部骶髂关节疼痛和骶髂关节后部韧带介导的疼痛。然而,Yin 等人认为从骶骨背侧的不一致的侧支解剖施行此技术会使诊断骶髂关节介导的疼痛缺乏精确性。

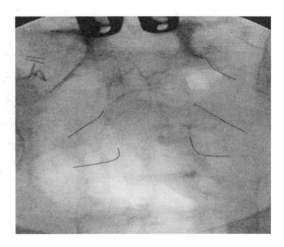

图 8-2-2 内侧神经分支

(二) 射频消融疗法

过去几十年中,射频消融作为常规技术用作疼痛的介入治疗。利用射频在关节疼痛处形成静电场,由电场产生的热量加剧离子运动和摩擦,因此导致蛋白质变性,细胞膜破裂,膜通透性增加,最终导致组织坏死或裂解。

射频消融设备包括射频发生器、带有感应头的插管、用于感测体温和传输射频能的热电偶。使用的频率范围是 0.5~1MHz。与针尖直接接触的组织作为产生的电流储存器。射频在关节处产生的热量提高了具有更好绝缘性的组织(如骨骼)的温度。产生的热量可使这些组织将达到 60~80℃,然后传导到周围组织。而在绝缘不良或血液循环高的组织中,这些热量会很快散发因此不会提高这些组织的温度。研究证明在 45℃时就会使产生髓鞘和无髓鞘纤维的轴突损伤。整个过程只要 90~150s。

射频消融有三种主要类型:低强度射频消融、冷却射频消融和脉冲射频消融。低强度射频消融在特定温度下持续施用 60~90s。冷却射频消融涉及具有盐水回流冷却针头的套管。脉冲射频消融每半秒信号中断一次,产生 42℃的温度。在使用射频消融疗法时,如果使用单管进行损伤操作,则使用接地垫;如果用双管进行损伤操作则可不用接地垫。如果使用单管进行损伤操作,身体将是插管感应头和接地垫之间的电阻器。当电流从插管感应头进入身体时将产生电磁场并在感应头周围产生球形损伤。然后电流通过身体,最终到达接地垫以导出身体。

冷却射频消融是一种新颖的技术,其中内部冷却射频探针可从邻近电极末端的组织除掉热量,冷却可导致较大区域的组织损伤,破坏骶骨侧支的机会将更高。有数据表明冷却射频消融在治疗骶髂关节疼痛方面表现出长达 2 年的长期疗效(图 8-2-3)。

(三) 其他治疗

一些研究表明注射肉毒杆菌毒素 A 或高渗右旋糖到骶髂关节内对疼痛有一些效果。治疗骶髂关节疼痛很少使用手术。如果其他治疗不起作用,则考虑手术;但通过手术治疗的

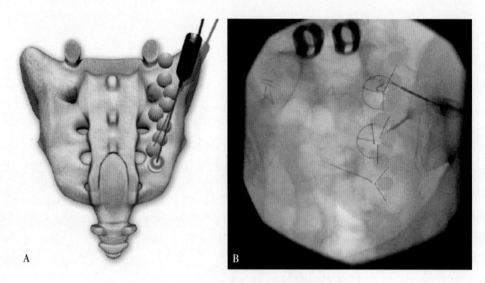

图 8-2-3　冷却射频侧支神经损伤模式的图示

在 S_1 和 S_2 骶骨孔的侧面产生三个损伤,两个损伤位于 S_3 骶骨孔的侧面,一个损伤位于 L_5 背侧支

结果一直不理想。

(刘桂芬)

第三节　脊椎小关节注射、椎间孔神经阻滞

众多引起脊柱相关疼痛的结构性原因中,小关节是其中最常见的因素之一。小关节综合征主要包括关节囊、滑膜、软骨以及骨骼等相关结构引起的疼痛以及相关症状。在慢性腰腿痛患者中,小关节综合征所占的比例大约为 5%~15%。而在颈、头部和上肢的疼痛中,小关节也是引起疼痛的常见原因。小关节疼痛可能起源于一次特定的创伤(比如过度的屈曲、背伸和旋转),这种情况比较少见。更多的情况是由反复的受压或长期的劳损造成。它会引起炎症,使关节突关节充满积液并肿胀,从而引起关节囊的扩张,最终引起疼痛。小关节周围的炎症改变也可以通过椎间孔刺激到脊神经,引起坐骨神经痛。小关节疼痛的诱因主要有腰椎滑脱、椎间盘退变以及高龄。

一、颈椎小关节阻滞

(一)临床应用及其作用机制

颈椎小关节紊乱或疾病能够导致颈部、头部以及上肢的疼痛,在没有其他证据能够证明患者疼痛症状情况下,可行颈椎小关节阻滞验证相应关节是否为疼痛的来源。如果行颈椎小关节注射有效,那么该关节被认为是疼痛的来源。

(二)适应证及患者选择

1. 慢性颈椎关节突关节炎;

2. 风湿性疾病局部表现;

3. 急、慢性颈椎扭伤，或保守治疗无效的颈部上肢疼痛；

4. 躯体性或非神经根性颈部、上肢疼痛、颈源性头痛、眩晕；

5. 颈肩胛骨痛、颈肩臂痛。

（三）解剖结构

颈椎小关节位于颈椎后部上下关节柱之间，由上位颈椎的下关节突和下位颈椎的上关节突组成。关节面被以关节软骨，软管边缘之间有滑膜连接。关节容量不超过 1ml。颈椎小关节由颈神经后支的内侧支支配。纤维关节囊除了由痛感感受器支配外，还受机械刺激感受器支配。C_3~C_7 后支越过同序节段的横突，分为外侧支和内侧支。椎动脉位于颈椎的前外侧，C_2~C_7 处的椎动脉均位于小关节前方。在 C_1 处由外侧位置向内向上转到内侧的枕骨大孔处。椎动脉从寰椎的横突孔到枕骨大孔呈扭曲状并且变异较大。

（四）临床操作程序和技术

一般采用影像引导下进行穿刺。患者取坐位或俯卧位，头前屈。选择相应节段关节水平，于影像下明确关节位置，并进行定位，后正中线旁开 2.5cm 为穿刺点。常规消毒局麻皮肤，选取 5 号细穿刺针，直达关节突关节，并在影像下明确穿刺针位置，回抽无血、无脑脊液，可注入药液 2ml。

（五）并发症及其处理

1. 误注入蛛网膜下隙，产生全脊麻导致呼吸抑制、心跳停止。穿刺时避免向内侧偏移，影像下需多次证实穿刺针的位置，注意回吸，有无脑脊液流出。可在影像下注入造影剂明确穿刺针的位置。

2. 误入血管，局麻药注入椎动脉内，而引起患者中枢神经性抽搐和呼吸抑制、心脏停搏。在进行本操作过程中，必须边回吸，边进针。极少的局麻药误入到椎动脉，即可以引起患者抽搐。进针不可过度向外，防止损伤血管。

3. 颈椎病变多为老年人，应注意是否合并心、脑血管疾病。

4. 局麻药浓度不宜过大，以免引起呼吸、循环功能障碍。

5. 操作宜轻柔，防止副损伤，注药时应严密观察患者的反应。

二、胸椎关节突关节注射

（一）临床应用及其作用机制

胸椎小关节紊乱或疾病能够导致胸部、腹部的疼痛，胸椎小关节易受到关节炎性改变和继发于加速 - 减速损伤的创伤的影响，这种关节损伤导致滑膜关节炎症和粘连，从而引起疼痛。

（二）适应证及患者选择

1. 胸椎关节突关节炎；

2. 急性胸背部疼痛，或保守治疗无效的胸腹部疼痛；

3. 脊柱源性腹痛等。

（三）解剖结构

胸椎小关节由上位胸椎的下关节突和下位胸椎的上关节突组成。关节面被以关节软骨，软管边缘之间有滑膜连接。关节囊富含神经并支持小关节的运动。胸椎小关节接受同一椎体水平和上一椎体水平背侧支纤维的支配。这种解剖特点提示我们，胸椎小关节疼痛往往定界不清，同时为了缓解疼痛，受累层面上一椎体的背侧神经也需要同时阻滞。在每一个椎体层面,背侧支分出内侧支,内侧支在横突与椎体连接处的上方跨过横突、穿过横突间隙,向内下方走行,经过横突的内表面,支配小关节。

(四)临床操作程序和技术

一般采用影像引导下进行穿刺。患者取俯卧位,胸部下方垫枕。选择相应节段棘突,向上两个椎体水平,此为相应节段神经水平,或于影像下明确关节位置,并于后正中线旁开2.5cm为穿刺点。常规消毒局麻皮肤,选取 7 号穿刺针,在影像引导下于穿刺点直达关节突关节,到达位置后,再次于影像下明确穿刺针位置,回抽无血、无脑脊液,可注入药液 2ml。

(五)并发症及其处理

1. 误注入蛛网膜下隙,产生全脊麻导致呼吸抑制、心跳停止。具体注意事项同颈椎小关节注射。

2. 误入血管。

3. 局麻药浓度不宜过大,以免引起呼吸、循环功能障碍。

4. 气胸,操作宜轻柔,注意穿刺时穿刺针不可过度向外调整,穿刺过程中一旦出现咳嗽胸痛,应警惕误伤肺和胸膜的可能。出现缺氧或呼吸困难者,应给予对症治疗。

三、腰椎关节突关节注射

(一)临床应用及其作用机制

腰椎小关节综合征是临床上引起腰背及下肢疼痛的常见原因,是椎间小关节退变的表现,是中老年人的常见病和多发病,部分患者可伴有腰椎及椎间盘异常。绝大多数的腰椎小关节综合征患者是由于关节突关节长期反复的受压或劳损造成。

(二)适应证及患者选择

1. 慢性腰背痛的诊断及治疗;

2. 腰椎病变:腰椎间盘突出症,腰椎关节炎,腰椎神经根炎;

3. 腰椎关节突病变:关节炎关节退变、嵌顿或半脱位;

4. 其他慢性腰部病变:腰肌劳损、腰腿痛等。

(三)解剖结构

腰椎小关节由上位腰椎的下关节突和下位腰椎的上关节突组成。关节面被以关节软骨,软管边缘之间有滑膜连接。关节囊富含神经并支持小关节的运动。腰椎小关节接受同一椎体水平和上一椎体水平背侧支纤维的支配。这种解剖特点同样提示我们,腰椎小关节疼痛往往定界不清,同时为了缓解疼痛,受累层面上一椎体的背侧神经也需要同时阻滞。在每一个椎体层面,背侧支分出内侧支,内侧支在横突与椎体连接处的上方跨过横突、穿过横突间隙,向内下方走行,经过横突的内表面,支配小关节。

(四)临床操作程序和技术

一般采用影像引导下进行穿刺。患者取俯卧位,腹部下方垫枕。选择相应节段棘突间的位置,旁开 3.5cm 为穿刺点,或于影像下定位关节突关节的位置,并进行体表定位。常规消毒局麻皮肤,选取 7 号穿刺针,在影像引导下直达关节突关节,到达位置后,需再次于影像下明确穿刺针位置,回抽无血、无脑脊液,可注入药液 2ml。

(五)并发症及其处理

1. 慎防将药液直接注入蛛网膜下腔或附近血管内,每次进针均要回抽无血或无脑脊液后才能注药,也可先注入药液 1ml,观察 5min,无异常反应后再注入全量。

2. 误入血管。

3. 局麻药浓度不宜过大,以免引起呼吸、循环功能障碍。

4. 熟悉腰椎及腰关节解剖特点,掌握准确进针角度,最好在 X 线荧光透视下操作。

5. 对老年冠心病患者,多采用右侧卧位,药液中禁忌配伍肾上腺素,并做好相应的抢救措施。

四、颈椎椎间孔神经阻滞

(一) 临床应用及其作用机制

临床上常见的颈肩部及上肢的疼痛多由于颈部神经受压或炎性物质刺激造成,椎间孔神经阻滞可同时阻滞颈部脊神经的前后支,可对临床上常见的颈椎病、颈部神经支配区的各种神经痛作用显著。

(二) 适应证及患者选择

1. C_2 神经阻滞用于治疗颈源性头痛;

2. $C_4 \sim C_7$ 神经阻滞用于治疗颈椎关节病、颈椎病、颈部根性神经痛、肩臂综合征及胸廓出口综合征等;

3. 上肢的幻肢痛、残端痛、臂丛神经损伤、颈部外伤后疼痛及颈、上胸部带状疱疹后神经痛;

4. 治疗相应神经支配区的顽固性根性痛或癌性疼痛。

(三) 解剖结构

颈丛由第 1~4 颈神经前支组成,颈丛发出皮支和肌支。皮支有:枕小神经、耳大神经、颈横神经、锁骨上神经,皮支分布到颈前部皮肤。肌支有:膈神经、颈神经降支和颈袢,主要支配膈肌和上肢。臂丛由第 5~8 颈神经前支和第 1 胸神经前支的大部分组成。可分为根、干、股、束四段,并发出许多分支,在腋窝臂丛形成三个束,即外侧束、内侧束和后束,分别位于腋动脉外、内和后侧。臂丛的分支包括:胸长神经、肩胛背神经、肩胛上神经、肩胛下神经、胸内外侧神经、胸背神经、腋神经、肌皮神经、正中神经、尺神经、桡神经、臂内侧皮神经、前臂内侧皮神经等。

(四) 临床操作程序和技术

患者取坐位或仰卧位,头转向健侧。先令患者抬头,摸清胸锁乳突肌位置,于胸锁乳突肌后缘画一线。通常以颈椎横突位置来反映颈脊神经的体表标志。用手指按压可触摸到横突。C_2 横突:位于胸锁乳突肌后缘,乳突下 1cm、后 1cm 处,相当于下颌角水平。C_3 横突:C_2 横突与 C_4 横突在胸锁乳突肌后缘连线中点处,相当于舌骨水平或 C_2 横突下方 2cm 处。C_4 横突:位于胸锁乳突肌后缘与颈外静脉相交点上 1cm 左右处,相当于甲状软骨上缘。C_5 横突:C_4 横突与 C_6 横突在胸锁乳突肌后缘连线中点。C_6 横突:为颈椎中最为明显、最易扣及的横突,紧靠锁骨上方,相当于环状软骨水平。依上述横突位置确定拟阻滞的椎间孔,并画上标志,或采用影像引导下进行操作。常规消毒局麻皮肤,采用长 5cm、7 号穿刺针。在颈部侧面与皮肤垂直进针,直至触及横突后结节,一般进针 2~3cm。此时患者多有酸胀感觉,稍将针退出 2~3mm,再沿颈椎后结节向前呈 15°~30° 角缓慢进针 5mm,如接近或刺中神经根时可出现异感。回抽无血、无脑脊液后即可注入药物。

（五）并发症及其处理

1. 防止局麻药物毒性反应，注药前要反复回吸，无血液时方可注药。

2. 颈部血管丰富，局麻药物吸收较快，故应严格控制用药剂量。注药过程中应密切观察患者反应，一旦出现神志异常，应立即终止注药，并给予对症紧急处理。

3. 如进针过深、偏于内侧或药量过大，容易造成喉返神经麻痹，出现声音嘶哑、失音或呼吸困难，颈交感神经受阻滞时可出现霍纳征。

4. 膈神经麻痹：膈神经主要由 C_4 神经组成，同时也接受 C_3 和 C_5 脊神经部分纤维，因此施行颈椎间孔神经阻滞时，常可累及膈神经，使其活动度降低，严重时呼吸困难、胸闷，甚至出现轻度发绀，双侧阻滞时症状更为明显。应及时给氧、辅助呼吸、增强肋间肌活动，以维持足够的通气量。

5. 操作中注意进针方向，防止进针过深等，以免误入蛛网膜下隙或硬膜外隙造成全脊麻等极为严重的并发症。严格执行注药前反复回抽、无脑脊液后方可注药的原则。

6. 颈部血管丰富，穿刺过深或位置不准确、操作粗暴均可致血管损伤，引发出血、血肿。

五、胸椎椎间孔神经阻滞

（一）临床应用及其作用机制

不明原因的胸腹部疼痛要考虑是否为脊柱源性疼痛，椎间孔神经阻滞可诊断并治疗脊柱源性的胸腹部疼痛。

（二）适应证及患者选择

1. 胸部或腹部手术后以及创伤后疼痛，包括肋骨骨折、胸壁挫伤、连枷胸等以及胸腹部手术后的疼痛。

2. 用于原发性肋间或肋下神经痛，以及继发性肋间或肋下神经痛如胸椎结核、胸椎骨折、胸椎转移瘤、退行性胸椎病、胸椎压缩性骨折、强直性脊柱炎、胸膜炎等。

3. 胸腹部的带状疱疹及带状疱疹后神经痛。

4. 顽固性肋间或肋下神经痛。

（三）解剖结构

胸神经前支共 12 对，其中第 1~11 对胸神经前支位于相应的肋间隙中，称肋间神经，第 12 对胸神经前支位于第 12 肋下缘，叫肋下神经。

（四）临床操作程序和技术

患者患侧朝上侧卧位，呈屈颈、屈背、屈髋、屈膝状。或俯卧位，双上肢垂放于身体的两侧。确定拟阻滞的棘突间隙，并向外做水平延长线至距正中线 3~7cm 处为穿刺点。常规消毒局麻皮肤。用 10cm、7 号的长针垂直皮肤刺入皮下，一般情况下进针 3.5~4cm，针尖触及横突，然后稍退针，再向内、向上朝椎间孔方向，再进针 1.5~2cm，便可到达椎间孔附近。此时患者述有放射性异感，退针 2~3mm，回吸无血、无脑脊液，每椎间孔注射局麻药 6~8ml。该操作亦可在影像引导下进行。

（五）并发症及其处理

1. 防止局麻药物毒性反应，注药前要反复回吸，无血液时方可注药。

2. 避免药量过大，药液可能渗入硬膜外间隙或蛛网膜下隙。如果药物误入蛛网膜下隙，会引起广泛阻滞。

3. 操作中注意进针方向,防止进针过深等,以免误入蛛网膜下隙或硬膜外隙造成全脊麻等极为严重的并发症。严格执行注药前反复回抽、无脑脊液后方可注药的原则。

4. 注药后应密切观察同侧皮肤是否出现感觉减退,一旦出现,则说明药物准确注射到同侧神经根附近;如果注射神经损毁药出现对侧感觉减退,说明穿刺进针过深或角度过大,药物注射到对侧;如果出现双侧下肢感觉减退,说明药物注射到蛛网膜下隙。

六、腰椎椎间孔神经阻滞

(一) 临床应用及其作用机制

临床上常见的腰部及下肢的疼痛多由于腰及下肢神经受压或炎性物质刺激造成,椎间孔神经阻滞可同时阻滞脊神经的前后支,可对临床上常见的腰腿痛作用显著。

(二) 适应证及患者选择

1. 坐骨神经痛、股神经痛、隐神经痛、股外侧皮神经痛;

2. 腰椎间盘突出症及脊椎病引起的根性神经疼痛;

3. 臀部及下肢的带状疱疹或带状疱疹后神经痛;

4. 急性腰肌损伤痛、腰椎骨质增生、腰椎退行性病变、腰椎压缩性骨折、腰肌疼痛等的治疗;

5. 下肢的幻肢痛、残端痛等。

(三) 解剖结构

腰丛由第 12 胸神经前支的一部分,第 1~3 腰神经前支和第 4 腰神经前支的部分组成。位于腰椎两侧,腰大肌的深面,主要分支有:股神经、闭孔神经。骶丛由第 4 腰神经前支的一部分与第 5 腰神经前支合成的腰骶干以及骶、尾神经的前支组成,位于骶骨和梨状肌前面,其主要分布有:臀上神经、臀下神经、阴部神经、肛神经、会阴神经、股后皮神经、坐骨神经、胫神经、腓总神经。

(四) 临床操作程序和技术

患者取患侧向上侧卧位或俯卧位,腹下垫枕。确定穿刺间隙棘突中线,于患侧棘突间隙距中线 3~5cm 处做一个标记。常规消毒局麻皮肤。用 10cm 长、7 号腰麻穿刺针。局麻下垂直缓慢进针刺向横突。进针 3~4cm 针尖触及横突。然后退针少许向上一个椎间孔或向下一个椎间孔穿刺,沿着横突的上缘或下缘进针约 1~1.5cm,即到达椎间孔附近,此时如果针尖触及神经根,患者出现同侧臀部或下肢放射样异感。回吸无脑脊液、无血后即可注入局麻药液 5~8ml。

(五) 并发症及其处理

1. 防止局麻药物毒性反应,注药前要反复回吸,无血液时方可注药。

2. 尽量在影像引导下穿刺。

3. 操作中注意进针方向,防止进针过深等,以免误入蛛网膜下隙或硬膜外隙造成全脊麻等极为严重的并发症。严格执行注药前反复回抽、无脑脊液后方可注药的原则。

4. 局部血肿,一般是穿刺位置靠上,或穿刺位置过深造成。

5. 穿刺时可有神经刺激症状,但也尽量避免反复穿刺,以免损伤神经。

第四节　交感神经阻滞

自主神经是能够自动调整与个人意志无关的脏器的作用及功能的神经,在自主神经中,可分为交感神经和副交感神经。交感神经是自主神经的一部分,由中枢部、交感干、神经节、神经和神经丛组成。交感神经系统的活动比较广泛,刺激交感神经能引起瞳孔散大,心率加快,皮肤及内脏血管收缩,冠状动脉扩张,血压上升,小支气管舒张,胃肠蠕动减弱,膀胱壁肌肉松弛,唾液分泌减少,汗腺分泌汗液、立毛肌收缩等。当机体处于紧张活动状态时,交感神经活动起着主要作用。人体在正常情况下,功能相反的交感和副交感神经处于相互平衡制约中。在这两个神经系统中,当一方起正作用时,另一方则起负作用,很好地平衡协调和控制身体的生理活动,这便是自主神经的功能。临床发现,很多疼痛性疾病都与交感神经的功能异常有着密切的关系,选择性地进行交感神经阻滞,能够对相当一部分疼痛性疾病有治疗作用,本节具体介绍目前临床中最常用的几种交感神经阻滞及其操作方法。

一、星状神经节阻滞

(一) 临床应用及作用机制

1883 年,Liverpool 和 Alexander 在结扎椎动脉治疗癌痛时误伤颈部交感神经后,发现患者疼痛明显缓解,由此,交感神经节在疼痛的治疗中逐渐引起人们的注意。在以后的很长一段时间里,人们多采用外科手术的办法切断交感神经以止痛,然而相伴随的很多并发症及临床问题,也成为大家关注的重点。1920 年开始使用非手术的方式行星状神经节阻滞,之后人们对星状神经节阻滞的研究逐渐深入,目前星状神经节阻滞已经成为临床应用广泛且疗效确切的治疗方法。据 1992 年日本学者的调查,在疼痛治疗的方法中,70%~84% 是应用星状神经节阻滞。星状神经节具有交感神经的生理功能:增加心率、增强心肌收缩力、扩张冠状血管、增加腺体分泌、扩张支气管、扩瞳、松弛睫状肌、促进肾上腺髓质分泌、促进肝糖原分解等。星状神经节阻滞使相应支配区域的心血管运动、腺体分泌、肌肉紧张、支气管收缩及痛觉传导也受到抑制。除此之外,人们还发现星状神经节还通过下丘脑机制对机体的自主神经系统、内分泌系统和免疫系统的功能发挥调节作用,从而有助于维持机体内环境的稳定。因而,星状神经节阻滞广泛应用于许多自主神经功能失调的疾病。

(二) 适应证及患者选择

1. 偏头痛、紧张性头痛、脑血管疾病、视网膜血管栓塞、不典型性面痛、突发性耳聋、耳鸣、过敏性鼻炎等。

2. 头面、胸背及上肢带状疱疹和带状疱疹后神经痛。

3. 幻肢痛和灼性神经痛、胸廓出口综合征、上肢血管性疾病等。

4. 女性更年期综合征、经前紧张症、子宫或卵巢切除术后自主神经功能紊乱。

5. 急性血管栓塞、雷诺病、硬皮病。

6. 缓解急性或慢性心绞痛。

7. 过敏性结肠炎、胃肠功能紊乱、神经性尿频等。

8. 反射性交感神经营养障碍症。

9. 不定陈诉、复杂性区域疼痛综合征、原发性高血压、原发性低血压、甲状腺功能亢进、甲状腺功能减退、慢性疲劳综合征、失眠、多汗等。

(三) 解剖结构

交感神经节前胞体起源于脊髓前外侧角。星状神经节位于 C_6、C_7 横突基底部前面至第 1 肋骨颈前面，斜角肌内侧，肺尖上方，常与 T_1 交感神经合并呈星型，故名星状神经节或颈胸神经节。周围临近肺尖、斜角肌、锁骨下动脉、颈总动脉、椎动脉等。星状神经节发出分支经灰交通支与相应的脊神经相连。

(四) 临床操作程序和技术

患者取仰卧位，眼向前视。用一薄枕垫在双肩下面，使颈部尽量前凸。术者位于患者患侧。令患者微张口，先沿胸锁关节锁骨上缘 2.5cm 向内侧触摸到气管外缘，并平行于气管外缘触及颈外动脉搏动。常规消毒皮肤，用左手中指将胸锁乳突肌及颈外动脉鞘的内容物拉向外侧，中指尖下压时可触及骨性感觉，并尽量向内抵住气管外缘后稍向外移动中指，暴露出穿刺部位间隙。用 5 号或 7 号短针沿术者中指指尖轻轻垂直进针，直到针尖触及骨质，说明针尖已达 C_6 或 C_7 基底部，然后将针尖退 1~2mm，仔细回吸无血或脑脊液，注射 1% 利多卡因 5~10ml。普通患者不出现异感。对肥胖和颈短粗患者，可能深到 2.5~3cm。如果发现进针比这更深，或上肢放射感，则有可能针尖刺进两个横突之间。应立即将针退出，再调整针尖向头侧或尾侧方向穿刺，直至针尖触及到横突骨性感觉。阻滞成功后，患者出现同侧霍纳征。

(五) 并发症及其处理

1. 穿刺过深误将局麻药注入椎动脉内，而引起患者中枢神经性抽搐和呼吸抑制、心脏停搏。在进行本操作过程中，必须边回吸，边进针。极少的局麻药误注入椎动脉，即可引起患者抽搐。应用留滞针进行星状神经节阻滞，可以避免药液误注入血管内或椎管内。

2. 误注入蛛网膜下隙，产生全脊麻导致呼吸抑制、心跳停止。

3. 进针过浅或注射药物接近气管 - 食管沟，阻滞喉返神经，可导致声音嘶哑。一般不需特殊处理，可自行恢复。

4. 穿刺部位过高或局麻药量过大，可以阻滞膈神经，出现腹式呼吸减弱或因膈神经受刺激而出现呃逆。

5. 穿刺位置过低，容易刺伤胸膜顶或肺尖引发气胸。穿刺过程中一旦出现咳嗽胸痛，应警惕误伤肺和胸膜的可能。出现缺氧或呼吸困难者，应给予对症治疗。

6. 反复穿刺损伤血管引起出血、血肿和感染。

二、腰交感神经节阻滞

(一) 临床应用及作用机制

腰交感神经阻滞首次是由 Brunn 和 Mandl 报道的，腰交感神经节的位置和数目变异较大，但在 L_2~L_4 水平的两个节位置相对固定，在腰交感神经节的治疗中是常用的靶神经节。腰交感神经阻滞在治疗交感神经介导的肾、输尿管和下肢疼痛以及下肢血管功能不全相关疾病中起着重要作用。

(二) 适应证及患者选择

1. 以疼痛为主的疾病，如：肾绞痛、交感神经疼痛、灼性神经痛、幻肢痛等。

2. 治疗血管痉挛性疾病,如:雷诺病、血栓闭塞性脉管炎、下肢静脉血栓、糖尿病末梢神经痛、缺血性坏死、下肢溃疡、冻伤后疼痛等症。

3. 用于扩张下肢血管,增加末梢流量,促进末梢静脉回流,改善下肢水肿。

4. 注射神经损毁药可治疗恶性或顽固性癌性神经痛。

5. 也可以用来预测交感神经节切断术后的治疗效果。

(三) 解剖结构

腰交感神经干由 3~5 对腰交感神经节组成,位于腰椎的前外侧,沿腰大肌的内侧缘和脊柱走行。右侧被下腔静脉覆盖,左侧与腹主动脉相毗邻。腰交感神经节上与胸交感干相连,向下延伸至盆腔。左右腰交感干之间以横的交通支相连。腰交感神经节的主要分支有:①灰、白交通支,见于 L_3~L_4 交感神经节,灰交通支进入腰神经。②腰内脏神经,是起自腰段脊髓侧角的节前神经纤维,穿过腰神经节后主要终于腹主动脉丛和肠系膜丛,并在这些神经丛中换元,其节后纤维分布于结肠左曲以下的消化道器官及盆腔脏器,并有纤维伴随血管分布至下肢,L_1~L_4 交感神经节主要分支支配下肢的交感神经。

(四) 临床操作程序和技术

该操作一般在影像显示器引导下进行。术前开放静脉通道,术中连续监测血压、心率、血氧和呼吸。患者取穿刺侧向上侧卧位或俯卧位,腹下垫枕,取 L_2 或 L_3 棘突上缘外侧 3.5~5cm 处为穿刺点。常规消毒局麻皮肤后,用 10cm 长 7 号穿刺针垂直刺入皮肤,然后与皮肤呈 30°,朝脊柱中线方向进针。推进约 3~4cm,可能针尖触及腰椎体横突,或推进 6~7cm 针尖触及椎体外侧缘。通过影像显示穿刺针的位置,调整穿刺针的进针方向、深度,直至确认针尖触及椎体前外侧的交感神经节,不需寻找异感。注射造影剂可见椎体旁显示为线样分布影像,不随腹腔脏器移动。回吸无血,无脑脊液后注射局麻药 5~10ml。拟注入神经破坏剂时,可先注入试验量局麻药 3~5ml,观察有无下肢皮温升高、皮肤潮红等血管扩张的征象,以确定针尖是否在交感神经节处,然后再注入神经破坏剂。

(五) 并发症及其处理

1. 误刺入蛛网膜下隙和硬膜外隙,注药后引起广泛阻滞而导致呼吸循环障碍。注药前一定要回吸,观察有无脑脊液,注药后观察 15~30min,以防蛛网膜下腔阻滞。

2. 局部出血或血肿,因腰交感神经节临近大血管,穿刺过深有刺破大血管出血的危险。穿刺中,应注意寻找骨性标志,穿刺不宜过深,应注意观察生命体征变化,一般不需特殊处理。

3. 反复穿刺损伤神经导致神经痛。

4. 损伤大血管或刺破腰椎间盘。

5. 术中可能出现血压下降,应继续观察 2~4h,必要时给予对症处理。

6. 脊神经阻滞,表现为单侧下肢暂时性麻痹,原因是药物注射到椎间孔附近所致。

三、腹腔神经丛阻滞术

(一) 临床应用及作用机制

腹腔神经丛与内脏痛和血管痉挛有关,阻断腹腔神经丛可消除这些脏器的疼痛。腹腔神经丛上端起始于 T_{12},覆盖 L_1 前面,下端止于 L_2 上缘,其中心部位是 L_1 水平,腹腔神经丛位于疏松结缔组织内,容易被局麻药阻滞。

（二）适应证及患者选择

1. 胃、胰、肝、胆等上腹部脏器或肿瘤转移性引起的内脏痛。也有学者指出凡硬膜外阻滞范围在 T_5~T_{10} 范围内消失或明显减轻的疼痛，均可用腹腔神经丛阻滞。据文献报道，腹腔神经丛阻滞使用最多、效果最好的是胰腺癌引起的疼痛。

2. 腹腔血管痉挛性疼痛。

3. 近年来有学者认为，硬膜外阻滞效果确切是确定实施腹腔神经丛的必要条件，硬膜外间隙注入局麻药后，腹部产生温暖感时疼痛消失的患者最适于应用腹腔神经丛阻滞。

（三）解剖结构

腹腔神经丛位于膈肌下的后腹膜内，围绕在从腹主动脉上部发出的肾动脉及肠系膜上动脉起始部。腹腔神经丛的主要组成部分是位于腹主动脉起始部两侧的左右腹腔神经节，各由形态、大小各异的 1~4 个扁平的神经节构成。神经节之间有许多交通支相联络，它们进入腹腔神经丛而终止。腹腔神经丛向周围发出许多分支，形如太阳的光芒，因而腹腔神经丛也称太阳丛。腹腔神经丛接受来自内脏大小神经，即下胸（T_5~T_{12}）及上腰段的椎旁交感神经纤维，同时也有迷走神经的纤维加入。起自肝、胃肠、脾、大网膜等上腹部脏器的向心性交感神经纤维，也经腹腔神经丛进入脊髓后根。腹腔神经丛发出的分支经许多副丛如膈神经丛、肝神经丛、胃神经丛、肾神经丛、肾上腺神经丛、腹主动脉神经丛、肠系膜上、下动脉神经丛等与大部分腹腔脏器相联系。

（四）临床操作程序和技术

该操作技术必须在影像引导下进行。术前开放静脉，术中连续监测血压、心率、血氧和呼吸。患者侧卧位或俯卧位，腹下垫枕。确定 L_1 棘突上缘，棘中线旁开 5~7cm 处为穿刺点。常规消毒局麻皮肤，用 10cm 长、7 号穿刺针，从穿刺点与皮肤呈 45°~60° 进针。在影像引导下，边进针，边回吸，将针尽量刺达 L_1 椎体外侧。如果触及 L_1 横突，可以先将针退回皮下，再调整方向躲过横突上或下缘刺达椎体外侧。注射造影剂在 T_{12}~L_1 椎体前缘显示影像为条索状，证明穿刺针已经到达腹腔神经丛部位。反复仔细回吸，确认穿刺针未进入主动脉或其他的大血管内，注入 30~50ml 低浓度局麻药。该操作最好选择左侧穿刺，因为腔静脉恰位于阻滞区域中线偏右侧。若阻滞良好，数分钟后原有的疼痛应减轻，腹部出现温暖感及血压下降等。血压下降是判断阻滞效果的重要指标。若注药时阻力过大或注入局麻药后血压下降不明显，说明针尖仍在腰肌或膈肌角内，可再进针少许到达腹膜后间隙内。晚期癌痛患者为获得较长时间的阻滞效果，常用乙醇等使腹腔神经丛毁损。穿刺成功后先注入造影剂，证明针的位置正确，注入局麻药 3.5ml，出现满意的阻滞效果后再注入 75% 乙醇每侧 15ml 或 95% 的乙醇每侧 8~10ml，拔针前注入生理盐水少许以防拔针过程中针内残留的乙醇泄露，引起周围组织损伤或神经炎。

（五）并发症及其处理

1. 注射药物后患者可能出现血压降低，阻滞前一定要建立输液通道并予以补液，阻滞中常规检测血压，一旦出现血压降低或休克，应快速输液，必要时使用升压药物。术毕 1h 内密切观察心率、血压等生命体征变化。

2. 如穿刺时进针角度不当，有可能刺进下部胸膜、肺脏或肾脏等，产生气胸或血尿。

3. 误将药物注入硬膜外隙或蛛网膜下隙，可引起相应部位瘫痪（麻痹），注药前一定要注射造影剂，保证穿刺位置准确。

4. 穿刺针有可能刺伤腹主动脉或肾血管引起腹膜后血肿，应谨慎操作及严密观察。

5. 交感神经阻滞后肠蠕动增强,可出现腹痛、腹泻、腹胀等。一般持续数日能自行消失。

6. 非治疗目的的神经阻滞:局麻药或乙醇扩散引起其他神经阻滞时,会出现相应的症状,如腰交感神经阻滞时出现下肢温暖感。

四、奇神经节阻滞

(一) 临床应用及作用机制

奇神经节又叫沃尔瑟神经节,奇神经节阻滞最早用于恶性肿瘤侵犯交感神经后引起的会阴痛。目前也用于保守治疗无效的继发于子宫内膜异位症的疼痛、反射性交感神经营养不良、灼痛、肛区痛等良性疾病。还有报道通过奇神经节阻滞治疗阴部多汗以及在奇神经节阻滞下通过直肠内行尾骨错位的手法复位。

(二) 适应证及患者选择

1. 会阴及肛门周围的顽固性疼痛。

2. 盆腔内的恶性肿瘤侵犯交感神经引起的疼痛。

3. 子宫内膜异位症的疼痛、反射性交感神经营养不良、肛区痛等。

4. 部分病因不明的骶尾部及肛门会阴部疼痛,奇神经节治疗有效。

(三) 解剖结构

奇神经节位于尾椎中线的前方,是交感链的终端。奇神经节位于尾骨前的局部空间内,但位置不是固定不变的。经典的位置位于骶尾联合的前方,部分奇神经节可以延伸至骶尾联合上 1.9cm 处。多数奇神经节位于骶尾联合至尾骨中点之间的区域。奇神经节接受腰骶部交感、副交感神经纤维,并提供盆腔脏器及生殖器官部位的交感神经支配。奇神经节主要支配会阴、远端直肠、肛周、远端尿道、阴户、阴囊以及远端 1/3 阴道的痛觉及交感纤维。

(四) 临床操作程序和技术

到达奇神经节的办法:从正中线上通过肛尾韧带;从旁正中线上通过肛尾韧带;通过骶尾联合间隙或尾骨间关节间隙入路;侧入路。治疗可选择的药物:局麻药、类固醇、可乐定、肉毒素、无水乙醇等。治疗方法包括:神经阻滞、脉冲射频、神经毁损等。CT 引导下侧入路法奇神经节阻滞:患者取俯卧位,腹下垫枕,通过 CT 确定骶尾关节的位置,并确定骶尾关节下方奇神经节所在部位,并通过 CT 确定穿刺点及穿刺角度及穿刺深度,标记穿刺点。常规消毒铺巾局麻,取用10cm长、7号穿刺针,由穿刺点进入,沿CT定好的方向和深度进行穿刺,并在 CT 下反复确定穿刺针的方向和位置,避免穿刺针误伤直肠。穿刺针到达靶点位置后,回抽无血、无气,注入造影剂 2~5ml,确定针尖所在位置满意,并且造影剂沿直肠与骶尾骨之间的间隙弥散,即确定穿刺针位置满意,即可打入神经毁损药 5~15ml。

(五) 并发症及其处理

1. 会阴部坠胀不适,一般反应较轻,无需特殊处理。

2. 穿破直肠壁,损伤肠管等。穿刺时尽量使用影像引导下进行穿刺,快突破韧带或将要到达奇神经节,如果有肠管影响,可边推生理盐水边进针。同时治疗前一天,清洁肠道。

3. 局部出血,针尖损伤局部血管。

4. 感染等,注意无菌操作,并注意避免刺破肠管,同时保持清洁灌肠。

(夏令杰)

第五节　三叉神经阻滞

三叉神经阻滞在临床中的应用非常广泛,不仅可以满足相应手术部位的麻醉,还能完善术后镇痛、疼痛康复治疗等,其中包括三叉神经痛、该神经支配区域的带状疱疹痛、带状疱疹后神经痛及该范围的癌性疼痛等治疗。其神经阻滞作用机制主要是阻断疼痛传导通路,阻断疼痛恶性循环,改善血液循环及抗炎作用。三叉神经是第Ⅴ对脑神经,为混合性神经,其三个分支眼支、上颌支和下颌支,分别支配眼裂以上、眼裂和口裂之间、口裂以下的感觉和咀嚼肌收缩。三叉神经阻滞分为末梢支阻滞及半月状神经节阻滞。前者又分为第一支阻滞包括眶上神经和滑车上神经阻滞,第二支阻滞包括眶下神经和上颌神经阻滞,第三支阻滞包括颏神经和下颌神经阻滞。三叉神经阻滞治疗的效果与操作者的技术水平以及患者的病情程度关系密切,而神经刺激仪的应用为三叉神经阻滞的准确定位提供了很大帮助,有效地提高了神经阻滞的成功率。

一、眶上神经阻滞

(一)适应证及患者选择

适用于眶上神经痛、额部带状疱疹痛、带状疱疹后神经痛及该范围的癌性疼痛的患者。局部皮肤感染、有严重出血倾向或不能合作的患者不宜进行此操作。

(二)解剖结构

眶上神经是由三叉神经的眼神经发出的分支,前行于上睑提肌和眶顶壁之间,经眶上切迹分布于额顶和上睑皮肤。

(三)临床操作技术

1. **定位**　患者取坐位或仰卧位。于患侧眼眶上缘中、内 1/3 交界点或眉中间处可触及眶上切迹,大多距正中线约 2.5cm(图 8-5-1),此处用指尖可诱发出疼痛扳机点,用记号笔做好标记,以此为穿刺进针点。

2. **穿刺**　常规消毒后,使用 3.5cm 长的 7 号短针于标记点皮肤垂直进针,针尖抵达骨质时可探寻有无异感或放射痛,如针尖触及骨孔,可将针尖进入约 0.5cm,回抽无血,便可注入 1% 利多卡因 0.5~1ml。因眶上孔大多其形态及位置个体差异较大,以往操作仅有20%左右能刺入眶上孔,所以大多数操作主要是探寻有无异感。如最先触及骨质无异感,可用针尖轻柔地在扇形范围内寻找异感,针尖诱发出疼痛后确定穿刺处回抽无血时可注药,注药退针后用纱布轻压穿刺部位的皮肤 3~5min。

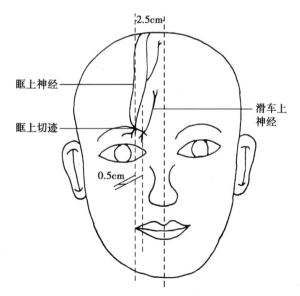

图 8-5-1　眶上神经及滑车上神经阻滞

如上述方法未能成功阻滞眶上神经,可改行眶内阻滞操作,即针尖沿眶上缘向眶内进针1.5~2cm,回抽无血时可注射药液,此方法可提高阻滞该神经的成功率。

（四）并发症及其处理

操作时避免消毒液过多进入眼内造成结膜或角膜化学性损伤。穿刺时操作者左手示指要始终保护好患者的眼球,避免穿刺针误伤。穿刺针抵达眶上孔后进针不应超过0.5cm。用手指压迫眶上切迹皮肤可避免针刺伤眶上动脉出现血肿。注药时压住上眼睑避免注射后出现肿胀,局部肿胀可用冰袋冰敷。如药物阻滞了动眼神经上支,可引起眼睑下垂,需数日至数周得到改善。眶内阻滞时不宜注射神经毁损药物。治疗当天不要洗脸,避免穿刺部位感染。

二、滑车上神经阻滞

（一）适应证及患者选择

适用于滑车上神经痛、该神经区域的带状疱疹痛、带状疱疹后神经痛及该范围的癌性疼痛的患者。局部皮肤感染、有严重出血倾向或不能合作的患者不宜进行此操作。

（二）解剖结构

滑车上神经是由三叉神经的眼神经较粗大分支的额神经在上睑提肌上方分出较小的内侧支,经滑车上分布于鼻背及内眦皮肤。

（三）临床操作技术

1. 定位　患者取仰卧,头正中位。于患侧鼻背根部与眉弓部交汇点,距离正中线1.5~2cm处(图8-5-1),用记号笔做好标记,以此为穿刺进针点。

2. 穿刺　常规消毒后,使用3.5cm长的7号短针于标记点皮肤进针,进针深度1~1.5cm,回抽无血后可注射1%利多卡因1.5~2ml,注药后退针,轻压穿刺点3~5min。因穿刺点在眶上切迹内侧0.5~1cm处,在一处注药后,即可扩散而阻滞眶上神经和滑车上神经,所以两者经常不分别阻滞。

（四）并发症及其处理

眶内法阻滞时避免向眼球方向穿刺造成眼球的损伤。余并发症及其处理同眶上神经阻滞术。

三、眶下神经阻滞

（一）适应证及患者选择

适用于眶下神经痛、该神经区域的带状疱疹痛、带状疱疹后神经痛及该范围的癌性疼痛的患者。局部皮肤感染、有严重出血倾向或不能合作的患者不宜进行此操作。

（二）解剖结构

眶下神经为三叉神经的上颌神经主干的终末支,经眶下裂入眶,后经眶下沟、眶下管,出眶下孔后分支布于下睑、鼻翼和上唇的皮肤及黏膜。

（三）临床操作技术

1. 定位　患者取仰卧位。于眶下缘正下方约1cm,距正中线2.5~3cm处用手指可触及一浅凹,或者瞳孔与同侧唇角连线上的眶下嵴下方偏内侧处也可触及凹陷,按压时有疼痛或酸胀感,即为眶下孔。或者从直视瞳孔至同侧口外角做一垂线,再从眼外眦至上唇中点做一连线,两线交叉点作为穿刺点(图 8-5-2)。用记号笔做好标记,以此为穿刺进针点。

2. 穿刺 常规消毒后,使用 3.5cm 长的 7 号短针于标记点皮肤进针,穿刺时用左手拇指按压眶下缘以保护眼球,向外、上、后进针深约 1.5~2cm 时,感受到针尖出现落空感,刺及眶下神经时,会产生上唇的放射痛,经回抽无血后,可注入 1% 利多卡因 0.5~1ml。针尖出现落空感表明已经到达眶下孔,进针不宜过深,以防将药物注入眼眶内。观察 2~3min 后眶下区域痛觉消失可确认阻滞成功。注药后退针,轻压穿刺部位 3~5min 后贴敷料。

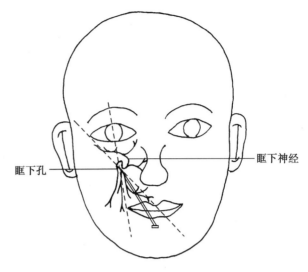

图 8-5-2　眶下神经阻滞

(四) 并发症及其处理

1. 皮下出血、血肿 注药后轻压穿刺部位 3~5min 避免损伤与神经伴行的同名动静脉而出现血肿。

2. 面部肿胀 如注射神经损毁药出现面部肿胀者不要进行局部热敷而应间断予以冷敷,直至肿胀消失。

3. 乙醇神经炎 如注射无水乙醇出现乙醇神经炎,应早期施行星状神经节阻滞治疗。

4. 视力障碍 如因针尖刺入眶下管过深使药入眶,或在眶下管内刺破血管后出血,会导致眶内压升高,出现复视、眼球突出、视力障碍及眼球疼痛等症状。

除要警惕以上并发症,消毒时还应避免消毒液进入眼内损伤结膜或角膜。穿刺时要注意避免针尖划伤眼球。治疗当天不要洗脸,避免感染。不建议反复注射药物,避免局部肌肉萎缩。

四、上颌神经阻滞

(一) 适应证及患者选择

适用于上颌神经痛、该神经区域的带状疱疹痛、带状疱疹后神经痛及该范围的术后疼痛、创伤性疼痛、癌性疼痛、放疗后疼痛的患者。局部皮肤感染、有严重出血倾向或不能合作的患者不宜进行此操作。

(二) 解剖结构

上颌神经由三叉神经节发出,进入海绵窦外侧壁后经圆孔出颅,进入翼腭窝,再经眶下裂入眶,续为眶下神经。上颌神经于翼腭窝内发出分支,分布于部分硬脑膜、上颌牙齿、鼻腔和口腔的黏膜以及眼裂和口裂间的皮肤。

(三) 临床操作技术

1. 定位 患者取仰卧位,头偏向健侧。穿刺点在外耳孔前方 3cm,颧弓下缘中点,或者患者微张口时颧弓中点和下颌切迹("乙"状切迹)中点的连线前侧 0.5cm 处,用记号笔做好标记。

2. 穿刺　常规消毒后,局麻下使用有刻度标记的 10cm 长的 7 号穿刺针于标记点皮肤垂直进针,约 4~5cm 达蝶骨的翼突外板,此时将针体标记置于距皮肤 1cm 处,退针至皮下,调整穿刺角度对准瞳孔方向进针(图 8-5-3)。重新进针不超过所标记的深度,当针尖进入翼腭窝时上唇、上齿、颊部皆出现放射痛,如无放电样反应,可用针尖向左右作扇形探寻直至上唇、上齿出现放电样异感。回吸无血时,注入 1% 利多卡因 0.5~1ml。充分观察患者疼痛减退且无其他不适后再注入治疗药物。注药后退针,轻压穿刺部位 3~5min 后贴敷料。用神经定位刺激器可以更准确地确定穿刺针到达神经干部位。

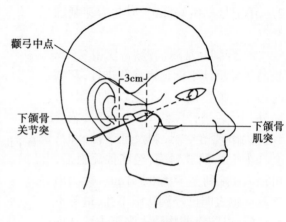

图 8-5-3　上颌神经阻滞

(四) 并发症及其处理

注药后轻压穿刺部位避免局部出现血肿。如出现明显局部血肿,用冰袋间断冷敷直至肿胀消失。避免针刺过深后局麻药用量过多,药液由圆孔进入颅内的蛛网膜下腔并引起三叉神经全支阻滞及其他脑神经阻滞。如注射无水乙醇出现乙醇神经炎,应早期施行星状神经节阻滞治疗。不建议反复注射神经损毁药物,避免局部肌肉萎缩。

五、下颌神经阻滞

(一) 适应证及患者选择

适用于下颌神经各支分布区域的疼痛、该神经区域的带状疱疹痛、带状疱疹后神经痛及该范围的创伤性疼痛、癌性疼痛、放疗后疼痛的患者。局部皮肤感染、有严重出血倾向或不能合作的患者不宜进行此操作。

(二) 解剖结构

下颌神经系三叉神经节发出的最大分支,自三叉神经节发出后,经卵圆孔出颅达颞下窝,发出分支包括脑膜支、翼内肌神经支、下颌神经前股、颊神经和下颌神经后股。卵圆孔位于蝶骨大翼的后部,大多数在蝶骨翼突外板后缘的后侧或后内侧,其外口多向前外方,后外侧为棘孔。下颌神经为混合型神经纤维,运动纤维支配咀嚼肌,感觉纤维分布于下颌各牙、牙龈、舌前 2/3 和口腔底黏膜以及耳颞区和口裂以下的面部皮肤。

(三) 临床操作技术

1. 定位　患者取仰卧位,头偏向健侧。穿刺点同上颌神经阻滞术。

2. 穿刺　常规消毒后,局麻下使用有刻度标记的 10cm 长的 7 号穿刺针于标记点皮肤垂直进针,约 4~5cm 达蝶骨的翼突外板,此时将针体标记置于距皮肤 1cm 处,退针至皮下,调整穿刺角度对准外耳道方向或外后方进针至所标记的深度(图 8-5-4),当针尖进入卵圆孔时下唇、下牙槽或舌部出现电击样异感,则提示针尖已经触及下颌神经干。回吸无血时,注入 1% 利多卡因 0.5~1ml。确认阻滞范围有效,待患者疼痛减退且无其他不适后再注入治疗

药物。注药后退针,轻压穿刺部位 3~5min
后贴敷料。用神经定位刺激器可以更准
确地确定穿刺针到达神经干部位。

（四）并发症及其处理

穿刺部位出血是最常见的并发症,易
损伤经卵圆孔出颅的蝶导静脉或卵圆孔
后外侧出棘孔的脑膜中动脉形成血肿。
因下颌神经分支较多,治疗中常出现分支
阻滞不全情况,需要进行多次阻滞治疗,
神经刺激器可以准确确定分支神经。注
药前要充分回抽,其余并发症及处理同上
颌神经阻滞术。

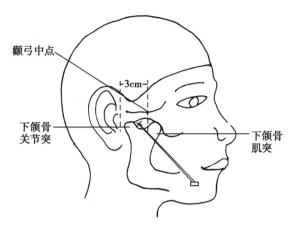

图 8-5-4 下颌神经阻滞

六、颏神经阻滞

（一）适应证及患者选择

适用于三叉神经第三支颏神经痛,以及该神经区域的带状疱疹痛、带状疱疹后神经痛的
患者。局部皮肤感染、有严重出血倾向或不能合作的患者不宜进行此操作。

（二）解剖结构

颏神经为下颌神经后股的下牙槽神经于颏孔穿出的终支,分布于颏部及下唇的皮肤和
黏膜。

（三）临床操作技术

1. 定位 患者取仰卧位,眼前视。经同侧瞳孔作一垂线,其与下颌骨降支上下缘相交
处可触及一凹陷,即颏孔的开口。或者于第 1 磨牙前下方或与第 2 尖牙之间下方,嘴角稍下
处也可触及颏孔,用记号笔做好标记。

2. 穿刺 常规消毒后,使用 3.5cm 长的 7 号短
针于标记点偏外上方,与皮肤呈 45°向内下方向进针
(图 8-5-5),当针尖刺进骨凹陷内即颏孔时,患者大多
会出现下唇的异感。此时回吸无血后注入 1% 利多
卡因 0.5~1ml 或神经损毁药 0.5ml,退针轻压穿刺部
位 3~5min 后贴敷料。

（四）并发症及其处理

注射神经损毁药物剂量不宜过大,避免局部肌肉
萎缩。其余并发症较少见。

七、半月神经节阻滞

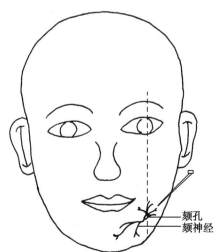

图 8-5-5 颏神经阻滞

（一）适应证及患者选择

适用于治疗各支三叉神经痛、该神经区域的带状
疱疹痛、带状疱疹后神经痛及该范围的创伤性疼痛、癌性疼痛、放疗后疼痛、面部肌肉痉挛性

疼痛的患者。局部皮肤感染、有严重出血倾向或不能合作的患者不宜进行此操作。

（二）解剖结构

三叉神经为混合性神经，含有一般躯体感觉和特殊内脏运动两种纤维。特殊内脏运动纤维始于三叉神经运动核，主要支配咀嚼肌。一般躯体感觉纤维的胞体集中在三叉神经节（半月节）内，此节位于颞骨岩部尖端的三叉神经压迹处。三叉神经节的周围突向前发出三条大的分支，自内向外依次为眼神经、上颌神经及下颌神经，分别经眶上裂、圆孔和卵圆孔出颅，分布于头面部皮肤、眼、鼻及口腔的黏膜，传导痛、温、触等感觉。

（三）临床操作技术

1. **定位**　患者取仰卧位，面向前方，头稍后仰。先于颧弓中点做一标记，再经眶外缘的垂直线与同侧口角水平线的交点做标记，穿刺点即相当于同侧口角外方 2~3cm 处。

2. **穿刺**　常规消毒后，局麻下用 10cm 长的 7 号穿刺针进行穿刺，正面观针尖对准瞳孔稍内侧方向（图 8-5-6），侧面观针尖对准颧弓中点（图 8-5-7）。缓慢进针，深度一般达到 5~6cm 时，针尖触及骨性感觉，提示针尖已抵达卵圆孔周围骨面，此时在影像监视器或神经定位刺激器引导下调整针尖方向继续进针，直至患者出现下唇部电击样异感，说明针尖触及卵圆孔附近的下颌神经。继续进针 3~5mm，如出现向上颌部电击样异感则提示针尖已经进入卵圆孔。如在进针过程中先出现上颌部剧烈疼痛，说明针尖已经抵达半月神经节，应停止进针。仔细回抽无血、无脑脊液后，缓慢注射 1% 利多卡因 1ml，观察数分钟后患侧三叉神经分布区域感觉减退提示阻滞成功。确认患者视觉、眼球运动无异常可注射治疗药物 0.5~1ml，退针后轻压穿刺点 3~5min，创可贴贴敷。

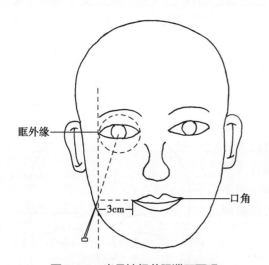

图 8-5-6　半月神经节阻滞正面观

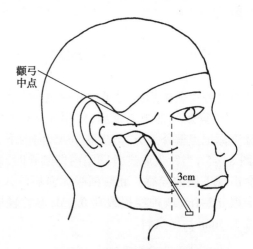

图 8-5-7　半月神经节阻滞侧面观

（四）并发症及其处理

1. 出血、血肿　穿刺误伤经卵圆孔出颅的蝶导静脉出血是最常见的并发症。损伤出棘孔的脑膜中动脉也可造成颅内血肿。

2. 角膜溃疡或失明　穿刺针抵达颅底诱发出上颌神经异感后要停止进针以免损伤三叉神经第 1 分支眼神经，神经损毁药不宜超过 0.5ml，避免神经节被阻滞后发生角膜麻醉，知觉丧失后导致角膜溃疡或失明是严重的并发症。

3. 周围脑神经损害 注意避免神经损毁药剂量过大导致周围脑神经功能长期丧失。

4. 局麻药误注入蛛网膜下隙可出现眩晕、呕吐反应,甚至会造成呼吸心跳停止。

5. 注射神经损毁药后如穿刺部位出现肿胀,可用冰袋间断冷敷。

半月神经节阻滞术要求技术精确,建议在影像监视器或神经定位刺激器引导下并且是有经验的医师操作进行。术前应签署知情同意书。

第六节 枕神经阻滞

枕神经痛主要是由来自 C_2、C_3 脊神经的枕大神经和枕小神经分布区域的疼痛。枕神经阻滞中局麻药的使用可以阻断神经冲动的传导,解除肌紧张及小血管平滑肌的痉挛,改善血液循环等,在枕神经痛治疗中具有操作简单、起效快、效果明显、价格低廉等特点因此在临床上应用较多。枕神经阻滞分为枕大神经阻滞和枕小神经阻滞,在临床上可以治疗颈源性头痛、该部位带状疱疹痛和带状疱疹后神经痛、癌性疼痛等。

一、枕大神经阻滞

(一)适应证及患者选择

适用于颈源性偏头痛及其他原因引起的头痛、该部位带状疱疹痛和带状疱疹后神经痛、癌性疼痛的患者。注射部位感染、不能合作的患者不宜进行此操作。

(二)解剖结构

枕大神经系 C_2 脊神经后支的主支和 C_3 脊神经后支的小部分分支组成的混合性神经,主要为感觉神经,该神经位于枕后结节外侧约 2.5cm 处,在上项线水平、胸锁乳突肌及斜方肌之间穿出深筋膜,分布于枕顶部皮肤。

(三)临床操作技术

1. 定位 患者骑坐在治疗椅上,头前屈,下颏尽量贴着前胸,额部放在重叠于治疗椅的双前臂上。穿刺点位于上项线水平,枕外粗隆与乳突连线中点,在此点旁边可触及枕动脉,该神经在其内侧(图 8-6-1)。或者 C_2 棘突与乳突后缘连线中内 1/3 点向上 1cm 处为穿刺点。

2. 穿刺 常规消毒后,用 3.5cm 长的 7 号短针于穿刺点皮肤垂直进针,直至触及枕骨。如患者出现异感,表明针尖接近或触及枕大神经,也有部分患者没有出现异感,此时退针少许,确认回抽无血后即可注射 1% 利多卡因 2~3ml,退针后轻压穿刺点 3~5min。

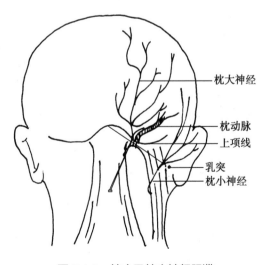

图 8-6-1 枕大及枕小神经阻滞

(四)并发症及其处理

注药前要确认回抽无血,避免将局麻药误注入枕动脉内。注药后部分患者有眩晕症状,休息后可缓解,无需特殊处理。其余并发症较少见。

二、枕小神经阻滞

(一) 适应证及患者选择

适用于颈源性偏头痛、该部位带状疱疹痛和带状疱疹后神经痛的患者。注射部位感染、不能合作的患者不宜进行此操作。

(二) 解剖结构

枕小神经系 C_2 和 C_3 脊神经前支组成的感觉性神经,该神经在枕后结节外侧约 5cm 处上行,于胸锁乳突肌后缘中点上行,分布于枕外侧、乳突及耳廓背面上部的皮肤。

(三) 临床操作技术

1. **定位**　患者体位同枕大神经阻滞术。枕小神经穿刺点在枕大神经阻滞点外侧2cm(图8-6-1)。或者 C_2 棘突与乳突后缘连线中外 1/3 点处为穿刺点。

2. **穿刺**　常规消毒后,用 3.5cm 长的 7 号短针于穿刺点皮肤垂直进针,直至触及枕骨,此时患者可能出现异感,也有部分患者无异感,确认回抽无血后即可注射 1% 利多卡因 2~3ml,退针后轻压穿刺点 3~5min。

(四) 并发症及其处理

注药前要确认回抽无血,避免将局麻药误注入枕动脉内。注药后部分患者有眩晕症状,休息后可缓解,无需特殊处理。其余并发症较少见。

第七节　其他常见周围神经阻滞

一、肩胛上神经阻滞

(一) 适应证及患者选择

适用于肩部疼痛的诊断与治疗,作为肩关节疾患的手法治疗区域阻滞,如肩关节脱臼手法复位和治疗肩部癌性疼痛的患者。穿刺部位感染,严重肺气肿患者不予行此操作。

(二) 解剖结构

肩胛上神经由 C_5、C_6 神经纤维前支的锁骨上部分组成,起自臂丛上干,经斜方肌及肩胛舌骨肌深侧至肩胛切迹处,再经肩胛横韧带至冈上窝,再绕过肩胛颈切迹转入冈下窝,支配冈上肌、冈下肌的运动和肩关节、肩锁关节的感觉。

(三) 临床操作技术

1. **定位**　患者取坐位,背朝术者,双肩放松,手臂自然下垂。先确定肩胛冈位置,于肩胛冈脊柱缘至肩峰顶端作一连线,其中点与中外 1/3 交点连线的中点前缘,即肩胛上神经的穿刺点(图 8-7-1)。或者从脊柱缘至肩峰做一连线,并将肩胛骨下角的分角线延长与其交叉,此两线形成的外上角再作分角线,在此分角线上 1.5cm 处相当肩胛上的切迹处,用记号笔做好标记,以此为穿刺进针点。

2. **穿刺**　常规消毒后,局麻下用 10cm 长有刻度标记的 7 号穿刺针垂直进针至冈上窝,将针体上的深度标志移至距皮肤 1cm 处,再将穿刺针退至皮下,调整针尖向前倾斜 5°~10° 再次进针,直至触及骨质,多数患者出现有酸胀或向上臂放射的异感,说明已刺入肩胛上切迹处,即穿刺成功。如进针过程无异感可使针尖做扇形移动来寻找肩胛上切迹,经回抽无血、无气后可注入 1% 利多卡因 8~10ml,退针后创可贴敷。用神经定位刺激器引导进针可提高成功率。

（四）并发症及其处理

进针不要过深,避免气胸的发生,注药前应确认回抽无血、无气,如怀疑气胸必要时可拍摄 X 线片以明确诊断。肩胛上神经阻滞后不出现皮肤感觉麻痹现象,主要根据肩部疼痛的消退来判断阻滞效果。穿刺过程中不必为刻意寻找异感而造成胸膜或肩胛上神经的损伤,一般只要到达肩胛上切迹处注药也能取得满意的效果。

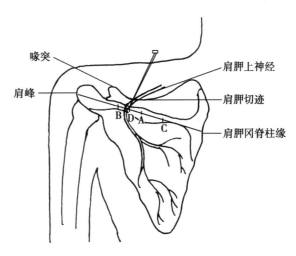

图 8-7-1　肩胛上神经阻滞

A. 肩胛冈脊柱缘至肩峰连线中点;B. 连线中外 1/3 交点;C. 连线中内 1/3 交点;D. A 和 B 连线中点;穿刺点为 D 点前缘

二、正中神经阻滞

（一）适应证及患者选择

适用于正中神经支配范围内的手术麻醉、手法整复及疼痛治疗,腕部阻滞可以治疗腕管综合征等。局部解剖位置异常、骨折、血肿、肿瘤的患者不予行此操作。

（二）解剖结构

正中神经起源于 C_6~C_8 和 T_1 脊神经根,其内外侧根分别发自臂丛内外侧束。在臂部,正中神经沿着肱二头肌内侧沟下行,并由外侧向内侧跨过肱动脉,随其一起下降至肘窝,穿旋前圆肌继续下行至腕部,然后从桡侧腕屈肌腱和掌长肌腱之间进入腕管,在掌腱膜深面到达手掌。

（三）临床操作技术

1. 肘部正中神经阻滞

（1）定位:患者取仰卧位,前臂伸直,掌心向上。于肱骨内、外上髁之间做一连线,在该线上肱二头肌腱内侧缘肱动脉搏动旁或者肱骨内、外上髁连线中点稍内侧处标记为穿刺点(图 8-7-2)。

（2）穿刺:戴无菌手套消毒皮肤,于穿刺点做一局麻皮丘。取 3.5cm 长的 7 号短针于标记点皮肤垂直进针,直至出现异感,若无异感,可退针至皮下再稍偏向桡侧寻找异感,反复小范围扇形穿刺多可找到异感,固定针头后回抽无血即可注入局麻药 5~10ml。

2. 腕部正中神经阻滞

（1）定位:患者取仰卧位,前臂伸直,掌心向上。在桡骨茎突水平,横过腕关节作一横线,嘱患者握拳、屈腕,即可在横线上清楚显示桡侧腕屈肌腱和掌长肌腱,取二肌腱之间为穿刺点(图 8-7-3)。

（2）穿刺:戴无菌手套消毒皮肤,于穿刺点做一局麻皮丘。取 3.5cm 长的 7 号短针于标记点皮肤垂直进针约 1cm,穿过筋膜后缓慢进针少许即可出现异感,并向手掌桡侧放射。固

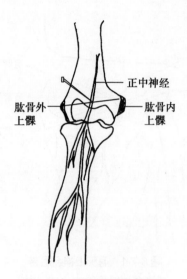

图 8-7-2　肘部正中神经阻滞

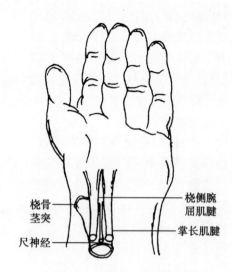

图 8-7-3　腕部正中神经阻滞

定针头,回抽无血后即可注入局麻药 5~10ml。

（四）并发症及其处理

注药前要注意回抽以免局麻药入血。避免为寻求异感反复粗暴穿刺而导致损伤正中神经或肌腱。药量过大使腕管内压力增大,可引起手掌麻木,缺血疼痛。严格无菌操作,预防感染发生。

三、桡神经阻滞

（一）适应证及患者选择

适用于桡神经支配范围内的手术麻醉、手法整复、术后镇痛及各种痛症治疗。局部解剖位置异常、骨折、血肿、肿瘤的患者不予行此操作。

（二）解剖结构

桡神经由 C_5~C_8 和 T_1 神经纤维组成,是发自臂丛后束的一条粗大神经。先位于腋动脉后方向外下走行,经肱三头肌长头与内侧头之间,后沿着桡神经沟在肱骨中段背侧旋向外下,于肱骨外上髁上方穿外侧肌间隔,至肱桡肌与肱肌之间继续下行于肱肌与桡侧腕长伸肌之间。

（三）临床操作技术

1. 上臂部桡神经阻滞

（1）定位:患者取仰卧或坐位,上臂平伸。于肱骨外上髁上方 10cm 处,即桡神经绕过肱骨处标记为穿刺点。

（2）穿刺:戴无菌手套,消毒皮肤,于穿刺点做一局麻皮丘。取 3.5cm 长的 7 号短针于标记点皮肤垂直进针至肱骨,针尖寻找异感,出现异感后回抽无血即可注入局麻药 10~20ml。如未寻到异感亦可将药物于肱骨表面桡神经沟方向做扇形浸润,也能达到阻滞效果。

2. 肘部桡神经阻滞

（1）定位:患者取仰卧或坐位,前臂伸直,掌心向上。在肱骨内、外髁作一连线,于该线上肱二头肌腱外缘 1cm 处标记为穿刺点。

(2) 穿刺:戴无菌手套,消毒皮肤,于穿刺点做一局麻皮丘。取 3.5cm 长的 7 号短针于标记点皮肤垂直进针,直至拇指或示指背面皮肤出现异感,若无异感时针尖可作扇形范围内寻找,回抽无血后可注入局麻药 5~10ml。

3. 腕部桡神经阻滞

(1) 定位:患者取仰卧或坐位,手臂伸直。确定患侧桡骨茎突位置,因桡神经在腕部分支多且细,临床常于腕部桡侧作环形皮下浸润即可(图 8-7-4)。

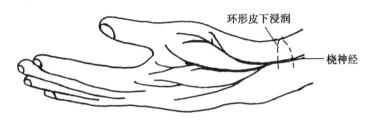

图 8-7-4 腕部桡神经阻滞

(2) 穿刺:戴无菌手套,消毒皮肤,取 3.5cm 长的 7 号短针于桡骨茎突前端做皮下浸润,并向掌侧及背侧注药。由于腕背桡凹处是大多数桡神经经过之处,故于此处注射局麻药亦可获满意阻滞效果。

(四) 并发症及其处理

避免反复粗暴的穿刺而损伤桡神经或肌腱以及局麻药误入血管发生不良反应。腕部桡神经环状浸润时应避免损伤桡动脉。严格无菌操作,防止感染。

四、肋间神经阻滞

(一) 适应证及患者选择

适用于胸外伤后疼痛、胸部手术后疼痛、肋间神经炎、肋骨软骨炎、原发性及继发性肋间神经痛、带状疱疹痛及带状疱疹后神经痛和胸壁癌性疼痛等患者。注射部位皮肤组织有感染、有严重出血倾向患者不予行此操作。有严重心肺疾患应慎用或不用肋间神经阻滞。

(二) 解剖结构

肋间神经由胸神经前支组成,除 T_{11} 神经前支和 T_{12} 神经前支分别参与臂丛和腰丛的组成,其余均走行于相应肋间隙,与肋间动脉、静脉伴行,位于内外肋间肌之间,支配肋间肌、腹壁肌和相应的皮肤。

(三) 临床操作技术

1. **定位** 患者取健侧卧位,上臂高举过头,使肩胛骨高举暴露腋前线或腋后线,增大肋间隙,利于操作。决定所需要阻滞范围后,在预定阻滞部位的肋骨下缘用记号笔做好标记。

2. **穿刺** 常规皮肤消毒,术者用左手拇指、示指固定进针点,先做一局麻皮丘,随后用 3.5cm 长的 7 号的短针沿肋骨下缘向头侧 20° 角刺及肋骨,再使针尖往肋缘下移动,稍进针 1~3mm,此时进入肋骨下沟会出现阻力消失,经回抽无血、无气后,注入局麻药 3~5ml。

(四) 并发症及其处理

穿刺前要确定骨性标志,忌盲目进针,掌握好进针深度,以免刺破胸膜发生气胸,刺及胸膜时患者会出现明显痛感。注药前应反复回抽,以防发生中毒反应。

五、股外侧皮神经阻滞

(一)适应证及患者选择

适用于股外侧皮神经痛、该区域的带状疱疹痛、大腿前外侧至膝关节外侧皮肤感觉异常,股外侧皮神经炎或股外侧皮神经卡压症等患者。注射部位皮肤组织感染、有出血倾向患者不予行此操作。

(二)解剖结构

股外侧皮神经起源于 L_2~L_3 神经前支的后股,从腰大肌外缘穿出,向前外侧走行,斜越髂肌表面至髂前上棘,经腹股沟韧带深部进入大腿。股外侧皮神经于髂前上棘内侧穿出阔筋膜,分为前后两支。前支分布于股前区外侧至膝关节外侧的皮肤,后支分布于大转子至大腿中部的皮肤。

(三)临床操作技术

1. 定位 患者取仰卧位,下肢稍分开。先确定患侧髂前上棘和腹股沟韧带位置,然后于髂前上棘内侧2cm处的下方2cm位置标记为穿刺点(图8-7-5)。

2. 穿刺 常规消毒局部皮肤,使用3.5cm长的7号短针于标记点垂直刺入皮肤,沿着腹股沟韧带下缘缓慢进针,进针深度为2~3cm,针尖到达筋膜下时可诱发异感,充分回抽无血即可注入局麻药5~10ml。如未诱发出异感,应退针至皮下,针尖作扇形移动探寻异感,若还是找不出异感,在筋膜下方作扇形浸润给药也可达到阻滞效果。

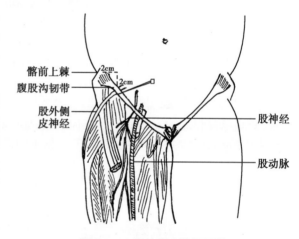

图 8-7-5　股外侧皮神经阻滞

(四)并发症及其处理

充分抽吸,避免药物误注入血管。操作轻柔避免损伤周围血管。切忌粗暴穿刺,以免损伤神经。注入大量局麻药时可能药物会扩散至股神经引起暂时性的伸膝无力及走路困难。

(许　睿)

参 考 文 献

[1] Kaye AD,Manchikanti L,Abdi S,et al. Efficacy of Epidural Injections in Managing Chronic Spinal Pain:A Best Evidence Synthesis [J]. Pain Physician,2015,18:E939-E1004.

[2] US Burden of Disease Collaborators. The State of US health,1999-2010:Burden of diseases,injuries,and risk factors [J]. JAMA,2013,310:591-608.

[3] Hoy D,March L,Brooks P,et al. The global burden of low back pain:estimates from the Global Burden of

Disease 2010 study [J]. Ann Rheum Dis, 2014, 73: 968-974.

[4] Hoy D, March L, Woolf A, et al. The global burden of neck pain: Estimates from the global burden of disease 2010 study [J]. Ann Rheum Dis, 2014, 73: 1309-1315.

[5] Atluri S, Sudarshan G, Manchikanti L. Assessment of the trends in medical use and misuse of opioid analgesics from 2004 to 2011 [J]. Pain Physician, 2014, 17: E119-E128.

[6] Gupta S, Gupta M, Nath S, et al. Survey of European pain medicine practice [J]. Pain Physician, 2012, 15: E983-E994.

[7] Dart RC, Surratt HL, Cicero TJ, et al. Trends in opioid analgesic abuse and mortality in the United States[J]. N Engl J Med, 2015, 372: 241-248.

[8] Manchikanti L, Pampati V, Falco FJE, et al. An updated assessment of utilization of interventional pain management techniques in the Medicare population: 2000-2013 [J]. Pain Physician, 2015, 18: E115-E127.

[9] Manchikanti L, Pampati V, Falco FJE, et al. Growth of spinal interventional pain management techniques: Analysis of utilization trends and Medicare expenditures 2000 to 2008 [J]. Spine(Phila Pa 1976), 2013, 38: 157-168.

[10] Manchikanti L, Pampati V, Falco FJE, et al. Assessment of the growth of epidural injections in the Medicare population from 2000 to 2011 [J]. Pain Physician, 2013, 16: E349-E364.

[11] Manchikanti L, Helm II S, Singh V, et al. Accountable interventional pain management: A collaboration among practitioners, patients, payers, and government [J]. Pain Physician, 2013, 16: E635-E670.

[12] Pages E. Anesthesia metamerica Rev [J]. Sanid Mil Madr, 1921, 11: 351.

[13] Fardon DF, Herzog RJ, Mink JH, et al. Nomenclature of Lumbar Disc Disorders [M]// Garfin SR, Vaccaro AR. Orthopaedic Knowledge Updated Spine. Rosemont, IL: American Academy of Orthopaedic Surgeons, 1997: A3-A14.

[14] Valat JP, Genevay S, Marty M, et al. Sciatica [J]. Best Pract Res Clin Rheumatol, 2010, 24: 241-252.

[15] Manchikanti L, Abdi S, Atluri S, et al. An update of comprehensive evidence-based guidelines for interventional techniques of chronic spinal pain: Part II: Guidance and recommendations [J]. Pain Physician, 2013, 16: S49-S283.

[16] Manchikanti L, Nampiaparampil DE, Manchikanti KN, et al. Comparison of the efficacy of saline, local anesthetics, and steroids in epidural and facet joint injections for the management of spinal pain: A systematic review of randomized controlled trials [J]. Surg Neurol Int, 2015, 6: S194-S235.

[17] Manchikanti L, Kaye AD, Manchikanti KN, et al. Efficacy of epidural injections in the treatment of lumbar central spinal stenosis: A systematic review [J]. Anesth Pain Med, 2015, 5: e23139.

[18] Manchikanti L, Benyamin RM, Falco FJ, et al. Do epidural injections provide short- and long-term relief for lumbar disc herniation? A systematic review [J]. Clin Orthop Relat Res, 2015, 473: 1940-1956.

[19] Manchikanti L, Nampiaparampil DE, Candido KD, et al. Do cervical epidural injections provide long-term relief in neck and upper extremity pain? A Systematic Review [J]. Pain Physician, 2015, 18: 39-60.

[20] Van Zundert J, Huntoon M, Patijn J, et al. Cervical radicular pain [J]. Pain Pract, 2009, 10: 1-17.

[21] Benyamin RM, Singh V, Parr AT, et al. Systematic review of the effectiveness of cervical epidurals in the management of chronic neck pain [J]. Pain Physician, 2009, 12: 137-157.

[22] Manchikanti L, Malla Y, Cash KA, et al. Fluoroscopic epidural injections in cervical spinal stenosis: Preliminary results of a randomized, double-blind, active control trial [J]. Pain Physician, 2012, 15:

E59-E70.

[23] Manchikanti L, Malla Y, Cash KA, et al. Fluoroscopic cervical interlaminar epidural injections in managing chronic pain of cervical postsurgery syndrome: Preliminary results of a randomized, double-blind active control trial [J]. Pain Physician, 2012, 15: 13-26.

[24] Manchikanti L, Cash KA, Pampati V, et al. Two-year follow-up results of fluoroscopic cervical epidural injections in chronic axial or discogenic neck pain: A randomized, double-blind, controlled trial [J]. Int J Med Sci, 2014, 11: 309-320.

[25] Manchikanti L, Cash KA, Pampati V, et al. A randomized, double-blind, active control trial of fluoroscopic cervical interlaminar epidural injections in chronic pain of cervical disc herniation: Results of a 2-year follow-up [J]. Pain Physician, 2013, 16: 465-478.

[26] Castagnera L, Maurette P, Pointillart V, et al. Long-term results of cervical epidural steroid injection with and without morphine in chronic cervical radicular pain [J]. Pain, 1994, 58: 239-243.

[27] Stav A, Ovadia L, Sternberg A, et al. Cervical epidural steroid injection for cervicobrachialgia [J]. Acta Anaesthesiol Scand, 1993, 37: 562-566.

[28] Pasqualucci A, Varrassi G, Braschi A, et al. Epidural local anesthetic plus corticosteroid for the treatment of cervical brachial radicular pain: Single injection versus continuous infusion [J]. Clin J Pain, 2007, 23: 551-557.

[29] Manchikanti L, Cash KA, McManus CD, et al. Thoracic in-terlaminar epidural injections in managing chronic thoracic pain: A randomized, double-blind, controlled trial with a 2-year follow-up [J]. Pain Physician, 2014, 17: E327-E338.

[30] Parr A, Diwan S, Abdi S. Lumbar interlaminar epidural injections in managing chronic low back and lower extremity pain: a systematic review [J]. Pain Physician, 2009, 12: 163-188.

[31] Raj P, Lou L, Erdine S, et al. Interventional pain management image guided procesures [M]. 2nd ed. Philadelphia: Saunders Elsevier, 2008, 323-324.

[32] Vad VB, Bhat AL, Lutz GE, et al. Transforaminal epidural steroid injections in lumbosacral radiculopathy [J]. Spine, 2002, 27: 11-16.

[33] Ghahreman A, Ferch R, Bogduk N. The efficacy of transforaminal injection of steroids for the treatment of lumbar radicular pain [J]. Pain Med, 2010, 11: 1149-1168.

[34] Kaufmann TJ, Geske JR, Murthy NS, et al. Clinical effectiveness of single lumbar transforaminal epidural steroid injections [J]. Pain Med, 2013, 14: 1126-1133.

[35] Manchikanti L, Cash KA, McManus CD, et al. A Randomized, double-blind controlled trial of lumbar interlaminar epidural injections in central spinal stenosis: 2-year follow-up [J]. Pain Physician, 2015, 18: 79-92.

[36] Manchikanti L, Cash KA, McManus CD, et al. A randomized, double-blind, active-controlled trial of fluoroscopic lumbar interlaminar epidural injections in chronic axial or discogenic low back pain: Results of a 2-year follow-up [J]. Pain Physician, 2013, 16: E491-E504.

[37] Manchikanti L, Singh V, Cash KA, et al. A randomized, double-blind, active-control trial of the effectiveness of lumbar interlaminar epidural injections in disc herniation [J]. Pain Physician, 2014, 17: E61-E74.

[38] Lee JW, Kim SH, Choi JY, et al. Transforaminal epidural steroid injection for lumbosacral radiculopathy:

preganglionic versus conventional approach［J］. Korean J Radiol,2006,7:139-144.

［39］Singh JR,Cardozo E,Christolias GC. The Clinical Efficacy for Two-Level Transforaminal Epidural Steroid Injections［J］. American Academy of Physical Medicine and Rehabilitation,2016:1-6.

［40］Sturesson B,Selvik G,Uden A. Movements of the sacroiliac joints. A roentgen stereophotogrammetric analysis［J］. Spine,1989,14(2):162-165.

［41］Szadek KM,Hoogland PV,Zuurmond WW,et al. Nociceptive nerve fibers in the sacroiliac joint in humans ［J］. Reg Anesth Pain Med,2008,33(1):36-43.

［42］Schwarzer AC,Aprill CN,Bogduk N. The sacroiliac joint in chronic low back pain［J］. Spine,1995,20(1): 31-37.

［43］Maugars Y,Mathis C,Berthelot JM,et al. Assessment of the efficacy of sacroiliac corticosteroid injections in spondylarthropathies:a double-blind study［J］. Br J Rheumatol. 1996,35(8):767-770.

［44］Gallin JL,Goldstein IM,Snyderman R. Overview［M］// Gallein JI,Goldstein IM,Synderman R. Inflammation:Basic Principals in Clinical Correlates. New York:Raven,1992:1-4.

［45］Murata Y,Takahashi K,Yamagata M,et al. Origin and pathway of sensory nerve fibers to the ventral and dorsal sides of the sacroiliac joint in rats［J］. J Orthop Res,2001,19(3):379-383.

［46］Vilensky JA,O'Connor BL,Fortin JD,et al. Histologic analysis of neural elements in the human sacroiliac joint［J］. Spine,2002,27(11):1202-1207.

［47］Fortin JD,Kissling RO,O'Connor BL,et al. Sacroiliac joint innervation and pain［J］. Am J Orthopedics, 1999,28:687-690.

［48］van der Wurff P,Hagmeijer RH. Clinical tests of the sacroiliac joint. A systematic methodological review. Part 1:Reliability［J］. Man Ther,2000,5(1):30-36.

［49］Fortin JD,Dwyer AP,West S,et al. Sacroiliac joint:pain referral maps upon applying a new injection/ arthrography technique. Part Ⅰ:Asymptomatic volunteers［J］. Spine(Phila Pa 1976),1994,19(13):1475-1482.

［50］Fortin JD,Aprill CN,Ponthieux B,et al. Sacroiliac joint:pain referral maps upon applying a new injection/ arthrography technique. Part Ⅱ:Clinical evaluation［J］. Spine,1994,19(13):1483-1489.

［51］Russell R,Reynolds F. Back pain,pregnancy,and childbirth［J］. BMJ,1997,314(7087):1062-1063.

［52］Maigne JY,Planchon CA. Sacroiliac joint pain after lumbar fusion. A study with anesthetic blocks［J］. Eur Spine J,2005,14(7):654-658.

［53］Bogduk N. Pain provocation tests for the assessment of sacroiliac joint dysfunction［J］. J Spinal Disord, 1999,12(4):357-358.

［54］Dreyfuss P,Michaelsen M,Pauza K,et al. The value of medical history and physical examination in diagnosing sacroiliac joint pain［J］. Spine,1996,21(22):2594-2602.

［55］Russel AS,Maksymowych W,LeClercq S. Clinical examination of the sacroiliac joints:a prospective study ［J］. Arthritis Rheum,1981,24(12):1575-1577.

［56］Elgafy H,Semaan HB,Ebraheim NA,et al. Computed tomography findings in patients with sacroiliac pain ［J］. Clin Orthop Relat Res,2001,1:112-118.

［57］Simon S. Sacroiliac Joint Injection and Low Back Pain. Interventional Pain Management［M］. Waldman S: WB Saunders Company,2001:335-339.

［58］Hansen HC. Is fluoroscopy necessary for sacroiliac joint injections［J］? Pain Physician,2003,6(2):155-

158.

［59］Block BM,Hobelmann JG,Murphy KJ,et al. An imaging review of sacroiliac joint injection under computed tomography guidance［J］. Reg Anesth Pain Med,2005,30(3):295-298.

［60］Plastaras CT,Joshi AB,Garvan C,et al. Adverse events associated with fluoroscopically guided sacroiliac joint injections［J］. PM R,2012,4(7):473-478.

［61］Dreyfuss P. The ability of multi-site,multi-depth sacral lateral branch blocks to anesthetize the sacroiliac joint complex［J］. Pain Med,2009,10(4):679-688.

［62］Dreyfuss P. The ability of single site,single depth sacral lateral branch blocks to anesthetize the sacroiliac joint complex［J］. Pain Med,2008,9(7):844-850.

［63］Yin W,Willard F,Carreiro J,et al. Sensory stimulation-guided sacroiliac joint radiofrequency neurotomy: technique based on neuroanatomy of the dorsal sacral plexus［J］. Spine,2003,28(20):2419-2425.

［64］Cosman ER Jr,Cosman ER Sr. Electric and thermal field effects in tissue around radiofrequency electrodes ［J］. Pain Med,2005,6:405-424.

［65］Byrdand D,Mackey S. Pulsed radiofrequency for Chronic Pain［J］. Anesthesiology,2005,103:1313-1314.

［66］Smith HP,McWhorter JM,Challa VR. Radiofrequency neurolysis in a clinical model. Neuropathological correlation［J］. J Neurosurg,1981,55:246-253.

［67］Vallejo R,Benyamin RM,Kramer J,et al. Pulsed radiofrequency denervation for the treatment of sacroiliac joint syndrome［J］. Pain Med,2004,7:429-434.

［68］Stelzer W,Aiglesberger M,Stelzer D,et al. Use of cooled radiofrequency lateral branch neurotomy for the treatment of sacroiliac joint-mediated low back pain:a large case series［J］. Pain Med,2013,14(1):29-35.

［69］Ho KY,Hadi MA,Pasutharnchat K,et al. Cooled radiofrequency denervation for treatment of sacroiliac joint pain:two-year results from 20 cases［J］. J Pain Res,2013,6:505-511.

［70］Lee JH,Lee SH,Song SH. Clinical effectiveness of botulinum toxin A compared to a mixture of steroid and local anesthetics as a treatment for sacroiliac joint pain［J］. Pain Med,2010,11(5):692-700.

［71］Kim WM,Lee HG,Jeong CW,et al. A randomized controlled trial of intra-articular prolotherapy versus steroid injection for sacroiliac joint pain［J］. J Altern Complement Med,2010,16(12):1285-1290.

［72］Cusi M,Saunders J,Hungerford B,et al. The use of prolotherapy in the sacroiliac joint［J］. Br J Sports Med,2010,44(2):100-104.

［73］Schutz U,Grob D. Poor outcome following bilateral sacroiliac joint fusion for degenerative sacroiliac joint syndrome［J］. Acta Orthop Belg,2006,72(3):296-308.

［74］南登昆.实用康复医学［M］.北京:人民卫生出版社,2009.

［75］中华医学会.临床技术操作规范:疼痛学分册［M］.北京:人民军医出版社,2004.

［76］郑宝森.神经阻滞技术解剖学彩色图解［M］.天津:天津科技翻译出版公司,2006.

［77］潘晓军,傅志俭,宋文阁.临床麻醉与镇痛彩色图谱［M］.济南:山东科学技术出版社,2003.

［78］谭冠先.疼痛诊疗学［M］.3版.北京.人民卫生出版社,2013.

第九章 介 入 治 疗

随着全球人口老龄化比例的不断增加,慢性疼痛的发病率也在逐年攀升。慢性疼痛的发生不仅预示着人体免疫力下降或其他部位可能出现健康危机,同时给患者带来无尽的痛楚,造成食欲缺乏、睡眠紊乱、精神崩溃甚至人格扭曲和家居不宁等后果,致使不少患者因无法忍受长期的疼痛折磨而选择自杀。对老年人的生活和生命质量产生严重影响。因此也有人把慢性疼痛比喻为一种不死的癌症,而据研究统计中国至少有 1 亿以上的慢性疼痛患者。

目前国际上公认的缓解慢性疼痛的方式为综合治疗,而因其病程长、症状反复,保守治疗效果欠佳等诸多原因,慢性顽固性疼痛的治疗方法早已超越单纯药物和物理等保守疗法,后期多寻求微创介入治疗。而微创介入治疗学,是近年迅速发展起来的一门融合了影像诊断和临床治疗于一体的新兴学科,它是在数字减影血管造影机、CT、超声和磁共振等影像设备的引导和监视下,利用穿刺针、导管及其他介入器材,通过人体自然孔道或微小的创口将特定的器械导入人体病变部位进行微小创口手术治疗的一系列技术的总称。相对于外科治疗来讲,微创介入治疗优势在于:①无需开刀,无创口或仅需几毫米的皮肤切口,就可完成治疗,创伤小;②大部分患者只需局部麻醉而非全身麻醉,从而降低了麻醉的风险性;③对正常组织的损伤小、恢复快、住院时间短;④对于不能耐受手术的高龄危重患者或者无手术机会的患者,介入也能很好地治疗;⑤用药量小,局部药物浓度高,且不存在耐药性问题,副作用小,患者痛苦少;⑥治疗费用少,可以重复进行。因上述诸多优点,微创介入治疗容易得到医生和患者双方的认可并得到了快速发展,在疼痛康复中的应用越来越普及,现就近年的一些进展简介如下。

第一节 脑深部电刺激

一、临床应用及其作用机制

据不完全统计,慢性疼痛的患病率高达 8%,呈现出巨大的社会负担成本。其中神经性疼痛因其疼痛程度重、持续时间长是一种最严重的慢性疼痛症状。Jensen 等定义其为躯体感觉系统损伤或疾病引起的疼痛。为了缓解慢性顽固性疼痛,神经外科疼痛的处理途径已经从背根、脊髓等治疗延伸到大脑皮层,早前在这些结构进行灌注止痛药或麻醉等组织有创性治疗,近来才开始应用电刺激。

脑深部电刺激(deep brain stimulation,DBS),是通过外科手段在脑内特定的神经核团植入电极,经延伸导线与埋藏在躯体皮下的脉冲发生装置相连,传导高频电脉冲刺激相应核团,从而缓解相应症状(图 9-1-1)。早前 DBS 广泛应用于癫痫、Tourette 综合征、强迫症和丛集性头痛等活动异常性疾病,而 DBS 治疗慢性顽固性疼痛始于 20 世纪 50 年代。在 1954 年和 1956 年,Heath 和 PooL 在精神外科手术中分别发现电刺激隔区前部和穹窿前柱的外侧能够使患者的疼痛减轻。1960 年,Heath 等最先报道了脑深部电刺激(DBS),通过电刺激隔区治疗慢性疼痛取得确切疗效;同年,Mazars 等报道电刺激丘脑腹后外侧核(ventral posterior Lateralis,VPL)、腹后内侧核(ventral posterior medialis,VPM)也能减轻疼痛。1965 年 Melzach 和 Wall 在提出的疼痛"门控理论"通过神经刺激为缓解疼痛构建了一个合理的框架。1969 年,Reynolds 又将电极刺激用于大鼠中脑的中央灰质,在无化学药物麻醉的情况下行开腹探查手术,并将 DBS 镇痛的结论发表在 *Science* 上,从此以后 DBS 治疗疼痛进入快速发展期。1972 年,Mazars、Hosobuchi 和 Adams 首次通过刺激感觉丘脑(VPM/VPL)治疗疼痛;1977 年,Richardson 和 Akil 报道在丘脑腹外侧核、中脑导水管周围灰质(periaqueductal grey,PAG)、脑室周围灰质(periventricular grey,PVG)等靶区实施 DBS 治疗幻肢痛和丘脑性疼痛。用于治疗中枢性疼痛的其他靶区有内囊、丘脑中间核、尾状核、背内侧核、隔区等,但

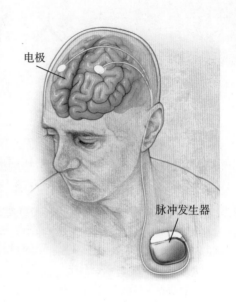

电极

脉冲发生器

图 9-1-1 脑深部电刺激

临床上研究最多的靶区为 PVG 和 PAG。1976 年,美敦力(Metronic)建立神经部门,侧重脑深部刺激治疗慢性疼痛。1983 年,Hosobuchi 首次使用 PAG 和感觉丘脑作为联合靶点治疗疼痛,并取得满意疗效。20 世纪 80 年代后期,美国食品药品管理局(FDA)曾咨询三个 DBS系统制造商并要求其提供有效证据展示 DBS 治疗的安全有效,只有一个公司提供数据证明有限的效果,FDA 取消了 DBS 用于治疗疼痛的临床批准,认为该项治疗需要更多的临床病例及临床试验来进一步证实其安全有效性。此后,由于仅有少部分人可以自费支付昂贵的耗材费用,仅有少量的神经外科医生提供 DBS 治疗慢性疼痛的案例,手术开展的数量逐渐减少,直至 1996 年美国 FDA 批准了 DBS 耗材用于治疗运动障碍疾病并完善了相关补充条例后,DBS 治疗疼痛才逐渐被恢复开展。因其疼痛治疗效果的不确定性和政府严格监管,加上脊髓电刺激、鞘内吗啡输注系统等其他镇痛方法的引入以及 DBS 本身手术并发症的高发生率,该治疗一直未予广泛推广及应用。但无论临床手术是否开展,相关医生和学者对DBS 治疗疼痛的探索并没有停止。1998 年 DBS 用于下丘脑治疗丛集性头痛,随之发现用于偏头痛等顽固性头痛使得这一治疗复兴。在欧洲,DBS 治疗慢性疼痛已通过欧洲神经病学会联合会和英国全球健康和临床研究所的批准,研究项目主要包括:脑卒中后或脊柱受伤后中枢性疼痛、头面部顽固性疼痛、幻肢痛、臂丛神经损伤及背部术后疼痛综合征等慢性疼痛。

在过去的 20 多年里,DBS 技术治疗飞速发展,已经成为临床治疗帕金森病、特发性震颤和肌张力障碍等运动障碍病的重要疗法,并扩展到治疗各种其他疾病,主要包括运动障碍、慢性疼痛和精神疾病,诸如抽动秽语综合征、强迫症、抑郁症、神经性厌食症、慢性疼痛、癫痫、植物状态和阿尔茨海默病等。

关于 DBS 的作用基本原则与机制目前尚不确切,早年曾提出抑制性假设认为其原理是慢性电刺激引起中枢神经系统某些神经递质的改变,激发内啡肽的产生,或者暂时抑制甚至阻断痛觉传导,从而起到镇痛作用。然而对此有人提出了质疑,认为高频电刺激使 DBS 电极周围神经元胞体的兴奋性降低,而刺激脉冲传播至周围的神经轴突纤维,使其兴奋性增

高,两者显然不符。目前较为合理的治疗假说有三种:①电脉冲高频、规律刺激导致下游结构活动的规律化;②对神经病理性活动的间接抑制作用;③对基底节 - 丘脑 - 皮层系统中正常信息传递的共振放大。

尽管 DBS 的原则和机制仍不明确,但清楚的是它能直接改变大脑活动的受控方式,影响是可逆的(有别于那些毁损治疗)。最近的国际性研究已经报道,DBS 可以成功治疗各种不同的慢性疼痛症状,适用于各种范围较大的顽固性伤害感受性疼痛和神经源性疼痛。研究发现电刺激脑内的一些神经核团或结构,均能够不同程度地起到镇痛作用,已证实有效的刺激部位有:丘脑腹后外侧核、腹后内侧核、背侧中间核、中央中核、束旁核等丘脑的感觉中继核,以及尾状核头部、隔区、穹窿、三脑室后下部脑室旁灰质、导水管周围灰质、内囊后肢、杏仁核、视上核和脑桥中缝核等部位。目前,DBS 治疗最常用的刺激靶点为 VPL、VPM、PVG 和 PAG。另外,有研究发现脑卒中后中枢性疼痛除了与丘脑腹后侧和 PAG/PVG 后部有关外,还可能与前扣带回皮质(anterior cingulate cortex,ACC)密切联系。ACC 位于大脑额叶的内侧面,在解剖上是属于大脑边缘系统的一个组成部分,已有研究证明 ACC 的变化活动可诱导许多心理活动和运动功能,参与了患者的情感和疼痛变化,刺激相应的 ACC 区域将有利于患者疼痛的恢复。

从病理生理学角度进一步深入研究高频电刺激的作用机制,对拓展 DBS 在神经、精神疾病领域的应用将起到至关重要的作用。临床研究者仍在不断探索应用这种技术治疗一些新的手术适应证和选择新的最佳刺激位置。随着科技发展,DBS 刺激器的性能和实用性等也一直不断改进。现已研制出可充电式脉冲发生器,并向迷你型发展,预计可充电式电池寿命可达 10 年。刺激方式已在原有"开环刺激"的模式上,开发"闭环刺激",依据大脑功能变化情况形成反馈环路,进行适时刺激模式,随患者体位改变设置不同参数,有效降低电池能耗,更易于受患者接受。从 1998 年 DBS 技术从国外引入我国至今,临床上应用的脑深部电刺激器系统完全由国外公司提供,成本较为昂贵。2004 年北京天坛医院、北京市神经外科研究所和清华大学航空航天学院合作研发了国产脑深部电刺激器系统,现已完成了多例植入的临床试验。脑深部电刺激器国产化的实现将会降低治疗费用,扩大我国的 DBS 受益人群,促进 DBS 在我国的发展和应用。

二、适应证及患者选择

DBS 已经成为难治性疼痛的一种治疗选择。应用 DBS 治疗各种疼痛最初的焦点集中在导致神经病理性疼痛的丘脑感觉核、丘脑腹后外侧核和腹后核等最常用的靶区。随后的研究表明,慢性刺激三脑室水平的中脑导水管周围灰质(PAG)和脑室周围灰质(PVG)也是有效的。目前治疗范围主要包括丛集性头痛、慢性腰腿痛、腰背部手术失败综合征、周围神经病理性疼痛、头面部顽固性疼痛及卒中后中枢性痛等。尤其适用于各种范围较大的顽固性伤害感受性疼痛和神经性疼痛,手术疗效关键在于适应证及患者的选择。伤害感受性疼痛一般选择刺激三脑室后下部脑室周围灰质(PVG)或中脑导水管周围灰质(PAG),神经性疼痛常选择刺激对侧的 VPL 或 VPM。临床患者选择:①有明确神经定位的;②保守方法治疗无效(在全科诊所接受了至少 6 个月的正规治疗);③无明显的精神性疾病;④在植入前停止服用不适宜的药物;⑤具有对整个过程认同的能力;⑥吗啡 - 纳洛酮试验有满意的反应。同时需除外以下情况:①一般状况较差,存在严重的呼吸、循环功能障碍,以及有肝脏、肾脏或凝血功能衰竭而不能耐受手术者。②手术部位或其附近存在感染灶、血管畸形及其他性质难以明确的病变者。③疼痛的范围、性质和程度等经常变化不定者。④急性疼痛一般不首选外科手术治疗。Hamani 等应用丘脑腹侧尾核和 PAG/PVG 区 DBS 治疗 21 例慢性疼痛患者,其中 13 例患者行永久刺激器植入,有 5 例获得长期缓解,植入靶点均为丘脑亚核。Bittar 等报道 PAG/PVG 区 DBS 治疗幻肢痛非常有效。2001 年,Leone 等最早报道下丘脑后区 DBS 治疗药物难治性丛集性头痛的疗效,自那以后,已经 50 多例患者接受下丘脑后区 DBS 治疗。一些其他靶点包括中脑导水管周围灰质、下丘脑前区和联合下区。Franzini 等报道下丘脑后区 DBS 治疗神经病理性三叉神经痛和多发性硬化导致的三叉神经痛的疗效,其中 DBS 对神经病理性三叉神经痛无效,而多发性硬化导致的三叉神经痛获得明显改善。Walcott 等报道了 1 例阵发性偏头痛患者行下丘脑后区 DBS 治疗后获得疼痛明显缓解。中国科学院苏州生物医学工程技术研究所研究员王守岩等人以神经病理性疼痛患者为研究对象,利用独特的深部脑刺激植入研究手段,从人脑感觉丘脑和 PVG/PAG 区记录场电位信号,发现丘脑和 PVG/PAG 脑区中存在多个与疼痛缓解相关的神经波动,包括 theta、alpha 和 beta 等多个成分,且这些成分与疼痛缓解存在正、负双向相关关系,表明疼痛调控的多维度特征,其研究结果已在 *Clinical Neurophysiology* 上发表。

三、解剖结构

DBS 治疗慢性疼痛目标区域的选择取决于疼痛的类型及分布。临床研究发现脑深部电刺激镇痛术适用于各种范围较大的顽固性伤害感受性疼痛和神经性疼痛,伤害感受性疼痛一般选择刺激三脑室后下部脑室周围灰质(PVG)或中脑导水管周围灰质(PAG),神经性疼痛常选择刺激对侧的 VPL 或 VPM。

(一) 侧脑室脑室周围灰质(PVG)/ 中脑导水管周围灰质(PAG)

脑内部的腔隙称为脑室。在大脑两个半球内有侧脑室,侧脑室是位于端脑内部的充满脑脊液的空腔,是脑室系统的一部分,也是容积最大的脑室。侧脑室通过室间孔与第三脑室相连。三脑室后下部为侧脑室脑室周围灰质(PVG)。中脑导水管周围灰质(PAG),位于中脑的顶盖,是聚集在中脑导水管周围的神经细胞构成的灰质。PAG 的已知功能包括对疼痛的下行调控、防卫行为、生殖行为和发声功能,此区的细胞会分泌脑啡肽抑制疼痛。

(二) 丘脑腹后外侧核(VPL)、腹后内侧核(VPM)

丘脑位于第三脑室的两侧,是间脑中最大的卵圆形灰质核团,左、右丘脑借灰质团块相连。丘脑被丫形的白质板(称内髓板)分隔成前、内侧和外侧三大核群。其中外侧核又可分为背、腹两层:腹层由前向后分为腹前核、腹中间核(又称腹外侧核)和腹后核,腹后核又分为腹后内侧核和腹后外侧核。前者接受三叉丘系的纤维,后者接受脊髓丘系和内侧丘系的纤维,此两核发出纤维均投射到大脑皮层躯体感觉中枢。丘脑在大脑皮层不发达的动物,是感觉的最高级中枢;在大脑皮层发达的动物,是最重要的感觉传导接替站。来自全身各种感觉的传导通路(除嗅觉外),均在丘脑内更换神经元,然后投射到大脑皮质。在丘脑内只对感觉进行粗略的分析与综合,丘脑与下丘脑、纹状体之间有纤维互相联系,三者成为许多复杂的非条件反射的皮层下中枢。根据神经联系,丘脑的核团中第一类(感觉接替核)是接受感觉的投射纤维,并经过换元进一步投射到大脑皮层感觉区的那些细胞群,例如后腹核的外侧与内侧部分(分别称为后外侧腹核和内侧腹核)、内侧膝状体、外侧膝状体等。后外侧腹核为脊髓丘脑束与内侧丘系的换元站,与躯干、肢体感觉的传导有关;后内侧腹核为三叉丘系的换元站,与头面部感觉的传导有关。后腹核发出的纤维向大脑皮层感觉区投射,不同部位传来的纤维在后腹核内换元有一定的空间分布,下肢感觉在后腹核的最外侧,头面部感觉在后腹核内侧,而上肢感觉在中间部位,这种空间分布与大脑皮层感觉区的空间定位相对应。丘脑腹后外侧核:位于丘脑后端腹外侧,躯体感觉中继核,接受对侧内侧丘系和脊髓丘脑束的传入,投射到大脑皮层初级感觉区中央后回上 2/3 部,产生躯体感觉。丘脑腹后内侧核:位于丘脑腹后外侧核的内侧,头面部感觉中继核,接受三叉丘索及部分味觉的传入,投射到大脑皮层中央后回的下 1/3 部,产生头面部的感觉。

(三) 前扣带回皮质(ACC)

扣带回位于大脑半球内侧面,胼胝体上面,是边缘系统的重要组成部分。前扣带回和后扣带回是边缘系统功能及形态结构不同的两个区域。它向后在胼胝体压部处弯曲,经穹窿回峡与海马回相连;它的前端和围绕胼胝体膝部的新皮层相延续。经过扣带回皮质的纤维束和扣带束,起自额叶下面的嗅三角和胼胝体喙下方的旁嗅区,围绕胼胝体上方,向后连接海马回和钩回皮质,它们是连结边缘叶的主要纤维束。形态结构决定功能,前扣带回和后扣带回是边缘系统功能不同的两个区域。前者参与许多复杂的躯体和内脏运动功能和痛反应,而后者与此无关,是监控感觉和立体定位及记忆作用的组织。

四、临床操作流程和技术

开展脑深部电刺激应妥善解决手术的科学性和安全性问题。

(一) 明确诊断

入选病例符合纳入与排除标准,再制定手术治疗方案,然后实施手术。此过程多学科(如疼痛科、神经内科、神经外科、影像科、电生理室等)协作和相互配合对患者的选择进程至关重要。

(二) 术前评估

完善头颅磁共振扫描,以了解脑部的结构,明确手术部位,除外头颅占位;接受精神心理学评估,排除精神病、成瘾和医学上难治性精神病和认知功能障碍,接受临床心理评估,包括对任何潜在抑郁症或焦虑症的评估,以决定是否适合手术。必要时还会安排其他调查和诊断。术前进行完整且仔细的手术计划是为了增加手术的安全性,避免脑组织或血管或不必要的损伤。详细向患者交代手术方案以及手术的风险和潜在疗效并签署患者手术知情同意书。

(三) 手术过程

1. 安装立体定向头架 术前进行头部 CT 和 MRI 扫描,并通过二者的影像融合,确认立体定向头架标示和解剖靶点定位。使用立体定向头架帮助神经外科医生确定放入电极的位置。此过程采用局部麻醉,除轻度的受压感外,一般无明显不适。

2. 精确定位 通过 CT 或 MRI 检查定向架位置,并根据需要,帮助医生获得植入脑起搏器部位的定位数据。

3. 植入电极 根据前面的定位找准刺激部位后,把电极放进大脑。此过程的损伤很小,而且由于大脑本身没有痛觉,因而不会感到疼痛。术中严密监测患者各项生命体征。

4. 术中电生理测试 安装脑内电极后,在术中会使用微电极记录系统和测试刺激器进行相应的电生理测试,通过电信号的采集以观察电极工作情况以确认电极工作有效性。

5. 效果测试 由于手术在局麻下进行,植入电极后,医生会对患者进行症状控制的测试,以直观地评估电极工作情况。先让患者做一些简单的动作,如拿杯子、伸展手臂、画螺旋线等,然后根据患者的感受和症状改善程度,进一步调整电极的位置和刺激强度,患者需要保持良好的状态配合刺激试验并体会刺激带来的细微变化,以取得最佳效果。

6. 植入整个系统 如果测试中症状得到控制,当电极植入和固定后,可以立即植入或观察数日后再植入脉冲发生器。如果确认效果满意就立即植入脉冲发生器,但如果术中不能确定疗效,则先连接临时刺激器,等确定疗效后再植入脉冲发生器。脉冲发生器的植入一般在全麻下进行,具体的操作是在胸部的皮肤下面植入脉冲发生器,再经皮下将脉冲发生器植入并用连接导线与电极相连。

7. 测试电阻 手术操作完成后,医生会采用计算机遥测技术在体外对脉冲发生器进行调控,需进行电阻测试,以保证系统通路工作良好。

(四) 术后管理

1. 手术的并发症和术后处理 该手术的危险性和并发症的发生率与一般的神经外科手术导致的昏迷、肢体瘫痪、出血、癫痫、感染等相比少有发生,除了短期会出现感觉障碍和感觉异常、大小便功能障碍。大小便功能障碍术后可以逐渐恢复,脑神经功能障碍主要有以下手术并发症:

(1) 手术导致脑卒中或出血的风险是 1.57%~2.20%,此与患者年龄、术前血压密切相关;

(2) 有刺激装置感染的小风险,为 4.70%~8.70%;

(3) 癫痫发作风险为 2.40%;

(4) 电极可能会移动,可能会导致要再次做手术去替换,风险为 0.60%;

(5) 电极折断风险为 0.70%;

(6) 刺激器发生故障风险为 1.00%;

(7) 死亡的风险极低(低于 1.00%)。

此外,不同患者在程控过程中因电刺激不同参数设置可能出现相关不良反应,如头痛、感觉异常、肌肉震颤、眼球偏斜和运动障碍等。亦可出现其他精神症状,如焦虑、躁狂、抑郁、淡漠、幻觉和自杀倾向等。因此,术前准确评估、术中准确定位刺激靶点、术后及时调整刺激参数,可以有效防止上述症状的发生,如果上述症状仍无法缓解症状则应考虑拆除装置,停止治疗。

2. 术后处理 除了严密观察患者生命体征和神经系统症状、体征变化,常规给予预防感染、营养神经等药物治疗,及时进行对症处理以外,还应考虑如何处理好以下几个问题:

(1) 术后镇痛药物的使用问题:考虑顽固性疼痛患者在手术后大多数只是疼痛的缓解和减轻,疼痛很难即刻完全消失,不主张术后立即停用所有的镇痛药物,需根据术后具体的疼痛情况来调整镇痛药物的用量和用法,逐步减量,必要时辅助其他药物,争取最终能够达到控制疼痛的最佳治疗方案。

(2) 术前长期使用麻醉镇痛药物的疼痛患者,或许存在对麻醉镇痛药物的依赖性和成瘾性,止痛手术后无论疼痛是否完全消失,建议将原来使用的麻醉镇痛药物逐渐减量,或由肌内注射改为口服;或根据疼痛的药物治疗"三阶梯"用药原则,降阶梯或改换用药途径。以避免出现戒断症状,影响疼痛患者术后的信心恢复和对镇痛疗效的评价。

(3) 术后疼痛患者的精神心理康复问题:顽固性慢性疼痛患者长期经受疼痛的折磨和煎熬,大多会伴有焦虑、抑郁、恐惧、易激惹、强迫等精神情绪异常,而且这些精神情绪异常往往与疼痛的发作或加重密切相关,因此治疗疼痛也要重视精神心理治疗,特别是在止痛手术之后精神心理治疗的作用更不容忽视,必要时予以心理辅导或暗示治疗,可提高手术疗效。

(4) 术后疼痛情况的客观评估问题:疼痛主要是一种主观感觉,缺乏能够确切评价疼痛情况的客观指标和标准,尤其是止痛手术后对患者疼痛情况的评估更要注重客观性,避免医患任意一方夸大手术镇痛效果,造成手术效果偏差,建议不参加治疗的医生对疼痛患者进行客观量表评估,且应该在手术前后的不同时间和不同情况下进行多次评估。评估内容除了量表上的评价指标以外,还应记录手术前后患者疼痛强度和持续时间的变化,以及镇痛药物种类、用法和用量的变化等。利用多个指标,从多个侧面,才能保证对术后患者的疼痛情况和手术的镇痛效果的客观评估。

(5) 术后程控:术后完善刺激程控是 DBS 疗法的重要环节,规范化的术后程控可以明确最佳刺激参数,缓解患者的症状,从而提高患者的生活质量。一般术后 3~4 周可将脉冲发生器开机,并测试所有触点,从而选择最佳触点;根据症状控制情况调节具体刺激器参数以获得好的疗效。一般开机后最初 3~6 个月内可能需要多次程控以调节刺激参数、电极触点并配合药物的调整,原则上应以最小的刺激强度和最少的药物剂量获得临床症状疼痛最大程度的改善,总体目标是缓解疼痛和防止不良反应。同时做好程控记录。建议每年定期复查,视电池寿命定时更换(一般情况下,不可充电池可用 2~4 年;可充电池可用 9~10 年)。如果电池耗竭,需要更换脉冲发生器,电极和导线不需更换。这可以通过简单的外科手术进行更换。

(五) 手术注意事项

1. 脑深部电刺激对 VPL 或 VPM 刺激一般选择在疼痛的对侧,而 PAG 或 PVG 刺激可选择疼痛的对侧或双侧,同时为避免在主侧大脑半球手术,也可以选择在疼痛的同侧。

2. 对刺激电极的固定一定要牢固和稳妥,避免电极移位造成刺激位置变化影响手术疗效甚至损伤脑深部的重要结构。

五、结语

DBS 自发明以来,因其具有微创、可调节和可逆性等优点,迅速取代神经核团毁损术,已逐渐发展成为功能神经外科治疗帕金森病、特发性震颤和肌张力障碍等运动障碍性疾病的重要手段,并且随着研究的深入,适应证已逐步拓展到治疗神经性厌食症、强迫症、抑郁症、精神分裂症、抽动秽语综合征、侵略性行为、肥胖症、慢性顽固性疼痛、难治性癫痫、植物状态、阿尔茨海默病、耳鸣和物质成瘾等非运动障碍性疾病。但是一项新技术能否在临床长期应用与保留,重点在于其发展趋势不仅在于关注其疗效,还应关注其对人体的影响,以及患者对治疗的自身评价、工作能力的提高和生活质量的改善。脑深部电刺激作为一项神经调控技术,电刺激对神经细胞和神经递质的作用是否能够刺激神经核团、填补神经递质空隙、保护神经功能、诱导神经再生,其作用机制是否阐明,其对神经核团进行电刺激是否仅能改善患者临床症状、提高生活质量,未来是否具有临床应用前景,还有待进一步论证。另外,目前 DBS 治疗慢性神经痛的临床研究缺乏双盲对照,无法排除电极的"插入效应"即安慰剂作用,故其 DBS 疗效亦存在争议,有待临床进一步论证。因此,需要我们集神经解剖学、神经生理学、病理学、神经生化学、神经影像学、神经网络学、生物医学工程学、基因组学等多学科共同努力,进一步探明脑深部电刺激的作用机制,为人类造福。因此,以后的研究应着力于进一步阐明其作用机制、探寻更有效的刺激靶点等,使其优良的效果和独特的价值在未来的神经精神系统疾病治疗中发挥更大的作用。

目前,由于 DBS 价格较高,经济和技术条件等多方面影响,我国 DBS 治疗中心主要集中在个别地区,仍然存在很大的提升空间,如何进一步扩大应用范围、阐明作用机制、扩大适应证、改进手术技术甚至建立合理的术后程控体系和远程程控等,皆需临床医生与产品设计人员共同合作与努力,将理论与实际应用情况相结合,以促进 DBS 的快速发展与应用,为广大疼痛患者带来更多福音。

(杨 娟 曲文春)

第二节 脊髓 / 外周神经电刺激

国际疼痛学会将神经病理性疼痛(neuropathic pain,NPP)定义为由神经系统原发性损害和功能障碍所激发或引起的疼痛。疼痛性质表现为针刺、烧灼样、放射样疼痛,程度剧烈,一旦发作,患者往往难以忍受。对于来自外周神经的原发或继发神经病理性疼痛,除了药物治疗之外,脊髓电刺激(spinal cord stimulation,SCS)和外周神经电刺激(peripheral nerve stimulation,PNS)都是重要的治疗方法。近年来随着对神经电刺激治疗机制认识的不断加深,其治疗适应证在不断扩展。以下内容就 SCS 和 PNS 的作用机制、适应证与禁忌证、术中神经定位、手术流程、并发症等内容做一个简单概述。

一、脊髓电刺激和外周神经电刺激的作用机制

对神经进行电刺激可以治疗疼痛的机制研究最早起于 Melzak 和 Wall 研究小组,他们早于 1965 年提出了电刺激调控神经病理性疼痛的闸门控制理论(gate theory)。该理论认为:节段性调制的神经网络由初级传入 A 和 C 纤维、背角投射神经元(T 细胞)和胶质区抑制性中间神经元(SG 细胞)组成,SG 神经元起着关键的闸门作用。Aβ 传入兴奋 SG 细胞,Aδ 和 C 传入抑制 SG 细胞。因此,对脊髓后柱的 Aβ 纤维的电刺激可逆行抑制被刺激的脊髓节段细纤维痛觉信息的接收,减少或阻碍伤害性信息向中枢传递,使疼痛缓解。该理论可以解释神经电刺激调控神经病理性疼痛的现象,但是在分子和蛋白水平,其具体的作用机制至今依然没有完全清楚。另外,在缺血性疾病的动物模型与人体试验中,都观察到 SCS 可以引起类似血管舒张的现象,故推测可能与 SCS 激活了影响交感传出神经的中枢抑制性机制有关。这些血管舒张反应可能继发于 SCS 缓解疼痛后的效果,也可能继发于电刺激导致的血管舒张物质的释放,如血管活性肽、P 物质,或降钙素基因相关肽。还有临床研究表明神经电刺激可以扭转脊髓神经损伤。关于脊髓刺激的作用机制还有许多理论,包括刺激脊髓后索的上行冲动在丘脑、皮层产生干扰作用;高级中枢下行抑制通路的激活;内源性镇痛物质的参

与等。一些潜在性的机制还有待进一步研究来证实。

外周神经电刺激的作用机制与脊髓电刺激治疗也有类似之处,通过刺激外周神经中 A 和 C 纤维,产生类似"闸门控制"的效应,达到缓解疼痛的目的。

二、适应证、禁忌证及患者选择

通过之前对于脊髓电刺激和外周神经电刺激作用机制的研究和临床发现,我们简单总结其适应证包括以下方面。未来随着电刺激应用的增加,其适应证还可能更加广泛。

(一) SCS 适应证

带状疱疹后神经痛:带状疱疹发病率约为人群的 1.4‰~4.8‰,并且有逐渐增加的趋势。约 10% 带状疱疹患者可并发带状疱疹后神经痛,而以 60 岁以上老年患者带状疱疹后神经痛发生率为最高,可达 50%~75%。

背部手术后失败综合征(failed back surgery syndrome,FBSS):广义上泛指在行椎板切除术或椎间盘摘除术后,患者仍有腰部、臀部或下肢的顽固性疼痛或其他不适症状;狭义上仅指多次手术术后症状没有任何改善。FBSS 可能与手术失误有关,但也可发生于一次正确而彻底的手术之后,由瘢痕增生等原因导致神经卡压。再次手术即使能够松解被卡压神经,但手术后可能再次形成新的瘢痕组织,由此形成无法中断的恶性循环。神经电刺激则可以避开原手术区域的矛盾,只要神经通路还存在,即神经并未完全离断,在其上游的神经电刺激就可能有效控制疼痛。

复杂性局灶疼痛综合征(complicated regional pain sydrome,CRPS):IASP 将其分为 CRPS I 型和 II 型,由一系列外伤包括烧伤、骨折、注射或一段时间固定不动引起的综合征为 I 型,称为反射性交感神经营养不良(reflex sympathetic dystrophy,RSD);由外周神经损伤引起的慢性严重疼痛,并且有自发的、迟发的、营养改变相关的感觉异常综合征为 II 型,称为灼性神经痛(causalgia)。前者有神经损伤的可能,但不能明确是什么神经损伤,后者有明确的神经损伤。大量文献均表明 SCS 对这类患者有非常好的效果。

外周缺血性疾病引起的疼痛:外周大血管的闭塞可以通过血管外科技术及介入技术再通,然而对于微循环障碍,上述外科技术将无能为力。近年来的临床资料证明:可以通过神经电刺激对交感神经系统的调节来改善微循环障碍。对那些保守治疗无效的下肢缺血性疾病,甚至行腰交感神经切除也无效,同时又不适宜进行动脉重建术或重建手术也不能奏效的严重外周肢体缺血性疾病患者,如严重的硬皮病、糖尿病、血栓性脉管炎、雷诺综合征等疾病实施 SCS,可消除或减轻疼痛、改善跛行、促使缺血性溃疡愈合或面积缩小、保存肢体降低截肢率、改善疼痛远端肢体循环灌注、提高经皮氧分压等。在欧洲 SCS 一半被用于外周肢体缺血性疾病。Augustinsson 等 3 年间选择 102 例患者接受永久性电极植入,近 80% 患者取得"良好或极好",步行距离增加,皮肤溃疡治愈,并且强力推荐的是明显减少了截肢率,经过 27 个月的随访,疼痛减轻率和截肢率是稳定的,因此外周肢体缺血性疾病组成了一个独特的 SCS 治疗的成功患者群。

此外,适应证还有周围神经病变(糖尿病神经病变等);顽固性心绞痛;顽固性慢性腰痛;神经损伤后疼痛(残肢痛、臂丛神经损伤等)。

(二) PNS 适应证

大多数情况下,外周神经刺激仅应用于局限于单支神经分布区域的神经源性疼痛患者,已有报道的运用范围包括下列慢性疼痛疾病:下肢发生的亚急性带状疱疹或者带状疱疹后神经痛;外伤后或手术后神经病理性疼痛,包括眶下、眶上和枕大神经、下肢神经等;典型的偏头痛;枕大神经痛;丛集性头痛;复杂性局灶疼痛综合征;疝气后腹股沟疼痛;尾骨痛;肌痛等。由于国内使用经验有限,供临床参考。

（三）禁忌证

禁忌证包括:

1. 疼痛位置位于截瘫平面以下;

2. 严重生命脏器功能不全、外科手术高风险;

3. 凝血障碍性血液病;

4. 严重的全身感染、脓毒血症或急性感染;

5. 中枢神经系统或手术操作部位有感染;

6. 拟手术部位(如:硬膜外腔)有病变(硬膜外腔粘连等),影响电极放置;

7. 正在使用按需型心脏起搏器;

8. 患者无法操作本系统或者在刺激测试的过程中无法得到有效的疼痛缓解。

（四）患者选择:

对于脊髓或者外周神经电刺激来说,符合手术适应证的患者未必是最适合接受手术的患者。原因有两方面:①患者疼痛程度的评估与心理评估是否合格;②至今为止,神经电刺激的手术效果无法做到准确预测,故电刺激手术分两步实施,第一步是电刺激电极植入体验测试治疗,第二步才是电池永久植入治疗。如果在体验治疗阶段,患者本人对于疼痛控制程度不满意,或者对于电刺激产生的异常感觉难以接受,第二步就不需要进行了。

在手术实施之前,医生必须先对患者进行仔细的筛选评估,然后进行第一步即体验测试治疗,最后根据临床反馈决定后续的治疗步骤。患者及其家属的配合对治疗的最终结果也有很大的相关性。因此在实施该治疗之前,必须告知患者和(或)患者家属该治疗的过程、安全性、可能带来的效益、手术可能产生的并发症以及不可预测的风险,以及患者和(或)患者家属在该治疗中扮演的角色。依据目前国外的相关指南和国内的实施经验,拟接受神经电刺激的患者需满足下列基本条件:

1. 慢性中重度疼痛患者,VAS 评分≥5 分,且经过常规治疗,疗效不佳或不能忍受治疗副作用者;

2. 患者有明确的病理学改变或临床诊断,疼痛性疾病适合接受脊髓或外周电刺激治疗;

3. 患者无严重的心理和(或)精神疾病和(或)非治疗性的药物依赖;

4. 在测试和(或)植入系统之前必须获得完整的患者知情同意;患者和(或)患者家属对该治疗有合理的期望值,并能够配合临床医师进行电刺激治疗;

5. 接受第二步电池植入治疗的患者必须经过第一步电极植入测试治疗,且测试结果表明疼痛获得有效缓解(VAS 评分降低≥50%)。

三、临床操作流程和技术

脊髓/外周电刺激系统由三个部分组成:植入患者脊髓硬膜外间隙的电极(包括线状的穿刺电极和桨状的外科电极两类)、植入腹部或臀部皮下的发放电脉冲的刺激器,以及连接两者的延伸导线。

穿刺电极和外科电极各有优缺点。穿刺电极的优点在于:①创伤小;②电极植入与固定技术简单,易于调整电极位置;③具备更多样的电极间距选择;④如果体验治疗不满意,电极取出非常容易。缺点在于:①易移位;②若椎管内存在纤维粘连组织,则电极植入可能变得极为困难;③耗电量大。外科电极的优点在于:①电极采用开放手术方式,切开部分椎板与黄韧带植入电极,即使椎管内有粘连组织也不影响电极植入;②耗电量小;③电极不易移位。缺点在于:①对手术医生要求较高,需具备脊柱开放手术经验;②创伤大;③一旦测试不满意,还需要再次开放椎管去除电极,手术风险较高。综上考虑,穿刺电极易于掌握,创伤较小,电极易移位的缺点随着双电极植入明显减少,加上可充电脉冲发生器的问世,耗电量大小不再是手术重要的考虑因素,故我们通常选择穿刺电极进行神经电刺激手术。

近年来,随着对短时程电刺激体检治疗的认识不断加深,仅仅利用测试治疗作为治疗方法在国内越来越普及。测试治疗的操作较完整的电刺激两步手术简单,只需将电刺激电极穿刺植入相应的位置后,留在体外的电极尾端直接连接刺激器即可,具体操作相对简单,在此略过。

对于 SCS 而言,手术医生首先要预判的就是电极放在脊髓背角的什么节段和部位最可能使电极产生的刺激完全覆盖目标神经支配区域。这就需要根据受损神经来定位电极需要放置在脊髓背角的位置。这里面有几个简单原则:①电极的位置必须高于脊髓圆锥,即电极放置的位置通常必须高于 $T_{11} \sim T_{12}$ 间隙。如果电极的位置低于脊髓圆锥,由于马尾神经漂浮于脑脊液当中,电极与马尾神经的相对位置非常不稳定,电刺激的产生效果也就不稳定,患者感受欠佳。②受损神经进入脊髓背角的位置高于原神经节段。通常胸椎高 2 个节段,颈椎高 1 个或 0 个节段,具体电极的位置选择可以根据患者接受电刺激的感受进行微调。③在 X 线透视辅助下,电极通常位于相应脊髓节段的棘突边缘位置,并非越接近后正中线越好,过于接近正中线,电刺激覆盖的范围越大,并且可能会到达对侧,影响了电刺激的精确性。如图9-2-1 所示,在脊髓背角位置,越接近后正中线的神经纤维来自越偏尾侧的神经根,排列越紧密;越远离后正中线的神经纤维来自越接近横截面的神经根,排列相对疏松。故此,尽管从理论上讲,在任何一个脊髓层面,都可以调控经过它的所有神经纤维产生的病理性疼痛,但由于神经纤维在后正中线附近高度密集,如果电极放在那里,电流刺激可能影响到过多不需要接受电刺激的神经纤维,所以我们尽量把电极放在远离后正中线的脊髓后角位置,那里恰好是目标神经纤维进入脊髓后角所在,大致位置就在棘突边缘。④棘突连线和脊髓后正中线可能不重合。由于脊柱退行性的改变,侧凸、旋转等畸形均会使得两线不重叠,故此依据棘突所在位置放置电极位置只能作为参考,最终电极位置取决于电刺激测试时患者的感受。

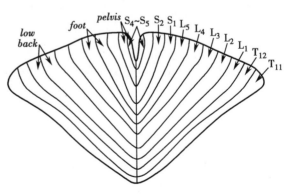

图 9-2-1 T_{11} 脊髓横截面

PNS 的电极放置位置的确定相对简单,只要确定目标神经可以进行 PNS,则通过合适的穿刺将电极放置于目标神经附近即可。

接下来,需要认识清楚的是关于电刺激参数的调节。除了刺激位点的选择外,电刺激参数通常包括电压或电流强度(不同公司产品选用的强度指标不同,但无论何种指标,患者感受差别不大)、脉宽和频率三方面。电压或电流强度的大小影响了患者对电刺激的感受,强度越大,感受越明显。其中,识别阈是指患者开始感觉到刺激反应的电压或电流强度;耐受阈是指患者感觉到刺激反应过强而产生不愉快的感觉或诱发运动收缩时的电压或电流强度;欲设置电压或电流的范围即耐受阈与识别阈之间的差值。脉宽则代表了电刺激的影响范围,脉宽越大,电刺激的覆盖范围越广,反之亦然。频率则在很大程度上反映了电刺激的感受,频率越低,打击感越明显,感觉越"迟钝",频率越高,感觉越平稳,越"锐利"。尽管大多数患者选用 20~100Hz,但不同个体之间有时存在相当大的差异。在电极植入以后的 6~8 周内,刺激参数可能仍须不断调整及仔细随访。

下面以胸段区域带状疱疹后遗痛行脊髓电刺激治疗为例,介绍脊髓电刺激两步手术步骤及可能的手术并发症:

1. 第一步手术——电极的安放

(1)电极选择:通常选用 8 触点线样电极,电极长度 2mm,电极间间距 4mm。

(2)电极数量:可以选择在硬膜外腔放置 1 根电极,也可选择在硬膜外腔放置两根电极(图 9-2-2、图 9-2-3)。后者可以更好地减少电极横向移位导致的疼痛区域覆盖丢失。

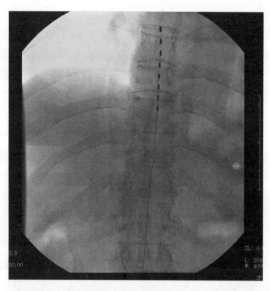
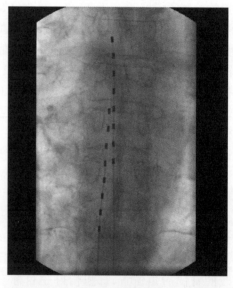

图 9-2-2 胸段单侧单根电极植入,电极位于脊髓背角

图 9-2-3 胸段单侧双根电极植入,一根电极位于脊髓背角,另一根电极位于椎弓根内缘

(3)电极位置:假定患者为左侧 T_{12} 区域带状疱疹后遗痛,电极位置则通常以左侧 T_{10} 脊髓后角为中心。患者取俯卧位,在 X 线透视下,通常选取 L_1、L_2 椎板间孔作为 Touhy 套管针进入硬膜外腔的目标点,右 L_3 椎弓根位置作为经皮点,在椎管内硬膜背侧,电极自右侧向左侧向头端移行,比较容易到达靶点。如果需要放置两根电极,则相应下移或者上移一个节段的椎板间孔作为另一个目标点。术前在皮肤表面用记号笔标定穿刺点和延长线切口位置。手术在局麻下进行操作,以保证测试过程当中患者保持清醒,能够准确表述电刺激覆盖位

置。用 Touhy 套管针经过经皮穿刺点,由外向内,由尾端向头端斜行穿刺突破 T$_{12}$ 椎板间孔黄韧带至硬膜外腔,在腰椎侧位透视观察下确定套管针针尖刚刚突破黄韧带即可,勿入过深,以免损伤脊髓圆锥。在 X 线透视下将 8 触点线样电极经套管针送入硬膜外腔,沿硬膜背侧向头端走行,通过电极头端的弯曲控制前进方向,直至电极第 5 或 6 触点到达左侧 T$_{10}$ 背角位置,X 线透视下通常位于 T$_{10}$ 椎体后方,棘突连线旁侧。采用同样方法,第二根电极置于椎弓根内缘,电极第 5 或 6 触点位于 T$_{12}$~L$_1$ 椎间孔水平即可。

(4) 术中测试:当电极到达预定位置后,紧接着进行术中电刺激测试,这是确定电极位置是否最佳的关键步骤。将电极与连接器相连,连接器另一端连接体外发射器屏幕,通过不同的振幅、脉宽、频率和强度等参数,使电流感能够完整覆盖整个疼痛区域,如果多个触点均可完整覆盖疼痛位置,说明电极位置满意,如果覆盖不佳,则需立即调整电极位置,直至最佳为止。

然后借助套管针的保护,沿套管针做一 3cm 左右切口,直至深筋膜层,随后拔出套管针及电极导丝,选用合适的硅胶固定器将电极用不可吸收缝线固定于深筋膜层,轻轻试拔电极,确定电极固定牢固后,必须至少保留 2 个减张环,这样可以最大限度避免由于身体与电极的相对位移导致的电极覆盖区域变化。紧接着在术前划定的延长线位置切开皮肤,至一定深度和容积,确定足够放置延长线连接头后,将电极尾部通过隧道器移至延长线切口,与延长线头端对接并固定紧密,再将延长线尾端通过隧道器移至皮外。最后冲洗缝合上述切口。完成一期手术。

术后观察筛选期大约 1 周时间。首先,需要告诉患者的是电刺激的强弱会随着体位的变动而改变。这时患者需要自行操作患者程控仪,来调节合适的电刺激强度。其次,告知患者可进行一般的正常生活,但不能过度扭转或者屈伸身体,以免电极移位。最后还要密切观察切口情况,防止感染发生。整个观察过程需要患者充分配合,完成对 SCS 治疗效果的评估,即医患双方详细填写绘制疼痛评估表格、示意图,手术前后疼痛的程度比较通常用 VAS 评分进行,并要求患者评价电刺激覆盖范围是否满意。通过术前、术中、术后这些资料及刺激参数的收集、分析,对刺激参数进行不断的调整,使疼痛达到最大程度的缓解。通常我们选用的脊髓电刺激参数如下:频率 40~80Hz,脉宽 80~250μs,电压 4~6V,如果筛选间患者认为疼痛缓解率大于 50%,我们认为测试有效,反之则应放弃 SCS 的治疗,将临时放置物取出。另外,在心绞痛患者,这种实验性筛选未被普遍使用。同时实验性筛选也可能出现小概率的假阳性或某种误导作用。

2. 第二步手术——永久性刺激器的置入 实验性筛选是为了评估 SCS 对疼痛的效果、镇痛药物的应用、生活质量、电能的类型、最适宜的刺激参数等。如果患者对 SCS 有明确反应,则可进入第二阶段,取出延长线,安放完整的 SCS 系统。患者取侧卧位,在朝上一侧的下腹部位置做一大小约 5cm 的切口标记,标记线通常位于髂嵴最高点连线以下,以避免术后裤子、皮带对切口囊袋的刺激。在消毒铺巾完成局麻后,切开第一次手术的延长线切口,将电极尾端从延长线连接头端取出,在切口内剪断延长线,取出延长线连接头,残端则直接从皮外取出,这样减少了感染风险。随后将左下腹切口标记线处切开皮肤及皮下组织,形成一皮下囊,通过隧道器将电极尾端转移至皮下囊袋,与脉冲发生器相连,脉冲发生器缝合固定于腹外斜肌腱膜,最后缝合两处切口,结束手术。这里必须指出的是,脊髓电刺激永久电极的长度达到 90cm,一般来说,无需连接延长线也足够将电极从皮下绕至下腹囊袋处,对于体型巨大的肥胖患者,则可能还需要另外连接延长线,最后将延长线与脉冲发生器连接(图

9-2-4)。术后回到病房,开通脉冲发生器发送刺激。电极的准确置入对 SCS 治疗成功至关重要,但刺激参数设置及随访更是不可忽视。

常见手术并发症:

(1)电极移位:这是最常见的并发症。脊髓电刺激电极位于硬膜外,并非固定于椎管内,可随着患者体位变动产生位移。相对于硬膜来说,电极移位既可向尾侧移动,也可以是内外侧方移动。患者会感觉到电极覆盖的范围有所变化,不再能覆盖原有电刺激区域了(图 9-2-5)。目前常用的脊髓电刺激电极有 8 个触点,具备较大的纵向容错范围,故尾侧移位的威胁较小。而侧方移位威胁较大,原因在于单根电极无法获得足够的横向电流覆盖范围,一旦侧方移位则难以代偿。这也是我们现在通常采用单侧双电极放置的原因,这样就可通过两根电极之间不同触点的配合,极大减少电极侧方移位导致的覆盖不足。

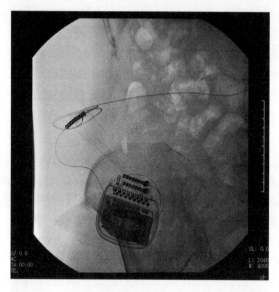

图 9-2-4　脉冲发生器位于下腹部,固定于腹外斜肌筋膜

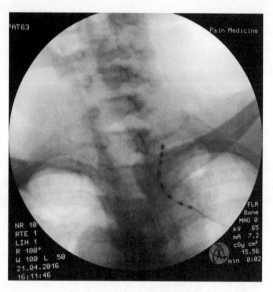

图 9-2-5　颈段电极移位

(2)感染:脉冲发生器囊袋部位的感染可能导致植入失败,椎管内电极部位的感染甚至可能引发蛛网膜下腔感染。故此,严格的无菌手术操作,反复清洗创口,最大限度减少感染机会是每次手术成功的关键。

(3)电刺激范围异常:电刺激范围过大,可能引起更多的不适感,电刺激范围过小,则往往使得疼痛控制不足,患者体验不佳。这要求手术者在第一步手术阶段精确放置电极位置,达到最佳刺激效果。

(4)脑脊液漏:Touhy 针在刺破黄韧带进入椎管的时候,如果控制深度不好,可能同时刺破硬膜导致脑脊液漏。如果能够及时发现,小的破口无需特殊处理。如果 Touhy 针反复在硬膜上穿刺,则有可能导致难以控制的脑脊液漏,甚至在脉冲发生器囊袋中形成脑脊液肿。

(5)脊髓或神经根损伤:大多来自鲁莽的穿刺,只要在 X 线引导下保持穿刺针处于安全的位置,绝大多数神经损伤是可以避免的。

(6)电池失效过早、电极联接出错等硬件故障。

接下来介绍外周神经电刺激 PNS 的手术过程。在国内大多数 PNS 集中在枕神经、眶上神经及下肢 L_1~S_3 神经。PNS 的手术目的是使电极最大限度地紧贴外周神经的走行方向。故此,对于枕神经、眶上神经而言,需要沿着骨面和神经走行方向穿刺,使适度折弯的 Touhy 针直接进入组织,直至电极远端需要到达的位置(图 9-2-6、图 9-2-7)。

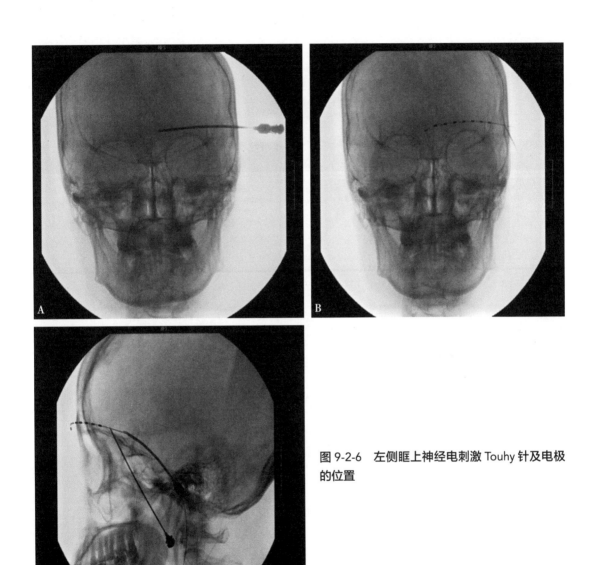

图 9-2-6　左侧眶上神经电刺激 Touhy 针及电极的位置

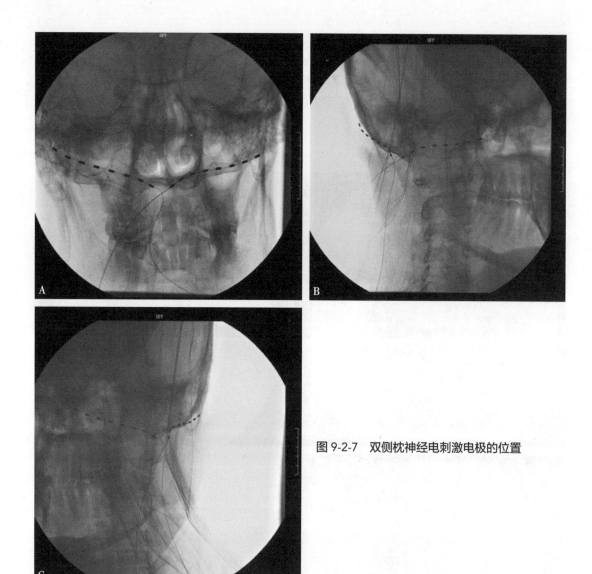

图 9-2-7　双侧枕神经电刺激电极的位置

　　下肢 L_1~L_5 神经的 PNS 既可以考虑自椎间孔外口往内放置,也可以自椎间孔内口往外放置(图 9-2-8、图 9-2-9)。S_1 可以自 L_5~S_1 椎板间孔倒置进入 S_1 孔(图 9-2-10),也可以和 S_2、S_3 一样,直接自骶孔背侧穿刺(图 9-2-11)。

　　PNS 的电极固定,延长线连接与脉冲发生器的植入等方法与 SCS 完全相同,只是由于电极植入的位置多变,故脉冲发生器的位置也灵活多变。眶上神经、枕神经电刺激的脉冲发生器通常位于锁骨下(图 9-2-12),骶神经电刺激的脉冲发生器可以位于下腹部,也可位于臀部,依据患者的体型、体位和电极长短可以灵活调整。

　　PNS 的手术并发症基本等同于 SCS 的手术并发症。但由于 PNS 的电极通常紧贴外周神经,电极移位的可能性要小于 SCS。并且,有些 PNS 不进入椎管,比如眶上神经、枕神经电刺激,故其手术风险还小于 SCS。

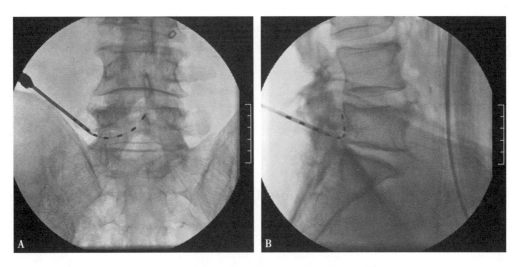

图 9-2-8 右侧 L_5 PNS，电极自椎间孔外向内放置

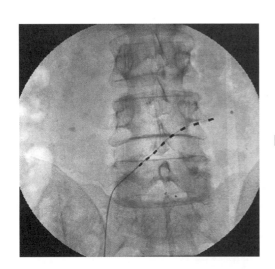

图 9-2-9 左侧 L_4 PNS，电极自椎间孔内向外放置

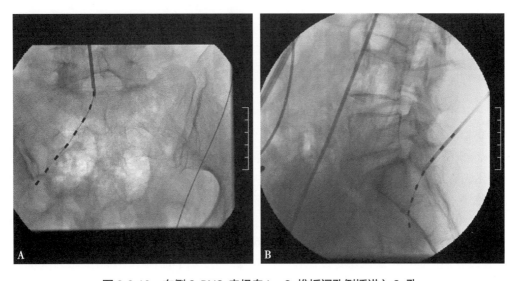

图 9-2-10 右侧 S_1 PNS，电极自 L_5~S_1 椎板间孔倒插进入 S_1 孔

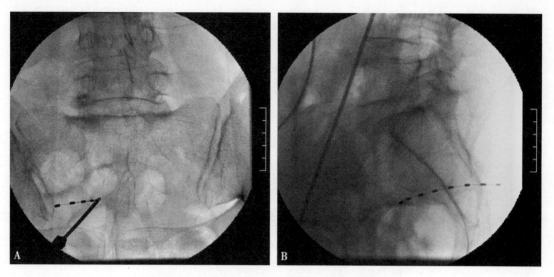

图 9-2-11　右侧 S_2 PNS,电极自背侧直接进入 S_2 孔

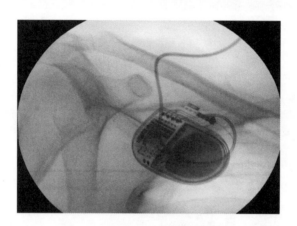

图 9-2-12　脉冲发生器位于锁骨下

四、小结

神经病理性疼痛往往表现得非常剧烈且持续,如果存在爆发痛,患者更加难以承受。一些药物对于神经病理性疼痛有缓解作用,如钙离子通道阻滞剂普瑞巴林等,但依然存在使用禁忌及一些难以避免的副作用。脊髓和外周神经电刺激则以一定参数的电流刺激,在脊髓背角位置控制疼痛电信号的上传,达到调控神经病理性疼痛的目的,一旦有效,则无药物治疗通常的副作用,并且将长期稳定缓解神经疼痛。现在,神经电刺激已经成为常规治疗无效或效果不满意的顽固性神经痛的重要治疗方法。另外,如前所述,SCS 还可以调控交感神经,对于下肢缺血性疼痛如糖尿病足等,也具备循证医学支持的极佳疗效。

目前来讲,神经电刺激技术最大的问题是我们无法准确预测哪些类型的神经病理性疼痛一定有效,有些适应证明确的患者电刺激疗效欠佳,其原因可能与神经下行调控系统崩溃有关,使得脊髓层面的电刺激不足以调控疼痛减弱。另一个问题是价格高昂,很多具备适应证的患者仅由于手术费用过高选择放弃治疗。未来随着国产神经电刺激器的研发和投入市场,相信手术价格会逐渐下降。

总体而言,神经电刺激具有可逆、不损伤神经功能等优点,故建议在有条件的医院科学、积极、稳妥地推动其应用,并积极在国内成立多临床中心,以便培训更多能够开展该治疗的医生,推广普及该治疗手段。相信在临床科室与基础研究共同推动下,该项治疗必将能造福于广大疼痛患者并会促进疼痛医学的发展。

(廖　翔)

第三节　椎间盘疼痛介入治疗

一、椎间孔镜微创治疗技术

(一) 脊柱内镜微创治疗技术

对于症状明显,经保守治疗无效,影像学检查诊断明确的腰椎间盘突出症和腰椎管狭窄症等腰椎退行性疾病,手术是必然选择。经皮脊柱内镜手术(percutaneous endoscopic lumbar discectomy,PELD)相对于开放手术和椎间盘镜手术(micro endoscopic discectomy,MED)而言,PELD 具备更小的创伤、更少的组织瘢痕、更少的椎管内扰动和更快的恢复生活自理的时间等优点,近年来受到了许多脊柱外科、神经外科和疼痛外科医生的重视与实践。

经皮脊柱内镜属于单通道同轴内镜,最早由 Anthony Yeung 实施,他采用腰椎后外侧入路,经 Cambin 三角(安全三角)区域穿刺进入椎间盘,由内而外地进行椎间盘减压髓核摘除术(Yeung endoscopic system,YESS),仅适用于包容性椎间盘突出,而对于脱垂入椎管的髓核组织则难以彻底取净。后来 Thomas Hoogland、Sebastian Ruetten 等人对该技术加以改进,设计出不同直径的椎间孔骨铰刀(bone reamer),将部分上关节突腹侧骨质铰除,进行椎间孔扩大成形,使得工作管道可以经椎间孔直接置入椎管内(transforaminal endoscopic spine system,TESSYS);另外,还采用椎板间孔入路(interlaminar endoscopic surgical system,iLESSYS),以类似于 MED 的技术进入椎管,直接进行脱垂椎间盘切除与神经根减压,从而使得 PELD 的手术适应证得以扩展,适合几乎所有类型的椎间盘突出症手术。现在 PELD 已经是腰椎间盘微创手术领域最具先进性的手术方式,与之相配套的新颖手术器械与工具还在不断出现,未来将获得更大的发展。

1. 适应证　随着内镜技术和理念的不断发展,它的适应证范围也在不断扩大。现在可以处理几乎所有位置的椎间盘突出症以及大部分椎管狭窄症。相信将来适应证范围还会不断扩大。就目前来讲,主要的适应证包括:

(1) 位于椎管内各个位置或者椎间孔外的突出、脱垂椎间盘突出症。根据椎间盘突出的位置,采用不同的放置工作管道的角度,经椎间孔入路完成手术。必要时可以结合椎板间孔入路,从不同的位置完成手术。

(2) 多节段椎间盘突出症。对于少数多节段椎间盘突出症,需要同时处理两个或以上椎间盘时,可以一次完成多节段内镜手术,甚至可以在同一切口下完成多节段内镜手术。

(3) 开放手术或者 MED 术后复发的椎间盘突出症。采用经椎间孔入路脊柱内镜手术,可以避开上次手术瘢痕区域,将复发突出的椎间盘取出。

(4) 突出的椎间盘存在广泛钙化。对于确定突出椎间盘的钙化组织参与了腰腿痛症状的情况下,将钙化灶切除是必须完成的任务,随着镜下动力系统等手术工具的完善,钙化病灶的取出也变得越来越容易。

(5)侧方关节突关节或者黄韧带增生导致的椎管狭窄症。利用不同直径的骨铰刀进行椎间孔成形,利用镜下动力磨钻处理增生的骨质;利用侧激光消融增生的黄韧带,同时将突出的髓核切除,即可以达到手术目的。

2. 禁忌证　除外常规外科手术的禁忌证,如严重出凝血功能障碍、心肺等重要器官功能严重衰竭不能耐受手术、躯体化障碍、精神疾病史等情况外,脊柱内镜手术的禁忌证还包括:

(1)沟通困难的患者。内镜手术在局麻下完成,术中需要反复询问患者对疼痛的反馈,来保证手术的安全。如果医患之间由于方言隔阂不能有效沟通,或者患者不能清楚地表达疼痛的位置,就有可能导致不可逆的神经损伤等严重手术并发症。

(2)症状、体征与影像所见三者表现不一致的患者。在诊断不清楚的情况下,贸然进行任何手术操作都是应该禁止的,包括脊柱内镜等微创手术。

(3)广泛的中央腰椎管狭窄症。现有的内镜技术已经发展出一些很好的器械,如镜下可折弯动力系统等,用于治疗广泛的中央椎管狭窄症,已经可以做到很好的减压,但目前为止还缺乏足够的经验以及随访时间,且对于减压后脊柱稳定性的维护还存在缺陷,故对于这一类患者,仍然不建议常规使用脊柱内镜手术。对于有丰富经验的脊柱微创外科医生,可以选择合适的病例谨慎开展。

(4)神经解剖结构存在异常。如经 MRI 神经成像等检查发现在手术区域存在神经解剖变异,使得手术入路受到不可绕过的阻挡,则建议改行其他手术方式。

(5)Ⅱ度及以上腰椎滑脱。严重腰椎滑脱导致的神经根性症状除来自于突出外,主要还是来自狭窄的神经根管,脊柱内镜手术由于视野的限制,不能保证将狭窄的神经根管全部显露并减压;另外,由于腰椎稳定性差,内镜下创造的椎管减压空间可以被异常的椎管相对位移完全取代。故此,这种情况下,腰椎融合手术是首先应该考虑的方式。现在,随着技术的发展,腰椎融合术也可以采用微创的方式完成。

(二) TESSYS 内镜手术程序

1. 手术前准备

(1)通过患者的症状、体格检查与影像学资料,确诊疾病并判定是否能够满足脊柱内镜手术条件。

(2)仔细阅读患者的腰椎正侧位 X 线片与腰椎 MRI 片。从中可以获得手术需要的重要信息,包括:依据椎间盘突出的位置,确定手术入路;估计穿刺与工作管道扩张的角度,预测是否需要运用骨铰刀进行截骨;明确是否存在解剖变异,如发现异常,必须进一步检查,以免术中发生意外。

(3)患者签署手术知情同意书。必须让患者了解自己的病情,知晓医生建议选择脊柱内镜手术治疗的原因,并给予患者选择其他手术方式的权利。另外,需要告知患者的是,即使是创伤如此小的手术,依然可以发生诸如神经根损伤、感染等并发症,并且可能因为一些严重的并发症,需要额外进行开放手术。

(4)手术前用药:由于绝大部分脊柱内镜手术都是在局麻下完成,所以患者术前的紧张与术中的疼痛不可能完全避免。针对缓解患者上述不适的药物很多,如咪达唑仑等抗焦虑药、NSAIDs 类消炎止痛药、加巴喷丁等抗癫痫药等。如何使用还没有标准指南。笔者个人的经验是仅在术前 1h 给予 7.5mg 咪达唑仑口服和曲马多 100mg 肌注,术中疼痛的缓解主要依靠手术区域的局麻药物注射完成。另外,建议手术前半小时给予适当的抗生素,如头孢唑林 1g 静注,用于预防术后感染。

2. 手术步骤

(1) 基础监护措施:保证对患者心电、血压、血氧、呼吸频率等基础生命体征的监护。

(2) 体位:根据患者能满足的体位条件和个人手术习惯,可以选择侧卧或者俯卧位。以下以俯卧位为例做手术步骤分解;患者俯卧于可透视手术床,利用可调节的手术床或者胸腹部垫枕,使其保持适当屈髋屈膝体位,并注意保持腹部悬空,以减少腹腔内压力。

(3) 穿刺角度与经皮穿刺点的确定:在 C 型臂 X 线机正侧位透视下,定出手术节段的穿刺角度与经皮穿刺点,并在体表用记号笔画出,以方便术中穿刺作为参考。首先在腰椎标准正位透视下,标定两个点,第一点:棘突连线与尾侧椎体上终板的交点;第二点:尾侧椎体手术侧上关节突顶点(对于 $L_5 \sim S_1$ 或者髂嵴过高的患者,第二点为与髂嵴最高点连线的交点)。两点连线即为穿刺针在正位透视下应行走的路线,也决定了穿刺路径与身体横截面的夹角。一般来讲 L_3/L_4 约为 25°,L_4/L_5 约为 30°,$L_5 \sim S_1$ 约为 40°。其次,在腰椎标准侧位透视下,同样标定两个点,第一点:尾侧椎体后上缘折角;第二点:尾侧椎体上关节突尖端。两点连线决定了穿刺路径与身体水平面的夹角,一般来讲 L_3/L_4 约为 30°,L_4/L_5 约为 25°,$L_5 \sim S_1$ 约为 25°。这条线与上一根线的交点即为经皮穿刺点(图 9-3-1)。

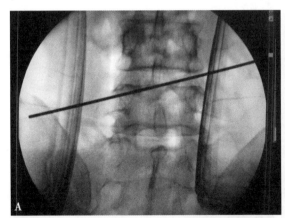
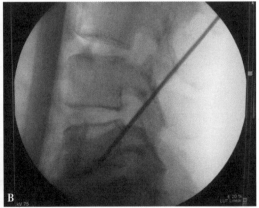
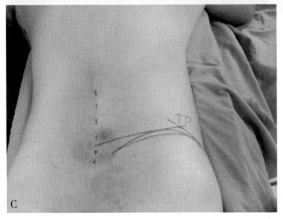

图 9-3-1 X 线下穿刺定位影像及体表画线
两线交点即经皮穿刺点

（4）局部麻醉药物的使用：皮下麻醉采用 1% 利多卡因，自肌肉层往深层的组织麻醉采用 0.75% 的利多卡因。低浓度的利多卡因在有效降低患者术中痛苦的同时，最大限度保证了神经感觉和运动功能的存在。为手术医生判定术中神经是否受到侵犯创造了条件。

（5）穿刺：在 X 线透视辅助下，选用 18G 穿刺针沿标定路线穿刺，直至进入椎管。理想的穿刺位置是正位透视见穿刺针尖位于棘突连线时，侧位透视见穿刺针尖位于椎体后缘连线。如果患者椎间孔尾端比较狭小，穿刺针可以直接顶在上关节突尖端，而不进入椎管，待环锯截骨后再直接将导杆植入椎管。必须指出的是，如果穿刺针尖进至椎间孔位置时，患者出现神经根性痛，必须及时调整穿刺位置与角度，不能盲目继续手术，否则可能导致神经损伤的出现。随后，植入导丝，退出穿刺针，准备建立工作管道。

（6）建立工作管道：根据术前计划与穿刺针的位置，决定是否行椎间孔成形。如果需要，则利用不同直径的导管、导杆与骨铰刀，在 X 线透视监视下，逐层扩张，扩大穿刺通道，直至将工作管道植入椎管；如果不需要，则利用不同直径的导管或者直接用单根尖锥型导杆沿导丝扩大穿刺通道，最后植入斜面开口工作管道（图 9-3-2）。

（7）镜下操作：通过工作管道植入内镜，在持续生理盐水灌洗下，获得清晰的镜下视野。利用不同直径与形状的髓核钳，将突出椎管的髓核摘除，观察椎管内受压神经根松解是否满

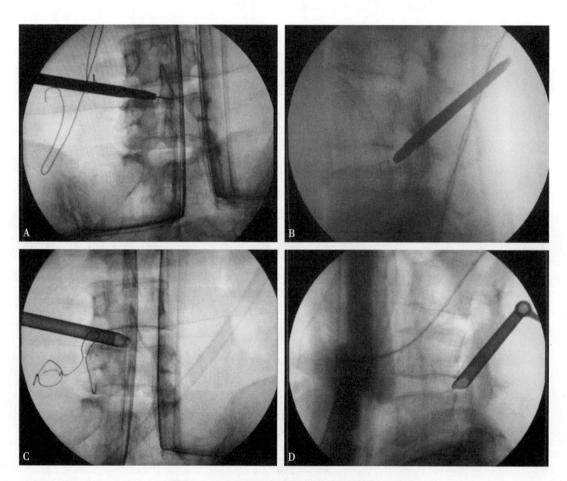

图 9-3-2　TESSYS 内镜手术的工作管道植入顺序

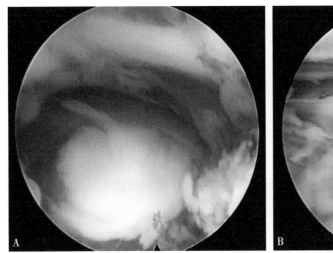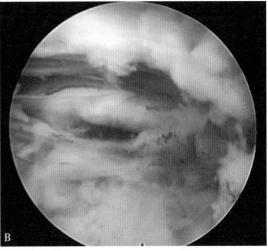

图9-3-3 镜下可以清楚看见脱垂的髓核组织,髓核取出后,神经根出现并获得松解

意(图 9-3-3),并嘱患者大声咳嗽或扭动腰部,观察在腹压增加或脊椎运动的情况下,患者是否仍有神经根性疼痛,以确保减压充分。最后检查椎管内诸结构,如硬膜囊、神经根、黄韧带,未残余可导致症状的大块髓核组织后,用等离子消融做破裂的纤维环成形并手术视野下仔细止血。

(8) 在直视下退出内镜和工作管道,缝合皮肤伤口,结束手术。

3. 术后处理 作为一类切口手术,术后不需再用抗生素预防感染。

一般来讲,手术后即可发现直腿抬高试验明显改善。手术后 2h,可以鼓励患者开始下地行走,并告诉医生主观感受是否较前改善。尽管绝大多数患者术后症状明显改善,活动能力较术前明显增强,仍然建议患者在 3 周内多卧床休息,减少活动量,同时避免腰椎过度弯曲伸展和负重。依据患者的恢复状况,在 3 周后,患者普遍可以达到回复工作的能力。术后建议立即复查腰椎影像,如 MRI 或 CT 等,尽管此时影像学结果受到手术痕迹的影响较大,但有助于手术医生判断手术范围,明确减压效果。在术后 3 个月,建议再次复查 MRI 或 CT 以获得患者手术后稳定图像(图 9-3-4)。

4. 手术并发症 从统计学角度来看,微创手术减少了手术并发症的发生概率,但不可能完全避免。对于手术经验不足的医生,发生严重并发症的可能甚至大于开放手术。故必须在整个手术过程中保持谨慎,仔细询问患者感受,轻柔操作,切忌盲目粗暴,"迎痛而上"。总体来说,传统开放手术可能导致的并发症,在脊柱内镜手术中也可以发生,比如麻醉意外、术中心肺功能失代偿、神经根、硬膜囊损伤、器械断裂、出血及血肿形成、术后感染等,其中最常发生的有以下几项:

(1) 术中神经根损伤:在内镜手术的每个步骤,都有可能出现神经根的损伤。既可能损伤穿行根,也可能损伤出口根。故此,需要在整个手术过程中密切观察患者的反应,尤其在穿刺至工作套管置入之前的时间段,一旦患者感觉到明显的下肢根性痛,必须暂停手术进程,仔细询问患者的感受,并适当调整手术策略,以免发生神经根损伤的可能。轻微的神经根损伤大多来源于扩张管道位置不正确导致的挤压,患者可出现相应神经支配区域的麻木或肌力下降,3 个月内可以恢复(图 9-3-5)。如果严重的神经根损伤,则不能恢复,甚至需要

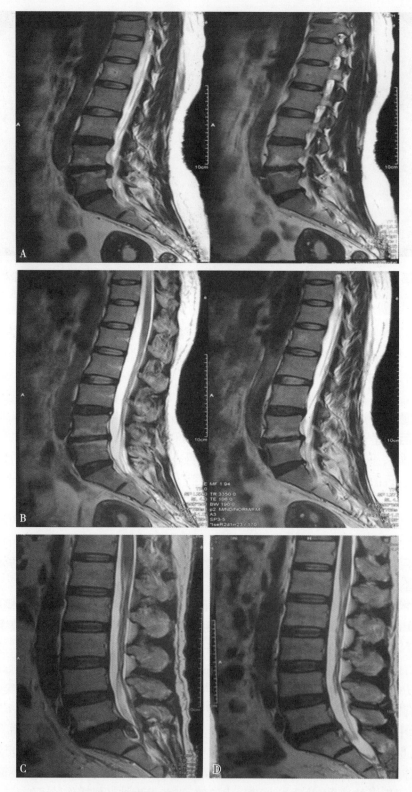

图 9-3-4　A、B.L₄/L₅ 椎间盘向尾端脱垂,术后 3 个月 MRI 复查对比;C、D.L₅/S₁ 椎间盘向尾端脱垂,术后立即 MRI 复查对比

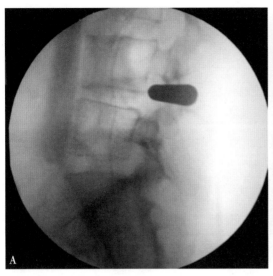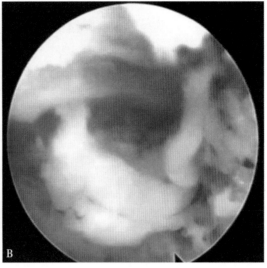

图 9-3-5　A. 工作管道位置过于靠近 L_4 神经根,容易出现挤压损伤;B. 经椎板间孔入路在结构分辨不清的情况下,将 S_1 神经根损伤,部分神经纤维断裂

进一步进行开放减压手术。

(2) 术中损伤硬膜囊:由于突出的椎间盘会将硬膜囊推开,故经椎间孔入路的内镜手术很少损伤硬膜囊。损伤的主要原因是在镜下结构分辨不清的前提下,盲目使用髓核钳钳夹组织。经椎板间孔入路的内镜手术损伤硬膜囊的可能性较大,在工作管道放置与镜下操作时,均可能导致硬膜囊损伤。小的硬膜囊损伤不需要缝合,术后一般也不会形成脑脊液漏,然而对于较大的撕裂,可能导致脑脊液漏、低颅压与感染的发生,这时需要开放手术处理硬膜撕裂。

(3) 器械断裂:内镜的镜下手术器械纤细精巧,如果不当使用,比如用髓核钳夹住椎体骨质旋转外拖,或者长期使用维护不当,容易发生断裂。一旦发生,则必须想办法将断裂物取出。幸运的是,内镜手术径路清晰,结合 X 线透视和镜下所见,断裂物一般较易取出(图 9-3-6)。有时也可由于器械本身的老化导致断裂,比如笔者曾经遇见一例工作管道手柄脱落(图9-3-7)。

(4) 出血及血肿形成:TESSYS 内镜手术属于微创手术,出血量一般较少,但在内镜下少量的出血都有可能影响手术视野的清晰,所以对于一些较明显的出血点应该通过等离子热凝或者旋转工作管道压迫止血,来保证术野的清晰和操作的继续。必要时可以在术后放置引流管,以避免手术区域血肿形成。另外,在手术结束退出工作管道的时候,偶尔也可见明显的出血,原因可能是工作管道的扩张撕裂了椎间孔尾端外侧的小血管或者腰背肌筋膜内走行的血管,这时需要用明胶海绵填塞止血后缝合伤口,以减少背肌血肿的形成。

(5) 术后感染:不同于 MED 与开放手术在气介质下完成,PELD 手术是在水介质下完成,由无菌生理盐水循环冲洗,加上手术创伤小,故此发生感染的可能性低于 MED 与开放手术。但 PELD 的感染发生仍有报道,这需要手术室和手术器械的消毒更加严格,手术医护团队更加规范无菌操作,以减少感染的发生。

(6) 术后腰痛:在没有腰椎间隙感染的前提下,术后近期的腰痛加重大多数由手术操作本身导致,例如管道放置偏向腹侧,使得正常纤维环撕裂较重,或者腰椎小关节截除较多等,

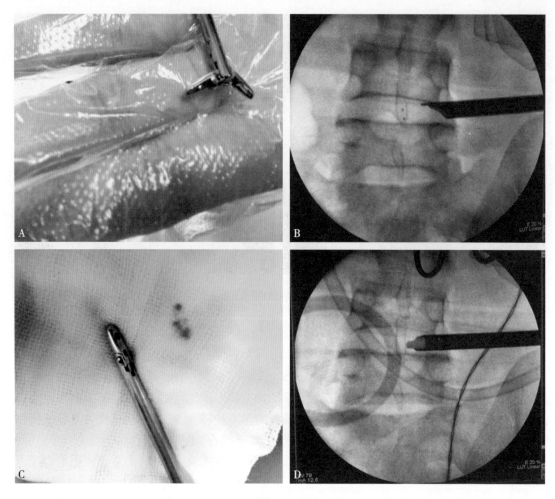

图 9-3-6

A、B. 断裂的髓核钳部件以及影像所见;C、D. 取出的断裂零件及影像所见

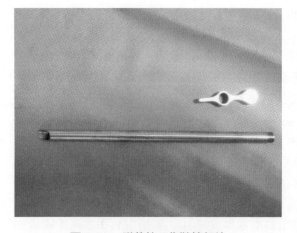

图 9-3-7 脱落的工作鞘管部件

这些都是导致术后近期腰痛的原因。而术后远期腰痛的原因往往由腰椎间盘退变后腰椎失稳导致,这就需要采用相应节段内镜下脊神经后支切断等其他手段来治疗。

(三) 小结

经皮脊柱内镜手术从根本上改变了腰椎手术的理念,堪称真正意义上的腰椎微创椎间盘切除术。现在利用经皮脊柱内镜,还可以完成胸椎和颈椎病减压手术。并且内镜下腰椎融合手术也有医生在尝试开展。可以想见,在不远的未来,脊柱骨病的主流治疗方式当中,脊柱内镜将是其中的重要组成部分。

如果一个腰椎间盘突出症的患者同时具备开放手术、MED 手术和脊柱内镜手术适应证,建议首先选择脊柱内镜手术。

（廖　翔）

二、三氧介入治疗的临床应用

三氧俗称臭氧,又名三原子氧,是氧的同素异形体,分子式是 O_3,分子量为 48.00,具有环状结构,氧原子间距离是 1.26Å。在常温常压下,低浓度的三氧是无色气体,高浓度时呈现淡蓝色,液态三氧为暗蓝色。它的化学性质极为活泼,在 30℃空气中的半衰期约为 20min。三氧在常温常压下可自行分解为氧气,因此三氧不能贮存,一般现场生产,立即使用。医用三氧是用纯氧生产的臭氧,同样是一种氧化剂,具有强大的氧化作用,能够杀灭细菌、病毒和免疫调节等作用,特别是对于厌氧菌具有强大的杀菌作用。

10 多年前,南方医科大学南方医院介入科何晓峰主任首先将医用三氧治疗引入国内,此后三氧治疗在国内广泛展开,疼痛科和临床多学科的医疗实践表明,三氧介入治疗成为许多疼痛疾病的有效方法,初期主要应用于颈、腰椎间盘突出症疼痛、关节痛,随后陆续用于周围和中枢神经损伤疼痛(如带状疱疹后神经痛、脊柱手术后神经痛)等的治疗。由于安全系数相对较高和疗效肯定,逐渐受到多学科临床医生和患者的欢迎。

(一) 医用三氧治疗的作用机制

多年来,虽然有关医用三氧临床应用有争论,由于使用效果明显,安全系数相对较高,目前已经逐步在全球范围内广泛应用。国内外学者对于三氧作用机制的研究也一直在探索。近年的研究发现三氧作用广泛。三氧治疗在体内引起氧化应激反应的同时还产生多种生物学效应。三氧治疗如同双刃剑,由于它在人体内导致不同程度的氧化应激反应可以产生不同的结果,确切地说三氧的发挥治疗效应和产生毒性反应的界限就在于氧化应激反应的强度。从分子水平看,如果体内发生重度的氧化应激反应,可以激活转录因子 κB(NF-κB)通路,经过 COX2,前列腺素 E_2(PGE_2)和多种活性细胞因子产生炎症反应和组织损伤;而中等程度的氧化应激反应激活的是 Nrf2 通路,此通路可以增加超氧化物歧化酶(SOD)、GPx、谷胱甘肽转化酶(GSTr)、过氧化氢酶(CAT)、血红素氧合酶(HO-1)、醌氧化还原酶(NQO-1)和热休克蛋白(HSP)等抗氧化酶类活性,它们不仅保护细胞,产生抗氧化作用,而且可以逆转慢性氧化应激反应的低损害作用。目前的研究医用三氧治疗的作用机制涉及多方面:

1. 直接的抗炎、镇痛作用;

2. 通过拮抗炎症反应中的相关因子释放、扩张血管、改善静脉回流作用减轻神经根水肿,改善神经微环境;

3. 化学针刺作用:刺激抑制性中间神经元释放脑啡肽等物质作用;

4. 改善和减轻由缺氧造成的组织损伤;

5. 髓核内蛋白多糖氧化作用;

6. 免疫调节作用;

7. 减轻或解除神经根周围粘连,促进和改善神经组织的代谢。

(二) 临床适应证及优点

由于人体不同的组织和不同的疼痛疾病对三氧有不同的耐受性,临床上不能千篇一律地使用同样的浓度和容量,应该根据不同的病变、部位及疼痛疾病而采用不同浓度和容量的三氧来治疗,使之既不至于产生过度的氧化性损伤,又能达到缓解疼痛或治愈疾病的目的。

但是在临床上要比较准确地把握这条界线比较困难。

1. 目前已经在临床上使用并报道有一定疗效的疼痛相关疾病包括：

（1）颈、腰椎间盘突出症疼痛；

（2）椎间盘手术后神经损伤及疼痛；

（3）脊柱相关手术后神经损伤及疼痛；

（4）部分周围神经损伤疼痛：疱疹后神经痛、神经丛或神经根痛、末梢神经系统损伤疼痛；

（5）四肢关节慢性疼痛；

（6）软组织劳损疼痛：韧带、肌筋膜劳损疼痛。

2. 优点

（1）规范使用能够得到疗效确切、不会产生明显的组织损伤；

（2）安全系数相对高、无严重并发症；

（3）可以重复治疗。

（三）临床存在问题及缺点

1. 临床存在问题　目前临床上有关三氧治疗突出的问题是缺乏规范化治疗程序和原则，尤其部分基层医疗单位规范化意识有待于加强。部分三甲医院也缺乏系统、严格的随机化对照观察研究。临床随意使用直接的结果会引起组织或神经的损伤，间接的结果是治疗效果不理想。目前中华医学会疼痛学分会正在讨论三氧的规范化使用原则和专家共识，多年来，我们在中华医学会疼痛学分会内部建议使用参数：

（1）规范使用浓度：椎间盘内≤50μg/ml，椎间盘外和神经根、神经丛、神经根局部≤30μg/ml，软组织内≤20μg/ml；关节腔内≤40~50μg/ml。不建议随意或盲目提高浓度，以防止对于神经系统和其他组织的产生有害作用。

（2）规范使用剂量：颈椎间盘内：1~3ml/节段，腰椎间盘内：5~8ml/节段；颈椎间盘外：4~6ml/节段，腰椎间盘外：6~10ml/节段；椎间盘每次治疗1~2个节段。颈交感神经节：3~5ml/节段；胸交感神经节：4~6ml/节段，腰交感神经节：6~8ml/节段，每次治疗1~2个节段。

（3）避免过度（包括浓度和容量）治疗后产生过度氧化反应和神经系统、组织结构受到损伤的结果。

2. 缺点

（1）部分患者治疗后出现兴奋、睡眠干扰现象；

（2）局部治疗会产生明显的疼痛或刺激现象；

（3）部分患者治疗后出现疼痛反跳现象；

（4）极少数患者可能产生过敏现象。

（四）治疗间隔时间

根据不同的疼痛疾病和病情阶段以及治疗后身体局部的调整，三氧治疗的周期间隔可以从数天至数月不等，如软组织相关治疗间隔为1周左右，椎间盘内治疗在2~3个月左右。而治疗的部位也随不同疼痛疾病而异，如软组织相关疼痛治疗可以多点，而椎间盘三氧介入治疗每次1~2个椎间盘。周围神经损伤或交感神经系统治疗的周期间隔为1~2个月左右。结合中医的辨证施治观点，临床上仔细观察各种疼痛疾病的病程、类型和疾病阶段，制定适当的三氧治疗方案，就能够发挥最佳治疗效果和避免副作用。

（五）三氧介入治疗椎间盘突出症

椎间盘突出症是颈腰疼痛的常见原因之一，在三氧介入治疗方法进入临床使用前，多数患者接受口服药物或物理等治疗,部分患者接受手术治疗,但是对于一些病情复杂,特别是多个椎间盘病变的患者保守治疗效果往往不满意,而部分患者椎间盘手术后 2~3 年期间容易复发,再次手术成为难题。但是临床上如果出现这些问题后,绝大多数患者如果接受规范化三氧介入治疗能够得到较好的解决。

早期欧洲的临床医师根据三氧可以使髓核内蛋白多糖发生氧化作用和结构变性的作用机制,把一定浓度的三氧直接注入髓核内,使其结构变性或固缩,可以起到强化髓核及修补其周围内、外纤维环组织结构的作用或效应。南方医科大学南方医院介入科何晓峰团队最早在国内使用三氧治疗椎间盘突出症,他们和国内许多单位已经报道三氧介入治疗成功应用于颈、腰椎间盘突出症疼痛的临床治疗。在影像监护下实施三氧介入治疗安全、有效,很快在国内许多医院推广应用。目前逐渐成为国内大部分三级医院治疗颈、腰椎间盘突出症的重要方法之一,使成千上万的境内外患者受益。早期我们不仅使用三氧介入治疗颈或腰椎间盘突出症,还尝试治疗了顽固性颈、腰椎间盘手术后残留症状或神经损伤的患者,控制了病情继续发展,缓解了患者的疼痛和许多不适感觉,临床上获得肯定的治疗效果和患者的好评。

由于三氧注射治疗过程中局部刺激现象明显,部分患者还投诉接受治疗后经常发生疼痛"反跳现象",即治疗后疼痛加剧,短程者持续 1~2 天,长程者甚至持续 3~5 天。十多年前我们刚刚使用三氧介入治疗椎间盘突出疼痛的部分(大约 1/3)住院患者也观察到发生了反跳现象,患者常常投诉。为了避免三氧介入治疗的反跳现象,随后我们改进、融合了综合治疗方法,通过实施三氧介入治疗为主的规范化诊疗方法[患者自控硬膜外镇痛(patient controlled epidural analgesia,PCEA)+ 三氧介入治疗],通过建立临床路径治疗超过 2000 例的颈、腰椎间盘突出症和椎间盘突出症手术后的住院患者(浓度为椎间盘内:50μg/ml,椎间盘外:30μg/ml;容量:椎间盘内:颈 1~3ml,腰 5~8ml;椎间盘外:颈 4~6ml,腰 6~10ml;),既避免了三氧介入治疗后的反跳现象,也进一步提高了疗效和安全系数,患者非常满意。出院患者经过 5 年以上长期随访,效果保持优良,患者基本恢复正常工作、生活和日常活动,原位椎间盘突出症的复发率降到非常低的比例(复发率≤3%,未发表资料)。

(六) 三氧介入治疗脊柱手术后慢性神经痛

在外科脊柱手术后,特别是椎间盘突出症手术后部分患者会发生慢性神经痛,这种类型的疼痛临床表现复杂,治疗也非常困难,常常使外科医师头痛。多数慢性脊柱手术后疼痛并非在手术后跟随急性伤口疼痛持续发生,常常在数周或数月后出现。在美国每年脊柱外科手术超过 30 万例,其中许多患者在手术后数周发生以疼痛为主要症状的临床综合征。这些患者在接受一次或一次以上的腰背部手术后出现持续性或反复发作性慢性疼痛症状,集中的统计资料列出的最低发生率为 25%。在骨科学专业中,"背部手术后失败综合征(failed back surgery syndrome,FBSS)"就是最有代表性的疼痛疾病。在这些患者一生中的大部分时间都可能遭受腰痛的折磨,而且这种疼痛对于常规的口服药物治疗或其他治疗方法效果不佳。

早在 2006 年哥本哈根大学的 Kehlet 教授和哈佛医学院 Woolf 教授在著名的《柳叶刀杂志》发表了关于手术后疼痛的综合分析资料指出,慢性手术后疼痛是临床医生容易忽视的主要问题,发生外科手术后疼痛总的比例为 10%~50%,其中 2%~10% 患者的疼痛非常剧烈,主要的原因之一可能与手术中的神经损伤有关。

2000 年以来王家双教授团队重点关注脊柱手术后神经痛的治疗,不断地探讨新的有效治疗方法,特别是通过和著名的骨科专家——中国人民解放军骨科研究所的侯树勋所长和中山大学的刘尚礼教授等骨科专家的交流和相互学习,在临床上以三氧介入治疗为主复合治疗方法,通过神经功能调节和促进神经损伤修复治疗,帮助许多脊柱手术后慢性神经痛患者有效缓解了剧烈疼痛,改善了患者的功能活动、生活质量,控制了病情的进一步发展。特别是帮助了一些椎间盘手术后复发或手术后神经损伤的骨科手术后疑难患者,他们在接受第二次住院治疗后就能够获得控制病情进一步发展以及疼痛、麻木或紧束感觉的缓解。

但是应该在此提醒的是:要想最有效发挥三氧介入方法治疗椎间盘突出症或脊柱手术后慢性疼痛,就要尽可能使足够剂量的三氧气体扩散到预计的范围和病灶内,才能发挥清除炎性致痛物质、强化髓核结构和松解神经根粘连等作用。要想达到此目标,尤其是特殊或复杂疑难患者,推荐尽量选择全过程在 CT 监护下实施的准确靶点操作,此时穿刺针的位置和三氧扩散的范围一目了然,否则很难在绝大部分患者身上达到临床效果满意和持久的目的。

图 9-3-8~ 图 9-3-20 的一系列 CT 监护下三氧介入治疗图片是我们 10 多年来临床操作过程中保留和积累的:包括椎间盘和神经根穿刺针定位、不同类型(中心破裂 -A,侧方破裂 -B)椎间盘内纤维环破裂图、内外纤维环完全破裂图、神经根粘连松解和硬膜外前间隙松

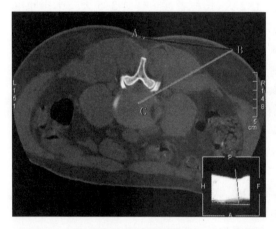 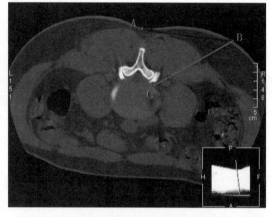

图 9-3-8 椎间盘内穿刺针定位标志:A-B 线是脊柱旁开距离,B-C 线是穿刺针方向和深度

图 9-3-9 神经根穿刺针定位标志:A-B 线是脊柱旁开距离,B-C 线是神经根穿刺针方向和深度

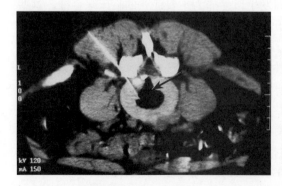 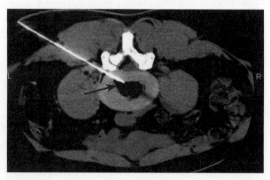

图 9-3-10 三氧显示内纤维环破裂 A 型(红色箭头前是内纤维环破裂处)

图 9-3-11 三氧显示内纤维环破裂 B 型(红色箭头前是内纤维环破裂处)

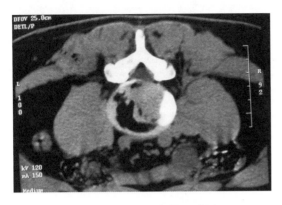

图 9-3-12　内、外纤维环破裂

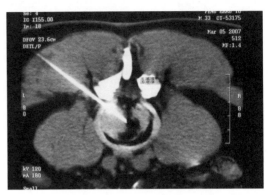

图 9-3-13　内、外纤维环破裂 2

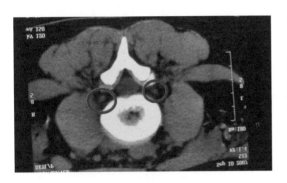

图 9-3-14　粘连神经根分离

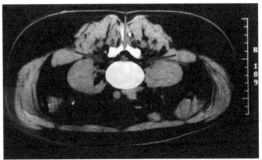

图 9-3-15　三氧硬膜外、神经根松解粘连(红色箭头前是神经根,绿色箭头是硬膜外腔)

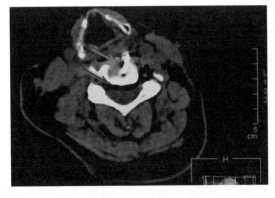

图 9-3-16　三氧颈椎间盘、硬膜外前间隙分布(红色箭头前是前间隙,绿色箭头是盘内三氧)

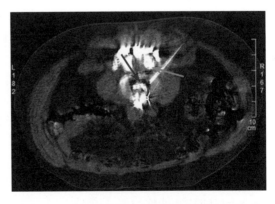

图 9-3-17　椎间盘内植入物周围三氧分布(绿色箭头前是穿刺针,红色箭头前是三氧分布区域)

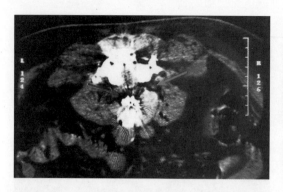

图 9-3-18 椎间盘植入物、神经根周围三氧分布（绿色箭头是神经根，红色箭头前是植入物周围三氧分布）

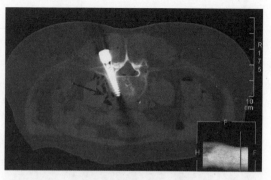

图 9-3-19 椎间盘手术后腰交感神经节三氧分布

解图、硬膜外后间隙松解图和硬膜外腔环形粘连松解图以及椎间盘手术植入物周围三氧分布等，由于数千例的操作均在 CT 监护下完成比较准确的三氧介入靶点治疗，临床未发生并发症，而且大大提高了临床效果和满意度，长期随访疗效确切。在此提供给临床医师在实践中参考。

（七）三氧介入治疗神经痛

神经病理性疼痛简称神经痛，属于慢性、难治性疼痛疾病，目前仍然是全球临床

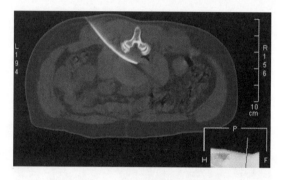

图 9-3-20 特殊病情弯针穿刺位

多学科医师所面临的主要难题之一，也是疼痛科诊疗业务的主要核心疾病。自从以三氧介入为主的方法被开创性应用于顽固性带状疱疹后神经痛（post-herpetic neuralgia，PHN）的临床治疗以来，国内 PHN 的临床诊疗和研究出现了三大进展：①2013 年 PHN 临床研究项目第一次进入科技部"国家科技支撑课题"行列；②2014 年发表了第一个国内疼痛专病——PHN 临床规范化临床诊疗方案；③2016 年"PHN 中国多学科专家共识和解读"分别发表。这是近十多年来以王家双教授和陈军教授以及国内其他从事神经痛研究的专家团队为 PHN 的这一世界级的顽固性神经痛诊疗和研究做出的主要贡献，也为神经痛疾病的深入探讨增添了崭新的一页。

1. PHN 的临床特点 PHN 是神经痛领域最有代表性的疼痛疾病之一，它是由于水痘-带状疱疹病毒（varicella zoster virus，VZV）损伤感觉神经系统后的遗留的顽固性神经损伤疼痛，也是全球范围内中、老年人群难治性疼痛疾病之一。大部分患者 PHN 患区均有程度较剧烈的后遗神经痛，疼痛的性质多数为自发性闪电样或刀割样、撕裂样、针刺样剧烈疼痛，部分患者伴随持续性烧灼痛，局部紧束感觉明显，绝大部分患者的睡眠和正常生活受到影响。根据浅感觉检查，临床上可以分为四个亚型：激惹型（irritable nociceptor group）、麻痹型（deafferentation group）、中枢整合型或混合型（central reorganization group）、无激惹型（normal nociceptor group）。PHN 的病程一般 1~3 年，如早期没有得到有效的治疗或实施合理控制疼痛的方法，其疼痛周期迁延可能长达数年至数十年。除了疼痛之外，大部分 PHN 患者会伴

随患区程度不同的蚁行感、紧缩感、痒、抽动感或灼热感。患者的情绪和心理状态也会发生显著的异常变化,主要表现包括焦虑、抑郁状态、注意力涣散和易发脾气等,由于剧烈疼痛,除了日常生活和夜间睡眠明显受影响外,超过50%的患者可能有自杀倾向,生活质量明显降低。

2. 近代PHN临床过程的变迁

(1)长期以来,国内外医学界教科书及传统认为,带状疱疹后神经痛是"一次患病,终生免疫"的疾病演变为复发性带状疱疹,复发间隔期可能为1个月~30年不等;复发次数为一次到多次不等;

(2)临床多种亚型的发现:上面内容已经提及,目前发现4个亚型;

(3)诊断方法的更新:除了常规的浅感觉、温度觉检查,红外热图检查帮助临床判断神经源性炎症的动态变化;

(4)治疗观念的变化:临床医师逐渐由毁损治疗转变为促进损伤修复过程治疗;

(5)患区后遗症状的治疗现曙光:交感神经治疗、三氧介入治疗和脉冲射频治疗开始出现效果;

(6)疼痛科成立后实施PHN专病治疗成为难治性和"看痛无门"患者的福音。

值得一提的是,近20年来,有关疱疹后神经痛疾病治疗概念的最大变化在于提倡实施"神经功能调节治疗和神经损伤修复治疗"以及"临床规范化诊疗程序"。尤其早期及时而有效的治疗,是疱疹后神经痛治疗提倡的主要前提。一旦延误了疾病的早期阶段,治疗起来变得比较棘手,而且病程越长治疗越困难。临床治疗的首要目的是有效控制剧烈疼痛和促进受损伤神经系统的修复过程。虽然不同治疗方法的优点与缺点只是相对而论,但是,目前对再损伤或损毁治疗效果的质疑已经逐渐引起临床医师的警惕。在疼痛科成立后一系列治疗新方法的规范化实施和应用后,不仅迅速提高了疗效,树立了疼痛科的诊疗品牌,而且使患者重新点燃了对临床治疗和生活的希望。另外,由于不同类型PHN亚型患者可能对治疗方法产生不同的反应,这提示我们临床治疗的思路应有所区别,也有助于PHN诊疗的深入研究和探讨。

3. 三氧介入治疗方案的建立和实施 经过多年的临床实践和持续探索,2005年王家双教授带领团队在广州市红十字会医院疼痛科创建了以三氧介入为主的综合治疗顽固性PHN的方案和具体实施步骤。

(1)诊断及评估:参照国际疼痛学会(International Association for Study of Pain,IASP)和中华医学会疼痛学分会(Chinese Association for Study of Pain,CASP)神经病理性疼痛专家组发布的神经痛诊断标准程序:

1)仔细询问、记录带状疱疹的病史,实体观察疱疹局部色素及变化区域和PHN的原发、继发损伤区神经节段、范围。

2)定量感觉测试(quantitative sensory testing,QST):用棉签检测触觉和异常痛敏的节段支配区,用阶梯von-Frey纤维定量测量患区是否有痛敏,使用记号笔描画出痛敏或神经损伤节段分布区,初步确定PHN属于哪一类临床亚型;使用0~10分视觉模拟评分法(visual analog scale,VAS)确定患者患区的疼痛强度;使用4℃和42℃生理盐水检查痛温觉变化。

3)情绪定量测试(quantitative emotion testing,QET):用0~10分情绪模拟量表(emotional analog scale,EAS)评估情绪变化强度(0分为情绪基本正常、10分为情绪最差);使用改良的汉密尔顿抑郁量表(Hamilton depression scale,HAMD)评价有无精神共病。

4) 记录疱疹患区伴随的其他异常感觉症状,如痒、紧束感、蚁行感等,可以用神经病理性疼痛自评表(self-complete leeds assessment of neuropathic symptoms and signs,S-LANSS)进行鉴别诊断。

5) 红外热像图:监测原发、继发损伤区皮温比值变化,可以检测疱疹区交感神经功能异常变化程度、判断神经源性炎症有无发生的定性和定量方法,同时能够监测、评价治疗效果。

6) 功能磁共振成像(fMRI):PHN 患者与正常人中枢神经系统有一定的差异性,fMRI 检查可以监测脑内治疗过程中中枢核团兴奋与抑制灶位置、面积的动态变化。

(2) 目标、方法和适应证:三氧介入治疗为主的综合治疗是一种创新的方法,方案主要的目标是快速控制剧烈疼痛、促进神经损伤修复过程和降低疱疹后神经痛的复发率。具体方法包括三氧介入治疗为主结合口服药物、PCEA、心理治疗和出院随访等内容。适用于各种类型的躯体部急性带状疱疹疼痛或 PHN 的治疗,患者接受治疗后能够快速控制剧烈爆发痛和自发痛;有效缓解痛敏和异常痛敏(痛觉超敏)程度和神经损伤区域。实施连续 PCEA 技术,穿刺过程中始终保持严格无菌操作,穿刺成功后需要将导管穿过 8~10cm 皮下隧道后出皮肤固定,同时整个 PCEA 治疗过程中要适当预防性使用抗生素,加强穿刺点和硬膜外导管出口的清洁,以防止发生中枢神经系统继发感染。

(3) 方案治疗作用涉及机制:以三氧介入治疗为主的综合治疗方案主要包括两个阶段:

第一阶段:治疗原理是经硬膜外腔治疗,硬膜外腔是介于黄韧带与硬脊膜之间的潜在间隙,充满结缔组织、血管、神经根和脂肪,许多药物可通过硬膜外腔到达脊髓,在脊髓神经元的突触后膜通过减少突触前递质的释放和突触后膜的超极化而发挥多种效应。临床上将局部麻醉药和促进神经损伤药物注入损伤区域的硬膜外间隙,通过抑制过度兴奋的神经末梢反应性,能够有效消除或缓解疱疹损伤区的神经源性炎症过程和周围神经系统敏感化程度,既可以控制患区的激惹状态和缩小原发、继发损伤区范围,也可以缓解剧烈发作痛和自发痛程度,促进损伤神经的恢复过程。根据我们早期的临床观察提示:施行 PCEA 技术治疗,对于病程≤6 个月的患者,约 50% 患者反应良好;而病程迁延 1 年的患者,约 30% 有效;病程 >1 年或更久患者效果差,需要配合其他方法治疗以保持疗效。由于 PCEA 治疗需要达到效应的剂量小,不良反应低,安全系数高;而且用药个体化,同时让患者参与治疗过程提高了她们配合治疗的主动性。是值得临床疼痛诊疗推广使用的技术。

第二阶段:在 CT 监护下标记定位受损伤神经节段椎间孔,确定穿刺针入路的角度和深度,准确实施介入治疗,穿刺针到位后注入低浓度(≤30μg/ml)的三氧以消除受损伤的脊神经根、脊髓背根神经节(dorsal root ganglion,DRG)和交感神经节周围的一系列致痛因子,消除粘连状态,改善神经根周围的低氧状态,通过调整交感神经系统功能并且促进损伤神经的修复过程,从而达到长期保持治疗效果,降低复发率的目标。治疗前穿刺针接延长管及注射器,以确保安全,治疗过程中应密切注意进针深度和穿刺方向,防止误入误伤胸膜或血管,随时观察患者反应,如出现患者明显不适感觉或异常反应立即停止注药,并进行对症处理;治疗全过程中动态监测血压、氧饱和度、心率等重要生命体征,以及心电图以确保治疗过程患者绝对安全。

方案之所以强调交感神经系统的治疗作用,因为基础实验研究和临床观察都已确认了交感神经系统活化在神经病理性疼痛中具有重要作用。研究结果显示:周围神经损伤后,交感神经系统和躯体感觉神经传入系统之间形成了异常的耦联,产生所谓的交感神经相关性疼痛(sympathetic maintained pain,SMP)。所以临床上交感神经阻滞对大多数 PHN 患者的疼痛及伴随症状均有缓解作用,应该提倡早期应用。同时配合口服药物和必要的心理治疗以树立战胜疾病的信心,改善不良情绪。

(4)具体步骤:方案实施的具体步骤包括:①药物洗脱期 3~5 天;②口服药物包括:口服抗抑郁药、抗惊厥和神经损伤修复药物;③PCEA 持续镇痛 1 周左右;④PCEA 第 4~5 天在 CT 监护下根据损伤神经节段实施椎间孔入路实施三氧神经根、DRG 和交感神经节区域介入治疗;⑤支持性和解释性心理治疗;⑥出院患者专人随访和(或)第三方同时随访,定期或长期评价治疗后效果。

三氧介入治疗操作过程中要注意胸、腰交感神经节的解剖定位是不同的:胸交感神经节邻近椎间孔前内侧缘,腰交感神经节位于椎体前中 1/3 交界处。胸交感神经节需要逐节实施治疗,腰交感神经节以 L$_2$ 为主。

CT 监护下椎间孔入路三氧介入治疗是 CT 监护下椎间孔入路三氧介入治疗系列图:包括穿刺针定位和位置、三氧在硬膜外前、后间隙、硬膜外腔、交感神经节、DRG 周围以及神经根部位三氧介入治疗常见或典型的扩散范围、形状图(点状扩散、片状扩散、条索状、囊泡样和不规则扩散等)以及特殊体位穿刺和三氧分布图(图 9-3-21~ 图 9-3-36)。

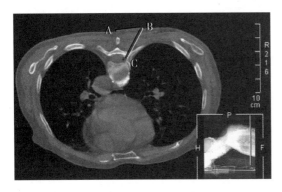

图 9-3-21　胸椎间孔穿刺针定位标志线
A-B 线是脊柱旁开距离,B-C 线是神经根穿刺针方向和深度

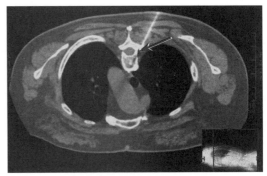

图 9-3-22　胸椎间孔穿刺针适当的位置(红色箭头前为穿刺针尖位置)

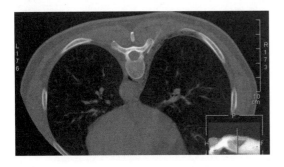

图 9-3-23　三氧交感神经节点状分布

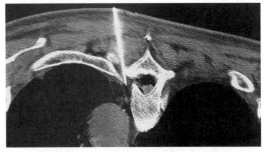

图 9-3-24　三氧交感神经周围片状分布

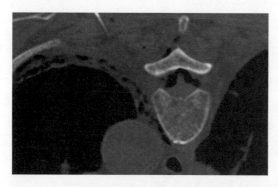

图 9-3-25 三氧交感神经、神经根周围囊泡状分布

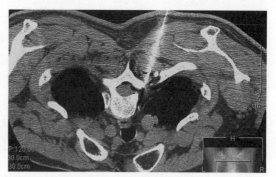

图 9-3-26 三氧条索状分布

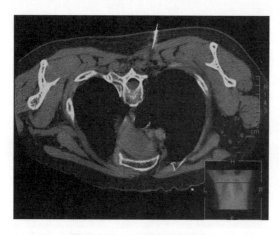

图 9-3-27 三氧海绵状分布

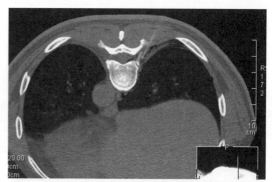

图 9-3-28 三氧交感神经、神经根不规则分布

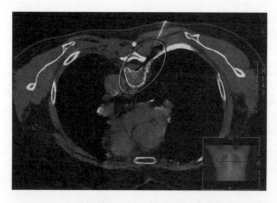

图 9-3-29 硬膜外、DRG、交感神经节广泛分布

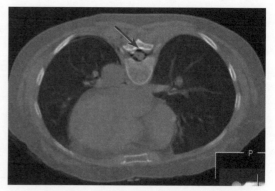

图 9-3-30 三氧硬膜外、双侧 DRG 分布

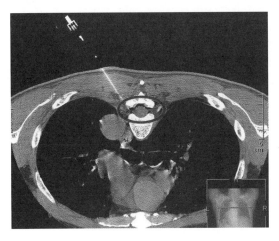

图 9-3-31　三氧硬膜外后间隙、双侧 DRG 分布

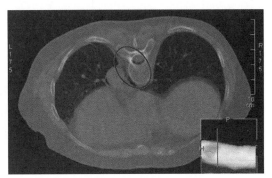

图 9-3-32　三氧硬膜外前间隙、交感神经分布

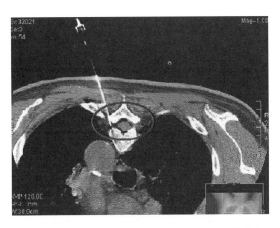

图 9-3-33　硬膜外、双侧 DRG 和交感神经节分布

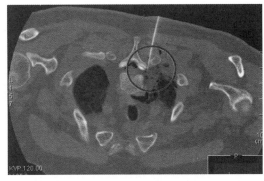

图 9-3-34　三氧胸膜顶区域分布

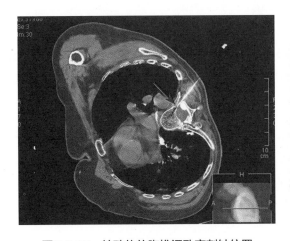

图 9-3-35　特殊体位胸椎间孔穿刺针位置

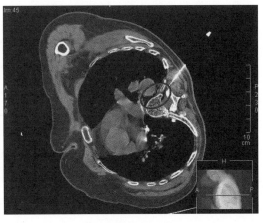

图 9-3-36　特殊体位交感神经、DRG 三氧分布

4. PHN 临床诊疗研究的进展 近年来国际疼痛学会(IASP)的神经病理性疼痛特别兴趣小组(Neuropathic Pain Special Group,NePSIG)专门在《新英格兰杂志》上发文,号召在全球范围内进一步开展包括不同介入治疗方法在内的 PHN 非药物治疗以及它们和药物治疗的临床对比研究。2007 年原卫生部发布"卫医发〔2007〕227 号"文件,要求在国内二级以上医院成立疼痛科,经过 10 多年的努力探索,国内各地大学相关研究所或三甲医院疼痛科已经在非药物治疗领域进行了许多实践和研究,特别是在神经功能调节治疗、交感神经系统治疗和介入治疗等领域已经初步取得一定成效的临床效果。2015 年初,受中华医学会疼痛学分会主任委员于生元的邀请,王家双教授作为召集人和首席专家,与来自国内 20 家三甲医院和神经研究所五个专业的近 30 位教授组成的多学科专家组,历时一年多,共同完成《带状疱疹后神经痛临床诊疗中国多学科专家共识解读》的编写和发表,专家共识重点介绍了国内在非药物治疗方面的进展。这是国内疼痛科专病诊疗的第一个多学科专家共识,成为 PHN诊疗和研究的里程碑。

(1) 神经调控治疗技术:治疗理念来源于"neuromodulation"一词,通过使用外源性电生理刺激方式改变神经系统的冲动传递或功能活动而达到控制疼痛的目的。常用的包括脉冲射频、脊髓电刺激(SCS)技术等。

1) 脉冲射频:脉冲射频的最大优点在于使用 20ms/s 的脉冲电流,其控制电压 <40V,它的可控制温度 <42℃,通过调整或调控神经系统功能缓解疼痛而不会损伤神经纤维,可以重复治疗,而不同于常规射频的神经毁损作用。

2) SCS 技术:将一种特殊的电极植入硬膜外腔内,通过发放脉冲电刺激神经系统活动或功能变化达到缓解疼痛的目的。

(2) 交感神经治疗技术:多年来,临床和实验研究已经确认了交感神经系统在周围神经损伤疼痛中的作用。外周神经损伤后,交感 - 初级传入神经元形成的异常耦联可以在神经损伤区及其附近,也可以在远离损伤区的地方出现。产生所谓的交感神经相关性疼痛(SMP)。目前的资料报道包括颈、胸或腰交感神经系统治疗可以控制大部分 PHN 患者的疼痛,就提示大部分的 PHN 可能属于 SMP。

(3) 介入治疗技术:近 10 多年来,CT 监护下介入治疗技术成为国内疼痛科治疗顽固性PHN 的新亮点,其中包括广州王家双教授团队的开展的臭氧介入治疗技术和天津郑宝森教授团队开展的小剂量多柔比星治疗技术。

1) 三氧介入治疗:椎间孔入路三氧介入治疗是一种疼痛科原创技术,主要通过在 CT 或其他影像监护下,把低浓度(≤30μg/ml)三氧注入受损伤的脊神经根、DRG 和交感神经节周围,以清除神经系统周围的致痛因子和粘连状态,消除或缓解神经源性炎症,促进损伤神经系统的修复过程并且缓解疼痛。特别对激惹型 PHN 效果优良。团队的动物实验研究也验证了临床的治疗结果。"十二五"国家科技支撑项目"慢性痛及其相关疾病初步流调和干预示范研究"(编号:2013BAI04B04)课题中的"顽固性疱疹后神经痛临床示范诊疗"项目,已经在国内 21 家三甲医院疼痛科实施临床多中心研究和推广应用。

2) 多柔比星治疗技术:多柔比星治疗 PHN 是一种改良技术,提倡以小剂量的多柔比星注入神经系统髓鞘内以阻断神经冲动的传递来控制疼痛。已经在国内许多三甲医院疼痛科推广应用。

可以预计,国内神经痛临床诊疗的非药物研究进展会给神经损伤和神经康复患者带来福音,也必然能够促进和推动临床康复工作更上一层楼。

（八）三氧介入综合治疗持续性改进和风险防治

医疗安全和临床效果系数是所有临床医学科室生存、发展的根本保证,而成熟的规范医疗行为和临床诊疗制度一定是根本的基石。总体来说,三氧介入治疗技术安全性相对比较高,但并不表示全部治疗过程可以高枕无忧而随意使用。三氧浓度越高对于组织、神经系统毒性越大,治疗容量太大也会发生局部组织的过度氧化反应而产生额外的伤害作用。如果治疗周围神经系统疼痛时超过 $30\mu g/ml$ 浓度就可能发生损伤作用,特别是对于已经存在神经系统前期病变(如糖尿病、高血压或其他神经系统损伤、疾病以及代谢障碍等)的特殊情况下容易发生不可逆的损伤作用。

目前以三氧介入治疗等新技术为亮点的临床疼痛诊疗工作已经在各地蓬勃开展,中华医学会疼痛学分会正在组织专家逐渐、分阶段制定和完善已经建立的临床诊疗指南和各种操作规范,以保证各地疼痛医学的顺利和健康发展。希望各级医院的疼痛科或从事疼痛诊疗相关的临床学科能够在规范开展临床新技术的同时注重和兄弟学科的沟通和交流,互相取长补短,以促进疼痛诊疗工作全面、顺利地发展和持续进步。

对于疼痛科管理人员和医疗组提出的建议:

1. 建立相关的临床诊疗规章制度和强化职员风险意识;

2. 建立应急和风险预警制度;

3. 建立疼痛专病临床路径和程序,按照诊疗技术分级制度选择有资质的人员实施操作;

4. 建立治疗过程中常规实施影像学监视和重要生命指标的动态监护制度;

5. 建立防止过敏和治疗反跳现象的处理方案:过敏体质患者提前使用必要的药物,使用 PCEA 技术有助于消除或减少椎间盘疼痛或神经痛患者治疗期间的刺激和治疗后反跳现象;

6. 建议患者出院后在 1~3 个月内实施一次巩固治疗效果,以保持疗效持久、满意。

对于实施操作的临床医师,特别是年轻医师的建议:

1. 加强自身建设,提高诊疗水平

(1) 加强三基知识学习,预防误诊误判;

(2) 强化严格遵守操作规范和诊疗指南意识;

(3) 配备必须设备和急救设备;

(4) 特殊、复杂临床病例实施多学科会诊。

2. 重视操作相关风险预防

(1) 严格执行临床诊疗技术分级制度;

(2) 操作过程中随时观察患者的反应;

(3) 发挥影像学监视作用;

(4) 操作过程中连续监测患者的重要生命体征;

(5) 加强风险预警意识和风险应急处理能力。

3. 药物不良反应的预防

(1) 尽量避免两种以上 NSAIDs 同时服用;

(2) 对于高危因素患者,预防性使用胃黏膜保护剂;

(3) 避免长期使用一种药物;

(4) 联合用药时降低剂量;

(5) 对于特殊患者要注意监测肝、肾功能。

（王家双）

三、腰椎间盘射频热凝靶点消融术

（一）概述

射频镇痛治疗是医学镇痛技术之一。射频技术的原理，是通过特定穿刺针输出其仪器发出的超高频电流，使针尖周围的组织产生摩擦而局部温度增高，神经血流增加、向上传导的异常兴奋信号得到调整或被阻隔，达到疼痛减轻或消失的作用。但在临床中，射频更能用于神经卡压的松解治疗，包括椎间盘突出等病变疼痛时，只要诊断原因及位置的正确，均可施行病变椎间盘病变区的射频热凝病变组织。固缩了病变纤维环即解除了腰腿轴性痛的病因，这是治疗盘源性腰腿疼痛的根本方法。

腰腿部的痛觉全部发自腰脊神经后根节，腰脊神经后根节向外发出长的神经外周支，其中的神经前支到达腿部，后支管理腰骶背面到腘窝部的感觉。脊神经后支发出窦椎神经，接受交感神经小支加入后经椎间孔返回椎管，称为"窦返神经"或"窦椎神经"，先贴行于椎间盘后面，发出升、降支沿后纵韧带两侧上、下行，各跨 2 个椎间盘共分布至 4 个椎体，其横支可与对侧吻合。窦椎神经分布于椎管内诸结构，神经末梢在后纵韧带、硬脊膜的前部、神经根袖、椎管内前静脉丛的静脉壁等处的密度最高，椎骨骨膜及硬脊膜的侧部次之，硬脊膜囊后部及黄韧带内最为稀少。成人椎间盘包括软骨板和髓核内无血管也无神经，但纤维环周围有丰富的来自节段性窦椎神经末梢，尤其在椎间盘的前后缘。后根节还向中枢发出短的神经纤维组成脊神经根进入脊髓后角，恰好从椎间盘旁边经过。在站立或久走或久坐时出现腰腿痛，而平卧时疼痛消失，腰前屈时痛加重而挺直或后仰时痛缓解。一旦椎间盘有了病变，刺激纤维环时出现的是腰骶部或大腿后面的疼痛，而椎间盘髓核突出时，刺激神经根则发生腿部牵扯痛甚至麻木。

射频镇痛技术通过特定穿刺针输出仪器发出的类似无线电波发射的超高频电流，精确地使针尖周围组织温度增高，起到组织热凝固作用。其专门设置的神经刺激功能，不同的频率会激发并准确定位感觉神经和运动神经及距离。这种物理性神经热凝性能可极好地控制热凝灶的温度及范围，并随时停止治疗。我们在十几年来的临床实践中，证明了对于椎间盘纤维环破裂口定位清楚且不严重，即以腰痛为主、腿痛为轻的患者，施用射频定位热凝即靶点射频能收到优良效果，可帮助患者避免了椎间盘全切除手术。对于中央型的或虽在一侧但较大的裂口，建议用双极射频，增加射频消融的体积及疗效。

需认识到每样工具都有其优势但也有其不足，射频的特点是精准地局部热凝纤维环，虽然应用双极射频能增加消融的范围，但对于巨大或脱垂的椎间盘突出物，尤其是老化、钙化的纤维环及突出物，严重压迫神经根痛时，应建议患者首先采用脊柱内镜或开放手术治疗。

神经射频热凝技术可用于保守治疗无效、不能应用药物或不能耐受药物治疗、不能手术或不愿接受手术治疗的慢性脊柱源性疼痛患者。射频电极在靠近脊神经根的椎间盘纤维环中，通过阻抗监测和电刺激监测可辨别针尖周围距离的神经组织的性质是属于感觉神经、运动神经或是混合神经，并能判断神经与针尖的距离以选择加热热凝的温度和时间，安全有效地施行热凝消融治疗。

2008 年，疼痛科专家提出椎间盘治疗应经过多年的不断改进和完善，射频仪器在原有用于神经热凝毁损的基础上,开发了松解神经的功能与器械,包括单极射频、双极射频、多极射频、髓核固缩减压作用的弯形电极和等离子低温射频等技术。射频技术在疼痛领域的临床应用范围正迅速扩大,成为椎间盘治疗中不可缺少的治疗慢性疼痛的有力工具。

（二）腰椎间盘靶点射频穿刺操作

1. 弯针技术 以方便穿刺与消融过程中的调整针尖方向。如果购买的射频套针是直针尖,可将针前端5~10mm段向垂直面稍弯曲5°~10°,即弯向斜面的背侧,增加了斜面侧的摩擦力,更利于针尖向背侧推进。

2. 良好局部麻醉 针尖每前进3cm左右需注射局麻药1~2ml,以使患者穿刺过程无大痛。

（1）建议用2%利多卡因+1%罗哌卡因各10ml,短长时程混合局麻药可减少术后的疼痛。等量混合后是1%利多卡因+0.5%罗哌卡因,皮肤及皮下5cm内注射约2ml,充分镇痛。

（2）针穿刺深度超过5cm,估计越过了横突时局麻药稀释一倍即成为0.5%利多卡因+0.25%罗哌卡因,注射后仅阻滞末梢神经不阻滞神经支,避免影响在椎体旁边走行的脊神经前支的感觉。

3. X线引导下穿刺 患者俯卧于检查床上,常规需要X线C型臂引导下穿刺。腹部及耻骨部垫上中空的高枕使腰椎弯曲后弓即平坦,有利于椎间隙后缘张开以便穿刺针进入及减少治疗后的终板炎。如果是使用小C型臂的X线仪,患者可在穿刺时患侧向上的斜卧,穿刺针进入椎间隙后再恢复俯卧位。

（1）首先使用X线前后位明确治疗椎间隙,必要时需侧位与影像照片（MRI或CT照片）表现核对,如果X线下显示患者有腰椎体的变异,以影像照片上表现的病变间隙为X线下穿刺间隙的参照准则。主张X线引导下的患侧管状位穿刺的进针法,即操作者能明确地将穿刺针对着椎间隙的后沿分次推进,避免盲穿到位后才X线验证穿刺法容易误伤椎旁内脏或脊髓的风险。管状位穿刺法是在X线引导下分次调整针尖方向对准椎间隙后沿,每次进针深度3~5cm,直至到达椎间盘内。

（2）后外侧椎间孔入路:C型臂X线机透视下定位拟穿刺椎间隙,显示椎间盘安全三角。①L_1~L_2至L_4~L_5椎间盘穿刺:X线C型臂的影像增强器位于患者后上方,明确穿刺间隙无误后,调节靶椎间隙的下终板前后缘重叠呈线状。②X线向穿刺侧旋转倾斜,直至靶椎间隙的下关节突前缘位于椎体前后连线的1/3处。③L_5~S_1椎间盘穿刺:要求射线向足侧明显成角避开髂嵴,影像增强器向头侧倾斜,透视下显示为一个由L_5上终板、S_1上关节突和髂嵴共同围成的小倒三角形的椎间隙透明区域。④皮肤进针点在椎体间隙的上关节突前方,用标记笔在皮肤上的进针点相应位置做出标注。⑤穿刺针的方向与球管一致,向着椎板间隙后沿进针,分次调整针尖方向推进。⑥双极射频治疗时,根据纤维环裂缝状况在同侧进2针者或双侧进针,方法同前。

（3）椎板内侧缘入路:也称为后入路,适合髂骨较高或髂嵴距离脊柱距离较窄即高窄骨盆的L_5~S_1椎间盘穿刺,即穿刺针在靶间隙的椎板内侧缘进入椎间盘。操作方法是:①调节X线球管为前后位,球管调整向足侧稍微倾斜尽量使椎间隙能与椎板间隙重叠。②皮肤进针点在椎板间隙的中线患侧2mm,用标记笔在皮肤上标记进针点。③穿刺针与球管方向一致,多数需稍向外向上,对着患侧椎板间隙的内方及椎体间隙进针。④针尖过了椎板后,需启动射频电刺激2Hz-1V的运动刺激监测下缓慢进针,有下肢肌肉搐动时转动针尖方向至搐动消失的方向小心前进。⑤双极射频治疗时可同时进针,方法同前。

（4）透视证明针尖在椎间隙后沿估计针尖进入椎间盘时 X 线透视球管转为侧位，操作感觉是：①针尖由疏松组织进入致密组织一般体会到针尖进入橡皮的感觉；②针尖深度达到 12cm 左右，因为在退化明显的椎间盘纤维环或进针过快时，往往体会不到明显的针尖入纤维环感觉；③侧位及正位透视，证实针尖位于椎间隙中间后沿和外 1/3 处。

（5）双极联合穿刺入路：针对较大的侧后方型椎间盘纤维环裂口或突出物，可分别进行后外侧入路进针及椎板内侧缘进针，针到位后分别对病变纤维环行双极射频治疗，或单极分别用不同方向或不同平面做射频热凝治疗。

（6）预防误伤脊神经 X 线只能看见骨质，看不见神经。而且在椎间盘突出明显者神经容易被顶推而发生位移。射频穿刺时后外侧入路的进针容易误伤该节段的出行神经前支，后侧入路则容易损伤下行神经根甚至马尾神经。所以操作者穿刺针前进过程中务必缓慢，注意与患者语言交流，让患者一旦有下肢异感或疼痛时即刻告知医师。停止进针，并稍后拔约 2mm，调整针尖方向再继续探索着缓慢进针。也可以启动射频电刺激 2Hz-1V 的运动刺激监测下缓慢进针，有下肢肌肉搐动时转动针尖方向至无神经刺激症状的方向小心前进。

4. CT 引导下穿刺 患者俯卧在 CT 检查床上，体位同 X 线引导下穿刺：①治疗靶间隙定位；②在电脑上扫描层上选择计划的靶点椎间盘髓核层面，测量入针点及角度；③分次在穿刺层的 CT 扫描的引导下，调整射频穿刺针方向前进，直至椎间盘突出物内；④双极射频治疗时可同时进针，方法同前。

（三）射频镇痛操作

1. 针尖电阻抗监测 固定射频穿刺针后，分别放入射频电极，仪器将即时显示穿刺尖旁边组织密度，也称为阻抗值。当在穿刺过程中启动了神经刺激监测下进针时，可持续监测针尖旁的阻抗值，以评估针尖到达的组织与位置并能及时予以调整。针尖靠近骨质时阻抗值为 800Ω 以上，在硬膜外组织的阻抗值为 400~600Ω，进入脑脊液时降至 200Ω，到达脊髓本身时会升至 700Ω，进入椎间盘纤维环内的组织阻抗为 200~300Ω，椎间盘髓核的阻抗值是 180Ω。

2. 神经电刺激 分别以 2Hz 运动刺激和 50Hz 感觉刺激辨别针尖与神经的距离。

（1）电压至 1V 以上，还未见神经支配区肌肉搐动和异感，则可以推测针头周围 3mm 以内没有神经经过或神经有髓鞘保护不会被损伤。

（2）电压至 1.5~2V，能诱发出原部位的疼痛，可确认针尖在病变纤维环内并与神经有安全距离。

（3）电压至 1V 以下，诱发出明显神经反应，应将针尖前推 2mm 左右，加大针尖与神经的距离。

（4）电压 >2V 电压，未复制出疼痛，提示针尖位置可能过深，需略后退针尖 2mm 左右，再行电刺激。当后退针尖者务需再次侧位 X 线透视，确认针尖仍在椎间隙内。

3. 射频热凝加温 选择连续射频消融模式，建议用阶梯样跳跃逐渐升温方法，使纤维环组织的热凝程度逐渐加强，消融灶会较均匀而彻底。加热的温度分别调至 60℃、65℃、70℃、75℃、80~85℃，每次 30s，直至最高温度后维持 120~240s。当加温时出现患侧原有疼痛部位的轻度温热感称为复制出疼痛为最佳的针尖位置。但一旦发生下肢痛麻的感觉需即刻停止加温，预防神经根的热损伤。

4. 密切监测患者 椎间盘射频热凝过程中，操作者一定守候在术野旁边，做好随时拔出电偶电极（不动射频穿刺套针）的准备。因为神经经射频加温 20s 以上，即会出现神经传导纤维的毁损即麻木而不再感觉该阶段温度的刺激。

（1）在椎间盘射频热凝过程中，一旦患者述说有痛、麻感觉，操作者应嘱助手立即停止加温或拔出套针内的电偶电极。

（2）详细了解并判断患者的治疗反应，明确是神经根刺激症状或其他的问题后，再决定是否需调整针尖向前或继续原治疗。因为下肢的痛觉即提示是神经受刺激，很可能是热凝温度过高或针尖过于靠近神经根，继续加温将引起引起神经热毁损损伤，患者不再感受或述说下肢疼痛了，但术后会出现麻木或肌肉无力症状。

（3）确定是神经根的刺激症状后，须将针尖向前推进 2~3mm 并待异感完全消失后，继续启动加温程序。如果下肢异感（麻木）持续不消失，需将射频针前进 2mm，并将射频温度下调至前一节的热凝时无异感反应的平台上，用运动神经电刺激即 2Hz-1.5V 的电压无出现新的运动反应后，刺激持续加温治疗 120s，不主张再升高热凝的温度避免加重神经的损伤。

（4）当纤维环射频热凝 85℃ 仍无温热感，可停止加温并将针退后 2mm，重新 X 线侧位透视确定针尖在椎间隙内以及密切监测下继续加温。因为神经的位置常有变异，原则上是针尖位于在纤维环内为好，不主张强求加温时的下肢异感。

（四）注意事项

椎间盘治疗中的预防椎间隙感染工作非常重要，因为椎间盘内无血管，无自我抗炎能力，一旦出现细菌带入盘内或免疫炎症攻击盘内，对患者来说是灾难性的损伤，即原来仅负荷痛的症状会恶化为睡眠、转身、起床的剧烈疼痛并可能需 3~6 个月的恢复期。所以，严格要求患者身体术前无急性炎症反应：

1. **术前认真排除身体的急性炎症**

（1）无急性炎症表现，包括咽喉或尿道的感染症状。

（2）辅助检查证明无急性炎症反应，除了微创治疗所需要的凝血功能正常、电解质正常等，还应关注肺部 X 线检查，血检查中的白细胞数与中性粒比例、血沉或 C 反应蛋白、尿白细胞数等急性感染指标，有异常者不主张行盘内治疗，可考虑选择盘外的神经根脉冲射频消炎治疗。

2. **严格无菌操作** 尽量避免外界的微粒、污染物带入椎间盘内。因为需影像引导下穿刺，主张常规穿刺前治疗室间的空气消毒，限制室内人数并减少走动。严格遵守脊柱手术要求的洗手、无菌衣、布类、器械消毒等相关规定。

3. **严格核对制度，预防误穿误治** 按核心制度在病房、手术室、主刀、术前、术后的三方核对制度，助手还有义务协助主刀医师监测治疗过程中的椎间隙节段或左右侧等穿刺错误，一旦有异常及时提醒主刀医师。

4. **严防治疗中的下肢异感** 穿刺过程中，若患者述下肢串麻感需调节进针方向，避免损伤硬膜囊及神经根。热凝操作过程中，若患者突感剧烈疼痛，应立即停止操作，然后以 C 型臂 X 线机检查一切是否正常，若神经直接和电极接触，可能造成神经受损。

5. **出血问题** 未见血管损伤引起死亡的报道，可能由于射频穿刺针细小，穿刺中的血管损伤容易受周围软组织压迫而自动止血。操作中可能损伤小静脉血管，少量出血无需特殊处理，但需调整穿刺方向。但需警惕的是术前有否出血倾向者，包括血液病、服用抗凝药者等，应相应处理后才能治疗。

6. **退变椎间盘** 在临床实践中发现，椎间盘突出患者髓核或多或少都有不同程度退变，有些患椎形成了局部真空区，如果仅以 C 型臂 X 线机定位热凝，经常会出现在真空区热凝的无效操作,导致治疗失败。这些患者建议在 CT 下操作会提高疗效。

7. 射频中监测 治疗过程中患者如有剧痛表明针尖及电极位置变浅,需重新调节针尖位置,经透视及电刺激证实位置正确后再行射频治疗。

8. 局部有瘢痕者 热耐受较差,局部可伴有瘙痒,应随时调节输出功率。

(五) 术后处理

1. 常规

(1) 治疗结束:局部贴敷料,术后保持平卧位 2h,以防术中的血块掉落出血或延迟的药物不良反应。

(2) 观察生命体征:术后 2h 内的体温、脉搏、呼吸、心率,双下肢的感觉和运动情况。

(3) 术后立位和坐位前应佩戴腰围固定 2~3 周。

2. 局部炎症反应 大部分术后疼痛即有明显好转,但部分患者有加重了的腰痛反应,多是局部终板受热或纤维环水肿反应所致,1 周后可自行缓解。个别持续 3 周左右。

(1) 术后出现疼痛反应加重。多为局部损伤反应,可口服非甾体抗炎药,甘露醇静脉注射 + 糖皮质激素消肿消炎。

(2) 术后 2~3 天症状有所加重。为水肿反应,可口服非甾体抗炎药,甘露醇静脉注射 + 糖皮质激素 + 腰部理疗加快消肿消炎。

(3) 术后健康教育:嘱患者改变不良生活习惯,避免腰椎负重,加强腰背肌锻炼。

(卢振和 孙承红)

第四节 椎体成形术

一、概述

骨质疏松症是由于骨量流失和骨组织破坏,导致骨质变得脆弱,大大增加骨折的风险,而其中最常见的就是椎体压缩性骨折。1996 年,美国由于骨质疏松症引起椎体压缩性骨折的患者高达 70 万人,超过了踝关节和髋关节骨折人数的总和。在过去的几十年,椎体压缩性骨折一直都被认为是一种自限性疾病,因此至少有 2/3 的骨折患者没有及时就医,即便确诊,也大多予以保守治疗为主。但疼痛常持续存在,严重影响病患者的健康和独立生活能力。

90% 以上转移性或者晚期肿瘤患者也会出现明显疼痛,而其中 50% 左右是因为出现了骨痛,在美国每年约有 40 万类似的患者。常见原发肿瘤有肺癌、乳腺癌、前列腺癌等,转移至椎体后常导致严重的疼痛,患者的生存质量大大降低、死亡率明显升高。目前常用的治疗方法包括镇痛药物、糖皮质激素、放疗、射频消融技术、外科手术等。

经皮椎体成形术(percutaneous vertebroplasty,PVP)是指经皮肤通过椎弓根或椎弓根外向椎体内注入骨水泥以达到增加椎体强度和稳定性,防止塌陷,缓解疼痛,甚至部分恢复椎体高度为目的一种微创脊椎外科技术。经皮椎体后凸成形术(percutaneous kyphoplasty,PKP)是经皮肤椎体成形术的改良与发展,与 PVP 相比,两者生物力学性质无区别,临床应用显示其不仅可解除或缓解疼痛症状,还可以明显恢复被压缩椎体的高度,增加椎体的刚度和强度,使脊柱的生理曲度得到恢复,并可增加胸腹腔的容积与改善脏器功能,提高患者的生活质量。

PVP 所用的植入材料人工骨水泥甲基丙烯酸甲酯（polymethylmethacrylate，PMMA）是一种用于填充骨与植入物间隙或骨腔并具有自凝特性的生物材料，最早应用于牙科，20 世纪初开始应用于骨科，目前在骨科常用于人工关节与自身骨骼的连接、病理性骨折等。1984年法国 Amiens 大学医学放射科的 Galibert 和 Deramond，首次通过经皮注射骨水泥甲基丙烯酸甲酯（PMMA）成功地治疗了 1 例 C_2 椎体血管瘤患者，开创了经皮椎体成形术的先河。1999 年美国 Berkeley 骨科医生 Mark Reiley 研制出一种可膨胀性扩骨球囊（KyphXTM，inflatable bone tamp），采用经皮穿刺椎体内气囊扩张的方法使椎体复位，在椎体内部形成空间，这样既可减少注入骨水泥时所需的推力，而且骨水泥置于其内不易流动。经过几十年的发展，逐步演变为使用大口径的注射针以及改良的 PAMA。

PAMA 的缺点是聚合过程中温度过高可能会导致组织损伤以及生物活性降低。因此又研发出了其他生物材料如磷酸钙和 Cortoss 骨水泥等，在弹性指数以及耐压强度方面都有所改进。也有观点认为过硬的骨水泥会增加相邻椎体终板压力，从而增加相邻椎体骨折的可能性。因此，研究者试图通过采用混合技术来改善 PMMA 的性能，这种混合 PMMA 的特点是多孔性高、产热少、在套管针中容易调整。

二、治疗目的

椎体压缩性骨折治疗的目的包括控制疼痛、康复以及恢复椎体稳定性。疼痛管理多采用阿片类药物及非甾体抗炎药（non-steroidal anti-inflammatory drugs，NSAIDs）。其他药物治疗还包括补钙、维生素 D、双磷酸盐、降钙素等。老年患者卧床休息可能在一定程度上能稳定骨折，但容易引起肌肉力量的减退以及加重退行性骨质疏松，另外还会引起压疮以及深静脉血栓形成。

PVP 或者 PKP 都能通过增强椎体强度、改变椎体稳定性从而有效缓解疼痛。椎体一方面需要强度来承受重力，另一方面需要足够的稳定性以限制椎体间的移动，压缩性骨折的椎体同时失去了强度和稳固性。PMMA 通过增加椎体强度和重建椎体的稳固性，缓解由于骨折后椎体间微移动而引起的疼痛。研究表明，椎体内注射骨水泥能显著恢复骨折椎体的力学性质，其恢复的程度与注入骨水泥的量有关，其强度最高可达到来正常情况下的 2 倍，而刚度可超过原来的 15% 左右。

椎体微小的骨折及骨折线微动对椎体内的神经末梢产生刺激引起疼痛，经皮椎体成形术可以稳定椎体，从而起到良好的镇痛作用，从这一角度来说，PVP 不仅仅是对椎体的单纯填塞，更是一种骨折修复技术。大多数临床治疗结果显示，无论治疗骨质疏松性压缩骨折还是陈旧性胸腰椎骨折患者，疼痛的缓解率均高达 90% 以上，其原因尚无肯定的解释，可能在于：①椎体内的微骨折在椎体成形术后得以稳定；②骨水泥承担了相当部分的轴向应力，从而减少了骨折线的微动对椎体内神经的刺激；③由于 PMMA 有放热和毒性作用，可能会破坏骨内感觉神经末梢。体外实验通过测量聚化温度发现，在聚化过程中温度超过 50℃，这样的高温对周围的神经以及骨膜都会造成潜在的损害。因此最初许多人认为 PMMA 椎体成形术后疼痛的缓解主要是其破坏感觉神经末梢所产生的作用，但后来发现磷酸钙椎体成形术也能达到同样的止痛效果，可见对神经末梢的损害作用并非唯一因素，以往认为的椎体骨质疏松楔形压缩致脊神经后支牵张引起疼痛的解释也不能排除。

在椎体肿瘤方面，注入骨水泥后，其机械作用可使局部血流中断，其化学毒性作用及聚合热还可使肿瘤组织及其周围组织的神经末梢坏死而达到止痛的效果,因此,PMMA 可能有潜在的局部抗肿瘤作用。

三、适应证及患者选择

(一) 适应证

1. 疼痛的骨质疏松性椎体压缩骨折,经药物治疗无效或难以耐受药物治疗副作用。

2. 与椎体肿瘤相关的椎体压缩性骨折:椎体肿瘤是经皮椎体成形术最早的使用对象,取得了很好的效果。其适用对象主要有:椎体血管瘤、骨髓瘤、椎体原发及转移性恶性肿瘤、部分椎体良性肿瘤。

3. MRI 或核素成像显示椎体微小骨折伴有临床症状和(或)CT 显示有溶骨性改变但尚未出现明显的椎体高度丢失。

(二) 禁忌证

1. 绝对禁忌证

(1) 败血症 / 脓毒症;

(2) 目标椎体有骨髓炎;

(3) 未纠正的凝血障碍和出血体质;

(4) 对手术所需要的任何物品过敏(如骨水泥或造影剂)。

2. 相对禁忌证

(1) 与椎体塌陷无关的压迫综合征引起的根性疼痛,且明显超过椎体的疼痛;

(2) 骨折块的后移引起明显的椎管压迫;

(3) 肿瘤扩展至硬膜外腔并引起明显的椎管压迫;

(4) 持续存在的菌血症;

(5) 药物治疗后明显改善的患者;

(6) 骨质疏松患者的预防性治疗(作为研究项目的一部分时);

(7) 源于骨折节段的脊髓病。

四、相关解剖结构

1996 年,Putz 和 Müller Gerbl 对人类和哺乳动物的脊柱进行了仔细研究,发现其结构能同时很好地满足腰椎的运动和稳定功能。然而,在现代社会中,腰痛却是患者就诊的最常见原因之一。因此,临床医生需要熟知椎体的临床解剖和外科解剖。

1. 关节突

(1) 上关节突:每节腰椎有两个上关节突,关节突的关节面覆盖有透明软骨。关节突的关节面呈直立位,面向后内侧。不同椎体关节突的关节面角度并不同,例如,L_4 椎体关节突的关节面($L_3\sim L_4$ 关节突关节)较 L_5 椎体($L_4\sim L_5$ 关节突关节)更接近矢状位,而 $L_5\sim S_1$ 的关节面角度则较 $L_4\sim L_5$ 关节突关节更接近冠状位。

(2) 下关节突:每节腰椎有两个下关节突,分别与下一椎体的上关节突紧密对合,形成关节突关节。关节突关节是滑膜关节,周围有关节囊包绕。

2. 椎弓根 椎弓根是椎体成形术的重要解剖标志,因此了解椎弓根的投影位置、大小

和走向极为重要。椎弓根轴心线与棘突和椎体前中点连线的夹角称为内倾角。二椎弓根轴心线与椎体终板的连线的夹角称为矢向角。椎弓根由 T_4 至 T_5 一次增大,胸椎椎弓根的大小与腰椎椎弓根有着很大的区别。而颈椎不适宜行椎弓根入路手术。

L_1~L_5 腰椎椎弓根形态不同,在正位片上表现为 L_1~L_3 呈纵向椭圆形,L_4 呈圆形,L_5 呈斜向的椭圆形,自上而下,横径逐渐增大,纵径逐渐减小。另外,椎弓根显影的"牛眼"是椎弓根最狭窄部位。

3. **血管** 椎体成形术可发生骨水泥通过椎体缺陷的地方或椎体静脉系统渗漏引起脊髓、神经根压迫;另外,脂肪、骨髓、空气和骨水泥进入静脉系统可引起肺栓塞。椎外静脉丛和椎管内静脉丛之间有交通支相互吻合。术中穿刺针最好位于椎体前中 1/3 处,因该区是静脉丛交接处,静脉较细,可减少通过静脉系统渗透和肺栓塞。

椎外静脉丛:包绕脊柱外部的静脉丛称椎外静脉丛。根据根据其与椎体的位置关系,椎外静脉丛可分为椎前静脉丛和椎后静脉丛。椎外静脉丛通过椎间孔和穿骨通道与节段性静脉和椎内静脉丛相联系。

椎内静脉丛:位于椎间孔骨性部分(即椎板、棘突、椎弓根和椎体)的内侧,包裹于疏松脂肪组织内。含有许多相互连接、横跨椎管前后的纵行管道,称为 Batson 丛静脉。其特点是无静脉瓣。

五、临床操作程序和技术

(一) 术前准备

1. 确定产生疼痛的椎体,对单一椎体的压缩性骨折,如 X 线片和查体的局部叩痛一致,则可明确为该骨折椎体是疼痛的部位。如有多个椎体楔形变,而不能确定是新鲜骨折时应进行 MRI 检查,在 T_2 加权像表现为高信号者为新鲜椎体骨折。

2. 碘过敏试验,如选择球囊作为扩张器(后突成形术)而需注入含碘的显影剂时,应做碘过敏试验。

3. 术前必须停用香豆素类的抗凝药物。

4. 如采用局麻,应建立静脉通道,同时进行心电监护,并向患者说明进行椎体穿刺和注入填充剂时会感到胀痛等不适。

5. 手术节段选择:对于轻度骨质疏松患者的新鲜骨折,单节段即可。如果患者骨质疏松严重,则建议对邻近椎体也进行骨水泥注射以预防术后发生的邻近椎体再骨折。如果骨折涉及多个椎体,则需要对所有骨折椎体以及邻近的正常椎体进行骨水泥注射。

(二) 手术技术

1. **穿刺入路** 有多种穿刺路径可以到达胸椎或腰椎骨折椎体,临床上较常应用的是经椎弓根入路。

2. **体位** 俯卧位,用两个 20~30cm 高的软枕头,分别垫在远离骨折椎体上下两端的胸部和大腿,有利于压缩骨折复位。

3. **术中监测和麻醉** 手术必须由麻醉医师使用镇静及镇痛药物协助完成。术中需对患者进行心电监护及脉氧监测。在进行导针直入、导管插入以及注射骨水泥等疼痛较为明显的步骤时,需要给予额外的静脉镇痛药物。

4. **透视** 术中必须保证能够随时用 C 型臂对病变节段进行前后位和侧位透视。消毒铺巾前先行定位,如果透视不清,则需要停止手术,建议 CT 引导下进行。

5. 导针和套管的置入 在 C 型臂透视下,进针点皮肤切开一小口,穿刺导针至椎弓根投影点。为穿破骨皮质有时需要用锤子轻轻敲打。调整导针方向并逐渐穿入,当导针针头接触到椎弓根内侧壁时,需透视侧位片确认导针位置。

在改变透视方向之前,先将所有需进行骨水泥注射的椎体都置入导针,先透视正位,再调整到侧位透视。侧位透视时导针针头必须过椎体后壁。如有必要,小心用榔头轻轻敲打导针进入使其到达椎体中心。沿导针旋转置入注射导管,套管前端需到达椎体的前 1/2。套管到位后拔出导针,插入钝性套管内芯。

6. 骨水泥准备 混合好的骨水泥被装入 2ml 注射器中,在其达到合适的黏度时(推注射器是骨水泥成一条细线流出而不滴落)时方可注射。骨水泥折射需要在 C 型臂连续的侧位透视下进行,建议术中从正侧位两个平面透视监测骨水泥注射位置以增加安全性。

7. 后突成形术 穿刺路径与椎体成形术相同。将穿刺针芯拔除,插入导丝,再拔除穿刺针,顺导丝插入较粗的工作套管超过椎体后缘 2mm 即可;或用带工作套管的穿刺针直接穿刺,在穿刺针到达椎体后 1/3 时,将工作套管顺穿刺针推至超过椎体后缘 2mm 即可,将穿刺针取出。将丝锥插入工作套管,在椎体内扩大通道距椎体前缘 3~5mm 后拔出。

将带有压力表的高压注射器抽入造影剂至少 20ml,连接头端带球囊的导管后排出气体,将球囊端插入到椎体前缘的通道顶端,向球囊内注入造影剂,先注入压力达到 50psi 时拔除球囊导管内带的探针,再注入造影剂。透视下观察球囊扩张和骨折复位情况,椎体的骨皮质壁要保持完整。一般情况下球囊的压力不要超过 300psi。球囊扩张完毕后注入骨水泥。15mm 长的球囊扩张后注入的骨水泥的量不要超过 4ml,20mm 长的球囊扩张后则不要超过 6ml。

8. 骨水泥注入完毕后工作套管和推杆套管一同拔除。切口用创可贴贴住。

(三)术中注意要点

1. X 线的透视位置一定要正确,使呈现在荧光屏上的椎体影像是标准的正侧位图像,如不正确,应调整患者体位或 X 线管球的投照方向。这样便于正确地判断穿刺针的方向与位置。

2. 根据手术时椎体的复位情况调整穿刺方向和穿刺点。如单纯治疗骨质疏松症和无病理性压缩性骨折的椎体肿瘤,可选择标准穿刺方法,如椎体压缩较重,可将进针点稍向外下方调整,在不穿透椎弓根下壁的基础上尽量与压缩的上终板平行。

3. 注入骨水泥时要在侧位透视下进行,当见到骨水泥到达椎体后缘时或有外漏椎体的趋势时应停止注入。

4. 注入骨水泥时及以后应注意患者的心电和血压的监测,同时在患者的心功能能承受的情况下,快速静脉输液,进行水化,以减少骨水泥的毒性作用。

5. 不要在有阻力的情况下抽出球囊导管,如抽出时有阻力,插深套管套住球囊导管,再抽出;如阻力仍较大,可将套管和球囊导管一同取出。

6. 手术完毕患者翻身平卧后,再进行心电和血压的监测 20min,待一切情况平稳后再回病房。

(四)术后处理

术后 24h 内尽量卧床休息。常规应用抗生素预防感染,1 周内带腰围下地活动。

(五)并发症

1. 骨水泥渗漏 最常见的并发症,骨水泥可以沿着骨折线或者缝隙以及椎静脉丛外渗出,如果溢出到椎管会引起严重的神经方面并发症。据报道,发生率在 6% 左右。

为了最大可能减少骨水泥外渗的危险,操作应当严格按照以下建议进行:

(1) 使用大直径的套管;

(2) 使用增强显影的骨水泥;

(3) 骨水泥达到合适黏度之后再注射,或者联合使用钡。

2. 单侧神经痛或放射性疼痛 穿刺针偏下损伤神经根或偏内损伤硬膜,可用脱水药和激素对症治疗。

3. 脊髓压迫 填充剂漏至椎管内所致,应立即采取开放式手术清除压迫的填充剂。

4. 硬膜外血肿 椎弓根内侧壁破裂导致。如产生脊髓压迫症状应及时手术。

5. 缺氧和发热 骨水泥的毒性作用或外渗到肺部。

6. 血胸 穿刺针角度或深度失当导致,一般情况下可自然吸收而缓解。

7. 肺水肿 术中过度水化所致,脱水后可缓解。

8. 死亡 术中过度水化导致心力衰竭而死亡,或填充剂随血流漂流到肺动脉产生肺栓塞而死亡。

六、临床研究进展

到目前为止,已经有超过 100 项临床研究来评价 PVP 的临床疗效,其共同结论为 PVP 是治疗骨质疏松压缩性骨折的有效方法,能有效缓解疼痛、改善功能状态,且短期并发症少。因此,在 2007 年,由美国介入和神经放射学会(the American Society of Interventional and Therapeutic Neuroradiology)、美国介入放射协会(the Society of Interventional Radiology)、美国神经外科学会(the American Association of Neurologic Surgeons/Congress of Neurological of Surgeons)、美国脊柱介入学会(the American society of Spine Radiology)共同发表声明:认为 PVP 能有效缓解疼痛以及改善生活质量。

2002 年,Zoarski 等的研究即支持了这一结论,收集 30 位患者共有 54 处骨质疏松压缩性椎体骨折,保守治疗效果不佳,采用 PVP 治疗并随访 18 个月后发现,在随访的 23 位患者中有 22 位患者疼痛明显减轻、身体功能改善、对治疗效果表示满意。Maynar 采用椎体成形术治疗 27 例患者,共计 35 个骨扫描阳性的骨折椎体,结果显示临床症状缓解率达 93%。

但是对于 PVP 用于陈旧性骨折的治疗、增强椎体强度的效果以及术后邻近椎体再骨折等问题仍存在争议。Grados 和 Uppin 等报道在椎体成形术后经过长期随访发现邻近椎体骨折发生率略有增高。但是否由于病变的椎体植入骨水泥后,硬度增加并紧贴邻近骨质疏松的椎体,造成后者的受压程度相应改变有关,并不明确。也可能是由于相邻椎体由于自身骨质疏松的原因出现进行性退行性改变,然后引起骨折。研究认为,术后邻近椎体骨折的发生原因可能与骨质疏松的严重程度、PVP 重建椎体高度以及 PVP 过程中骨水泥是否有漏出到椎间盘有关。但也有研究(VERTOS Ⅱ,一项前瞻性、多中心、随机对照试验,通过比较 PVP 与传统治疗方法)认为,PVP 并不是术后相邻椎体骨折的危险因素。

其他方面,如对骨质疏松症的自然病程史研究,发现骨折的椎体数越多,发生再骨折的风险越大。不少研究还着重于比较单侧 PVP 和双侧 PVP 手术的治疗效果,结论多肯定单侧 PVP 优于双侧 PVP。Haolin Sun 等通过 meta 分析发现,比较单侧和双侧 PVP 手术,两者在 VAS 评分、ODI 指数评分,骨水泥外漏等方面比较无明显差异,而两者在手术时间、骨水泥用量方面比较差异明显,双侧手术明显手术时间长,骨水泥用量大,因此推荐单侧 PVP。

值得一提的是,2009 年发表在《新英格兰杂志》上的两项前瞻性随机对照研究,Buchbiner 和 Kallmes 的团队通过将 PVP 治疗组与对照组比较,其结果发现两组之间并没有明显的差异,与之前出版的 100 多项临床试验的结果完全不一样。而医疗界的第一反应是感到惊讶以及认为结果不足以信服。因此,北美脊柱外科协会(the North American Spine Society)对这两项研究进行了分析发现,在患者选择、纳入、对照组以及结果方面都有所问题。首先,纳入的患者病程小于 1 年,众所周知,骨质疏松压缩性骨折疼痛会随着时间而有所改善,因此也许 3~6 个月后,对照组和治疗组的疼痛指数差别不大;其次,在 Kallmes 的研究中,共收集患者 1812 名,但最后纳入研究的患者只有 131 位,而文章中并没有描述原因,因此存在难以计算的选择偏倚;再次,这两项研究中的对照组并不完全是假手术组,对照组采用的是腰椎小关节或者骨膜周围麻醉药注射治疗,因此认为患者纳入以及结果评价指标不够严谨。

关于 PKP 的研究数据不及 PVP 多。Lieberman 等报道关于 PKP 用于压缩性骨折的临床 I 期试验,通过评价健康调查量表(SF-36),发现治疗后指数从 11.6 上升到 58.7(P=0.0001)。2009 年的一项随机对照试验,300 名患者随机分配到椎体后凸成形术组和非手术组,随访 12 个月,发现治疗组 SF-36 评分明显升高,而两组之间的副作用差异没有统计学意义,从而肯定了 PKP 的有效性和安全性。

关于 PVP 和 PKP 之间的疗效性比较,在 2007 年,由美国介入和神经放射学会、美国介入放射协会、美国神经外科学会、美国脊柱介入学会,共同发表声认为两种手术方式在疼痛缓解、椎体高度重建或者是并发症的发生率方面并没有差别。

七、结论

椎体压缩性骨折是常见疾病,造成患者虚弱及生活质量下降。虽然大多数骨折经过一段时间后(几星期到几个月)会自行愈合,但仍有一部分患者持续存在疼痛,而且保守治疗效果不佳。PVP 和 PKP 对于这一类患者是一种合适的治疗方法。

椎体压缩性骨折时导致患者需要护理的常见原因,这一类患者常常因骨质疏松而不能耐受外科切开内固定术,后者存在内科疾病而不能耐受麻醉。经皮椎体成形术是对于治疗压缩性骨折是一项安全有效的技术。

尚需要进一步临床研究以及计量经济学分析来评价社会财政影响。另外,还需要进一步的前瞻性性随机对照研究,来比较 PKP 和 PVP 相对于保守治疗的优点。

(曲文春)

第五节　射频治疗

一、连续射频热凝镇痛治疗

(一) 概述

交流电电流在每秒内的极性变化中循环正弦波的次数称为频率(Hz)。民用交流电的频率为 60 Hz,人体内传输生物电信息的电流也是低频,所以当人的手指接触交流电插头时,人的生物电尤其是心脏搏动的生理电流会被严重干扰,即心脏被"电击"。无线电发射的频率大于360kHz不会干扰身体生物电,射频治疗的交流电频率属于这种超高频的电流所以较安全。射频治疗发生器通过针型电偶电极引导仪器连续发射的电流到达身体病灶,电流通过一定阻抗的组织时使蛋白的离子在高频电流作用下发生振动,并与周围质点相互摩擦产生热量而出现蛋白质消融,即组织发生凝固。调节射频输出功率的大小,使针形电极处的神经组织局部达到所需要高温和形成有限范围的组织凝固灶,可影响痛觉信号的传导和阻止疼痛的发作。在射频热凝治疗中希望热凝面积达到最大范围,需逐步提高温度到达预定温度后再持续60s,长于80s的热凝不会提高消融效果。射频电极在体外加热至60~65℃时出现蛋白凝固,80℃时组织起焦痂,高于85℃可引起组织细胞的沸腾、脱水甚至烧焦,高于90℃可能引起拔电极时的组织撕裂。在特定温度下,射频热凝范围的大小与持续加热的时间呈线性关系,但到达一定水平后即不再提高,电极尖端温度75℃时最大损伤发生在40s,超过60s后损伤面积不再进一步增加。

射频热凝损伤病灶的大小与针尖暴露段即非绝缘段的长度、电极的直径、加热的温度、电流通过的时间、电极周围组织的特点等因素有关。采用一种22G的细射频针,内置热偶探头,患者经皮穿刺的不适感低和软组织损伤少。射频技术在其他领域中用于心内传导旁束的阻断以及肿瘤组织的破坏治疗等,用于疼痛治疗的射频仪器上专门设置了神经刺激功能,可发现和准确定位感觉神经和运动神经。使这种物理性神经热凝能极好地控制热凝灶的温度及范围,治疗后能减轻或消除疼痛而保持本体感觉、触觉和运动功能。用射频消融阻断或改变神经传导,可达到解除疼痛的目的。由于射频电流物理学特点,发热作用范围限定,能经过调节电流而检测针尖与神经的距离,达到准确消融病灶的目的,所以现代把其归为靶点消融技术系列内,1950年世界上第一台射频镇痛仪的生产是为了靶点热凝消融三叉神经痛。

周围感觉神经存在两类不同直径的神经纤维,第一类是直径3~4μm的有髓鞘的Aδ纤维及直径0.5~2μm的无髓鞘的C纤维,主司痛温觉的传递,它们对热的耐受性差,温度高于60℃时易受破坏。第二类是直径6~17μm的Aα、Aβ纤维,负责触觉传递,对热耐受性较强,即使温度高达75~80℃仍能保持其传导功能。体外实验显示在射频加热下首先阻断Aδ纤维和C纤维的神经动作电位,然后才阻断Aα、Aβ纤维的神经动作电位,提出热损伤可能破坏传导痛觉的神经纤维而其他神经功能不受影响,奠定了感觉神经射频消融可治疗疼痛而保持触觉的神经生理学基础。在人体行背根神经节射频治疗后有镇痛作用而无运动损伤且肌电图正常,表明射频热凝损伤仅限于感觉神经小纤维而未涉及运动神经大纤维。

影响射频镇痛的有效性和持久性因素包括:①神经纤维与电极的距离,距离越大损伤越小;②神经根或神经节的大小;③有无脑脊液或血液,因脑脊液可作为绝缘体和散热体,血流可带走热能,但也有认为脑脊液可使热损更均匀,热凝效果更好;④有无硬脊膜起绝缘作用;⑤热凝的时间。

使用射频专用穿刺套针将射频电流导入到病灶达到热消融镇痛的目的。射频治疗穿刺套针的针杆是绝缘的,只有针的尖端裸露部分可传递电流。将仪器发生的电流和反馈针尖温度的温差电极也称为电偶电极放进套针中,可实现针尖裸露端旁边组织形成球体热凝灶,达到靶点组织的有限热凝固或切割作用。这种物理热作用技术被称为"射频热凝术"或"射频消融术"。先进的加温热凝技术能够被医生精确控制,不会发生像药物流动甚至流入到蛛网膜下隙损伤中枢神经系统那样的缺点。

射频镇痛穿刺针根据临床需要有多种选择,原则是针杆的全程有绝缘层保护,仅在针尖预留无绝缘层包裹的金属段可传输电流治疗用。当针尖进入人体的病变点,射频套针裸露针尖的大小或针直径的粗细是损伤范围直径的决定因素。射频套针内插入电极通电,调节电流的频率、电压进行神经刺激,若电极正好在神经上或贴近神经时,电流会引发神经放电反应,电压越低获得感觉刺激越强,则表明电极距神经越近。实验中显示,针尖电流集中作用的范围是射频套针直径的2倍,即1mm粗细的射频套针其周围组织的热凝作用范围是5mm。射频电流刺激可辨别神经性质及其距离针尖的远近,当针尖发出小于0.3V电压时能诱发出神经反应为针尖进入神经或贴近了神经,是最适当的神经毁损性消融距离。因为刺激电压小于0.3V可诱发出感觉神经反应时,电极可能位于神经中或距离针尖3mm以内,通电射频消融神经的效果显著。发生神经刺激的电压大于0.5V,表示针尖距离神经3mm以上,较高的温度也不能完成神经的毁损。当神经刺激的电压大于1V,提示针尖离开神经远于5mm以上,一般的射频加温不会造成神经消融效应。常用于接近神经的病灶治疗如椎间盘病变纤维环或突出物的射频镇痛。一旦电压增加到2V才感受到痛刺激时,电极可能距神经1cm左右,射频热凝时保障了神经不会损伤,可安全用于局部治疗如肌筋膜病灶的松解治疗等。

不同的神经对电频率反应有差异。2~20Hz的低频率时引发的是运动神经活动,即出现神经支配的肌肉抽搐活动。50~100Hz高频率引发的是感觉神经反应,即患者感受到的是疼痛或麻木不适。当在0.5V出现感觉刺激,而运动刺激电压调节至感觉刺激阈值的2倍以上不出现肌肉搐动,或者2Hz频率2V电压仍无肌肉运动时,可推测针尖位于脊神经后根节附近,或运动神经根处于髓鞘的保护下。此时加热消融治疗疼痛仅出现麻木而不会伤及肌肉无力。

射频治疗需要在身体表面放置电流弥散电极,使射频仪所产生的进入人体的射频电流作用于电极尖端周围的病灶后,能从体表弥散电极之间所构成的回路导回到仪器。弥散电极板的面积一般大于15cm,置于患者臀部或大腿部表面,如果是头面部射频则放置在躯干上的较平坦处,与身体良好接触可使电阻很低而在射频热凝治疗中不引起电极板处皮肤的烧伤。

(二)射频镇痛仪基本功能

主要为两方面,一是监控功能。包括自检、神经刺激、电流、电压、功率、温度、阻抗、热凝模式甚至加热曲线图等;二是电流发出功能,包括调节发出电流量的大小与持续时间的长短以控制针尖加热的温度、时间,起到控制热凝面积大小的作用,包括脉冲射频模式、椎间盘热凝模式、双极甚至四极模式等。国内现在涉及与使用的射频仪种类较多,适用于各学科和各种软组织治疗,如专用于心脏传导系统、肝脏肿瘤系统,耳鼻喉科系统等。应用于疼痛治疗的射频仪器在其精确控制热凝温度和范围的原则上,增加了神经刺激功能,其具有精确神经定位作用,减少了顽固性疼痛热凝神经镇痛治疗后的并发症。

2001年以来,中国的疼痛医师在临床实践中发挥了射频镇痛技术可辨别神经与精确控制热凝灶的性能,探索出椎间盘突出物靶点射频治疗椎间盘突出症,肌筋膜粘连点射频热凝治疗肌筋膜疼痛综合征和外周神经卡压痛等多种射频非神经热凝项目。突破了传统射频神经热凝治疗疼痛的限制和旧观念,开拓出一个新的通过射频解除致痛原因和射频恢复神经血流而保护神经的镇痛治疗新局面,推动了射频镇痛技术蓬勃发展。射频非神经毁损镇痛的新理念,使射频消融技术能针对和去除疼痛原因,改进了射频热凝仪破坏神经的传统治疗,大大拓展了射频镇痛业务范围。

(三)射频镇痛治疗术优势

射频技术比其他消融技术科学,主要是可获得定量的可预见的神经热凝灶。射频电极针和穿刺套针细小、耐用、组织损伤小,射频电流不像直流电一样会造成组织粘连或烧焦,也没有气体生成。操作时患者创伤小,在X线或CT引导下穿刺到位后能够进行感觉和运动刺激,实现解剖定位和电刺激生理定位,增加了治疗的精确性、安全性和舒适性。射频热凝技术并发症少死亡率极低,治疗后恢复比手术治疗快,疗效维持时间长并可重复进行。射频热凝技术属于微创治疗,根据临床需要由医生控制仪器发出的刺激或热凝电流的大小,选用不同直径、长短和形状的穿刺电极套针,形成计划性的精确局限消融灶。在经皮穿刺治疗三叉神经痛的方法中,射频消融技术是最有效和最安全的,无论是注射酒精还是酚甘油的化学消融,其神经并发症均远远高于射频热凝法。当使用液体性药物热凝时无选择地破坏整个神经节时并有很大安全隐患时,应用 2mm 裸露针尖的射频套针能够精确地选择性热凝三叉神经靶分支而仍然保留其他分支的正常功能。三叉神经痛射频热凝治疗后,95% 以上的患者的爆发性疼痛出现戏剧性的缓解或消除,死亡率为零。并发症率 35%,其中包括 10.5% 咀嚼肌无力、5.2% 需药物治疗的酸麻,大多数属于可处理的并发症。绝大部分患者对射频热凝治疗感到非常满意,其并发症与术前疼痛相比较则被认为相对不那么重要了。传统的药物破坏性治疗由于药液的流动性,使药物扩散难以预测,破坏的范围不易控制,乙醇还可能引起神经瘤形成,一般仅用于生命预期有限的患者。射频温控热凝术的临床适用范围不断扩大,成为治疗各种顽固性疾病的一种有效手段。

(四) 射频镇痛治疗的疾病

具有高温凝固的连续射频和低温调节的脉冲射频的新一代射频仪,使射频从热凝破坏神经的传统镇痛方法,逐渐改进为射频松解神经周围软组织和改善神经供血等的非神经热凝治疗新技术。在过去的 20 余年中,神经射频热凝技术已安全有效地用于治疗颈腰椎间盘源性疼痛,以及脊柱相关性颈腰椎小关节源性疼痛、骶髂关节痛和其他神经源性疼痛,能缓解从浅表的末梢神经痛、肌筋膜瘢痕粘连痛、外周神经卡压痛,到脊柱周围的交感神经节、神经干、神经根和肿瘤等多种原因引起的疼痛,并积累了丰富的实践经验。

1. **射频热凝消融神经镇痛** 对于各种神经性疼痛,尤其是对于闪电样、刀割样、针刺样痛及烧灼样痛者,当无法去除病因的顽固性的剧烈性疼痛者,可选择准确神经射频毁损治疗。包括末梢神经瘤、三叉神经痛、蝶腭神经痛、带状疱疹后神经痛、脊神经后支痛、肿瘤性外周神经痛及交感神经节毁损等。但在毁损神经治疗时主张首先诊断性阻滞,让患者体会镇痛效果及皮肤麻木的不良反应并能接受。选择影像引导下穿刺,建议皮肤以下软组织部位采用 B 超引导,骨以下的部位需 X 线引导,使射频套针能准确到达目标神经,启动神经电刺激,50Hz-0.3V 能诱发出神经异感为好。神经消融非常剧痛,注射局麻药可镇痛,但有时会发生毁损面积或程度不足的情况。静脉麻醉后给予热凝消融治疗,一般从 60℃ 30s 开始,每 2~5℃ 升温,70℃ 以上神经毁损灶形成,根据计划到达目标温度后连续热凝 2~4min。

2. **射频热凝松解神经卡压痛** 是我国疼痛科创新使用并是现代最广泛的射频治疗业务,发挥了射频技术能准确靠近疼痛原因的神经旁边的卡压病变组织,施行精确的靶点松解治疗。比如发病率很高的外周神经卡压综合征、创伤后疼痛综合征、脊神经后支卡压痛、枕神经卡压痛、胸廓出口综合征、尺管综合征、腕管综合征、肋间神经卡压症、坐骨神经卡压综合征、腓总神经卡压综合征、腓深神经卡压综合征等。穿刺方法同神经消融术但注意避开神经,在靠近神经时开动运动刺激 1V 以上并调整进针方向缓慢进针,到达目标后感觉刺激阈大于 1V 以上方可加温消融,时间 20~60s 可达到松解组织的作用。

3. **热凝固缩椎间盘纤维环镇痛** 椎间盘突出症是常见病,我国疼痛科医师在大量临床研究中发挥了射频套针仅有 0.7mm 直径,以及射频镇痛仪器能辨别针尖与神经距离的优势。将射频套针的针尖进入椎间盘纤维环突出物内局部加温,直接热凝以缩小压迫神经的病变髓核和封闭纤维环裂缝。在椎间盘纤维环的病变部位施行热凝消融,使窦椎神经破坏,纤维环热凝后可代偿性瘢痕生长,解除了盘源性颈腰痛为主的疼痛。射频镇痛技术改变了以往椎间盘突出症只能在盘中央减压的治疗模式,起到快速解除突出物卡压脊神经根疼痛的同时最大限度地保护了椎间盘的高度和生理作用,减轻了术后椎间隙变窄的程度及其所导致的一系列并发症,保护了颈腰的脊柱力学。

治疗方法是将射频套针前端稍弯曲,影像引导下穿刺进入病变纤维环突出物内,病变灶较大时采用双极射频治疗加大消融面积。1V 以上的运动及感觉刺激均无引出上肢或下肢痛的时候,可从 65℃开始加温 30~60s,每次提升 5~10℃后予消融,逐渐至 80~85℃后维持120~240s。术中操作者务必守候在术野旁边,密切注意监测患者神经的反应,一旦出现臂或腿痛即停止加温避免神经热损伤。由于靶点射频的安全性及准确性,我们实现了病变椎间盘纤维环的治疗并提高了脊神经根痛的治疗效果的同时,尽量不破坏髓核的弹性与功能。现代有了多种的椎间盘治疗方式,但已离不开射频消融治疗,比如在突出物钳夹、胶原酶溶解、脊柱内镜下钳夹或椎管狭窄病变的松解治疗等均需联合射频消融技术。

4. 射频松解软组织粘连痛 应用穿刺性射频热凝消融能准确松开软组织瘢痕的特点,代替原来的开刀手术松解瘢痕的创伤,快速帮助人们解除顽固性痛苦。尤其在靠近神经部位如颈枕部、肘部、腕部、臀部、踝部等。治疗方法同射频神经卡压松解术,但在非神经部位可用局麻药以及不需要神经生理电刺激,治疗部位较大时主张使用双极以上的射频,可提高治疗速度及效果。

5. 射频热凝消融肿瘤组织镇痛 对于压迫神经致痛的躯干部肿瘤体,使用射频消融能破坏肿瘤体,尤其是多极射频更能有效缩小瘤体对感觉神经的卡压,镇痛的同时能治疗了肿瘤。

(五) 射频镇痛治疗注意事项

我们要清楚认识,射频热凝是一个有限的微创治疗技术,使用好它首先需要明确病因、清楚治疗靶点、诊断正确,即至少需了解疼痛的原因与感觉神经支配的关系,才能将针尖准确到达病变部位施行靶点治疗。热凝破坏了外周神经一般会再生长,如果对非目的的神经如运动神经或脊髓或肌腱的破坏则可能造成严重并发症。还须牢记射频技术最大的优点是能辨别神经,使医师离开或靠近靶神经施行热凝治疗。但其缺陷在于不能辨别血管结构,在有重要血管尤其是动脉的区域,施行射频治疗必须备加小心。为此,射频治疗主张在 B 超或X 线或 CT 等影像引导下保证针尖准确到位,深部组织还需注射造影剂以排除针尖进入血管的可能性。

(卢振和 孙承红)

二、脉冲射频镇痛治疗

(一) 概述

医生针对感觉神经系统上受损伤的不同部位及各种原因,使用各种工具达到消除局部炎症、去除卡压神经物体,恢复神经血流,调整或控制感觉神经紊乱目的,恢复大脑皮层的安静,即解除疼痛。1997 年,Slappende 等发表了射频热凝颈椎脊神经后根节的随机双盲研究,提出 45~67℃的疗效无明显差别,表明 45℃以下与高温损伤同样有效,45℃是神经组织发生损伤的阈值。由于低温射频技术可避免损伤重要神经结构和产生去传入疼痛综合征而能获得较长时间的疼痛缓解效果,从而大大促进了射频镇痛技术的发展。经研究证实,射频损伤有3种方法可以保持组织的低温度:①全功率输出;②用冷盐水冷却针尖;降低输出功率;③以脉冲形式全功率输出,使组织在间歇期冷却。冷却针尖的方法不可取,因为射频工作中发热的是组织而非针尖。此方法可限制邻近组织升温,但周围组织仍可达到足以破坏神经的温度。后两种方法中以脉冲射频(pulse radiofrequency,PRF)更可取,既可使射频电流全额输出,又限制了组织升温。

Sluijter发现了这种非神经热凝性的脉冲射频可治疗神经性疼痛,脉冲射频电流在神经组织附近形成高电压,但电极尖端温度不超过42℃,不会破坏感觉和运动功能。脉冲射频技术治疗中用的是温度低于42℃的丛集性超高频电流,文献报道对禁忌行热凝治疗的神经性疼痛患者,运用脉冲射频治疗可取得显著效果并且不出现神经热离断效应,术后不会出现感觉减退、酸痛、灼痛和运动障碍。疗效与诊断的准确性、操作的精确度以及局麻药应用有关,多数患者在射频治疗数小时到数天后才能反映出疼痛减轻。

(二)脉冲射频镇痛机制

脉冲射频是间断射频电流,有两种机制参与脉冲射频的长期镇痛,热性神经破坏作用和射频电场的神经调节作用。早期用射频电流以可控的方式造成的高温损伤达到了组织破坏的目的,新近发现可用高强度射频电流来避免温度过高,射频电场的生理学效应成为瞩目的焦点。数据表明暴露在脉冲射频下的鼠DRG脊髓第Ⅰ、Ⅱ板层c-fos表达增加,这提示可能有更多的中枢神经元发生继发性改变。有作者在研究中发现,在兔的甲醛溶液致痛模型中脉冲射频可有效抑制疼痛,会增加脊髓后角和后根神经节SP及脑组织β-内啡肽等镇痛物质,能抑制大鼠脊髓背角C纤维诱发电位的长时程反应。提示这种技术很可能是通过改变中枢镇痛物质或神经髓鞘中的传递结构而发挥镇痛作用。

脉冲射频调整镇痛模式是由射频仪间断发出的脉冲式电流传导至针尖前方,治疗作用点与连续射频的针尖裸露端的侧方为主轴,脉冲射频的电流作用在针尖的前方即与神经轴的关系是垂直方向。脉冲射频电流在神经组织附近形成高电压,但电极尖端温度不超过42℃,因此脉冲射频的能量传递不会破坏运动神经功能,针尖加热温度高低及持续时间、脉冲频率及持续时间均可调整。对禁忌行热凝治疗的神经性疼痛患者,运用脉冲射频治疗可取得镇痛效果并且不出现神经热离断效应,术后不会出现感觉减退、酸痛或灼痛,更不会损伤运动神经。

脉冲射频的止痛作用机制尚不清楚,推测其机制可能:

1. 激发了处理疼痛信号传入的中枢性疼痛通路的可塑性改变,如激活后角浅层的神经元。

2. 激活了减少疼痛感受的脊髓抑制机制。

3. 类似于电流击穿了电容器,改变了神经髓鞘细胞的功能而对神经纤维传导电生理产生抑制作用。

4. 调整了中枢神经中的疼痛介质如P物质和内啡肽的含量等。所以有人称脉冲射频为射频神经调节治疗,或比喻为神经上的针灸治疗。

5. 疼痛科医师在临床上更多地证明了脉冲射频能增加局部神经或组织的血流,能松解局部的组织粘连状况,即起到松解神经卡压的作用。因为脉冲射频技术能应用神经电生理刺激靠近神经,在机械性松解了局部组织的同时,脉冲射频对神经组织没有破坏并有热疗增加局部组织血流,增加了神经营养的作用。去除疼痛神经末梢的病变部位即肌筋膜疼痛综合征的松解,软组织卡压神经痛的松解优势。

（三）脉冲射频调整神经镇痛

脉冲射频是射频技术在临床应用方面的新发展,它可显著降低组织温度而大大降低不良反应的风险,避免了神经热凝的弊病并且可反复进行,不会造成患者新的皮肤麻木或异感,可成为浅表神经疼痛射频治疗的首选方法。尤其是对不适合毁损的神经病理性疼痛,包括外周性或中枢性的神经紊乱性疼痛,以及中枢性疼痛等。起到了神经调控即穴位刺激作用。进入 21 世纪以来,射频热凝在非神经热凝治疗方面有了突破性进展,应用脉冲射频治疗后的患者疼痛缓解而不出现神经热凝后的皮肤麻木或异常感觉,使射频镇痛操作变得简单和安全。文献报道对禁忌行热凝治疗的神经性疼痛患者,运用脉冲射频治疗可取得显著效果,并且不出现神经热离断效应,术后不会出现感觉麻木和运动障碍症状,部分发生新的刺痛、灼痛、虫噬痛等神经病理性疼痛。

（四）脉冲射频松解软组织粘连镇痛

临床数据表明脉冲射频和传统高温射频热凝治疗小关节病和骶髂关节病等慢性疼痛的疗效相近,作者临床中体会其良好镇痛的机制是脉冲射频松解了局部病变组织对感觉神经的卡压,并增加了感觉神经的血流。肌筋膜疼痛综合征是疼痛门诊的常见疾病,我们应用射频热凝松解肌筋膜瘢痕或粘连,替代了外科手术松解治疗。由于脉冲射频具有射频镇痛技术所特长的精确辨别神经的功能,能有效避开神经并加温松解病变区的软组织瘢痕,改善了感觉神经末梢或神经支或肌肉血流。如臀肌卡压坐骨神经痛、斜角肌卡压臂丛神经痛、竖脊肌卡压肋间神经痛、臀上皮神经卡压大腿痛、隐神经或腓神经卡压小腿痛和胫总神经卡压痛、足底痛等顽固性或疑难杂症疼痛。脉冲射频比传统治疗肌筋膜粘连有效的小针刀和密集型银质针的疗效更好。尤其在治疗有重要神经部位如颈部的斜角肌病变可松解卡压性臂丛疼痛或膈神经痉挛症,松解梨状肌或上、下孖肌可缓解坐骨神经卡压性痛等,多种外周神经卡压痛的松解治疗也均取得了立竿见影的长久效果,体现出射频技术的科学性和安全性。

应用脉冲射频松解根治肌筋膜疼痛综合征疗法,体现了射频镇痛技术的科学性和安全性,射频镇痛技术的推广与普及率比单纯使用神经毁损技术增加了十几倍以上,带来了极好的社会效益。

临床还发现 42℃的脉冲射频可杀死快速生长的幼稚肿瘤细胞,使肿瘤缩小但不损伤神经的传导功能。因此,在椎体转移癌进入椎管时,使用脉冲射频能安全地缩小肿瘤而不影响神经功能。

在一些含有重要神经血管的区域进行治疗时,除了常规 X 线透视监测外,还需应用 B 超监测避开治疗区内血管损伤,以弥补射频技术不能辨别血管的不足,增加了软组织射频热凝治疗的安全性。

（五）脉冲射频松解神经卡压痛

脉冲射频显著降低神经组织的温度而大大降低不良反应的风险,避免了神经热凝的弊病并且可反复进行,不会造成患者新的皮肤麻木或异感,成为浅表神经疼痛射频治疗的首选方法。进入 21 世纪以来,脉冲射频热凝在非神经毁损治疗方面有了突破性进展,作者应用脉冲射频针对性治疗外周神经卡压痛的患者,疼痛缓解长久而不出现神经热凝后的皮肤麻木或异常感觉。脉冲射频操作的简单和安全性特点,使得浅表神经卡压治疗不伤皮肤,深部神经卡压治疗不伤脊髓。但主张射频治疗疼痛首先诊断清楚病因,射频治疗须针对病变处才取得好效果。作者发现在早期的带状疱疹后神经痛或神经损伤性疼痛中,脉冲射频能调整并阻断后遗神经痛的形成或疼痛的严重程度。推测脉冲射频在病变神经周围是否发挥了物理热疗、电反馈或机械松解作用而改善了神经血流,松解了神经周围卡压或耦联组织并调整了中枢神经紊乱信号,起到良好镇痛效果。脉冲射频的作用机制很值得进一步的临床及实验研究证明。

慢性疼痛患者中有相当大部分是颈肩腰腿痛,感觉神经支配的区域很清楚。传统上应用包括射频热凝方法在内的各种破坏脊神经后支或脊神经后根节治疗相应支配区域或肢体的疼痛,但神经毁损的缺点是会出现新的神经病理性疼痛或6个月左右神经重新生长而复发疼痛。发挥射频镇痛技术所具有的精确辨别和热凝神经的功能有效靠近神经,可使用脉冲射频低温松解病变区周围软组织,改善神经和肌肉血流的实用新技术镇痛效果是即刻的而且是长久的。所以发表的射频神经毁损临床报告中,脊神经后支骶神经入关节支等外周神经破坏效果是最好的。作者在临床中发现,只要明确了感觉神经走行途中被卡压的位置,用射频技术靠近神经旁边相关的肌筋膜瘢痕组织,施行脉冲射频或连续射频治疗,均可有松解神经作用并起到长久的根治疼痛的疗效,可解释资料显示的脉冲射频治疗颈腰小关节痛、脊神经痛、枕大神经痛等优良率达50%~80%效果。

任何治疗技术都有其局限性,包括射频治疗不能辨别血管、内脏等组织,需要影像引导下穿刺技术来弥补。治疗效果与诊断的准确性、操作的精确度有密切关系,对于明显的神经癫痫样的疼痛,如严重的三叉神经痛的脉冲射频疗效并不理想,可能与神经的卡压状况并没有改善,而低温对神经没有毁损,神经的传导阻断不明显有关。常见脉冲射频治疗后的原疼痛症状部位和性质会发生改变,治疗部位的疼痛缓解而在其邻近部位出现,可能与治疗前原严重疼痛部位的症状掩盖了邻近部位的病情有关。一些患者在脉冲射频治疗后可经历长约1~3周的术后不适,描述为难以名状的施术部位深部向周边近距离的放散痛,估计与射频创伤后的局部反应性炎症有关。

(卢振和　孙承红)

第六节　经皮内镜下硬膜外粘连松解术

一、临床应用及其作用机制

随着人口老龄化趋势及脊柱退变性疾病的患者数增多,加之术后脊柱失稳和术后硬膜及神经根粘连,硬膜囊受压,神经根产生水肿、渗出及炎性反应,长期压迫和刺激就可导致硬膜外腔及神经根发生粘连,限制神经根的自由活动,引发硬膜外静脉血流和淋巴的回流障碍,进一步加重对受累神经根的压迫,诱发腰腿痛(图9-6-1)。目前临床上针对这类患者,采用传统的理疗方法疗效不佳,反复手术可能会造成脊柱生物力学进一步失稳和更严重的粘连。

经皮硬膜外粘连松解术(percutaneous epidural adhesiolysis,PEA)是1989年由Racz和Holubec发明的一项微创技术,首次应用RACZ导丝经骶管行硬膜外腔粘连松解,通过机械钝性分离及药物注射方法达到松解粘连组织的治疗目的,其标准方法是三天疗法。由此,PEA又被称作Racz神经松解术、皮下硬膜外粘连溶解术、硬膜外神经松解术及硬膜外减压成形术。该治疗手段已被广泛用于治疗那些瘢痕粘连导致的慢性颈背部疼痛保守治疗后无效时。Racz技术临床适应证很广,主要包括腰椎板切除术后综合征、硬膜外粘连、椎体压缩性骨折、椎间盘破裂、根性神经痛和慢性顽固性关节退变等。1999年,Manchikanti改进为一

天疗法，2001年Hammer报道了经椎间孔入路，丰富
了治疗途径。1991年Shimoji首次应用可弯曲的光
纤内镜，检查了10例患者的硬膜外腔，从骶管途径
进行硬膜外腔的内镜检查与治疗，以后欧洲、美国和
亚洲的许多学者相继开展该工作。内镜下硬膜外粘
连松解(endoscopic adhesiolysis of epidural fibrosis,
EAEF)是借助内镜直接观察硬膜外腔的结构和病理
改变如硬膜外腔粘连、神经根水肿、硬膜外腔受压、
解剖变异、神经根囊性变、血管异常等并通过剥离硬
膜外腔的粘连冲洗硬膜外腔的炎性致痛物质以及靶
控注射消炎镇痛药物达到治疗腰腿痛的目的。是一
种三维、动态、可视的彩色影像系统，作为一种特殊
诊断工具，可直视椎管内组织结构，直接肉眼观察到
硬膜外间隙；较小的治疗损伤；便于冲洗硬膜外炎性
物质、剥离粘连，发现和去除引起疼痛的原因；药物
可以直接注射到病变部位；抑制异位放电和增强血
液流向缺血性神经根；为在直视下做激光、射频等治
疗手段创造更好的条件。数据显示硬膜外腔镜在椎

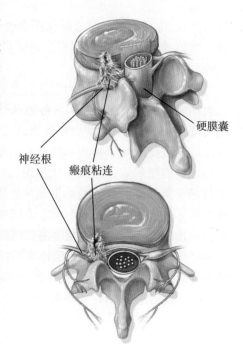

图 9-6-1 硬膜外及神经根粘连

管腹侧硬膜外瘢痕诊断方面明显优于MRI，80%的腰椎术后伴持续性腰痛或神经根性症状
患者在MRI上没有硬膜外瘢痕表现，而在硬膜外腔镜下检查可见明显瘢痕粘连；至少83%
腰椎术后患者硬膜外腔镜可发现瘢痕粘连依据，其中只有40%的患者才有MRI阳性表现。
采用硬膜外粘连松解手术几乎无明显创伤，不仅可以避免开放手术所导致的并发症，还可以
避免再次手术发生更严重的神经根粘连和保持了仅有的脊柱稳定性解除硬膜外腔及神经根
的粘连，减轻神经根水肿、渗出及炎性反应，可明显缓解该类患者的临床症状。Gerdesmeyer
曾建议将粘连松解术作为慢性腰骶神经根性疼痛的一线诊疗手段。(图9-6-2)

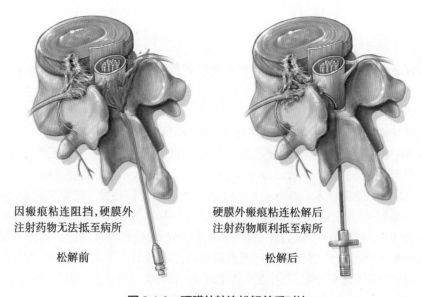

因瘢痕粘连阻挡，硬膜外
注射药物无法抵至病所

硬膜外瘢痕粘连松解后
注射药物顺利抵至病所

松解前

松解后

图 9-6-2 硬膜外粘连松解前后对比

二、适应证及患者选择

硬膜外粘连松解术,同时在目标区域注射透明质酸酶、糖皮质激素和三氧等,可有效解除手术后硬膜外腔粘连引起的慢性腰腿痛,疗效确切而持久。对于 CT、MRI 检查不能明确病因的复杂性腰腿痛病例,应用硬膜外腔镜诊疗有其独到优势。目前临床适应证主要如下:①患者经过 1 个月保守治疗或神经阻滞治疗无效;②手术后失败综合征;③硬膜外腔粘连;④椎体压缩性骨折;⑤椎间盘突出症;⑥顽固性根性痛;⑦多节段退行性骨性关节炎。一旦确认硬膜外粘连松解术是恰当的治疗方法,就应与患者讨论该手术治疗的风险益处,并获得患者的知情同意。益处包括疼痛缓解、改善躯体功能和逆转神经症状;风险包括感染、出血、所用药物过敏反应、神经或血管损伤、疼痛缓解不明显或无缓解、大小便失禁、瘫痪等。需除外以下禁忌证:凝血障碍(包括抗凝治疗:小剂量肝素化、阿司匹林,停用 4 天后可进行);穿刺部位及其周围有感染、肿瘤;青光眼和视网膜病变;尚未控制的高血压、心血管危象;脑血管占位病变、颅内压增高、神经病变;明显的膀胱功能障碍;骶裂孔狭小或闭锁畸形;患者手术依从性差;对造影剂过敏及妊娠期、重要脏器功能衰竭者。

三、解剖结构

硬膜外腔是位于椎管内的一个容量约为 100ml 的潜在间隙,其外周是椎管壁,内为硬膜囊,此腔上至枕骨大孔,下至骶骨裂孔,其中充满疏松结缔组织,动脉、静脉和脊神经均从此腔通过。硬膜外腔呈负压状态,在临床上可作为鉴别穿刺针是否进入硬膜外腔,具有重要的意义(图 9-6-3)。脊髓有 3 层被膜,由外向内依次为硬脊膜、蛛网膜和软脊膜,与脑的 3 层被膜相延续。硬脊膜又称为硬膜,为银白色的致密的纤维组织膜,上端附于枕骨大孔边缘,下端在第 2 骶椎水平变细,包裹终丝而最终附于尾骨,两侧在椎间孔处与脊神经外膜相延续。硬膜的血管分布稀少,厚韧但缺乏弹性,套在脊髓周围,形成硬膜囊。硬膜外腔间隙的脂肪及半流体状颗粒,使注入硬膜外腔的局麻药得以在脂肪组织中上下扩散。硬膜外腔脂肪有重要的药理学意义。硬膜外腔静脉丰富,形成静脉丛,引流脊髓及椎管的静脉血。由于静脉丛集中于硬膜外腔前外侧,经背部中线穿刺可避免刺破静脉。各脊髓节段都有静脉丛的丰富交通支。静脉丛的血液进入椎间静脉,穿过椎间孔,最后注入椎静脉、肋间后静脉、腰静脉和骶外侧静脉。这些网状静脉无瓣膜,当腹内压及胸内压增高,均使硬膜外腔静脉丛充血怒张,减少硬膜外腔有效容积,使局麻药扩散范围更加宽广。

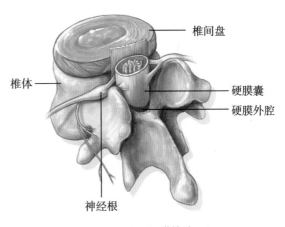

图 9-6-3　硬膜外腔

四、临床操作程序和技术

(一) 术前准备

术前必须进行全血细胞、血沉、C 反应蛋白和清洁尿液分析以明确有无感染。虽然感染非常罕见，但还是建议患者术前清洁、预防性应用抗生素、术中严格无菌技术以及术后保持穿刺部位的干燥清洁等预防感染。测定凝血功能以发现有无凝血功能。操作前应终止非甾体抗炎镇痛药和抗凝药物的应用，并常规检查患者的凝血功能。完善 MRI、CT 平扫甚至增强以及硬膜外造影以尽可能了解瘢痕粘连情况。准备器械。

术前应向患者解释手术过程及风险并同患者签署知情同意书。

患者准备：术前全面体格检查，尤其是神经系统检查，包括肌电图和神经传导功能检查，对硬膜外腔粘连诊断有重要意义。同时回顾患者的影像资料包括腰骶部功能位 X 线片和 MRI 资料。腰椎片检查有助于区别是否存在腰椎失稳。

(二) 手术过程和技巧

1. Racz 经典技术

(1) 患者取俯卧位，腹下垫枕。严格无菌消毒；

(2) 通常穿刺点选健侧，1% 利多卡因局部麻醉。用 15G 或 16G RK 针经骶裂孔穿刺。阻力消失感技术及侧位 X 线片证实针尖已位于骶管腔后，放置 RACZ 导引丝；患者穿刺过程中未诉特殊不适；

(3) 经 RACZ 导丝注射造影剂（非离子型）5ml，观察造影剂在硬膜外腔的分布情况；X 线片造影剂缺失区域为病变部位（粘连或瘢痕）。通过调整 RACZ 导丝尖端调整前进方向，到达需要位置，正侧位片证实。反复松解病变部位；

(4) 注射造影剂（非离子型）2~3ml，观察粘连部位是否松开。缺失区域造影剂充盈，说明松解成功。10ml 含 1500U 透明质酸酶（hyaluronidase）生理盐水到病变部位。注射倍他米松磷酸钠 7mg 和局麻药混合液 4~6ml。拔管缝合术口。RACZ 经典技术是保留导管三天，分别在第二、第三天滴注 10% 生理盐水 10ml。

操作技巧：① Racz 技术穿刺针斜面较长，穿刺时应比硬膜外穿刺针进针深度稍微深些，斜面应向后以方便入硬膜外腔，确保导丝的送入。② RACZ 导丝是通过其前端的弯曲调节方向，操作过程中可视具体情况调整其前端的弯曲度，且术前需熟悉方向控制的手法，减少术中的反复调整，避免不必要的椎管损伤。

2. 内镜下硬膜外粘连松解术操作和技巧

(1) 体位：患者取俯卧位，腹下垫枕，双腿外展，双踝内翻，臀肌放松。定位骶管裂孔，标记笔定位。操作过程需在严格无菌条件下进行。

(2) 穿刺用 1% 利多卡因在患者骶裂孔行局部麻醉至骶尾韧带，用 18G Tuohy 硬膜外针经骶裂孔穿刺。采用阻力消失技术和 X 线侧位片透视证实针位于骶管腔后，放置导引丝，正位片证实导引丝向头端直行，置入扩张管（扩张骶尾韧带），不可过深，以免损伤马尾神经甚至脊髓。退出扩张管，沿导引丝放置导引管。

(3) 造影：经导引管注射造影剂（非离子型）5~15ml，观察造影剂在硬膜外腔的分布。显示神经根、脂肪、瘢痕粘连等相应的椎管结构。造影剂充盈缺失区域为病变部位（粘连或瘢痕）。

（4）扩孔：X线透视下插入导丝拔出Tuohy针，局部麻醉入针口，用手术刀行皮肤切口，用扩张器和鞘管扩张软组织，退出钢丝和扩张器，保留引导鞘在骶管内。

（5）腔镜下治疗：顺导管将纤维光导内镜缓缓送入硬膜外腔，再至病变部位，结合C型臂X线透视和造影确定硬膜外腔镜的位置和协助诊断，通过硬膜外腔镜直接观察硬膜外腔结构和病理改变。神经根显影缺损部位考虑为粘连部位，镜下可见神经瘢痕粘连处呈白色组织纤维束无血管；炎症处为红色组织伴扩张血管。由侧管置入的毛刷状导丝在腔镜直视下摘除粘连物，插入硬膜外导管行反复行局部瘢痕粘连松解，连接引导器的侧臂，用生理盐水冲洗，注意密切监测冲洗的生理盐水量（图9-6-4）。

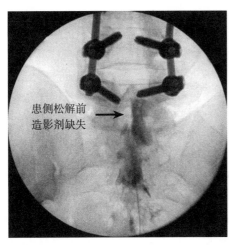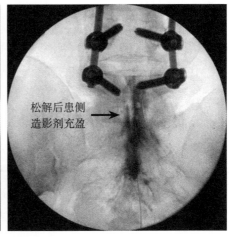

患侧松解前造影剂缺失

松解后患侧造影剂充盈

图9-6-4　内镜下硬膜外粘连松解

（6）复查：再次注射造影剂，观察瘢痕粘连处造影剂分布情况。粘连松解成功的指征是松解前的造影剂缺失区域充盈。

（7）推注药物：松解完毕，将药物直接注射到病变处[含或不含1500~3000U透明质酸酶和（或）类固醇激素的局麻药]。

（8）缝合：骶尾部经皮下隧道埋置导管实施持续椎旁阻滞。缝合皮肤，盖无菌敷料。

操作技巧：相比开放手术，硬膜外腔镜下粘连松解术的创伤较小，但同样存在以下潜在的并发症和风险，需注意操作技巧。

（1）注意椎管灌注压力：镜内图像的清晰显示需要生理盐水的灌注，而灌注的速度和容量可不同程度地影响硬膜外腔内的压力，其压力的上升可通过脑脊液的传递导致颅内压的升高，从而引起患者头、颈部疼痛，术中务必保持硬膜外腔低流量灌注以避免该情况的发生。

（2）减少椎管损伤：术中穿刺及导管、内镜的反复推送可能导致脑脊髓液渗漏和硬膜穿刺后头痛、一过性感觉障碍、轻瘫、麻痹、视觉缺失（失明）、其他视觉改变、腰穿后头痛、局部出血、感染和过敏反应等。注意除外硬膜外血肿、脊髓缺血和颅内高压等。如有严重头痛、感觉障碍和急性背痛则需进一步观察，必要时行神经系统检查评估并对症处理。

（三）术后处理

操作结束后将患者送至术后恢复室进行严密观察，尤其是神经系统观察。任何新的异常情况一经发现,应严密随访,必要时进行 MRI 检查并及时请神经外科专家会诊。术后 5 天内禁止洗浴。硬膜外粘连松解术是一项相对较为安全的微创手术,研究观察 463 名术后患者其中 60.9% 无任何并发症,其余症状较为轻微,甚至不用处理。另外观察 277 患者,36.4% 出现并发症,但多以轻度硬膜外血肿、造影过敏为主,其中 1 例因导管内高渗氯化钠溶液漏出导致自发性硬膜囊破裂最为严重。

(四) 注意事项

1. 合理药物使用 硬膜外腔镜粘连松解术用于治疗慢性腰背痛除了通过机械减压、粘连松解外,还将大约 30~60ml 的由造影剂、透明质酸酶、局麻药、激素和高渗盐水组成的混合物注入硬膜外间隙,有利于消除硬膜外腔瘢痕粘连、减轻神经根压迫,祛除炎性刺激。但需注意上述药物的具体使用:

激素类药物有曲安奈德、甲泼尼龙、倍他米松等糖皮质激素。由于前二者颗粒大,且均含有防腐剂,可能的不良反应大于倍他米松,不推荐使用。为了防止松解时撕破硬脊膜、蛛网膜,松解粘连后一定要及时行硬膜外造影排除进入蛛网膜下腔后,才能推注糖皮质激素,防止消炎镇痛液进入蛛网膜下腔,造成的严重的不良反应及并发症。研究报道透明质酸酶可软化粘连组织,但在硬膜外粘连松解术中是否使用透明质酸仍具争议。Heavner 等将透明质酸酶与等渗氯化钠溶液或混合与高渗氯化钠治疗做分组对比发现各组间无显著差异。Yousef 等在一项前瞻性双盲随机对照试验中发现相比对照组单纯使用高渗盐水、局麻药和激素类药物,实验组在上述药物基础上加入透明质酸酶,分别在 6 个月、12 个月随访中发现实验组有效减轻患者疼痛,认为透明质酸酶能增加腰椎椎管内脑脊液的流动。

2. 准确导管放置 硬膜外粘连松解术这项技术将硬膜外导管的位置放置在硬膜外前外侧间隙是关键,因为已经证明了由于在硬膜外腔的侧、后间隙,椎间盘纤椎环背侧后纵韧带敏感神经支配丰富,外侧间隙的神经结构直接与中枢神经系统相联系,导管紧靠前外侧容易在首次推药时复制出疼痛。

五、结语

慢性顽固性腰背部及下肢疼痛是临床上一种难以治愈的病痛,硬膜外粘连松解术是常用的诊疗技术。除了解除神经根间的粘连,缓解了对神经根的机械压迫,使神经根得以游离或复位,受累神经根的微循环得以恢复,神经根的水肿、渗出及炎性反应减轻,也能消炎镇痛防止再次粘连,值得临床推广使用。

(郑虎山 杨娟 曲文春)

第七节 植入性鞘内药物输注系统

一、临床应用及其作用机制

疼痛是癌症患者最常见的症状之一,严重影响着患者的日常活动、食欲、情绪、自尊、社交及各项社会活动生活,极大程度上降低了患者的生存质量。早在 20 世纪 90 年代,世界卫生组织提出“疼痛三阶梯治疗”,并指出“免受痛苦是每个癌症患者的权利,进行疼痛治疗是对其权利的尊重"的治疗原则,极大地促进了疼痛患者的管理,但仍有部分慢性疼痛患者的痛苦不能得到充分控制。世界卫生组织调查研究发现目前慢性疼痛作为世界上的第三大健康问题困扰着世界近30%的人口,其中50%以上的患者未接受过充分的镇痛治疗。预计至2020年,约2000万肿瘤新发病例中占70%的肿瘤将发生在发展中国家,且以晚期患者居多。因此,癌痛问题将会是各个发展中国家公共卫生事业所面临的亟待解决的难题。植入性鞘内药物输注系统(implanted intrathecal drug delivery system,IDDS)(图9-7-1)目前被广泛应用于治疗与癌症有关的疼痛以及非癌症相关的慢性疼痛保守治疗效果欠佳时。临床有人报道用于由脑瘫、多发性硬化、脊髓伤害和其他神经系统疾病等导致的痉挛状态。该治疗方法明显降低用药剂量,减少药物副作用,从而缓解临床患者因疼痛导致的功能活动受限,极大提高了患者生活质量。

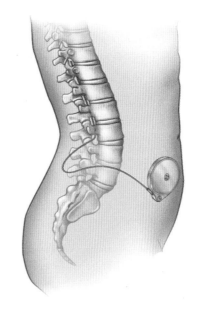

图 9-7-1　植入性鞘内药物输注系统

植入性鞘内药物输注系统治疗术问世已经有30多年的历史,最初设计是用于胰岛素输注,泵内置导管便于鞘内微量输注,由于一直缺乏稳定且不易堵管胰岛素制剂未予进一步推广,而吗啡、布比卡因、巴氯芬等5类药物因其高水溶性和稳定特性成为其天然用药。IDDS是目前国际上公认的治疗顽固性慢性疼痛的先进疗法。其工作原理是通过在患者体内植入药物输注泵将内置药物输注到患者的蛛网膜下腔,作用于脊髓相应的位点,阻断疼痛信号通过脊髓向大脑传递,使疼痛信号无法到达大脑皮层,从而达到控制疼痛的目的。最早在1982年Dupen等人应用植入式的鞘内药物输注系统(即后来的Medtronic SynchroMed药物输注系统)进行鞘内吗啡输注治疗;1991年,用于癌性和非癌性疼痛鞘内吗啡输注治疗的SynchroMed植入式可程控泵上市;2000年,鞘内药物输注系统获得了我国原国家食品药品监督管理总局的批准,并于2003年底开始在国内开展,目前已有多例疼痛患者接受了植入,并获得了较为满意的效果。SynchroMed鞘内输注系统流速非常精确,目前国内使用的泵最低流速可达0.048ml/d,并且有多种可调模式,可以根据患者的疼痛情况给予不同的输注模式,达到以最小的药量获得最大的疼痛缓解的目的。有研究结果显示,所有患者经鞘内用药治疗优势在于速效止痛,可减少口服阵痛药物剂量;可降低口服吗啡类药物恶心、呕吐及便秘等副作用;增强日常生活能力,帮助恢复身体功能,辅助抗癌治疗;泵植入体内,可体外加药,方便长期控制疼痛;可根据疼痛程度变化,由医生灵活调整药量,获得最佳控制疼痛效果。尤其适合服用吗啡后出现恶心、呕吐或严重尿潴留、便秘或本身有胃肠道紊乱的患者,以及不愿意接受大剂量口服药或经常外出社交活动不能方便口服用药的疼痛患者。该治疗手段的出现,为更加安全有效地应用吗啡类药物治疗慢性疼痛提供了崭新的途径,在提高患者生活质量和工作能力、情绪、治疗满意度等方面,取得了明显的效果。

二、适应证及患者选择

IDDS如何选择适合椎管内镇痛治疗的患者是依据经验而定,目前仍然存在着争议。一般来讲,适用于保守治疗无效的慢性顽固性疼痛,主要分为癌性疼痛或非癌性疼痛两大类。癌性疼痛包括在筛选实验中对阿片类药物敏感;测试证明使用后疼痛减少至少50%;没有蛛网膜下腔置管困难;其他药物难以缓解,难以耐受阿片类药物副作用;患者生存期大于3个月;患者体型适于泵体植入;除外感染;测试器效果可的癌痛患者。非癌性疼痛主要包括三种中枢性病理性疼痛(脑卒中后,脊髓损伤)、背部手术后顽固性疼痛、骨质疏松性疼痛、复杂性局灶性疼痛综合征、轴性躯干性疼痛、蛛网膜炎、带状疱疹后神经痛等。由于慢性非癌痛患者多伴有饮食、情绪、睡眠、性格等方面的改变和障碍等干扰治疗效果的潜在因素,因此在决定是否IDDS永久植入前在筛选实验中除了观察患者对阿片类药物是否敏感,有无进一步的手术干预措施,有无治疗药物成瘾外还需评估患者的心理精神状态,以及其对治疗的期望值、依从性及社会支持等。

目前美国食品药品管理局所批准用于鞘内的镇痛药只有无防腐剂吗啡和齐考诺肽。硫酸吗啡为无菌溶液(无防腐剂)可长期脊柱内(硬膜外或鞘内)输注,用于治疗慢性顽固性疼痛。吗啡注入鞘内,直接与脊髓后角的阿片受体相结合,产生类似内源性内啡肽和脑啡肽的作用,抑制P物质的释放,阻断疼痛信号的传递,即使非常微小的药物剂量也可产生有效的阵痛效果。通常意义来讲鞘内用药是口服药量的1/300,即如果患者每口服300mg的吗啡,那么鞘内只需1mg即可。由于药物用量大大减少,副作用相应就少而轻微,即使出现了,经过短时间的适应也很快就消失了,同时整个系统完全植入患者体内,不影响患者的日常生活,极大地提高了患者的生活质量。治疗禁忌证主要除外以下情况:①凝血功能异常;②全身感染或穿刺部位感染;③不能接受该技术患者;④穿刺及导管留置径路上肿瘤侵犯;⑤泵体无法植入皮下至少2.5cm;对器材或药物过敏;药物滥用者。

三、解剖结构

脊髓被三层脑膜覆盖着,最外层是硬脑膜,中间是蛛网膜,而最内层称为软膜。脑蛛网膜薄而透明,无血管和神经,跨越脑,被覆于脑的表面,但不深入脑沟内。该膜与硬脑膜间为潜在的间隙,易分离;与软脑膜之间有许多结缔组织小梁相连,与软脑膜之间有较大的间隙,称为蛛网膜下腔,腔内充满脑脊液和较大的血管。IDDS通常是通过L_2/L_3或以下水平的椎板间隙进行穿刺,让药物通过给药途径注射到椎管,进入蛛网膜下腔以到达脑脊液,将吗啡直接输入支配患者疼痛区域的相应水平的椎管其镇痛作用(图9-7-2)。

四、临床操作程序和技术

鞘内药物输注系统植入术治疗属开放异物植入手术,对无菌要求较高,需在手术室完成。

(一) 术前准备

患者及家属需签署知情同意书;相关实验室检查结果正常;手术前后停用非甾体抗炎药和(或)抗凝药物;根据患者目前用药情况正确换算药物输注系统初始剂量。有研究氨基酰胺类布比卡因与阿片类药物合用有协同作用,可使低剂量的吗啡来达到同样的镇痛效果。

医生在术前先通过药物测试观察患者对药物的反应和疼痛的缓解情况。大部分医生的测试方法是将经皮暂时植入鞘内,连续几天输注镇痛药,以判断这种治疗是否有效,然后再

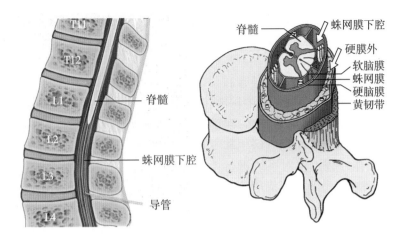

图 9-7-2 脑脊膜

植入永久性系统。有些医生是采用单次剂量注射或连续硬膜外输注的方法进行测试。如果筛选实验中对阿片类药物敏感；测试证明使用后疼痛减少至少 50%，则考虑植入整个系统。在手术开始之前，需与患者协商盛放鞘内泵的囊袋置于何部位合适。大部分部件比较大，适合放置的唯一区域是左侧或右侧腹部的下象限。一旦确定好位置，让患者处于坐位，用记号笔标记出预定的皮肤切口。储药器通常置于腹壁皮下通道的硬膜囊内。在植入手术前，标记肋缘与髂嵴中点作为储药器的放置部位，这个部位的选择要符合患者的意愿，确保患者没有不适感。准备器材，鞘内药物输注系统主要有鞘内导管和药物输注泵构成（图 9-7-3）。

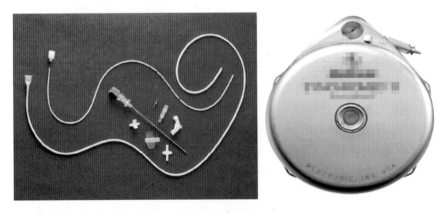

图 9-7-3 鞘内药物输注系统组成

（二）术中

手术中患者取侧卧位，放置储药器侧向上。在影像学设备的引导下通过穿刺，将穿刺针沿着正中平面推进直到穿破硬膜，拔出针芯后可见脑脊液流出，将导管从针孔植入蛛网膜下腔内。

穿刺针固定不动，在针尾端作一小切口，分离皮肤及皮下深层组织，直到棘上韧带。用非可吸收线固定在棘上韧带，拔出穿刺针后，固定导管于棘上韧带。一切就绪后确认脑脊液可以从导管流出，说明到达理想位置。

在术前标记的腹前壁部位作一个手术切口，制作储药器放置袋。

沿切口钝性分离皮下组织约 1cm 深,将储药器放置于此处,并于深部组织固定,防止旋转或翻转(图 9-7-4)。

最后,通过皮下通道连接鞘内导管和泵体(图 9-7-5)。多余的导管部位置于泵的深部,以防患者活动时拉搏。连续缝合切口,启动装置后设置参数,即可开始给药。医生和专业技术人员会用体外程控仪对系统进行无创性的设置和调整,使患者的疼痛能获得最佳的控制。

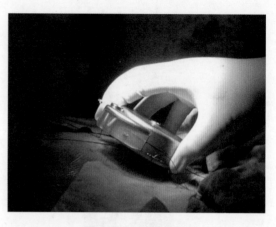

图 9-7-4 泵体植入

(三) 术后观察

术后应密切观察患者泵体植入部位有无肿胀及波动感,有无出血、渗液及开裂。观察手术切口处有无渗液,避免由于脑脊液漏出,导致颅内压下降和颅内血管扩张而引起头晕、头痛等情况等。同时由于输注系统植入部位与蛛网膜下腔相通,吗啡直接作用于中枢神经系统,可能影响呼吸及循环系统功能,出现呼吸暂停、血压低等不良反应。应密切关注其呼吸频率、节律、血氧饱和度、血压及脉搏等各项生命指标。根据患者的主诉,评估患者疼痛发生及治疗相关情况,并告知患者及家属疼痛评估方法,同时注意恶心、呕吐、便秘、尿潴留等吗啡相关毒不良反应的观察与处理。

出血和感染是所有开放植入手术操作固有的风险。泵囊袋内出血可导致泵体周围血肿,需要手术引流。沿着皮下隧道路径的出血常引起该区域的严重瘀紫,但是很少需要治疗。硬膜外间隙出血则能可导致严重的神经压迫症状。泵囊袋内感染体征通常在植入术后10~14 天出现,但是也可以随时发生,囊袋内的感染或沿着导管皮下行径的感染几乎普遍需要取出所有的植入硬件,并采用静脉抗生素治疗,以彻底消除感染。导管和深部的组织感染可延伸到椎管内中枢组织,导致硬膜外脓肿形成和(或)脊膜炎,需保持术口干洁,定期换药,密切监测患者体温、血常规及血沉、CRP 等炎症指标,结合血清学培养,根据药敏结果指导抗生素的使用,必要时拔出导管和内置泵。由于导管植入时可能导致脊髓损伤,建议只对清醒患者植入导管,这样患者可以在植入穿刺针期间随时报告出现的感觉异常,便于术中医患及时充分沟通。在关闭切口时,要确保囊袋的大小足以预防缝合线的张力,以最大程度地降低切口裂开的风险。如果在植入时忽略了固定装置的缝合,常要导致灌注口移位。经缝合环放入两根以上缝合线,并安全地将它们固定于腹壁筋膜,可最大程度地降低导管移位风险。灌注口周围的皮下液体潴留(浆液形成)也是棘手问题,必要时可使用超声探头定位,经皮引流这些无菌液体加以解决。

研究显示所有患者经鞘内注射吗啡治疗后均产生了良好的镇痛效果,但吗啡剂量均呈递增趋势。这种耐受是由于脊髓类罂粟碱受体水平的上调,但与全身用药相比,耐受发生的速度减慢,程度也减轻。术后患者会定期回到医院重新加药并接受医生的随访,加药过程简单而易于操作,只需用配套的注射装置通过皮下穿刺将药物注入即可。导管不打结并确保缝合口远离泵端口。但需注意观察术后不良反应,主要有出血、感染、脑脊液漏、导管移位、脱出、折断及输注部件故障、呼吸抑制、便秘、恶心、呕吐、尿潴留、瘙痒和过敏。鞘内用药也会产生与口服或系统性用药相同的不良反应,只是恶心、呕吐及嗜睡在初始剂量或滴定时并非常见,这些副作用与剂量有关,可通过减量控制或用时程长后患者自行耐受。瘙痒在用药初期也会出现,24~48h后消失,个别病例除外。肌阵挛和水钠潴留是较为严重的并发症,一旦发生,需立即停药,尤其是前者更为严重,往往持续时间长,患者更为痛苦。长期鞘内用吗啡易导致神经内分泌紊乱,如男性性欲减低和阳痿,女性闭经,常可采用激素替代疗法对症处理。术前吗啡剂量的缓慢滴定,适用预防性预处理和严格患者筛查可能减轻许多这些副作用。必要时X线透视下查看泵体位置及导管连接情况(图9-7-5)。

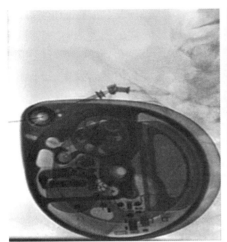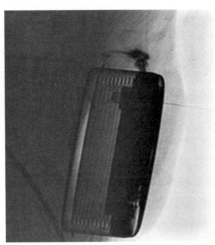

图 9-7-5　检查泵体及导管情况

术后系统随访,必须由接受过专业操作培训、懂得处理并发症的人员执行。应告知患者药物用量不足或用药过量的体征和症状,相应药物的相互作用及注意事项、潜在副作用、需要就医处理的体征和症状,嘱患者在规定时间内复诊以便进行再灌注。应告知患者如电池更换提示报警响起,须联系他们的医生进行输注泵更换。

注意事项:输注泵是一次性产品,不能重复循环使用或再次灭菌使用。该泵不能于43℃以上或5℃以下环境中存贮。术前准备、灌注、植入、操作、再灌注及向导管接入端口输注药物均需遵守所有的产品说明。输注之前,医生必须熟悉产品技术手册中的药物稳定性信息,理解剂量与药物浓度和泵内药物流速之间的关系。植入泵术中、术后或如果本身有感染应考虑使用抗生素。导管放置部位决定药物的分布,虽无专门的临床研究,但从脑脊液流动模型及临床观察发现,导管尖端越近颈段,中枢性不良反应越明显。放置节段越高,上肢及颜面部疼痛控制效果越好,但诸如嗜睡等副作用越明显。直接将尖端放置在疼痛支配节段的脊髓后角,极大地增加了局部用药浓度,导管尖浓度与副作用发生率成反比。在植入导管尖处,可能发生引起严重神经损害的炎性包块。近年来有报道指出,有些长期留置于鞘内的导管的末端包绕有炎性包块。这些包块常因压迫脊髓而引发渐进性神经学损害。目前建议植入式鞘内用导管只能被植入到脊髓圆锥以下水平(L_2以下)的腰椎脑脊液池内,在这个水平炎性包块直接紧密接触脊髓的可能性很小。对使用鞘内药物输注的患者药物,临床医生应仔细监测是否有任何新的神经体征或症状、潜在症状改变或快速剂量升高的需求。注意泵体维护:避免盆浴,因局部温度过高即可影响泵的转速;不建议局部进行按摩,防止内置管路移位、滑脱。透热疗法可使泵上温度显著升高,并持续加热局部组织。过热可能导致泵液输出过多,从而造成患者用药过量。处于良好工作状态的家用电器,通常都不会影响吗啡泵的正常运转,但带有磁体的设备如:立体扬声器、冷藏箱、冷冻箱、感应炉、高压输电线等可能引起吗啡泵的打开或关闭。连接不牢固也会导致药物或脑脊髓液漏液、导致组织损伤或得不到适当治疗。

腰部输注的优点之一是因为吗啡经第四脑室分泌的脑脊液稀释后递减分布,腰、颈段浓度比约为 1:4,个体差异范围约为 1:2~1:9。该变化说明要使脊髓后角吗啡受体分布一致,患者需摄入不同吗啡量,具体剂量因人而异。

IDDS 有其优点也有劣势,正确操作的 IDDS 能显著缓解顽固性疼痛和改善保守疗法与口服或透皮贴剂不能缓解的疼痛,同时减少不良反应及并发症的发生,极大地提高了患者的生活质量。目前主要的问题在于其为潜在高风险的侵入性手术,存在一些问题及不容忽视的并发症,需要今后研究解决。早前已有国际共识认为,减少并发症发生,确保鞘内用药的正确应用前提是:受过专业培训;掌握导管和泵植入程序;熟知中枢系统解剖、生理学和药理学知识;懂得处理相关系统并发症且具备多学科临床经验的医师才可保障手术安全顺利地进行。由于目前输液泵装置为进口产品,使其存在另一不足之处是埋置泵费用较高,一般患者难以承受,极大地限制了临床使用,在未来,使用方便、实用、便宜的输注系统是亟待解决的问题,需要临床医生与国内产品设计人员共同合作与努力,致力推进该产品的本土化研发以降低手术成本,为更多癌痛患者解除痛苦。

(杨 娟 曲文春)

第八节 介入治疗并发症及其处理

一、介入医疗安全评估

随着介入医学的不断发展和创新,介入诊疗技术已深入临床各个学科,技术水平不断提高、项目不断增多,实施介入诊疗单位已从三甲医院发展到有条件的二甲医院。特别是在疼痛的治疗方面应用逐渐增多,并且方法简单而有效,得到医学界和广大患者的认可。为了保证医疗质量和患者生命安全,尽量减少或避免并发症的发生,介入技术必须实行规范化管理,严格执行医疗核心制度,才能保证介入治疗安全性。

(一) 开展介入治疗的基本要求

1. 基础设施

(1) 介入手术室:介入手术室应按照国家《医用诊断 X 线卫生防护标准》的规定执行。①防辐射:介入操作室室内墙壁要有足够的厚度,机房四周 X 线防护应大于 0.5 毫铅当量,防止 X 线的穿透。②有足够的使用面积,不但有利于操作和患者进出,还可以减低室内 X 线散射量。③室内布局要合理,不得堆放与本次诊疗无关的杂物,减少散射线的影响。④建筑物内要有有效的通风设备以减少有害气体对人体的损害。⑤常规设备:手术室内必须配备必要的急救医疗设备,如急救车(放置急救药品、物品)、氧气、吸引器、心电监护仪、除颤仪、吊式无影灯。⑥符合感控要求:介入场所要求设立患者通道、工作人员通道、污物通道,配有消毒设备,手术间要定期消毒,空气培养 3 个月一次。

(2) 介入设备:①要求开展介入治疗的医疗单位配备有大型的单"C"或双"C"DSA 机,必须性能良好、稳定,符合国家标准。②要求有《大型医用设备配置许可证》及《射线装置工作许可证》,所有放射设备均应检测合格,达到防护要求方可开展介入工作。③对介入设备、手术室场所没有达到上述标准的单位,不宜开展临床介入治疗工作。

2. 从业人员资质 医务人员必须持有执业证书,技术员还必须持有 DSA 机上岗证,介入医师应有介入准入资质。

（二）明确疾病诊断

疼痛是疾病引起的一种患者自身感觉,就是说疼痛是标,而引起疼痛的疾病是本,疼痛有时作为疾病的首发症状出现,给患者带来极大痛苦。在诊疗环节中,准确诊断是治疗疾病的关键环节,才能达到标本兼治,提高治疗效果。

1. 完善相关检查 根据不同的疾病、不同年龄选择相关检查项目。

（1）体格查体:介入医师通过查体,可了解疼痛具体部位、是否存在感觉、运动方面的改变。

（2）影像学检查:①常规胸部透视、病变部位摄片。② CT、MRI 检查,可明确病变的部位和程度;肿瘤患者还需行 PET 检查,可了解肿瘤转移情况。③ B 超检查。

（3）血液检查:①血常规、血沉、出凝血时间、生化检查。②其他检查:如肿瘤项目、免疫项目,心电图检查等。

2. 诊断与鉴别诊断

（1）根据病史、体格检查、影像与实验室资料（包括血常规、生化检查、凝血功能及其他重要的相关等）进行综合分析、判断,明确疾病诊断,同时还要判断有无其他疾病并存。

（2）鉴别诊断:有些疾病临床症状类似,比如梨状肌综合征表现为坐骨神经痛与腰椎间盘突出症类似,但 CT、MRI 没有椎间盘突出的征象。因此鉴别诊断对疾病的治疗非常重要。

（三）介入手术风险、安全评估

诊治医生应根据患者病情及个体差异的不同,制订出适应患者详细、科学的手术计划及风险评估,当患者病情变化时能够及时调整修改手术方案,使患者得到及时、科学有效的治疗。

1. 介入风险评估

（1）一般状况评估:根据患者身体情况、心理状况、各项检查指标进行综合分析评估。

（2）手术风险评估:根据临床诊断,一般状况评估的情况制定出的经济、合理有效的介入手术方案,对拟施手术风险与利弊等各项内容逐项进行评估。

2. 安全评估

（1）严格把握适应证和禁忌证

1）适应证:介入技术在临床上不能乱用或泛用,并非所有的疼痛患者都适用于介入治疗,适应证选择不当是效果不好和并发症发生率高的主要原因之一,因此严格把握适应证是介入治疗关键。在选择适应证时应注意以下几个方面:①患者全身情况、心肺功能情况,能承受拟实施的手术;②诊断明确,临床症状与影像表现一致;③经过保守治疗一段时间效果不佳;④无手术禁忌证。

2）禁忌证:①全身情况差、体质虚弱、肿瘤晚期;②心、肺功能不全不能承受拟实施的手术;③凝血功能差;④症状与临床检查、影像征象不一致等。

（2）制定手术预案:根据患者实际情况,选择合适手术方法,制订手术计划、在手术操作中可能发生风险、术后不良反应及并发症的处理预案。

（3）术前告知、签知情同意书:术者根据评估情况如实地向患者及其家属交代手术必要性,操作过程,手术可能存在的风险,预期效果,术后反应、并发症及应对措施;同时交代放弃手术的风险,使患者及家属明白和理解,签知情同意书。对心理紧张的患者,术前需要做心理辅导,消除紧张心理。

二、脊髓损伤

介入治疗引起的脊髓损伤(spinal cord injury,SCI)在临床上较少见,为颈、腰椎疾病介入手术最为严重的并发症之一,患者出现感觉、运动障碍、部分出现截瘫或不完全瘫痪等严重后果,如不及时治疗,部分患者可造成脊髓不可逆改变,并发终身瘫痪,给患者和家庭带来极大痛苦和严重的经济负担。

(一)脊髓损伤原因及临床表现

1. 脊髓损伤原因　介入操作引起脊髓损伤的原因可分为三类。

(1)器械直接损伤:①穿刺针进入过深直接刺伤脊髓;②在切割、钳夹时用力不当损伤脊髓。

(2)压迫性损伤:①椎管内出血、血肿压迫脊髓;②椎体成形术时,骨髓泥经破损椎体后缘进入椎管内压迫脊髓。

(3)化学性损伤:误将胶原蛋白酶注入神经鞘内或蛛网膜下腔,造成神经根、脊髓出血坏死。

2. 临床表现

(1)感觉、运动障碍:术中患者可出现触电感和肢体猛烈抖动反应。术后可见出现肢体麻木,疼痛、皮肤感觉、运动障碍,反射异常等神经症状。严重者损伤平面之下部分或完全性瘫痪,各种反射、感觉及括约肌功能消失。一般损伤较轻者,在损伤后数小时内开始逐渐恢复。较严重者出现脊髓休克,部分患者在3~6周后逐渐恢复,少数患者遗留部分或完全性瘫痪。

(2)圆锥损伤综合征(cone injury syndrome):脊髓圆锥和椎管内腰段脊神经损害,两下肢多无明显运动障碍,肛门与会阴部有鞍状感觉障碍,性功能障碍(阳痿或射精不能);大小便失禁或潴留,肛门等反射消失。偶尔可以保留球 - 肛门反射和排尿反射。

(3)马尾综合征(injury of cauda equina syndrome):椎管内腰骶神经损害,特点是下肢不对称性损伤明显,临床表现除相应的运动或感觉障碍外,无反射性膀胱及肠道运动障碍,下肢功能包括反射活动的丧失。马尾的性质实际上是周围神经,预后较好。各种原因使马尾神经损害,临床出现鞍区感觉、括约肌功能、性功能三大障碍为主的症候群,称为马尾神经综合征。

(二)如何预防及治疗

1. 预防　①术前仔细分析患者影像资料,制定合适手术方案和确定进针角度,达到定位准确;②在进针过程中应采用正侧位透视定位,切记穿刺针深度不要超过椎体后缘;③在切吸、钳夹过程中切忌粗暴,如患者出现感觉异常时及时停止操作,重新调整位置和进针角度;④采用局部麻醉,手术全过程保持脊髓对刺激反应的敏感性,避免反复多次的穿刺损伤。

2. 治疗　①术后立即行 CT 或 MRI 检查,明确脊髓损伤的原因和程度。②保守治疗:脊髓损伤的,术后密切观察病情变化,同时给予维生素 B_6、维生素 B_{12}、维生素 C 及其他神经营养药物治疗。病情较重患者给予甲泼尼龙,甲泼尼龙是一种糖皮质激素类药物,有包括抗炎、免疫抑制、抗氧化在内的多种作用,是治疗 SCI 的常用药物。③手术减压:如为椎管血肿或骨髓泥压迫脊髓引起的脊髓损伤,应立即手术清除血肿或骨髓泥,解除脊髓压迫。

三、出血 / 血肿

介入治疗虽然创伤小,发生出血和血肿的机会较少,但如果病例选择不当或术中损伤血管也可能发生大出血,甚至引起失血性休克,危及生命。如果发生椎管内出血形成血肿,压迫脊髓引起脊髓损伤的风险。因此一定要重视出血。

(一)出血的原因及临床表现

1. 出血的原因和出血来源

(1)病例选择不当:①凝血功能障碍,因并存其他疾病引起血小板减少或凝血因子异常;②因服用其他抗凝药物,如阿司匹林、硫酸氢氯吡格雷等引起的凝血功能异常。

(2)手术中损伤血管:①由于进针角度不当,穿刺过深损伤血管。如行经皮椎间盘介入治疗时,损伤髂总动脉或腹主动脉等;②操作粗暴引起血管损伤。

2. 出血来源

(1)一是损伤椎静脉丛后活动出血,二是椎板及软组织渗血,而椎静脉丛的出血无论是前丛还是后丛均影响较大。因椎管硬脊膜外腔静脉丛与椎外静脉丛经椎间孔互相吻合交通,手术穿刺注时易刺破静脉丛及硬脊膜,导致椎管内出血。

(2)损伤椎旁组织内血管,引起椎旁出血、椎旁软组织内出血。

(3)腹腔内出血,主要由于穿刺过深,损伤腹腔内血管。亦有损伤右侧髂动脉、腹主动脉、下腔静脉、髂静脉引起大出血的情况。

3. 出血临床表现、预防及处理 临床表现与出血量、出血部位有关。

(1)出血量:①少量出血:一般临床症状不明显,部分患者可能表现为局部肿痛。②大出血:出血量过大时可致血压下降、心率加快,常提示有大血管损伤;极少数患者术中表现不明显,术后逐渐出现出失血性休克症状,可能因血管损伤后出血较缓慢致腹膜后大血肿引起。

(2)出血的部位:①椎管内出血,椎管内出血是椎间盘射频消融术严重并发症,可分为硬脊膜外血肿和硬脊膜下血肿两种类型。主要表现为腰腿疼痛、下肢感觉、运动障碍、大小便失禁,严重者可致瘫痪。②椎旁组织内出血及腹腔内出血主要表现为出血部位肿痛,腹痛,严重者出现失血性休克症状。

(二)预防

1. 严格掌握适应证 ①术前完善各项检查,发现凝血功能差的患者,先采用保守治疗,改善凝血功能,待各项凝血指标基本正常后才考虑介入治疗。②认真询问病史,对服用阿司匹林、硫酸氢氯吡格雷等药的患者一定停药 10~15 天后,才能进行介入操作。

2. 处理 ①一旦术中发现出血量较大,应该立即停止手术,局部压迫止血,术后密切观察生命体征变化。②少量出血或椎旁小血肿,一般不需要特殊处理,给予适当止血治疗,密切观察。③出血量较大,出现休克者,应给予扩容,升压等治疗。对于休克难以纠正者,应考虑大血管损伤,存在活动性出血可能,应行血管造影或手术探查,明确病变血管,同时给予止血处理。对于椎管内出血,硬脊膜外血肿患者,必要时可采用开放手术清除血肿,硬脊膜外置管行血肿引流术 。早期行椎管内血肿清除,可防止脊髓受压、缺血造成不可逆损害。椎管内出血处理越及时预后越好。

四、感染

介入治疗疼痛并发感染发生率较低,主要在腰椎间盘突出介入治疗方面有一些报道,但发生率也不到1%。发生软组织和颅内感染的机会就更少。

（一）感染的原因与临床表现

1. 感染的原因 感染的原因分为细菌性和非细菌性感染,细菌性感染与下列因素有关。

（1）环境因素:①介入场所没达到感控要求,没有设立患者通道、工作人员通道、污物通道;②手术室没有配置消毒设备或有配置消毒设备但没有定期消毒。

（2）人为因素:①器械消毒不合格或消毒过期;②无菌操作技术不严;③技术不娴熟,损伤肠道;④操作粗暴,损伤椎体软骨盘;⑤适应证掌握不严,患者体质差或女性患者在月经期间做操作。

2. 非细菌性感染 ①患者免疫功能低下或生物力学等方面的因素。②髓核是封闭抗原,椎间盘开放、髓核游离引起免疫反应性炎症。其他还有血源性椎间盘炎等。

（二）临床表现

1. 临床症状 临床症状与感染的部位和感染轻重有关,一般来说,介入治疗创伤较小,感染往往较开放性手术发生率低、症状要轻。就以椎间盘炎为例:感染一般发生在手术后3~7天,也有迟发性椎间盘炎,但较少见。最常见的临床表现是腰腿痛较手术前更明显、剧烈,腰痛往往大于腿痛;不规则发热,一般在37~38℃,极少数可达39℃。查体可见阳性振床实验(+),脊柱活动明显受限,常取被迫体位,局部明显压痛,椎旁深部压痛,叩击痛明显,直腿抬高试验为强阳性,膝踝反射无明显异常,无明显下肢感觉异常。

2. 实验室检查 白细胞计数可升高或正常,ESR明显加快>45mm/h,CRP值升高>25μg/ml。血液细菌培养或经皮穿刺椎间盘抽吸液细菌培养,可培养出致病细菌。

3. 影像表现

（1）X线:早期一般无阳性表现,1~3个月受累椎体上、下边缘模糊,终板侵蚀性破坏。3个月后感染部位的上、下椎体骨质呈溶骨性破坏,逐渐发生骨质增生硬化、椎间隙变狭窄,相邻椎体骨性融合。

（2）CT:早期表现为相应椎间隙密度降低,椎间隙四周组织肿胀,以后椎体骨质疏松,椎体破坏,硬化,椎间隙变窄,腰大肌与椎体间脂肪间隙消失。MRI是早期诊断椎间盘炎的最佳检查方法。T_1加权像椎间盘信号降低,T_2加权像椎间盘信号增强,可见椎管周围组织界限不清,椎管内有软组织突入,层次分界不清。晚期MRI则表现为椎间隙变窄,椎体边缘因硬化而呈低信号。

（三）预防

介入术后感染以预防为主,应注意以下几个方面;

（1）对介入场所的要求:①介入场所一定要达到感控要求。②手术室配置消毒设备,要定期消毒,3个月做一次空气培养,完全达到手术室标准。

（2）严格执行医疗规章制度:①严格无菌操作技术,把好每一个消毒环节。②从业人员要有资质,操作技术要娴熟,避免操作粗暴,损伤椎体软骨盘。③严格掌握适应证,对存在上呼吸道、泌尿系统感染的患者应暂缓手术;免疫功能低下,抵抗力较差的患者应谨慎对待。

④严格器械消毒,消毒过期要重新消毒后使用。

（四）治疗

1. **轻度感染** 一般软组织症状较轻的,口服3~5天消炎药即可症状缓解。如果发生椎间盘感染,由于椎间盘组织缺少血供,抗生素难以到达感染的局部,因此,即使抗生素大剂量联合运用,疗效也不明显,需及时腰部固定制动,适量静脉抗生素3~5天,只要及时治疗,疼痛症状很快缓解。腰部固定到血沉恢复正常后,方可解除。

2. **重度感染** 软组织感染应早期、大量、广谱、联合应用,对效果不佳、脓肿形成,局限者给予切开排脓冲洗或穿刺引流。严重椎间隙感染,特别是细菌性感染,症状一般都较重,要及时、大量、联合应用抗生素,还要给予脱水、非甾体抗炎镇痛药等以减轻症状,同时行腰部固定,并卧床休息,避免负重。经3~5天保守治疗效果不佳甚至加重患者,采用经原穿刺道进针,用抗生素盐水,经切割器清除病灶、反复冲洗干净后腰部固定,待症状缓解、白细胞、血沉恢复正常后,才可解除腰部固定。

（陈洪彬 彭志康）

参 考 文 献

［1］(IaSP) IaftSoP. Classification of chronic pain［M］. 2nd ed. Seattle：IASP Press, 1994.

［2］Rosenberger PH, Jokl P, Ickovics J. Psychosocial factors and surgical outcomes：an evidence-based literature review［J］. J Am Acad Orthop Surg, 2006, 14：397-405.

［3］Boccard SG, Pereira EA, Aziz TZ. Deep brain stimulation for chronic pain［J］. J Clin Neurosci, 2015, 22 (10)：1537-1543.

［4］Pereira EA, Green AL, Nandi D, et al. Deep brain stimulation：indications and evidence［J］. Expert Rev Med Devices, 2007, 4：591-603.

［5］Heath RG. Studies in schizophrenia：a multidisciplinary approach to mind-brain relationships［M］. Cambridge：Harvard University Press, 1954.

［6］Pool JL, Clark WK, Hudson P, et al. Steroid hormonal response to stimulation of electrodes implanted in the subfrontal parts of the brain［M］// Fields WS, Guillermin R, Carton CA. Hypothalamic-hypophyseal interrelationships, a symposium. Spring field：Charles C. Thomas, 1956：114-124.

［7］Heath RG, Mickle WA. Evaluation of seven years' experience with depth electrodes in human patients. In：Ramey ER, O' Doherty DS, editors. Electrical studies on the unanesthetized human brain［M］. New York：Hoeber, 1960：214-247.

［8］Mazars G, Roge R. Results of the stimulation of the spinothalamic fasciculus and their bearing on the physiopathology of pain［J］. Rev Prat, 1960, 103：136-138.

［9］Melzack R, Wall PD. Pain mechanisms：a new theory［J］. Science, 1965, 150(699)：971-979.

［10］Reynolds DV. Surgery in the rat during electrical analgesia induced by focal brain stimulation［J］. Science, 1969, 164：444-445.

［11］Richardson DE, Akil H. Long term results of periventricular gray self-stimulation［J］. Neurosurgery, 1977, 1(2)：199-202.

［12］Hosobuchi Y. The majority of unmyelinated afferent axons in human ventral roots probably conduct pain［J］.

Pain,1980,8:167-180.

[13] Coffey RJ,Lozano AM. Neurostimulation for chronic noncancer pain:an evaluation of the clinical evidence and recommendations for future trial designs [J]. J Neurosurg,2006,105:175-189.

[14] Gildenberg PL. History of electrical neuromodulation for chronic pain [J]. Pain Med,2006,7:S7-S13.

[15] Cruccu G,Aziz TZ,Garcia-Larrea L,et al. EFNS guidelines on neurostimulation therapy for neuropathic pain [J]. Eur J Neurol,2007,14:952-970.

[16] May A,Bahra A,Buchel C,et al. Hypothalamic activation in cluster headache attacks [J]. Lancet,1998, 352:275-278.

[17] Leone M,Franzini A,Bussone G. Stereotactic stimulation of posterior hypothalamic gray matter for intractable cluster headache [J]. N Engl J Med,2001,345:1428-1429.

[18] Matharu MS,Cohen AS,Frackowiak RS,et al. Posterior hypothalamic activation in paroxysmal hemicrania [J]. Ann Neurol,2006,59:535-545.

[19] Larson PS. Deep brain stimulation for movement disorders [J]. Neurotherapeutics,2014,11:465-474.

[20] Kovanlikaya I,Heier L,Kaplitt M. Treatment of chronic pain:diffusion tensor imaging identification of the ventroposterolateral nucleus confirmed with successful deep brain stimulation [J]. Stereotact Funct Neurosurg,2014,92:365-371.

[21] Kocabicak E,Temel Y,Hollig A,et al. Current perspectives on deep brain stimulation for severe neurological and psychiatric disorders [J]. Neuropsychiatr Dis Treat,2015,11:1051-1066.

[22] Kringelbach ML,Jenkinson N,Owen SLF,et al. Translational principles of deep brain stimulation [J]. Nature Rev Neurosci,2007,8:623-635.

[23] Okun MS,Oyama G. Mechanism of action for deep brain stimulation and electrical neuro-network modulation(ENM)[J]. Rinsho Shinkeigaku,2013,53(9):691-694.

[24] Turnbull IM,Shulman R,Woodhurst WB. Thalamic stimulation for neuropathic pain [J]. J Neurosurg, 1980,52(4):486-493.

[25] Vogt BA,Rosene DL,Pandya DN. Thalamic and cortical afferents differentiate anterior from posterior cingulate cortex in the monkey [J]. Science,1979,204:205-207.

[26] Devinsky O,Morrell MJ,Vogt BA. Contributions of anterior cingulate cortex to behaviour [J]. Brain, 1995,118:279-306.

[27] Albe-Fessard D,Berkley KJ,Kruger L,et al. Diencephalic mechanisms of pain sensation [J]. Brain Res, 1985,356:217-296.

[28] Hamani C,Fontaine D,Lozano A. DBS for persistent non-cancer pain [M]// Lozano AM,Gildenberg PL, Tasker RR. Textbook of stereotactic and functional Neurosurgery. Berlin:Springer,2009. 2227-2238.

[29] Franzini A,Ferroli P,Leone M,et al. Stimulation of the posterior hypothalamus for treatment of chronic intractable cluster head-aches:first reported series [J]. Neurosurgery,2003,52:1095-1099;discussion 1099-1101.

[30] Walcott BP,Bamber NI,Anderson DE. Successful treatment of chronic paroxysmal hemicrania with posterior hypothalamic stimulation:technical case report [J]. Neurosurgery,2009,65:E997;discussion E997.

[31] Green AL,Wang S,Stein JF,et al. Neural signatures in patients with neuropathic pain [J]. Neurology, 2009,72(6):569-571.

［32］Saint-Cyr JA, Trepanier LL. Neuropsychologic assessment of patients for movement disorder surgery［J］. Mov Disord, 2000, 15(5): 771-783.

［33］Voon V, Kubu C, Krack P, et al. Deep brainstimulation: neuropsychological and neuropsychiatric issues［J］. Mov Disord, 2006, 21(Suppl14): S305-S327.

［34］Lang AE, Houeto JL, Krack P, et al. Deep brain stimulation: preoperative issues［J］. Mov Disord, 2006, 21(Suppl 14): S171-S196.

［35］Shulman R, Turnbull IM, Diewold P. Psychiatric aspects of thalamic stimulation for neuropathic pain［J］. Pain, 1982, 13(2): 127-135.

［36］Hosobuchi Y, Adams JE, Lipchitz R. Pain relief by electrical stimulation of the central gray matter in humans and its reversal by naloxone［J］. Science, 1977, 197(4299): 183-186.

［37］Kimmelman J, Duckworth K, Ramsay T, et al. Risk of surgical delivery to deep nuclei: a metaanalysis［J］. Mov Disord, 2011, 26: 1415-1421.

［38］Bronstein JM, Tagliati M, Alterman RL, et al. Deep brain stimulation for Parkinson disease: an expert consensus and review of key issues［J］. Arch Neurol, 2011, 68(2): 165.

［39］Yeung AT, Tsou PM. Posterolateral endoscopic excision for lumbar disc herniation: Surgical technique, outcome and complications in 307 consecutive cases［J］. Spine, 2002, 27: 722-731.

［40］Hoogland T, Schubert M, Miklitz B, et al. Transforaminal posterolateral endoscopic discectomy with or without the combination of a low-dose chymopapain: a prospective randomized study in 280 consecutive cases［J］. Spine, 2006, 31(24): E890-897.

［41］Ruetten S. The full-endoscopic interlaminar approach for lumbar disc herniations［M］// Mayer HM. Minimally Invasive Spine Surgery: A Surgical Manual. 2nd ed. New York: Springer, 2005: 346-355.

［42］Ruetten S, Komp M, Merk H, et al. Use of newly developed instruments and endoscopes: full-endoscopic resection of lumbar disc herniations via the interlaminar and lateral transforaminal approach［J］. J Neurosurg Spine, 2007, 6(6): 521-530.

［43］Fritsch EW, Heisel J, Rupp S. The failed back surgery syndrome: Reasons, intraoperative findings and long term results: A report of 182 operative treatments［J］. Spine, 1996, 21: 626-633.

［44］Ruetten S, Meyer O, Godolias G. Epiduroscopic diagnosis and treatment of epidural adhesions in chronic back pain syndrome of patients with previous surgical treatment: First results of 31 interventions［J］. Z Orthop, 2002, 140: 171-175.

［45］Ruetten S, Meyer O, Godolias G. Endoscopic surgery of the lumbar epidural space (epiduroscopy): Results of therapeutic intervention in 93 patients［J］. Minim Invasive Neurosurg, 2003, 46: 1-4.

［46］Sagai M, Bocci V. Mechanisms of Action Involved in Ozone Therapy: Is healing induced via a mild oxidative stress［J］? Medical Gas Research, 2011, 1: 29-47.

［47］李庆祥, 王燕申. 臭氧治疗学［M］. 北京: 北京大学医学出版社, 2006: 243-245.

［48］王家双. 带状疱疹后神经痛中国多学科专家共识解读［J］. 实用疼痛学杂志, 2016, 12(2): 139-142.

［49］王家双, 包佳巾, 魏星. 臭氧复合 PCEA 用于脊柱手术后疼痛的疗效分析［J］. 中国疼痛医学杂志, 2007, 13(6): 327-329.

［50］王家双. 三氧介入治疗的临床适应症及存在问题的对策［J］. 中国疼痛医学杂志, 2010, 16(S): 85.

［51］王家双, 包佳巾. PCEA 复合三氧介入治疗颈椎手术后神经损伤的临床疗效［J］. 中国疼痛医学杂志, 2010, 16(S): 115.

[52] 王家双,陈军.老年人顽固性疱疹后神经痛临床规范化诊疗[J].中华老年医学杂志,2014,33(8):845-848.

[53] 俞志坚,何晓峰,陈勇,等.臭氧对髓核超微结构的影响[J].介入放射学杂志,2001,3:161-163.

[54] 俞志坚,何晓峰,何仕诚,等.臭氧治疗椎间盘突出症:盘内臭氧分布与疗效[J].临床放射学杂志,2003,10:869-871.

[55] 何晓峰,李彦豪,宋文阁,等.经皮腰椎间盘臭氧注射术规范化条例(修改稿)[J].中国介入影像与治疗学,2005,5:387-388.

[56] Kehlet H,Jensen TS,Woolf CJ. Persistent postsurgical pain:risk factors and prevention [J]. The Lancet, 2006,367(9522):1618-1625.

[57] 王家双.带状疱疹后神经痛及现代治疗[J].中国现代神经疾病杂志,2010,6:615-618.

[58] 王家双.带状疱疹后神经痛临床调查分析[J].中国疼痛医学杂志,2011,17(4):198-200.

[59] 魏星,王家双,包佳巾.脉冲射频用于三叉神经疱疹后神经痛治疗的对比观察[J].中国疼痛医学杂志,2011,17(4):205-207.

[60] 王家双,魏星,包佳巾,等.牛痘疫苗接种家兔炎症皮肤提取物及连续星状神经节注药治疗头面部疱疹后神经痛临床研究[J].中国疼痛医学杂志,2015,21(3):194-196.

[61] 王家双,黄穗翔,张雪丰.规范化治疗顽固性带状疱疹后神经痛1例报道[J].中国疼痛医学杂志,2015,21(9):714-716.

[62] 王家双,魏星,包佳巾,等.臭氧介入综合治疗顽固性疱疹后神经痛5年随访研究[J].中国疼痛医学杂志,2016,22(1):34-40.

[63] 神经病理性疼痛专家组.神经病理性疼痛专家共识[J].中国疼痛医学杂志,2013,19:705-710.

[64] 疱疹后神经痛多学科专家组.带状疱疹后神经痛中国多学科专家共识[J].中国疼痛医学杂志,2016,22(3):161-167.

[65] Wasnich U. Vertebral fracture epidemiology [J]. Bone,1996,18:1796-1796.

[66] Nevitt M. The association of radiologically detected vertebral fractures with back pain and function:a prospective study [J]. Ann Intern Med,1998,128:793-799.

[67] Smith H. Painful osseous metastases [J]. Pain Physician,2011,14:E373-E405.

[68] Galibert P,Deramond H,Rosat P,et al. Preliminary note on the treatment of vertebral angioma by percutaneous acrylic vertebroplastry [J]. Neurochirurgie,1987,33(2):166-168.

[69] Belkoff S,Mathis JM,Fenton DC,et al. An ex vivo biomechanics evaluation of an inflatable bone tamp used in the treatment of compression fracture [J]. Spine,2001,26:151-156.

[70] Huang K,Yan J,Lin R. Histopathologic findings of retrieved specimens of vertebroplasty with polymethylmethacrylate cement:case control study [J]. Spine,2005,30:E585-E588.

[71] Chevalier Y,Pahr D,Charlebois M,et al. Cement distribution,volume,and compliance in vertebroplasty: some answers from anatomy-based nonlinear finite element study [J]. Spine (Phila Pa 1976),2008,33: 1722-1730.

[72] Ahn SH,Lee S,Choi D,et al. Mechanical properties of blood-mixed polymethylmethacrylate in percutaneous vertebroplasty [J]. Asian Spine J,2009,3:45-52.

[73] Riggs B,et al. The worldwide problem of osteoporosis:insists afforded by epidemiology [J]. Bone,1995, 17:505S-511S.

[74] Baerlocher MO,Saad WE,Dariushnia S,et al,for the Society of Interventional Radiology Standards of

Practice Committee. Quality Improvement Guidelines for Percutaneous Vertebroplasty [J]. J Vasc Interv Radiol, 2014, 25: 165-170.

[75] McGraw JK, Cardella J, Barr JD, et al. Society of Interventional Radiology Quality Improvement Guidelines for Percutaneous Vertebroplasty [J]. J Vasc Interv Radiol, 2003, 14: S311-S315.

[76] Kim DH, Choi C, Ho-Lee S, et al. Endoscopic Spine Procedures (1 Har/ DVD edition) [M]. Georg: Thieme, 2011.

[77] Truumees E. Percutaneous vertebral augmentation. Contemporary concepts in spine care [J]. NASS, 2004, 1-16.

[78] Grados F, Depriester C, Cayrolle Ga, et al. Long-term observation of vertebral osteoporotic fracture treated by percutaneous vertebroplasty [J]. Rheumatology (Oxford), 2000, 39: 1410-1414.

[79] Jensen ME. Position statement on percutaneous vertebral augmentation: a consensus statement developed by the American Society of Intervention and Therapeutic Neuroradiology, Society of Interventional Radiology, American Association of Neurologic Surgeons/Congress of Neurological of Surgeons, and American society of Spine Radiology [J]. J Vasc Interv Radiol, 2007, 18: 325-330.

[80] Mattie R, Laimi K, Yu S, et al. Comparing Percutaneous Vertebroplasty and Conservative Therapy for Treating Osteoporotic Compression Fractures in the Thoracic and Lumbar Spine—A Systematic Review and Meta-Analysis [J]. J Bone Joint Surg Am, 2016, 98: 1041-1051.

[81] Zoarski G, et al. Percutaneous vertebroplasty for osteoporotic compression fractures: quantitative prospective evaluation of long-term outcomes [J]. J Vasc Interv Radiol, 2002, 13: 139-148.

[82] Uppin AA, Hirsch JA, Centenera LV, et al. Occurrence of new vertebral body fracture after percutaneous vertebroplasty in patients with osteoporosis [J]. Radiology, 2003, 226 (1): 119-124.

[83] Kim M, Lee A, Min S, et al. Risk factors of new compression fractures in adjacent vertebrae after percutaneous vertebroplasty [J]. Asian Spine J, 2011, 5: 180-187.

[84] Klazen CA, Venmans A, de Vries J, et al. Percutaneous vertebroplasty is not a risk factor for new osteoporotic compression fractures: results from VERTOS II [J]. AJNR Am J Neuroradiol, 2010, 31: 1447-1450.

[85] Lindsay R. Risk of new vertebral fracture in the year following a fracture [J]. JAMA, 2001, 285 (1): 320-323.

[86] Sun H, Li C. Comparison of unilateral and bilateral percutaneous vertebroplasty for osteoporotic vertebral compression fractures: a systematic review and meta- analysis [J]. Journal of Orthopaedic Surgery and Research, 2016, 11: 156.

[87] Buchbinder R, Osborne RH, Ebeling PR, et al. A randomized trial of verterbroplasty for painful osteoporosis vertebral fractures [J]. N Engl J Med, 2009, 361: 557-568.

[88] Kallmes DF, Comstock BA, Heagerty PJ, et al. A randomized trial of vertebroplasty for osteoporotic spinal fractures [J]. N Engl Med, 2009, 361: 569-579.

[89] Lieberman IH. Initial outcomes and efficacy of " Kyphoplasty" in the treatment of painful osteoporotic vertebral compression fractures [J]. Spine, 2001, 26: 1631-1638.

[90] Helm S, Benyamin RM, Chopra P, et al. Percutaneous adhesiolysis in the management of chronic low back pain in post lumbar surgery syndrome and spinal stenosis: A systematic review [J]. Pain Physician, 2012, 15: E435-462.

[91] Helm S, Hayek S, Colson J, et al. Spinal endoscopic adhesiolysis in post lumbar surgery syndrome: An update of assessment of the evidence [J]. Pain Physician, 2013, 16: SE125-150.

[92] Pereira P, Severo M, Monteiro P, et al. Results of lumbar endoscopic adhesiolysis using a radiofrequency catheter in patients with postoperative fibrosis and persistent or recurrent symptoms after discectomy [J]. Pain Practice, 2016, 6(1): 67-79.

[93] Elkan P, Sten-Linder M, Hedlund R, et al. Mark- ers of inflammation and fibrinolysis in relation to outcome after surgery for lumbar disc herniation. A prospective study on 177 patients [J]. European Spine Journal, 2015: 1-6.

[94] Willson MC, Ross JS. Postoperative spine complications [J]. Neuroimaging Clinics of North America, 2014, 24: 305-326.

[95] Kim SH, Choi WJ, Suh JH, et al. Effects of transforaminal balloon treatment in patients with lum- bar foraminal stenosis: A randomized, controlled, double-blind trial [J]. Pain Physician, 2013, 16: 213-224.

[96] Gilbert KK, Brismée J-M, Collins DL, et al. 2006 young investigator award winner: Lumbosacral nerve root dis- placement and strain: Part 2. A comparison of 2 straight leg raise conditions in unembalmed cadavers [J]. Spine, 2007, 32: 1521-1525.

[97] Olmarker K, Rydevik B. Pathophysiology of sciatica [J]. The Orthopedic clinics of North America, 1991, 22: 223-234.

[98] Racz G, Holubec JT. Lysis of adhesions in the epidural space [M]// Racz GB. Techniques of neurolysis. Boston: Kluwer Academic Publishers, 1989: 57-72.

[99] Trescot AM, Chopra P, Abdi S, et al. Systematic review of effectiveness and complications of adhesiolysis in the management of chronic spinal pain: an update [J]. Pain Physician, 2007, 10(1): 129-146.

[100] Boswell MV, Trescot AM, Datta S, et al. Interventional techniques: evidence-based practice guidelines in the management of chronic spinal pain [J]. Pain Physician, 2007, 10(1): 7-111.

[101] Day M, Racz D. Technique of caudal neuroplasty [J]. Pain Dig, 1999, 9(4): 255.

[102] Manchikanti L. Role of neuraxial steroids in interventional pain management [J]. Pain Physician, 2002, 5(2): 182-199.

[103] Hammer M, Doleys DM, Chung OY. Transforaminal ventral epidural adhesiolysis [J]. Pain Physician, 2001, 4(3): 273-279.

[104] Shimoji K, Fujioka H, Onodera M, et al. Observation of spinal canal and cisternae with the newly developed small-diameter, flexible fiberscopes [J]. Anesthesiology, 1991, 75(2): 341-344.

[105] Bellini M, Barbieri M. A comparison of non-endoscopic and endoscopic adhesiolysis of epidural fibrosis [J]. Anaesthesiology Intensive Therapy, 2016, 48(4): 266-271.

[106] Helm S, Racz GB, Gerdesmeyer L, et al. Percutaneous and Endoscopic Adhesiolysis in Managing Low Back and Lower Extremity Pain: A Systematic Review and Meta-analysis [J]. Pain Physician, 2016, 19: E245-E281.

[107] Gerdesmeyer L, Wagenpfeil S, Birken-Maier C, et al. Percutaneous epi- dural lysis of adhesions in chronic lum- bar radicular pain: A randomized, double-blind, placebo-controlled trial [J]. Pain Physician, 2013, 16: 185-196.

[108] Deer TR, Leong MS, Buvanendran A. Comprehensive treatment of chronic pain by medical, interventional, and integrative approaches: the American Academy of Pain Medicine textbook on patient

management [M]. New York:Springer,2013.

[109] Devulder J,Bogaert L,Castille F,et al. Relevance of epidurography and epidural adhesiolysis in chronic failed back surgery patients [J]. Clin J Pain,1995,11(2):147-150.

[110] Manchikanti L,Bakhit CE,Pampati V. Role of epidurograpghy in caudal neuroplasty [J]. Pain Dig, 1998,8:277.

[111] Iakiv F,Valentyn P,Volodimir Z. Complications of epidural adhesiolysis [J]. Journal of Education, Health and Sport,2016,6(2):183-189.

[112] Heavner JE,Racz GB,Raj P. Percutaneous epidural neuroplasty. Prospective evaluation of 0.9% NaCl versus 10% NaCl with or without hyaluronidase [J]. Reg Anesth Pain Med,1999,24:202-207.

[113] Yousef AA,El-Deen AS,Al-Deeb AE.The role of adding hyaluronidase to fluoroscopically guided caudal steroid and hypertonic saline injection in patients with failed back surgery syndrome:a prospective, double-blinded,randomized study [J]. Pain Pract,2010,10:548-553.

[114] Hassenbusch SJ,Paice JA,Patt RB,et al. Clinical realities and conomic considerations:efficacy of intrathecal pain therapy [J]. J Pain Symptom Manage,1997,14(Suppl.):S14-S26.

[115] World Health Organization. Cancer pain relief and palliative care:Report of a WHO expert committee (Technical Report Series 804)[S]. Geneva,Switzerland:WHO,1990.

[116] Koulousakis A,Kuchta J,Bayarassou A,et al. Intrathecal opioids for intractable pain syndromes [J]. Acta Neurochir Suppl,2007,97(Pt 1):43-48.

[117] Manchikanti L,Staats PS,Singh V,et al. Evidence-based practice guidelines for interventional techniques in the management of chronic spinal pain [J]. Pain Physician,2003,6:3-81.

[118] Krames ES,Olson K. Clinical realities and economic considerations:patient selection in intrathecal therapy [J]. J Pain Symptom Manage,1997,14:S3-13.

[119] Krames ES. Spinal administration of opioids and other analgesic compounds// Waldman SD. Interventional pain management [M]. 2nd ed. Philadelphia:W. B. Saunders;2001:593-603.

[120] Mercadante S,Intravaia G,Villari P,et al. Intrathecal treatment in cancer patients unresponsive to multiple trials of systemic opioids [J]. Clin J Pain,2007,23(9):793-8.

[121] Penn RD. Intrathecal medication delivery [J]. Neurosurg Clin N Am,2003,14:381-387.

[122] Bennett G,Serafini M,Burchiel K,et al. Evidence-based review of the literature on intrathecal delivery of pain medication [J]. J Pain Symptom Manage,2000,20(2):S12-36.

[123] Kroin JS,Ali A,York M,et al. The distribution of medication along the spinal canal after chronic intrathecal administration [J]. Neurosurgery,1993,33:226-230.

[124] Prager J,Jacobs M. Evaluation of patients for implantable pain modalities:medical and behavioral assessment [J]. Clin J Pain,2001,17:206-214.

[125] Stearns L,Boortz-Marx R,Du Pen S,et al. Intrathecal drug delivery for the management of cancer pain[J]. J Support Oncol,2005,3:399-408.

[126] Krames E. Implantable devices for pain control:spinal cord stimulation and intrathecal therapies [J]. Best Pract Res Clin Anaesthesiol,2002,16:619-649.

[127] Hassenbusch SJ,Paice JA,Patt RB,et al. Clinical realities and economic considerations:economics of intrathecal therapy [J]. J Pain Symptom Manage,1997,14:S36-48.

[128] Krames ES. Intrathecal infusional therapies for intractable pain:patient management guidelines [J]. J

Pain Symptom Manage 1993,8:36-46.

[129] Prager J,Jacobs M. Evaluation of patients for implantable pain modalities:medical and behavioral assessment [J]. Clin J Pain,2001,17:206-214.

[130] Krames ES,Olson K. Clinical realities and economic considerations:patient selection in intrathecal therapy [J]. J Pain Symptom Manage,1997,14:S3-13.

[131] Prager JP. Neuraxial medication delivery [J]. Spine,2002,27:2593-2605.

[132] Deer TR,Kim C,Bowman R,et al. Intrathecal ziconotide and opioid combination therapy for noncancer pain:An observation al study [J]. Pain Physician,2009,12:E291- E296.

[133] Raffaeli W,Sarti D,Demartini L,et al. Italian registry on long-term intrathecal ziconotide treatment [J]. Pain Physician,2011,14:15-24.

[134] Lawson EF,Wallace MS. Current developments in intraspinal agents for cancer and noncancer pain [J]. Curr Pain Headache Rep,2010,14:8-16.

[135] Dahm P,Nitescu P,Appelgren L,et al. Efficacy and technical complications of long-term continuous intraspinal infusions of opioid and/or bupivacaine in refractory nonmalignant pain:a comparison between the epidural and the intrathecal approach with externalized or implanted catheters and infusion pumps[J]. Clin J Pain,1998,14:4-16.

[136] Van Dongen RT,Crul BJ,van Egmond J. Intrathecal administration of bupivacaine diminishes morphine dose progression during long-term intrathecal infusion in cancer patients [J]. Clin J Pain,1999,15:166-172.

[137] Raffaeli W,Magnani F,Andruccioli J. Intrathecal Drug Administration for the Treatment of Cancer and Non-Cancer Chronic Pain [J]. Topics in Neuromodulation Treatment,2012,DOI:10.1002/14651858. CD004145.

[138] Paice JA,Penn RD,Ryan WG. Altered sexual function and decreased testosterone in patients receiving intraspinal opioids [J]. J Pain Symptom Manage,1994,9:126-131.

[139] Patt RB,Hassenbusch SJ. Implantable technology for pain control:identification and management of problems and complications[M]//Waldman SD. Interventional pain management. 2nd ed. Philadelphia: W. B. Saunders,2001:654-670.

[140] 田世杰,王进军,刘德隆,等.经皮椎间盘镜腰椎间盘摘除术[J].中华骨科杂志,1997,17(5):321-324.

[141] 周生焰,张聪.经皮穿刺椎间盘镜治疗腰椎间盘突出症200例I临床研究[J].实用放射学杂志,1997,13(9):524-527.

[142] Kambin P,Gellman H. Percutaneous posterolateral discectomy of the lumbar spine [J].Clin Orthop,1983,174:127-132.

[143] Onik G,Helms CA,Ginsberg L,et al.Percutaneous lumbar discectomy using a new aspiration probe [J]. Am J Neruroradiol,1985,6:290-293.

[144] 周跃,张年春.腰椎间盘疾病介入治疗的现状及进展[J].中国介入影像与治疗学,2005,4:308-313.

[145] 钟世镇,徐达传.系统解剖学[M].北京:高等教育出版社,2003.

第十章

心理行为疗法

过去数十年有无数学者通过不同的角度和观点尝试去理解疼痛。对于疼痛有人从单维度生理层面理解,认为疼痛是神经生理问题、脑部问题或是基因问题。这些观点曾一度被认为是公认而普遍的看法,也在过去创造了很多有效的治疗方法。但随着对疼痛认识的不断深入,疼痛研究者们发现不能再从单一维度去思考疼痛,需要拓宽思维去接受疼痛的生物 - 心理 - 社会观点,或者是生物 - 心理 - 社会 - 经济观点。作为人类的一种主观体验,疼痛已不再仅仅只是生物、神经或基因问题,疼痛同时也是心理社会问题,因此疼痛的心理行为疗法应运而生,各种实证研究也开始提供大量的证据支持疼痛的生物 - 心理 - 社会治疗观点。本章将介绍当前疼痛心理治疗中应用范围最广,也是最多实证支持的认知行为疗法,也将介绍近些年最热门的正念疗法,最后将简单谈谈未来发展趋势的多学科疼痛综合治疗。

第一节　认知行为疗法

一、简介

认知行为疗法(cognitive behavioral therapy,CBT)是目前最广泛用于治疗精神心理问题的一大类基于实证研究支持的心理社会干预方法。该治疗以行为心理学和认知心理学为基本原理进行结合,强调个体应对策略的学习,通过有目的地解决当前问题,改变过去所形成在认知(如想法、信念和态度)、行为和情绪上无效的应对模式,形成新的有效应对方法。不同于过去早期的心理治疗,如精神分析流派,认为治疗师需要寻找行为背后的无意识想法并形成诊断。认知行为疗法是问题导向和行为导向的,更倾向于被用于治疗与精神心理诊断相关的特定问题,治疗师的角色是帮助患者发现并学习有效的应对策略,强调确认治疗目标和减少问题的症状。认知行为疗法认为非功能性想法和不适当的行为反应在心理问题的发展和维持中扮演重要角色,所以通过教导新技能和应对行为可以帮助他们减少心理困扰和症状。

二、临床应用

随着疼痛理论、认知治疗和行为治疗的发展及结合,这三者逐渐成为普遍应用于针对疼痛的认知行为疗法。自早期的认知行为疗法应用于慢性疼痛的干预,数十年间大量的研究证据证明了认知过程和行为过程在机体适应慢性疼痛过程中的重要作用。自学习理论的提出后,相继有研究发现学习联结、社会和环境变量(如家庭成员的反应)与疼痛患者的疼痛行为及疼痛致残程度有关。也有大量的研究数据表明疼痛相关信念、个体对疼痛程度的认知评价与抑郁、躯体残疾、功能活动和社会角色受限有关。特别是有关疼痛的灾难性想法（威胁信号的放大，对疼痛信念的反刍思维，主观认为不能应对疼痛等想法）被认为是紧随疼痛控制性和抑郁水平之后，造成疼痛患者在生理心理和社会层面丧失功能的重要持续因素。疼痛患者对疼痛的恐惧-回避心理（由于害怕增加疼痛或加剧生理性损害而产生的活动回避）也被证明在损害生理心理社会功能性和心理状态有关系。因此认知行为疗法也被大量的实验研究证明能够有效缓解疼痛，改善因疼痛限制的功能活动和提高生活质量。

由于认知行为疗法包含一系列的认知技术和行为技术，各种方法千差万别，通过已有的研究及实践报告，可大致将传统认知行为疗法中各种常被用于治疗疼痛的技术整理归纳成如表 10-1-1 所示的方法。

表 10-1-1　传统认知行为疗法中常被用于治疗疼痛的方法

再概念化（疼痛是可以自我管理的）	疼痛教育
应对技巧训练（如注意力训练）	沟通技巧训练
放松训练	步行/活动管理
认知重建	问题解决技巧
运动活动等级评分	运动锻炼
暴露治疗（面对回避情境）	其他健康教育

认知行为疗法对疼痛的治疗设计上没有绝对标准化的设定。在实验和临床实践上不同的实施者采用各自不同的结构设计和特定的技术。经常使用的技术包括放松训练、行为目标为导向的设置和工作任务（包括逐步增加锻炼和其他活动）、行为启动、指导性主动步行、问题解决训练和认知重建等。认知行为疗法很强调治疗之外的主动活动和新技巧的使用（如完成自动化思维记录、放松练习、行为目标的工作），通常会希望患者在与治疗师见面的时间内学到的技术和方法可以应用于治疗时间之外，因此一些认知和行为的家庭作业会在治疗结束后安排给患者带回去完成。

（一）疼痛教育

通过教育的方式介绍疼痛的传递和调节机制，并举例说明影响疼痛知觉的生理、心理和社会因素。通过给疼痛患者进行疼痛理论的教育往往是一个不错的治疗起点，可以帮助建立良好的医患治疗关系。很多患者很乐意讨论并倾诉自己疼痛的问题，并且也愿意学习疼痛传递的理论，以及对疼痛感知与表达的知识。使用不同的例子和比喻方式，适合于疼痛患者文化、语言和教育背景的沟通方式让患者明白和理解自身疼痛的情况。例："当你很投入地玩游戏或下棋的时候，你会感觉疼痛似乎变得不那么明显了。这是因为注意力的关注点不同，疼痛从主角变成了背景。""当你的肘部不小心撞到门并感到疼痛时，你可能会习惯性地用另一个手揉一揉肘部疼痛的部位，当你这样做时，疼痛就减轻了。这是因为传递'触摸'信号的神经纤维传递信息到大脑的时候抑制或阻断了疼痛信号的传递。疼痛仍然存在，但是传递疼痛的'门'被关闭了。"

（二）认知重建

认知重建是认知行为疗法中一项非常重要的心理治疗技术，它通过学会辨别和辩驳造成心理困扰的负面不合理或不适的想法（如全或无的想法、灾难化、过度概括和绝对化等），或与疼痛相关的负性认知、归因、信念、恐惧和过高期望，从而形成应对疼痛的积极自我陈述。

认知重建归纳起来主要有四个步骤:①发现自动性思维中的非功能性或非理性想法(这些想法的基本特征是负面的和造成功能困扰的,可以是对自己、对世界或对未来的看法);②辨别和确认自动化想法中的负面认知;③与这些负面的想法进行辩驳;④发展出理性而更具有适应性的想法。认知重建及技术包含很多的策略,如苏格拉底式提问,自动思维记录、证据检验(利弊分析法)、再归因、替代清单、去灾难化等。例:非理性认知:"我应该能像以前一样一天内整理好所有的房间。"重构后的陈述:"虽然我不能像以前一样一天内完成,但如果我每天做一点,我还是可以把所有的房间都整理好。"

(三)应对技巧训练

应对技巧训练可通过教导患者认知和行为应对技巧以帮助他们管理疼痛和提高患者对疼痛的控制能力。当疼痛患者感到他们可以控制疼痛的时候,亦可达到强化他们对疼痛的信念,如"他们可以选择不成为疼痛的被动受害者",通过改变行为、情绪和想法可以获得更有意义的生活状态,从而提高他们的自我效能感,让他们因疼痛所致的失序失控生活恢复到能拥有功能活动的生活当中。应对技巧训练包含:改善与他人的沟通技巧、学习建立活动-休息周期、调整活动安排、注意力训练转移对疼痛的关注、发展压力管理策略、养成良好睡眠习惯和饮食规律等。其中注意力训练有助于帮助那些总是感到疼痛、承受不住痛苦或总是担心身体某一部位的不适意味着身体存在糟糕的健康问题患者。

(四)日常功能活动管理

不同的疼痛患者对于慢性疼痛和疼痛所致的活动限制的应对会有所不同。有些患者因为害怕移动触发不愉快的疼痛体验,反复想着和关注身体的疼痛感受,一天的大部分时间都躺在床上或瘫在轮椅上;另一些疼痛患者则拒绝认为疼痛对他们的身体有所影响,并让自己的身体进行超负荷的日常活动,仿佛没有任何疼痛一样。但大部分的疼痛患者却是在感到疼痛的时候什么日常活动都不参与,但是一旦感觉没有那么疼痛的时候却又突然剧烈地进行各种活动。当他们觉得自己的疼痛不那么严重时,他们便去拼命抓紧时间打扫长时间未整理的房子,长距离步行到市场买菜或超市购物,或者下地耕种除草提重物等。如此长时间的剧烈活动之后便是数天的消沉或卧床。治疗师需要调整疼痛患者进行日常活动的程度,进行适量有度的日常功能活动,而不是过多或过少地进行日常活动。在此可以使用日常功能活动记录表,监督和管理日常活动的量和度。

(五)放松训练

可作为疼痛自我管理的策略,能管理压力,降低肌肉紧张度,帮助转移对疼痛的注意力,并有助于改善睡眠问题。放松技巧有很多,如腹式呼吸放松、引导性想象、正念冥想、渐进性被动放松、自生训练等,每种不同的技巧都有特定的指导语和使用方法。有些放松技巧能让肌肉放松,有些技巧则主要帮助减少焦虑和情绪困扰,而还有一些则是帮助转移注意力,但所有放松训练的目的都在于疼痛症状的管理。不同于散步、看电视、听音乐、下棋等通过运动活动或给予刺激(如音乐)等外在形式的放松。这里所说的放松训练是指通过个体心理控制去帮助身体达到放松的方式。练习者可以选择一个安静的地方或时间,确保在进行放松训练时至少有 15~20min 是不会被打扰的。频率上建议每天练习 2 次,每周不少于 4 次,经过 3~4 周的连续练习之后大多数人都可以发现很好的放松效果。

(六)问题解决技巧

问题解决技巧是一项有效应对有压力的社会生活事件的认知行为干预技术。它强调有效解决问题的态度和技巧。当个体面对困难的问题解决情境时往往会有抑郁和焦虑情绪,让他们冲动或被动性地处理冲突问题。因此学会解决问题可以帮助疼痛患者提高认知灵活性和行为能力。大多数的问题解决训练通常包含学习和应用 5 个步骤的内容：①确认问题；②列举解决的可能方法清单；③评估每个可能方法的优劣；④选择执行其中一个解决方法；⑤评估成效如无效选择其他解决方法。另由斯坦福大学教授 Lorig 等（2012）在针对慢性病患者的自我管理中提出以下问题解决步骤：确定问题；列出解决问题的方法；选择一个方法尝试去解决问题；检验结果；假如无效尝试另一个方法；使用其他资源；接受问题目前可能不能被解决的现实。

（七）暴露治疗

疼痛相关恐惧回避模型被认为是发展和维持慢性疼痛及功能残疾的主要影响因素，而暴露治疗被认为是减少疼痛相关的恐惧回避行为和残疾的有效治疗策略之一。高疼痛相关恐惧患者存在错误的认知信念认为"疼痛是身体存在严重问题的信号"，因此他们会拥有很强的意愿和动机去回避引发疼痛的功能活动或行为，进而他们感到身体能力下降，又再强化对于自己身体存在问题的想法。逐级暴露治疗被认为是减少患者对疼痛的恐惧、灾难化想法和疼痛所致功能残疾的有效手段之一。暴露的实施可以选择在医院内或在医院外的设置中进行，首先需要根据不同患者的疼痛活动等级评分，按照疼痛等级分数的大小排序建立回避行为金字塔（表 10-1-2），通过行为检验逐渐从小到大逐级暴露于恐惧行为中，待恐惧体验消失再往上一级的恐惧活动中进行暴露，从而修正错误的疼痛信念。

表 10-1-2 恐惧 - 回避活动的活动等级评分

极度痛苦	100	
		- 抱起小孩（99）
		- 从购物车搬货物到小车（95）
		- 搬衣服（80）
		- 长期使用吸尘器（75）
		- 缠绕车尾箱的行李（60）
	50	- 上下楼梯（50）
		- 前倾（45）
		- 上举（43）
		- 耙树叶（25）
		- 举手过头顶（20）
		- 整理床铺（25）
没有痛苦	0	

（八）沟通技巧训练

患者的疼痛往往不容易被人在外观上看出来，疼痛只有他们自己才能体验，因此容易被身边的亲人或朋友不理解、误会或者质疑其"懒惰"，造成患者内心的愤怒和低落情绪，进而自我孤立和社会隔绝，缺乏良性的沟通交流行为。因此患者需要学习如何与他人进行良性交流，告诉别人他们是怎样的感受及他们为什么有那样的感受，为什么他们的能力常常波动以及他们的需求是什么（帮助、情感支持、独处时间、分散注意力等）。也有一部分患者总在抱怨疼痛，传递负面的认知和情绪，或责备、谩骂身边的人或照顾者，不仅造成与他人之间不良的沟通模式，也会强化自身的疼痛行为。

因此治疗师训练的焦点会帮助患者达到以下目的：

1. 理解他人不能看懂他的思维（或理解他人不能看到自己的身体疼痛）。
2. 理解自己有责任去教育家人和朋友了解慢性疼痛及身体受到限制。
3. 当疼痛严重或需要帮助时，理解自己的需要并良好地与别人沟通。
4. 培养把谈话从疼痛上转移的技巧，因为持续关注疼痛会使他人疏远。
5. 培养一种直接的、指出当下问题及不对抗或责备他人的沟通方式。

（九）运动锻炼

通过一般训练和适当的健身动作来处理功能退化、肌耐力下降及疲劳问题。这一部分治疗计划通常主要由专业的运动治疗师来引导和实施，而心理治疗师则可协助运动治疗师鼓励患者完成运动锻炼计划。

（十）再概念化

此处的再概念化技术属于认知行为疗法里面认知重建中的一种，但是目标和关注点是在疼痛患者的大脑认知中建立"疼痛是可以被自我管理"的信念。慢性疼痛会引发与之相关的大量心理活动。如会因疼痛产生负性自动化思维、非合理性信念或非适应性想法，如"我将永远不会好转""我不能承受如此的疼痛""疼痛导致我成为生活中的失败者"等。而再概念化的过程就是治疗师帮助患者从对疼痛的负性陈述中概念化自己的非理性态度和看法，通过挑战和质疑这些非适应性想法的合理程度，从而改变患者过去对疼痛的固化思维，建立"疼痛是可以被自我管理"的信念，激发和维持患者进行疼痛管理的行为。

三、循证医学证据及争议

过去30年，认知行为疗法逐渐成为慢性疼痛治疗中最优先选择的心理社会治疗方法。综合性的随机对照试验证明认知行为疗法对于一系列的疼痛症状具有显著的缓解疼痛和改善疼痛相关问题的效果。此外，认知行为疗法还可根据针对不同年龄的人群进行工作，如儿童或老年人，另外，随着信息科技的发展，更多创新的方式包括有网络或电话的治疗方式。

2012年，Williams等关于认知行为疗法对慢性疼痛治疗效果的元分析回顾指出CBT干预组相比于对照组（常规心理干预组和等待组）之间在治疗实施后的疼痛和因疼痛所致功能受限的改善上具有显著统计学差异，尽管影响效力较小的，在情绪和灾难性想法的改善上却有中等效力的统计学差异。而在6个月和12个月后的跟踪调查显示，在治疗过去后的相当长一段时间后三组间仅在情绪改善上存在较小的差异。CBT干预组相比于常规心理干预组，两者间在情绪和疼痛改善上没有明显区别，但在疼痛所致功能残疾和灾难化想法的改善上存在差异。而两组在6个月和12个月后的跟踪调查显示，CBT治疗组在改善疼痛所致功能残疾上要优于常规心理干预组。

还有其他的文献回顾分析研究关注于认知行为疗法在不同特定疼痛类型上的治疗效果。2007年Hoffman等通过对22篇认知行为干预对慢性后背痛治疗效果的随机对照实验进行元分析处理显示，CBT干预组相比于其他不同控制组在以下各个方面均有较大的积极效果，包括疼痛、疼痛所致活动限制、健康相关的生活质量和抑郁。CBT干预组治疗后在疼痛强度改善上要远优于等待组，而在健康相关生活质量或抑郁上则没有差别。

Andrasik（2007）通过认知行为疗法（包括放松训练、生物反馈和认知疗法）对反复性头痛治疗效果的文献回顾分析研究指出,认知行为疗法可平均减少 30%~60% 因头痛而导致困扰和功能受限的行为。这些积极效果远高于其他不同控制组,并且治疗效果可以维持相当长的一段时间,有些效果甚至可以持续好几年的时间。生物反馈治疗在治疗慢性头痛中非常普遍,它不仅可以单独进行使用,也可以结合其他的认知行为疗法技术进行使用。元分析证据显示生物反馈治疗对缓解偏头痛和紧张性头痛具有中到强的治疗效果。Nestoriuc 等的几项实验研究显示干预组和不同控制组(等待组、安慰剂组和假生物反馈组)之间,生物反馈治疗对偏头痛的治疗效果要比放松训练要好。而生物反馈治疗对偏头痛比紧张性头痛的治疗效果要更佳。Aggarwal 等 2011 年的文献回顾更进一步提出,认知行为疗法结合或者不结合生物反馈治疗都会有长期(超过 3 个月)的改善效果,包括疼痛强度、抑郁和疼痛相关活动困扰等方面的改善,然后仍需要更多严谨的实验研究去支持上述结论。另外,还有其他几份的元分析研究报告还支持认知行为疗法能够改善关节炎疼痛患者的痛苦和纤维肌痛(Glombiewski et al,2010)。

尽管认知行为疗法被认为能够有效缓解疼痛,但是也有人提出认知行为疗法对于疼痛缓解是有个体适应性的。Broderic(2016)等提出不同疼痛患者对于认知行为疗法缓解疼痛的效果反应不同,其中有中高度治疗期望、中重度关节炎疼痛、受教育程度高和年长者效果较好。其次,也有人提出目前认知行为疗法对疼痛干预疗效的元分析结果显示治疗影响平均来说仅有中等强度的治疗证据。因此,未来研究中如何更大幅度地提高认知行为疗法改善疼痛的治疗疗效将是研究重点。再次,目前有报道的认知行为疗法对疼痛疗效的随机对照实验研究中,内容、形式和治疗疗效上都有差别,疼痛治疗是多因素的治疗,也还没有一个公认标准的应用于个人或团体形式上改善疼痛的认知行为疗法指南,因此无法对治疗疗效中主要起治疗作用的因素进行研究辨别。此外,目前还较少研究认知行为疗法对疼痛疗效中起中介作用的认知和行为变量,即对于 CBT 改善疼痛的疗效机制还不清楚。尽管对于疼痛治疗的理论模型有很多,但是还无法进行更好的整合及普遍应用。

第二节　正念疗法

一、简介

正念(mindfulness,又称内观)是指一种可以通过冥想练习或其他练习的方式,自发地进行认知控制、情绪再评估或减少主观评判和进行存在性觉察的心理过程,注意力只集中于此时此刻的内外体验(包括想法、感觉、情绪、行为或周遭当下存在)。简单地讲是以一种特定的方式来觉察现在和自己,即有意识地觉察、活在当下及不做判断。

"正念"起源于东方的禅修技术,在佛教中被认为是获得智慧的一种方式。正念的"正"与正邪好坏之义无关,是指当下、此刻;而"念"是一种稳定的心理状态,练习者通常将思想固定在某个对象上,专注地观察它,就称为念。因此正念,讲求的就是对此时此刻的觉察。也有人理解正念状态为禅修中入"定"的"定"或"无我"状态。虽然它的历史起源可以追溯到 2500 年前,但作为可应用于西方健康医疗中的正念治疗干预却是在最近数十年才发展起来的。1979 年卡巴金(Kabat-Zinn)在其正念减压治疗(mindfulness based stress reduction,

MBSR）项目中结合了正念技术帮助慢性疼痛患者改善对疼痛的不愉快体验和提高生活质量。"正念"在心理学研究中，为了更好地进行科学研究和制定可测量的标准，其操作性定义大致分为三类：①能够更容易进入和维持在内观状态所具有的特质（相对稳定持久的特质）；②通过训练可以达到的开放而非评判的状态（一种结果），处于一种活在当下的觉察中；③正念冥想练习（一种有目的的关注此时此刻和非评判性的方法）。

要进入正念状态不仅可以通过正念冥想训练，即通过控制注意力关注于身体、呼吸、不同感觉或在此时此刻所出现的任何感知中，也可以通过其他的训练方法，如将注意力集中于关注日常生活的各类活动中。而非正念冥想训练的方式逐渐发展成为其他特定的认知行为疗法，如正念认知治疗、辩证行为治疗、接纳和承诺治疗等。虽然这些治疗流派各自有不同的治疗理论基础，但是它们都强调正念和接纳，所以本节将此类治疗统称为正念疗法。也有学者认为接纳和承诺疗法有别于其他应用正念冥想练习的正念疗法。

二、临床应用

总的来说，正念疗法的技术可以分为两大类，一类是注意力集中，即控制注意力专注于某特定的事物，当训练者被其他感觉（如疼痛）、负面的想法或情绪所干扰转移了注意力，那么训练者需要从这种干扰中脱离出来，学会慢慢控制注意力回到进行正念练习的事物中。该技术目的在于练习注意力的稳定性和灵活性，也接纳和允许在训练中会被反复短暂转移注意力的情况。另一类是开放性监控，即采用一种非价值判断、不干预、无喜恶的方法去觉察体验当下的感觉或认知事件。这一类的练习与前者的主要区别在于完全没有认知再评估。因此训练时往往先进行注意力训练，再练习开放性监控的训练。以下仅简单介绍目前实证研究中比较常用的两种治疗方法以及一些简单的正念技巧。

（一）正念减压治疗

1979 年哈佛大学 Kabat-Zinn 教授为慢性疼痛患者进行干预的正念减压治疗项目。参与者可以不学习和接受宗教信仰的知识，但被要求承诺每天练习至少半小时，并持续 8 周时间，之后可以考虑是否再继续。练习者以团体相互支持以及带领者组织引导团体的形式一直持续进行练习，少的时候仅有数人，最多的时候有 40 人一起进行正念练习，练习内容包括坐立的正念呼吸、正念的身体觉察以及正念瑜伽。在项目中会有教育内容，教导患者认识身心是相互联系的，压力如何影响个体的生理系统和免疫力，正念冥想将可以改善他们的困扰。这些内容不仅可以给予理论背景，更重要的是可以激发患者参与动机并按照承诺努力坚持练习。

实践中可以建议练习者一开始进行 5~10min 较短时间的正念练习，而后可以延长到 30~45min。当练习变得有规律性并能较好掌握技巧控制注意力保持对呼吸的关注，便可以进行一下阶段的训练，将对呼吸的意识控制延伸到对想法、感受和行动中。正念练习一般选择不会被打扰的时间和地方，穿舒适和宽松的衣服，可以选择让自己舒服的任何静止姿势进入正念冥想状态。对于疼痛患者来说，一开始可以选择疼痛强度不那么严重的时间进行，方便寻找正念状态。假如疼痛情况尚可控，可选择每天固定的时间进行正念练习，形成固定的行为习惯。

（二）接纳与承诺疗法

接纳与承诺疗法（acceptance and commitment therapy，ACT）由美国内华达州大学心

理学教授 Steven C. Hayes 博士及其同事于 20 世纪末 21 世纪初所创立,是一种经验性行为心理治疗,被认为是认知行为疗法里面的第三浪潮,近年来研究热点的治疗流派之一。该疗法认为人类主要的心理问题源于语言/认知与人们直接经历的随机性事件之间的交互作用方式,这些方式导致人们无法坚持或改变服务于长期价值观的行为,产生心理上的不灵活(如经验性回避、认知融合等),因此该疗法治疗目标为提高患者的心理灵活性,即作为一个有意识的人更充分地接触此时此刻的能力,从而能够投入有价值、有意义的生活。

ACT 在疼痛治疗框架中,强调接纳疼痛的存在并改善因疼痛所限制的功能。ACT 以认知的关系框架理论为基础,强调治疗的最终目标为提高心理灵活性。心理灵活性是指接纳当下的想法、感受、关注于当下的各种可能性从而实现有价值生活的能力。在慢性疼痛的应用中,ACT 提高疼痛患者的心理灵活性,主要是指接纳疼痛的感觉、情绪和想法,注意力关注于在当下的疼痛状态中所存在的各种选择的机会(如唱歌或下棋),而不是反复关注于疼痛的负面思维,如因疼痛所失去的过去或灾难化的过去,行为上则关注于实现有价值的生活状态而不是控制疼痛。心理灵活性的改善可通过以下心理技巧获得,即接纳、认知解离、当下的觉察、观察自我以及明确价值、承诺行动。这些技术可以分成两个过程,第一部分是正念与接纳过程,第二部分是承诺与行为改变过程。

很多时候患者往往是在尝试各种医疗治疗方法之后选择正念疗法,并期望正念治疗会是疼痛的最后终结者,但事实上正念治疗只是减少患者疼痛给生活带来的负面影响,让患者投入更有价值的生活过程中。ACT 让慢性疼痛患者接纳以下想法:尽管疼痛会一直伴随着他们的后半生,但是他们可以采用不同方式或途径的行动去实现自己想过的生活。

(三) 正念练习技巧

1. 正念坐立练习　正念坐立练习,是一种闭眼、盘腿挺直背部坐于蒲团、椅子或地毯上的行为练习。在心理治疗领域,这项练习并不要求练习者一定要接受佛教的宗教信仰,而只是作为一种行为练习的技术和方法。练习者通过注意力集中于腹部,留意呼和吸的动态变化状态,或者是留意和体验气流进入或流出呼吸道中的过程。一旦练习者的注意力从主动关注呼吸状态中抽离,那么他/她的心理意识会被动地游离出来,进入一种接纳、非评判性的状态中(有人认为类似"无我"状态),但仍在被动地关注着呼吸状态。当然对于不能盘腿坐的患者,可以选择只进行正念呼吸练习,即只需要找到适合自己的姿势,关注于呼吸进入一种接纳、非评判状态中。

2. 正念行走练习　如果患者不喜欢安静坐着或躺着的正念练习,那么可以尝试使用正念行走练习进行替代。治疗师带领患者只需要慢慢地关注于此时此刻每一动态的状态,往一个方向走十步,然后转身再慢慢地将注意力集中于身体行走的每一时刻,重复来回进行。假如空间足够大,治疗师也可带领患者走一个圆圈。可引导"张开你的眼睛,把你的注意力保持在呼吸或者脚的活动中,觉察每个时刻的当下感"。正念行走练习是区别于其他静止性正念冥想的替代性方案,对于那些不能久坐,或容易烦躁,或习惯于匆忙不喜静止的人较为合适。

三、循证医学证据及争议

由于基于不同练习方式和关注焦点,正念技术和其他技术进行结合逐渐发展为不同的治疗流派。在考察应用于疼痛治疗的实证研究时,由于考虑这一类治疗因都是主要以正念练习进入关注当下、非批判性接纳的状态作为主要治疗技术手段,因此在此部分正念疗法泛指在治疗项目设计中主要基于正念干预技术和理念而设计的疼痛心理治疗项目。

正念疗法最早是由卡巴金教授介绍到西方用于临床干预慢性疼痛和焦虑,并在应用于疼痛患者的治疗中取得显著的效果。在卡巴金教授早前的正念减压治疗项目的研究中,90个不同慢性疼痛状况的练习者在干预前后报告结果显示在正念减压治疗在缓解疼痛上有明显疗效。在其另外进行的一项 4 年跟踪调查研究显示 225 名参加治疗的慢性疼痛患者中,60%~72% 的参与者报告疼痛改善的疗效得到长期的维持。但是这些研究都没有相应的实验对照组。在特定疼痛治疗上,也有随机对照研究显示,正念疗法对后背痛、头痛、癌症性疼痛、纤维肌痛、肠应激综合征、肌肉骨骼痛、骨关节炎、风湿性关节炎、偏头痛等特定疼痛治疗上有明显疗效。

Veehof 等(2016)通过对正念疗法(包括接纳和承诺疗法)治疗慢性疼痛的元分析回顾显示,正念疗法在疼痛强度、抑郁、疼痛所致伤残和生活质量上的具有较弱的治疗疗效,而在疼痛干扰和焦虑上具有中等强度的治疗疗效。而在跟踪研究中显示,正念疗法在改善疼痛强度、疼痛所致残疾和疼痛困扰的治疗效果上有疗效的持续。而接纳和承诺治疗对抑郁和焦虑的治疗效果比其他的正念疗法要好。Hilton 等(2016)回顾 38 篇使用正念冥想疗法治疗慢性疼痛的随机对照实验研究,通过元分析的方法发现正念冥想疗法对改善抑郁症状和生活质量有较强的证据效力支持,尽管正念疗法在改善疼痛上被证明有效,但是效力较弱,与样本量少,实验条件控制不足有关,因此尚待有更多设计严谨、要求严格的大样本量实验设计研究的支持。

在最早的卡巴金教授研究结果中曾被批评没有相应的对照组,实验设计不够严谨,实验条件控制不足。其次,也有批评指出目前报道的有关正念疗法的实验研究比较少主动控制实验条件,而有关疗效的长期跟踪报告较少,无法确定治疗疗效的持续情况,而出版也更倾向于发表有显著性疗效的研究报告。最后,不同特点的患者适合选择哪种方式治疗可以让治疗结果得到更好的提高,需要更多的针对特定类型患者的大样本量研究来支持不同的假设。

第三节 多学科的疼痛综合治疗

一、简介

随着慢性疼痛心理干预逐渐发展,心理治疗很少被单独用于慢性疼痛干预。由于疼痛的复杂性和多维性,单一治疗不及综合治疗有效,故而应将心理治疗和躯体治疗加以联合应用,例如疼痛心理干预与药物治疗和物理治疗联合应用,或疼痛心理干预与物理治疗或替代性疗法(如中医针灸、推拿)联合等。

疼痛的综合治疗开始于第二次世界大战 John Bonica 博士对士兵的救治工作,后面发展成多学科联合的疼痛综合管理治疗方案,并建立临床疼痛综合医疗中心。随着综合疼痛治疗康复发展,20 世纪 70~80 年代疼痛管理机构也随之激增。根据患者的不同临床表现及其需要接受诊治的方面不同,可以将疼痛管理机构分为不同等级和类别。在疼痛管理团队中,可能有神经内科医生、神经外科医生、护士、药剂师、理疗师、运动治疗师、针灸师、心理治疗师等。由于多学科疼痛综合治疗涉及其他学科的临床应用专业内容,因此临床应用上请看其他章节的介绍。

二、循证医学证据及争议

大量的研究和元分析结果显示,整合性多学科慢性疼痛治疗管理项目是临床上改善复杂性慢性疼痛最有效和最经济实惠的治疗方案。最近的研究显示多学科慢性疼痛管理的治疗效果要优于独立的药物治疗、手术治疗或麻醉泵等在缓解疼痛、提高身体功能和返工率上的治疗效果。多学科慢性疼痛管理项目最具有优势的地方是较少发生治疗相关的医源性并发症和不良事件,这是其他单科治疗所不具有的优势。文献同时指出在治疗后13年的跟踪结果显示合作性的多学科疼痛治疗具有普遍而积极的长期疗效。

尽管多学科的疼痛治疗项目被证明更加经济有效,但却因不能被支付治疗费用而无法得到普遍推广应用。给予单一学科治疗技术就可以解决疼痛问题,似乎看起来比多学科治疗项目解决疼痛所投入的要更少。从效益最大化角度来看,保险支付者更愿意在短期内以最小的投入获得最大的收益,因此关于多学科的疼痛综合治疗项目更经济有效的研究结果很容易被忽略。保险支付者也更愿意为控制医疗支出和产生效益而选择单学科治疗项目。其次,保险支付者期望疼痛治疗中心可以解决患者所有的社会问题,但是即使最好的多学科治疗项目也不可能获得最好的治疗结果,因为医疗治疗人员无法控制所有患者变量和社会变量。再次,治疗疼痛药物的市场价格通常都是由医药公司进行市场定价的,尽管目前缺乏实证研究证明长期使用单药治疗要比多学科疼痛管理更加经济有效,但是保险支付者和疼痛患者通常都认为药物治疗的效果更加快速有效,而且药物价格看起来也似乎更便宜。此外,整合性的多学科慢性疼痛治疗项目无法获得较多的利润,甚至有可能因为慢性患者的治疗强度及支付专业人员高薪水而陷入无利润的情况。因为慢性疼痛患者大多数的生活状况极易让他们的疼痛再复发,如独自生活的后背疼患者不得不去从事弯腰的清洁工作以养活自己,意味他们面对无法摆脱频繁的疼痛复发困扰。以上原因都是限制目前多学科疼痛综合治疗得到普遍推广应用的因素之一。

(黄　琼)

参 考 文 献

[1] 菲尔德. 心身障碍的心理治疗—慢性疼痛、心脏病和儿童与青少年慢性疾病的临床治疗指南[M]. 卢宁,译. 北京:中国轻工业出版社,2013.

[2] Lorig K, Holman H, Sobel D. Living a Healthy Life with Chronic Conditions: Self-Management of Heart Disease, Arthritis, Diabetes, Depression, Asthma, Bronchitis, Emphysema and Other Physical and Mental Health Conditions [M].4th ed. New York: Bull Publishing Company, 2012.

[3] Battaglia AA. An Introduction to Pain and Its Relation to Nervous System Disorders [M]. New York: John Wiley & Sons, Ltd., 2016.

［ 4 ］祝卓宏.接纳与承诺疗法在残疾人心理康复中的作用分析［ J ］.残疾人研究,2013(4):24-28.

［ 5 ］Ehde DM,Dillworth TM,Turner JA. Cognitive-Behavioral Therapy for Individuals With Chronic Pain［ J/OL ］. American Psychologist. 2014,69(2):153-166. doi:10.1037/a0035747.

［ 6 ］Fjorback LO,Walach H.Meditation Based Therapies—A Systematic Review and Some Critical Observations［ J/OL ］. Religions,2012,3:1-18.DOI:10.3390 /rel3010001.

［ 7 ］Andrasik F. What does the evidence show? Efficacy of behavioural treatments for recurrent headaches in adults［ J/OL ］. Neurological Sciences,2007,28(Suppl. 2):S70 -S77.doi:10.1007/s10072-007-0754-8.

［ 8 ］Aggarwal VR,Lovell K,Peters S,et al. Psychosocial interventions for the management of chronic orofacial pain［ J/OL ］.Cochrane Database of Systematic Reviews,2011,11:CD008456. doi:10.1002/14651858. CD008456.pub2.

［ 9 ］Astin JA,Beckner W,Soeken K,et al. Psychological interventions for rheumatoid arthritis:A metaanalysis of randomized controlled trials［ J/OL ］. Arthritis & Rheumatism,2002,47(3):291-302.doi:10.1002/ art.10416.

［ 10 ］Broderick JE,Keefe FJ,Schneider S,et al. Cognitive behavioral therapy for chronic pain is effective,but for whom?［ J/OL ］.Pain,2016 157(9):2115-2123. doi:10.1097/j.pain.0000000000000626.

［ 11 ］Glombiewski JA,Sawyer AT,Gutermann J,et al. Psychological treatments for fibromyalgia:A meta-analysis［ J/OL ］.Pain,2010,151(2):280 -295. doi:10.1016/j.pain.2010.06.011.

［ 12 ］Hilton L,Hempel S,Ewing BA,et al. Mindfulness Meditation for Chronic Pain:Systematic Review and Meta-analysis［ J/OL ］. Ann Behav Med,2016.DOI 10.1007/s12160-016-9844-2.

［ 13 ］Knittle K,Maes S,de Gucht V. Psychological interventions for rheumatoid arthritis:Examining the role of self-regulation with a systematic review and meta-analysis of randomized controlled trials［ J/OL ］. Arthritis Care & Research,2010,62(10):1460 -1472.doi:10.1002/acr.20251.

［ 14 ］Nestoriuc Y,Martin A. Efficacy of biofeedback for migraine:A meta-analysis［ J/OL ］.Pain,2007,128(1-2):111-127. doi:10.1016/j. pain.2006.09.007.

［ 15 ］Nestoriuc Y,Martin A,Rief W,et al. Biofeedback treatment for headache disorders:A comprehensive efficacy review［ J/OL ］.Applied Psychophysiology and Biofeedback,2008,33(3):125-140. doi:10.1007/ s10484-008-9060-3.

［ 16 ］Nestoriuc Y,Rief W,Martin A. Meta-analysis of biofeedback for tension-type headache:Efficacy, specificity, and treatment moderators.Journal of Consulting and Clinical Psychology,2008,76(3):379-396. doi:10.1037/0022-006X.76.3.379.

［ 17 ］Williams AC,Eccleston C,Morley S. Psychological therapies for the management of chronic pain (excluding headache) in adults［ J/OL ］.Cochrane Database of Systematic Reviews,2012(11),Article No. CD007407.doi:10.1002/14651858.CD007407.pub3.

［ 18 ］Hoffman BM,Papas RK,Chatkoff DK,et al. Meta-analysis of psychological interventions for chronic low back pain［ J/OL ］.Health Psychology,2007,26(1):1-9. doi:10.1037/0278-6133.26.1.1.

［ 19 ］Henschke N,Ostelo RW,van Tulder MW,et al. Behavioural treatment for chronic low-back pain［ J/OL ］. Cochrane Database of Systematic Reviews,2010(7),Article No. CD002014. doi:10.1002/14651858. CD002014.pub3.

［ 20 ］Veehof MM,Trompetter HR,Bohlmeijer ET,et al. Acceptance- and mindfulness-based interventions for the treatment of chronic pain:a meta-analytic review［ J/OL ］. Cognitive Behaviour Therapy,2016,45(1):

5-31.http://dx.doi.org/10.1080/16506073.2015.1098724.

[21] Mccracken LM, Vowles KE. Acceptance and commitment therapy and mindfulness for chronic pain: model, process, and progress [J/OL]. American Psychologist, 2014, 69 (2): 178-187. DOI: 10.1037/ a0035623.

[22] 吕振勇, 纪晓蕾, 黄丽, 等. 疼痛恐惧对疼痛的影响及其认知机制 [J]. 心理科学进展, 2013, 21 (5): 817-826.

第十一章　中医学疗法

第一节　中药治疗

一、中药止痛药源流

中医学治疗疼痛类疾病已有几千年的历史,在《黄帝内经》中,就已对痛证的病因、病机、病位、证候、预后等方面进行了系统的论述。中医理论认为"痛则不通,通则不痛"并据此理论为主治疗各种疼痛的中药及中药复方在中医临床中广泛应用。止痛中药的应用不仅历史悠久,临床应用十分广泛。它不仅能减轻和消除患者的痛苦,而且能在一定程度上消除疼痛病因,标本兼治,提高病愈率,特别对某些重度顽固性疼痛疗效卓著,体现出中医药的特色与优势,因而受到历代医学家的重视。

止痛中药传统理论的原始记载,多见于历代诸家著作,如秦汉时期《五十二病方》载药240余种,经统计,其中有止痛作用的药物达30余种。《本草纲目》载药1892种,其中有65种药物标有"止痛"或治疗某种"疼痛"的作用。《本草纲目拾遗》中有121种药物有止痛作用。另外,如《神农本草经》《本草经集注》《名医别录》《吴普本草》《证类本草》等经典著作中也有一些关于止痛中药的记载。新中国成立之后,相关医药工作者经过艰辛的付出,曾多次对中药资源及中草药的应用进行全国性的核查、收集、整理,先后出版了《全国中草药汇编》《中华本草》之类的中药专著及刊物。《中华本草》是迄今为止所收药物种类最多的一部本草专著,代表了我国当代中医药研究最高和最新水平。其中关于止痛中药的记载,散见于各类中药的文献中,只因不是专门性的止痛中药文献专集,对止痛中药的研究缺乏针对性的指导意义。2004年由中医古籍出版社出版的《止痛本草》是一本集古今运用中药止痛药物理论、临床和实验研究的专著,广泛搜集各种中药止痛药,分类进行各项研究,集中古今医家用药的理论、经验及现代药理研究,这不但可作为各种痛证辨证用药与专方专药的运用依据。而且对寻找研制各种止痛药也可提供丰富的参考资料。

二、现代药理学对止痛中药的机制探讨

近年来,现代医学对止痛中药的镇痛机制探索已经做了大量研究,不仅找出了止痛中药的许多有效镇痛成分,而且也阐明了止痛中药的一些镇痛机制。其止痛机制总体归纳为对中枢神经的作用及外周神经的作用两方面。

(一) 对中枢神经的作用

1. 增加阿片类肽的含量　内源性阿片肽在调节疼痛方面起着十分重要的作用,广泛分布于下丘脑、大脑和脊髓中,通过阻断中枢神经系统痛觉冲动的突触传递,激动阿片受体,从而产生镇痛作用。内源性阿片肽可分为三大类:①脑啡肽;②内啡肽;③强啡肽和新啡肽。

其中内啡肽是人体产生的一类具有类似吗啡作用的内源性肽类物质，是机体抗痛系统的重要组成部分。动物实验研究发现采用单味中药或中药复方制剂可增加大鼠脑内阿片类肽物质（尤其是内啡肽）的含量，从而达到中枢镇痛的作用。延胡索中所含延胡索乙素可阻断多巴胺受体，使脑内脑啡肽的含量增加，达到镇痛的效果。

2. 抑制一氧化氮的释放　一氧化氮（NO）是一种非经典的新型递质和信息传递分子，其在中枢神经系统中，NO 可促进递质释放，参与突触可逆性过程，参与视觉、痛觉及嗅觉的气味区分等方面。在脊髓背角中，传入的伤害性信息通过增加谷氨酸（GLU）、兴奋性神经肽、NO 等神经递质的释放，刺激第二信使系统，使脊髓背角神经元反应增强，产生中枢敏感化。在对鸡矢藤中的环烯醚萜苷类成分的镇痛疗效研究时发现此成分可显著降低脊髓中一氧化氮酶（NOS）的活性，从而降低 NO 的含量。

3. 降低前列腺素 E_2 含量　前列腺素 E_2（PGE_2）是花生四烯酸环氧合酶的代谢产物，亦是一种非常重要的细胞生长因子调节因子。作为重要的疼痛递质之一，除了有强烈的致痛作用外，还可提高痛觉感受器对缓激肽等致痛物质的敏感性，对疼痛起到放大作用。研究表明，无论采用膏药外敷还是中药内服，均可显著降低体内 PGE_2 含量，使疼痛症状得到明显控制。

4. 提高 5-羟色胺含量　5-羟色胺（5-HT）作为内源性镇痛系统的重要组成部分之一，广泛存在于中枢及外周系统中，根据分布部位不同，作用也各异。在外周系统中起到致痛作用，而其在中枢起的是镇痛作用，可直达脊髓后角，抑制伤害性信息的传入。在对延胡索止痛作用机制的研究中除了增加脑啡肽含量达到止痛作用外，还可以降低去甲肾上腺素（NE）的含量、提高 5-羟色胺含量，从而抑制脑血管的异常收缩或扩张，改变血液流变学，达到缓解疼痛的效果。

（二）对外周的作用

1. 减少外周致痛物质的分泌　某些中药可通过减少一氧化氮（NO）、超氧阴离子、单胺类神经递质、细胞因子类物质[包括白介素（IL）类和肿瘤坏死因子（TNF）类]及前列腺素等外周致痛物质的生成，减弱对疼痛传入神经系统的刺激，达到镇痛效果。

2. 减少局部致痛物质的堆积　减少外周致痛物质的堆积是中药的外周镇痛机制之一，研究发现，活血化瘀类中药可使血液内红细胞流变性参数达到降低血液黏度、扩张血管、改善微循环等途径来实现止痛作用。在对羌活、三七、红花、乳香等药对大鼠头痛的治疗中发现大鼠经治疗后耳廓细动脉、细静脉扩张明显，毛细血管开放数量增多，血流速度加快，从而加速致痛物质的吸收，达到止痛的目的。

3. 增加外周内源性镇痛物质的释放　研究表明，内源性阿片肽类物质不仅表现在中枢神经系统镇痛上，在外周组织中，也可检测到大量阿片肽类镇痛物质，主要以内啡肽和脑啡肽为主。中药可通过增加外周此类物质，产生强大的镇痛作用。

三、常用止痛中药的临床应用

（一）解表止痛药

配伍具有辛温发散风寒、解除表证的中药，适用于表寒证之头痛、身痛、风湿痹痛。具体药物如羌活、防风、白芷、细辛、藁本为代表，其止痛的程度以羌活的作用最强，防风、细辛、白芷次之，藁本最弱。

（二）清热止痛药

配伍具有清热解毒止痛的中药,适用于实热火邪导致咽喉疼痛、牙龈痛、肿疡痛等。具体药物有山豆根、射干、马勃、黄连、黄芩、黄柏、连翘、板蓝根、蒲公英等,治疗火热之咽喉肿痛,临床首选山豆根、射干、马勃;对于痈肿疔毒等多采用黄连、连翘、蒲公英配伍应用。

（三）祛风湿止痛药

配伍具有祛风除湿、经络止痛的中药,以解除痹痛为其主要功效,适用于风湿所致的肢体或关节疼痛。具体药物如独活、防己、威灵仙、海桐皮、秦艽为代表。独活、威灵仙最常用,可用于表证的头、身痛和跌打损伤的疼痛,独活尤宜于痹证之痛首选;防己多用于湿热的肢体疼痛,有较好的止痛、消肿和改善关节功能的作用。

（四）活血祛瘀止痛药

配伍具有活血祛瘀止痛的中药,适用于气血阻滞导致全身肌肉和内脏痛及跌仆损伤的瘀滞疼痛。具体药物如延胡索、三七、乳香、没药、五灵脂、川芎、丹参为代表。其中延胡索效力显著,作用部位广泛,近代研究表明延胡索中所含延胡索乙素可阻断多巴胺受体,使脑内脑啡肽含量的增加,达到镇痛的效果。

（五）行气止痛药

配伍具有疏通气滞的中药,适用于气滞导致胃痛、腹痛、胁肋胀痛、月经痛及胸痹痛。具体药物以木香、香附、乌药、檀香、薤白等为代表。木香为治气之总药,统管一身上下内外诸气,凡是气滞之腹痛首选木香。香附尤擅治疗气滞痛经,同时对气机不畅导致的胁肋疼痛、乳房胀痛等疗效显著。

（六）息风止痛药

配伍息风止痛、镇静潜阳的中药,适用于治疗风性疼痛。具体药物如羚羊角、牛黄、钩藤、地龙、蚕蜕、天麻、防风、蕲蛇、洋金花等药物。羚羊角性寒,止痉作用强,仅次于蜈蚣、全蝎。主要用于肝热生风,尤其是温热病、小儿急惊风、中风等肝热内盛最适合。

（七）温里止痛药

配伍具有温里祛寒的中药,适用于内寒的脘腹冷痛、胃痛、寒疝痛等疾病。具体药物如吴茱萸、高良姜、小茴香、川椒等,吴茱萸为治疗寒性疼痛首选药物。小茴香以治寒疝之痛见长,川椒尚有杀虫、安蛔止痛之功,兼治蛔虫引起的腹痛。

（八）消食、驱虫止痛药

配伍除满消胀、安蛔泻下等药物,治疗积滞性、虫积导致疼痛。具体药物有山楂、麦芽、神曲、莱菔子、使君子、槟榔等药物。

（九）麻醉止痛药

配伍具有强烈止痛、毒麻药物,具有止痛作用强烈、效力显著等作用,有川乌、草乌、雪上一支蒿、曼陀罗、徐长卿等,因此类药物大多为毒麻药物,应用时要严格掌握剂量。

四、止痛中药运用时的注意事项及禁忌证

止痛中药因其疗效确切、使用方便,临床应用极为广泛。在临床运用时如盲目滥用,可导致疗效降低、无效或严重不良反应。临床运用时需注意以下几点:

（一）辨证选择药物

以中医药理论为指导,辨证施治用药,可大大提高临床疗效,减少无效及不良反应的

发生。

（二）注意用药剂量

药物的精确用量亦是疗效的保证。另外，中药的用量应以药物的性质、患者的病情及个体差异等诸多因素，综合分析而定。

（三）注意饮食搭配

中医文献中对饮食禁忌有详细的记载，在服药期间应忌食生冷、油腻、腥膻、有刺激性的食物。

（四）注意中药的不良反应

常见不良反应有过敏、副作用、毒性反应。长期服用中药时应避免肝肾功能损害。

（五）特殊人群禁忌

对于老弱病残者，应根据个体差异适当调整药物及剂量。对于孕妇，需避免使用某些可能损害胎儿或对孕妇有不良作用的药物。

五、临床常用止痛中成药

1. **川芎茶调散**　具有疏风止痛之功效。主治风邪头痛，或有恶寒，发热，鼻塞。

2. **九味羌活丸**　具有疏风解表，散寒除湿之功效。用于外感风寒挟湿导致的恶寒发热无汗，头痛且重，肢体酸痛。

3. **柴胡疏肝散**　具有疏肝理气，活血止痛之功效。主治肝气郁滞证导致胁肋疼痛，胸闷善太息，情志抑郁易怒，或嗳气，脘腹胀痛。

4. **附子理中丸**　具有温中健脾之功效。用于脾胃虚寒，脘腹冷痛，呕吐泄泻，手足不温。

5. **保和丸**　具有消食，导滞，和胃止痛之功效。主治食积停滞，脘腹胀满疼痛，嗳腐吞酸，不欲饮食。

6. **追风活络丸**　具有祛风利湿、活血通络、止麻定痛之功效。用于关节疼痛、腰酸背痛、筋骨酸痛、肌肉疼痛、四肢麻木、屈伸不利、行动不便。

7. **舒筋活血片**　具有舒筋活络，活血散瘀之功效。用于筋骨疼痛，肢体拘挛，腰背酸痛，跌打损伤。

8. **伤科接骨片**　具有活血化瘀，消肿止痛，舒筋壮骨之功效。用于跌打损伤，闪腰岔气，伤筋动骨，瘀血肿。

9. **七厘散**　具有化瘀消肿，止痛止血之功效。用于跌仆损伤，血瘀疼痛，外伤出血。

10. **红药片**　具有活血止痛，去瘀生新之功效。用于跌打损伤，瘀血肿痛，风湿麻木。

11. **云南白药气雾剂**　具有活血散瘀，消肿止痛之功效。用于跌打损伤，瘀血肿痛，肌肉酸痛及风湿疼痛。

12. **消炎止痛膏**　具有消炎镇痛之功效。用于神经痛，风湿痛，肩痛，扭伤，关节痛，肌肉疼痛。

13. **麝香追风海马膏**　具有驱风散寒，活血止痛之功效。用于风寒麻木，腰腿疼痛，四肢不仁。

14. **跌打丸**　具有活血散瘀，消肿止痛之功效。用于跌打损伤，筋断骨折，瘀血肿痛，闪腰岔气。

15. 红花油 具有抗炎、镇痛、祛风之功效,用于风湿骨痛,跌打扭伤,外感头痛,皮肤瘙痒。

第二节 中医针刀治疗

一、针刀治疗疼痛疾病病因的机制

在朱汉章教授创立"小针刀疗法"的基础上,经过近40年针刀专家队伍的潜心研究和艰辛探索,针刀医学学科确立并得到了不断的发展,形成了自己独特的理论核心——针刀医学四大基础理论,即关于针刀医学闭合性手术理论;关于慢性软组织损伤病因病理学理论;关于骨质增生病因病理学理论,关于调节电生理线路理论。其中关于慢性软组织损伤的病因病理学理论更是指导小针刀疗法的关键。弓弦力学系统及网眼理论的创立,从生物力学角度阐明了慢性软组织损伤的病因和病理机制,完善和补充了针刀医学基础理论,将针刀治疗从"以痛为输"的病变点治疗提升到对疾病的病理构架治疗的高度上来,解决了针刀治疗有效率高、治愈率低的现状,为针刀治愈慢性软组织损伤性疾病提供了解剖力学基础。

我国古代的"九针"具有刺治和割治之效,即兼具针和刀的功能,针刀疗法正是由此发展而来,已广泛用于各种疼痛疾病的治疗。尤其对肌肉、筋膜等经筋组织挛缩结疤、堵塞所致病灶局部缺血、变性的组织引起顽固痛症,通过局部针刀松解其粘连、瘢痕、挛缩、堵塞,改善微循环,可使疼痛得到快速的缓解。现代医学认为,慢性疼痛类疾病的病理变化是粘连、瘢痕挛缩、堵塞及无菌性炎症。身体各部位的慢性劳损的病变部位,一般都在肌腱或韧带附着处的骨面,该处是肌肉收缩时的着力点,长期过度牵拉、急性撕拉伤时的充血、水肿(多数反复发作,形成恶性循环)都会逐渐出现局部粘连、机化、瘢痕,甚至钙化,可使肌肉、韧带、筋膜、腱鞘、滑囊的静态位置和运动时的方向以及范围发生变化。

二、针刀治疗疼痛类疾病的机制

针刀治疗疼痛类疾病的机制主要有以下几方面:

(一)恢复动态平衡及力学平衡

针刀医学认为慢性软组织损伤疾病的根本原因是动态平衡失调,不平衡的力是导致软组织慢性损伤的根源,也是慢性软组织损伤的主要病理机制。所谓动态平衡的定义是人体器官在正常生命活动允许范围内,在特定时间和空间的量和度以内,自由的活动状态就叫人体的"动态平衡",反之,则叫"动态平衡失调"。当急慢性损伤后,组织的修复不能达到完全再生、复原,而在受伤害的组织中形成粘连、瘢痕时,这种粘连和瘢痕,如果影响机体的功能,导致局部血供减少或刺激、压迫神经等,就会引起一系列临床表现。采用针刀闭合型手术治疗可对粘连、瘢痕组织进行疏通、剥离,当粘连病变被疏通,以恢复其动态平衡。另外,针刀的治疗除了解除动态平衡失调,恢复机体的动态平衡外,还要消除静态不平衡的力平衡失调,恢复机体的力平衡状态。

（二）消除异常高应力

人体内部本身也是一个力学平衡系统,当各种原因使软组织受到损伤,而自身组织损伤修复不全时就可产生粘连、瘢痕、挛缩、微循环堵塞等病理改变时,造成机体肌肉、肌腱、韧带、关节囊及腱周结构的挛缩改变,使局部产生高应力状态。采用针刀松解治疗可消除肌、腱、韧带等组织的异常高应力,恢复正常应力平衡。大量临床研究发现力平衡失调是导致骨性关节炎(骨质增生)发病的根本病因,骨赘的产生是高应力所致,采用针刀消除异常高应力,达到骨 - 韧带 - 骨或肌 - 腱 - 骨等复合体各组织间的应力平衡,消除骨质增生的原发因素从而达到治疗目的。

（三）恢复体液代谢平衡

对于劳损所致的某些腱鞘炎、筋膜炎、关节炎等疾病,其实质是体液潴留和体液循环障碍所致。各种原因导致腱鞘分泌的滑液不能正常分泌、筋膜所分泌的体液不能正常排出,关节滑液不能正常供应,引起肌肉、肌腱及筋膜之间运动滞缓,关节屈伸运动不灵活,产生相应的临床症状。采用针刀对腱鞘、筋膜及关节囊的相关部位进行疏通、剥离,使局部体液得到迅速恢复,临床症状亦随之消失。

（四）消除神经卡压

针刀医学研究发现,神经卡压是由于人体受到外伤或慢性劳损后导致局部肌、腱、纤维等软组织受到异常的应力,从而引起局部应力集中,人体为了代偿这种异常的应力,则会通过粘连、瘢痕及挛缩进行自我修复、自我代偿,当这种修复在人体可代偿范围内时,异常应力被有效分解,则不产生临床表现,当这种修复代偿超过人体可承受范围时,则导致局部粘连、瘢痕及挛缩,卡压、刺激神经根从而引起临床症状。而采用针刀将卡压神经的肌、腱、纤维等软组织进行松解,恢复其应力平衡,便可达到治愈疾病的目的。

（五）改善局部血液循环

局部微循环障碍是瘢痕与挛缩等病理改变形成的根本原因。研究发现,许多瘢痕组织已经没有血液供应,亦没有神经支配,而且对周围神经、血管等组织造成卡压。常见疾病如:外伤、术后等所致关节强直、股骨头坏死、肌肉挛缩等疾病,采用针刀在局部进行纵向疏通剥离或通透剥离,促使局部微循环重新建立,组织重启创伤修复机制,使局部微循环障碍重新得到疏通,粘连、瘢痕、挛缩等组织被全新的、比较正常或完全正常的组织所替代,从而达到治愈疾病的目的。

三、针刀基本操作方法

（一）针刀器具

针刀不同于针灸和手术刀,针刀是一种闭合性的手术器械,一般由针刃、针体及针柄三部分构成。针刃是针体前端的平刃,是针刀刺入人体发挥作用的关节部分;针体至针刃和针柄之间的部分,是针刀刺入人体内相应深度的主要部分;针柄是针体尾端的扁平结构。针柄与针刃开口方向一致。由于闭合性手术的广泛开展,适用于各种治疗要求的不同模式、不同功用的针刀已多达40余种。对于临床疼痛类疾病大多选用齐平口针刀为主。

（二）持刀方法

持针刀方法正确是针刀操作准确的重要保证。针刀不同于针灸和手术刀,针刀是一种闭合性的手术器械,在体内可以根据资料要求随时转动方向,而且对各种疾病的治疗刺入深度都有不同的规定。因此,正确的持针刀方法要求能够掌握方法,并控制刺入深度。常见有单手持刀法和双手持刀法两种。

1. 单手持刀法 以医者右手示指和拇指捏住针刀柄,中指托住针刀体,置于针刀体的中上部,环指及小指置于施术部位的皮肤上,作为针刀体刺入时的支撑点,以控制针刀刺入深度。此方法适用于大部分针刀操作。

2. 双手持刀法 其基本持刀方法与单手持刀法相同,只是左手拇、示指捏紧针刀体下部,一方面起扶持作用,另一方面起控制作用,防止在右手刺入针刀时,由于针刀体过长而发生针刀体变形,改变刺入方向。此方法适用于在刺入较深部位时使用长型号针刀。

（三）进针四步规程

1. 定点 在确定病变部位和精确地掌握该处的解剖结构后,在进针部位用记号笔做标记,局部消毒,铺无菌巾单。

2. 定向 使刀口线和大血管、神经及肌肉纤维走行平行,将刀口压在进针点上。

3. 加压分离 在完成定向步骤后,右手拇、示指捏住针柄,其余三指托住针体,稍加压力不使刀刃刺破皮肤,使进针点形成一个长形凹陷,刀口线和重要血管、神经及肌肉纤维走向平行,神经、血管就会被分离在刀刃两侧。

4. 刺入 当继续加压,感到一种坚硬感时,说明刀口下皮肤已经被推挤到接近骨质,稍一加压,即穿过皮肤。此时进针点处凹陷基本消失,神经和血管即膨起在针体两侧,此时可根据需要施行手术方法进行治疗。

所谓进针四步规程,就是针刀进针时,必须严格遵循的四个步骤,每一步都有丰富的内容。只有严格按照进针四步骤操作,才能准确达到治疗靶点,避免神经、血管及肌纤维的不必要损伤,才能起到良好的治疗作用。

（四）常用针刀刀法

1. 纵行疏通法 针刀刀口线与重要神经、血管走行一致,针刀体以皮肤为圆心,刀刃端在体内沿刀口线方向做纵向运动。主要以刀刃及接近刀锋的部分刀体为作用部位。

2. 横行剥离法 此法一般是在纵行疏通法的基础上进行的,针刀刀口线与重要神经、血管走行一致,针刀体以皮肤为圆心,刀刃端在体内垂直刀口线方向做横向运动。横行剥离使粘连、瘢痕等组织再纵行松解的基础上进一步加大其松解度。纵行疏通和横行剥离法是针刀操作中最基本、最常用的刀法,可见于大部分针刀手术操作中。

3. 提插切开法 针刀刀口线与重要神经、血管方向一致,刀刃到达病变部位以后,切开第一刀,然后将针刀提至病变组织外,再向下插入,切开第二刀,一般以提插3~5刀为宜。本法适用于切开挛缩肌腱韧带、关节囊等。

4. 骨面铲剥法 针刀到达骨面,刀刃沿骨面或者骨嵴切开与骨面连接的软组织的方法称为铲剥法。此法适用于骨质表面或者骨质边缘的软组织病变。

5. 切开引流法 避开神经血管,将针刀快速刺入囊腔,把囊腔作"十"字切开,使液体在周围组织中吸收以达到治疗目的。如囊肿在表皮者,可行"十"或"井"字切开,使囊液流出。适用于滑液囊、关节囊等囊腔内有较多炎性积液并呈高张力状态引起的严重静息痛或表皮囊肿。

6. 扇形剥离法 刀口线与神经、血管及肌肉纤维走行方向一致,快速刺入皮肤后,缓慢推进直达病变组织处,在相邻组织之间进行扇形切开摆动分离治疗。此法适用于相邻组织平面之间发生较大面积的粘连瘢痕。如肌肉与韧带粘连、韧带与韧带粘连、膝关节髌韧带与脂肪垫之间粘连。

四、针刀适应证及禁忌证

广义地说,针刀疗法适应证主要包括两个方面:一是传统针刺治疗的绝大部分适应证即是针刀的适应证;二是手术刀治疗的某些病种也是针刀的适应证。因此,针刀的适应证包括了各种能用针刀治疗的疾病,其适应证随着针刀疗法的发展则会愈来愈扩大。狭义地说,目前我们所讲的基本上是骨伤科的适应证,如软组织急慢性损伤、骨质增生、关节炎等。当然,随着医学临床工作的发展,适应证和禁忌证均会有所改变,适应证会越来越大,禁忌证也可能变为相对的。其适应证具体如下:

1. **全身软组织损伤**　软组织损伤主要的病理改变是粘连、挛缩、瘢痕,软组织便丧失了原来的功能,通过针刀的纵行疏通、横行剥离治疗,恢复了软组织的动态平衡功能。如肩周炎、网球肘、腱鞘炎、滑囊炎、第三腰椎横突综合征、梨状肌综合征,髌下脂肪垫损伤、膝关节内侧副韧带损伤,髌骨软化症。

2. **骨质增生症**　针刀剥离、松解骨质增生处的高应力点,恢复正常的力学平衡状态,如全身各关节的骨性关节炎、骨质增生、跟骨骨刺等。

3. **滑囊炎**　针刀切开闭锁状态的急性滑囊炎,达到立即减压和引流的目的;而对于慢性滑囊炎则是剥离、疏通其粘连。

4. **骨纤维神经卡压综合征**　松解其水肿、增厚的韧带,增加骨纤维的容积,解除神经的卡压。

5. **改善某些病理损伤的后遗症,改善关节功能和畸形**　如类风湿关节炎、强直性脊柱炎的功能障碍(驼背、关节强直、畸形)等。

6. **改善外伤和手术后的关节功能障碍**　由于外伤后制动时间不当、缺乏功能锻炼。或手术后关节功能恢复不佳而致的关节功能障碍。

7. 颈椎病、腰突症(各型)、颈、腰椎椎管狭窄所致的疼痛、麻痹,甚至不全瘫痪及各类股骨头无菌性坏死和骨软骨炎。

8. **严重的肢体畸形**　如小儿的"O"形腿、"X"形腿,马蹄内翻足、高弓仰趾内翻畸形足的矫治。

9. **某些内科疑难杂症**　目前治疗效果较好的有:支气管哮喘、哮喘性支气管炎,慢性咽喉炎、慢性胆囊炎、假性心绞痛、糖尿病、前列腺炎等。还有皮肤科、肛肠产、妇产科、外科等的一些病症也可以用针刀治疗。

对于患者行针刀治疗时应注意:尽量避免疲劳、饥饿时行针刀治疗;施术前应与患者充分沟通,避免术中精神紧张;年老体弱者应尽量采取卧位,取穴宜少,手法宜轻。对于糖尿病、凝血功能障碍人群(如血友病、血小板减少性紫癜等)应慎用针刀治疗,以避免伤口感染、出血等。对于皮肤感染、溃疡、局部肿瘤及白血病等患者应列为禁忌证而不适宜针刀治疗。

第三节 中医针灸治疗

一、毫针

(一) 针灸治疗疼痛类疾病机制

1. 传统医学对针灸治疗疼痛类疾病的机制 针灸镇痛在我国具有悠久的历史。针灸治疗痛证,是在整体观念的指导下,根据患者的不同病情,进行全面分析综合、诊断及辨证施治。《黄帝内经》云:"痛则不通,通则不痛。"故传统中医理论认识针灸治痛的机制较为简洁明了,如:"疏经通络""化瘀止痛""不通则痛"等。中医认为,各种原因导致的脏腑经络气血运行不畅,或瘀滞不行,或产生逆乱,或气机升降失常等气血运行障碍的病理改变,就会引起疼痛,即"不通则痛"的病机。针灸治疗通过对穴位的刺激和温煦起到疏通经脉、行气活血的作用,改善病变部位的气血运行状态,从而改善病痛处营养状态,恢复其正常的生理活动,即经络通畅,脏腑恢复相对阴阳平衡。

2. 现代医学对针灸治疗疼痛类疾病的机制 针灸对急、慢性疼痛都有治疗效果,其原因是针灸镇痛不仅表现为单次针灸期间立竿见影的"即时效应",还表现为治疗结束后的"后续效应"。现代医学研究表明,针刺后可使皮肤痛阈值、耐痛阈值均有不同程度的提升:皮肤痛阈一般在针刺后逐渐上升,40min 左右达到峰值,平均升高 65%~90%,停针后痛阈呈曲线式缓慢恢复到针前水平,半衰期约为 16min。同时,针刺后耐痛阈值也有不同程度的提升,至 20min 左右时,耐痛阈值最高可达对照组的 180% 以上。如在治疗过程中间断行针或通电刺激可使痛阈值、耐痛阈值处于波动性变化状态,但仍维持比针前较高的水平,使镇痛作用持续保持在较高水平。另外,针灸治疗不仅可以提升痛阈值、耐痛阈值,还能减轻疼痛的情绪反应。研究发现,针刺穴位对痛情绪变化也有抑制作用:可使痛刺激引起的紧张、恐惧、不安、焦虑和烦躁等消极情绪转变为安定、镇静的积极情绪,而且对痛情绪变化的抑制明显大于对痛感觉的抑制。

现代医学对针灸镇痛的研究主要集中在神经系统及神经化学机制上。痛觉感受器主要分为两类:第一类是有髓鞘的传入神经纤维 Aδ,主要是探测快速疼痛;第二类是无髓鞘的传入神经纤维 C,主要探测慢速疼痛。而针刺信号是通过穴位深部的感受器及神经末梢的兴奋传入中枢的,研究表明针刺所兴奋的神经纤维种类包括 Aα、Aβ、Aδ、C 这 4 类。研究认为,较弱的针刺激(非伤害性刺激)主要兴奋 Aβ、Aδ 类神经纤维从而起到镇痛作用,其镇痛范围相对较小。而电针、强手法行针等(伤害性刺激)可兴奋 C 类神经纤维而起到较大范围的镇痛效果,即以一种伤害性刺激的方式来抑制另一种伤害性刺激的传入,达到镇痛效果。针刺刺激传入途径均由刺激通过瞬时受体电位产生通道和嘌呤通道转化成电活动,产生动作电位,形成输入信息。输入信息的整合与处理过程部分发生于脊髓背角中,脊髓背角中的净输出通过多个途径传递到脑干、间脑和前脑等部位,通过激活高位中枢发放下行抑制冲动来实现镇痛效应。

针刺镇痛时,可激发脑内 5- 羟色胺能神经元活动,使 5- 羟色胺的合成、释放和利用都增加,合成超过利用,因此脑内 5- 羟色胺含量增加。中枢 5- 羟色胺能系统在针刺镇痛中有肯定的作用,且 5- 羟色胺和其他中枢镇痛递质关系密切。电针可抑制 A 型单胺氧化酶(MAO)

的催化或促进突触膜对 5- 羟色胺的再摄入而产生镇痛后效应,这一过程经电针激活后使针刺镇痛效应可持续较长时间。5- 羟色胺神经元在中枢神经系统分布较为广泛,主要集中在脑干的中缝背核及中缝大核中。其上行部分的神经元位于中缝核上部,向上投射至纹状体、丘脑、下丘脑、边缘前脑和大脑皮层的其他区域;下行部分神经元位于中缝核下部,其纤维下达脊髓胶质区、侧角和前角。尤其是从中缝核至脊髓后侧角的 5- 羟色胺神经通路,系参与 5- 羟色胺的下行镇痛系统的组成部分。5- 羟色胺是下行抑制系统参与镇痛作用的主要神经活性物质。脊髓背角浅层(Ⅰ层和Ⅱ层)是外周伤害性信息向中枢传递和中枢对外周伤害性信息进行调控的主要部位,已发现在脊髓背角存在多种 5- 羟色胺受体,在脊髓鞘内注射 5- 羟色胺可诱发良好的镇痛作用。另外,在外周 5- 羟色胺系统中,5- 羟色胺是一种有很强烈致痛作用的外周致痛物质。当组织受损,血小板迅速释放大量 5- 羟色胺,在局部炎症关节中激活和敏化一些伤害性传入纤维,在外周疼痛的发生中发挥致痛作用。而针刺可加速血小板对 5- 羟色胺的,吸收,同时使血液中游离的 5- 羟色胺分解代谢加速,从而达到治痛效果。

针灸刺激激活肌肉中的 Aδ 和 C 传入纤维,使信号传送至脊髓,并促使局部强啡肽和脑内内阿片肽释放。其中 β- 内啡肽和脑啡肽在脑内具有很强的镇痛效应,脑啡肽和强啡肽在脊髓内有镇痛作用。针刺激活脑内的脑内内阿片系统,主要通过以下几方面发挥镇痛作用:首先,脊髓内的内阿片肽神经元释放相应递质,作用于初级感觉传入末梢的阿片受体,抑制传入末梢释放 P 物质,抑制脊髓伤害感受神经元的痛反应;其次,脑内阿片肽能神经元兴奋,释放递质并通过有关神经元复杂的换元,参与下行抑制系统,起了抑制痛觉传递的作用。在正常动物模型中发现,低频电针刺激释放 β- 内啡肽、脑啡肽、内吗啡肽,随后激活 μ、δ 阿片样受体;而高频电针刺激释放强啡肽,激活 κ 阿片样受体。

另外,研究发现,一氧化氮参与针灸镇痛全过程。一氧化氮是一种重要的内源性气体分子,涉及各种生理与病理调节过程。针灸可增加一氧化氮的生成及加快局部血液循环,一氧化氮激活鸟苷酸环化酶产生环鸟苷酸参与镇痛。测试电针刺激穴位(郄门穴)对一氧化氮及环鸟苷酸的影响,发现电针刺激后,一氧化氮及环鸟苷酸的含量均上升。

(二)针灸辨证论治原则

针灸学是中医学的重要组成部分,它和中医的基本理论和实践是一脉相承的。中医的一大特色及精华就是辨证论治,在针灸疗法中有其特殊的运用形式,即以脏腑、气血证治为基础,以经络证治为核心,以八纲证治为纲领。具体而言,"辨证"就是将四诊(望闻问切)所收集到的有关疾病的各种资料,通过"八纲""经络"加以分析、综合,以判断疾病的性质,属寒,属热,属虚还是属实;判断疾病的位置,在表在里,在脏在腑,为何经所过。"论治"又称"施治",就是根据辨证结果,制定相应的治疗方法,确定相应的处方和刺灸术,或针或灸,或补或泻。机体一切功能活动,都离不开脏腑、经络。疾病的发生和发展,证候的表现和转化,虽然错综复杂,但究其根源,总不外乎脏腑、经络的功能失调。由于脏腑功能不同及经脉分布不同,故它们反映出来的疾病变化、证候表现也有所不同。如《素问·脏气法时论》说:"肝病者,两胁下痛,引少腹",是由于肝经循行于胁肋、少腹的缘故。临床对背俞穴、募穴等的探查,也是针灸临床经络腧穴诊断的重要方法,如胃脏病证,可在胃之背俞穴胃俞穴、募穴中脘等穴出现压痛敏感等变化。因此,只要我们掌握脏腑病证的发病规律和经络病候表现形式,就容易明辨疾病的病因病机,病位病性,从而就能对疾病做出正确的诊断并进行恰当的治疗。

(三) 针灸治疗作用

在正常的生理情况下,机体处于经络通畅、气血调和、脏腑协调、阴阳平衡的状态,而在病理情况下,机体则出现经络壅滞、气血不畅、脏腑失调、阴阳失衡。针灸治病就是通过刺激腧穴,以疏通经络、调和气血、调理脏腑、平衡阴阳,以达到治疗疾病的目的。

1. 疏通经络,调和气血 经络是沟通人体内外、表里、上下、左右的联络系统,是气血运行的通道。在生理情况下,气血在经络中正常有序的运行,为各组织、器官提供必要的营养物质,并排出代谢产物,以维持人体正常的新陈代谢,保证人体生命活动的正常运行。而在病理状态下,经络亦是病邪的传注系统。外感邪气由表入里,内伤邪气由里出表,均离不开经络,必然影响经脉气血的正常运行,使人体产生冰冷、麻木、疼痛或红、肿、热、痛,甚至出现功能障碍。《素问·调经论》言:"血气不和,百病乃变化而生。"经络不通,气血运行受阻,超过机体代偿时就会产生临床症状。针灸就是通过刺激相应的腧穴,使之经络畅通,气血运行通畅,最终使人体功能恢复正常。

2. 调理脏腑 中医基础理论认为,人体是一个有机整体,只有脏腑功能正常,才能维持人体内环境的平衡,才能适应外界环境变化,才能保持人体的健康。如外感六淫导致肺脏功能失调则出现咳嗽、气喘;脾脏功能失调出现胃脘疼痛、脘腹胀满;肾脏功能失调出现腰膝酸软等。临床通常采用各经络原穴、络穴、背俞穴来调理脏腑功能。太渊、列缺、肺俞可宣肺解表、肃降肺气、平喘止咳,以清肺、养肺。太白、公孙、脾俞可健脾利湿、和胃止痛、益气养血,以调理脾脏功能。大钟、太溪、肾俞穴可补益肾气、温肾壮阳、滋阴补肾,以调理肾脏等。

3. 平衡阴阳 疾病的发生,其本质是机体阴阳平衡失调,出现"阴胜则阳病,阳胜则阴病"的偏胜、偏衰现象。《灵枢·根结》言:"用针之要,在于知调阴与阳,调阴与阳,精气乃光,合形与气,使神内藏"。通过针灸治疗,使机体阴阳失衡状态得以调和,是针灸治疗疾病的根本目的,同时,针灸调和阴阳的作用也是通过经络、腧穴配伍和相应的针灸方法来实现的。

4. 扶正祛邪 《素问·刺法论》言"正气内存,邪不可干"。疾病的发生、发展及其转归过程,实质上是正邪相争的过程。如正能胜邪,则邪退病愈,如正不胜邪,则病趋恶化。扶正祛邪既是疾病向良性方向转归的基本保证,也是针灸治疗疾病的作用过程。针灸治病就是通过刺激相应的腧穴,改变正邪之间的力量对比,调动体内的积极因素,使抗病能力不断加强,以清除体内的各种致病因素,使机体恢复正常。

(四) 常见针刺方法

1. 刺手与押手 针刺操作分刺手、押手。所谓"刺手",就是持针的手,临床上多数医生以右手持针,故称右手为"刺手";所谓"押手",是指爪切按压所刺部位或辅助针身的手,多以左手为"押手"。刺手的作用是掌握针具,并施行各种手法操作。押手的作用主要是固定腧穴、夹持针身,协助刺手进针,便于行针施术。临床治疗过程中,刺手、押手常配合使用,如能熟练掌握,不仅可减轻针刺时的疼痛,使行针顺利,还能调整、加强针感,以提高治疗效果。

2. 常用进针法 目前进针方法主要分为单手进针法、双手进针法及针管进针法。

(1) 单手进针法:即用刺手将针刺入穴位的方法。本法多用于较短毫针的进针。

(2) 双手进针法:即押手、刺手相互配合,协同进针。常见的双手进针法包括指切进针法、夹持进针法、舒张进针法和提捏进针法四种。

1) 指切进针法:用押手拇指或示指端切按在腧穴位置的旁边,刺手持针,紧靠押手指甲面将针刺入腧穴。适用于短针的进针。

2) 夹持进针法:以押手拇指、示指二指夹持住针身下端,露出针尖,将针尖固定于针刺穴位的皮肤表面,刺手持针柄,使针身垂直,在刺手指力下压时,押手拇指、示指两指同时用力,两手协同将针刺入穴位皮肤。适用于长针的进针。

3) 舒张进针法:用刺手拇指、示指将所刺腧穴部位的皮肤向两侧撑开,绷紧皮肤,刺手持针,使针从押手拇指、示指二指中间刺入。此法适用于皮肤松弛部位的腧穴。

4) 提捏进针法:用押手拇指、示指将所持腧穴部位的皮肤捏起,刺手持针,从捏起皮肤的上端将针刺入。此法适用于皮肉浅薄部位的腧穴进针。

(3) 针管进针法:此法主要采用不锈钢、玻璃或塑料等材料制成的针管代替押手进针的方法。针管一般比针短约 5mm,针管直径约为针柄的 2~3 倍。本法主要适用于儿童或惧针患者。

3. 常用行针手法　行针,又称为运针,指将针刺入腧穴后,为了促进得气、调节针感及进行补泻而施行的各种手法。行针手法一般分为基本手法和辅助手法两大类。

(1) 基本手法

1) 提插法:是将针刺入腧穴一定深度后,使针在穴内进行上下进退的操作方法。使针从浅层向下刺入深层为插,由深层向上退到浅层为提。对于提插幅度大小、层次的变化、频率的快慢及时间长短等,应根据患者体质、病情、腧穴部位、针刺目的等具体情况而定。一般而言:提插的幅度大、频率快、时间长,刺激量就大;提插的幅度小,频率慢,时间短,刺激量就小。

2) 捻转法:是将针刺入腧穴一定深度后,以右手拇指和中指、示指两指夹持针柄,进行一前一后的来回旋转捻动的操作方法。捻转的角度大小、频率快慢、时间长短,应根据患者体质、病情、腧穴部位、针刺目的等具体情况而定。一般而言:捻转角度大、频率快、时间长,刺激量就大;捻转角度小,频率慢,时间短,刺激量就小。

(2) 辅助手法:辅助手法是进行针刺时用以辅助行针的操作方法,常用的有循法、刮柄法、弹柄法、飞法、摇法、震颤法六种。临床上可根据不同情况灵活选用。熟练而又灵活地配合使用针刺基本手法与辅助手法,可激发经气,使针刺部位产生良好的针刺感应,进而达到针刺治疗疾病的目的。

4. 针刺角度、方向及深度　在针刺操作过程中,正确掌握针刺角度、方向和深度,是增强针感、提高疗效、防止意外事故发生的重要环节。针刺的熟练程度,与掌握针刺的角度、方向和深度密切相关。临床上同一腧穴处方,由于针刺角度、方向及深度的不同,所产生的针感强弱、传感方向和治疗效果常有明显的差异。正确掌握针刺的角度、方向及深度,要根据施术腧穴所在的具体位置、患者体质、患者病情及针刺手法等具体情况灵活掌握。

(五) 适应证及禁忌证

1. 针灸适应证　关于针灸适应证的问题,早在 20 世纪世界卫生组织就发表过官方评论,指出针灸治疗疗效满意的疾病多达上百种,其中将针灸治疗作为首选的疾病就有 43 种之多,可见针灸治疗的范围比较广,而且疗效肯定。常见疾病如下:

(1) 骨关节、肌肉系统疾病:颈肩腰腿痛(颈椎病、肩周炎、腰椎间盘突出症、骨性关节炎、膝关节疼痛),风湿、类风湿关节炎,肌肉劳损,挫伤。

(2) 神经系统疾病:血管神经性头痛、偏头痛、三叉神经痛、枕大神经痛、肋间神经痛、面神经麻痹、面肌痉挛、周围性神经疾患、脑梗死、脑出血、脑震荡后遗症(头痛、头昏、恶心、呕吐等)、脑萎缩、梅尼埃综合征、眩晕症、癫痫、神经性膀胱功能失调、外伤性截瘫等,中风偏瘫,枕大神经痛、坐骨神经痛、带状疱疹后神经痛,周围神经感觉异常,偏头痛,眩晕,神经衰弱,失眠,神经性耳鸣。

(3) 消化系统疾病:胃肠道功能紊乱(习惯性便秘、腹泻、肠易激综合征、肠麻痹等),消化、吸收不良,急慢性胃炎、消化性溃疡、呃逆、神经性呕吐、胃酸过多、胃食管反流症、食管、贲门痉挛、噎嗝、胃下垂、十二指肠溃疡、急慢性结肠炎、呃逆。

(4) 泌尿生殖系统疾病:神经源性膀胱功能障碍,遗尿,性功能障碍,痛经,单纯性肥胖,慢性疲劳综合征等。

(5) 其他杂症:脑动脉硬化症、头晕、小儿麻痹、失眠、神经官能症、更年期综合征、落枕、湿疹、皮肤瘙痒、牙痛、慢性鼻炎等多种急慢性疾病。

2. 针灸的禁忌证

(1) 部位禁忌:重要脏器部位不可针,大血管所过之处应禁刺,重要关节部位不宜针刺。

(2) 腧穴禁忌:孕妇禁针合谷、三阴交、缺盆以及腹部、腰骶部腧穴,小儿禁针囟会,女子禁针石门。

(3) 病情危重预后不良的禁针。

(4) 大怒、大惊、过劳、过饥、过渴、醉酒等禁针。

(5) 有出血性疾病的患者,或常有自发性出血,损伤后不易止血者,不宜针刺。

(6) 皮肤感染、溃疡、瘢痕和肿瘤部位不予针刺。

(7) 针刺对某些病症确实有极好的疗效,但并非万能,特别是一些急重病的治疗,应根据情况及时采用综合治疗,才能更有利于患者,也可充分发挥针灸的作用。

二、电针

电针是指针刺入腧穴得气后,在针上通以(感应)人体生物电的微量电流波,将电和针两种刺激结合起来,达到治疗疾病的一种疗法。其实质即是在毫针的基础上加入脉冲电流,其优点是:在针刺腧穴的基础上,加以脉冲电的治疗作用,针与电两种刺激相结合,可使患者痛阈值、耐痛阈值处于波动性变化状态,但仍维持比针前较高的水平,使镇痛作用持续保持在较高水平,起到止痛、镇痛、促进气血循环调节肌张力等作用。

(一) 适应证

电针的适应证基本和毫针刺法相同,治疗范围较广。一般来说凡是毫针治疗的适应证,均可采用电针疗法,尤其对于疼痛和麻痹,有较好的疗效。

(二) 电针治疗原理

临床常用的电针仪,一般可输出三种频率,即连续波、疏密波和断续波三类,其临床疗效各不相同。

1. 连续波 使用时频率固定不变,即每个脉冲的周期相同。频率0.3~1000Hz连续可调,一般低频(≤15Hz)称之为疏波,高频(16~1000Hz)称之为密波。一般连续波对恢复机体疲劳效果较好,但由于连续波太有规律,机体容易耐受或适应,较长时间作用于机体,会感觉刺激变小,从而失去作用。疏波和密波作用有差别。

疏波:疏波可引起肌肉舒缩,产生较强的震颤感,提高肌肉韧带的张力,调节血管的舒缩功能,改善血液循环,促进神经肌肉功能的恢复,对感觉和运动神经的抑制发生较迟,对神经肌肉瘫痪性疾病有良好的效果。常用于治疗痿证,各种肌肉、关节、韧带、肌腱的损伤等。

密波:密波作用体表某些疼痛区,能有某些即时镇痛效果,但易出现适应性反应,时间过久镇痛效果则较差。密波用于手术切口旁,根据神经绝对不应期的特性,干扰了痛刺激向中枢的传递,可引起较好的局部止痛效果,故对切皮镇痛效果较好。密波降低神经应激功能,先对感觉神经起抑制作用,接着对运动神经也产生抑制作用。常用于止痛,镇静,缓解肌肉和血管痉挛,针刺麻醉等。

2. 疏密波　疏密波是疏波和密波轮流输出的组合波,疏密交替持续的时间各约 1.5s。因组织不易出现适应性反应,常被选用。疏密交替出现的电流,能引起肌肉有节奏的舒缩,加强血液循环和淋巴循环以及离子的运转,促进代谢废物从局部运出,消除炎性水肿,调节组织的营养,对一些软组织损伤、腰背筋膜劳损,以及一些神经肌肉麻痹等疾病有一定的疗效。常用于疼痛、扭挫伤、关节周围炎、坐骨神经痛、面瘫、肌无力、局部冻伤等。

3. 断续波　断续波是有节律地时断、时续自动出现的一种组合波,机体不易产生适应。交替输出的这种脉冲电流对人体有强烈的震颤感,特别是密波形成的断续波其动力作用颇强,能提高的肌肉组织的兴奋性,对横纹肌有良好的刺激收缩作用,对脑血管意外、乙型脑炎、小儿麻痹症等出现的后遗症和一些周围神经病变引起的肌肉萎缩性疾病有较好的效果,也可用作电体操训练。

（三）操作方法

1. 待毫针刺入所选穴位得气后,将电针仪的输出线分别夹持在毫针针体上。每一对输出电极最好连接同一侧的两个穴位。把电针仪的输出电位器调至"0",再打开电源开关,再选择所需的频率和强度。在治疗过程中,患者往往会发生电适应,即觉得刺激强度逐渐变小,应及时进行调整。电针刺激时间一般为 10~20min,但也有长达 0.5~1h。电针刺激强度,多以患者能够耐受力度。

2. 治疗完毕,先把电位器调到"0",再关闭电源,以避免关闭电源时产生突然增强的电刺激,再撤去导线,将毫针轻轻捻动几下拔出。起针后要观察毫针针体有否变黑、变细或缺损,如出现这种情况,要停止使用这种电针仪。

根据疾病的种类不同,其电针疗程也不尽相同,一般 5~7 天为 1 个疗程,每日或隔日治疗 1 次,急症患者每日可以电针多次。每个疗程之间可间隔 1~2 天。

（四）注意事项

1. 电针的穴位配方和毫针法相同,一般将同一对输出电极连接在身体的同侧,在胸、背部的穴位上使用电针时,不可将两个电极跨接在身体两侧,更不应让电流从心脏部位穿过,近延髓和脊髓部位使用电针时,电流输出量宜小,切勿通电过大,以免发生意外。孕妇慎用。

2. 电针仪在使用前须检查性能是否良好。如电流输出时断时续,须注意导线接触是否良好,应检修后再用。

3. 电针仪最大输出电压及电流应控制在安全范围以内,避免发生触电事故。直流电或脉冲直流电有电解作用,容易引起断针和灼伤组织,不能作电针仪的输出电流。

4. 调节电流量时,应逐渐从小到大,切勿突然增强,防止引起肌肉强烈收缩,患者不能忍受,或造成弯针、断针、晕针等意外。

三、全息胚针灸

全息生物学是基于两项发现而形成的,一是发现了生物体上不同部分之间的统一性,即全息胚学说。二是人体生理或病理相关部位分布的全息律。张颖清 1973 年发现在第 2 掌骨侧近心端处依次排列着人体从头到脚的缩影式穴位,命名为第 2 掌骨侧全息穴位群。包括 11 个穴位,由远心端到近心端依次是头、颈、上肢、肺心、肝、胃、十二指肠、肾、腰、下腹、腿足。以第 2 掌骨的穴位命名,是以这些穴位在整体上的相关部位或器官的名称来命名的,将第 2 掌骨节肢从远侧端至近侧端分为 5 个横节区,这些区段分别和整体上的各自对应的横截区段在生理上或病理上相关。1 区与整体的头颈部位相关,命名为头颈区;2 区与整体的肺心胸背部位相关,命名为肺心胸背区;3 区与整体的肝胃区相关,被命名为肝、胃区;4 区与整体的腰、腹中区相关,命名为腰、腹中区;5 区与整体的下腹、骶、腿、足区相关,命名为腹下、骶、腿足区。在第 2 掌骨节肢,1 区与 5 区的长度比是 1.5∶2.35∶2.35∶2.1∶2.5。详见图 11-3-1、图 11-3-2。

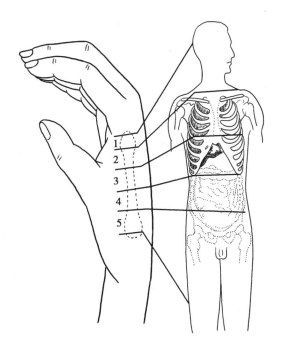

图 11-3-1　第 2 掌骨节肢分区示意图

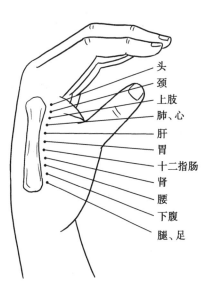

图 11-3-2　第 2 掌骨侧全息胚穴位详图

　　第 2 掌骨节肢的一个区与整体上的一个横截区段存在着一一对应关系,详见表 11-3-1。

表 11-3-1　第 2 掌骨节肢各区所对应的部位

第 2 掌骨节肢分区	所对应的整体部位
1. 头颈区	头、眼、耳、鼻、口、牙、脑、颈、甲状腺、咽、气管上段、食管上段
2. 肺心胸背区	肩、上肢、肘、腕、气管、食管、肺、心、胸、乳腺、背
3. 肝、胃区	肝、胆、胃、脾、胰
4. 腰、腹区	肾、十二指肠、腰、脐周、大肠、小肠
5. 腹下、骶、腿足区	下腹、乙状结肠、直肠、子宫、膀胱、阑尾、卵巢、骶、睾丸、肛门、腿、膝、足、踝

(一)全息胚针灸治疗机制

通过对第 2 掌骨侧节肢为代表的人体长骨节肢穴位全息律的介绍,特别是全息胚诊疗法的广泛应用,我们对它的疗效和科学性有了全面的了解。人体由处于不同发育阶段并具有不同特化的多重全息胚组成,表现为低级全息胚与高级全息胚之间的相互对应部位,在生物学性质方面相似程度最大。例如第 2 掌骨节肢是处于人体神经胚发育阶段的特化胚胎。它与其他长骨节肢一样,已经是发育程度较高的小个体了,因此,第 2 掌骨节肢未来的器官图谱中的某一部位,与人体整体上的同名部位存在着生物学性质相似程度更大的特点。

1. 第一类自身免疫交叉反应 当人体整体的某一部位发病成为病灶时,这一部位的组织和细胞就会出现异常,引发机体的免疫反应,病灶部位的组织和细胞会产生自身病灶抗原,自身病灶抗原激发机体产生能够攻击自身病灶抗原的抗体。由于体液循环的作用和全息胚的镶嵌性,抗自身病灶抗体也毫无例外地攻击那些与整体病灶部位相同的部位,出现免疫炎症反应,也会造成全身各个全息胚的对应部位形成免疫反应,在第 2 掌骨侧可检测到病理反应点,从而推断整体的病变。

全息胚的发育程度越高,全息胚这一小个体与整体全息胚的相似性才越大,小个体全息胚的一个部位与整体同名部位的生物学特性相似性也越大,所以,它们抗原的相似程度也越大,发生第一类自身免疫交叉反应的强度就越强。就更容易检测到全息胚小个体上的病理反应点。

2. 第二类自身免疫交叉反应 由于免疫的监视作用,机体的某一部位出现异常时一般能自愈,也有一部分不能自愈。可分为两种情况,一种是机体对疾病抗原的免疫反应力低下,造成免疫抑制不能痊愈,另一种则相反,免疫反应过高时就会造成机体的损伤,造成免疫超敏而不能痊愈。免疫学研究证实,交叉反应可以去除免疫抑制和免疫超敏状态,在借助外界刺激创造一种新的免疫自身抗原,以便激发新的抗体产生显得尤为重要,合适的刺激量或损伤方式才能合适剂量的自身抗原,类似针刺或艾灸这种强度的刺激方式,是有效的激发免疫交叉反应的方式。

用针或灸刺激高发育程度的第 2 掌骨节肢全息胚上与整体病灶同名的部位,造成合适剂量的小损伤,从而产生新的自身抗原和抗刺激部位抗体,这些抗体经体循环与整体病灶部位发生交叉反应,激发出针对病灶部位较强的免疫反应,以使疾病痊愈。这种由人为刺激所激发的自身免疫交叉反应,称之为不同全息胚同名部位的第二类自身免疫交叉反应。

利用第二类自身免疫交叉反应,便可以在一个高发育程度的第 2 掌骨节肢全息胚上与整体病灶同名的部位,造成合适剂量的小损伤,从而产生新的自身抗原和抗刺激部位抗体,这些抗体经体循环与整体病灶部位发生交叉反应,激发出针对病灶部位较强的免疫反应,以使疾病痊愈。这种由人为刺激所激发的自身免疫交叉反应,称之为不同全息胚同名部位的第二类自身免疫交叉反应。

由于高发育程度的全息胚与整体的同名部位之间,存在着一一对应的生物学特性的联系,因此,在体液中到处循行的高特异性的抗体就可以在各全息胚的对应部位之间及全息胚与整体的对应部位之间建立联系。只要一个高发育程度的全息胚的一个部位出现异常,就会在体内产生这一异常部位的抗体,由于交叉反应,这些抗体就会自我识别地攻击所有高度发育程度全息胚的那个异常部位的同名部位,从而在这些同名部位发生相关的免疫应答。因此,这些抗自在不同全息胚之间建立联系,实施调控的作用,从而使这些抗体又具备了信息载体的作用。所以说,第一类和第二类自身免疫交叉反应不仅具有病理学和免疫学的意义,而且还具有类似神经的信息传输作用。

(二) 全息胚针灸取穴原则

全息胚针灸的选穴处方,直接关系到该疗法的疗效。因此,选穴准、配穴严谨是取得良好临床疗效的关键之一。常用的配穴方法有如下几种。

1. 病灶部位对应取穴原则 根据病灶部位,以长骨节肢 11 个穴位为重点,查找阳性反应点,以相关部位的阳性反应点作为针刺治疗进针点。例如,胃痛患者,我们可在其任何一个长骨节肢查找胃穴,在胃反应点上施行针刺或按摩。又如阑尾炎患者,表现为右下腹疼痛,因此应在长骨节肢查找下腹穴进行治疗,但阑尾居于该节肢的腹侧,所以查找反应时应注意在下腹穴腹侧进针。所以,病灶部位对应取穴原则也是进针取穴原则。

2. 脏腑主病对应取穴原则 在部位对应原则的基础上,再考虑遵循同侧对应取穴原则。即取与患部部位于同一侧的肢体的长骨相关穴位。如患部在整个的左侧,取左侧长骨节肢侧对应于疾病部位的穴位,患部在整体右侧,则取右侧长骨节肢对应的穴位。

3. 脏腑主病对应取穴原则 中医脏腑经络理论认为,脏腑之间及脏腑与各体表器官、四肢百骸等都存在相关的关系。因此,脏腑主病的规律也可作为全息胚针灸选穴的对应原则之一,如肺主皮毛,开窍于鼻,故鼻、皮毛等方面的疾病可以取肺穴。

4. 少针穴准原则 临床实践证明,少针、穴准、针感强往往能获得较佳的疗效,因为全息胚针灸治疗机制实质上是免疫交叉反应,针刺所激发的抗体越单纯,机体所对应的免疫反应也越精确,效果也越肯定。如果多增加一些不相干的穴位,反而会削弱这种免疫反应,减弱针刺的疗效。所以,使用 1~2 根针针刺,以获得最佳效果。

5. 同名穴位协同原则 在少针穴准原则的基础上,如果还不能达到预期的临床疗效,可在另一段长骨节肢的相关穴位上再扎上一针,能够加强针刺调制作用,促进病体的康复。如肾结石患者,先取第 2 掌骨侧肾穴针刺,效果不佳时,可再取胫腓骨侧肾穴针刺,这样可达到协同治疗的作用。

(三) 全息胚针灸治疗病种

几乎所有的传统针灸适应证都可以通过全息胚针灸获得满意疗效。

1. 内科病症 神经官能症、神经性头痛、感冒、三叉神经痛、面神经炎、失眠、梅尼埃病、嗜睡症、癫痫、晕厥、气管炎、呃逆、高血压、心律失常、胃溃疡、肾炎、遗尿症。

2. 外科、骨科病症 肩周炎、颈椎病、落枕、胆结石、急性腰扭伤、关节炎、坐骨神经痛、腰肌劳损、腰椎间盘突出症。

3. 眼耳鼻喉科病症 近视、结膜炎、牙痛、扁桃体炎、鼻炎、神经性耳聋。

4. 皮肤科病症 荨麻疹、皮肤瘙痒症。

5. 妇科、男科病症 痛经、闭经、月经不调、遗精。

第四节 水 针 疗 法

水针疗法是以中医基础理论为指导,以激发经络、穴位的治疗作用,并结合现代医药学中的药物药理作用和注射方法而形成的一种独特疗法,又称为穴位注射疗法、腧穴注射疗法等。

一、水针疗法治疗特点

使用水针治疗时,首先将注射针刺入所选穴位后,行提插手法,使其得气,回抽无血后再将药液缓慢注入穴位,从而起到穴位、针刺、药物三结合的作用。本方法兼具针刺和药物的双重作用,既弥补了外用药物不易透入穴内之不足,又可增强、延长刺激效应,故水针疗法具有以下特点:

（一）多重疗效相结合

水针疗法既有针刺穴位的作用,又有药物的作用,更加有利于机体功能的调节,以达到治疗目的。

（二）操作简便

水针疗法采用针刺穴位与药物注射相结合,操作简单,一般医生均可掌握。

（三）疗效好、副作用低

水针疗法采用小剂量的药物注射至局部穴位,与传统肌内注射相比,不仅疗效好,更减少了药物用量,同时也降低了药物毒副作用的发生率。

（四）患者痛苦小

与传统针刺相比较,穴位注射后可随意活动,操作时间短,患者痛苦小。

（五）疗效持久

穴位注射药物后吸收需要一定时间,故可维持较长时间的刺激,延长治疗效果。

二、水针疗法取穴原则

（一）局部取穴

无论病在体表还是内脏,根据病变脏腑所对应的体表就近取穴。如耳病取耳门、听宫;面瘫取颊车、地仓;肩痛取肩髃、肩贞;腰痛取肾俞、腰阳关;胃痛取中脘;痛经取中极、关元;膝关节病取膝眼等。

（二）邻近取穴

即在所病变部位的上下、左右、前后邻近病变部位取穴。如膝关节病取梁丘、血海;肩痛取肩井;肾病取命门、至室。

（三）远端取穴

根据病变所在部位或所在脏腑的经络循行,然后在循行经络的远端肘膝关节以下取穴。如牙痛取内庭、侠溪;胃痛取足三里、内庭,肝胆病变取阳陵泉、太冲;心动过速取内关;肺病取太渊、鱼际;脾病取太白、三阴交等。

（四）对证取穴

又称辨证取穴,根据临床症状,针对不同症候采取对证取穴,如血虚、出血等取膈俞;胸闷、气短等取膻中;发热取曲池、大椎;昏迷取人中、内关;阴虚发热、盗汗取阴郄、复溜等。

（五）经验取穴

根据临床经验总结的一些特效穴,如胆道蛔虫取四白透迎香、胎位不正取至阴;急性腰痛取腰痛穴;咳嗽哮喘取孔最等。

三、适应证及注意事项

(一)适应证

水针疗法的适应证较为广泛,大部分针灸适应证患者均可采用本法治疗。

1. 运动系统疾病 颈肩腰腿痛(颈椎病、肩周炎、腰肌劳损、骨质增生、椎间盘突出)、全身软组织损伤等。

2. 神经系统疾病 头痛、失眠、痿证、三叉神经痛、坐骨神经痛、带状疱疹后神经痛、肋间神经痛、脑瘫后遗症等。

3. 消化系统疾病 黄疸、胆结石、胃痛、胃下垂、溃疡病、腹痛、腹泻、肠梗阻、痢疾等。

4. 呼吸系统疾病 咳嗽、支气管哮喘等。

5. 心血管疾病 心动过速、冠心病、心绞痛、原发性高血压等。

6. 皮肤科疾病 过敏性皮炎、带状疱疹、风疹、痤疮、银屑病等。

7. 五官科疾病 过敏性鼻炎、咽喉肿痛、目赤肿痛、中耳炎等。

8. 妇产科、小儿科疾病 子宫脱垂、催产;小儿发热、肺炎、腹泻、遗尿等。

(二)注意事项

水针疗法注意事项有:

1. 治疗前告知患者治疗特点、术后正常反应及不良反应。

2. 严格遵守无菌操作,防止感染。治疗前应检查药品有效期、药液有无沉淀及变质等情况。

3. 治疗前需注意药物的性能、药理作用、剂量、配伍禁忌、不良反应和变态反应。凡能引起变态反应的药物,如青霉素、盐酸普鲁卡因等,必须先做皮试,皮试阳性者不可应用。不良反应较严重的药物,使用应谨慎。特别是某些中草药制剂,有时也可能有不良反应的发生,注射时应注意。

4. 水针治疗一般药液不宜注入关节腔、脊髓腔和血管内,避免引起局部炎性反应及脊髓损害。

5. 操作时注意深度。颈项、胸背部注射时,切勿过深,防止刺伤内脏及气胸。药物也必须控制剂量,注射宜缓慢。在神经根周围做治疗时,亦缓慢刺入及推药,避免神经的损伤。

6. 年老体弱者,穴位宜精,用药量可酌情减少,以免晕针;孕妇的下腹部、腰骶部穴及合谷、三阴交等穴,一般不宜做穴位注射,以免引起流产。

7. 下腹部腧穴,穴位注射前应先令患者排尿,以免刺伤膀胱。

8. 酒后、饭后以及劳动过度时不宜立即进行治疗,以免引起休克;治疗局部皮肤有破溃者禁用此法。

9. 注药时如发生剧痛或其他不良反应,应立即停注,并严密观察病情变化。

第五节 拔　　罐

拔罐古称"角法",最早见于《五十二病方》,是以罐为工具,利用燃火、抽气等方法产生负压,使之吸附于体表,达到通经活络、行气活血、消肿止痛、祛风散寒等作用,以达到防治疾病的疗法。具有以下作用:调整气血,平衡阴阳;活血化瘀,疏通经络;抵抗外邪,保卫机体;反映病候,协助诊断。常与针灸、刺络、推拿等合用,是中医外治法中的一种重要疗法。

一、拔罐治疗机制

拔罐疗法是在中医经络腧穴理论的指导下逐渐发展起来的,根据皮部理论,十二皮部是十二经脉功能活动反映于体表的部位,也是络脉之气散布的所在,所以拔罐是作用于人体体表皮肤、腧穴,从而将十二经脉还有脏腑联系起来,通过发挥经络、气血、脏腑等整体作用从而起到调整脏腑功能、扶正祛邪、平衡阴阳的功效。

（一）负压作用

人体在火罐负压吸拔的时候,皮肤表面有大量气泡溢出,从而加强局部组织的气体交换。负压能够扩张血管,使局部的毛细血管通透性变化和毛细血管破裂,少量血液进入组织间隙,从而产生淤血,红细胞受到破坏,血红蛋白释出,出现溶血现象。在机体自我调整中产生行气活血、舒筋活络、消肿止痛、祛风除湿等功效,起到一种良性刺激。一般负压越大,罐斑颜色越重,一般维持 -0.03~-0.05MPa 的负压。

（二）温热作用

拔罐法对局部皮肤有温热刺激作用,以大火罐、水罐、药罐最明显。温热刺激能使血管扩张,促进以局部为主的血液循环,改善充血状态,加强新陈代谢,使体内的废物、毒素加速排出,改变局部组织的营养状态,增强血管壁通透性,增强白细胞和网状细胞的吞噬活力,增强局部耐受性和机体的抵抗力,起到温经散寒、清热解毒等作用,从而达到促使疾病好转的目的。

（三）调节作用

拔罐法的调节作用是建立在负压或温热作用的基础之上的,首先是对神经系统的调节作用,由于自身溶血等给予机体一系列良性刺激,作用于神经系统末梢感受器,经向心传导,达到大脑皮层;加之拔罐法对局部皮肤的温热刺激,通过皮肤感受器和血管感受器的反射途径传到中枢神经系统,从而发生反射性兴奋,借以调节大脑皮层的兴奋与抑制过程,使之趋于平衡,并加强大脑皮层对身体各部分的调节功能,使患部皮肤相应的组织代谢旺盛,吞噬作用增强,促使机体恢复功能,阴阳失衡得以调整,使疾病逐渐痊愈。

其次是调节微循环,提高新陈代谢。微循环的主要功能是进行血液与组织间物质的交换,其功能的调节在生理、病理方面都有重要意义。且还能使淋巴循环加强,淋巴细胞的吞噬能力活跃。此外,由于拔罐后自身溶血现象,随即产生一种类组胺的物质,随体液周流全身,刺激各个器官,增强其功能活力,这有助于机体功能的恢复。

拔罐分类原则:

1. 按罐种分为竹罐、玻璃罐、气罐等。

（1）竹罐:优点:不易破碎、轻便耐用。缺点:易燥裂漏气,不透明,难以观察罐内皮肤变化。

（2）玻璃罐:优点:质地透明,便于观察拔罐部位皮肤充血、淤血程度。缺点:重量较重,不易携带,易烫伤,容易破损。

（3）气罐:优点:安全,不会烫伤皮肤;操作简便,是目前较普及的新型拔罐器。缺点:无火罐的温热刺激效应。

2. 按排气法来分类，有闪火法、投火法、架火法、贴棉法等。

(1) 闪火法：用镊子或止血钳夹住一块大小适宜的棉花，蘸取适量 95% 的酒精(浸透棉花后挤干，以不滴落酒精为度)，用点燃后将带有火焰的酒精棒一头往罐底一闪，或在罐内快速绕 1~3 圈后将火退出，迅速将罐扣在相应部位，即可吸附在皮肤上。闪火法的优点是当闪动酒精棒时火焰已离开火罐，罐内无火，可避免烫伤，优于投火法，临床最常用。

(2) 投火法：用易燃纸片或酒精棉球，点燃后投入罐内，迅速将罐扣于应拔部位，即可吸附在皮肤上。此法适宜于侧面横拔。也可在被拔部位放一层湿纸，或涂点水，让其吸收热力，可以保护皮肤。

(3) 架火法：用不易燃烧、传热的物体，如瓶盖、小酒盅等(其直径约 2~3cm，要小于罐口)，置于应拔部位，然后将 95% 酒精棉球置于瓶盖或酒盅内，用火将酒精棉球点燃后，迅速将罐扣上。

(4) 贴棉法：用大约 0.5cm 见方的脱脂棉一块，薄蘸酒精，紧贴在罐内壁的下 1/3 处，用火将酒精棉点燃后，迅速扣于应拔部位。

(5) 煮罐法(药罐法)：此法一般适用于竹罐，即将竹罐倒置在沸水或药液之中，煮沸 1~2min，然后用镊子夹住罐底，颠倒提出水面，甩去水液，趁热按在皮肤上，即能吸住。

3. 按吸拔的形式分，有留罐、走罐、闪罐、刺络拔罐等。

(1) 留罐：将罐吸附在体表后，使罐子吸拔留置于施术部位 5~10min，单罐、多罐均可。多用于风寒湿痹、颈肩腰腿疼痛等寒证、实证。

(2) 走罐：施治部位皮肤或罐口涂一定介质如凡士林、红花油，将罐拔住后，手握罐底，上、下或左、右往返移动数次，至施治部位皮肤潮红、充血时，将罐起下；该法用于体表面积较大、肌肉丰厚的部位，如腰背、臀部，多用于感冒、咳嗽等病症。

走罐具有与按摩疗法、保健刮痧疗法相似的效应，可以改善皮肤的呼吸和营养，有利于汗腺和皮脂腺的分泌，对关节、肌腱可增强弹性和活动性，促进周围血液循环；增加肌肉的血流量，增强肌肉耐力，防止肌萎缩；拔罐能兴奋支配腹内器官的神经，增进胃肠等脏器的分泌功能。缓慢而轻的手法对神经系统具有镇静作用；急速而重的手法对神经系统具有一定的兴奋作用。循经走罐还能改善各经功能，有利于经络整体功能的调整。

(3) 闪罐：罐子拔住后，立即起下，反复吸拔数次，至皮肤潮红、充血或淤血为度，可用于面瘫等病症。

(4) 刺络拔罐：由刺络放血法和拔罐法相结合的治疗方式。在施治部位皮肤消毒后，先用梅花针或三棱针在局部叩刺或点刺出血，再拔罐，使罐内出血由紫黑色变鲜红即可或者出血 3~5ml 即可；多用于痤疮等皮肤疾患以及表证、虚证。刺络拔罐法以逐瘀化滞、解闭通结为主。

刺络放血疗法的中医理论基础主要是经络学说和气血津液学说。经络学说认为，人体发病最终的病机都是经络不通。《千金方》曰："诸痛皆由气血壅滞，不得宣通。"《素问·调经论》："血有余，则污其盛经出其血，视其血络，刺出其血，无令恶血得入其经，以成其疾……病在脉，调之血；病在血，调之络"。刺络放血疗法有抗血小板聚集和降低血液黏稠度的作用，通过调节血浆中血小板活化因子和钙离子浓度，改变红细胞的表面电荷，阻止红细胞聚集。清除炎性因子、毒素等病理产物，血管壁受伤，毛细血管静脉端毛细血管压急剧下降，组织液回流增加都使局部微循环得以改善。

（5）留针拔罐：简称针罐，即在针刺留针时，将罐拔在以针为中心的部位上 5~10mim，待皮肤潮红、充血时，将罐起下，然后将针起出，此法能起到针罐配合的作用，可用于痹症麻木疼痛等病症。

（6）药罐：在罐内负压和温热作用下，局部毛孔、汗腺开放，毛细血管扩张，血液循环加快，药物可更多地被直接吸收，根据用药不同，发挥的药效各异。如对于皮肤病，其药罐法的局部治疗作用就更为明显。

二、适应证及主要穴位

（一）呼吸系统适应证

急性及慢性支气管炎、肺炎、胸膜炎。主穴：大杼、风门、肺俞。

（二）消化系统适应证

消化不良症、胃酸过多症。主穴：肝俞、脾俞、胃俞、膈俞、章门。

急性及慢性肠炎。主穴：脾俞、胃俞、大肠俞、天枢。

（三）循环系统适应证

原发性高血压。主穴：肝俞、胆俞、脾俞、肾俞、委中、承山、足三里。重点多取背部及下肢部。

心脏供血不足。主穴：心俞、膈俞、膏肓俞、章门。

（四）运动系统适应证

颈椎关节痛、肩关节及肩胛痛、肘关节痛。主穴：压痛点及其关节周围拔罐。

背痛、腰椎痛、骶椎痛、髋痛。主穴：根据疼痛部位及其关节周围拔罐。

膝痛、踝部痛、足跟痛。主穴：在疼痛部位及其关节周围，用小型玻璃火罐，进行拔罐。

（五）神经系统适应证

神经性头痛、枕神经痛。主穴：大椎、大杼、天柱、至阳。

肋间神经痛。主穴：章门、期门，及肋间痛区拔罐。

坐骨神经痛。主穴：秩边、环跳、委中。

因风湿劳损引起的四肢神经麻痹症。主穴；大椎、膏肓俞、肾俞、风市。

颈肌痉挛。主穴：肩井、大椎、肩中俞、身柱。

腓肠肌痉挛。主穴：委中、承山及患侧腓肠肌部位。

面神经痉挛。主穴：下关、印堂、颊车，用小型罐，只能留罐 6s，起罐，再连续拔 10~20 次。

（六）妇科方面的适应证

痛经。主穴：关元、血海、阿是穴。

闭经。主穴：关元、肾俞。

月经过多。主穴：关元、子宫。

白带。主穴：关元、子宫、三阴交。

盆腔炎。主穴：秩边、腰俞、关元俞。

（七）外科疮疡方面的适应证

疖肿。主穴：身柱及疖肿部位，小型罐加面垫拔。

多发性毛囊炎。主穴：至阳、局部小型罐加面垫拔。

下肢溃疡。主穴：局部小型罐加面垫拔。

急性乳腺炎。主穴;局部温开水新毛巾热敷后,用中型或大型火罐拔,可连续拔 5~6 次。

三、注意事项

拔罐后局部皮肤出现水疱,小水疱不需刺破,任其自然吸收,或加用酒精棉球敷于水疱周围,促进吸收,纱布包敷。大水疱可用无菌针灸针刺破,放出水液,最后将一酒精棉球平铺于水疱皮肤处,外用纱布包敷。拔罐不慎烫伤皮肤后可用湿润烧伤膏局部外敷。拔罐后局部皮肤保暖,治疗 24h 内避免接触冷水。拔火罐时切忌火烧罐口,否则会烫伤皮肤;留罐时间不宜过长,留罐 15min 左右即可,否则会损伤皮肤。皮肤过敏、溃疡、水肿及心脏、大血管部位,年老体弱者,孕妇的腰骶、下腹部均不宜拔罐。

(乔晋琳)

参 考 文 献

[1] 李昕 . 中药硬膏散结止痛方治疗癌症疼痛 80 例临床疗效观察[J]. 中医临床研究,2016,8(9):132-133.

[2] 孟凡红,李明,李敬华,等 . 基于复杂网络挖掘古代止痛方剂用药规律[J]. 中医杂志,2013,54(2):145-148.

[3] 高文韬,王壮,王新波,等 . 乌头的研究进展[J]. 北华大学学报(自然科学版),2009,10(2):144-148.

[4] 周林,杨小莉,李乃戈,等 . 中药在髋关节置换术后止痛的应用[J]. 局解手术学杂志,2013,22(4):393-395.

[5] 钱俐俐,范刚启 . 水针疗法治疗颈源性头痛的用药分析[J]. 天津中医药,2014,31(8):507-509.

[6] 王天麟,刘琳 .《内经》中针灸治疗痛症临床分析[J]. 临床合理用药杂志,2013,6(19):147-148.

[7] 梁宜,方剑乔 .5- 羟色胺痛觉调制与针灸镇痛相关研究[J]. 上海针灸杂志,2009,28(08):492-495.

[8] 高丽美,任玉兰,梁繁荣,等 . 太冲穴治疗痛证临床及机理浅析[J]. 针灸临床志,2013,29(05):85-87.

[9] 邱鹏程,张笑恺,王四旺,等 . 元胡止痛方的研究进展[J]. 时珍国医国药,2015,26(12):2993-2996.

[10] 付伟涛,郭健,郭长青,等 . 针刀对腰突根性神经痛大鼠外周镇痛机制的实验研究[C]. 世界中医药学会联合会疼痛康复专业委员会成立大会暨第一届学术年会论文集,2014,:255-261.

[11] 韩健勇,尤艳利 . 浅谈合谷穴临床镇痛作用[C]. 广东省针灸学会第十一次学术研讨会论文集,2010,:172-176.

[12] 洪寿海,吴菲,卢轩等 . 拔罐疗法作用机制探讨[J]. 中国针灸,2011,(10):932-934.

[13] 曾科,王建伟 . 拔罐疗法的临床应用与研究进展[J]. 针灸推拿医学(英文版),2016,14(4):300-304.

[14] 李振忠 . 拔罐疗法临床应用研究进展[J]. 现代诊断与治疗,2014,(17):3923-3925.

[15] 周秀芸,田博文,刘来明,等 . 针灸治疗学及临床应用[M]. 北京:科学技术文献出版社,2016.

[16] 曲生健 . 针灸学研读[M]. 北京:人民卫生出版社,2015.

[17] 周卫东,王梦雪 . 中药外用止痛配方镇痛作用的实验研究[J]. 解放军预防医学杂志,2016,34(3):5-6.

[18] 庞继光 . 针刀医学基础与临床[M]. 深圳:海天出版社,2006.

[19] 易秉英 . 针刀医学应用解剖[M]. 北京:人民卫生出版社,2014.

[20] 张颖清 . 全息胚及其医学应用[M]. 济南:山东大学出版社,1987.

[21] 乔晋琳 . 全息胚针灸学临证概要[M]. 北京:人民军医出版社,1999.

［22］沈雪勇．经络腧穴学［M］．北京：人民卫生出版社，2008．

［23］Green AR. Neuropharmacology of 5-hydroxytryptamine［J］．Br J Parmacol，2006，147：S145-S152．

［24］Farrar JT. Advances in clinical research methodology for pain clinical trials［J］．Nature Medicine，2010，16（11）：1284-1293．